骨骼肌肉系统MRI结构化评估
如何实用地填写报告

Musculoskeletal MRI Structured Evaluation
How to Practically Fill the Reporting Checklist

原　著　Avneesh Chhabra　　Theodoros Soldatos
主　译　袁慧书　程晓光
副主译　曾献军　查云飞　陈　爽　郎　宁

北京大学医学出版社

GUGE JIROU XITONG MRI JIEGOUHUA PINGGU: RUHE SHIYONG DE TIANXIE BAOGAO

图书在版编目（CIP）数据

骨骼肌肉系统MRI结构化评估：如何实用地填写报告 / （美）阿文尼斯·切布拉（Avneesh Chhabra），（希）塞奥佐罗斯·苏达陶斯（Theodoros Soldatos）原著；袁慧书，程晓光主译. -- 北京：北京大学医学出版社，2025. 1. -- ISBN 978-7-5659-3256-4

Ⅰ. R680.4

中国国家版本馆CIP数据核字第202497M39A号

北京市版权局著作权合同登记号：图字：01-2022-2090

Musculoskeletal MRI Structured Evaluation: How to Practically Fill the Reporting Checklist
Avneesh Chhabra, Theodoros Soldatos
ISBN: 978-1-4511-8593-5
© 2015 Wolters Kluwer Health

This is a simplified Chinese translation published by arrangement with Wolters Kluwer Health Inc., USA. Wolters Kluwer Health did not participate in the translation of this title and therefore it does not take any responsibility for the inaccuracy or errors of this translation.
Simplified Chinese translation Copyright © 2025 by Peking University Medical Press. All Rights Reserved.

骨骼肌肉系统MRI结构化评估：如何实用地填写报告

主　　译：	袁慧书　程晓光
出版发行：	北京大学医学出版社
地　　址：	（100191）北京市海淀区学院路38号　北京大学医学部院内
电　　话：	发行部 010-82802230；图书邮购 010-82802495
网　　址：	http://www.pumpress.com.cn
E - mail：	booksale@bjmu.edu.cn
印　　刷：	北京信彩瑞禾印刷厂
经　　销：	新华书店
责任编辑：冯智勇　　责任校对：靳新强　　责任印制：李　啸
开　　本：	889 mm×1194 mm　1/16　印张：35.75　字数：1125千字
版　　次：	2025年1月第1版　2025年1月第1次印刷
书　　号：	ISBN 978-7-5659-3256-4
定　　价：	260.00元

版权所有，违者必究
（凡属质量问题请与本社发行部联系退换）

译审校者名单

主　译
袁慧书　　北京大学第三医院
程晓光　　北京积水潭医院

副主译
曾献军　　南昌大学第一附属医院
查云飞　　武汉大学人民医院
陈　爽　　复旦大学附属华山医院
郎　宁　　北京大学第三医院

译审校者（按姓氏汉语拼音排序）
艾松涛　　上海交通大学医学院附属第九人民医院
常晓丹　　大连大学附属中山医院
陈　伟　　陆军军医大学第一附属医院
丁建平　　杭州师范大学附属医院
高振华　　中山大学附属第一医院
龚向阳　　浙江省人民医院
郝大鹏　　青岛大学附属医院
何　波　　昆明医科大学第一附属医院
洪国斌　　中山大学附属第五医院
林祥涛　　山东省立医院
陆　勇　　上海交通大学医学院附属瑞金医院
牛金亮　　山西医科大学第二医院
王凤丹　　北京协和医院
闫　东　　北京积水潭医院
姚伟武　　上海交通大学医学院附属同仁医院
于静红　　内蒙古医科大学第二附属医院
张维升　　大连医科大学附属第一医院
赵　建　　河北医科大学第三医院
邹月芬　　南京医科大学第一附属医院
左后东　　川北医学院附属医院

原著者

Shivani Ahlawat, MD
Clinical Instructor
Russell H. Morgan Department of Radiology and
 Radiological Science
Johns Hopkins University School of Medicine
Baltimore, Maryland

Travis Browning, MD
Assistant Professor
Department of Radiology
Abdominal Imaging
University of Texas Southwestern Medical Center
Director of Radiology Informatics
Medical Informaticist
Parkland Health and Hospital System
Dallas, Texas

John A. Carrino, MD, MPH
Vice Chairman
Department of Radiology and Imaging
Hospital for Special Surgery
New York, NY

Majid Chalian, MD
Resident, Department of Radiology
University Hospitals
Case Western Reserve University
Cleveland, Ohio

Avneesh Chhabra, MD, DNB
Associate Professor Radiology and Orthopaedic Surgery
Division Chief, Musculoskeletal Radiology
University of Texas Southwestern Medical Center
Dallas, Texas
Adjunct Professor
Russell H. Morgan Department of Radiology and
 Radiological Science
Johns Hopkins University School of Medicine
Baltimore, Maryland

Shadpour Demehri, MD
Assistant Professor Radiology
Musculoskeletal Radiology
Russell H. Morgan Department of Radiology and
 Radiological Science
Johns Hopkins University School of Medicine
Baltimore, Maryland

Colby S. Engar, MD
Fellow, Musculoskeletal Radiology
Department of Radiology
University of Texas Southwestern
 Medical Center
Dallas, Texas

Sahar Jalali Farahani, MD, MPH
Research Fellow
Musculoskeletal Radiology Section
Russell H. Morgan Department of Radiology and
 Radiological Science
Johns Hopkins University School of Medicine
Baltimore, Maryland

David Hitt, MSc
MR Clinical Adoption Specialist
Philips Healthcare

Jared Kasper, MD
Fellow, Musculoskeletal Radiology
University of Texas Southwestern
 Medical Center
Dallas, Texas

Jonathan Samet, MD
Assistant Professor
Department of Medical Imaging
Lurie Children's Hospital of Chicago
Northwestern University Feinberg School
 of Medicine
Chicago, Illinois

Theodoros Soldatos, MD, PhD
Consultant Radiologist
Research Unit of Radiology and Medical Imaging
National and Capodestrian University of Athens
Evgenidion Hospital
Athens, Greece

Former Musculoskeletal Radiology Research Fellow
The Russell H. Morgan Department of Radiology and
 Radiological Science
The Johns Hopkins University School of Medicine
Baltimore, Maryland

Ty K. Subhawong, MD
Assistant Professor
Department of Radiology
University of Miami Miller School of Medicine
Miami, Florida

Kyung Jin Suh, MD, PhD
Professor
Department of Radiology
Chief of Musculoskeletal Section
Dongguk University Gyeongju Hospital
College of Medicine, Dongguk University
Gyung-buk, Korea

Gaurav K. Thawait, MD
Research Fellow
Musculoskeletal Research Section
Russell H. Morgan Department of Radiology and
 Radiological Science
Johns Hopkins University School of Medicine
Baltimore, Maryland

Vibhor Wadhwa, MBBS
Research Affiliate
Russell H. Morgan Department of Radiology and
 Radiological Science
Johns Hopkins University School of Medicine
Baltimore, Maryland

译者前言

随着医疗领域大数据时代的到来以及精准医疗理念的推行,结构化报告逐渐成为医学影像报告的发展趋势,这对大数据的构建、挖掘以及个体化诊疗非常重要。相较于带有报告医师个人习惯的自由文本式报告,结构化报告更系统、规范、准确,不仅能提高工作效率,还能促进专业之间的沟通。为了跟进新时期影像报告需求,更好地抓住骨骼肌肉系统疾病的诊断脉络,我们集合了国内数十位专家翻译了《骨骼肌肉系统 MRI 结构化评估:如何实用地填写报告》这本书。

本书采用图文并茂的形式讲述了骨骼肌肉系统各种病变的 MRI 特征以及如何填写结构化报告。每一章着眼于一个特定的关节或主题,列表展示了各个部位的结构化报告模板,并对模板中的每一部分内容都展开了详尽的讲解,以便读者能更深入地理解正常解剖和疾病表现,从而更准确、实用地填写结构化报告。本书内容简洁、重点突出、方便学习,对于放射科、骨科、运动医学科等相关科室的医师,研究生,放射科技师及其他相关专业从业人员和爱好者来说,都是非常有价值的参考书。衷心希望这本书能为大家的日常临床工作及相关研究工作提供帮助。

最后,诚挚感谢各位译者和北京大学医学出版社为本书出版所做的贡献。

袁慧书　程晓光

原著序言

《骨骼肌肉系统 MRI 结构化评估：如何实用地填写报告》是对相关文献的及时补充，因为结构化报告正在成为一种趋势，无论是对放射科医师还是对更重要的报告使用者来说，都有越来越多的证据支持它作为报告的首选格式。我一直感到困惑的是，对于放射科医师而言，尽管报告是其关键的工作成果，但较之于在图像采集和可视化上花费的诸多精力，在报告上付出的努力却如此之少。一份有条理、有价值的报告可以化零乱为整齐，促进专业之间的交流，并为数据挖掘提供一种手段。

对于如何使用这本书，您可以考虑把它作为一个最佳实践的范例，根据当地同事的反馈和讨论，将其应用于或调整为适合于您的特定设置。

相信您会发现这本书信息量大、说明性强、启发性强。

John A. Carrino, MD, MPH

原著前言

磁共振成像（MRI）已成为骨骼肌肉系统成像评估最准确的方式和某些情况下主要的方法。在过去十年中，MRI研究需求不断增长，新的扫描仪器和成像技术提供了更多的影像信息，这对现代放射科医师的效率提出了挑战。阅片医师经常被要求报告要兼具诊断准确性、质量和速度。为了实现这一目标，越来越多的机构采用结构化的报告模板。该模板有以下优势：①采用系统的方法逐步评估被检查关节或肢体的所有相关结构，确保不会遗漏重要的病变；②有助于放射科住院医师和专科医师培养；③提供多个预先定义且广泛接受的词汇来描述病变，可以统一和加速报告书写；④促进前瞻性和回顾性研究。结构化报告对临床医师来说也更容易浏览，他们更喜欢报告能清晰、简明地描述各种结构和关节间室，而不是使用许多包含放射学术语和单调文字的复杂句子。然而，现有的放射学教材中很少包含"如何使用结构化模板"的信息，所以需要创编一本综合性教科书帮助读者学习骨骼肌肉系统各种大体和精细结构的解剖和病理学知识。

《骨骼肌肉系统MRI结构化评估：如何实用地填写报告》由骨骼肌肉成像专家撰写，为解释和报告骨骼肌肉系统的MRI检查提供了结构化列表，主要写给培训中和已在职的放射科医师和临床医师以供参考。本书描述了"如何"使用这些模板并将它们纳入临床实践。每一章都主要讲述一个单独的关节或特定的组别，并包括报告模板、逐步的描述以及所有相关病变的示例图像。

当面对问题时，大多数放射科医师因太忙而没有时间去浏览文献和教材中广泛的资料，因此本书提供了相关的文本材料、病例和图像，可以与他们所看到的成像板或显示器的图像相匹配。这是一本实用指南，详细解释了骨骼肌肉磁共振成像研究并逐步增加准确性。我们旨在向读者介绍：①使用结构化模板的优势；②针对不同的骨骼肌肉系统MRI检查回答医师问题的方案；③通过列表法填写结构化模板，并推荐一些术语用于描述正常和异常结构以及骨骼肌肉病变；④快速得到最有价值的诊断结果。我们尽力聚焦于日常工作中最常见的临床情况。

本书明显不同于现有专门讲述骨骼肌肉系统疾病的教材。本书包含超大量的图像，显示了各种病变的特征，文字描述简洁、重点突出。本书旨在为读者提供一种虚拟的骨骼肌肉研究经历，因为有各位编者为读者提供各种经验和技能。无论病例简单还是复杂，本书都能利用现有的知识基础和科学依据帮助读者做出准确的诊断。

我们希望您会发现这本书可以振奋人心、有教育意义，最重要的是，有助于提高您的实践技能。我们已经尝试在创作一种"看你能做什么"而不是"看我们能做什么"类型的书。我们真诚地希望通过这种类型的首次尝试——《骨骼肌肉系统MRI结构化评估：如何实用地填写报告》可以满足执业放射科医师、骨骼肌肉专科医师、放射科住院医师、骨科医师、内科医师、整形外科医师、物理治疗与康复医师以及正在进行骨骼肌肉系统MRI研究的技术人员的需要。

Avneesh Chhabra, MD, DNB
Theodoros Soldatos, MD, PhD

目 录

第 1 章　结构化报告流程：提高报告价值和质量 1
第 2 章　技术因素 3
第 3 章　感染和炎症 / 关节炎 25
第 4 章　骨与软组织肿瘤 71
第 5 章　软骨 131
第 6 章　肩关节 147
第 7 章　肘关节 211
第 8 章　腕关节 245
第 9 章　髋关节 295
第 10 章　膝关节 359
第 11 章　踝关节 439
第 12 章　磁共振神经成像 511

第1章 结构化报告流程：提高报告价值和质量

结构化报告是一种工具，与其他专业工具一样，都是来源于教育和实践。其目的是使放射科报告的内容规范化和标准化，以促进业界的沟通——包括与临床医生的沟通，将来复查时与放射科医生的沟通，以及以提高报告质量和研究为目的的沟通。

构成结构化报告的三个要素包括固定的标题（征象、对比、结论等）、独立简短的分项式报告以及标准词汇的使用[1]。尽管这些要素的构建尚未达成共识，北美放射学会（Radiological Society of North America, RSNA）支持并率先开发了 RadLex 作为标准词汇表，然后在放射学报告倡议中创建了第一版"最佳实践"放射学报告模板。

结构化报告的使用一直存在阻力。许多用户认为报告生成时间较长且报告"个性化"部分的丢失。有些人认为，散文式的报告风格更类似于咨询，实际上改善了与报告申请者之间的沟通。然而研究表明，与散文式报告相比，临床医生实际上更喜欢逐条列出的报告内容[2]。这可能与更清晰、更一致、更客观地评价和描述影像学表现有关。

分项式报告可类似于其他医疗文件，如病史和体格检查（H&P, History & Physical）。H&P 格式类似，按相同的顺序罗列条目：首先是主诉的详细情况，其次是既往史，然后是个人史、生命体征和体格检查等。体格检查也以同样的方式罗列，先是一般的外观检查，其次是头颈部检查、心胸检查、腹部检查等。结构化影像报告也可以以同样的方式来进行，凝练了放射科医生想法和建议的诊断印象等同于临床医生的评估和治疗计划。

即使第一版报告是 RSNA 构建的，也仍有很大的改进空间。虽然所有个体报告和报告组成都是结构化的，但在规范标题和要素构成方面，已发布的所有模板几乎没有达成一致。例如使用"临床适应证""临床资料"，还是"临床病史"，诊断印象位于报告开头还是结尾，是否包括检查日期或时间，影像所见还是影像表现，以及是否包括建议部分。此外，在不同部门甚至同一部门应用的不同模式之间，临床信息的内容和结构的差异甚至更大。

下一步发展需要由单独的实体或管理机构开始将所有报告范畴内的标准化整合在一起。本书的目的之一是在骨骼肌肉（骨肌）影像系统做出这样的尝试，或能引领其他影像系统，或能推动快速转换为未来可采用的行业标准。无论如何，我们都强烈鼓励各个机构和医院为奉行结构化报告组建自己的团队。

为实现这一过程可以组建由医生领导的管理委员会，负责行政、临床服务、信息技术和质量保证/质量改进。这样的团队可以提供标准化品牌服务和计费保证，并且目标统一，还能发现 IT 需求和优化机会。

在该管理小组之下是各部门领导，以支持和推动报告的临床内容。领导们将指导方案带回各自的部门，然后直接利用 IT 资源将结构化报告内容构建到本地安装的电子报告应用程序中。重要的是，领导是报告和报告应用程序的直接用户，以便他们能够识别系统的关键点。这样，他们就可以再次使用 IT 资源调整报告模板，在使用报告应用程序的限制内不断提高效率和准确性。

终端用户的参与是普遍认可和采用的第一步。必须有提供用户反馈的声音和途径。忽视他们的意见不仅会得不到认可，还可能会失去收益，只有终端用户才能真正知道如何最好地改进系统。同样，促进临床专家多应用 IT 资源也很重要，以便利用技术应用信息来做一些临床终端用户可能不容易看到的改进。毕竟每个报告应用程序都是不同的：有些使用基本的模板工具，有些使用高级的模板工具来协助结构化报告。为此，拥有放射学或医学信息学视野对医生团体和机构越来越有价值。

在使用之后，建议采用快周期更新流程，如此可以开发出应用程序供应商预期之外的各种用途和捷径。如果模板在使用之后从未更改，则可能会遗漏一些问题，例如标点符号、拼写错误、模板字段优化，甚至是模板停用。应尽一切努力不断让用户和IT资源参与进来。此外，还应确定是否可以利用报告应用程序或病历来跟踪模板的使用情况。

完成了这些必要的组织成分，现在可以将重点放在本书的主要目的——临床内容的编纂上。当查看RSNA放射学报告网站上的第一代模板时，可以发现有以问题为中心和以解剖为中心的两种表现/观察的基本组织形式。

以问题为中心的报告首先描述最相关的问题，然后再描述"其他内容"。这种方式的好处是，通常先列出对报告申请者最重要的内容，而专科医师可能不关心的项目排在第二位。以问题为中心的形式倾向于假定在成像之前就已经一定程度地了解了病变——但这并不总是正确的。这种形式的主要问题是，对于同样的检查，如腹部MRI，报告的内容可能会因检查原因的不同而有显著差异。患有多种疾病的患者可能会被多个专家追踪，通过多种报告追踪可能会存在问题。假设一名患者因腹痛进行影像检查，发现有肾脏肿块、肝脏肿块和肾上腺肿块，然后分别行肾脏肿块成像方案、肝脏肿块成像方案和肾上腺肿块成像方案，尽管这些检查都有报告，但是报告结构、组织方式不同，在随访疾病变化过程中可能很快就变得混乱。

相反，以解剖为中心的形式可以更标准化地处理这个问题。肝脏切面总是在同一位置，肾脏切面也总是在同一位置，等等。根据所使用的成像方案，每部分的内容可以更简短或更详细，但顺序相同。这样的结构便于跨多个报告追踪检查结果，也是本书使用的方法。

以这种方式使格式和内容标准化可以使读者对影像报告的结果理解更透彻。了解格式后，即使在诊断印象里没有具体讨论，报告阅读者也可以更快速地参考他们关注的部分。这样，放射科医师就可以根据检查原因或意外的紧急发现来调整诊断印象，同时有助于其他人识别报告中他们关注的问题，他们可能会因为与最初征象完全不同的原因而参考报告。这种结构化还支持生成更完整的报告，防止掩盖重要信息，以免有人质疑"你没有说任何关于某某某的情况"。

这个流程会创建出标准化、编码化的报告，报告细节突出解剖和病变，而不是放射科报告医师的个人偏好和风格。在创建更完整报告的同时，可以提高临床医生使用完整报告的能力。在一系列报告中也可以更容易地追踪到所关注的特定元素，即使那不是检查的初衷。但可能产生最大影响的是，这为信息化处理和报告要素的罗列建立了框架。电子病历和影像会产生海量的信息；然而，海量信息的格式无法通过计算机说明。通过促进报告的电子信息化使用，我们为大规模（甚至基于人口的）评估奠定了基础，推动医学的未来走向真正的基于结果的实践。

以下各章将详细介绍骨骼肌肉成像报告的最佳实践报告模板。遵循以上原则，最大程度地提高结构化报告的应用能力，吸引报告者和临床使用者参与，并应用所提供模板的结构和内容，推动放射学专业进入标准化、结构化报告的下一阶段，走向医学的未来。

（Travis Browning 著　袁慧书 译　姚伟武 审校）

参考文献

1. Danton GH. Radiology reporting, changes worth making are never easy. *Appl Radiol*. 2010;39(5):19–23.
2. Naik SS, Hanbidge A, Wilson SR. Radiology reports: Examining radiologist and clinician preferences regarding style and content. *AJR Am J Roentgenol*. 2001;176(3):591–598.

第2章 技术因素

磁共振成像是关节软组织损伤首选的检查方法。关注细节并正确应用磁共振不同脉冲序列与成像技术是获得最佳图像质量的关键。其中成像技术的选择对于显示关节及关节旁的骨及软组织尤为重要。理想情况下，整个检查流程应为：相关临床医生提供临床信息，放射科医生制订检查方案，执行技师、患者、放射科报告医生积极参与，如同团队一样共同完成此项检查，最终获得最佳的图像质量。本章介绍MRI技术和常用的脉冲序列，强调其优势和局限性，并指导构建不同的骨骼肌肉扫描方案。

人为因素

医生相关

临床医生和放射科医生之间实时的沟通交流对于成像方案的选择与影像表现的解读非常重要。告知临床医生MRI的技术局限性（例如，覆盖的解剖结构越大，检查时间越长，分辨率可能会降低）。扫描方案应根据临床问题制订，包括损伤、疼痛或其他非特异性症状（骨科方案）、感染或炎症（感染方案）、肿瘤（肿块方案）、盂唇撕裂或游离体（MR关节造影）、低流量或高流量血管畸形（血管畸形方案）、软骨评估（软骨方案）、肌炎或肌病（肌炎方案）、金属假体相关并发症（金属方案）和周围神经评估（MR神经成像）。在进行MR关节造影或怀疑被检部位感染、炎症、血管畸形和肿块病变的情况下，均需使用钆对比剂进行增强检查。图像处理（后处理）对于磁共振高级成像（如3D成像、功能性软骨成像和神经成像）非常重要。尽管高级成像技术对放射科医生诊断疾病意义并不明确（可能有用也可能没用），但该技术成像后重建得到的纵向图、伪彩图、曲面图及最大信号投影图（maximum intensity projections，MIPs），可为临床医生提供有用的术前指导。患者在进行此类成像时，需要获得亚专科临床医生的支持，因为3D、高分辨率成像的扫描时间长，得到大量图像质量较粗糙的薄层图像，有可能增加评估时间；但另一方面，3D成像可显示较小的盂唇、韧带和较薄的软骨结构，可在连续薄层图像和任意斜面上进行评估，提高了放射科医生的诊断可信度。最后，通过这种类似于横断面CT检查的高级成像扫描图像，可在其厚层MIPs上进行角度或旋转测量（图1）。

患者指导

技师在指导患者成功完成检查方面发挥着重要作用。检查前，患者应填写一份调查表，表中列出该患者检查最相关的急性或慢性主诉以及既往的局部手术史。理想情况下，应在疼痛处、损伤处或触及肿物处放置标记物，并嘱咐患者在扫描期间保持静止，可正常呼吸。检查过程中，被检部位放置在软垫上，线圈将其紧密包裹，在保证其舒适的同时限制运动。如果在扫描过程中出现移动，技师应先停止扫描，与患者交流、调整后使其舒适，并嘱咐其不要移动，重扫序列。在腰骶神经丛成像时，可静脉注射胰高血糖素来减少肠蠕动相关的伪影；但是要牢记该药物禁忌证（如青光眼患者），告知患者副作用，如注射后反跳性低血糖。

技术因素

扫描仪选择

由于大多数骨骼肌肉系统软组织结构相对较小，为了得到较高信噪比（signal-to-noise ratio，SNR）的图像，最好在3T扫描仪上进行成像。3T图像信噪比较高，也可以牺牲部分信噪比用于提高成像速度或者图像分辨率，或者两者同时提高。这样高出的信噪比可以使层厚达到最小，增加的空间分辨率可转换成更高的软组织对比度和更快的成像速度。无

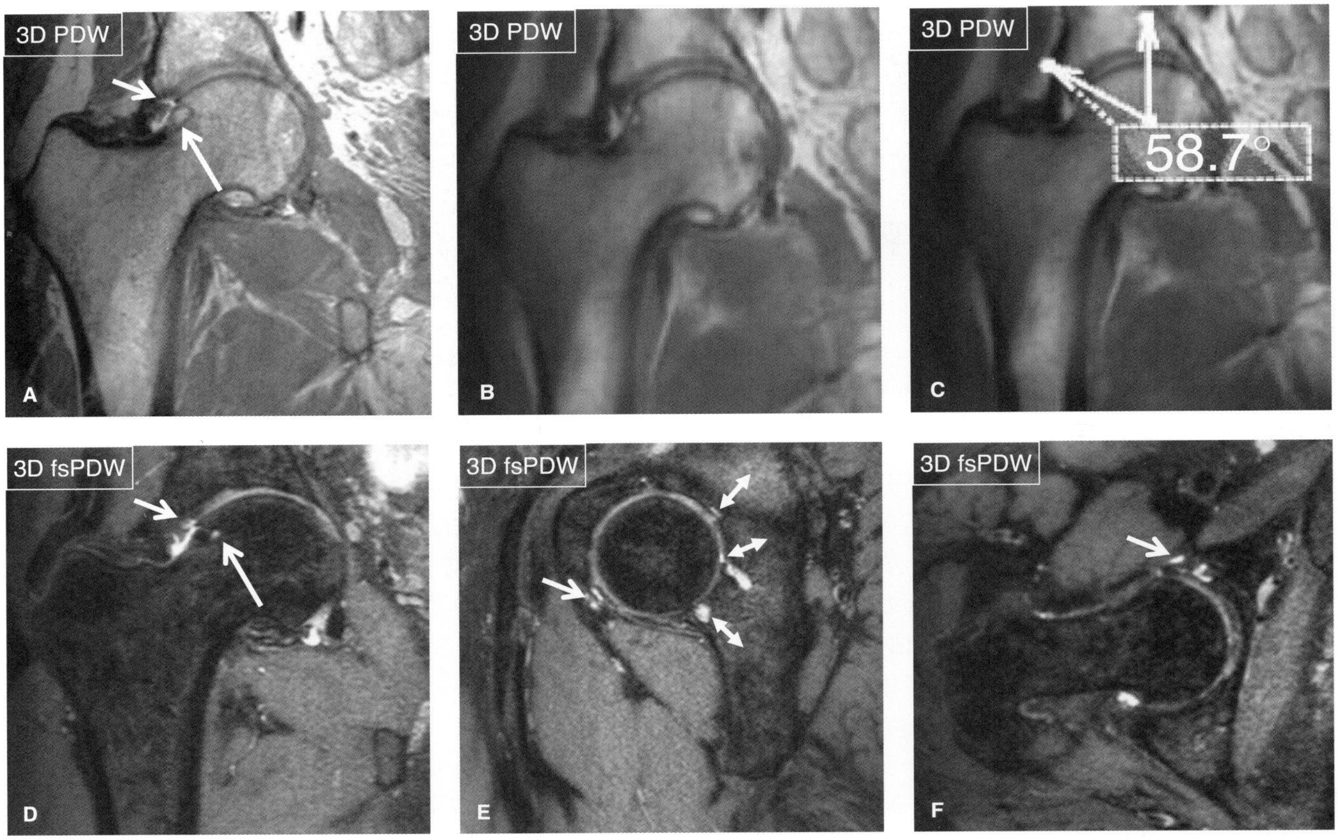

图1 股骨髋臼撞击的三维（3D）髋关节成像。冠状位非脂肪抑制3D（A）、厚层（B、C）和脂肪抑制3D的多平面重建（D~F）显示右侧股骨头-颈交界处纤维囊性变（长箭），软骨盂唇分离（短箭），厚层MIP（C）中外侧CE角的测量。注意髋臼后缘多发软骨缺损的精细显示（E中的双头箭），由于各向同性0.65 mm分辨率，图像质量较粗糙

论是在1.5T还是3T扫描仪上进行成像，都应以实现最小的空间分辨率为目标。增加信号平均可提高SNR，但扫描时间增加，可能会导致运动伪影。减少信号平均［重复采集或激励次数（number of excitations, NEX）/信号平均次数（number of signal averages, NSA）］或使用并行采集可以实现更快的扫描。在较大关节或体型较大的患者中，可能需要增加体素来保持足够的信噪比。可以使用高（快速）梯度模式进一步提高SNR，减少伪影。在3T扫描仪上可以获得自旋回波序列的3D图像，可在各向同性图像的任意平面上对各种小结构进行精细评估，如半月板、软骨、韧带和神经（图2、图3）。尤其是使用驱动平衡DRIVE（driven equilibrium）脉冲后，3D成像搏动伪影几乎消失，产生更好的液体对比度，这种脉冲可缩短TR，缩短采集时间，增加液体-软骨界面的清晰度。

尽管如此，作者也推荐使用1.5T扫描仪，因为1.5T扫描仪在对成像区域有金属材料的患者中图像

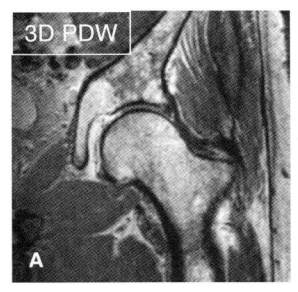
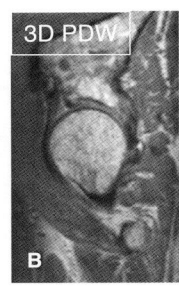
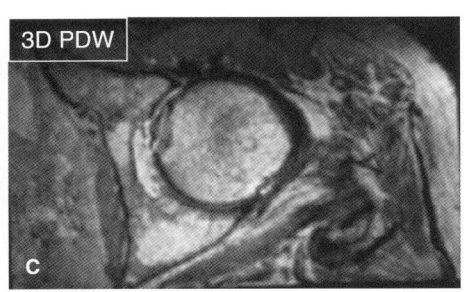

图2 3D髋关节。3T扫描仪（Achieva，飞利浦医疗，贝斯特，荷兰）进行各向同性0.65 mm冠状位采集（A）及矢状位（B）、轴位（C）重建

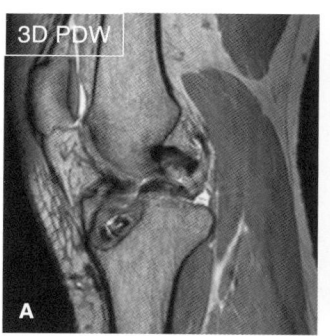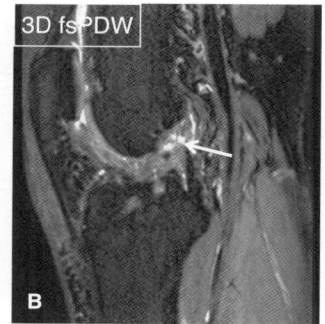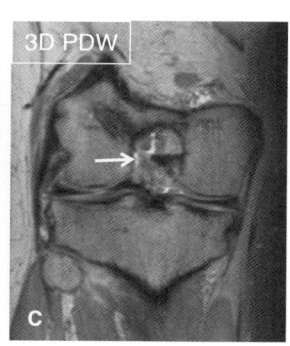

图 3 3D 膝关节。3T 扫描仪（Achieva，飞利浦医疗，贝斯特，荷兰）进行各向同性 0.65 mm 矢状位采集（A、B）和冠状位（C）重建显示 ACL 重建移植物中部断裂（箭）

显示更好，如果使用 3T 扫描仪产生金属伪影会更重。由于时间限制，1.5T 扫描仪上的 3D 成像通常不是各向同性的。非各向同性图像在扫描平面图像质量较好，而非扫描平面的重建图像质量较差（图 4）。如果使用多通道的关节专用线圈和高性能梯度的扫描仪，现代 1.5T 扫描仪的性能几乎与旧一代 3T 扫描仪类似。为了减少肩、手腕等非中心部位成像的磁场不均匀性，可以采用更高的二阶匀场［笔形束（pencil beam，PB）- 匀场框，飞利浦］来获得更好的匀场性，进而获得更均匀的脂肪抑制图像。与 1.5T 扫描仪相比，使用更高场强、更新线圈、更快计算机处理和脉冲序列的 3T 扫描仪可使体素尺寸减少 2~5 倍。同样，对于 MR 神经成像，理想情况下应使用 3T 扫描仪对周围神经进行多平面成像，1.5T

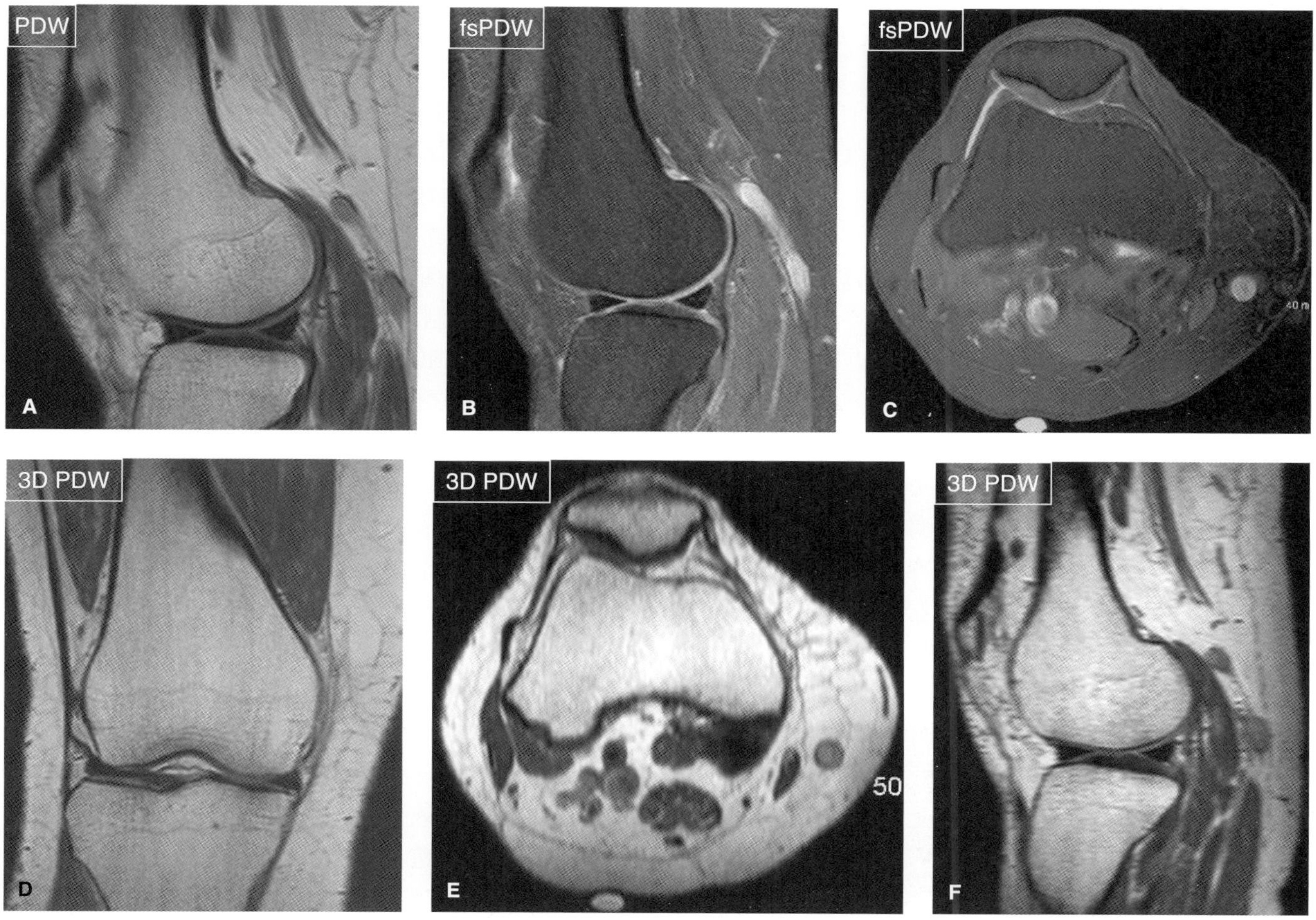

图 4 1.5T MR 扫描仪 2D 和 3D 成像。矢状位（A、B）和轴位（C）2D 图像具有高平面内分辨率（0.4~0.5 mm）。相应的各向异性冠状位获得的 3D 图像（D）显示高分辨率（0.65 mm），而轴位和矢状位（非扫描平面的重建）图像（E、F）分辨率低

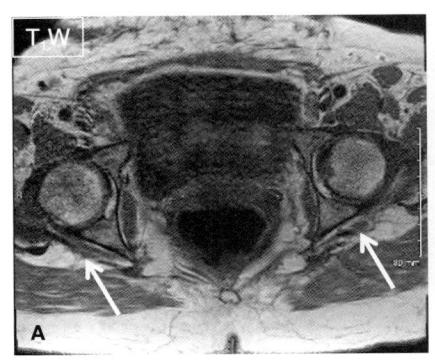 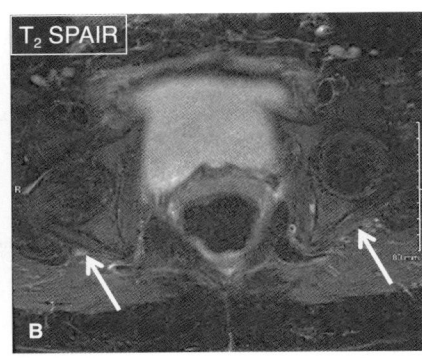 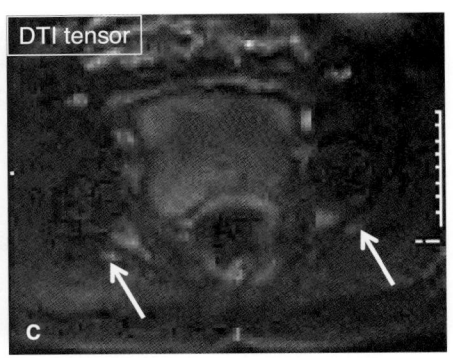
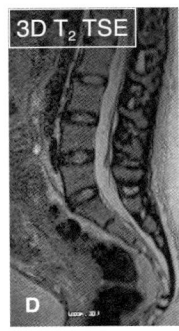 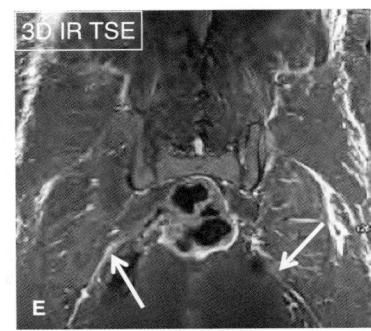 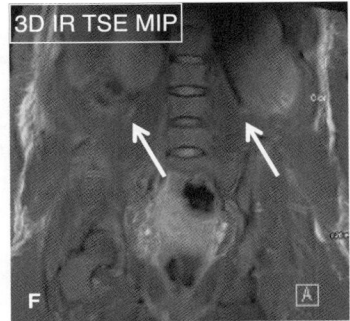 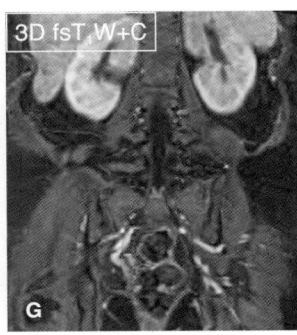

图5 1.5T MR 神经成像。右侧坐骨神经和股神经牵拉性神经病（箭）的轴位（A~C）、矢状位（D）和冠状位（E~G）图像。注意轴位显示良好，而脂肪抑制的 3D 长轴成像受限

扫描仪对于神经的 2D 成像是可行的，但对于脂肪抑制（fs）的 3D 成像显示往往受限（图5）。

线圈选择

在四肢扫描中，对于中等体型的患者应使用多通道关节专用线圈以获得最佳图像信号；对于体型较大的患者，尤其是进行磁场非中心区域成像时，最好使用大的柔线圈或体部阵列线圈。技师不应试图将关节和四肢置于同一视野（field of view, FOV）内成像，这会导致在感兴趣区（region of interest, ROI）周围有较多无信号区，图像质量低。应尽量将肢体周围无信号（空气）区控制在 20% 之内（图6）。技师在进行小 FOV 成像或避免卷褶伪影出现时，使用相位过采样技术。在骨盆、腰骶部或臂丛神经成像中，为得到信噪比高、信号均匀、脂肪抑制均匀的图像，可用脊柱阵列线圈联合体部阵列线圈成像，若扫描仪不支持这种组合，也可使用前后覆盖的体部线圈或心脏线圈。

控制相位卷褶

小 FOV（对于大多数关节方案来说小于 10~14 cm）对于获得良好的空间分辨率很重要，但卷褶伪影或折叠伪影可能会降低成像质量。可以使用特定的方法来避免相位卷褶。

1. 增大 FOV，这导致在进行感兴趣区观察时需要对图像进行缩放，并且在 ROI 周围留下多余的空白（空气）区。
2. 使用卷褶抑制（飞利浦）或相位过采样（西门子）。
3. 使用常规饱和带方法来消除邻近易受运动影响解剖结构的信号（例如，手臂成像中的肺部）。
4. 使用 REST slabs 替代过采样，以减少总扫描时间。
5. 在冠状位扫描时使用上下方向的相位编码梯度（例如，避免手臂卷褶出现在腹部 ROI）。

K 空间填充和带宽

与常规的 K 空间填充（线性或中心性）相比，使用非对称 K 空间填充顺序可以将质子密度加权（proton density-weighted, PDW）和 T_1 加权（T_1W）图像的扫描时间减少约 30%，同时图像模糊最小化。

- 非对称快速自旋回波（fast spin echo, FSE）扫描允许单独规定回波时间（echo time, TE）、回波间隔（echo spacing, ES）和回波链长度（ETL 或 turbo factor）。

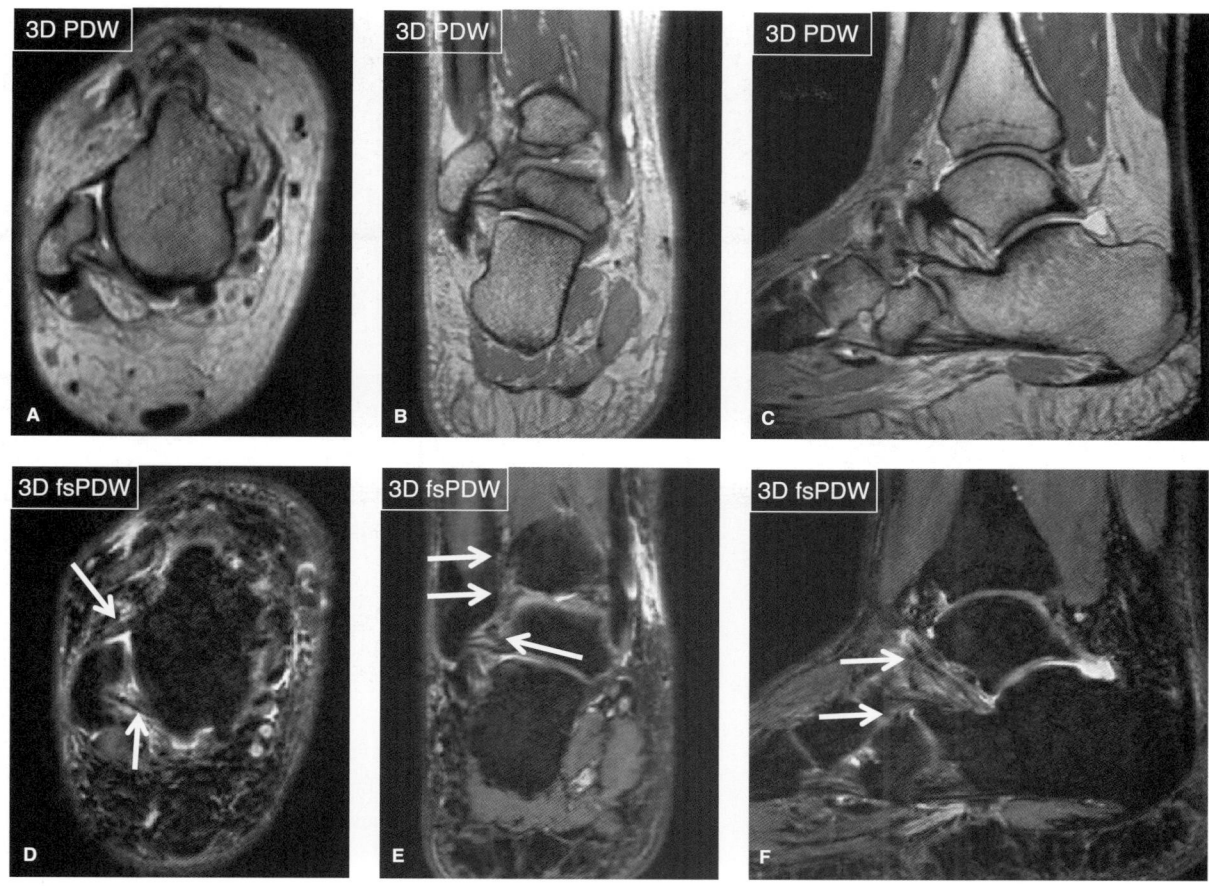

图6 踝关节各向同性3D成像。0.65 mm各向同性踝关节图像多平面3D重建（A~F）。注意，在这个相当大的足踝周围，只有不到20%的空白（空气）区。图像看似粗糙，但能很好地显示踝关节韧带（箭）

- 通常，PDW图像的采样时间（ETL×ES）不应超过4×TE。对于T_1W图像，采样时间应限制为60 ms，以获得良好的效果。
- 大多数扫描方案中的ES设置为8~9 ms（金属方案和扩散成像小于8 ms），以平衡采样时间和成像带宽。
- 如果使用一种填充方式（如线性或中心性），将ETL减少约30%，则扫描时间将相应增加（Goumas，2012）。

以kHz为单位的带宽（西门子）与以像素为单位的水脂位移（water-fat shift, WFS）是衡量潜在边缘振荡效应、影响SNR的直接参数，它们与场强、像素大小和FOV无关。

- 对于骨骼肌肉成像，保持WFS在1~2.5像素之间，以避免图像模糊（0.5~1.5 mm位移），对于金属方案，WFS小于1.5像素（图7）。
- 减少WFS（增加BW）以减少ES，会减少快速自旋回波（TSE）长度，造成图像模糊。
- 减少WFS（增加BW）也会降低信噪比。
- 换算系数（Goumas，2012）：

3T：BW（kHz）=0.22 kHz×频率矩阵/WFS像素
1.5T：BW（kHz）=0.11 kHz×频率矩阵/WFS像素

2D 成像脉冲序列

多种二维成像脉冲序列可用于高分辨率的骨骼肌肉成像，从而产生不同的对比度。

T_1WI

常用的序列包括T_1W FSE或T_1W TSE、T_1W液体衰减反转恢复（T_1W FLAIR）和T_1W GRE。就骨形态及对位情况来说，T_1WI非脂肪抑制对比图像可以很好地显示骨骼肌肉的解剖细节。T_1WI对于显示半脱位、力线不齐、骨刺和骨赘非常有用。尽管T_2加权图像（T_2WI）对识别病变非常敏感（通常在这些图像上是高信号），但T_1WI对显示病变也非常有帮助。T_1WI可显示两种类型的骨病变：一种是在骨

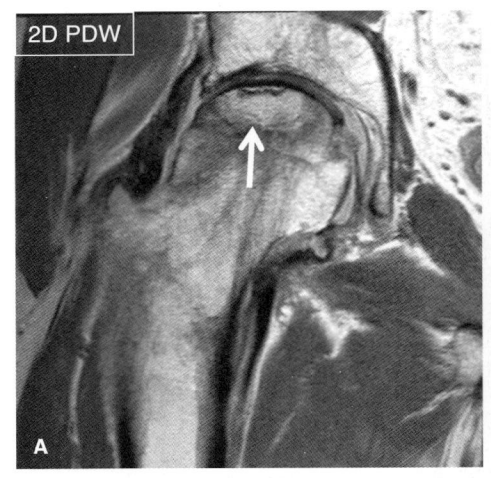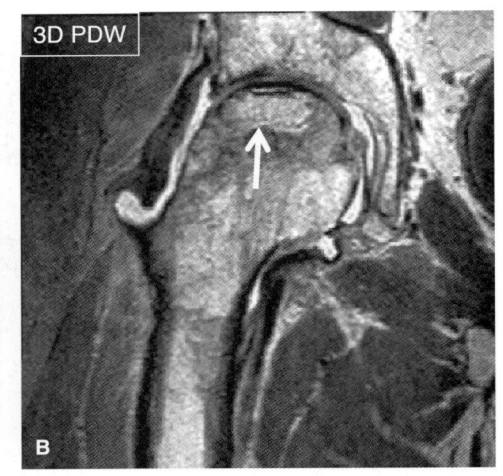
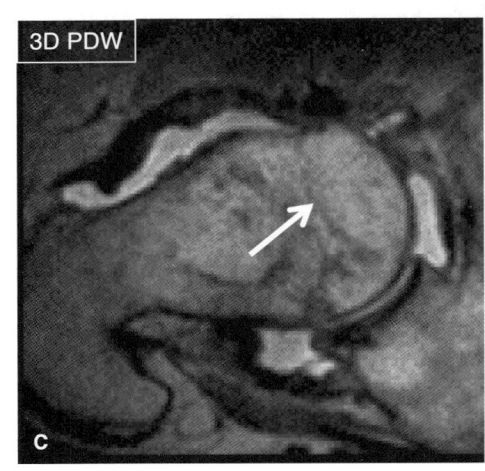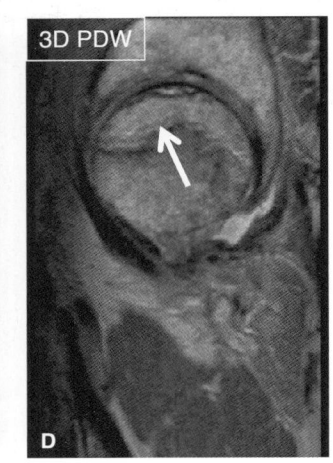

图 7 较小的水脂位移。冠状位 2D（**A**）及相对应的各向同性 3D（**B～D**）图像（TR/TE-1879/40 ms）显示具有高分辨率（2D 平面内为 0.4 ms，各向同性 3D 为 0.7 ms）、较小的水脂位移（1.37 像素；317 Hz 带宽）和回波间隔（5.7 ms）。注意股骨头 AVN 伴有软骨下骨折（箭）

髓中产生明显 T_1 低信号（骨折、感染、骨坏死、肿瘤浸润、含铁血黄素沉积、软骨下硬化和囊肿）；另一种是在骨髓中产生轻微或无明显低信号（红骨髓、反应性水肿和失用性骨质疏松）。T_1WI 对于软组织病变的显示也是很有帮助的（例如，对于大多数病变表现为 T_1 低信号，而仍有部分病变表现为 T_1WI 高信号，如出血、脂肪、黑色素、钙化和矿物质）。

在所有骨骼肌肉扫描方案中，T_1W SE 或 T_1W FLAIR 序列都是非常有用的。在常规的"骨科"方案中，如果没有 T_1W 或化学位移成像（chemical shift imaging, CSI），则骨髓评估有限（下文讨论）。T_1W GRE 可用于定位成像（用于临床计划）、同相位和反相位成像（用于骨髓评估）、MR 引导介入（MR 透视）、运动关节成像、MR 血管成像（MRA）、超短 TE 成像、动脉自旋标记技术和软骨的 T_1 mapping 成像。快速 GRE T_1W 脉冲序列 MRA 的关键是时间分辨率，使用快速 GRE T_1W 脉冲序列获取蒙片，并在增强后 2~3 min 内进行连续 8~15 s 的厚层采集。不同的供应商将其命名为 TWIST、TREAT、TRICKS 和 4D TRAK。该序列主要缺点是空间分辨率低，优点为钆剂量减少、无需团注试验、明确血流方向性，以及获取血管、病变和实质增强的各期图像。通过减影处理，这些图像可以动态显示对比增强的各期血管。fsT_1W FSE 成像可用于增强前、后 2D 成像序列，而 fsT_1W GRE 可用于获得增强前、后 3D 成像序列。3D GRE T_1WI 是多数增强扫描方案的常规序列，不同的供应商有不同的命名（VIBE、THRIVE、LAVA、mDixon）。fsT_1WI 自旋回波 3D 成像（VISTA，SPACE）可用于 MR 关节造影（图 8）。这些 3D 序列可能会发现 2D 成像中不明显的细小撕裂，但 3D 序列分辨率低，图像较模糊。

PDWI

常用的序列有 PDWI 和 fsPDWI。PDWI 的优势包括：图像信噪比、分辨率高，对骨骼肌肉解剖显示良好，对半月板、软骨和韧带的损伤评估明确（骨

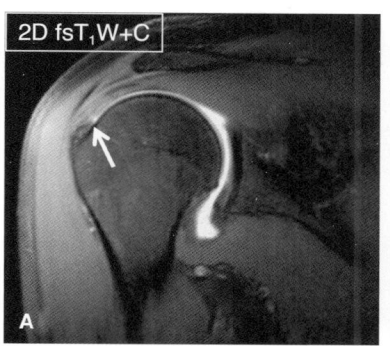
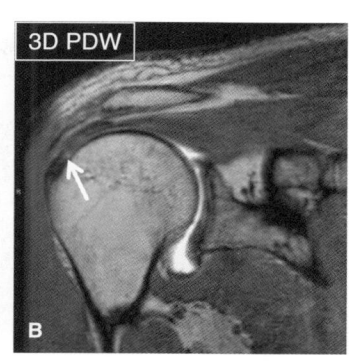
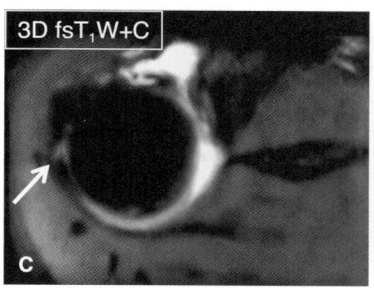
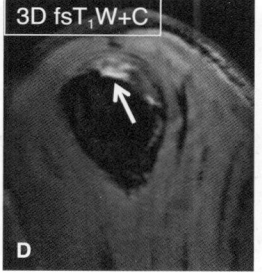
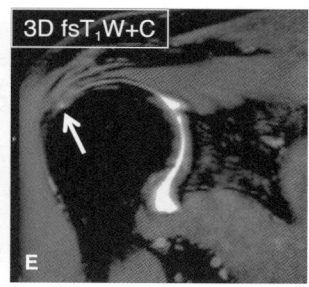

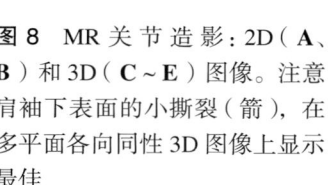

图 8 MR 关节造影：2D（A、B）和 3D（C~E）图像。注意肩袖下表面的小撕裂（箭），在多平面各向同性 3D 图像上显示最佳

科和金属扫描方案中为必需）（图 1 ~ 图 3、图 6）。但如果骨科扫描方案中只有 PDWI，没有 T_1WI 或 CSI，则骨髓评估将受限（图 9）。

T_2WI

常用的序列包括 T_2W FSE、T_2W GRE、稳态和超短 TE（UTE）脉冲序列。T_2WI 有助于发现病变，因为大多数病变在 T_2WI 上是高信号，例如感染、水肿、囊肿、肿瘤和梗死。有助于病变鉴别的影像学特征包括 T_2 明显高信号（囊肿、黏液瘤、软骨源性病变、低流量血管畸形）或 T_2 相对低信号（出血中的含铁血黄素、色素沉着绒毛结节性滑膜炎、类风湿关节炎、痛风石、淀粉样沉积物、纤维病变和钙化性肌腱炎）。T_2W FSE 也用于软骨 T_2 mapping。T_2WI 序列由于其固有的模糊效应以及较低的 SNR 和较长的 TE，需要更长的成像时间，因此大多数骨肌的扫描方案及骨肌"金属"扫描方案中不采用此序列（图 10）。但由于 fsT_2W FSE 对液体的敏感性较高，因此在感染、炎症和肿瘤方案中仍采用此序列。当怀疑钙化性肌腱炎或色素沉着绒毛结节性滑膜炎时，采用 T_2W GRE 序列，如果出现放大的磁敏感伪影（高光溢出效应，也称为晕染效应）则可证实上述病变的存在。通过采用较低的翻转角（小于 30°）并增加 TE 值，可以很容易地获得 T_2W GRE。T_2W GRE 也可用于 T_2 软骨成像，其优点是速度快，缺点是 SNR 低、对磁场变化敏感，且图像质量并不优于

T_2W FSE。2D 稳态脉冲序列可以获得快速相对静止的 T_2 加权图像；然而该序列存在一定的缺陷，图像可能产生敏感条带伪影（偏共振条带伪影），骨髓评估欠佳，对 T_2 高信号的组织结构（脂肪、液体、出血）较难区分。因此，除了少数研究论文外，该序列在骨骼肌肉成像方案中没有得到太多的普及。在骨骼肌肉系统中，UTE（TEs < 0.8 ms）成像主要是针对具有短 T_2 特征的组织进行显示，如骨皮质、韧带、肌腱、半月板、软骨的深部辐射层和钙化层等，这些组织在常规 T_2WI 上几乎没有信号。UTE MR 成像可以使用比常规成像序列短 20~50 倍甚至 100~1 000 倍的 TEs 来检测 T_2（和 T_2^*）值较短的组织信号。由钙化的深层软骨层组成的骨软骨连接区域可以使用该序列进行评价。这项技术也有助于显示半月板、韧带和肌腱变性的早期阶段；但其仍处于试验阶段。

3D 成像脉冲序列

利用 3D 脉冲序列可获得不同对比度、高分辨率的骨骼肌肉图像。在 3T MR 扫描仪，除可获得梯度回波的 3D 图像外，还可获得信噪比高、对比良好的自旋回波的 3D 图像。在最新的 1.5T 扫描仪上可以进行非抑脂 3D 成像，但扫描时间长，运动伪影产生概率大，且图像一般为各向异性，重建后图像质量较差。

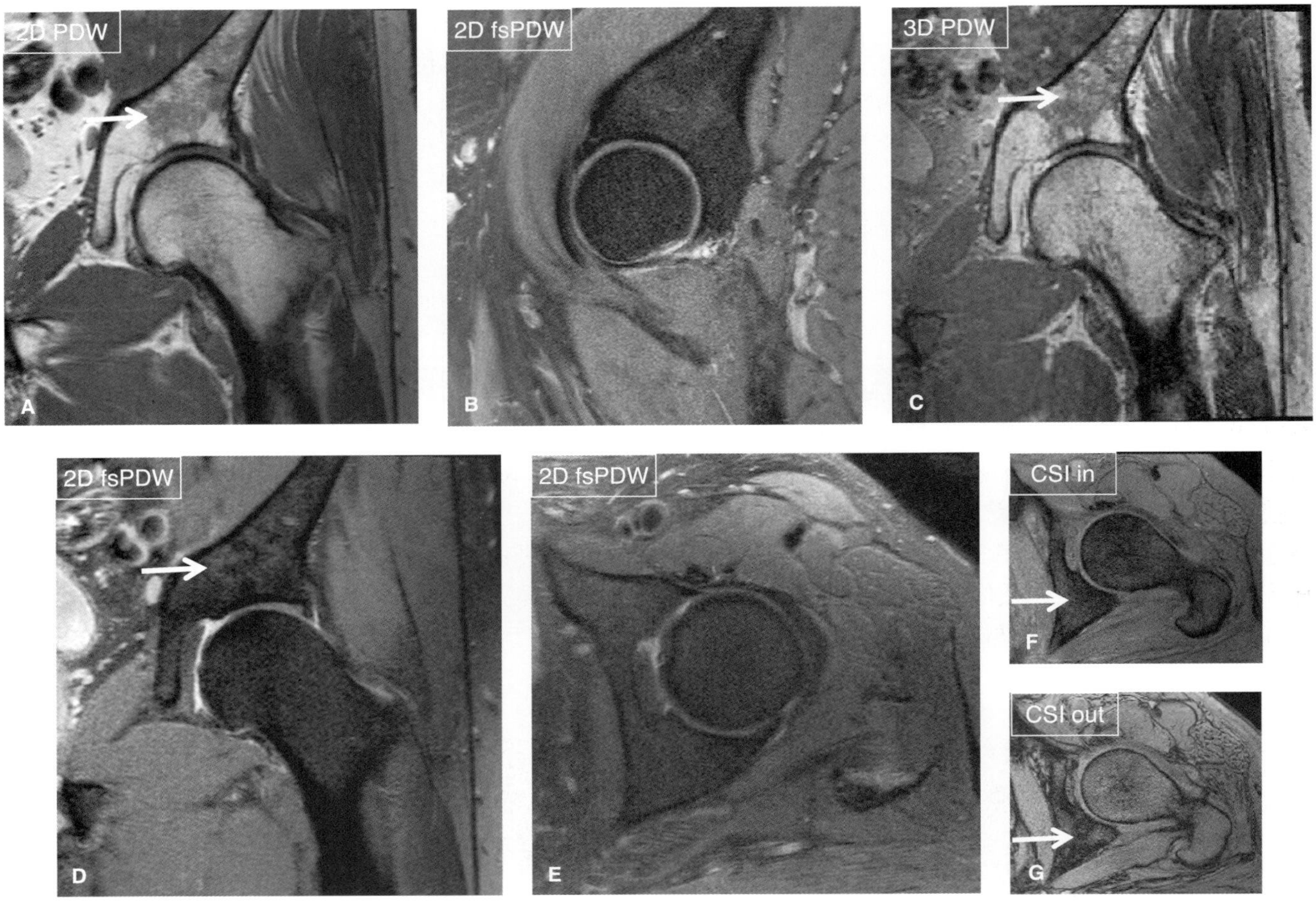

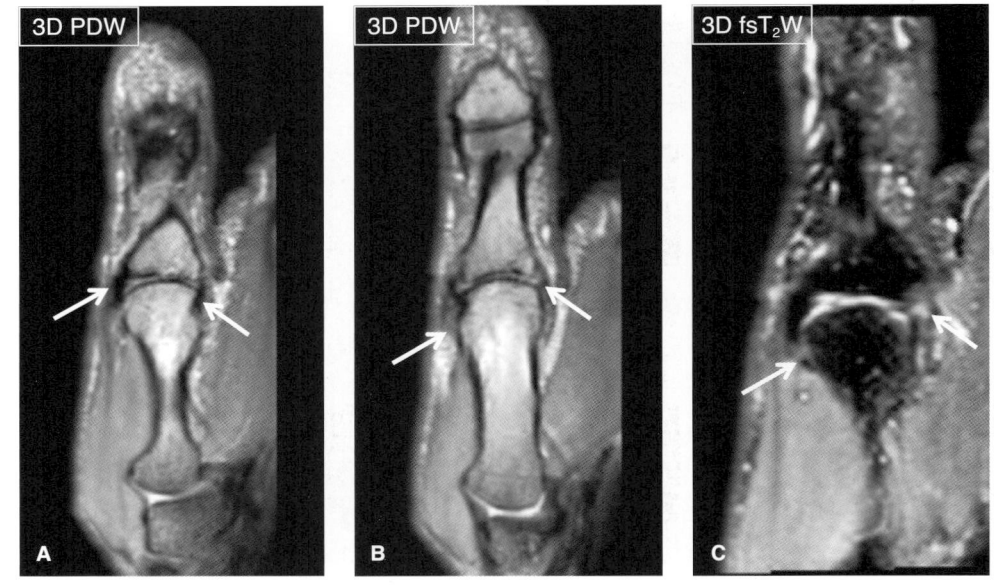

图9 CSI作为骨骼肌肉（MSK）成像方案的一部分。冠状位（A、C、D）、矢状位（B）和轴位（E～G）显示散在的红骨髓区域（箭），在PDW图像上信号比肌肉更高。相对于同相位图像（F），反相位图像（G）显示局限性信号丢失

图10 拇指成像。冠状位3D PDW（A、B）和3D fsT$_2$W（C）显示掌指关节正常侧副韧带（A中箭）和侧副韧带部分撕裂（B、C中箭）。注意脂肪抑制图像明显模糊（C）

T₁WI

常用的序列有 3D T₁W FSE 和 3D T₁W GRE。3D T₁W GRE 成像由于 SNR 与对比度较差，故主要用于 MR 血管成像和对比剂增强检查。现在抑脂与非抑脂的 3D T₁W FSE 序列可以用于所有方案（图 8）。

PDWI 与骨分割

常用的序列包括 3D PDWI 和 3D fsPDWI，它们是骨科扫描方案中最有用的序列（图 1～图 3、图 6）。3D PDWI 可以得到高信噪比、骨边缘清晰的图像，可用于 MRI 的骨重建和分割（图 11）。目前，外科医生使用 3D CT 图像进行术前计划，补充骨骼形态学信息包括软组织内部结构紊乱表现。使用 3D 各向同性序列（需要接受 7 min 的成像时间），可以获得高分辨率 3D 分割图像，其外观与 3D CT 图像类似。在 3D 软件上，分割可以是自动、半自动或手动的。任何重建的轴位、冠状位或矢状位图像都可用于骨皮质边缘 ROI 的勾画，但一般在轴位重建平面中勾画最容易。多数可用软件都具有断层图像插值功能，允许在手动勾画 ROI 层面间跳过多个层面。每个 ROI 勾画层面（即蒙片，mask）都应及时调整，以确保 ROI 内不包括软组织 / 软骨，随后，应剔除蒙片外的所有数据，调整窗宽窗位获得显示骨皮质最佳的图像。最后，根据用户的喜好调整配色方案，并将图像采集、输出到日常查看工作站。虽然这种方法有很多优点（包括对患者进行个体研究、避免辐射、更舒适和节省时间），但也有局限性。目前 3D 软件对来自 CT 检查的数据进行骨分割更加方便。如果使用 MRI，由于没有专门的处理算法，所以需要更多的时间（20～30 min）。尽管 MRI 分割还没有 CT 分割那么清晰，但对于骨性边缘的显示可以与 CT 媲美。

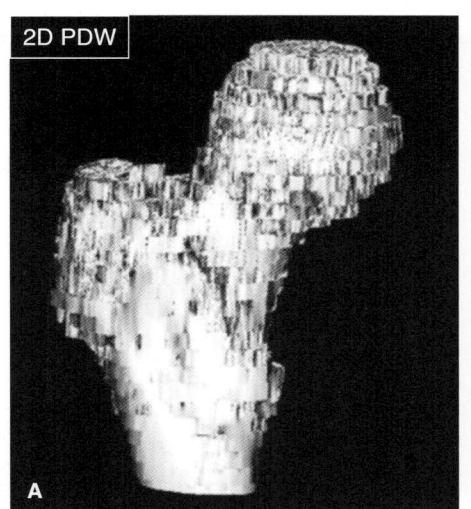
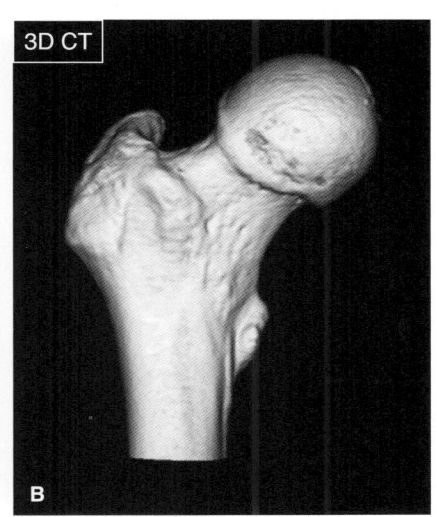
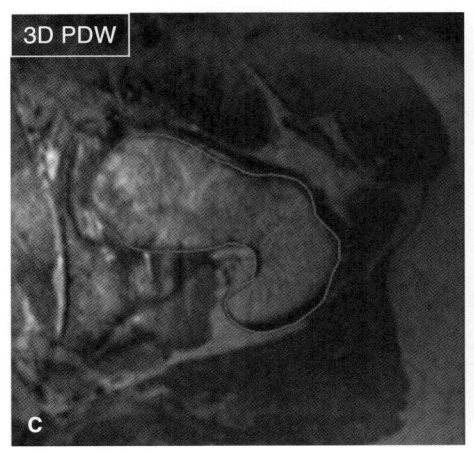
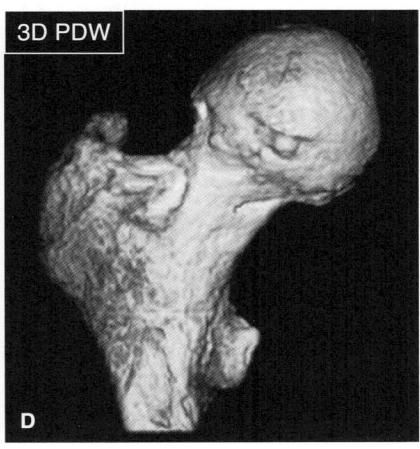
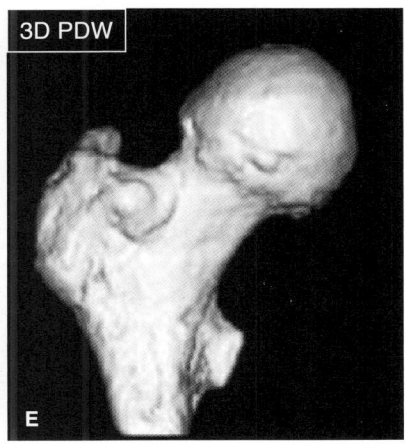

图 11 使用 2D 和 3D 图像的 3D 骨分割。2D PDW 图像冠状位骨分割（**A**），显示层间造成的许多阶梯伪影。使用 3D 成像（**C～E**）进行分割，可以显示与 3D CT 重建（**B**）类似的骨边缘和形态学细节（Shaun Nordeck，RRA 提供）

T₂WI

常用的序列包括 3D T₂W FSE、3D T₂W GRE、3D 稳态脉冲序列和弥散加权成像（diffusion-weighted imaging, DWI）序列。在脊柱成像中，3D T₂W TSE 用于肿块评估、血管畸形以及神经成像（图 12）；3D T₂W GRE 主要用于鉴别椎间盘和骨赘，发现髓内出血。3D 稳态脉冲序列用于神经成像（在脊柱神经成像中，为更清晰、选择性地显示神经，肢体神经采用非平衡 3D DW 反向稳态自由进动序列，鞘内神经采用平衡稳态自由进动序列）（图 12、图 13）和软骨成像[平衡稳态自由进动，SSFP；双回波稳态（dual echo steady-state, DESS）成像]。与 2D fsPDWI 相比，3D DESS 在 3T 扫描仪上显示的软骨更厚，边界更清晰，液体-软骨对比度更好（图 14）。因此可以通过该序列对软骨厚度和体积进行精确的定量评估。根据作者的经验，如果没有足够的液体-软骨对比度，并且序列没有优化（TE 应在 T₂W 范围内，翻转角为 45°~60°），DESS 成像有时可能会低估一些近全层的软骨缺损。与 3D GRE 相比，DESS 还具有其他优势，例如各向同性 3D 成像、软骨分割以及更少的磁敏感伪影。然而，DESS 与 3D GRE 具有相似的缺点，即对软骨下骨髓信号变化的评估不理想，对半月板和韧带的评估不充分。DWI 是利用单次或多次激发平面回波成像获得的。扩散受限程度与细胞数量增多相关（间接地增加了未定性软组织病变的恶性概率）。DWI 高信号和 ADC 低信号可见于恶性骨病变、脓肿、活动性炎症和水肿（T₂ 穿透效应）。由于 T₂ 穿透效应和磁敏感伪影的存在，血肿显示为以低信号为主的混杂信号。DWI 可以评估表观扩散系数，为病理定量评估提供了一种手段。扩散张量成像（DTI，使用至少 6 个扩散梯度方向）尽管对扫描仪要求很高，但它可以评估扩散方向，计算各向异性分数值、实现纤维束成像（图 15）。DWI 和 DTI 可作为感染、肿块、炎症（肌炎）和神经成像方案的一部分（图 12、图 16）。伪影如鬼影（ghost 伪影）、运动伪影、脂肪抑制伪影和磁敏感伪影会降低 DWI 和 DTI 图像质量，因此在扩散成像中应选择更好的脂肪抑制方法、提高磁场均匀性和减少回波间隔（ES）以减少上述伪影的出现。

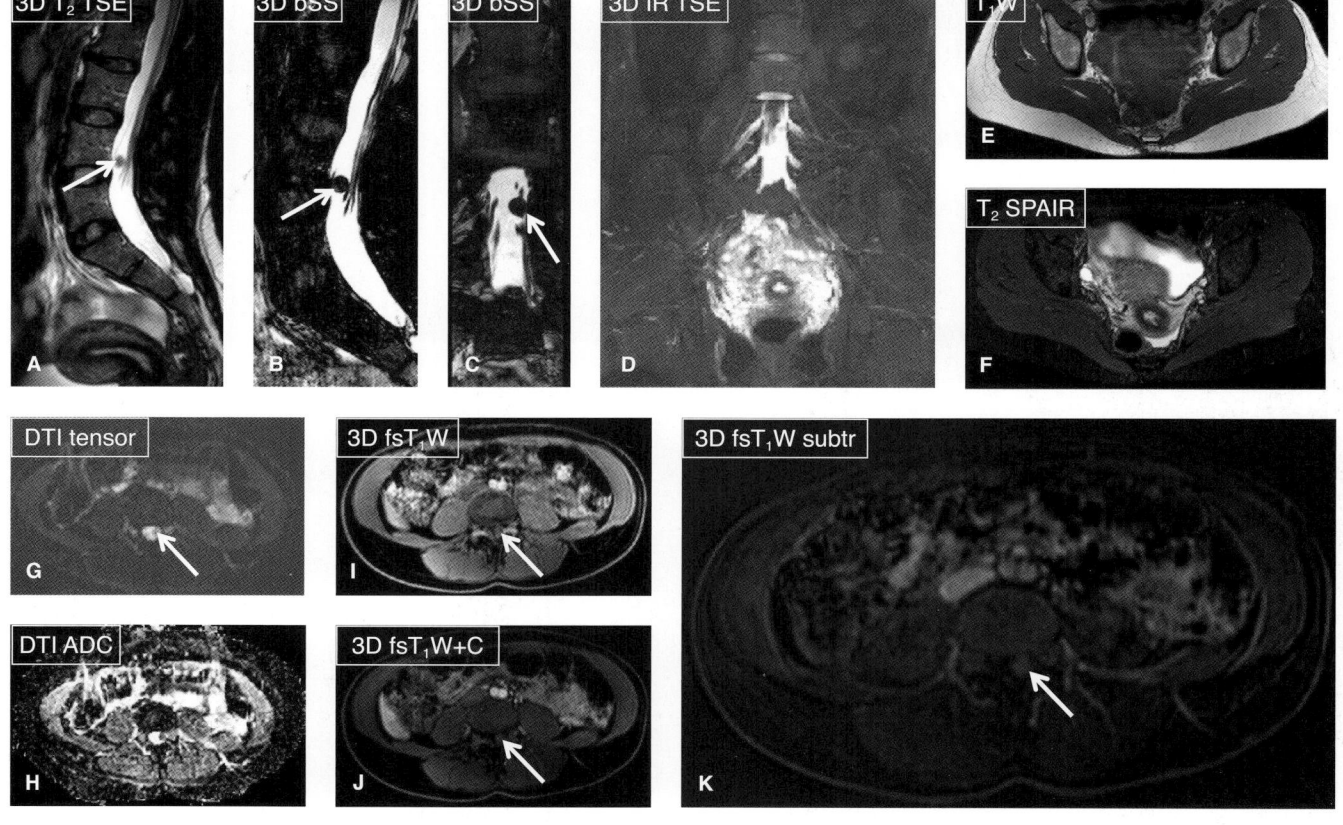

图 12 腰骶丛评估的 MR 神经成像扫描方案。A、B：矢状位脊柱图像，C：冠状位脊柱图像。与 T₂W TSE 相比，L4 左侧神经根小的周围神经鞘瘤（箭）在平衡稳态（bSS）序列上显示得更清楚。冠状位（D）和轴位图像（G~K）显示明显强化肿块（箭）

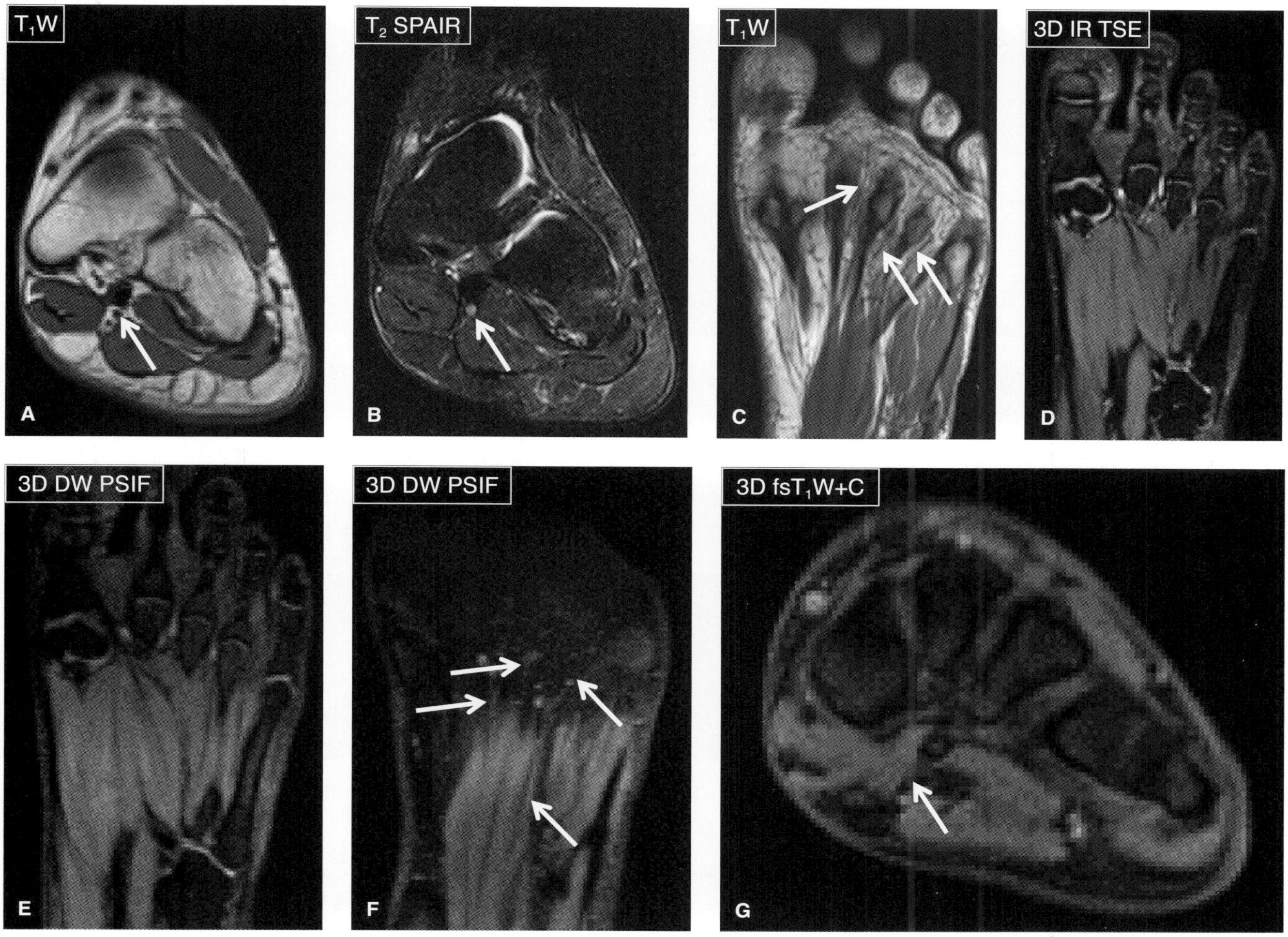

图 13 四肢 MR 神经成像方案。前足和中足的短轴（A、B）、水平长轴（C～F）和增强短轴（G）图像。正常足神经在所有序列中表现为等信号，但由于魔角效应的存在，B 图足底内侧神经呈高信号

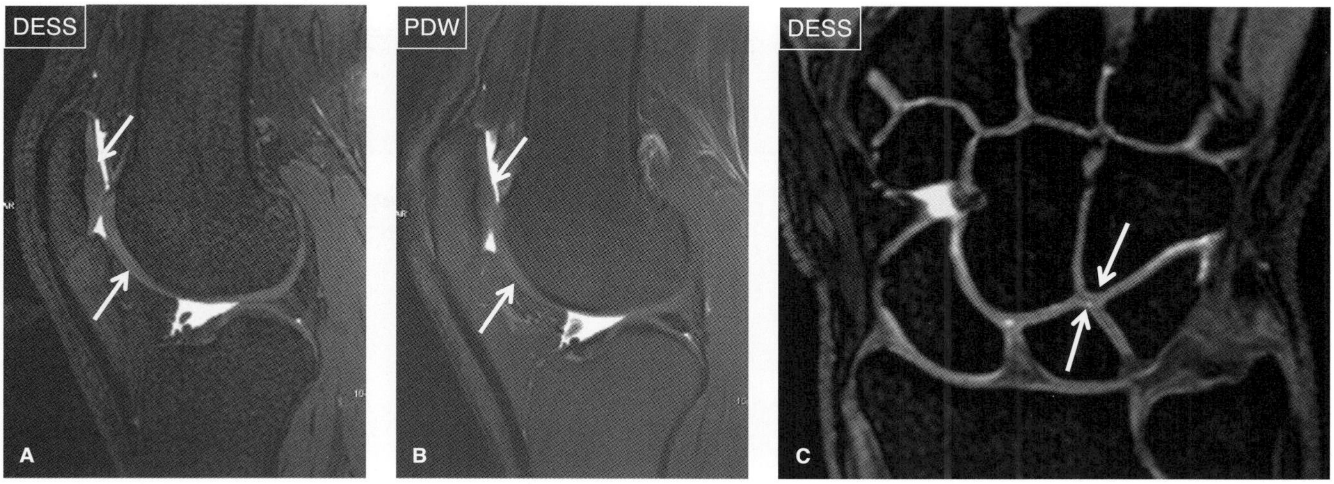

图 14 3D DESS 和 2D PDWI 序列评价关节软骨。矢状位（A、B）图像，与 2D PDWI（B）相比，3D DESS（A）显示良好的液体 - 软骨对比度和更清晰的软骨边界（箭）。冠状位（C）图像显示 II 型月骨与正常的钩月关节软骨

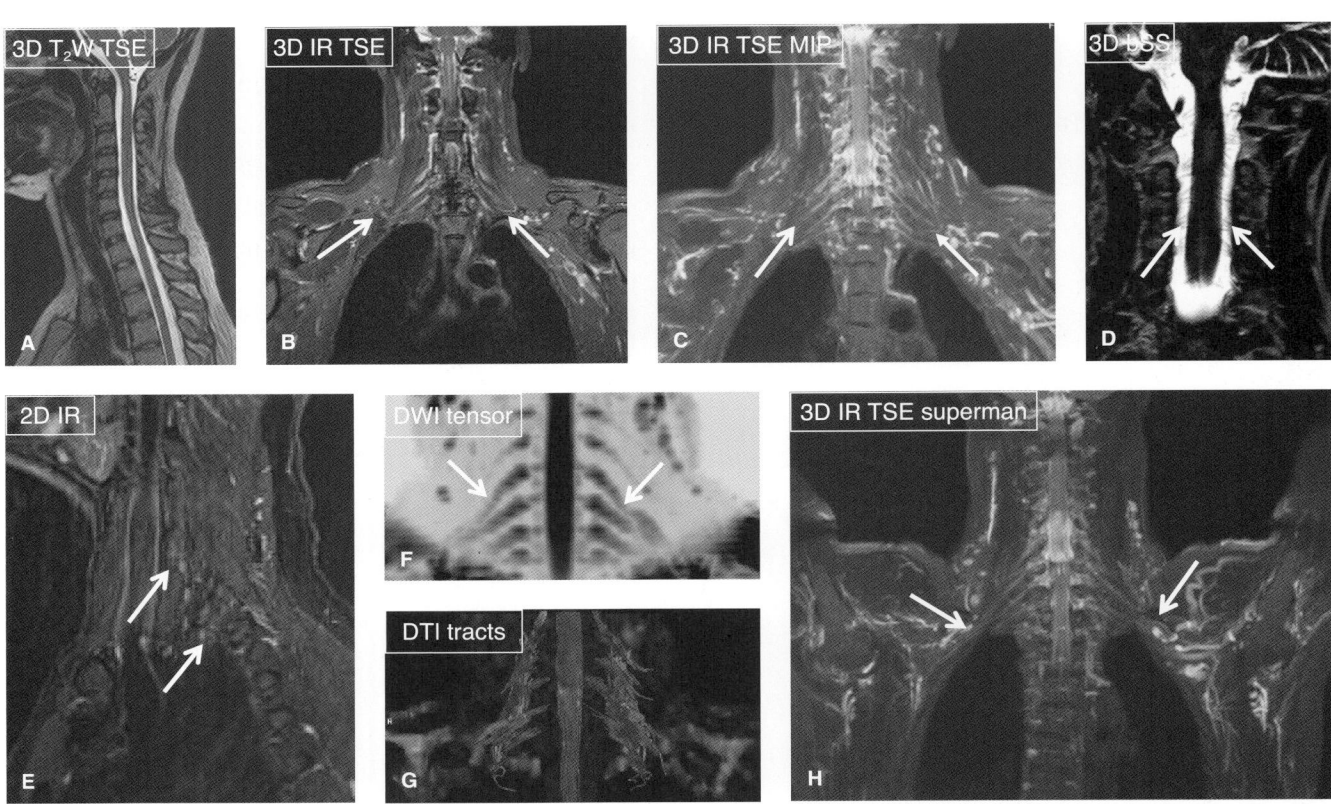

图15 MR 神经成像方案与DTI。矢状位（A）、冠状位（B～D）和矢状位（E）图像清晰显示正常脊柱、节后和节前臂丛（箭）。轴位DTI图像的冠状位重建图像和纤维束成像（F、G）显示两侧对称的臂丛（箭）。冠状超人位成像（H）显示神经根未见异常扭曲或卡压（箭）

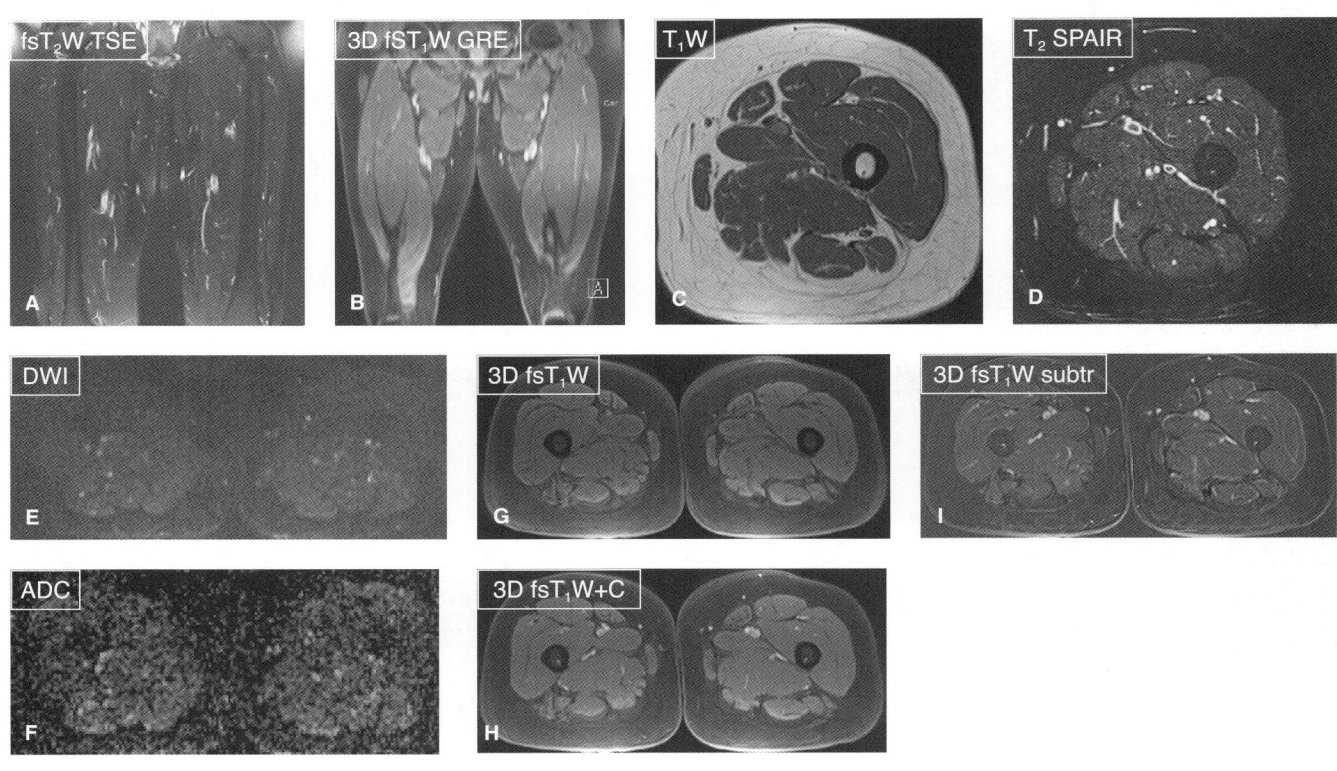

图16 肌炎方案。冠状位（A、B），轴位（C～I）图像显示在肌炎疑似病例中不同序列上的正常肌肉

脂肪抑制方法

均匀的脂肪抑制可增加 MR 图像的对比度噪声比。许多抑制脂肪的方法都有不同的优点和局限性。

化学位移成像

化学位移成像（CSI）可通过 GRE 技术获得 T_1WI。在与红骨髓病灶和压缩性骨折相关的局灶性不确定病变的评价中，CSI 具有相当高的准确性，可进行骨髓评估、排查恶性肿瘤，主要原因是此类疾病在反相位图像上可有至少 20% 的信号丢失（图 9）。CSI 可以作为骨科、脊柱和肿瘤方案中 T_1WI 的替代方案，其采集时间短，临床应用意义大。CSI 在反相位图像上由于含铁血黄素沉积（例如，溶血性贫血、PVNS 或输血性含铁血黄素沉着症）会出现信号相对增加的反向现象。

频率选择脂肪抑制

可用于 T_1W（增强成像）、PDW（骨科方案）和 T_2WI（肿块方案）。

优点包括对比度高、SNR 高、搏动伪影小（图 17）。缺点包括在偏中心区域脂肪抑制效果差，尤其是在 1.5T 图像上以及四肢弯曲的区域。该抑脂方式只有 2D 扫描时用。

Dixon 或选择性水激发（Proset，飞利浦）

可以通过两点、三点或改进的 Dixon（mDixon）方法获得，并且可以加到任何脉冲序列中。其优点包括脂肪抑制更均匀，可同时生成水图、脂肪图以及水加脂肪对比图。一些供应商（如飞利浦）的 Dixon 图像包括水图、脂肪图、水脂同相位图以及水脂反相位图。由于在几乎相同的扫描时间内获得多种类型的图像（例如，抑脂的水图、反相位图），

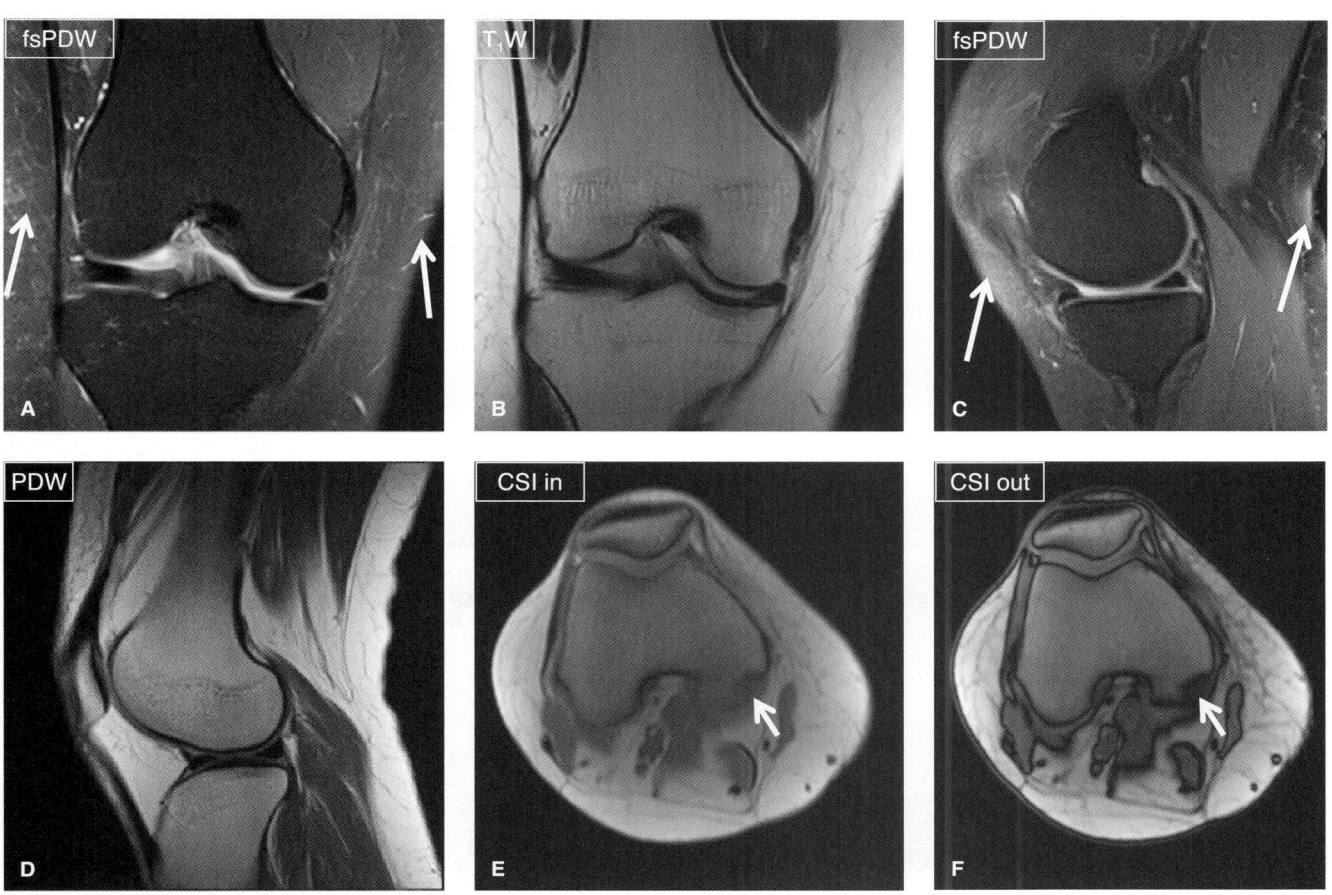

图 17 膝关节（骨科）方案。冠状位（**A**、**B**）、矢状位（**C**、**D**）和轴位（**E**、**F**）图像显示在膝关节屈曲处（长箭）频率选择脂肪抑制不均匀。注：股骨远端后内侧髁的良性骨皮质下区撕脱囊肿（短箭）信号丢失

可以节约扫描时间。最后，由于采集了多个回波，Dixon的信号优势可以通过牺牲扫描时间或图像质量交换。缺点包括成像时间长，软组织对比度比频率选择法低，以及在偏中心区域脂肪抑制能力差。到目前为止，Dixon 成像仅适用于 2D 扫描模式，但一些供应商已将这种方法与其他 3D 成像结合起来。2D Dixon 对神经成像有很好的效果；3D Dixon 可实现黑血成像、高清晰度成像以及各向同性图像的多平面重建（图 18）。3D 模式也可用于 GRE 的选择性水激发脂肪饱和技术（三维稳态进动扩散加权反转快速成像，3D DW PSIF）。该序列比较敏感，需要良好的磁场均匀度、较小的 FOV（限制在 15 cm）和良好的线圈。3D PSIF 对于周围神经长轴选择性显示的四肢神经成像非常有用（图 13）。

频率选择绝热脉冲反转恢复

频率选择绝热脉冲反转恢复（spectral adiabatic inversion recovery, SPAIR）可用于 T_1W、PDW 和 T_2WI。其优势包括：使用者可调节反转时间，在偏中心区域有更好、更均匀的脂肪抑制效果，比短时反转恢复（short tau inversion recovery, STIR）成像的 SNR 高，在 3T 的比吸收率（specific absorption rate, SAR）更高，几乎没有搏动伪影。可以增加 SPAIR 反转时间，以获得更柔和（弱）的脂肪饱和效果。SPAIR 序列的缺点包括比频率选择 FSE 图像的 SNR 略低，在 FOV 较大的图像边缘失去脂肪抑制。然而，如果选择的 TI 时间在零点之外，则 SPAIR 的 SNR 将提高。这种技术在 2D 和 3D 模式都可用，且几乎没有搏动伪影，因此常用于神经成像和血管畸形方案（图 12、图 19）。在 3T 时，T_2 3D SPAIR 的反转时间为 220~230 ms，3D T_1W 脂肪抑制的反转时间较短（60~80 ms）。频率预饱和反转恢复（spectral presaturation inversion recovery, SPIR; Philips）是另一种技术，与非选择性 STIR 相比，使用较小的翻转角进行脂肪反转。在 3T 时，它更容易受到射频不均匀性的影响，但在某些应用和扫描时间中，缩短预脉冲可能会有所帮助。

短时反转恢复

即使在低场扫描仪上，STIR 也能提供最好的脂肪抑制效果，并能更灵敏地发现病变。但这个序列并没有特异性，除脂肪外还可以抑制其他组织，如血液或肌肉。此外，STIR 图像信噪比低且对搏动伪影敏感。该技术在 2D 和 3D 模式下都可使用。由于其较好的脂肪抑制能力，被广泛用于神经丛的 3D 神经成像、肌炎、脊柱、金属和肿块等 FOV 较大的扫描方案中（图 15）。

成像方案

根据上述各种可用成像序列的优缺点，下面概述不同骨骼肌肉成像方案的指南。

骨科方案

- 根据 FOV 设置平面内分辨率（0.4~0.5 mm）与 3D 体素（0.65~0.7 mm 各向同性），TE 分别为 PDWI（40~45 ms）、fsPDWI（35~40 ms），2D 层厚 2.5~4 mm（图 9、图 17、图 20）。
- 3T：GRE 三平面定位，3D PDWI TSE 和 3D fsPDWI TSE，两个或更多平面的 2D PDWI TSE

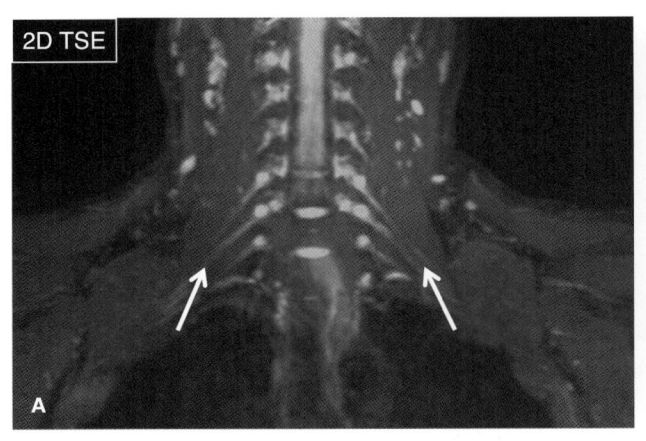
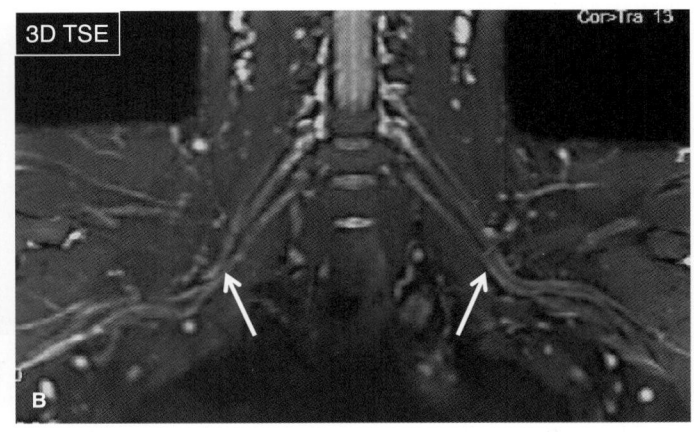

图 18 2D Dixon 水像。请注意，与 2D（A）图像相比，3D（B）图像具有较高的 SNR，双侧臂丛神经（箭）清晰显示

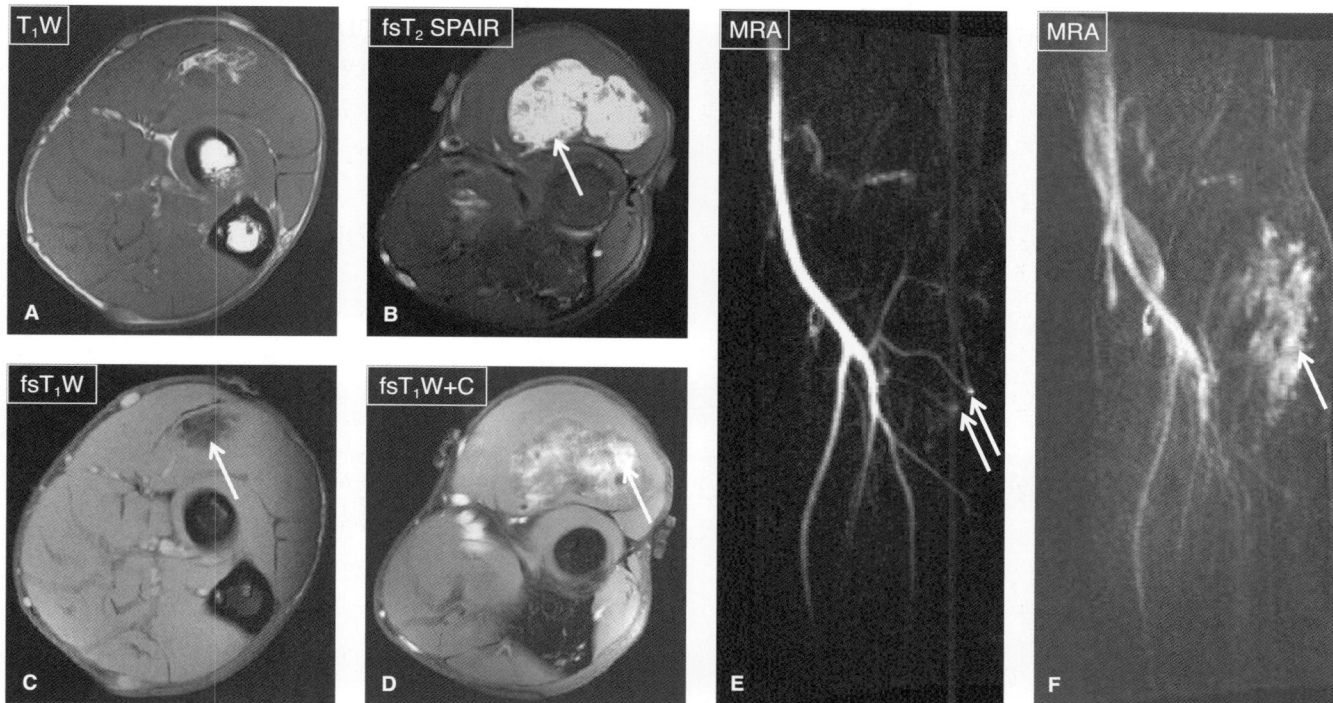

图 19　血管畸形方案。血管瘤患者的轴位图像（A~D）显示含脂肪的肌内肿块（A、C 中箭），伴有静脉石（B 中箭）和斑片状强化（D 中箭）。时间分辨 MR 血管造影图像显示早期动脉血流（E 中箭）伴持续明显强化（F 中箭）

或 fsPDWI TSE（3D 不可用时备份，层厚 2.5～3 mm），CSI GRE（同、反相位 T₁WI）。如果 3D 不可用，请使用如下所示的类似于 1.5T 的方案。

- 1.5T：GRE 三平面定位，三平面 2D PDWI TSE 和 2D fsPDWI TSE（非必要平面上可能会减少 2D PDW TSE，层厚 3～4 mm），CSI GRE（同、反相位 T₁W）。

感染 / 炎症（风湿病）方案

- TE 分别为 T₁W（＜8～9 ms）、STIR（25～35 ms）、SPAIR（40～50 ms），2D 层厚 3～4 mm，3D 体素（1.5 mm 各向同性）（图 21）。
- 3T：GRE 三平面定位，3D T₁W TSE 或轴位和冠状位 2D T₁W，长轴 3D T₂ SPAIR TSE 或两个纵向平面 2D STIR，轴位 2D fsT₂ TSE（3D 不可用时的备份），可进行减影处理的增强前、后 fs 3D T₁W TSE（Tau-60～80 ms）或 3D T₁W GRE（1.5 mm）（如有可能）。
- 1.5T：GRE 三平面定位，轴位和冠状位 2D T₁W FSE，两个纵向平面 2D STIR 和轴位 2D fsT₂W

TSE，可进行减影处理的增强前、后 fsT₁W 或 3D GRE（如有可能）。

肿瘤（肿块）方案

- TE 分别为 T₁W（＜8～9 ms）、STIR（25～35 ms）、SPAIR（40～50 ms），2D 层厚 3～4 mm，3D 体素（1.5 mm 各向同性）（图 22）。
- 3T：GRE 三平面定位，3D T₁WI TSE 或轴位、冠状位 2D T₁WI，长轴 3D SPAIR FSE 或两个纵向平面 2D STIR，轴位 2D fsT₂ TSE（3D 不可用时的备份），在冠状位上利用时间减影技术对增强后的 MR 造影图像进行减影，可进行减影的增强前、后 fs 3D T₁WI（TI 60～80 ms）或 3D GRE 序列（如有可能），以及 DWI（b 值 50、400、800 s/mm²）。
- 1.5T：GRE 三平面定位，轴位和冠状位的 2D T₁W TSE，两个纵向平面 2D STIR 和轴位 2D fsT₂W TSE。在冠状位上利用时间减影技术对增强后的 MR 造影图像进行减影，可进行减影的增强前、后 fsT₁WI 或 3D GRE 序列（如有可能），以及 DWI（b 值 50、400、800 s/mm²）。

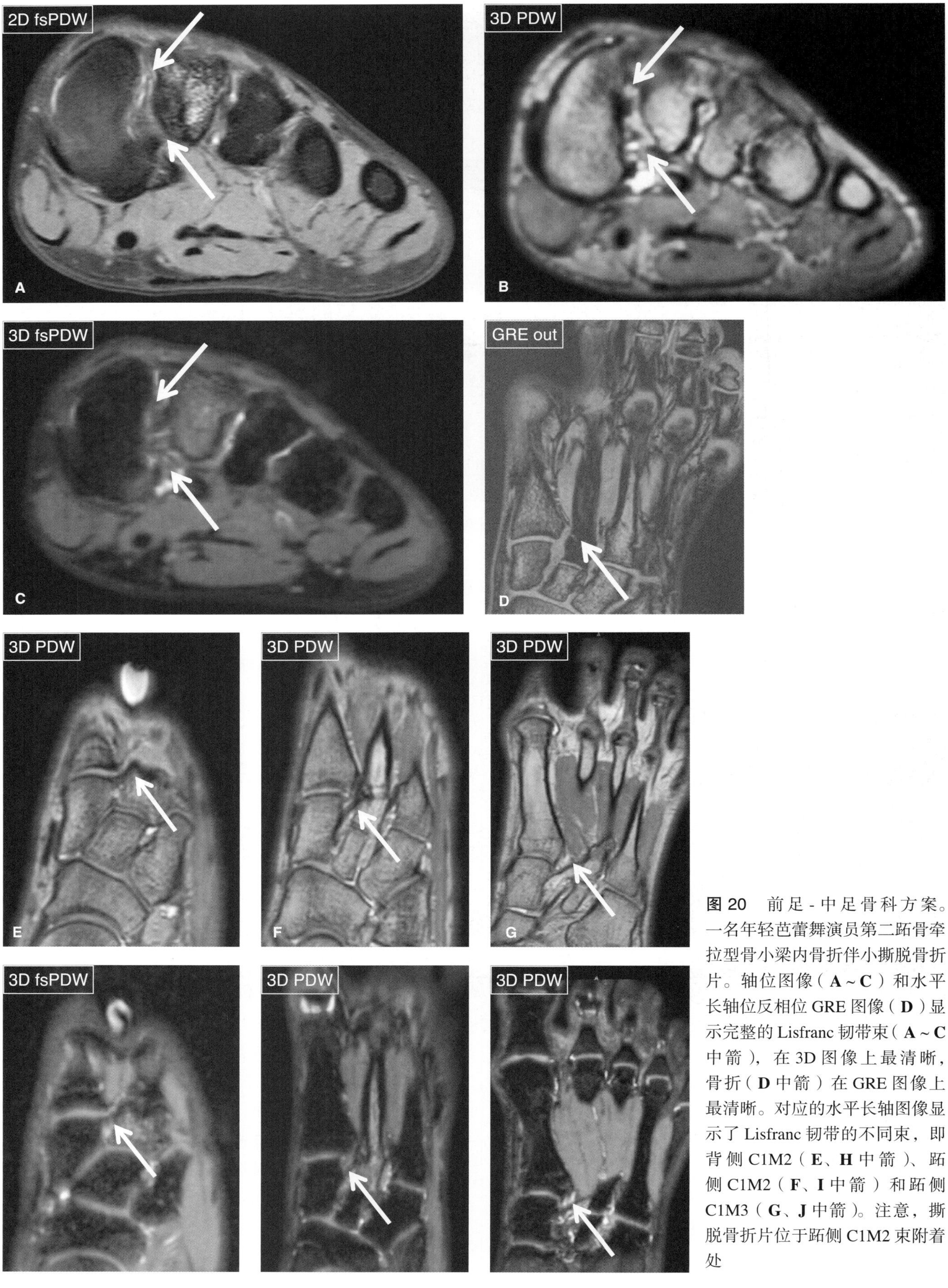

图 20　前足-中足骨科方案。一名年轻芭蕾舞演员第二跖骨牵拉型骨小梁内骨折伴小撕脱骨折片。轴位图像（A~C）和水平长轴位反相位 GRE 图像（D）显示完整的 Lisfranc 韧带束（A~C 中箭），在 3D 图像上最清晰，骨折（D 中箭）在 GRE 图像上最清晰。对应的水平长轴图像显示了 Lisfranc 韧带的不同束，即背侧 C1M2（E、H 中箭）、跖侧 C1M2（F、I 中箭）和跖侧 C1M3（G、J 中箭）。注意，撕脱骨折片位于跖侧 C1M2 束附着处

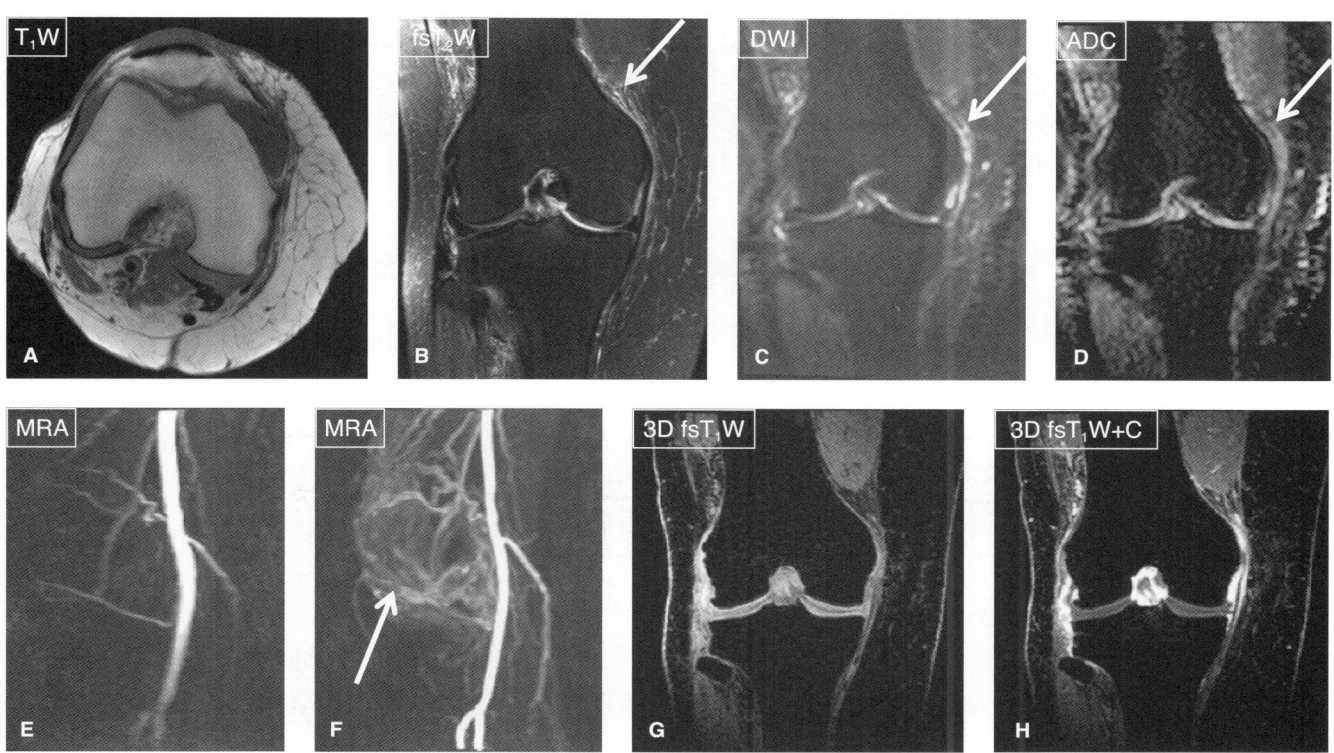

图21 感染方案。蜂窝织炎患者的轴位（A）和冠状位（B~H）图像显示后部软组织水肿及静脉期血管分布增加（箭）

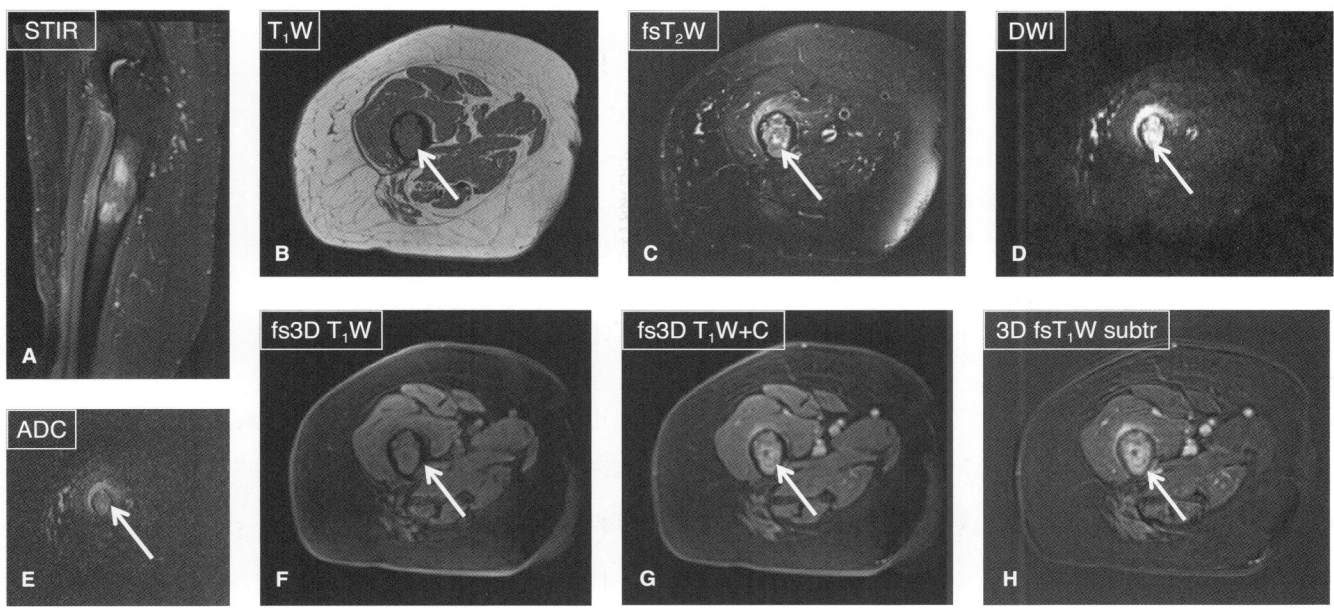

图22 肿瘤方案。股骨转移病灶（箭）矢状位（A）和轴位（B~H）增强前、后图像

MR 关节造影方案

- TE 分别为 fsT$_1$WI（<8~9 ms），fsPDWI（35~40 ms），2D 层厚 2.5~4 mm，平面内分辨率（0.4 mm）、3D 体素（0.65~0.7 mm 各向同性），3D fsT$_1$W（TI 60~80 ms）（图 8）。

- 3T：GRE 三平面定位，冠状位 3D fsPDWI TSE、3D fsT$_1$WI FSE，两平面 2D fsT$_1$WI FSE（3D 不可用时），可选冠状位 3D PDWI TSE、CSI GRE（同、反相位 T$_1$WI）。如果 3D 不可用，则使用类似于

1.5T 的方案。

- 1.5T：GRE 三平面定位，冠状位 2D fsPDWI TSE 和三平面 2D fsT$_1$WI FSE，可选 2D 冠状位 PD、CSI GRE（同、反相位 T$_1$W）。

血管畸形方案

- TE 分别为 T$_1$W（< 8 ~ 9 ms），SPAIR（40 ~ 50 ms），2D 层厚 3 ~ 4 mm，3D 体素（1.5 mm 各向同性）（图 19、图 23）。
- 3T：GRE 三平面定位，3D T$_1$W TSE 或轴位和冠状位 2D T$_1$W 和长轴 3D T$_2$ SPAIR 或 2D 长轴 T$_2$ SPAIR，轴位 2D T$_2$ SPAIR（3D 不可用时的备份）。冠状位上利用时间减影技术对不同对比期的电影图像、增强前后 MR 造影图像进行减影，可供减影的增强前后 Fs 3D T$_1$WI TSE 或 3D GRE 序列（如有可能）。
- 1.5T：GRE 三平面定位，轴位和冠状位 2D T$_1$W TSE，长平面的 2D T$_2$ SPAIR 和轴位 2D T$_2$ SPAIR，冠状位利用时间减影技术对不同对比期的电影图像、增强前后 MR 造影图像进行减影，可供减影的增强前后 Fs 3D T$_1$WI TSE 或 3D GRE 序列（如有可能）。

软骨方案

- TE 分别为 PDWI（40 ~ 45 ms）、fsPDWI（30 ~ 40 ms），2D 层厚 3 ~ 4 mm，平面内分辨率（0.4 mm），3D 体素（0.65 ~ 0.7 mm 各向同性）（图 24）。
- 3T：GRE 三平面定位，3D PDWI TSE 和 3D fsPDWI TSE，两个或更多平面 2D fsPDWI TSE（3D 不可用时），可选 3D DESS 序列。T$_2$ mapping（采用 GRE 或 FSE）或 T$_1$ mapping（使用钆或 T$_1$ rho 或 gag CEST 的 DGEMRIC）。可选 DWI。如果 3D 不可用，则使用 1.5T 方案。
- 1.5T：GRE 三平面定位，三平面 2D PDWI TSE 和 2D fsPDWI TSE（非必要平面上可减少使用 2D PDWI TSE）。可选 3D DESS 序列。T$_2$ mapping（采用 GRE 或 FSE）或 T$_1$ mapping（使用钆或 T$_1$ rho 或 gag CEST 的 DGEMRIC）。可选 DWI。

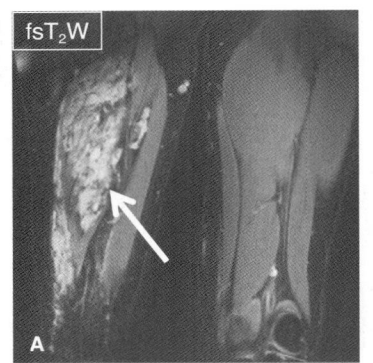
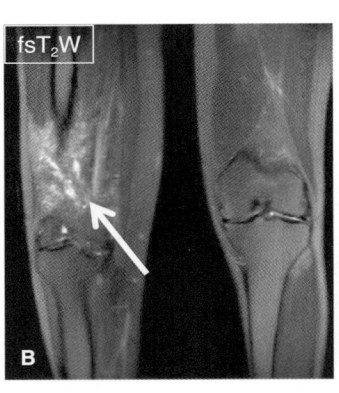
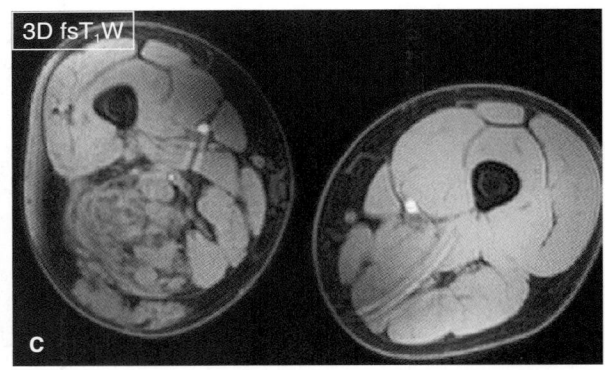
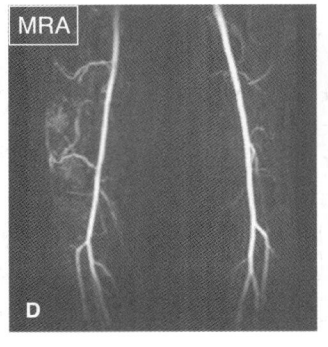
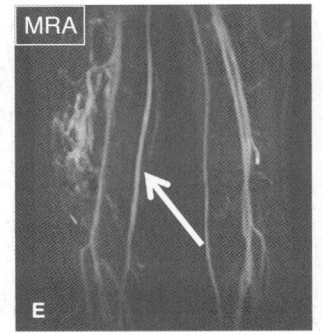
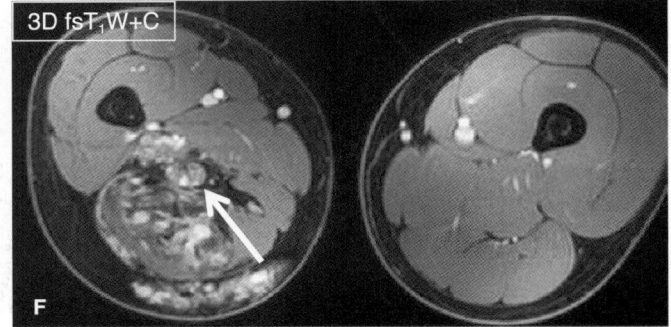

图 23 血管畸形方案。冠状位（A、B）显示一个低流量、较大浸润性、多分叶、没有流空现象的血管畸形（箭）。增强前（C）和增强后（F）轴位图像显示血管强化，无软组织肿块。动脉期（D）和静脉期（E）MRA 图像显示多发供血动脉，而动脉期未见静脉分流。由于同侧腘静脉血栓形成，病变显示大隐静脉（E 中箭）和坐骨神经周围血流增加（F 中箭）。还要注意右侧坐骨神经明显增大

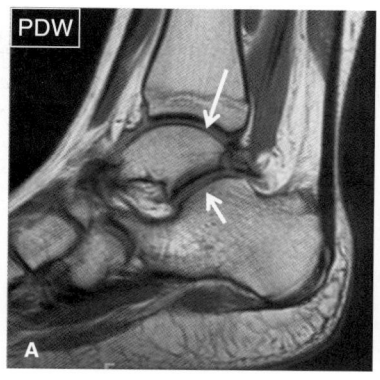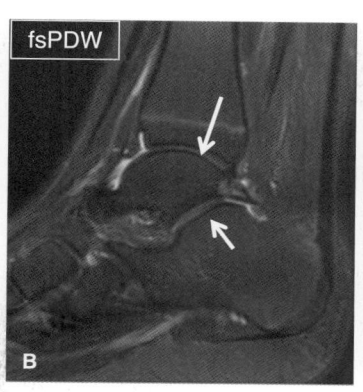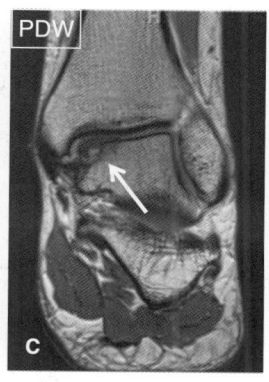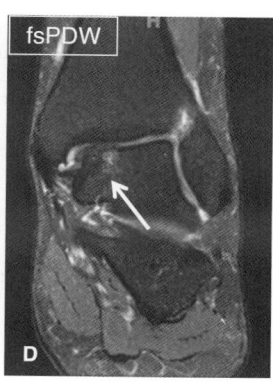

图 24　常规关节软骨成像。正常踝关节矢状位图像（A、B）显示正常胫距（长箭）和后距下（短箭）软骨。软骨修复后的冠状位图像（C、D）显示修复部位有良好的骨质及略微隆起的软骨覆盖（箭）。注意术后早期可出现的骨髓水肿和囊肿

肌炎方案

- TE 分别为 T_1WI（<8~9 ms）、STIR（25~35 ms）、SPAIR（40~50 ms），2D 层厚 4~5 mm，3D 体素（1.5 mm 各向同性）（图 16）。
- 3 T：GRE 三平面定位，3D T_1WI TSE 或轴位、冠状位 2D T_1W，长轴冠状位 3D T_2 SPAIR TSE 或 2D STIR TSE，轴位 2D T_2 SPAIR TSE，可进行减影处理的增强前、后的 fsT_1WI 或 3D GRE（如有可能）以及 DWI（b 值 50、600、800 s/mm²）。如果 3D 序列不可用，则使用 1.5T 方案。
- 1.5 T：GRE 三平面定位，轴位、冠状位 2D T_1WI TSE、冠状位 2D STIR 和轴位 2D SPAIR TSE，可进行减影处理的增强前、后 fsT_1W 或 3D GRE（如有可能）以及 DWI（b 值 50、600、800 s/mm²）。

含金属方案

- 不使用 GRE、不使用频率选择脂肪抑制、避免 3T、仅使用非脂肪抑制 T_1WI、PDWI 和 STIR，层厚 4 mm，低 TE（PDWI<20~30 ms），高 ETL（>15），小 ES（<9 ms），高带宽（或低 WFS，<1.5 像素），频率编码方向沿着金属，谨慎使用机器上可用的去金属软件。
- 三平面定位稳态序列，三平面 2D PDW TSE，两平面 2D STIR，如果怀疑感染则采用增强前、后 T_1 TSE，可进行减影处理（如有可能）。

全身 MRI 方案

- TE 分别为 T_1W（<8~9 ms），3D STIR（60~80 ms），SPAIR（60~80 ms），3D 体素（1.5 mm 各向同性）。
- 3T：GRE 三平面定位，冠状位 3D T_1W GRE，冠状位 3D IR，轴位 DWI（层厚 5 mm，无间隔，b 值 50、400 s/mm²）。对于增强后的 3D T_1 W GRE，可减影处理（如有可能）。
- 1.5T：GRE 三平面定位。3D STIR（如果不可用，用 2D STIR 替换）。除非成像 FOV 中有金属，全身 MRI 避免在 1.5T 进行。

MR 神经成像方案

- 根据 FOV，TE 分别为 T_1WI（<8~9 ms），3D STIR（60~80 ms），SPAIR（60~80 ms），2D 层厚（2~4 mm），3D IR 或 Dixon TSE 体素（1.5 mm 各向同性），脊柱的 3D 非脂肪抑制 T_2WI 体素（0.9 mm 各向同性）（图 12、图 13、图 15、图 25）。
- 3 T：GRE 三平面定位，轴位 2D T_1W 和冠状位 3D SPAIR TSE（四肢）或冠状位 3D STIR TSE（神经丛）和矢状位 3D T_2 TSE（脊柱），轴位 2D SPAIR FSE 和冠状位 3D DW fsPSIF（b 值 60~80 s/mm²，选择性水激发脂肪抑制，体素 0.9 mm，四肢）和 DTI（层厚 3~4 mm，无间隔，b 值 50、800、1000 s/mm²，12~20 个扩散方向）。可选用增强前、后 fsT_1W 或 3D GRE 图像进行减影处理（如有可能）。
- 1.5T：GRE 三平面定位序列与 3T 相同。如果不可用，用 2D STIR 替换 3D STIR FSE。MR 神经成像避免 1.5T，除非 FOV 中有金属。

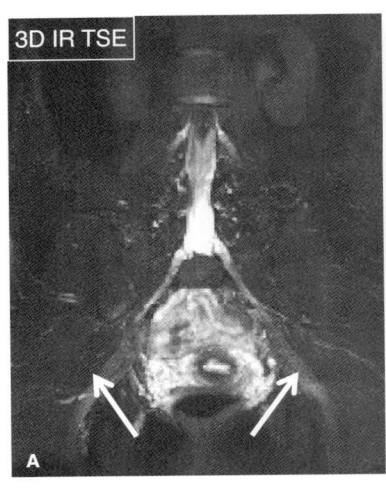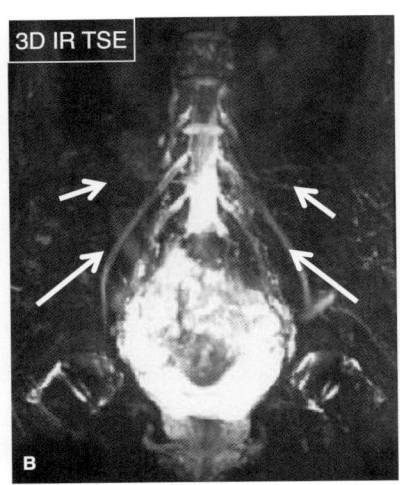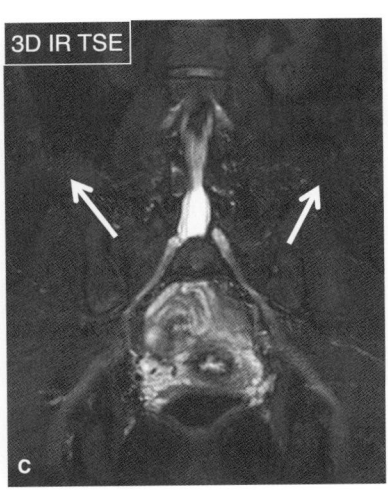

图 25 腰骶丛 MR 神经成像。冠状位图像（A）和 MIP 图像（B、C）显示正常对称的双侧坐骨神经（A 中箭）、股神经（B 中长箭）、髂腹股沟神经（B 中短箭）、髂腹下神经（C 中箭）

全身 MR 神经成像方案

- TE 分别为 T_1W（＜8～9 ms）、3D STIR（60～80 ms）、SPAIR（60～80 ms），3D 成像体素（1.5 mm 各向同性）（图 26）。
- 3 T：GRE 三平面定位，冠状位 3D T_1W GRE，冠状位 3D IR 或 Dixon TSE，臂丛和腰骶丛的轴位 DTI（层厚 4 mm，无间隔，b 值 50、800、1000 s/mm²）。可进行减影处理的增强后 3D T_1W GRE（如有可能）。
- 1.5T：GRE 三平面定位序列与 3T 相同。如果不可用，用 2D STIR 替换 3D STIR TSE。WBMRI 避免 1.5T，除非 FOV 中有金属。

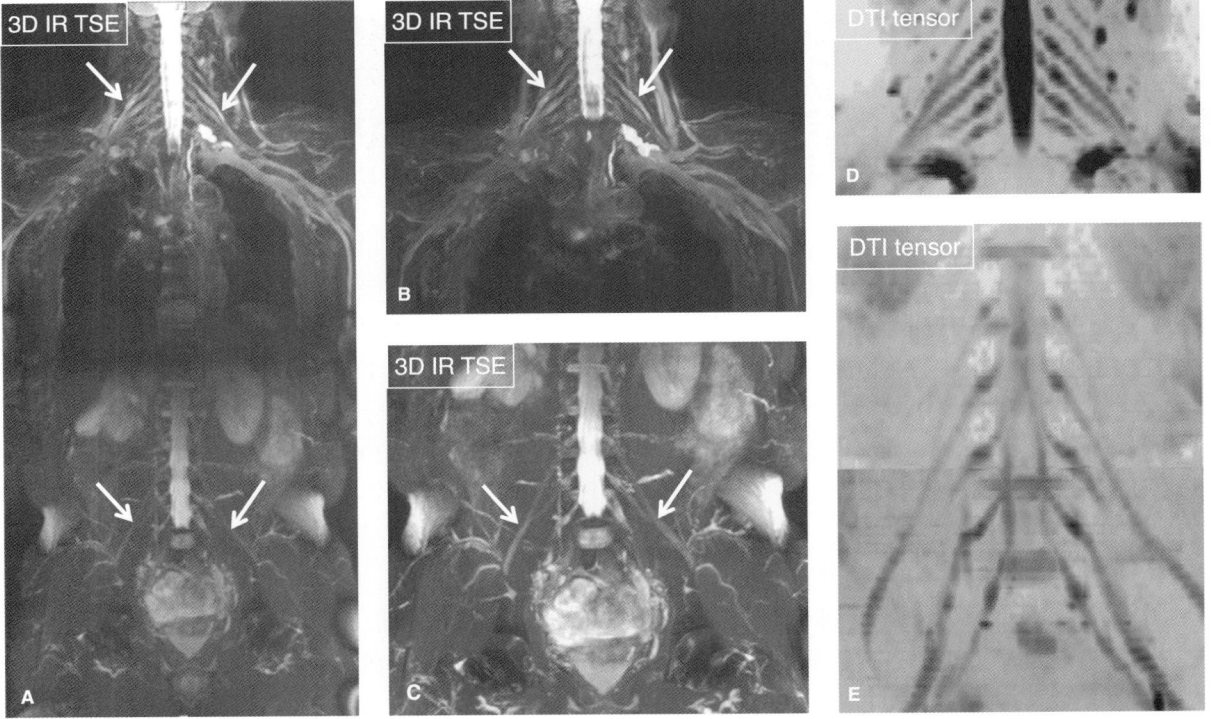

图 26 全身 MR 神经成像。冠状位复合图像（A）和臂丛（B）及腰骶丛放大图像（C）显示双侧臂丛神经增粗（箭）和腰骶丛神经外观正常（箭）。选择性地显示神经的 DTI（D、E）显示相应的神经丛图像

磁共振引导介入方案

- 使用之前的影像学研究进行引导，最好是 MR 神经成像。使用快速 T_1W GRE 或稳态序列（时间分辨率为 0.5 s）进行 MR 透视实时针引导。采用五步法。
1. 用于神经定位的有限规划技术（轴位 T_1W ± 轴位 T_2 SPAIR 成像）。
2. 使用快速 2D GRE 或稳态序列进行 MR 透视，并使用注射器针头识别注射部位。
3. 无菌条件下经皮局部麻醉，MR 透视下推进 MR 兼容针。
4. 采用快速轴位 T_1W/PDW 成像（成像时间 0.5 ~ 1 min）调整针头并确认目标位置。
5. 使用 2D STIR 和 3D 各向同性 IR 成像进行药物注射和最终检查成像（图 27）。

总之，目前有多种脉冲序列和成像技术可用，人们应该了解它们的优点和局限性，以优化它们的效用，努力实现高质量的成像。

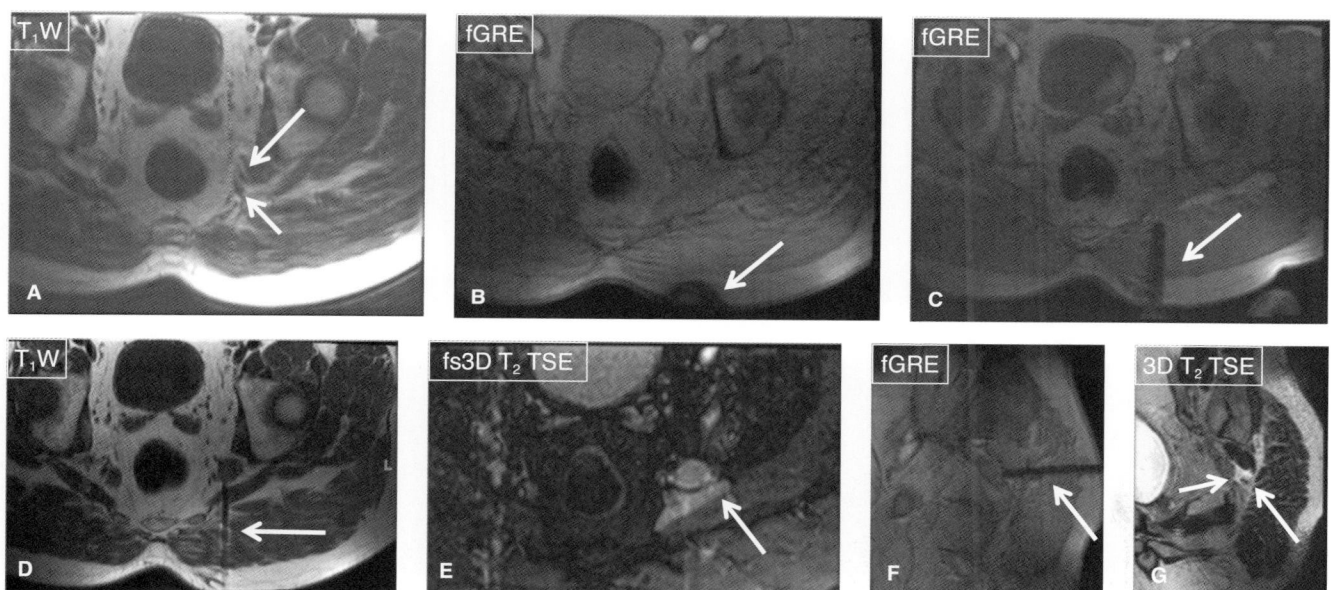

图 27 MR 引导介入技术和相关序列。47 岁男性，左侧坐骨切迹神经鞘瘤行 MR 引导下穿刺。**A**：第 1 步：轴位 T_1W 图像显示左侧坐骨神经（短箭）附近的病变（长箭）。**B**：第 2 步：放置注射器针头作为标记，使用快速梯度回波 T_1W（6 mm 层厚）序列进行 MR 透视（箭）。**C**：第 3 步：使用 MR 透视显示 MR 兼容针（箭）。**D**：第 4 步：检查轴位 T1W 图像，显示测试注射前的最终靶针（箭）位置。**E**：第 5 步：轴位图像显示病灶周围对比剂扩散（箭）。可以获得的其他图像包括沿针的长轴用于识别正交平面中针的方向（箭）的 GRE 图像（**F**），以及非脂肪抑制各向同性 3D T_2W TSE 序列（**G**）。后者（**G**）显示病变（短箭）和病变周围液体（长箭）

（Avneesh Chhabra, David Hitt, Theodoros Soldatos 著
袁慧书 译　姚伟武 审校）

推荐文献

Chhabra A. Magnetic resonance neurography-simple guide to performance and interpretation. *Semin Roentgenol.* 2013;48(2):111–125.

Chhabra A, Soldatos T, Thawait GK, et al. Current perspectives on the advantages of 3-T MR imaging of the wrist. *Radiographics.* 2012; 32(3):879–896.

Fayad LM, Mugera C, Soldatos T, et al. Technical innovation in dynamic contrast-enhanced magnetic resonance imaging of musculoskeletal tumors: An MR angiographic sequence using a sparse k-space sampling strategy. *Skeletal Radiol.* 2013;42(7):993–1000.

Goumas CG. Protocol panel discussion. Presented at: 21st Magnetic Resonance Imaging in Orthopaedics and Sports Medicine Meeting; 2012; San Francisco, CA.

Kavanagh EC, Read P, Carty F, et al. Three-dimensional magnetic resonance imaging analysis of hip morphology in the assessment of femoral acetabular impingement. *Clin Radiol.* 2011;66(8):742–747.

Kijowski R, Blankenbaker DG, Woods M, et al. Clinical usefulness of adding 3D cartilage imaging sequences to a routine knee MR protocol. *AJR Am J Roentgenol.* 2011;196(1):159–167.

Kijowski R, Davis KW, Woods MA, et al. Knee joint: Comprehensive assessment with 3D isotropic resolution fast spin-echo MR imaging. Diagnostic performance compared with that of conventional MR imaging at 3.0 T. *Radiology.* 2009;252(2):486–495.

Kijowski R, Gold GE. Routine 3D magnetic resonance imaging of joints. *J Magn Reson Imaging.* 2011;33(4):758–771.

Lurie B, Koff MF, Shah P, et al. Three-dimensional magnetic resonance imaging of physeal injury: Reliability and clinical utility. *J Pediatr Orthop.* 2014;34(3):239–245.

Potter HG, Black BR, Chong le R. New techniques in articular cartilage imaging. *Clin Sports Med.* 2009;28(1):77–94.

Thakkar RS, Subhawong T, Carrino JA, et al. Cartilage magnetic resonance imaging techniques at 3 T: Current status and future directions. *Top Magn Reson Imaging.* 2011;22(2):71–81.

Thawait SK, Puttgen K, Carrino JA, et al. MR imaging characteristics of soft tissue vascular anomalies in children. *Eur J Pediatr.* 2013; 172(5):591–600.

第3章 感染和炎症/关节炎

由于骨骼肌肉系统感染和炎症的临床表现十分相似，而多数情况下，临床表现决定了最终的影像学诊断，因而本章对这两类疾病一并讨论。在炎性或感染性关节炎中，放射科医师的作用是确诊或排除临床疑诊的病例，描述疾病的严重程度和范围，有时提出鉴别诊断。MRI 检查结合平片对诊断非常有帮助，尤其是以骨骼病变为主的病例。结构化报告检查表见框1和框2。相关的 MR 物理学和成像方案的细节在 MR 成像方案优化章节讨论。

图像评估

下文阐述的 MR 逐步分析方法仅是一种实用指南，所有结构都应在多个平面上进行观察以得到最佳评估。下面的讨论将帮助读者准确评估骨骼肌肉系统的感染和炎症。

1. 首先从长轴位液体敏感 [脂肪饱和（fat-saturated, fs）T_2 加权（T_2-weighted, T_2W）、fs 质子密度加权（proton density-weighted, PDW）或短时反转恢复（short-tau inversion recovery, STIR）] 图像和 T_1 加权（T_1-weighted, T_1W）图像中发现病变、评估其解剖定位以及测量其范围。液体敏感序列对于识别水肿区域、关节积液和液体积聚最敏感，而 T_1W 图像有助于解剖定位，并进一步显示病变特征，从而提高诊断的特异性。

2. 列出相同层面横轴位 T_1W、液体敏感序列、增强前及增强后 fsT_1W 图像，并同步联合评估。如果已获得 3D 各向同性图像，技师应在预先设定的平面上进行重建，以缩短阅读时间并实现同步同层面重建。这种系统评估能够使阅片者准确解剖定位，识别病变范围和累及的结构，尤其是区分反应性骨髓水肿（在液体敏感序列图像上大多呈高信号）和骨髓感染（在液体敏感序列图像上呈高信号，在 T_1W 图像上呈低信号）。T_2W 高信号区在增强后的图像上，强化的区域反映充血组织，而缺乏强化的区域代表失活组织。水肿/充

框1：结构化报告：感染

感染 MR 成像的结构化报告检查表。在每一条目中，"正常"是默认选项，其余选项为影像学评估中可能遇到的各种病理情况。完整的报告示例见本章末尾的附录1和附录2。

检查项目：MRI [〈四肢/关节〉][〈有/无〉] 对比增强
影像学表现：
[〈无〉〈有〉〈局部性/弥漫性〉] 软组织皮下水肿。
[〈无〉〈有〉〈局部性/弥漫性/多灶性〉] 肌肉水肿。
[〈无〉〈有〉] 显著的浅筋膜或深筋膜积液。
[〈无〉〈有〉] 大量可引流的液体积聚。
[〈无〉〈有〉] 局部骨髓水肿。
[〈无〉〈有〉] 大关节积液。
影像学偶然发现：[〈 _ 〉]
增强后表现：[〈 _ 〉]

诊断印象：
[〈按照重要性排序，急性影像学表现优先〉]

血背景下出现边缘强化的坏死/囊变区高度怀疑为脓肿。增强扫描也有助于评估滑膜炎的范围和严重程度、明确软组织感染的范围和分布、识别窦道和发现异物。在所有序列中，低信号区域可能对应于纤维组织、钙化、死骨、空气或异物。

3. 尽管不常规开展，但MR血管造影、动态对比增强（dynamic contrast-enhanced, DCE）和弥散加权（diffusion-weighted, DW）成像在骨骼肌肉系统的感染和炎症成像中的使用也越来越多。MR血管造影可用于评估感染区域的血管开放情况，明确血管与可引流脓肿的邻近关系，并显示血管杂乱程度提示潜在的血管炎。DCE成像能够显示强化模式，识别实性肿瘤组织，判断是否存在不确定的潜在肿瘤，明确失活组织的范围。DW成像联合其他脉冲序列，有助于脓肿的诊断（表现为弥散受限），以及评估静脉对比增强禁忌证（包括糖尿病足）患者。骨在DW图像上呈低信号通常代表没有骨髓炎（osteomyelitis, OM）（图1）。

4. 如果怀疑关节炎或风湿性疾病，应在长轴图像寻找单发性或多发性关节炎的征象。使用长轴和短轴图像，判断软组织肿胀（对称或不对称）、关节积液、滑膜增厚/滑膜炎、腱鞘滑膜炎、骨质增生改变（骨赘、韧带骨赘、附着点骨赘）、关节间隙消失/软骨缺损、侵蚀/囊变、骨髓水肿、半脱位/骨错位以及关节强直。如本书中关节章节所述，关节积液应分为少量、中量或大量，滑膜增厚/滑膜炎、骨质增生改变和腱鞘滑膜炎应分为轻度、中度或重度。关节间隙消失/软骨缺损、侵蚀/囊变、半脱位和关节强直的严重程度根据累及小于或大于50%关节面进行分级，应明确骨质侵蚀和囊变的位置（关节或关节旁）。当腕关节受累时，应报告腕掌比。

5. 最后，报告偶然发现的病变，如占位性肿块和软组织腱鞘囊肿，以及可识别的关节内异常表现，如半月板、盂唇、三角纤维软骨复合体和其他韧带撕裂等。

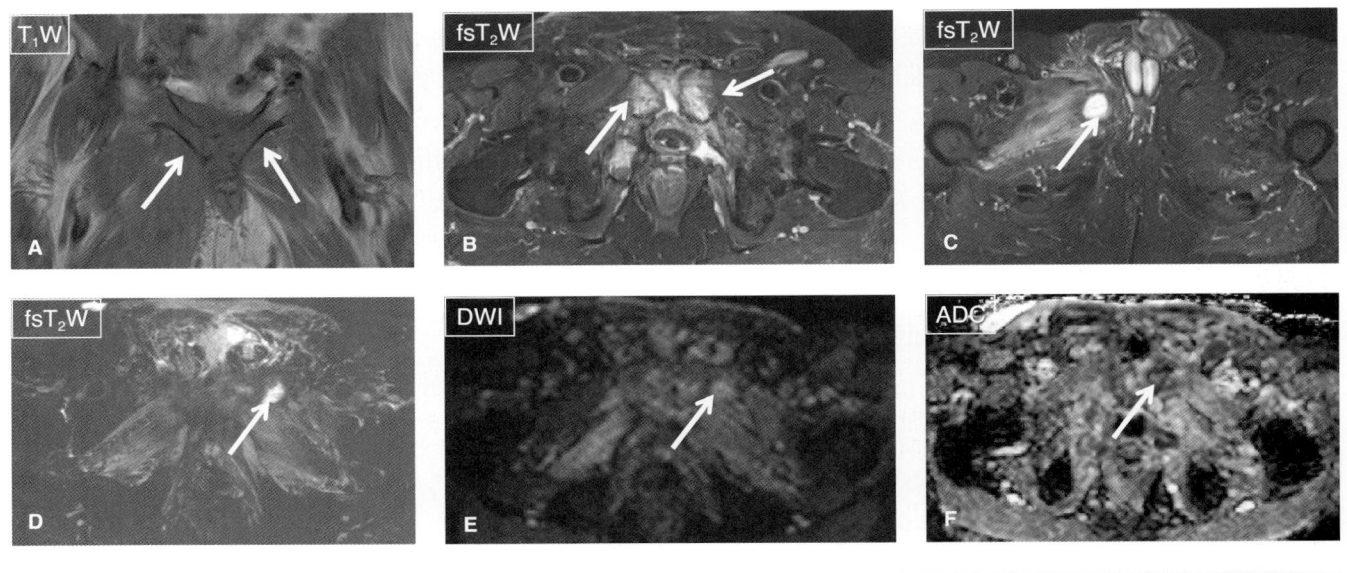

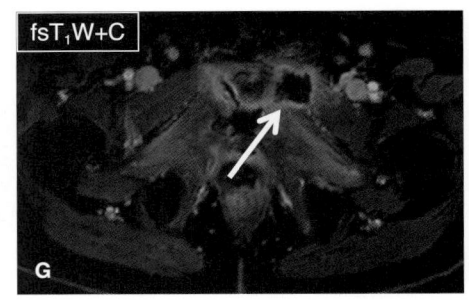

图1 骨髓炎和化脓性关节炎。A、B：冠状位T₁和横轴位fsT₂图像示耻骨联合区可见片状T₁低信号和T₂高信号，伴周围积液，该患者为耻骨骨髓炎和化脓性关节炎（箭）。另注意邻近继发的肌炎和筋膜炎，提示感染。C：横轴位图像示右侧内收肌脓肿（箭）。D~G：清创术后，骨髓炎消退（T₂低信号且弥散不受限），伴残存肌肉水肿。注意左侧内收肌新发脓肿伴轻度弥散受限（箭）

如何填写结构化报告

使用感染报告模板

[〈无〉〈有〉〈局部性/弥漫性〉] 软组织皮下水肿。
[〈无〉〈有〉〈局部性/弥漫性/多灶性〉] 肌肉水肿。
[〈无〉〈有〉] 显著的浅筋膜或深筋膜积液。

骨骼肌肉系统感染以受累组织水肿和充血为特征。软组织水肿在液体敏感图像上呈高信号，在 T_1W 图像上呈低信号，通常边界不清，少数表现为均匀的软组织增厚（肿胀所致）。充血或蜂窝织炎表现为受累组织异常强化和 T_2W 图像上的水肿信号。非炎性水肿表现为不伴异常强化的水肿样 T_2 高信号区，如充血性心力衰竭、糖尿病性血管功能不全和淋巴管阻塞（图 1～图 4）。最后，伴有强化减低的水肿样 T_2 高信号区域为失活组织（如糖尿病足凝固性坏死导致的干性坏疽，液化性坏死导致的湿性坏疽，以及产气微生物导致的气性坏疽）。

软组织受累可为局限性、弥漫性或多灶性。局限性通常为单发局灶的感染，弥漫性为广泛的侵袭性更强的病变，如坏死性筋膜炎或 Fournier 坏疽，而多灶性很可能提示是一种系统性感染。骨骼肌肉系统感染可分为浅表病变，包括皮肤溃疡、蜂窝织炎、浅筋膜炎、化脓性滑囊炎和感染性腱鞘炎；以及深部病变，包括深部筋膜炎、坏死性筋膜炎、化脓性肌炎、骨膜炎、骨炎、骨髓炎和化脓性关节炎。影像学的一个重要作用是区分浅表和深部感染，因为深部感染通常需要更长疗程的抗生素管理和（或）通过手术处理原发病灶或其并发症，如骨筋膜室综合征和组织坏死。

蜂窝织炎是一种非坏死性感染，局限于皮肤和皮下组织，不累及下方的筋膜或肌肉（图 1、图 4）。诊断主要依靠临床，但当疾病迅速进展和（或）表现为严重的全身症状，提示潜在的深部蔓延和（或）脓肿形成时，可能需要进行 MR 成像。影像学表现包括受累区域呈 T_2 高信号、邻近组织增厚和中度强化。

化脓性滑囊炎是细菌播散到滑膜囊的结果，如穿透性损伤或从关节囊蔓延，如髂腰肌感染或大转子滑囊炎。最常累及的部位是尺骨鹰嘴滑囊、大转子滑囊、髌前滑囊、髂腰肌滑囊和跟骨后滑囊。在影像学上，滑囊由呈 T_1 低信号和 T_2 均匀或不均匀高信号的液体积聚扩张而成，囊壁增厚强化。囊内见分隔和散在点状信号缺失（气泡），也可看到被覆皮肤的水肿和强化（伴随蜂窝织炎）（图 5）。

感染性腱鞘炎最常发生在手、腕、肘、足和踝关节。表现为受累腱鞘增厚和强化，腱鞘由于混杂液体聚集而扩张，表现出与脓液、气体、血液和（或）组织碎片不同的信号改变。相应感染/发炎的肌腱边界不清、增厚并呈等信号。周围软组织可见典型的筋膜水肿，该征象有助于与其他原因的炎性腱鞘炎鉴别。其他影像学表现也提示感染，包括不对称受累或仅累及既往损伤部位的腱鞘。由于感染进展迅速，可能伴有皮肤脱落、肌腱坏死或骨髓炎，感染性腱鞘滑膜炎通常需要外科处理，必须早期诊断和治疗（图 6、图 7）。

坏死性筋膜炎是一种迅速进展的深筋膜感染，以广泛的筋膜坏死为特征，全身毒性可能危及生命。影像学表现包括深筋膜和肌间筋膜增厚和液体积聚，伴随反应性水肿所致的肌肉内 T_2 高信号。深筋膜和肌间筋膜在病变早期出现强化，但在晚期，当筋膜坏死以及受累组织失活和缺血时，强化会减弱或消失。皮下和筋膜散在的低信号影提示气体，有助于疾病诊断。其他气肿的原因包括与开放性伤口沟通或气性坏疽。此时，若存在筋膜肿胀则怀疑进展为骨筋膜室综合征。影像学的作用是明确病变的范围并检出液体积聚。值得注意的是，坏死性筋膜炎和骨筋膜室综合征可以通过影像学检查确诊，但不能排除。

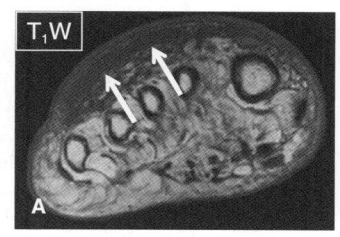 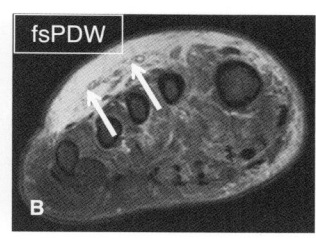 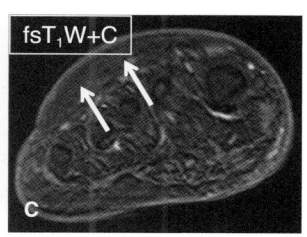

图 2 糖尿病患者，皮下水肿，无蜂窝织炎。轴位图像。A、B：前足背侧弥漫性 T_1 低信号和 T_2 高信号（箭），提示皮下水肿。无局部积液。C：以上区域未见强化（箭）提示无充血，排除蜂窝织炎

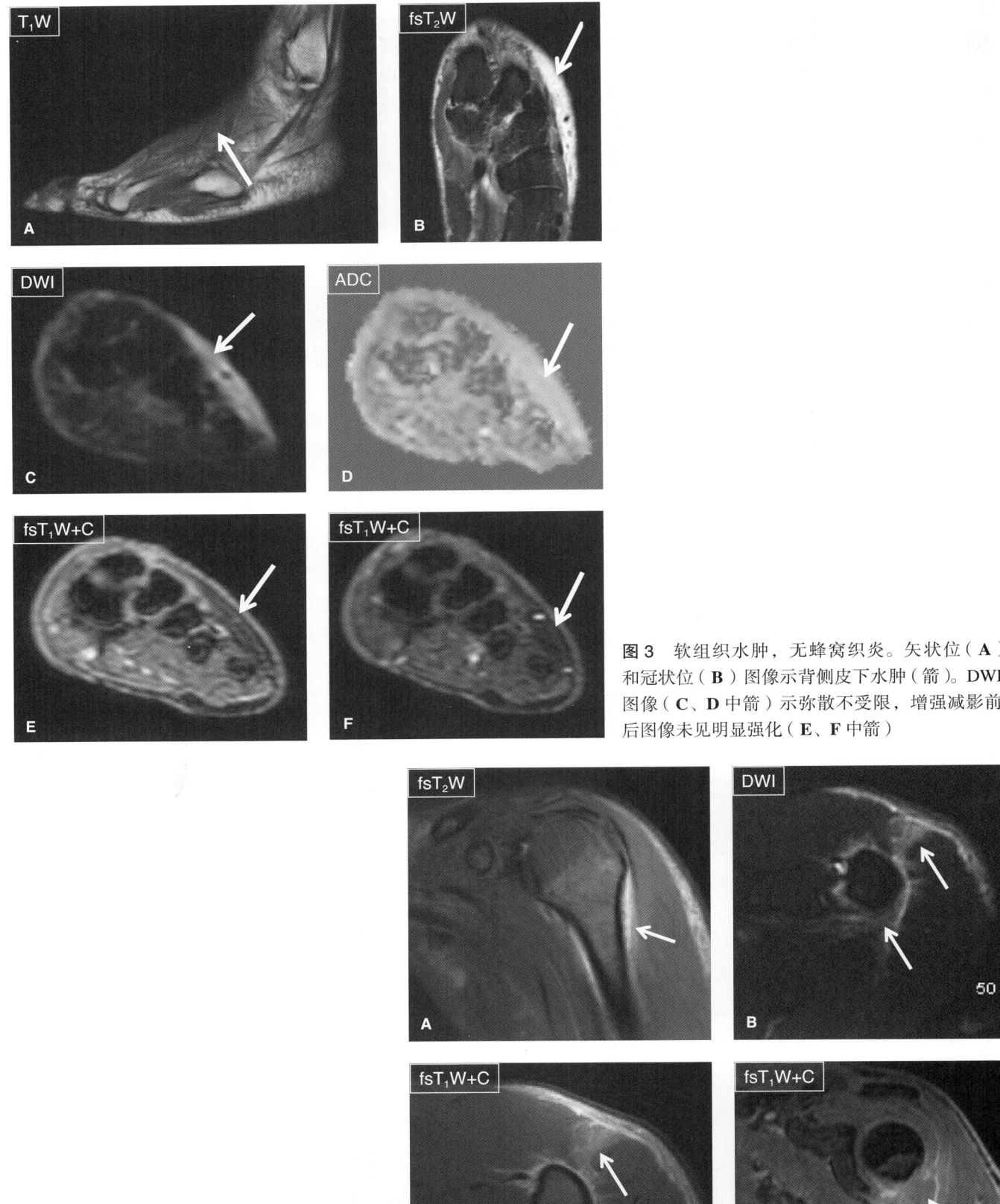

图 3 软组织水肿，无蜂窝织炎。矢状位（A）和冠状位（B）图像示背侧皮下水肿（箭）。DWI 图像（C、D 中箭）示弥散不受限，增强减影前后图像未见明显强化（E、F 中箭）

图 4 蜂窝织炎和肌炎。冠状位（A、D）和横轴位（B、C）图像示三角肌前腹和邻近筋膜水肿伴强化（箭）。注意无液体积聚，提示未合并脓肿；亦无骨髓炎（DWI 低信号且无异常强化）或化脓性关节炎的证据（无积液或滑膜炎）

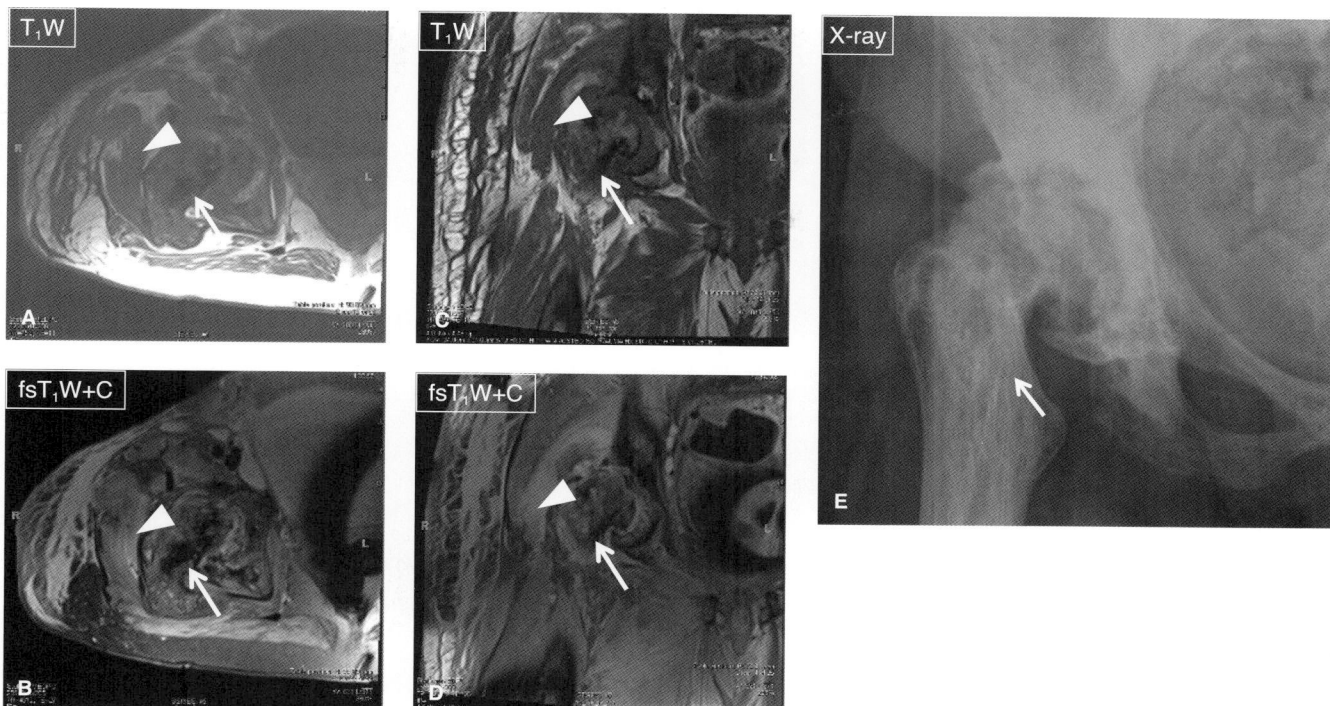

图 5 化脓性滑囊炎。横轴位（A、B）和冠状位（C、D）MR 图像及前后位片（E）示右侧髋关节慢性畸形性骨炎样改变（箭）。合并有蜂窝织炎、肌炎和大转子感染性滑囊炎（箭头）。注意髋关节滑膜炎

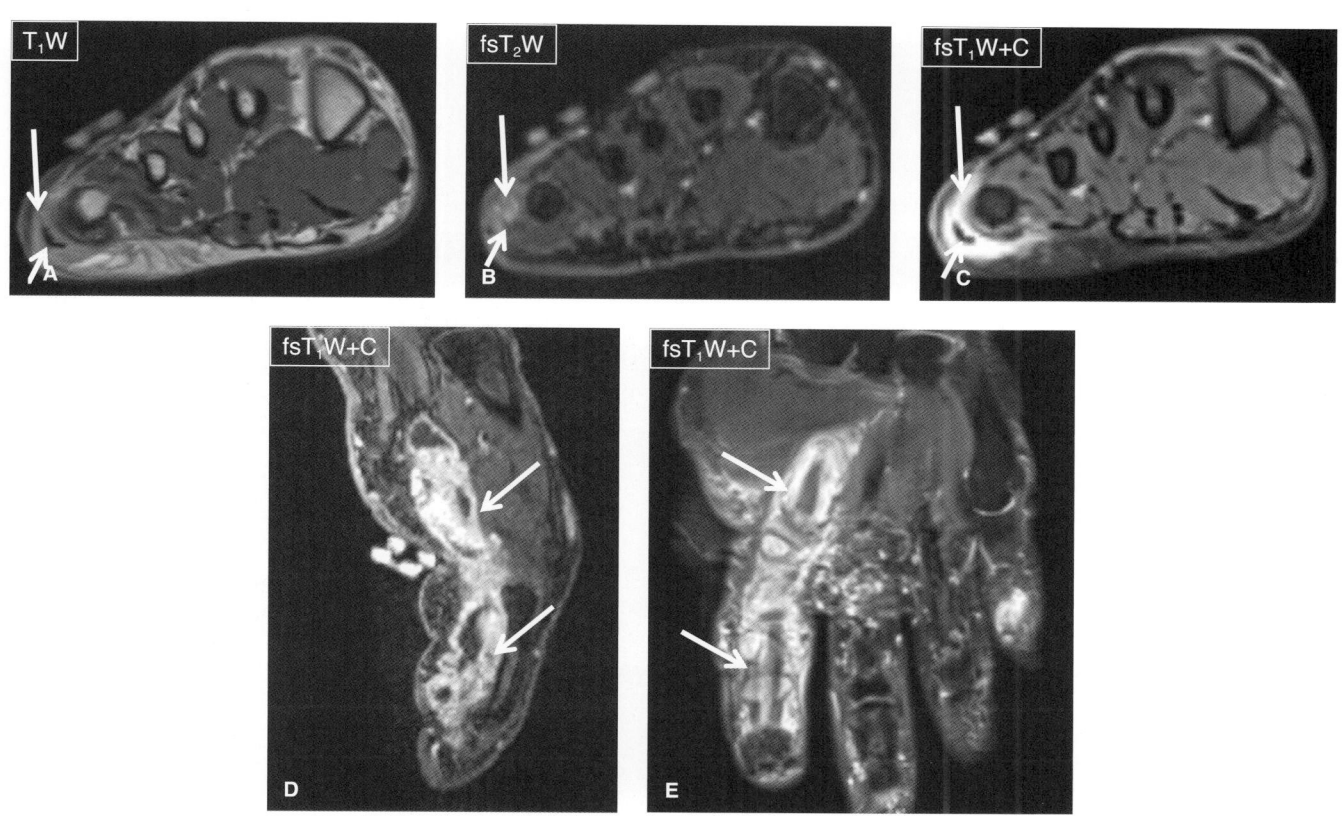

图 6 感染相关肌腱炎。横轴位图像（A~C）示前足外侧面 T_2 高信号和强化（长箭），分别反映水肿和强化，提示炎症。小趾展肌肌腱和肌肉呈 T_2 高信号和强化证实了相关的肌腱炎（短箭）。另一名患者的矢状位（D）和冠状位（E）图像示非典型分枝杆菌引起的示指屈肌腱感染性肌腱炎和腱鞘滑膜炎（箭）

30 骨骼肌肉系统MRI结构化评估：如何实用地填写报告

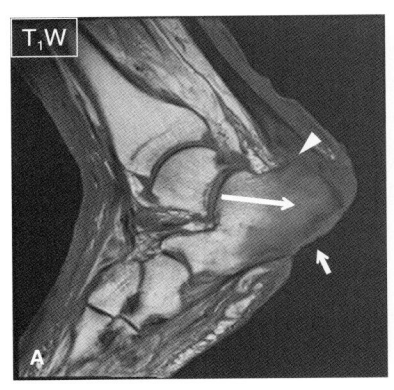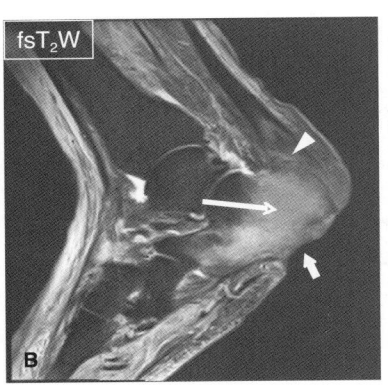

图7 骨髓炎和跟腱炎。矢状位图像（A、B）示跟骨骨髓呈 T_1 低信号、T_2 高信号改变，符合骨髓炎表现（长箭）。注意表层软组织的深溃疡（短箭）、跟骨跖面的皮质破坏、跟腱止点炎和肌腱内少量积液（箭头）

化脓性肌炎（感染性肌炎）是指骨骼肌的化脓性感染。大多数患者为单块肌肉受累，但多达 30%～40% 的病例可累及多块肌肉。在感染初期，受累肌肉增大、水肿并表现为结构扭曲，伴有不均匀的 T_1 低信号和 T_2 高信号区域。随着感染进展，肌内逐渐形成少量的液体积聚，随后合并为更大的脓肿（见下段的描述），其可能表现为多样的信号特征。DWI 弥散受限，增强后图像呈边缘强化（图8）。化脓性肌炎需要与近期剧烈运动或药物滥用之后的迟发性肌肉酸痛（delayed onset muscle soreness，DOMS）和横纹肌溶解症相鉴别。这两种疾病被认为是同种类型的肌肉过度损伤，通常没有毒血症的临床症状或实验室检查改变，其症状和影像学表现通常为双侧，且相关的血清肌酸磷酸激酶（CPK）呈高水平。DOMS 呈多灶性肌肉水肿样信号，而横纹肌溶解症中经常出现肌内出血区域（T_1 高信号）（图9、图10）。肌红蛋白尿在横纹肌溶解症中也更显著。

肌肉周围筋膜水肿可能与大多数良性肌肉病变有关，包括肌病、肌肉扭伤、化脓性肌炎和横纹肌溶解症，而在去神经支配的肌肉改变中，不存在该特征。

[〈无〉〈有〉] 大量可引流的液体积聚。

在感染的情况下，除非有其他证据，任何局部的液体积聚都应被认为是脓肿。典型的影像学特征为低等 T_1 信号、高 T_2 信号的非强化液体积聚，边界为低信号、有强化的增厚、不规则的壁，伴有周围组织的水肿和网状改变。该病变边界清晰，可与蜂窝织炎相鉴别，后者表现为边界不清的 T_2 高信号并伴强化。如果因与含空气的空腔器官或开放性伤口沟通，或因产气微生物而出现气体，能发现空腔内出现独立的信号缺失灶，导致（多发）气-液平面形成。脓肿在 DW 图像上表现为弥散受限，这一特征有助于对比剂使用禁忌患者的诊断。如上所述，坏死性筋膜炎的深筋膜内有炎性液体积聚，其为另

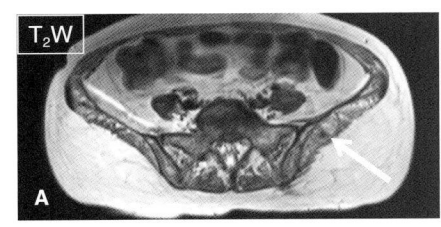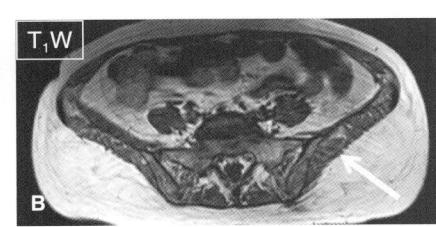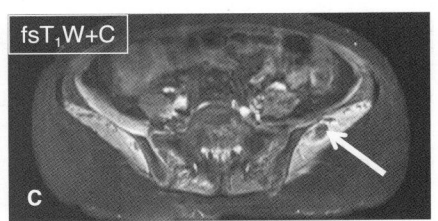
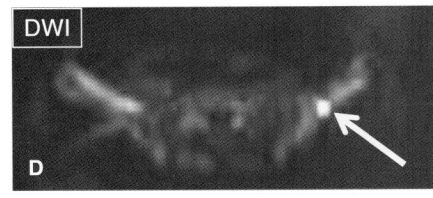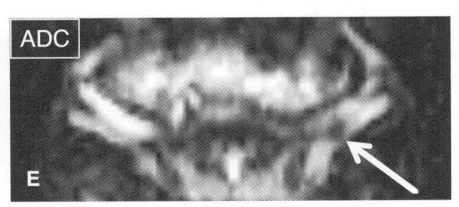

图8 肌内脓肿。横轴位图像。A～C：左侧臀肌清晰可见边界相对清楚的 T_1 低信号、T_2 高信号且环形强化病灶（箭）。注意这位败血症患者的弥漫性骨盆肌肉水肿。D、E：病灶（箭）示弥散受限（ADC=0.8×10^3 mm²/s），为弥漫性肌炎的局部脓肿

第3章 感染和炎症/关节炎 31

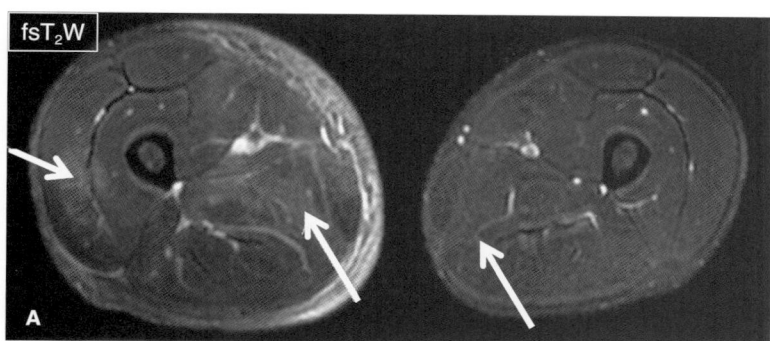
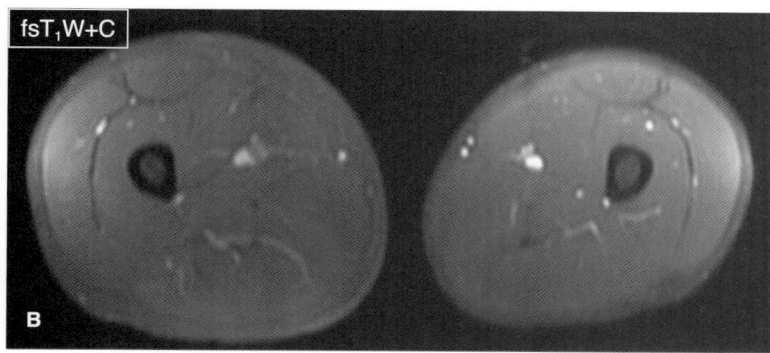

图9 迟发性肌肉酸痛（DOMS）。横轴位图像（**A**、**B**）示右侧大腿多部位的斑片状肌肉和邻近筋膜水肿（箭），左侧大腿表现轻微。该患者最近参加了一场足球比赛，主诉近几天腿部疼痛。该患者肌酸磷酸激酶（CPK）升高，无肌红蛋白尿。注意增强图像无异常强化

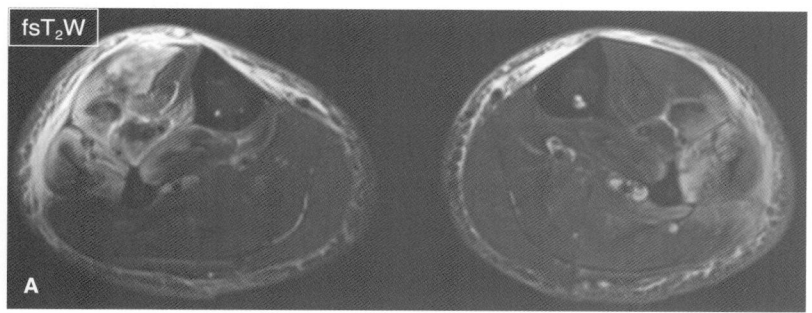
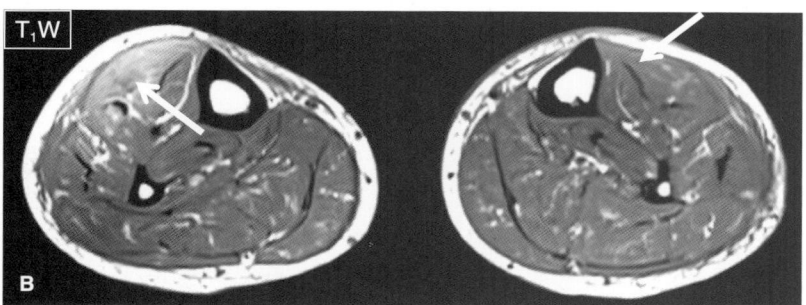
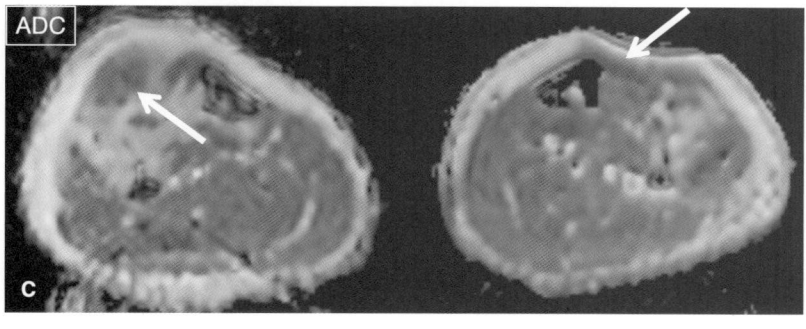

图10 横纹肌溶解症。横轴位图像（**A~C**）示双腿前外侧斑片状肌肉和邻近筋膜水肿，筋膜肿胀。该患者近期有过度运动。注意内部斑片状出血在 T_1 图像上显示为高信号，在 ADC 图像上显示为低信号（箭）

一种感染性（但不是封闭的）积液。这与创伤相关的脱套伤中观察到的外观单纯或含有筋膜积液的血液产物不同。脱套伤中的病变最常见于髋前或大转子区域（图 11）。在患者发热的情况下，任何大于 1~2 cm 的液体积聚都应进行抽吸，因为影像学不能确定病变是否无菌（图 12）。

b 值（400 s/mm² 或以上）的 DW 图像上信号轻度或无增高，同时呈无或轻度强化（图 13）；或②急性 - 亚急性骨髓炎，其中受累骨髓在 T₁W 图像上表现为边界不清且融合的低信号，在 DW 图像上信号增高，在增强后图像上呈明显强化。非强化区域对应坏死组织或机化性骨脓肿。后者呈边缘强化，或在 DW

[〈无〉〈有〉] 局部骨髓水肿。

骨髓水肿在液体敏感图像上表现为高信号区域。在邻近炎症／感染的情况下，这种骨髓高信号可能是由于：①反应性骨髓水肿，受累骨髓腔显示正常或小而模糊的等 T₁ 信号（主要在软骨下区域），在较高

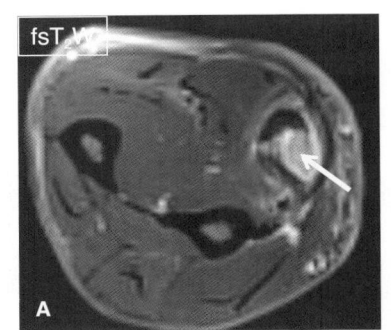

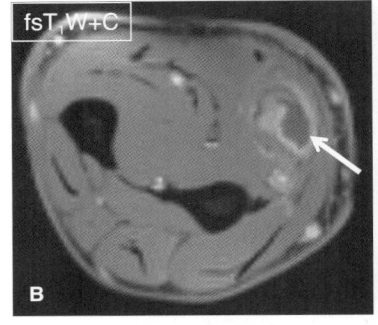
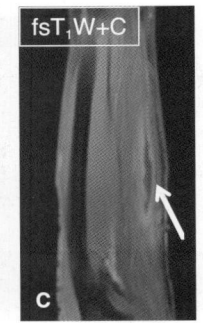

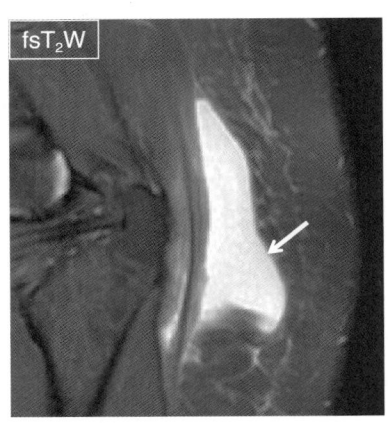

图 11 脱套伤。近期发生机动车事故患者左侧臀肌肿胀。注意积液使臀肌肌腱上方的筋膜层分离，符合脱套伤表现（箭）。另注意潜在的转子滑囊炎

图 12 可引流的肌内脓肿。中年女性，有发热病史。横轴位（A、B）和矢状位（C）图像示桡侧腕屈肌（箭）内液体积聚信号呈不规则环形强化，伴邻近肌炎改变

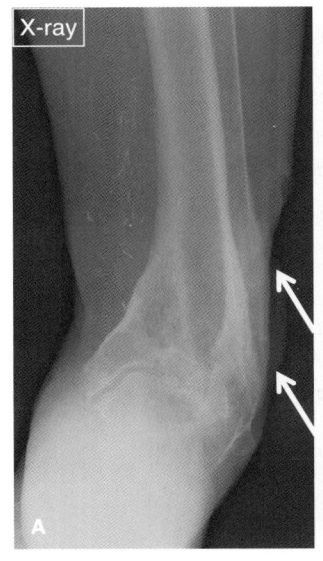
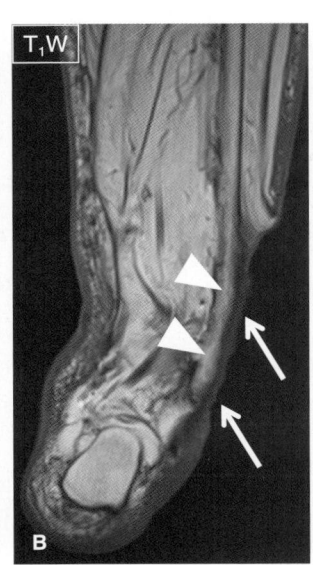
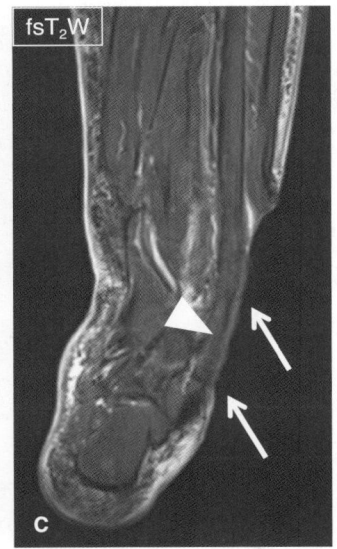

图 13 反应性骨髓水肿。78 岁女性患者，发热并外踝关节广泛深溃疡。A：前后位片示溃疡（箭），但其下方无骨皮质破坏。B、C：相应的冠状位 MR 图像再次示溃疡（箭），T₁ 图像上骨髓信号正常（B 中箭头），T₂ 抑脂图像示少许反应性水肿（C 中箭头）

图像上显示弥散受限。因此，在骨髓呈 T_2 高信号的情况下，T_1W 图像是诊断骨髓炎的关键（图7、图14、图15），如果在受累骨髓腔中未发现明确的 T_1 低信号，则无须增强即可排除骨髓炎。事实上，在 STIR、fsT_2W 或 DW 图像上没有骨髓水肿几乎可排除骨髓炎（图16）。急性-亚急性骨髓炎的相关表现包括邻近骨质的蜂窝织炎、软组织蜂窝织炎和（或）脓肿、骨膜下脓肿，尤其是表层溃疡和（或）窦道。其中后两种表现在成人中很常见，如果没有溃疡或窦道，就不太可能是急性骨髓炎。

诊断骨髓炎的一个重要且高度特异的征象是受累区域骨皮质中断，表现为 T_1W 图像上局部骨皮质不连续，以及相应区域 T_2 高信号。骨皮质受累或破坏在增强后图像上很容易被发现，表现为局部骨皮

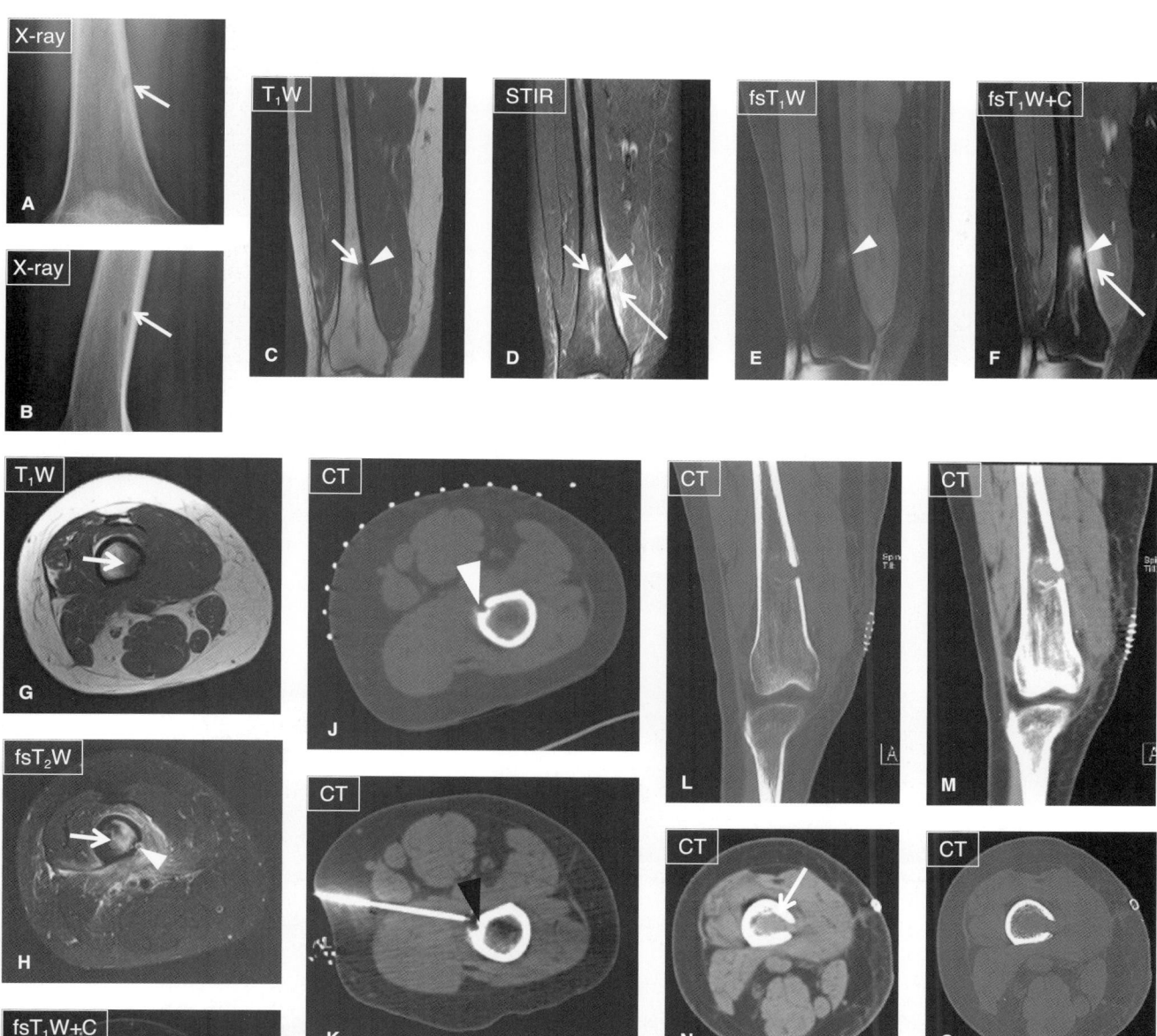

图14　局灶性骨髓炎。31岁女性患者，大腿疖肿病史，曾接受口服抗生素治疗。前后位（A）和侧位（B）平片示股骨远端干骺端的透亮病灶（箭），边界相对模糊。在相应的冠状位（C～F）和横轴位（G～I）MR图像上，病灶（短箭）为 T_1 低信号、T_2 高信号，伴明显强化，邻近软组织水肿伴强化（长箭），邻近的骨皮质破坏伴强化（箭头）。CT引导下活检（J、K），病理证实为耐甲氧西林金黄色葡萄球菌引起的骨髓炎。注意皮质破坏病灶（箭头）。冠状位重建（L、M）和横轴位（N、O）CT图像示感染区域清创后表现

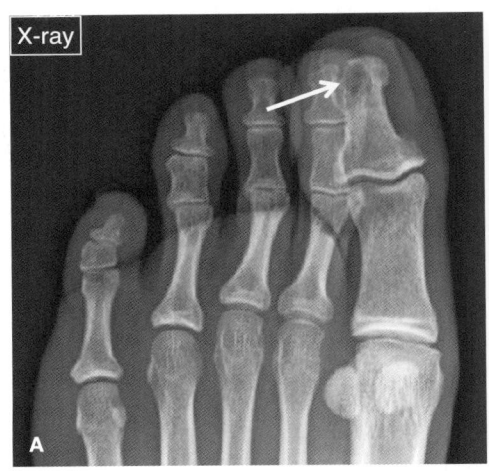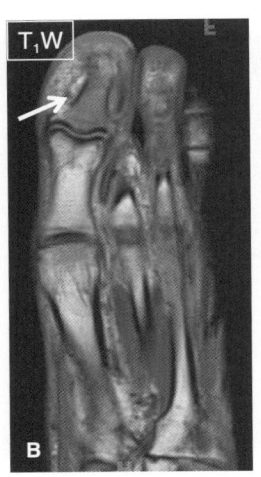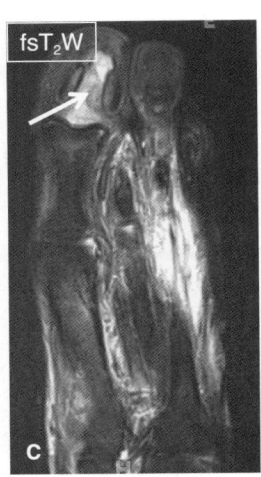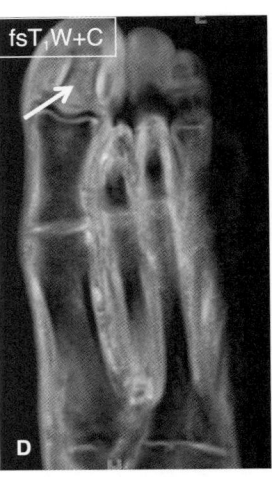

图15 糖尿病患者，近期外伤致脚趾肿胀。**A**：前后位片示第 1 远节趾骨皮质下溶骨性病变（箭）。**B~D**：在相应的冠状位 MR 图像上，趾骨的大部分骨髓呈 T_1 低信号、T_2 高信号伴强化，符合骨髓炎表现，后通过影像引导下穿刺活检证实。注意溶骨性病变对应骨内脓肿

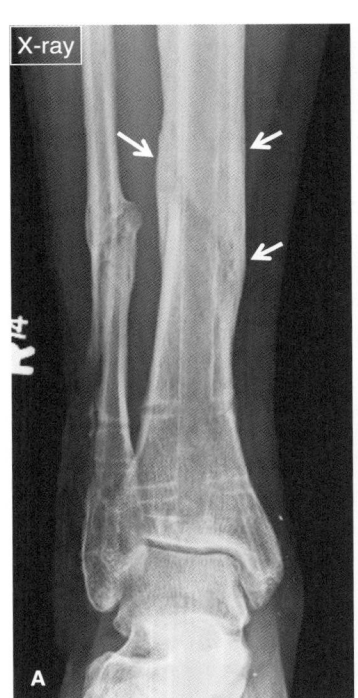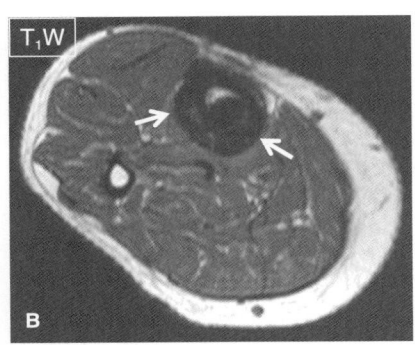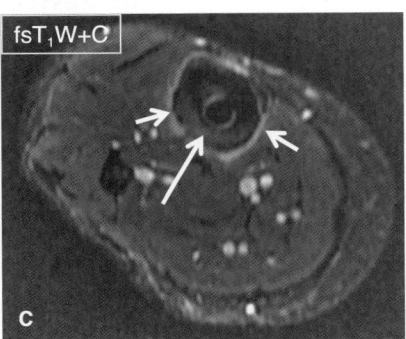

图16 骨炎和骨膜炎，但无骨髓炎，47 岁女性，出现发热和胫骨溃疡。**A**：前后位片示胫腓骨骨折术后慢性改变，胫骨骨膜广泛增厚（箭）。**B、C**：横轴位 MR 图像示骨膜均匀轻度增厚伴强化（短箭），提示骨膜炎。骨皮质轻度强化（长箭），提示骨炎。无骨髓强化，排除骨髓炎

质强化（图 14）。在儿童中，沿长轴走行的多层坏死性病变达到但不突破生长板，也高度提示急性骨髓炎（图 17）。液体积聚可用于鉴别骨髓炎和肿瘤性病变，如尤因肉瘤或白血病，肿瘤性病变表现为实性强化的肿块。

亚急性骨髓炎因低毒力微生物感染、治疗不当、骨骼异常或宿主抵抗力较强所致。Brodie 脓肿是典型的亚急性骨髓炎，在 T_1W 图像上呈具有特征性的多层结构，包括最内层呈低信号的坏死区域，相对高信号的边缘（代表矿化组织），外层为低至等信号环（代表肉芽组织），以及最外层边界不清的相对低信号区域（代表骨髓水肿或充血）。Brodie 脓肿通常发生于干骺端，并可以呈"手指状"向周围蔓延，偶可延伸到邻近的生长板，但通常无法突破它。这种征象称为"隧道效应"，为 Brodie 脓肿的特征性表现（图 18、图 19）。

第3章 感染和炎症/关节炎 35

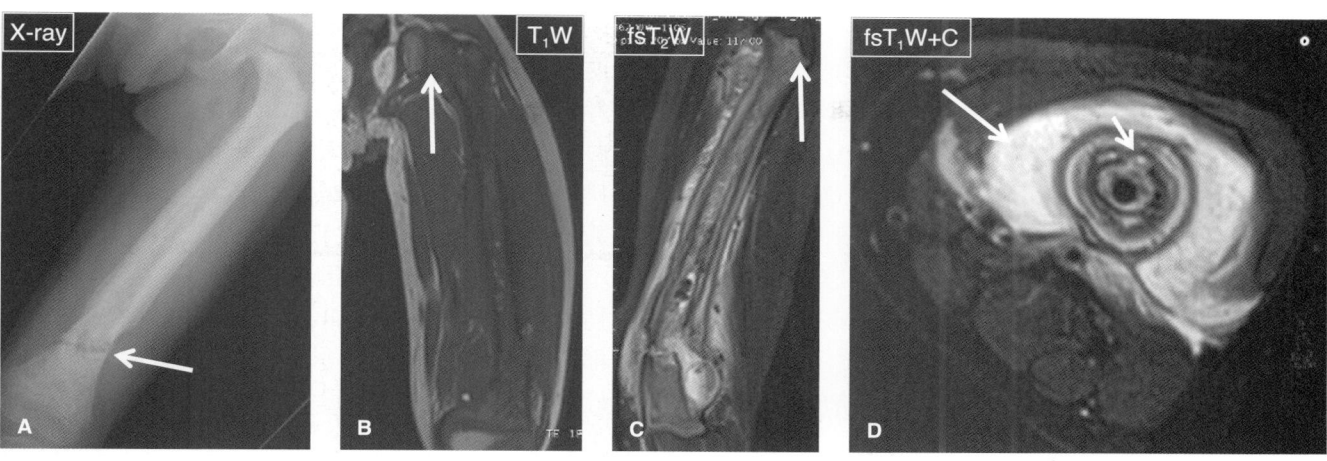

图17 骨髓炎。男童，出现发热症状，疑诊为尤因肉瘤或骨髓炎。A：前后位片示广泛的骨膜炎、骨皮质增厚、股骨骨质硬化，合并远端干骺端的病理性骨折（箭）。B、C：冠状位 MR 图像示广泛的骨髓替代和筋膜水肿，伴有骨膜下和骨折周围积液。注意骨髓的异常信号于骺板处突然中断（箭，骨髓炎的典型征象）D：横轴位 MR 增强图像示广泛的髓内、骨膜和软组织强化（长箭）以及窦道（短箭），此病例活检证实为骨髓炎

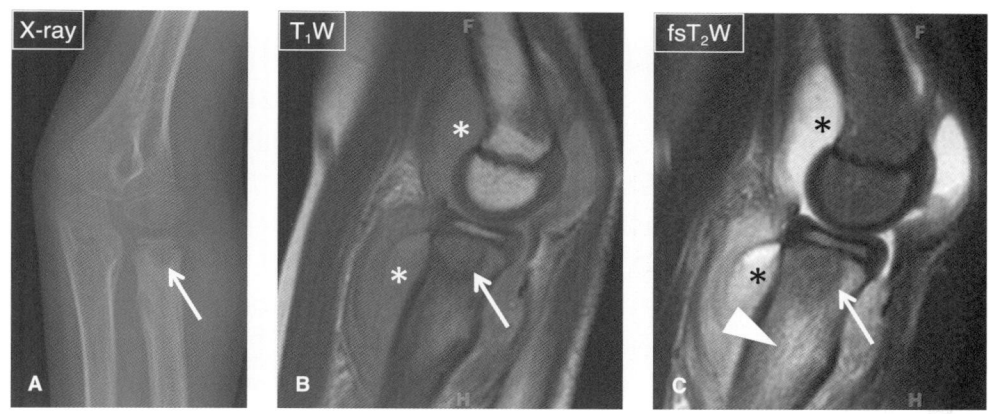

图18 Brodie 脓肿。A：肘关节前后位片示桡骨近端干骺端一个边界清楚的透亮区（箭），边缘有硬化。注意与常见于肿瘤性病变中边界清晰的硬化不同，此病变的硬化移行至周围骨髓（Brodie 脓肿的征象）。B、C：在相应的矢状位 MR 图像中，病变（箭）呈低信号，表现为多层结构并且周围广泛骨髓水肿（箭头）。注意反应性关节积液（星号）和周围筋膜水肿

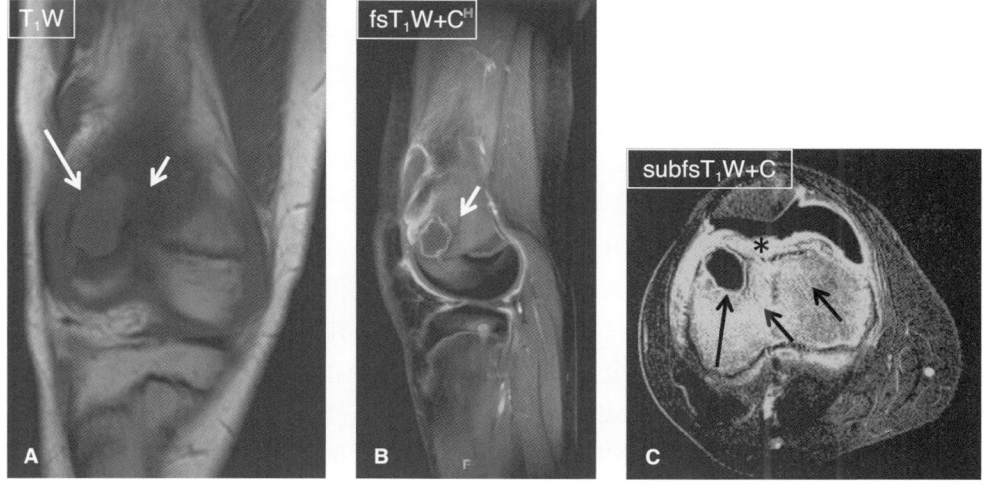

图19 Brodie 脓肿。冠状位（A）、矢状位（B）和横轴位（C）图像示股骨干骺端呈边界清楚、环状强化的 T_1 低信号病变（长箭），周围骨髓水肿充血（短箭），呈特征性的多层边缘。注意股骨前脂肪垫（星号）和滑膜的明显强化，符合伴随的化脓性关节炎

感染治疗不当会导致慢性骨髓炎，其定义为持续性感染超过1~3个月。慢性骨髓炎的特征是骨质坏死和死骨形成。在MR图像上，表现为骨皮质增厚、骨质膨胀和重塑。与急性骨髓炎相反，慢性骨髓炎的组织分界更清晰，在正常骨髓和感染区域之间存在明显的分界，感染区域在T_1W图像上呈低信号，在T_2W图像上呈混杂信号，注射钆对比剂之后呈轻到中度强化。死骨在所有序列上均呈低信号，增强扫描无强化，反过来说，这也证实了其为失活的骨。死骨可以从骨性开口（窦道）中挤出，而开口周围反应性成骨则称为包壳（图17）。包壳在所有序列上均呈低信号，并且在液体敏感序列图像上，被线样的等高信号区与下层的骨皮质分开。随着感染得到控制，失活的骨皮质与包壳合成一体，形成局部增厚的骨皮质。包壳更常见于婴儿和儿童。脓液和肉芽组织可以通过窦道从骨髓腔进入邻近软组织，再至皮肤。窦道在液体敏感脂肪抑制图像上呈现高信号。

真菌性骨髓炎不常见，通常为惰性感染，常继发于真菌感染的病原体经血进入骨髓（常为呼吸道或泌尿系）。尽管任何真菌都可引起真菌性骨髓炎，但最常见的病原体是粗球孢子菌（球孢子菌病）、皮炎芽生菌（芽生菌病）和申克孢子丝菌（孢子丝菌病）。在MR成像中，真菌性骨髓炎的影像学表现缺乏特异性，仅表现少数特征，如多灶性病变、无或少量积液、轻微的筋膜水肿、病灶内T_1高信号可能与矿化物有关以及比受累骨髓强化程度低。真菌性骨髓炎的诊断需要结合患者的疫区旅居史，以及影像学检查发现身体其他部位（主要是肺部）的感染灶来共同诊断（图20）。最终诊断常由骨髓活检证实。

慢性复发性多灶性骨髓炎（chronic recurrent multifocal osteomyelitis, CRMO）是一种发生于儿童和青壮年的自身炎症性疾病，以无菌性骨髓炎为特征。患者通常表现为继发于无菌性骨炎的多灶性骨痛，并且表现为复发和缓解的交替过程。CRMO是排除性诊断，标准如下：无致病微生物；无脓肿、瘘管或死骨形成；与感染性骨髓炎相比位置不典型、常累及锁骨且呈多灶性。局部MR成像和全身MR成像能够评估病灶累及的真实范围，全身MR成像能比平片显示更广泛的骨髓受累范围。在MR成像中，CRMO表现为骨髓水肿和不均匀强化，同时伴有骨膜新生骨形成。罕有脓肿形成（图21、图22）。

机体的自身免疫应答在血管受损区域减低，镰状细胞疾病患者发生骨梗死和骨髓炎的概率增加。在这些患者中，骨梗死多发生于骨骺，以股骨头和肱骨头较常见，且与其他疾病所致的缺血坏死相比，这些病变更常累及双侧。沙门氏菌是导致镰状细胞疾病患者发生骨髓炎最常见的原因。鉴别骨梗死和骨髓炎这两种疾病对于治疗很重要，通常基于fsT_2W和增强后的T_1W图像。虽然这两种疾病都可出现反应性骨髓水肿和周围充血，但急性骨梗死表现为细线样边缘强化，呈地图样且不规则的骨髓强化，与急性骨髓炎不同。此外，急性骨髓炎可出现骨膜下或骨内积液，而此征象在急性骨梗死中不明显（图23）。最后，与急性骨髓炎相比，镰状细胞疾病患者发生急性骨梗死时骨痛症状更常见。然而，最终诊断由血培养或骨髓抽吸/活检证实。

急性骨髓炎相关骨髓水肿征象的鉴别诊断包括骨挫伤和骨折、非感染性炎症和代谢性骨病、组织细胞增生症、骨样骨瘤、尤因肉瘤、骨梗死、白血病和转移瘤（图24）。因此，临床病史和影像学表现常有助于正确诊断。尤其是亚急性骨髓炎，在临床和影像学表现上与肿瘤性病变（最常为尤因肉瘤）相似。感染和肿瘤性病变有价值的鉴别点包括"边缘征"和"半暗带征"。"边缘征"是指在活动性病变周围边界清楚的环状结构，它在所有序列上均呈低信号。"半暗带征"是指在T_1W图像上，等-低信号的脓肿腔与相邻的骨髓水肿或硬化区之间不连续且相对高信号的过渡区。

在糖尿病患者中，感染性病变发生于骨突或溃疡部位。对于趾部骨髓炎的评估应依靠矢状位图像，否则，糖尿病性神经病变和血管病变相关的畸形（槌状趾/爪状趾）会使骨髓浸润评估相当困难（图25）。此外，足部神经性关节病（neuropathic arthropathy, NpA）与骨髓炎的鉴别具有挑战性。有助于鉴别这两种疾病的影像学特点如下：

- 软组织改变。神经性关节病表现为表面皮肤水肿但形态完整；但骨髓炎常表现为溃疡、脓肿和（或）窦道形成（图26）。
- 骨髓水肿模式。骨髓炎的骨髓水肿呈弥漫性，神经性关节病的骨髓水肿主要位于软骨下区。与神经性关节病相比，感染性病变常伴筋膜水肿或骨膜下积液。
- 病变骨骼分布。骨髓炎常累及承重区域的一块或两块骨骼（如足趾、跖骨头、跟骨、槌状趾的背侧面），神经性关节病常累及多块骨骼，以中足部

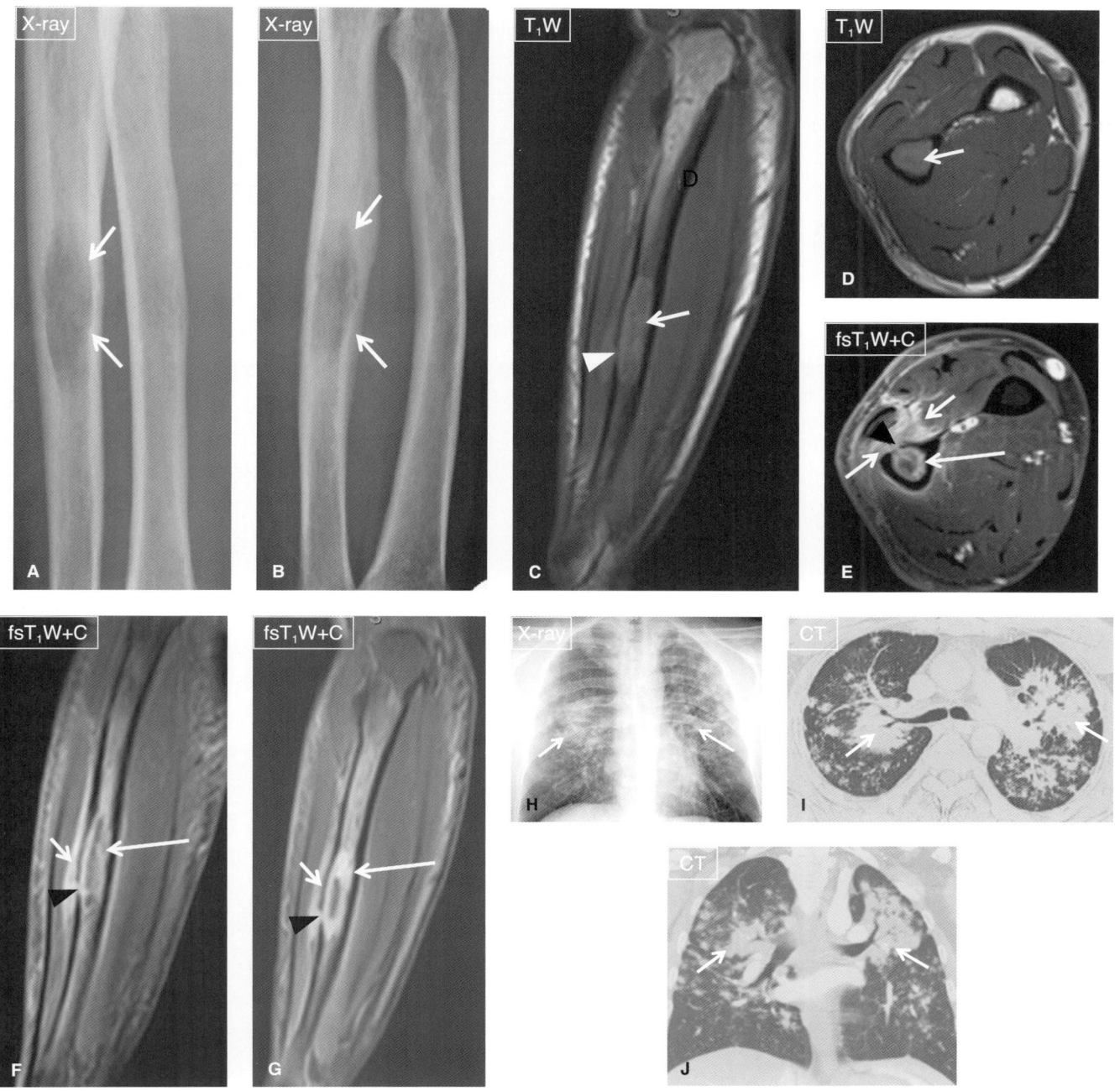

图 20 真菌性（球孢子菌病）骨髓炎。前臂前后位（**A**）和斜位（**B**）平片示尺骨骨干边界不清的透亮区。矢状位（**C**）和横轴位（**D**）MR 平扫图像示病变（箭）呈 T_1 等 - 高信号，伴有局部骨皮质中断（**C** 中箭头）。增强后（**E~G**），病变（长箭）呈厚壁强化，证实坏死性病变的诊断。感染/炎性物质通过中断的骨皮质（箭头）进入邻近的软组织（短箭），软组织明显强化，反映充血。前后位胸部平片（**H**）、横轴位（**I**）和冠状位（**J**）重建 CT 图像示双侧肺泡浸润（箭），主要沿肺门和支气管血管束周围分布。痰培养和骨髓活检发现粗球孢子菌，证实了球孢子菌病肺部感染和真菌性骨髓炎的诊断

的跗骨间关节最常见，且多双侧受累。
- 骨和关节畸形是神经性关节病的典型表现。除非合并潜在的神经性关节病，骨髓炎很少出现这种表现。
- 骨骼弥漫性囊变（常见于神经性关节病，囊肿通常在合并感染时难以发现，而在感染消退后显现）。
- 最后，在所有成像序列上均呈弥漫性低信号的骨仅见于神经性关节病。

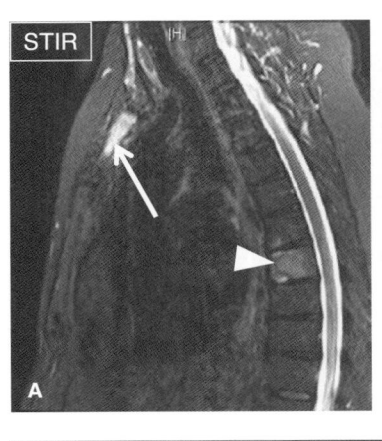
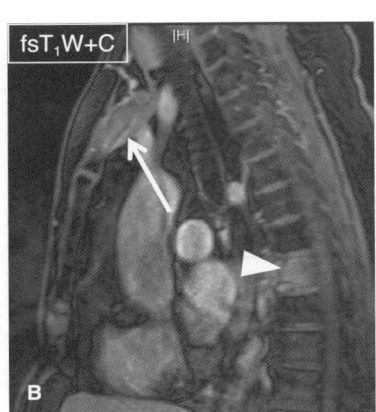

图 21 慢性复发性多灶性骨髓炎合并 SAPHO 综合征。矢状位（**A、B**）和横轴位（**C～E**）图像示 T8 椎体（箭头）和胸骨柄（长箭）的骨髓水肿伴强化，提示骨髓炎。右侧胸锁关节也存在严重的炎性关节病（短箭）

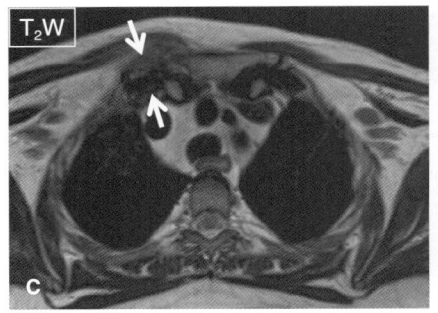
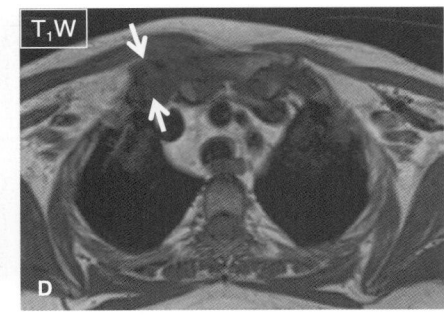
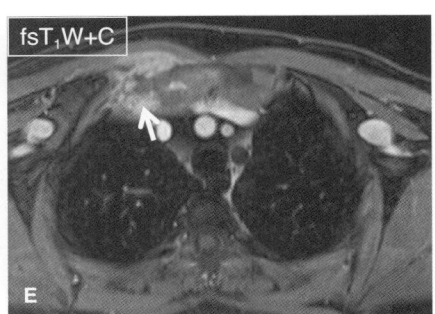

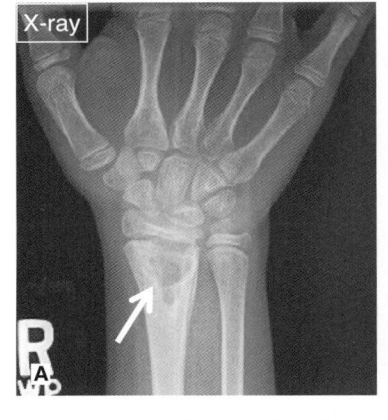
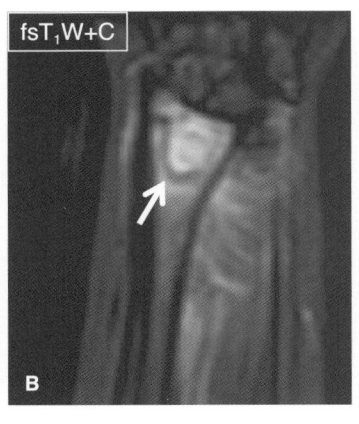
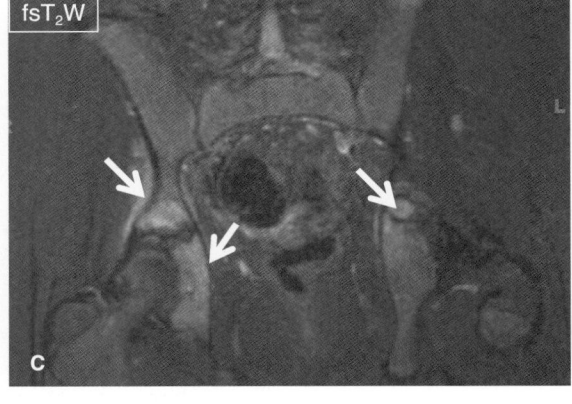

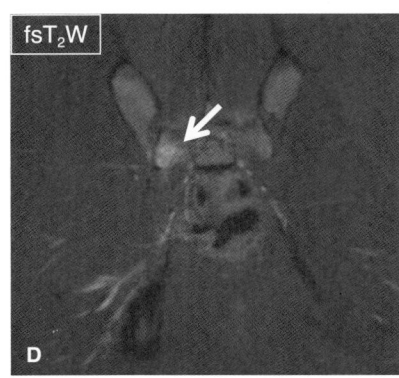
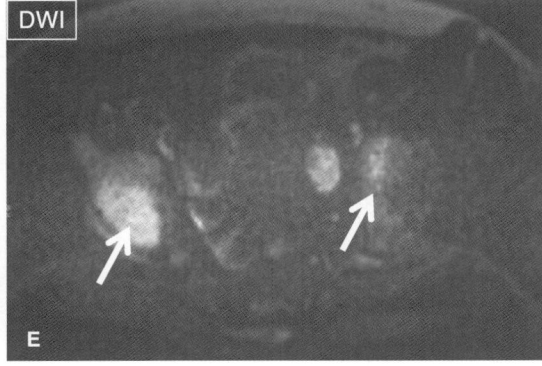
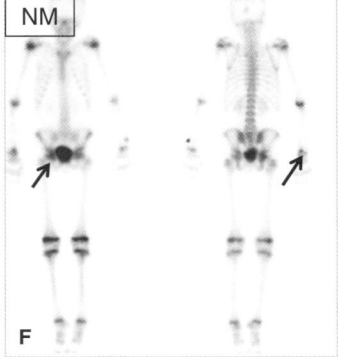

图 22 慢性复发性多灶性骨髓炎。**A**：前后位片示桡骨干骺端边界清楚的多房性溶骨性病变（箭）。**B**：在对应的 MR 图像上，病变（箭）和邻近骨髓明显强化，反映充血。**C～E**：骨盆冠状位图像示多发骨髓水肿和强化区域（箭），反映感染病灶。**F**：在 ^{99m}Tc-MDP 骨显像中，上述病灶（箭）均显示放射性核素摄取增多

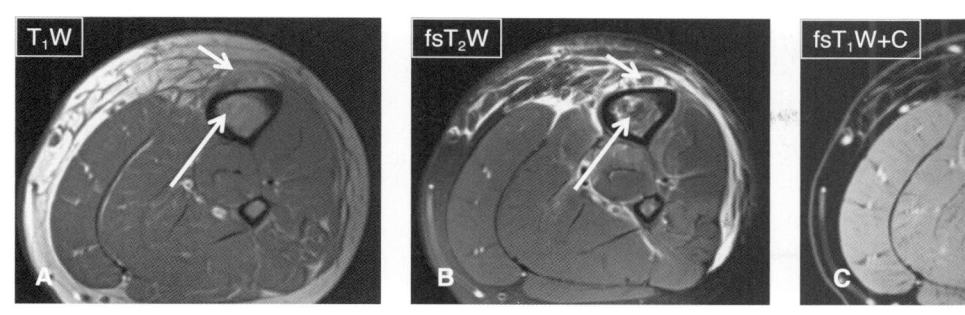

图 23 骨膜下脓肿。横轴位图像（**A ~ C**）示骨膜抬高，下方有环形强化积液（短箭），符合骨膜下脓肿。另注意骨髓中 T_1 低信号、T_2 高信号的小强化病灶（长箭），符合骨髓炎

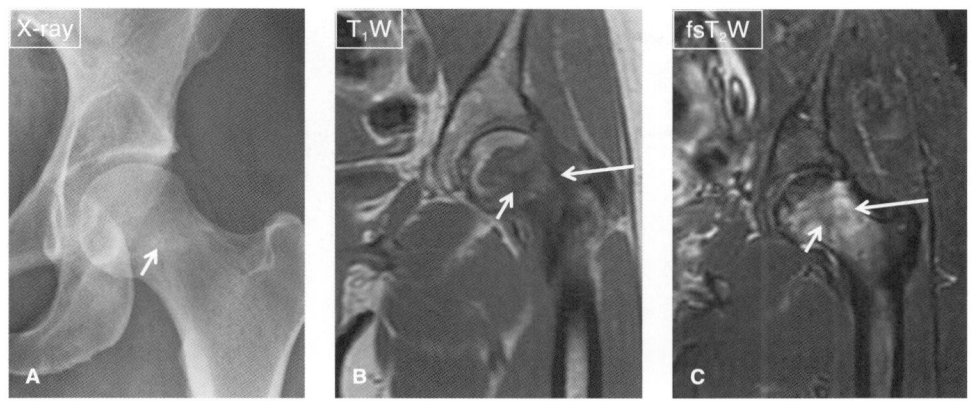

图 24 前后位片（**A**）和相应的冠状位 MR 图像（**B**、**C**）示在白血病所致骨髓浸润（长箭）的背景下，骨小梁内骨折（短箭）。注意病变在平片上不明显，在圆细胞或其他骨髓浸润性病变中并不少见

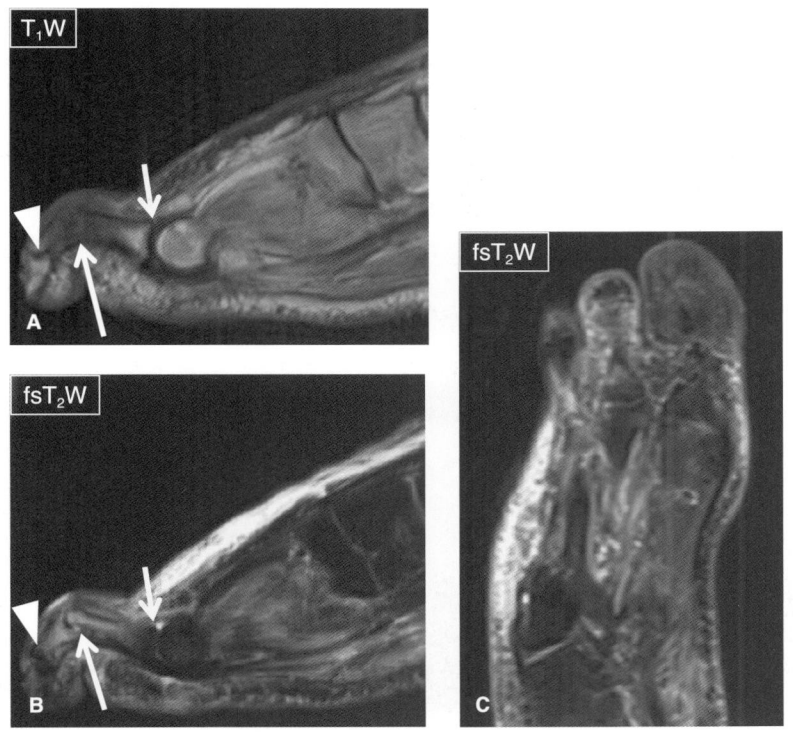

图 25 糖尿病患者，骨髓炎伴槌状趾畸形。**A**、**B**：矢状位图像示第 3 近端趾间关节（长箭）屈曲畸形，相应的跖趾关节（短箭）和远端趾间关节（箭头）过伸。注意近端趾间关节的骨髓炎伴化脓性关节炎和表层的蜂窝织炎。**C**：相应的冠状位（长轴）图像显示前足的结构异常，但无法显示病变的特征

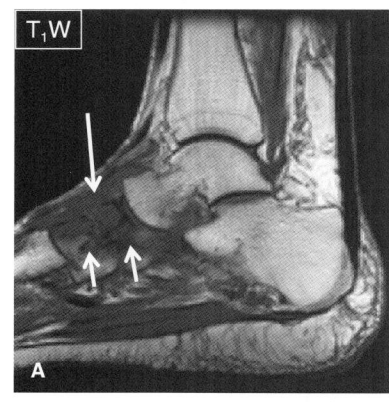 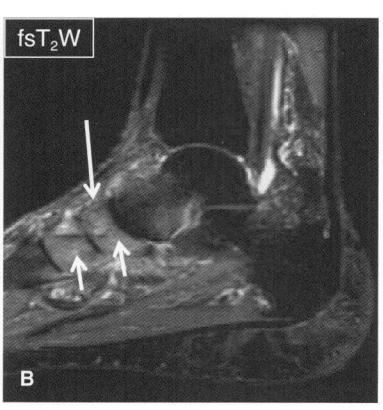

图 26 神经性关节病。矢状位图像（A、B）示中足关节的结构扭曲、骨质碎片和相关节的跗骨骨髓水肿（短箭），以及周围软组织水肿（长箭）。没有皮肤溃疡、积液或窦道等合并感染的征象

[〈无〉〈有〉]大关节积液。

在感染或邻近部位有大关节积液高度怀疑是化脓性关节炎。在大多数情况下，无法确定感染性滑膜炎的病因（图27）。化脓性关节炎往往为混合性积液，表现为 T_1 和 T_2 等信号，通常与滑膜炎（滑膜增厚并明显强化）、滑膜周围水肿和关节囊膨胀等特征有关（图28）。如果存在关节内气泡，则表现为信号缺失。亚急性和慢性病例还可表现为关节侵蚀和边缘强化的脓肿。特别要强调的是没有关节积液并不排除化脓性关节炎，应根据关节抽吸来明确诊断。如果关节腔内没有积液，审慎的做法是向关节内注入生理盐水，然后抽回进行革兰氏染色和细菌培养。白细胞计数升高并以多形核细胞为主时，可进行白细胞酯酶试验以提高诊断准确性。化脓性关节炎被认为是一种骨科急症，因为延误诊断和治疗可能导致致残性关节破坏。

影像学偶然发现

异物的典型位置在炎性区域，根据所含物质的不同表现出不同的特征（信号缺失、磁敏感伪影等）。在异物附近偶尔可发现窦道，从而确定软组织内异物的进入路径。窦道和异物在增强检查中尤为明显。结合平片有助于区别软组织内气体与异物或钙化。

增强（钆对比剂）后表现

MR 平扫表现正常则不应再进行增强检查。但是，增强扫描的优势在于可使病变显示更为清晰，并明确在液体敏感图像上发现的炎性病变的范围。增强后图像还有助于提高炎症严重程度分级的准确性，以及发现伴随的骨髓和软组织脓肿和骨皮质破坏。对比增强图像也有助于对脓肿和周围蜂窝织炎/肌炎进行区分。在骨髓炎中，对比剂的作用不仅是确定诊断，还能界定感染的范围、评估失活（非强

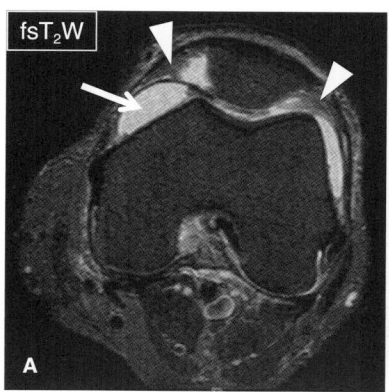 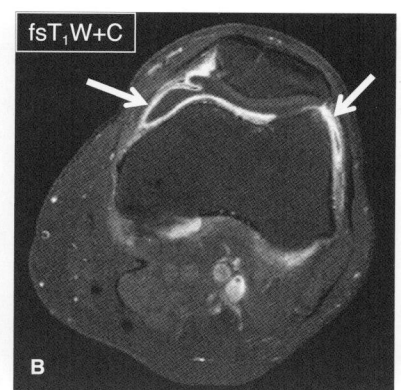 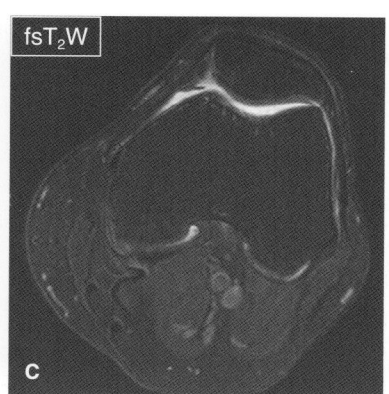

图 27 Lyme 滑膜炎。横轴位图像。A：膝关节中量关节积液（箭）伴滑膜增生（箭头）。B：滑膜均匀增厚并明显强化（箭），提示充血/炎症。C：治疗期间的随访图像示积液和滑膜增厚消退

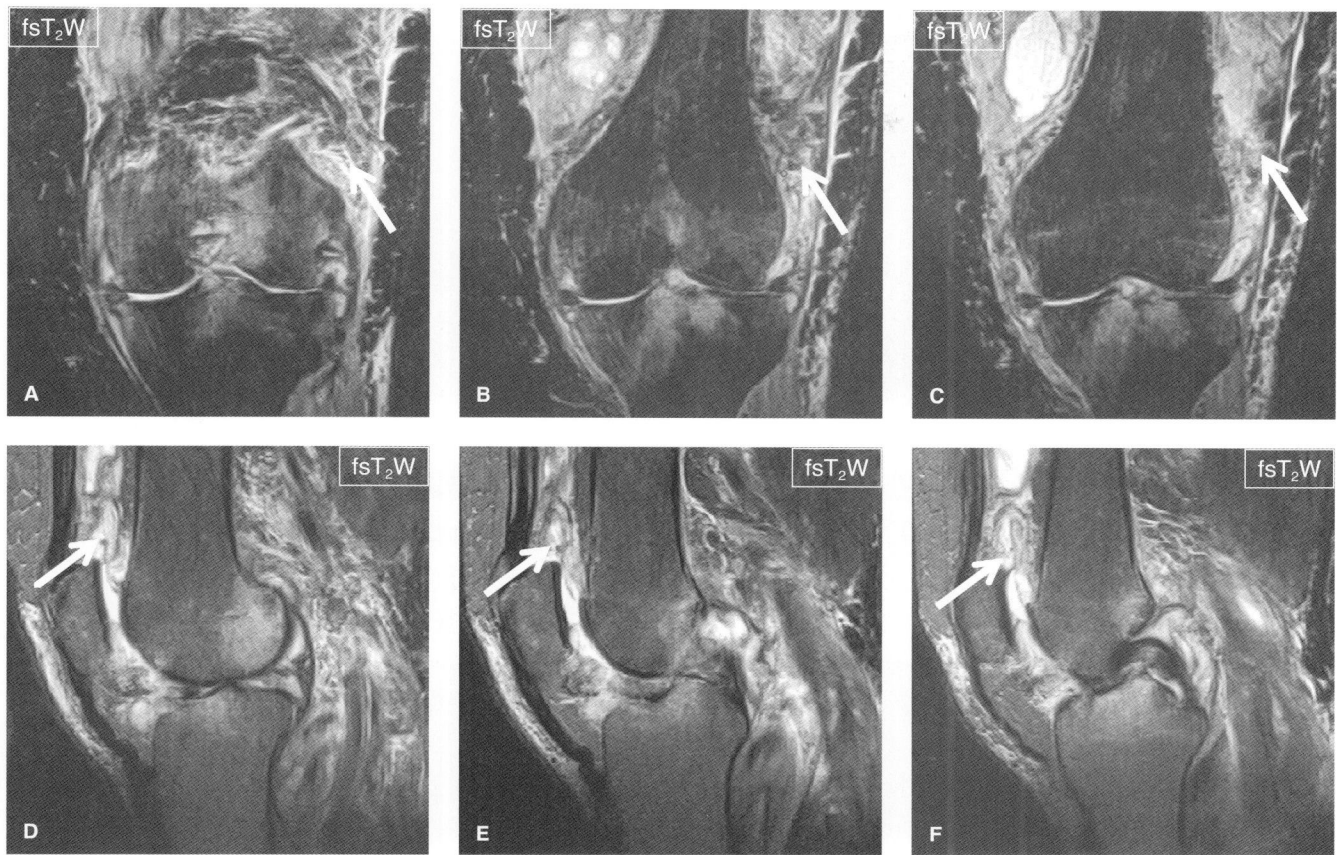

图 28 化脓性关节炎。连续的冠状位（A~C）和矢状位（D~F）图像示不均匀中量关节积液（箭），周围软组织广泛弥漫性水肿和反应性骨髓水肿

化）组织、骨皮质受累以及发现潜在的死骨。需要牢记不强化对于排除感染具有高度准确性，但增强检查不能准确地区分感染性和非感染性炎性病变。

脊柱感染

椎间盘炎和椎体骨髓炎是脊柱感染最常见的类型。在椎间盘炎中，髓核内裂隙消失，椎间盘高度降低，而椎间盘和邻近终板在 T_1W 和 T_2W 图像上分别表现为低信号和高信号（反映水肿），增强后可见强化（反映充血）。同时伴随的终板不规则、侵蚀或骨质硬化，以及沿后纵韧带走行的长条状水肿和强化，有助于将椎间盘炎与 Modic I 型改变相鉴别，后者可以出现类似的信号强度变化。同时可伴有硬膜外或椎旁脓肿（图 29）。

单发椎体骨髓炎中，上述信号变化仅限于骨髓，而椎间盘可表现正常。这种影像学表现以及累及不连续的多节段椎体在脊柱结核中并不少见。一般来说，结核感染发生在移民或城市人口中的免疫功能不全者。影像学特征包括骨髓呈 T_1 等信号和 T_2 等-高信号，腰大肌或其他冷脓肿，亚急性期病变内可见钙化，累及单个椎体而不累及椎间盘，驼背或脊柱后凸畸形，单个椎体后部受累，以及约 50% 的患者存在肺结核（图 30）。结核杆菌和真菌通常为隐匿性感染，椎间盘缺乏明显的高信号，病灶内无气体，强化范围和程度不如化脓性感染显著。

使用炎症/关节炎报告模板

与平片相比，MR 成像不仅能提供早期识别和明确骨质侵蚀范围，还能发现在平片上通常无法观察到的骨髓水肿和软组织改变，从而提示早期或可治性关节炎。这些信息可提高诊断的准确性，早期治疗，判断预后和监测疗效。有多种基于 X 线检查的评分系统用于炎症的分期和进展监测。这些评分方法大多数是针对类风湿关节炎（rheumatoid arthritis, RA）和骨关节炎（osteoarthritis, OA）。然而，由于各机构 MR 成像方案（扫描野、脉冲序列、场强等）

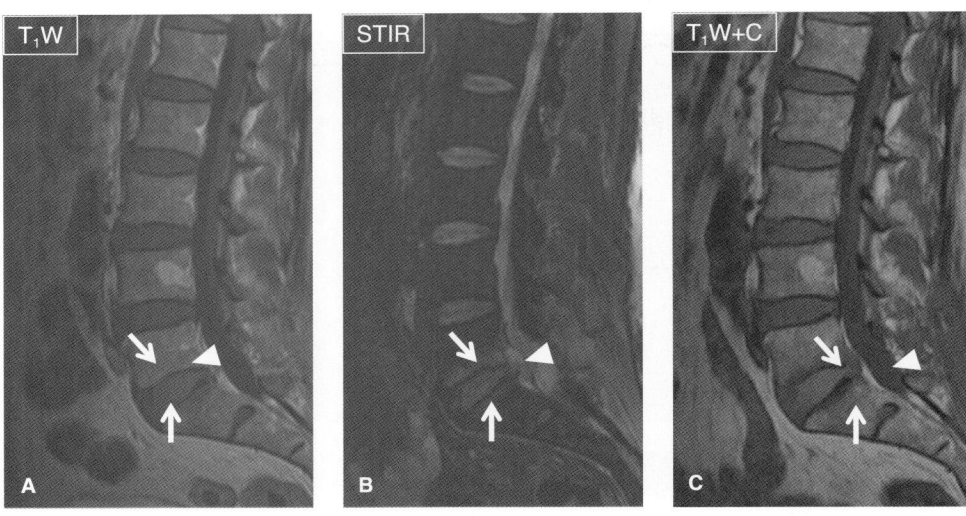

图29 椎间盘炎并硬膜外脓肿。矢状位图像（A~C）示L5-S1椎体终板缘骨髓水肿及强化（箭），硬膜外间隙有少量周围强化的积液（箭头）

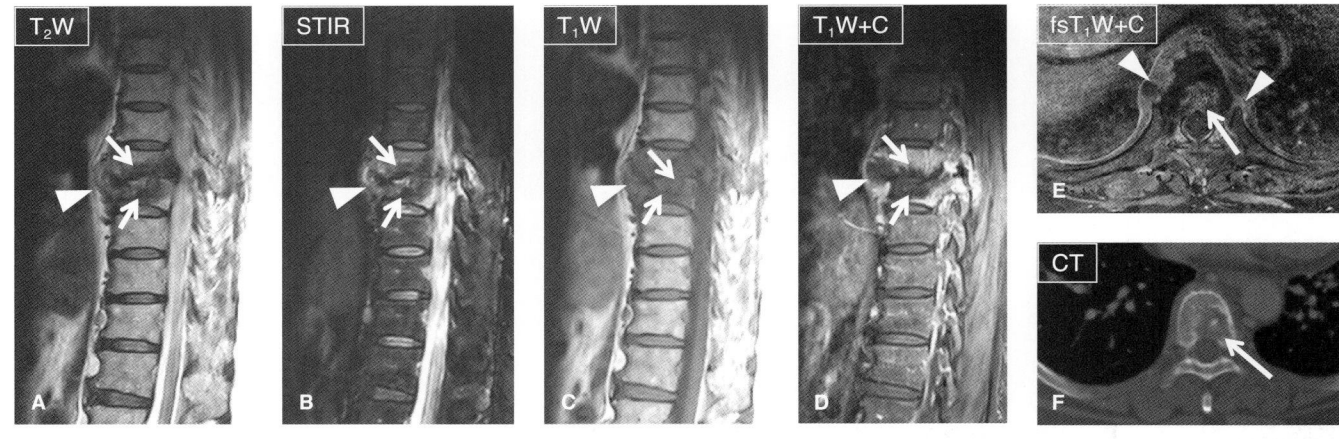

图30 中年女性，结核性椎间盘炎，背部疼痛6个月。A~D：矢状位图像示T8和T9椎体部分塌陷、骨髓水肿、对比增强和终板缘不规则（箭），伴有前纵韧带下方和椎旁脓肿（箭头）。在横轴位MR图像（E）和CT图像（F）上证实椎旁积液（箭头）和明显椎体侵蚀（箭）

不统一，同时X线和MR成像的准确性和可靠性不同，因此不能将这些评分系统完全推广到MR成像。此外，大多数评分系统还包括临床表现，以及通常需要评估多个关节（包括不在扫描范围内的关节）来确定最终评分。

[〈无〉] 软组织皮下水肿。
[〈无〉] 肌肉水肿。

在骨骼肌肉系统炎症/关节炎的活动期，可能出现受累软组织（皮下、筋膜或骨骼肌）水肿和充血，表现出类似前文所描述的骨骼肌肉系统感染的信号改变和强化特征。病变可表现为对称性软组织水肿和强化，如类风湿关节炎（掌指关节和近节指间关节）（图31）和银屑病（近节及远节指间关节）；水肿和强化也可发生在肌腱末端（如血清阴性脊柱关节病）。其他软组织异常包括不对称性软组织结节（如不典型类风湿关节炎、痛风、淀粉样变、结节病和网状组织细胞增多症），以及在肌腱或韧带附着处的低信号沉积物周围的云雾状水肿（羟基磷灰石晶体沉积病，calcium hydroxyapatite deposition）（图32~图34）。

血清阴性脊柱关节病（spondyloarthropathies，SpAs）是一组异质性疾病，包括银屑病性关节炎（psoriatic arthritis，PsA）、反应性关节炎（Reiter综

框 2：结构化报告：炎症 / 关节炎

炎症 / 关节炎 MR 成像的结构化报告检查表。在每一条目中，"正常"是默认选项，其余选项为影像学评估中可能遇到的各种病理情况。完整报告示例见本章末尾的附录 3 和附录 4。

检查项目：MRI [〈四肢 / 关节〉][〈有 / 无〉]对比增强
影像学表现：
[〈无〉〈有〉〈局部性 / 弥漫性〉] 软组织皮下水肿。
[〈无〉〈有〉〈局部性 / 弥漫性 / 多灶性〉] 肌肉水肿。
关节侵犯：[〈_〉]
对位：[〈正常〉〈半脱位小于 50%/ 半脱位大于 50%〉]
积液：[〈正常〉〈少量 / 中量 / 大量积液〉]
滑膜增厚 / 滑膜炎：[〈无〉〈轻度 / 中度 / 重度〉]
骨质增生改变：[〈无〉〈轻度 / 中度 / 重度〉〈骨赘 / 韧带骨赘 / 附着点骨赘〉]
腱鞘炎：[〈无〉〈轻度 / 中度 / 重度〉]
关节间隙 / 软骨：[〈正常〉〈缺损小于 50%/ 缺损大于 50%〉]
侵蚀 / 囊变：[〈小于 50% 关节面 / 大于 50% 关节面〉〈关节 / 关节旁〉]
骨髓水肿：[〈无〉〈有〉]
关节强直：[〈无〉〈小于 50%/ 大于 50%〉]
影像学偶然发现：[〈_〉]
增强后表现：[〈_〉]

诊断印象：
[〈按照重要性排序，急性影像学表现优先〉]

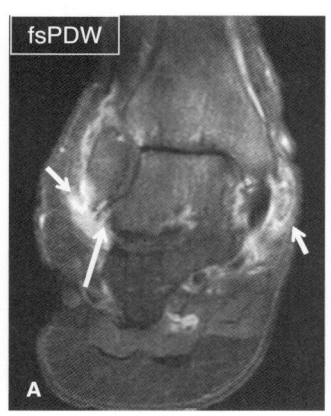
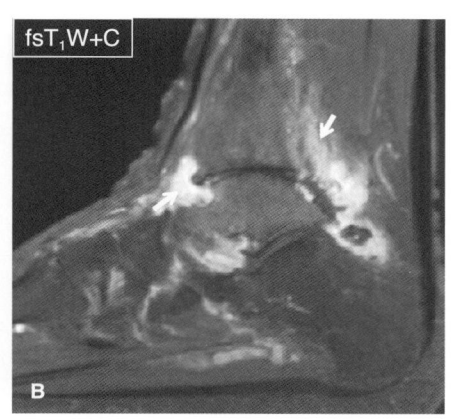

图 31　类风湿关节炎累及踝关节。冠状位（A）和矢状位（B）图像示中量积液（长箭）、滑膜强化和均匀性关节间隙狭窄伴软组织强化（短箭）

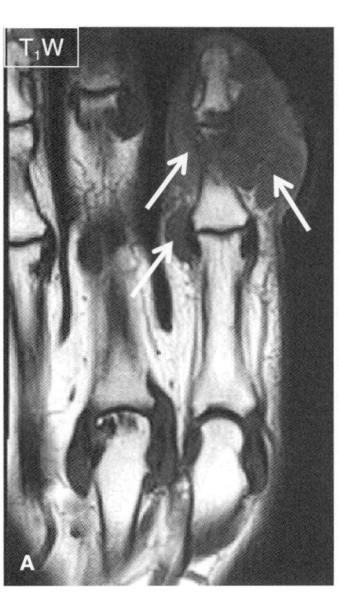
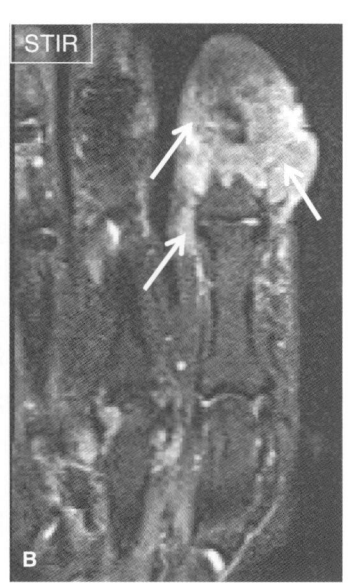

图 32　痛风。冠状位图像（A、B）示关节旁软组织结节（箭）呈相对均匀的 T_1 等信号、T_2 高信号，部分病灶累及示指近节及远节指间关节、示指和中指掌指关节，可见偏心性骨质侵蚀

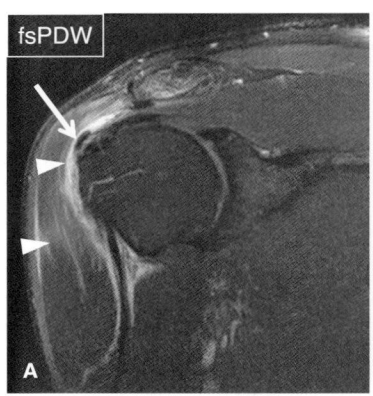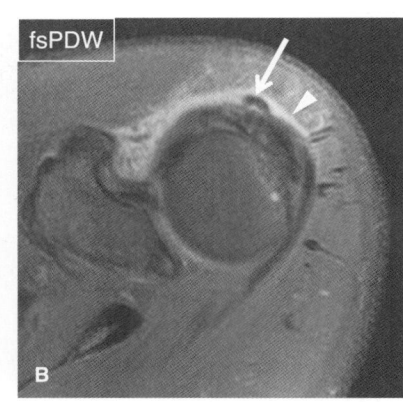

图33 羟基磷灰石晶体沉积病。冠状位（**A**）和横轴位（**B**）图像示冈上肌腱附着点处低信号灶（箭），符合钙化性肌腱炎。同时注意肩峰下/三角肌下滑囊炎以及邻近肌筋膜水肿（箭头）

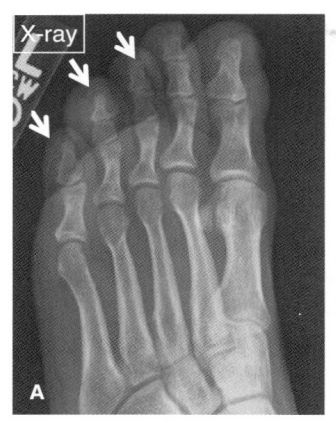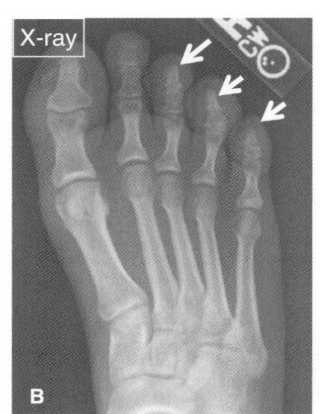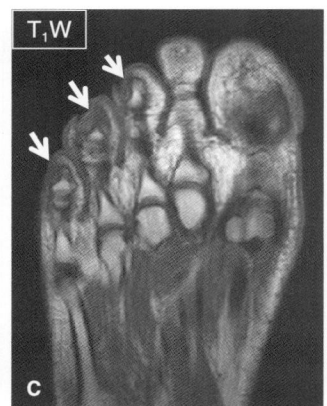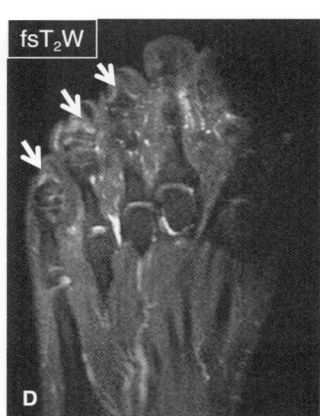

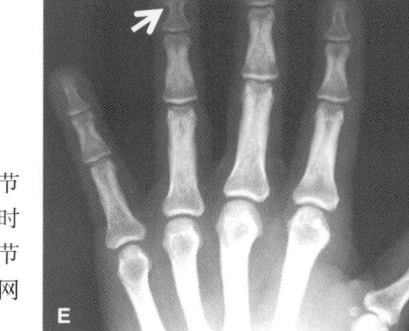

图34 多中心性网状组织细胞增生症。**A**、**B**：双足前后位片示近远节趾间关节间隙狭窄，以及第3~5远节趾骨粗隆边缘骨质侵蚀，边界相对清楚（箭）。同时注意相应远节趾骨周围软组织肿胀。**C**、**D**：右足相应冠状位图像示第4、5远节趾骨软骨下骨髓水肿，以及邻近远节趾骨的软组织结节（箭）。**E**：此多中心性网状组织细胞增生症患者，手前后位片示第4远节指骨骨质吸收（箭）

合征）、强直性脊柱炎（ankylosing spondylitis, AS）和炎症性肠病。血清阴性脊柱关节病的标志性软组织表现为附着点病（附丽病），它是指肌腱、韧带或关节囊在骨附着部位的炎症。急性附着点病（附着点炎）表现为附着点周围软组织的水肿性炎症（T_2高信号和强化）及其下方的反应性骨髓水肿（骨炎）。在脊柱中，上述改变位于椎体的前上角（在强直性脊柱炎中又称Romanus病变）、椎体终板、棘突和椎间关节（图35~图37）。

痛风累及软组织时表现为尿酸钠结晶结节或团块（即痛风石），可发生在关节周围的任何位置，当痛风石累及骨质时，可导致偏心性穿凿状囊状骨质破坏，典型部位为干骺端和骨膜下，一般不累及关节间隙及软骨，即使在关节炎晚期两者仍可保持完好。典型的痛风石呈T_1低信号，T_2信号多变，取决于含钙量，大多数病灶呈不均匀的T_2低信号，在液体敏感图像上呈不同程度的高信号（图32）。增强扫描一般表现为均匀强化，在慢性期有时可表现为外

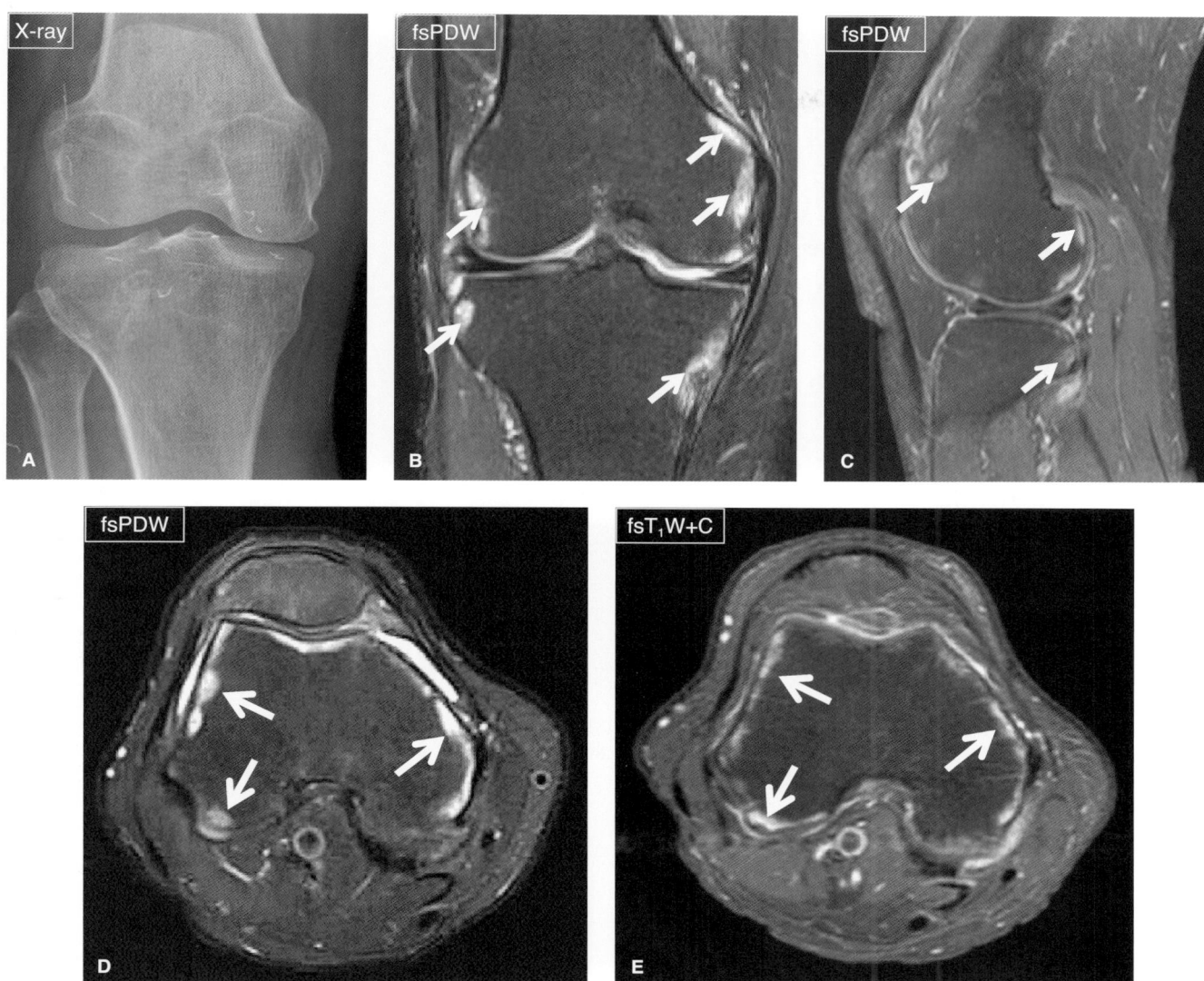

图 35 中年女性双膝关节疼痛，血清阴性脊柱关节病的附着点炎。前后位片（A）示膝关节周围无骨质侵蚀。冠状位（B）、矢状位（C）和横轴位（D、E）MR 图像示多发骨皮质下骨髓水肿病灶并有强化（箭），部分病灶符合支持带、侧副韧带和腓肠肌肌腱附着处的附着点炎

周强化。

淀粉样关节病最常见于长期进行血液透析或有多发性骨髓瘤病史的患者。其特征为纤维蛋白（淀粉样蛋白）的广泛沉积，覆盖滑膜、填充软骨下囊性缺损区并蔓延到关节周围软组织。关节内及关节周围病灶的典型表现为 T_1、T_2 低信号，增强后呈中等强化（图 38）。关节内沉积常与软骨下骨病变相通，此部分将在本章后面内容讲述。

滑囊炎是类风湿关节炎早期患者的常见表现。其最常累及腓肠肌-半膜肌滑囊（Baker 囊肿）、跖骨间滑囊、跟骨后滑囊、尺骨鹰嘴滑囊和肩峰下滑囊，典型表现为边界清楚的液体信号区域。在活动期，增强后可见囊壁明显强化，反映炎症（图 39）。在这些滑囊中可见相应的滑膜增厚或米粒体形成。跖骨间滑囊炎最常见于第 2、3 跖骨间隙。类风湿关节炎的其他软组织表现包括类风湿结节（25% 的患者），常发生于受力点的皮下组织、邻近骨突部位。类风湿结节呈 T_1 低信号，T_2 低（病灶为实性时）或高（病灶为囊性时）信号，增强扫描表现多样（明显强化或轻度强化，实性强化或环状强化）。类风湿结节的并发症包括溃疡、二重感染、窦道形成以及败血症。在类风湿关节炎晚期，关节内及周围的软组织和骨结构重吸收，伴有瘢痕形成、纤维化以及关节和（或）肢体挛缩。

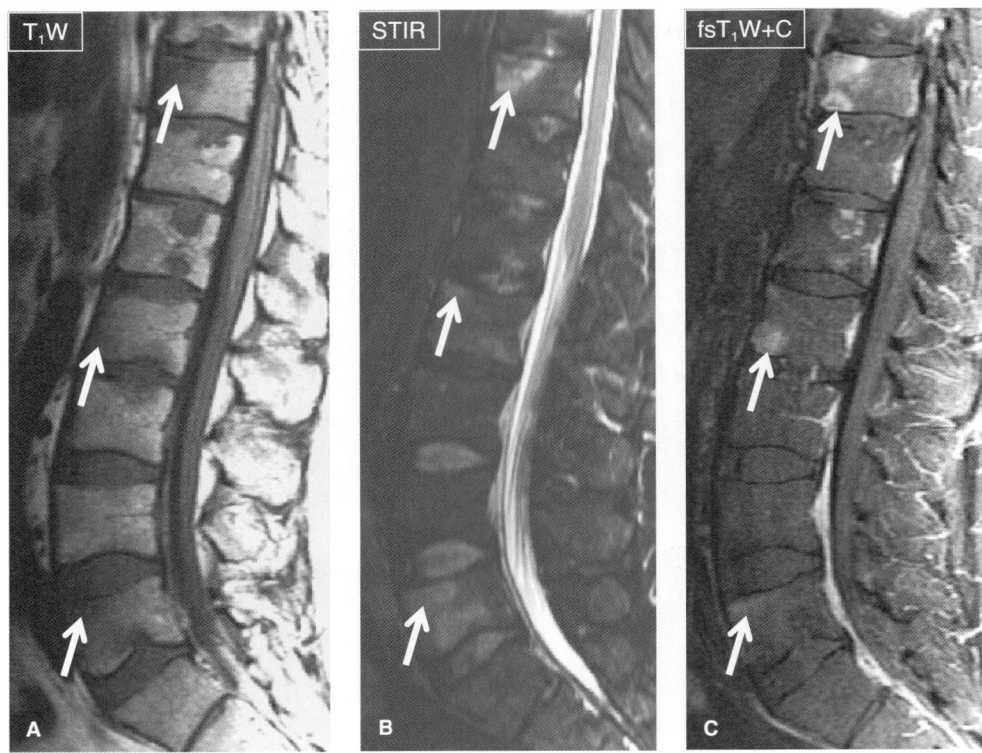

图 36　强直性脊柱炎。矢状位图像（A～C）示椎体呈"方形"，部分椎体可见终板骨髓水肿伴强化，提示附着点炎。注意许多病变见于椎体前上缘（箭），对应于韧带附着点，也被称为 Romanus 病变

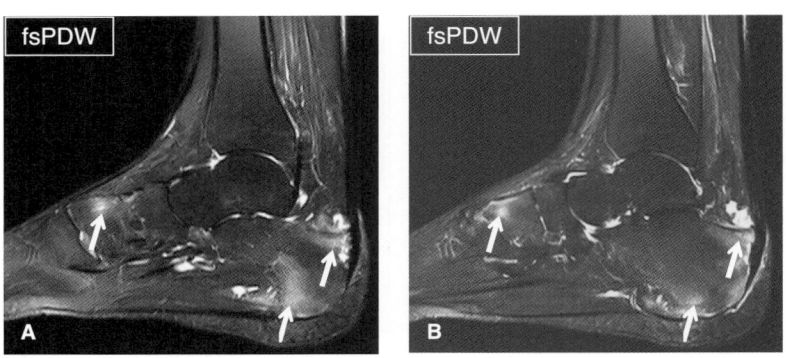

图 37　强直性脊柱炎。矢状位图像（A、B）示邻近肌腱和韧带附着点的骨髓水肿（箭）

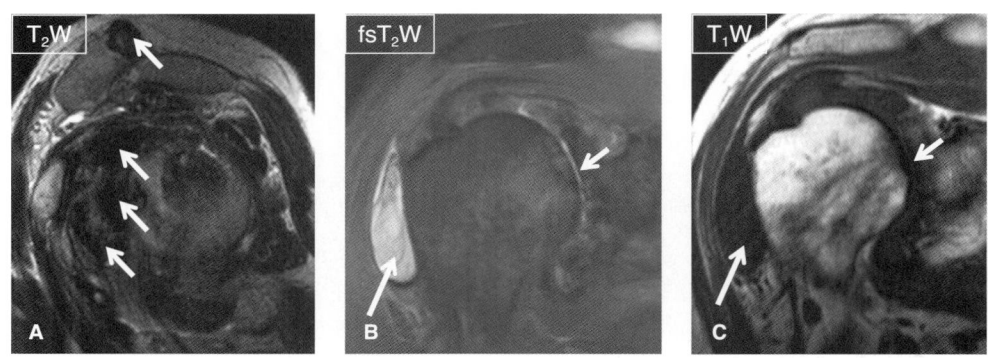

图 38　肾衰竭患者，代谢性肩关节病。矢状位（A）和冠状位（B、C）图像示肩峰下-三角肌下滑囊炎（B、C 中长箭），软骨完全缺损（B、C 中短箭）以及关节内多发低信号的病变（A 中箭），为淀粉样蛋白沉积

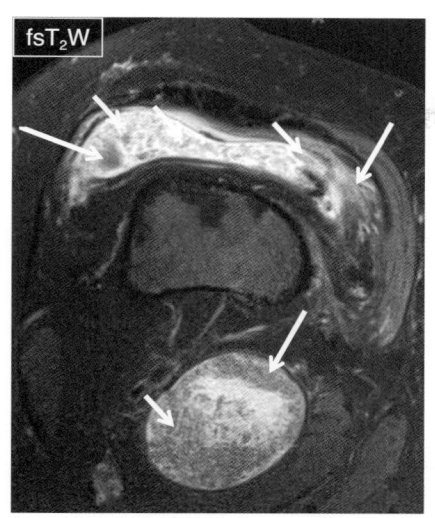

图39 类风湿关节炎。横轴位图像示关节积液和Baker囊肿，伴有滑膜增厚（长箭），提示滑膜炎。等信号的米粒体（短箭）充满髌上囊和Baker囊肿

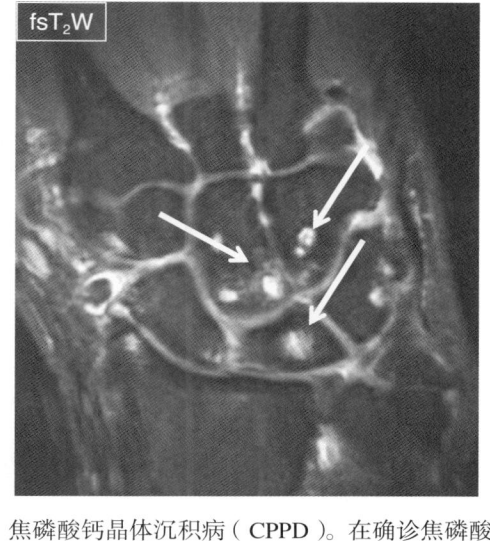

图40 焦磷酸钙晶体沉积病（CPPD）。在确诊焦磷酸钙晶体沉积病的患者中，冠状位图像示腕骨多发囊变（箭），伴关节积液

焦磷酸钙晶体沉积病（calcium pyrophosphate deposition disease，CPPD；也称为假性痛风）以关节内及周围晶体沉积为特征，尤其容易沉积在关节软骨及纤维软骨区。这些晶体在T_1W图像上表现低信号伴有点状信号缺失。在T_2W图像上信号多样，取决于晶体浓度、肉芽组织含量以及纤维化程度。环形强化罕见。晶体沉积见于膝关节的透明软骨和纤维软骨、腕关节的三角纤维软骨、耻骨联合的纤维软骨和髋关节的髋臼唇。在急性期，关节周围软组织呈弥漫性炎症改变，表现为T_2高信号和强化。腕骨可见多发囊变（图40），与其他沉积性关节病类似，如结节病、淀粉样关节病、痛风或感染/炎性关节病（如结核病、类风湿关节炎）。

在多中心性网状组织细胞增多症中，皮下可见多发结节弥漫分布于全身，而不只局限于关节周围组织。这些结节内无钙化。此病多发生于手部，足部少见，指骨远端骨质侵蚀，或在中节和远节指间关节呈侵蚀性骨关节炎样表现（图34）。在羟基磷灰石晶体沉积病（hydroxyapatite deposition disease，HADD）中，羟基磷酸钙晶体沉积于肌腱、肌腱周围组织、滑囊和韧带。在影像学上，这些晶体在所有序列上均表现为圆形低信号影，在梯度回波序列图像上尤为明显，大小从几毫米到几厘米不等。在急性症状期，炎性过程呈侵袭性表现，伴有软组织和骨髓水肿，平片可见无定形钙化。这些表现与感染、创伤或肿瘤性疾病类似（图41），此时结合平片分析是必要的。在疾病晚期，受累关节可明显破坏（Milwaukee肩），与神经性关节病表现类似。

在神经性关节病中，关节周围的软组织以及覆盖其上的皮肤表现为弥漫性T_2高信号和强化，如上

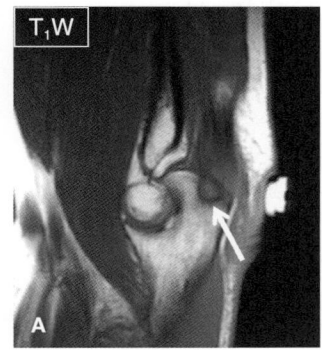
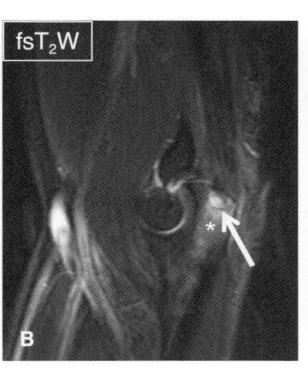
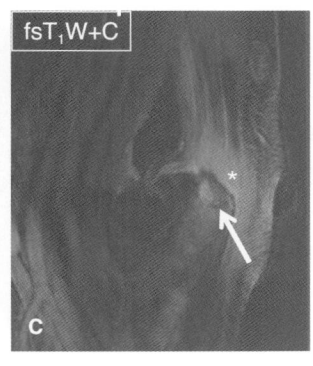

图41 羟基磷酸钙晶体沉积病。肘关节矢状位图像（A~C）示肱三头肌附着处边界清晰的骨质侵蚀（箭）。另注意邻近骨髓（B中星号）和软组织（C中星号）的反应性水肿伴强化，提示疾病处于活动期

所述，这些征象代表反应性水肿和充血。然而，此病不会出现感染性病变的积液、溃疡或窦道形成（图42）。

[〈无〉〈有〉〈单个/多个〉] 关节异常

一个或多个关节受累分别认为是单关节病或多关节病。但是，需要注意的是，影像学发现的单关节病并不意味着临床上仅累及这一部位，而影像学发现的多关节病变能从根本上改变临床诊断。

类风湿关节炎的特征性表现为超过3个关节的双侧对称性关节炎。在早期，病变最常累及示指和中指的掌指关节，以及中指的近节指间关节。其他常见的发病部位包括桡腕关节、腕骨间关节、腕掌关节、掌指关节以及近节指间关节（图43、图44）。足部关节双侧对称性受累是类风湿关节炎的另一典型表现，主要发生于跖趾关节和趾间关节。在某些过度使用（右利手的患者右侧病变较严重）或失用（瘫痪侧手病变较轻微）的情况下，此病也可表现为

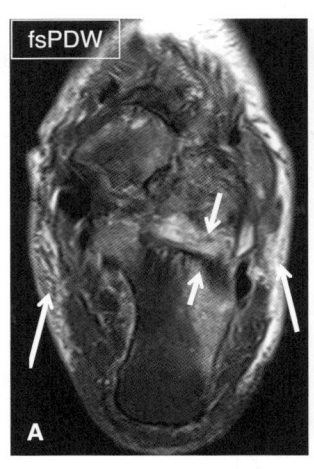
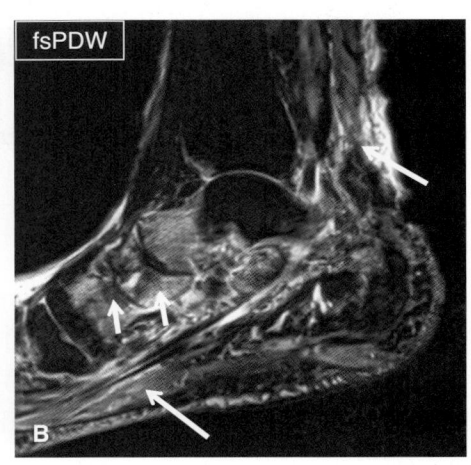

图42 神经性关节病。与图26为同一患者。对侧足轴位（**A**）和矢状位（**B**）图像均示中足和后足关节结构变形、软骨下囊变和关节组成骨的骨髓水肿（短箭）。注意周围软组织的弥漫性水肿（长箭），但无溃疡、窦道或积液

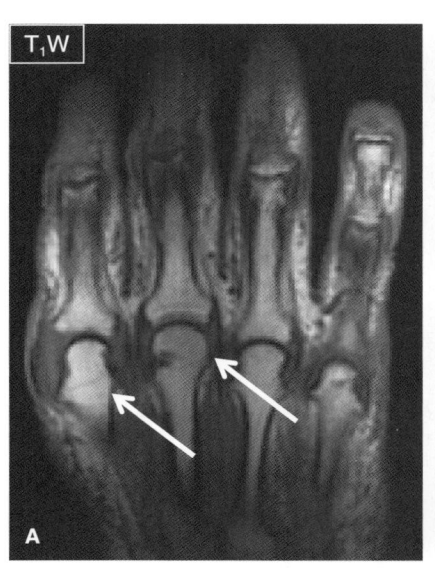
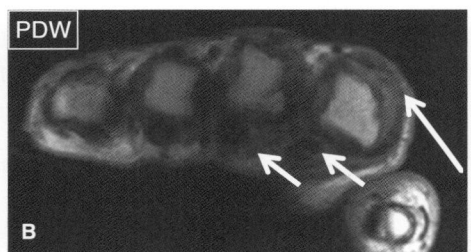
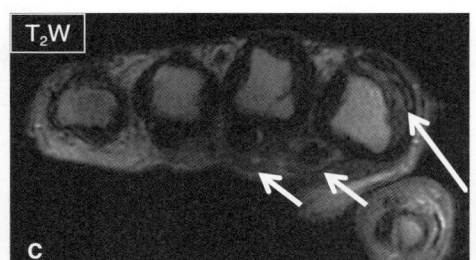
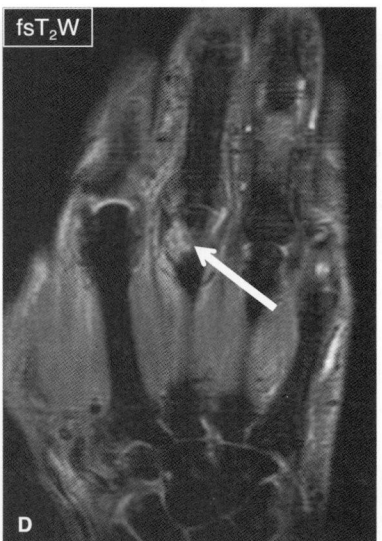
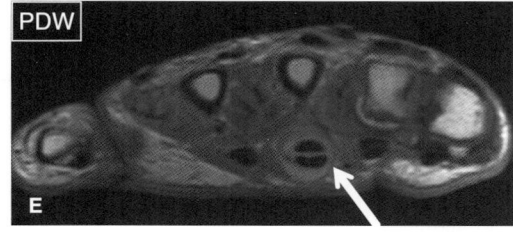

图43 类风湿关节炎双侧受累。中年女性双手痛，右侧＞左侧。左手冠状位（**A**）和轴位（**B**、**C**）图像示拇指和示指掌指关节滑膜增厚（长箭），示指和中指腱鞘炎（短箭）。注意第2掌骨头的侵蚀。冠状位（**D**）和轴位（**E**）图像示第3掌骨头的侵蚀（**D**中箭）和中指腱鞘炎（**E**中箭）

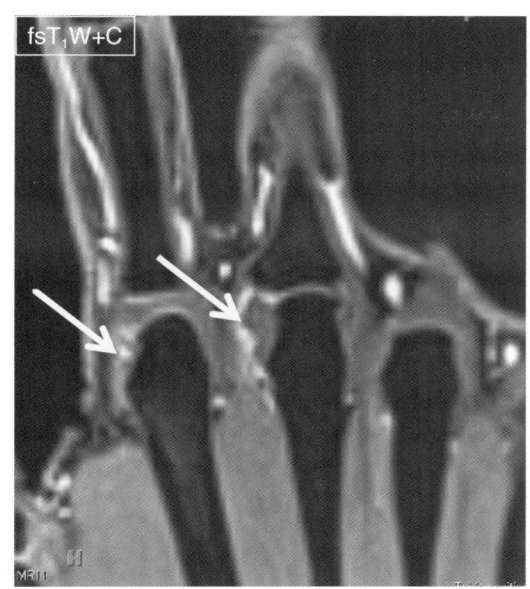

图44　类风湿关节炎强化的血管翳。冠状位图像示拇指和示指掌指关节处强化的血管翳（箭）。血管翳轻度强化，提示类风湿关节炎处于活动期（充血/炎症）

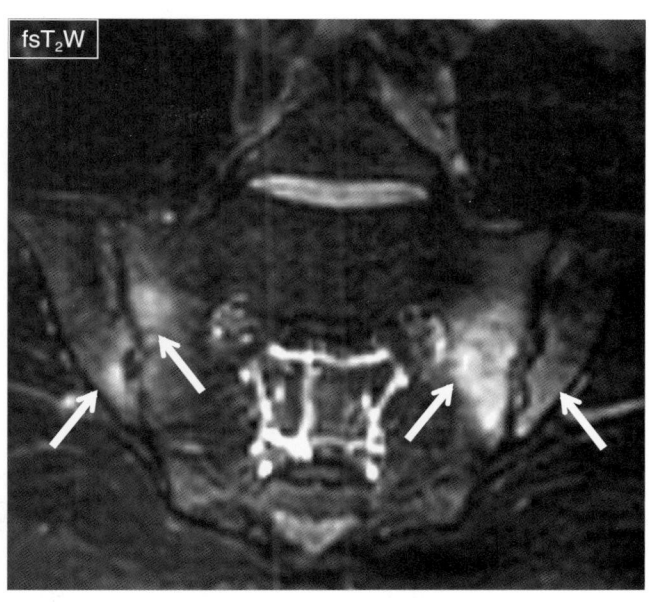

图45　强直性脊柱炎。骶髂关节冠状位图像示双侧对称性关节面下骨髓水肿（箭），这是强直性脊柱炎的典型表现。这种骶髂关节对称受累模式还需与炎症性肠病、类风湿关节炎和甲状旁腺功能亢进鉴别

非对称性。在类风湿关节炎晚期或幼年型类风湿关节炎中，病变可能会累及四肢大关节和脊椎关节（特别是颈椎的椎间关节和寰枢关节）。

血清阴性脊柱关节病可累及中轴骨及外周骨。在强直性脊柱炎和炎症性肠病中，骶髂关节双侧对称性受累，而在银屑病性关节炎和反应性关节炎（Reiter综合征）中呈单侧非对称性受累（图45、图46）。与类风湿关节炎常累及多个关节不同，早期银屑病关节炎可发生于任何手部的远节小关节，最常表现为单关节炎或寡关节炎。反应性关节炎最常累及足部。手足部的两种受累类型提示银屑病关节炎：①横行分布，主要累及远节指/趾间关节。②放射分布，表现为腱鞘滑膜炎（常见于屈肌，少见于伸肌），可同时累及多根手指或单根手指（腊肠指）。放射模式的病变伴有滑膜炎或软组织水肿。

淀粉样关节病可能累及中轴骨（尤其是颈椎）或外周骨。通常是双侧受累，常见部位包括大关节，如髋关节、腕关节、肩关节、膝关节和脊柱（图47）。痛风是一种不对称的多关节病，最常累及足，好发于第1跖趾关节。其次最常受累的部位是手（图32）和腕，肘和膝关节较少受累（图48）。

虽然膝、腕和髋关节最常受累，但假性痛风几乎可以累及任一关节。这是继发性代谢性骨关节炎最常见的原因。幼年型类风湿关节炎最常见的类型是寡关节型，通常累及外周大关节，如膝、踝、肘和腕关节。少见的多关节亚型主要累及双手、腕、膝、踝和足。由于软骨钙质沉着很难在MRI上观察到，因此大多数情况下是通过平片诊断。

狼疮性关节炎的典型表现是对称性多关节炎，最常累及小关节而不是大关节。该病最常累及掌指关节、近节指间关节和远节指间关节以及膝关节，肩、踝和肘关节较少见。典型表现包括关节半脱位和腱鞘炎引起的软组织肿胀，而关节侵蚀相对较少。双侧腱鞘炎可见于手或腕（见第8章）。

约50%的多中心性网状组织细胞增多症患者会出现双侧多关节病（图34）。该病可累及任一外周关节，但主要累及手指的指间关节，有时累及膝、肩、腕、髋、踝、足、肘、颞下颌关节和脊柱。在脊柱中，该病可能引起寰枢关节受累和齿突侵蚀，从而导致半脱位。

虽然骨关节炎通常会影响特定年龄患者的特定关节，但骨关节炎的受累模式可能因人而异，具体取决于他们的身体习惯、不同日常活动导致的超负荷以及既往外伤史。较早受累的部位包括肩锁关节、第1腕掌关节和远节指间关节。膝关节和髋关节通常在40~50岁以后受累。骨关节炎通常累及负重关节和关节的承重区。在多间室关节中，骨关节炎最初累及一个间室，然后可能发展到另一个间室。当

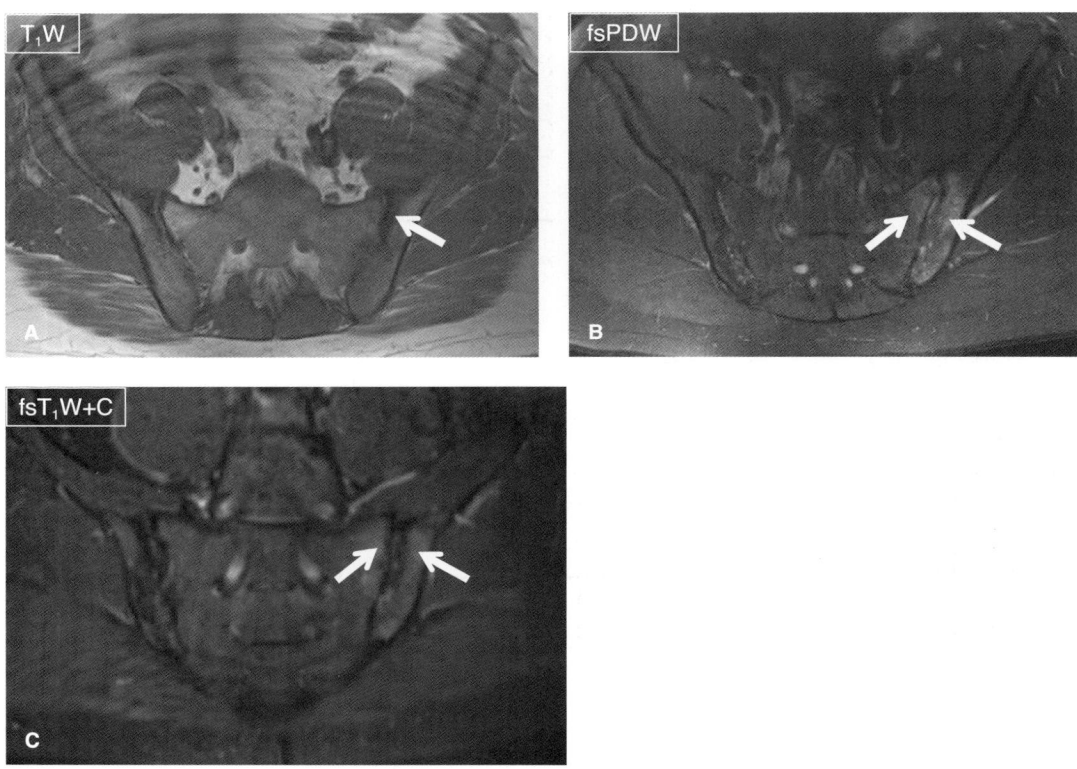

图46 银屑病性关节炎。轴位图像（A～C）示左侧骶髂关节不对称受累（箭），其特征是关节面下骨髓水肿伴强化，提示炎症。对侧骶髂关节可见微小的退行性变。这种不对称受累模式还需与骨关节炎、反应性关节炎和感染鉴别

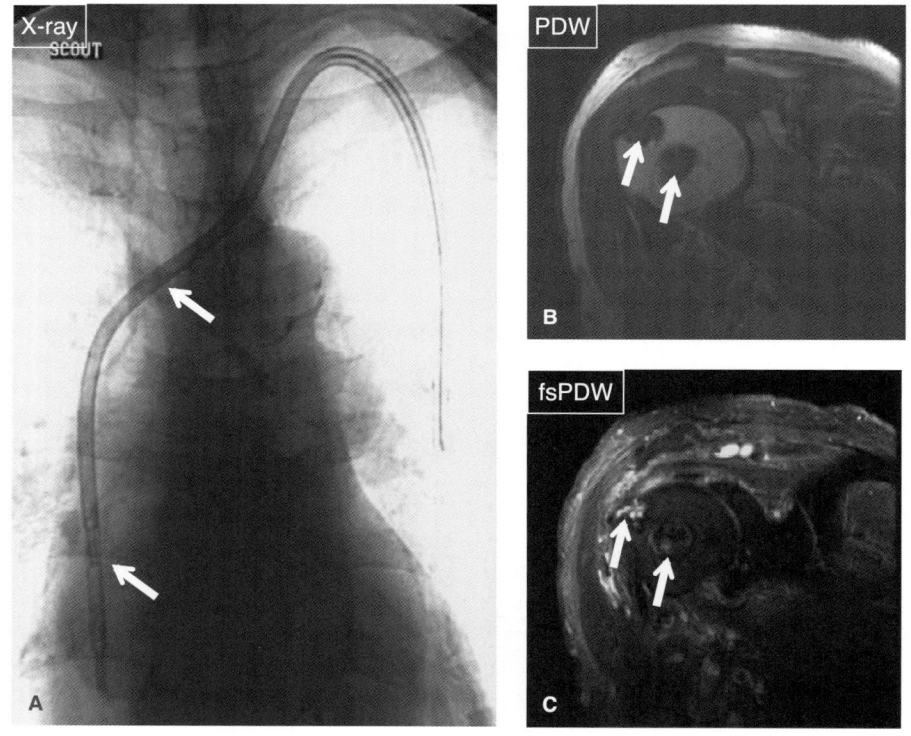

图47 肾衰竭患者的淀粉样变性。A：前后位胸片示颈静脉透析管（箭）。B、C：同一患者肩部冠状位图像示低信号含铁血黄素沉积并侵蚀肱骨头（箭）

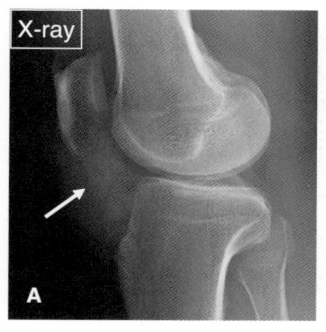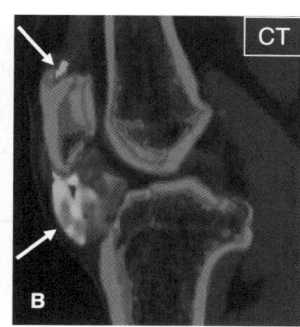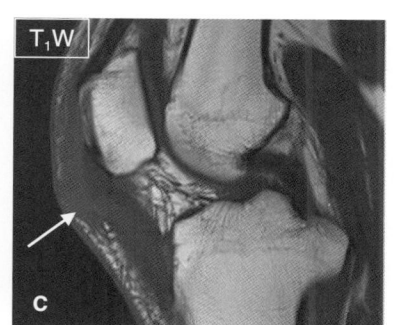
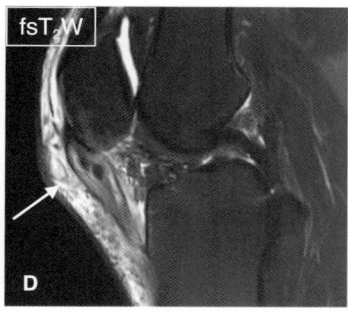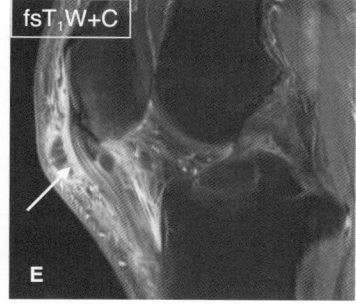

图 48 成年男性，已诊断为痛风，膝关节前部疼痛。患者 1（A、B）的膝关节侧位片（A）和矢状位双源 CT 图像（B）示髌腱和髌下脂肪垫（箭）内钙化痛风石。患者 2（C、D、E）的矢状位 MRI 图像上有类似的改变（病例由 Tae Yong Moon，MD 提供）

累及多个关节时，全身受累关节的分布是不对称的。在腕关节，首先累及的是桡舟关节，其次为月头关节，最后是桡月关节（图 49）。在大多数情况下，骨关节炎的骨髓水肿与软骨缺损和骨质负担过重引起的应激反应有关（图 50）。然而，炎性因素在侵蚀性骨关节炎影响远节和近节指间关节中的作用十分显著。继发性骨关节炎发病较早并影响非典型的关节，其他特征包括对称的关节受累、多间室变化和（或）不常见的影像学改变。在继发性骨关节炎的患者中，应尝试找出引起软骨破坏的原因，如外伤、潜在的半月板或盂唇撕裂、晶体沉积、神经性关节病、类

风湿关节炎和血友病（图 51）。

神经性关节病（或 Charcot 关节）是一种进行性退行性/破坏性关节病，发生在有异常疼痛和本体感觉异常的患者，可表现为单关节或多关节受累，通常累及足、膝、肩、肘和腕关节（图 26、图 42）。

原发性滑膜骨软骨瘤病（synovial osteochondromatosis，SOC）和羟基磷灰石晶体沉积病通常表现为单关节病。按发生概率，滑膜骨软骨瘤病最常累及膝关节（50%~65% 的病例）、髋关节、肘关节、肩关节和踝关节，而羟基磷灰石晶体沉积病最常累及肩关节、髋关节、肘关节、腕关节和手（图 33、

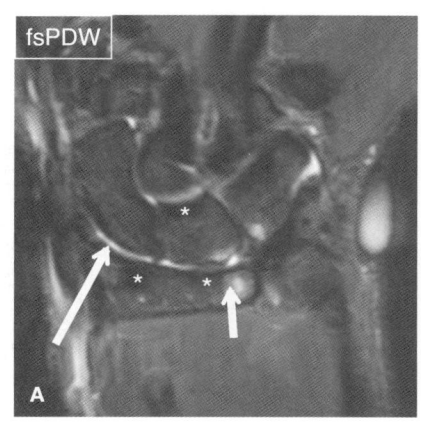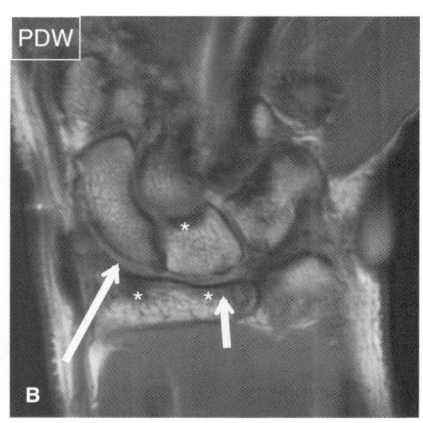

图 49 腕关节骨关节炎。冠状位图像（A、B）示桡舟关节（长箭）和桡月关节（短箭）软骨的全层缺损。另注意软骨下骨硬化相关的病灶（星号）

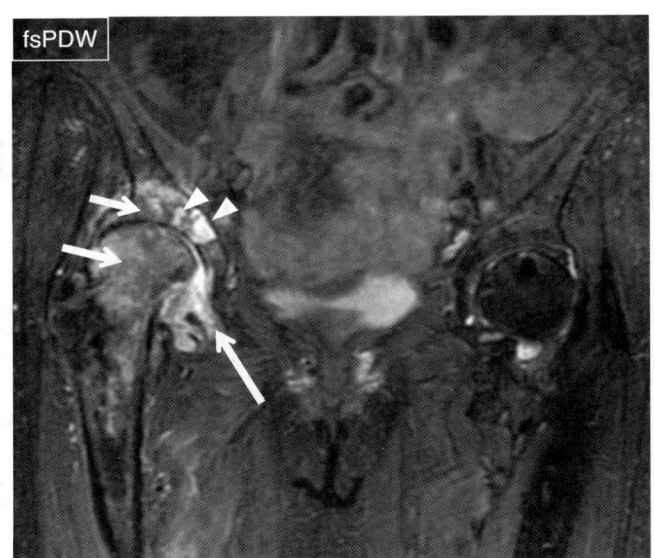

图 50 严重的骨关节炎。冠状位图像示右髋关节软骨完全缺损,导致骨性接触和关节面下对应侧广泛的骨髓水肿(短箭)。还要注意髋臼的囊变(箭头)和中度关节积液(长箭)。注意即使在 OA 晚期阶段,也可见典型的不对称性关节受累,对侧关节表现轻微

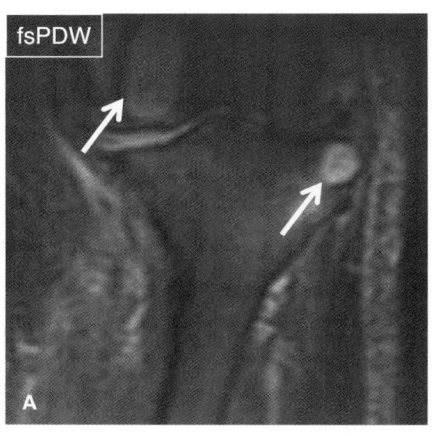

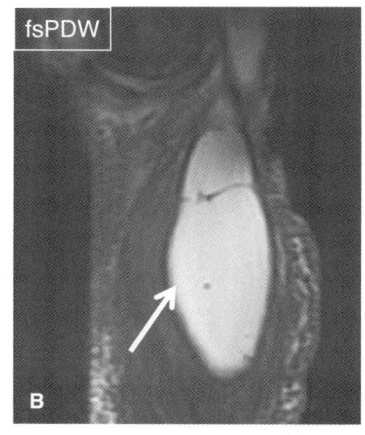

图 51 继发于长期类风湿关节炎的膝关节骨关节炎。A:冠状位图像示软骨完全缺损,囊肿形成(箭),内侧和外侧关节间隙股骨与胫骨直接接触。注意胫骨内侧平台骨重塑,部分吸收。B:小腿近端有巨大的腘窝 Baker 囊肿(箭)

图 41、图 52)。

血友病性关节病是出血性疾病患者的滑膜关节内反复出血,继发退行性变的结果。最常受累的依次为膝、踝、肘和肩关节。虽然每次出血一般都只累及单个关节,但双侧受累很常见。MR 成像中常出现典型的含铁血黄素沉积表现(图 53)。

对位:〔〈正常〉〈半脱位小于 50%/ 半脱位大于 50%〉〕

关节炎晚期的一大特点是关节半脱位或脱位,尤其是类风湿关节炎。这是由于炎症破坏引起了关节囊和韧带松弛,纤维化导致了关节囊收缩,以及肌腱和腱鞘的炎症/病理性退行性变。这些畸形最常累及手部关节,在平片显示最佳。在相对早期阶段可出现第 2~5 掌指关节向尺侧偏移(风吹畸形),晚期可出现槌状指(伸肌腱远节指骨插入点松弛/断裂导致远节指骨下垂)、天鹅颈畸形(近节指间关节过伸和远节指间关节屈曲)、纽扣花畸形(近节指间关节屈曲和远节指间关节过伸)和搭便车者畸形(拇指掌指关节屈曲和远节指间关节过伸)。膝外翻是未治疗的类风湿关节炎的一个常见体征。一侧膝关节出现外翻畸形,同时另一膝关节代偿性内翻畸形,导致两个关节靠近。在腕关节,骨质侵蚀、滑膜炎、慢性退变和支持韧带松弛等原因可能导致腕骨向尺侧、桡侧、背侧或掌侧移位。腕骨向尺侧移位比向桡侧移位更常见。这一改变可通过月骨从月骨窝移位超过 50% 来识别。在髋关节,与骨关节炎关节向外上移位不同,轴位(向内侧)移位和髋臼前突更为常见。在脊柱,类风湿关节炎通常累及骶髂关节和颈椎,尤其是侵蚀齿状突、引起寰枢椎和其他水平颈椎半脱位。在幼年型类风湿关节炎,充血可能引起胫骨远端骨骺过度生长,导致胫距倾斜,类似于血友病性关节病。

神经性关节病的特征是半脱位、脱位、关节畸形、关节周围碎片和导致中足紊乱的骨碎片。MR 成像与平片相结合可以提高诊断准确性。

积液:〔〈正常〉〈少量/中量/大量积液〉〕

关节积液是炎症性关节炎的常见征象,通常提示急性炎症或病变加重。小关节的少量积液可以通过与邻近关节对比来帮助识别,通常情况下当关节内充满液体导致关节囊肿胀时,可以诊断为积液。对于大关节,如关节章节中所述的定量测量或某些非重力相关性隐窝的饱满可用于判断积液。存在滑

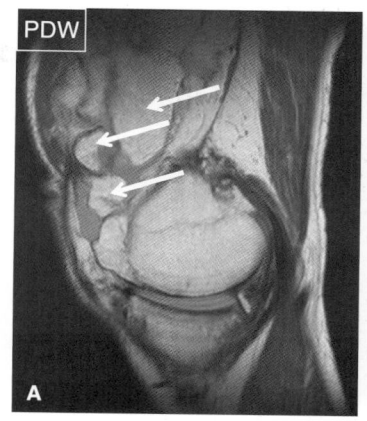
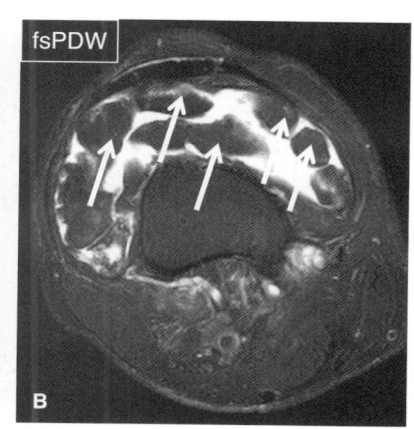

图 52 原发性滑膜骨软骨瘤病。矢状位（A）和轴位（B）图像示髌上囊内多发大小类似的骨性游离体（箭）。患者有快速进展的膝关节骨关节炎，内侧关节间隙软骨完全缺损

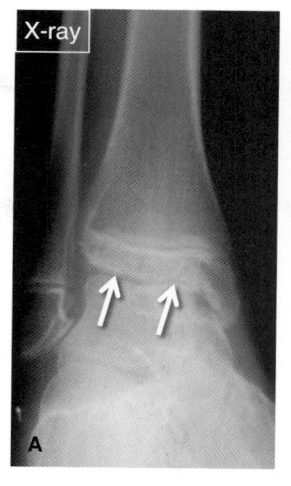
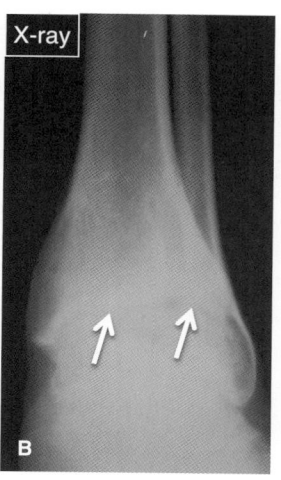
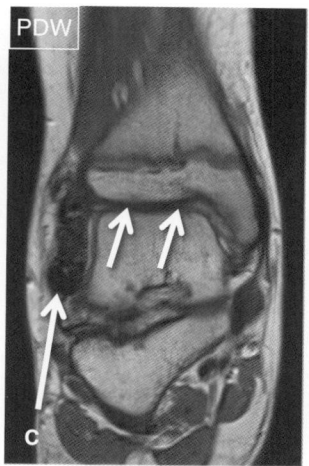
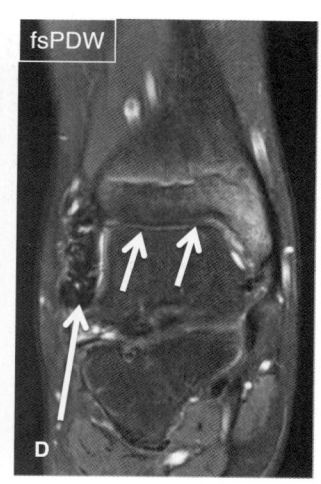
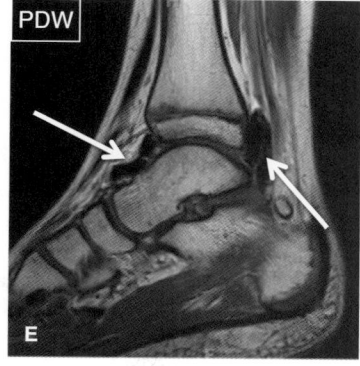
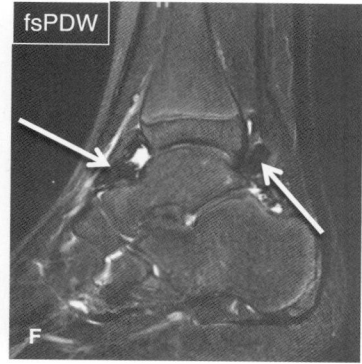

图 53 血友病性关节病。前后位（A）和斜位（B）X线片示胫骨骨骺膨大，典型的内侧（胫距倾斜）最为突出，并导致足过度旋前。注意继发性骨关节炎引起的胫距关节间隙弥漫性变窄（箭）。相应的冠状位（C、D）和矢状位（E、F）MR 图像示胫距软骨弥漫性变薄（短箭），胫距关节滑膜增厚和低信号（长箭），提示含铁血黄素沉积

膜炎时，要将关节积液与增厚的滑膜可靠地区分开来，需要对比剂增强的 fsT_1W、重 fsT_2W 和（或）DW 图像（在下一节中描述）（图54）。关节积液应分为少量、中量和大量。

关节积液具有非特异性，见于骨性关节炎和其他类型的关节炎，如类风湿关节炎（早期）、痛风、色素沉着绒毛结节性滑膜炎（pigmented villonodular synovitis, PVNS）、狼疮性关节炎/混合性结缔组织病、神经性关节病、淀粉样关节病和血友病性关节病（关节积血）。在类风湿关节炎晚期，关节积液中可能出现大小均匀的滑膜源性游离体，称为米粒体。米粒体通常多发，虽然与滑膜软骨瘤病类似，但它们明显更小，呈 T_2 低信号，其特点是没有中央高信号（图55、图56）。

原发性滑膜骨软骨瘤病的特点是关节内出现多个大小相似（从几毫米到几厘米不等）的软骨小体，这些软骨小体是滑膜软骨样化生的结果，并在病程中发生进行性矿化，其具体成因不详。根据疾

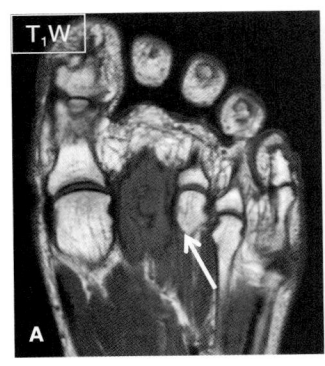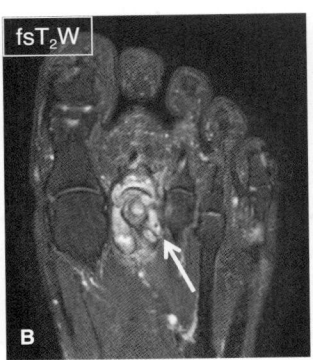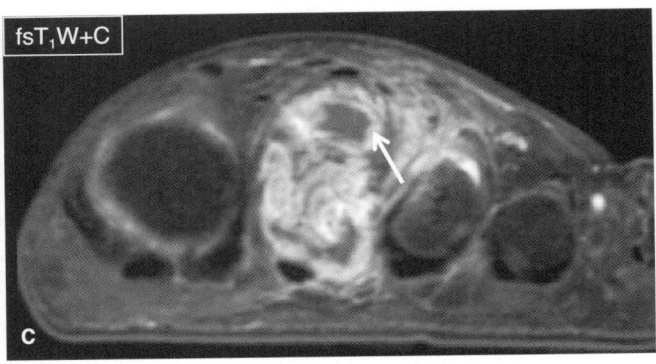

图54 类风湿关节炎：关节积液与血管翳对照。冠状位（**A**、**B**）图像示骨质侵蚀性血管翳和复杂积液（箭），没有增强时很难定量。增强横轴位图像（**C**）示极少量积液（箭），大部分病变实际上是有强化的活动性血管翳

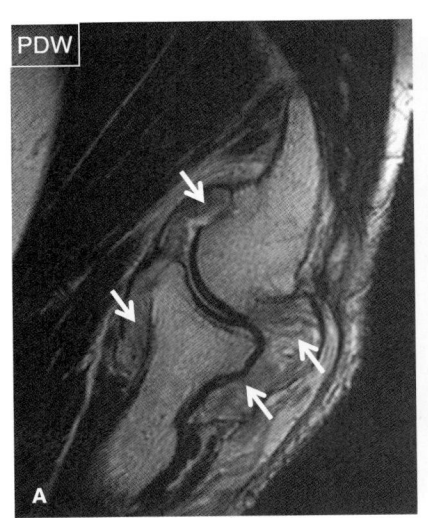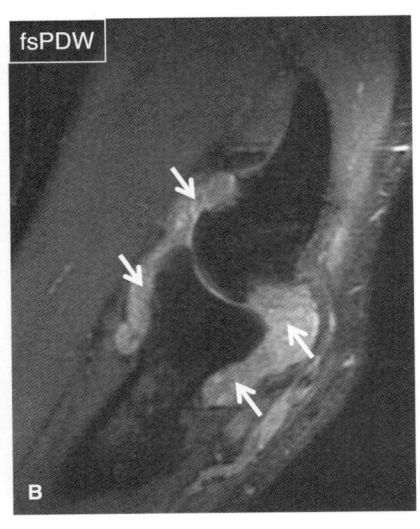

图55 类风湿关节炎。矢状位图像（**A**、**B**）可见肘关节明显的关节积液，其内充满了大量中等信号强度的无定形血管翳组织（箭）。注意关节间隙弥漫性变窄和软骨变薄

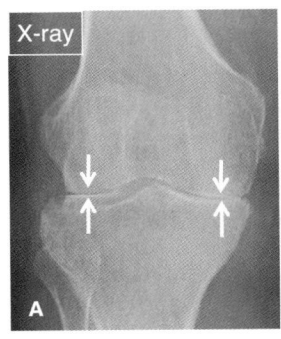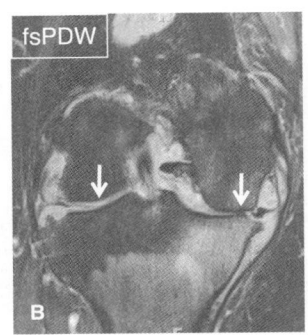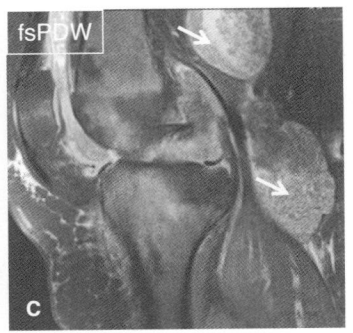

图56 类风湿关节炎累及膝关节。前后位片（**A**）示关节间隙弥漫性重度狭窄和骨质疏松（箭），与继发性骨关节炎的表现一致。相应的冠状位（**B**）和矢状位（**C**）MR图像示严重的软骨缺损（**B**中箭）以及中量关节积液。积液内含中等信号灶，符合米粒体。注意腘窝Baker囊肿内有类似的游离体（**C**中箭）

病阶段和游离体的矿化程度，游离体可能表现为：①信号均匀的分叶状病变，在T_1W图像上与肌肉呈等或略高信号，在T_2W图像上为高信号（早期：未矿化软骨体，在平片上不明显）；②病变与前述类似，但在所有成像序列上另有中央低信号灶，低信号对应为钙化，在梯度回波序列上更明显（中期：平片上可见游离体——最常见的模式）（图57）；③与前述类似，但另有外周低信号灶围绕具有脂肪

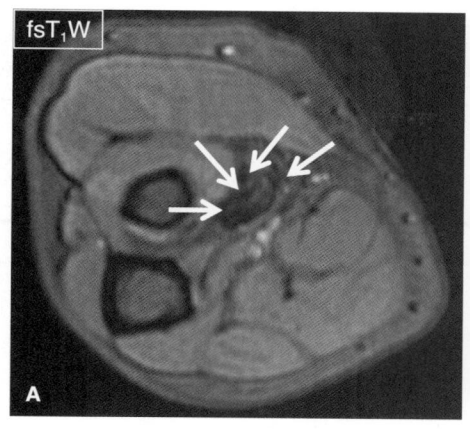 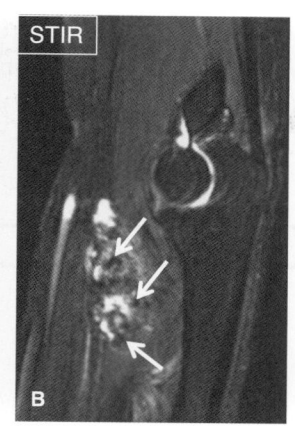 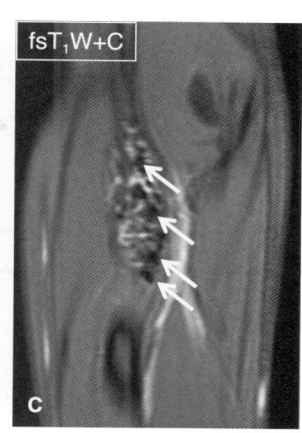

图 57　原发性滑膜骨软骨瘤病累及滑膜囊。横轴位（**A**）和矢状位（**B**、**C**）图像示肱二头肌桡骨滑囊内多发大小一致的低信号灶（箭），周围滑膜强化

信号特征的中央区域（晚期：骨软骨体骨样结构，在平片中也可见）（图52）。在某些关节中，这些病变可能会偏心性侵蚀邻近的骨，并延伸到邻近与之相通的滑囊和腱鞘。这一征象在髋关节尤为常见，有40%～71%的病例延伸至髂腰肌和闭孔外肌滑囊（图58）。报告中需要描述到病灶累及的邻近结构，这对保证手术完整切除病灶十分重要。

继发性滑膜骨软骨瘤病是慢性关节炎或应力紊乱的结果。继发性与原发性滑膜骨软骨瘤病的鉴别诊断具有挑战性，因为原发性滑膜骨软骨瘤病长期存在易导致退行性关节病，而继发性滑膜骨软骨瘤病可由退行性变引起。矿化小体的数量和大小可资鉴别，原发者的矿化小体通常数量众多（通常超过5个）且大小相似，而继发者的矿化小体较少且大小不一（图59）。

滑膜增厚 / 滑膜炎：〔〈无〉〈轻度 / 中度 / 重度〉〕

覆盖正常关节腔、滑囊和肌腱的薄层滑膜组织在MR图像上呈细线样，类似于胸膜或腹膜。滑膜增厚常见于关节内紊乱或退行性疾病。随着时间的推移，它也会随着疾病的进展而增厚。骨性关节炎中增厚的滑膜会逐渐转变为纤维脂肪，因此对中老年患者，不应过度诊断为树枝状脂肪瘤（图60）。在关节炎的急性发作期，滑膜可能会有一些强化；当出现双侧滑膜炎、滑膜显著增厚、结节状增厚或明显强化应提示存在潜在的炎性疾病，如类风湿关节炎、色素沉着绒毛结节性滑膜炎等。滑膜炎是类风湿关节炎最早出现的病理学异常，一般双侧发生，但并不绝对。滑膜炎表现为滑膜增厚和 T_2 高信号（表明血管翳的炎性水肿）以及强化（反映充血）。有关节积液时，滑膜炎与滑膜液体难以区分，

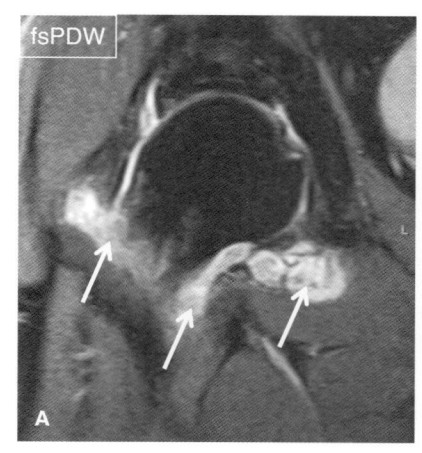 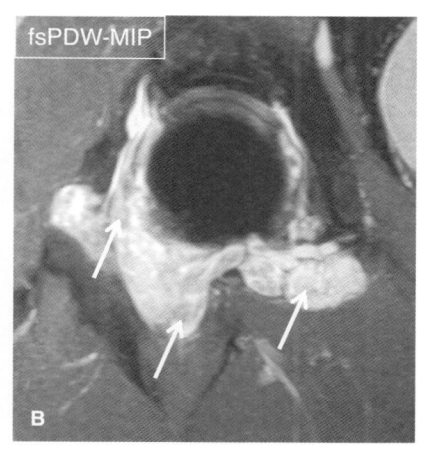

图 58　原发性滑膜骨软骨瘤病。右髋关节冠状位图像（**A**、**B**）示中量积液，许多大小一致的关节内小体（箭）充满髋关节及其各隐窝。没有明显的髋臼软骨异常或其他的关节内紊乱。注意股骨颈外侧细微的骨侵蚀和水肿

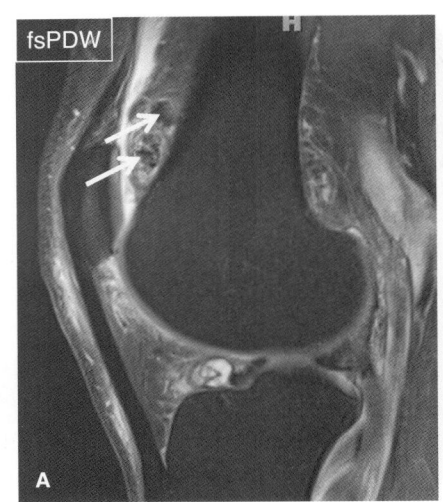
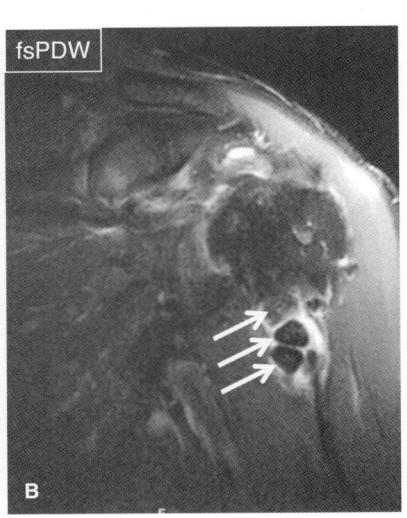

图 59　继发性滑膜骨软骨瘤病。不同病例的矢状位（A）和冠状位（B）图像示等低信号的骨软骨体（箭）分别位于股前脂肪垫和肱二头肌腱鞘内

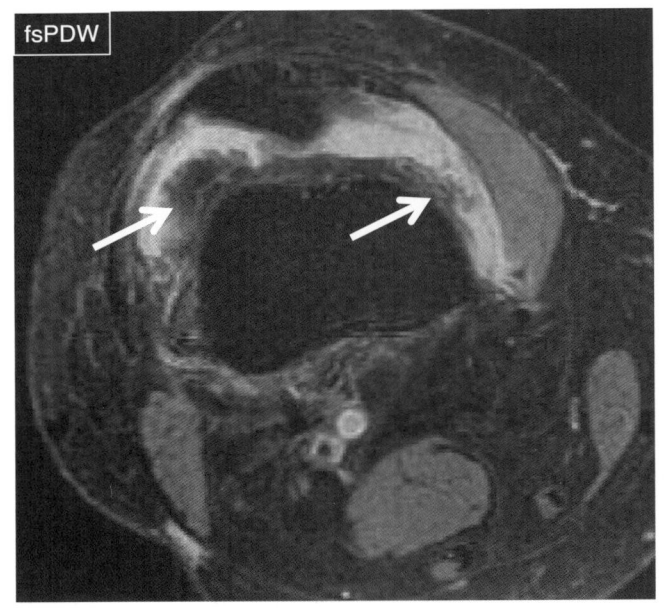

图 60　骨性关节炎的滑膜增生。横轴位图像示髌上囊的中度滑膜增生，伴有纤维脂肪成分（箭），这在中老年患者的慢性膝关节疾病中并不少见

可以根据以下征象进行鉴别：①注入钆对比剂 5 分钟内的 fsT_1W 图像，可充分显示增厚和明显强化的滑膜（图 54）；②重 T_2W 序列，滑膜信号较积液低；③ DW 序列，滑膜炎（而不是滑液）会呈现出弥散受限。在临床症状缓解的情况下如仍持续观察到滑膜炎意味着炎症持续存在，可能代表疾病的亚临床进展。

虽然滑膜炎是类风湿关节炎的主要特征，但它并不是大多数血清阴性脊柱关节病的主要征象。对于色素沉着绒毛结节性滑膜炎，通常表现为边缘呈分叶状的滑膜肿块样增生。滑膜增生可能是广泛的（弥漫型）或局限性边界清晰的单发结节（局限型）（图 61、图 62）。滑膜在 T_1W 和 T_2W 图像上表现为低信号（反映含铁血黄素沉积，在梯度回波序列和高场强 MR 显示更明显）。由于疾病富含血管，弥漫型滑膜增生更常表现为明显强化，但强化程度是多变的。含低信号区的滑膜增厚也是血友病性关节病

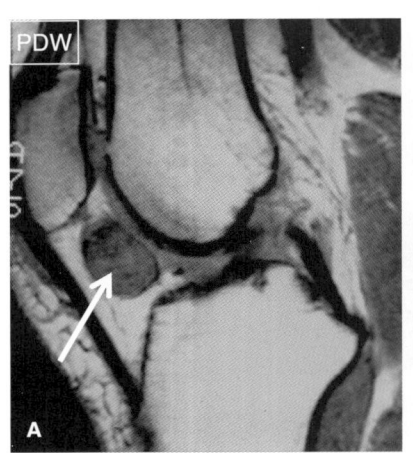
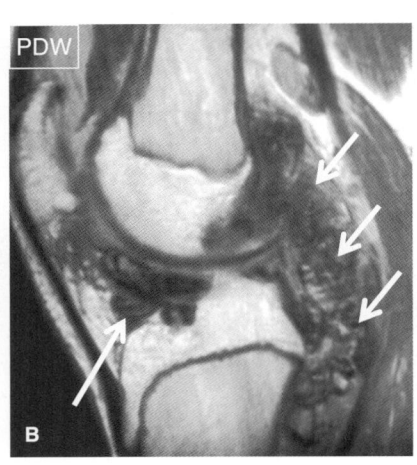

图 61　色素沉着绒毛结节性滑膜炎。来自不同患者的矢状位图像示关节内单发（A 中箭）和多发（B 中的箭）的低信号肿块样病变，对应于滑膜含铁血黄素沉积，符合关节内局灶型（A）和弥漫型（B）色素沉着绒毛结节性滑膜炎

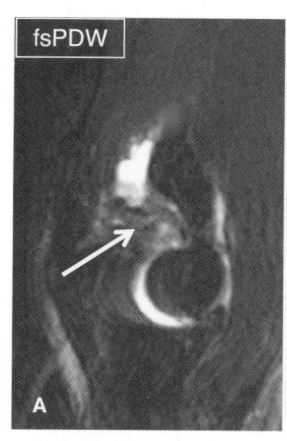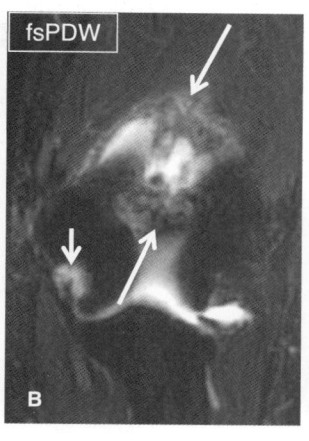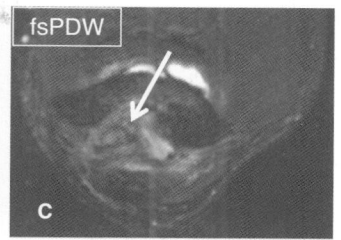

图 62 色素沉着绒毛结节性滑膜炎。矢状位（**A**）、冠状位（**B**）和横轴位（**C**）图像示肘关节内有中等量肿块状滑膜增生（长箭），由于内含铁血黄素沉积，呈均匀低信号。另外可见少到中量的关节积液和囊性骨质侵蚀（短箭）

（图 63）、类风湿关节炎和多中心性网状组织细胞增多症相关性关节病的特征。如果表现为单关节病（多中心性网状组织细胞增多症和类风湿关节炎中不常见），则可能难以在影像上鉴别这些疾病。滑膜炎也见于痛风和假性痛风的早期阶段以及淀粉样关节病、幼年型类风湿关节炎、狼疮性关节炎、原发性干燥综合征，偶尔也出现在原发性滑膜骨软骨瘤病中（图 64 ~ 图 66）。对于所有病例，均应将滑膜炎分为轻度、中度和重度（显著）。

骨质增生改变：[〈无〉〈轻度/中度/重度〉〈骨赘/韧带骨赘/附着点骨赘〉]

骨赘是骨性关节炎的特征，表现为关节边缘的骨性突起。先是软骨过度生长，随后发生软骨内骨化，从而形成骨赘。骨赘被认为是为了支撑退变的关节，以防止结构紊乱，其大小通常与关节错位的程度有关。骨赘表现为位于皮质边缘的与相邻骨皮质连续的低信号，中心区域在所有序列上均跟骨髓脂肪信号相似。骨赘最初为水平延伸，但后期增大时会垂直延伸，最终可能与对侧关节面的骨赘桥接，从而导致强直。

骨关节炎有两种类型：原发性和继发性。前者明显多于后者，被认为是由衰老引起的"磨损"性骨关节炎，主要出现在 55 ~ 60 岁左右。继发性者发病年龄较早，有特定的原因，如外伤、半月板或盂唇撕裂、肥胖、基因改变、不活动或存在其他潜在

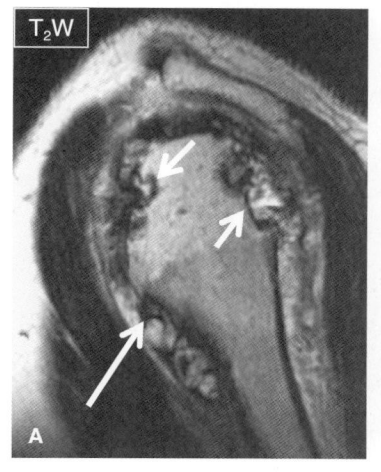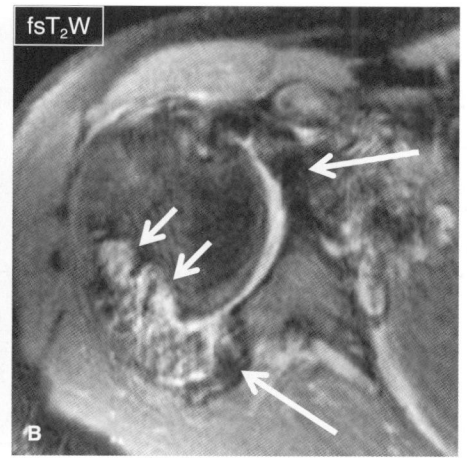

图 63 血友病性关节病。矢状位（**A**）和横轴位（**B**）图像示关节腔内明显低信号的含铁血黄素沉积（长箭）、少量积液和肱骨头骨质侵蚀（短箭）

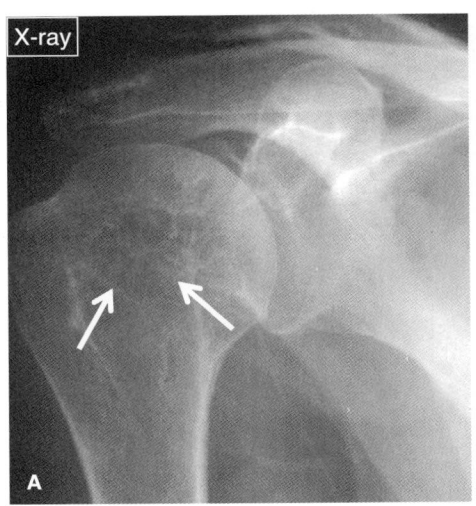
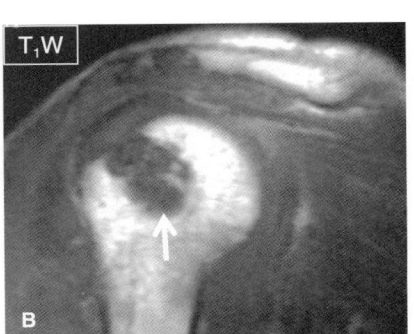
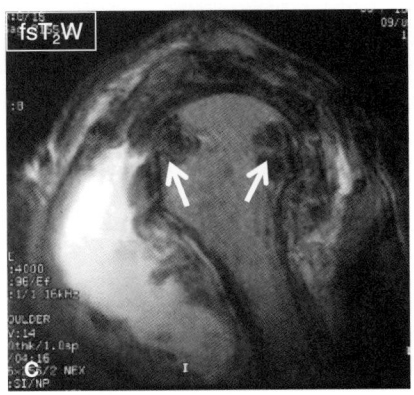

图 64 淀粉样关节病。前后位 X 线片（**A**）示肱骨头中心髓腔内隐约可见溶骨性病变，边缘硬化。对应的冠状位（**B**）和矢状位（**C**）MR 图像示呈明显低信号的淀粉样组织侵蚀肱骨头（箭）

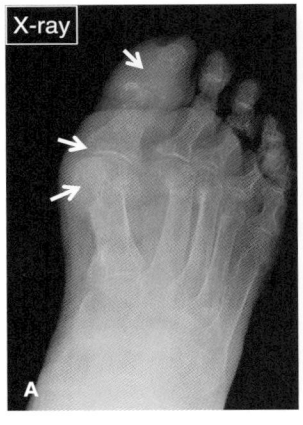
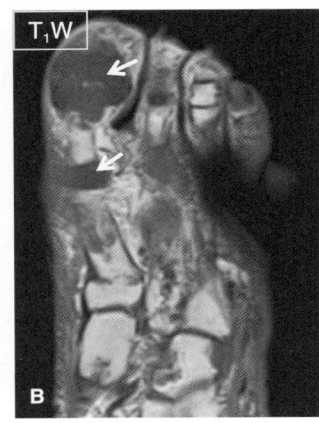
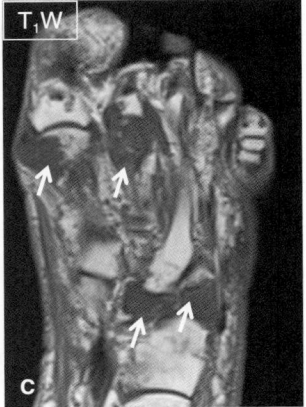

图 65 痛风。**A**：前后位 X 线片可见足部多发偏心性骨质侵蚀破坏，尤其是踇趾骨质破坏明显（箭）。**B**、**C**：对应的连续层面 MR T_1W 图像示骨病变是由均匀等信号的关节旁软组织肿块（箭）引起的，提示痛风石

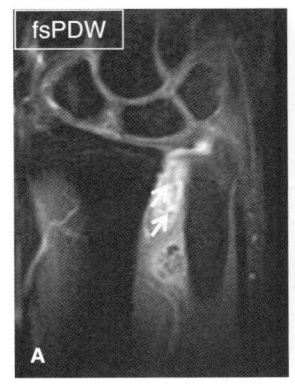
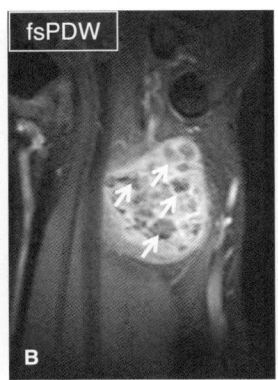
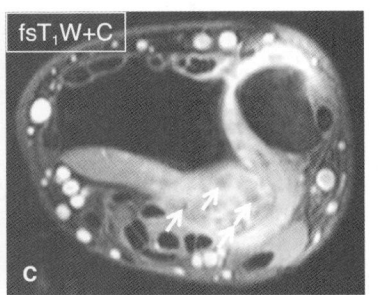

图 66 原发性滑膜骨软骨瘤病。冠状位（**A**、**B**）和横轴位（**C**）图像示下尺桡关节间隙增宽，其内多发等信号、大小不一的游离体（箭）。另注意滑膜增厚伴强化，提示重度滑膜反应性增生

的炎性疾病，如类风湿关节炎、假性痛风、神经性关节病和血友病等。在继发性骨关节炎中，骨性肥大通常不明显，而更易发生软骨弥漫性缺损、关节间隙均匀变窄、软骨下塌陷和强直（图51、图52、图56）。

韧带骨赘是纵向骨小梁缓慢过度生长的产物，在组织学上与骨赘相似。它们是血清阴性脊柱关节病的一种特征，被认为是反复发生炎症和修复的结果。在强直性脊柱炎和炎症性肠病中，韧带骨赘是对称的、位于边缘（在椎间盘与椎体交界处），而在银屑病性关节炎和反应性关节病中，常不对称、位于非边缘区域（在椎体的侧面，距椎间盘与椎体交界处有一定的距离），也被称为韧带旁骨赘。脊柱前面和侧面的韧带骨赘是强直性脊柱炎的标志，强直性脊柱炎被认为是侵蚀性较小且骨化程度较高的关节病。随着韧带骨赘的增大，它们最终把椎间盘桥接起来，形成"竹节椎"。虽然强直性脊柱炎的上述改变在平片和CT片上可以更好地显示，但MR成像在以下方面仍有其价值：

- 骶髂关节炎的早期诊断：表现为T_2高信号、软骨下骨弥散受限和强化，伴或不伴有关节积液。
- 早期发现椎间盘与椎体交界处的软骨缺损、骨质侵蚀和软骨下骨的改变。
- 在已确诊有脊椎病的病例中，发现假关节、椎管狭窄和蛛网膜憩室。
- 评估马尾神经综合征。
- 判断脊柱骨折是否通过竹节椎的椎间盘，评估相关的韧带损伤或硬膜外血肿（图67）。

是否存在骨质增生改变有助于鉴别类风湿关节炎和血清阴性脊柱关节病（除去与继发性骨关节炎相关）。

弥漫性特发性骨质增生症（DISH）是一种附着点病，常见于50～75岁的男性，其特征是肌腱和韧带附着处的骨质增生。虽然腰椎和颈椎也常常受累，但是该病通常累及下位胸椎水平的前纵韧带（较少见的也有累及后纵韧带），腰椎和颈椎也经常受累。该病表现为：①沿至少4个相邻椎体前外侧（少见情况为后侧）的连续性钙化和骨化（所有MR脉冲序列上均为低信号），伴或不伴骨赘形成；②受累区域椎体的骨髓信号和椎间盘高度正常，没有椎间盘退行性病变；③没有小关节骨性强直；④没有骶髂关节的骨质侵蚀、硬化或骨性融合（虽然小关节变窄和硬化是可以接受的）。诊断基于平片或CT。在罕见有神经系统症状的病例中需要行MR成像，以排除后纵韧带骨化、潜在的脊髓受压水肿以及类似于强直性脊柱炎的椎间盘骨折（图68、图69）。

腱鞘炎：[〈无〉〈轻度/中度/重度〉]

关节炎中发生邻近肌腱腱鞘炎是一种非特异性表现，这可能是由于炎性或感染性的机械紊乱引起的。在大多数情况下，单根肌腱发病提示存在紊乱；多根肌腱受累或严重的腱鞘炎提示类风湿关节炎或其他炎症（图70）；而当腱鞘炎伴有筋膜水肿或积液和（或）出现明显强化时，则要怀疑感染。

腱鞘炎常见于早期类风湿关节炎累及手腕关节，表现为腱鞘内液体增多、腱鞘滑膜厚度增加、强化，或兼而有之。当滑膜液完全包绕肌腱和（或）直径大于相应肌腱的直径时，认为滑膜液增多。对于早期

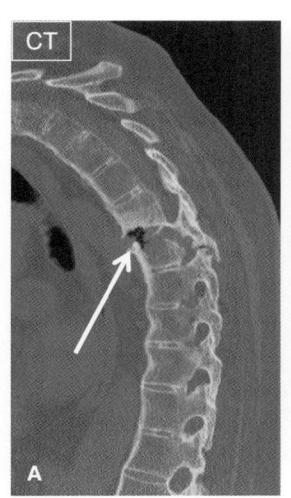
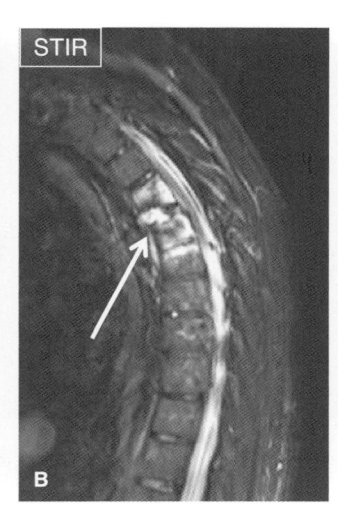
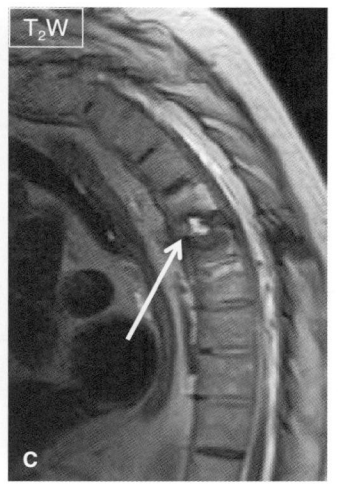

图67 强直性脊柱炎。矢状位重建CT图像（A）和相应的矢状位MR图像（B、C）示强直性脊柱炎典型的竹节椎，以及横贯上胸椎椎体-间盘的香蕉棒样骨折（箭）

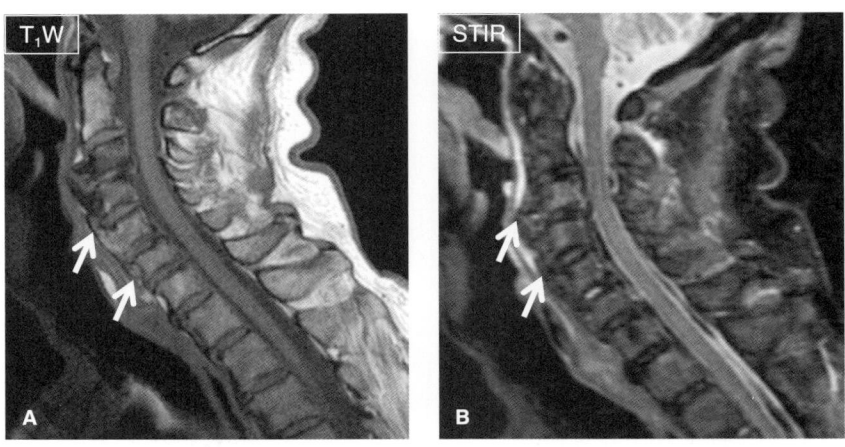

图 68　弥漫性特发性骨质增生症。矢状位图像（**A**、**B**）示颈椎 C2 至 C5 水平前纵韧带（箭）的连续性骨化

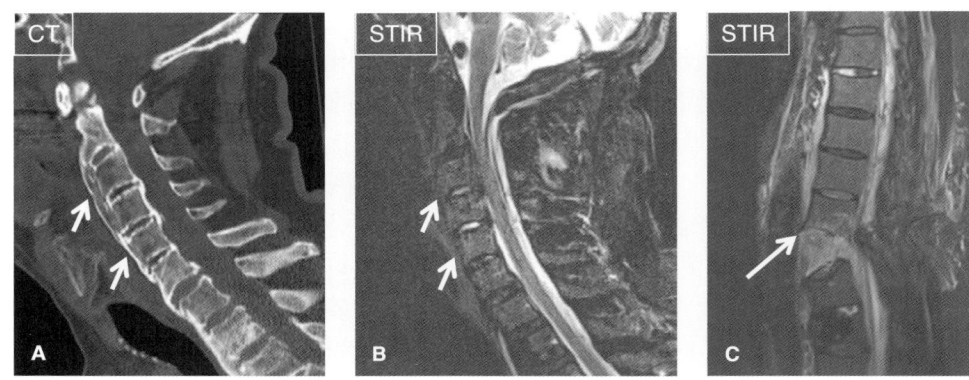

图 69　新近创伤导致弥漫性特发性骨质增生症发生椎体 - 间盘骨折。颈椎矢状位重建 CT（**A**）和矢状位 MR（**B**）图像示前纵韧带（箭）的弥漫性骨化，在 CT 图像上显示更佳。胸椎矢状位图像（**C**）发现香蕉棒样骨折，累及椎体和邻近的上位椎间隙，失去正常的后突曲度（箭）

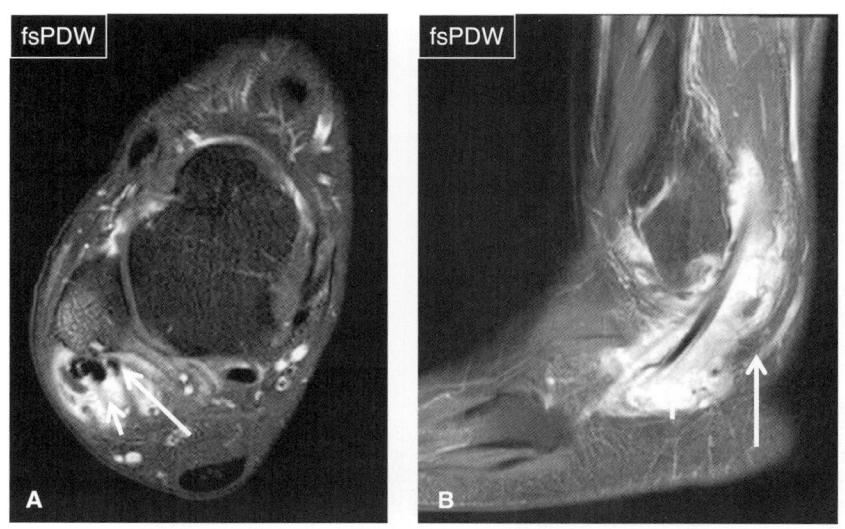

图 70　类风湿关节炎相关腱鞘炎。横轴位（**A**）和矢状位（**B**）图像示腓骨短肌腱纵向撕裂（长箭）以及严重的腓骨肌腱腱鞘炎（短箭）

类风湿关节炎，报告腱鞘炎很重要，因为：①关节滑膜炎和腱鞘炎代表疾病处于活动期，在某些患者中，腱鞘炎比关节滑膜炎更严重。因此在评估炎症程度时，应同时考虑这两种情况；②腕关节伸肌腱鞘炎和相对少见的屈肌腱鞘炎可能与肌腱撕裂有关。狼疮性关节炎、痛风、淀粉样变和混合性结缔组织病也可能发生腱鞘炎、相关的肌腱炎或自发性肌腱撕裂（图71）。

关节间隙/软骨： [〈正常〉〈缺损小于50%/缺损大于50%〉]

最好在平片上评估关节间隙，而关节软骨最好在相应的MR图像上进行评估。应评估关节软骨的大小及其结构的完整性。报告应包含裂缝的位置和深度，以及软骨缺损（丢失）的区域。根据缺损深度，软骨损伤分为轻度（受累未及软骨厚度的50%）、重度（受累达50%以上，但不足全层）以及全层（软骨下骨裸露）损伤。在软骨弥漫性变薄的情况下，报告应包含软骨变薄的程度（轻度、重度、全层），受累软骨超过还是不足总关节软骨的50%。

关节间隙变窄在晚期类风湿关节炎中表现为均匀性狭窄，而在骨性关节炎中为不均匀性狭窄。在平片评分中，关节间隙变窄和骨质侵蚀被认为是最适合衡量类风湿关节炎的严重程度和进展情况的指标。与平片类似，腕掌比可用于定量测量类风湿关节炎的疾病进展情况。该比值反映了腕关节间隙减少的程度（而不是侵蚀性损伤），并随着腕骨的进行性受累而减小。它是用腕骨的纵轴长度（从桡骨远端尺侧掌缘至第3掌骨基底部骨皮质中点）除以第3掌骨的长度来计算的。正常值＞0.60，据报道该比值在连续的评估中会发生改变。

痛风和淀粉样关节病一般不累及关节间隙，除非到了疾病后期（图72）。色素沉着绒毛结节性滑膜炎通常也不累及关节间隙，在原发性滑膜骨软骨瘤病中，少数可见由于游离体的积聚膨胀，关节间隙出现异常增宽（图61、图62、图66）。

关节软骨退变是骨性关节炎的结构性标志，主要发生在关节的承重面。根据严重程度，软骨损伤包括早期退变或软骨软化，高分辨率自旋回波图像上主要表现为信号强度不均匀；轻度损伤为缺损累及不足一半的软骨厚度（0%～50%）；重度损伤为累及一半以上但小于全层的软骨（51%～99%）；全层损伤（100%）表现为软骨缺损伴骨质裸露（剥脱）（详见第5章）。

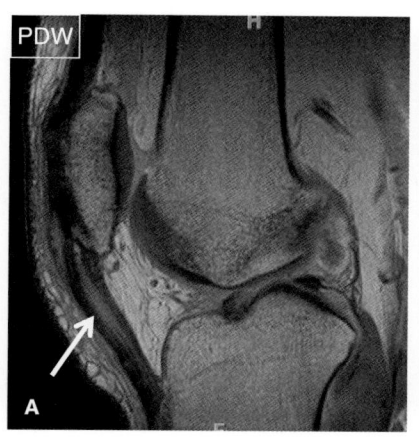
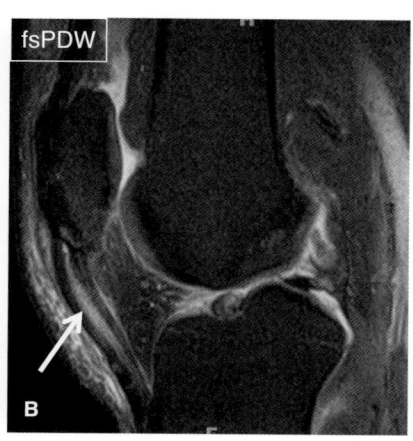

图71 痛风伴自发性肌腱分层。矢状位图像（A、B）示远端髌腱自发分层（箭）

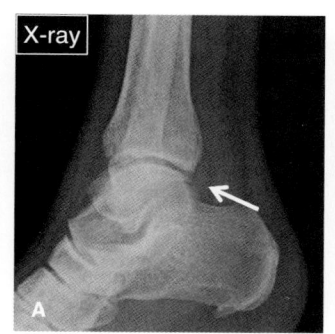
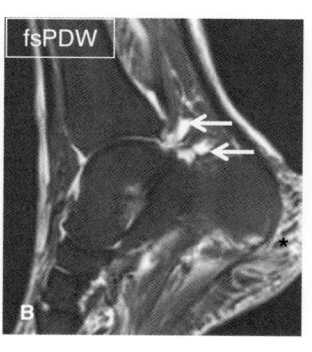
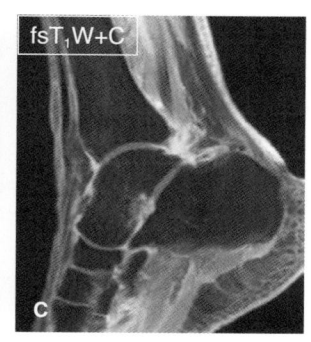

图72 早期痛风类似化脓性关节炎，患者有发热、足踝疼痛和白细胞计数增多。A：侧位片示少量积液（箭），踝关节间隙未见狭窄。另注意足底跟骨后下缘的骨赘。B、C：矢状位MR图像示胫距和后距下关节少量积液（B中箭）以及滑膜炎，类似于炎症/感染的过程。穿刺发现痛风结晶

关节软骨中的晶体沉积是假性痛风的一大特征。这些晶体在平片和 CT 上表现为钙化，在自旋回波图像上表现为线状或点状的明显低信号区域，偶尔会被高信号的晕所包围，可能是磁敏感伪影所致，在梯度回波图像上最易检测到。焦磷酸钙晶体沉积病最常累及的关节是膝关节（半月板）、腕关节（三角纤维软骨）、髋关节和耻骨联合。到了疾病后期，可出现关节破坏。骨性关节炎很少引起上肢关节的破坏，应警惕潜在的假性痛风，后者也可导致关节间隙狭窄。

神经性关节病有弥漫性或多灶性的软骨退行性变，后续的软骨可全部缺损。关节间隙在疾病初期增宽，在疾病后期变窄。在血友病关节积血中，关节软骨均匀丢失，滑膜或软骨中出现深色的含铁血黄素沉积，随后关节间隙变窄（累及膝关节或踝关节的所有间隙），最终可能导致下方软骨下骨裸露（图 73）。

侵蚀 / 囊变： [〈无〉〈小于 50% 关节面 / 大于 50% 关节面〉〈关节 / 关节旁〉]

侵蚀的位置可能在关节或关节旁，前者通常由炎症、血管翳形成引起，伴软骨缺损破坏，而后者由肌腱或韧带（附着点）的炎症和（或）牵引力变化引起。关节侵蚀是类风湿关节炎的典型表现。最初发生在"裸区"，即关节内承重面旁无软骨附着区，表现为骨病变，需要在两个平面上均可见，至少在一个平面上观察到皮质中断（多个平面上观察很重要，以避免出现假阳性）。这些病变在液体敏感序列图像上为高信号，可有强化。它们在 T_1W 图像上的特征是骨皮质的正常低信号及其下方骨髓的正常高信号的局灶性缺失。侵蚀灶的强化反映了缺损灶内的滑膜炎，以此可与无强化的充满液体的侵蚀灶鉴别。骨质侵蚀最常见于头状骨，三角骨，月骨，第 2、3 掌骨的桡侧，第 5 跖骨的外侧，尺骨茎突的基底部和豆三角关节（图 43、图 54、图 74）。偶尔在狼疮性关节炎和原发性干燥综合征中也可出现类似于类风湿关节炎的骨质侵蚀囊变，很难通过 MR 成像鉴别原发性干燥综合征和类风湿关节炎（尤其是早期）。侵蚀从局灶性软骨下水肿开始（液体敏感成像上高信号，PDW 或 T_1W 图像上信号正常或稍低），演变为囊变（液体敏感成像上高信号，T_1W 图像上低信号），最后脂肪变（除脂肪抑制序列外，所有图像上均为高信号）或硬化（所有序列都为低信号）。由于成像时疾病病程处于不同的阶段，可能会看到不同信号病变混合存在。

关节旁侵蚀见于痛风、色素沉着绒毛结节性滑膜炎、滑膜骨软骨瘤病和血友病性关节病。痛风的标志是具有硬化边缘和悬挂边的"穿凿样"骨质侵蚀（图 32、图 65）。约有 40% 的病例存在骨皮质悬挂边缘，该征象反映的是痛风石的压力不断增大，导致了骨质吸收（图 75）。色素沉着绒毛结节性滑膜炎中，下方的滑膜肿块压迫造成软骨缺损，从而导

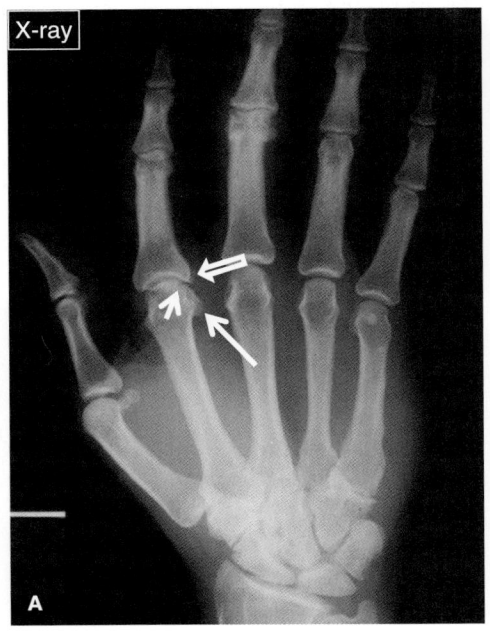
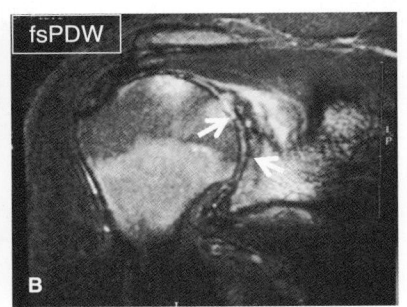
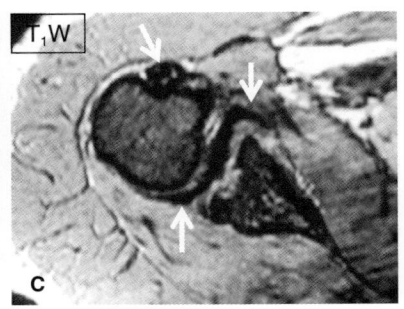

图 73 45 岁男性，含铁血黄素沉着症病史，反复关节积血导致继发性骨关节病。前后位片（A）示软骨下骨质侵蚀（短箭）、第 1 掌骨头的钩状骨赘（长箭）以及近节指骨基底部的小骨赘（空心箭）。中指近节指间关节也有退变。右肩关节冠状位（B）和横轴位（C）图像示盂肱关节软骨重度缺损（B 中箭）和弥漫性滑膜增生的低信号（C 中箭）

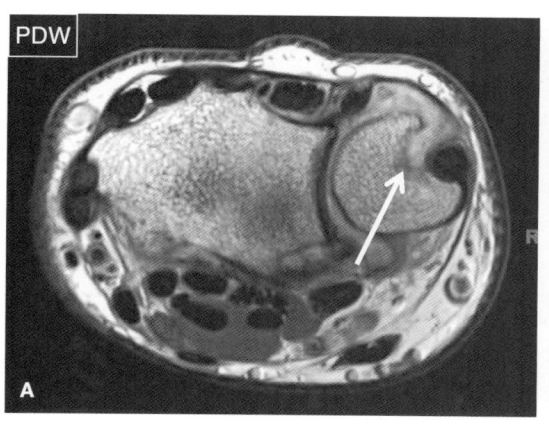
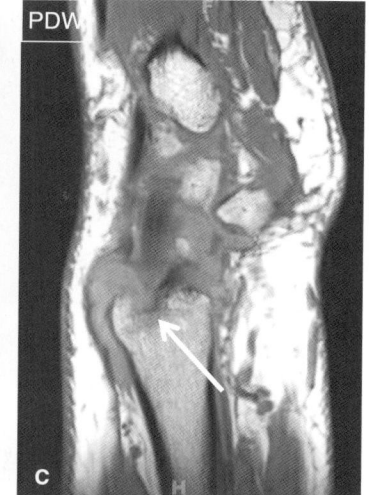
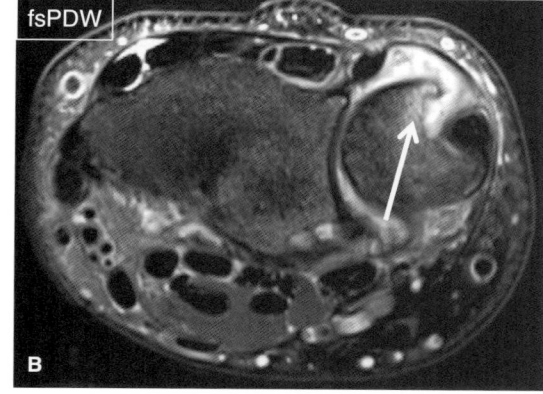

图 74 早期类风湿关节炎。横轴位（A、B）和矢状位（C）图像示尺骨茎突基底部的局灶性侵蚀（箭）伴有滑膜炎

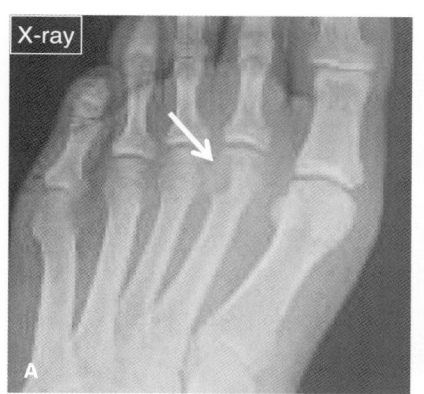
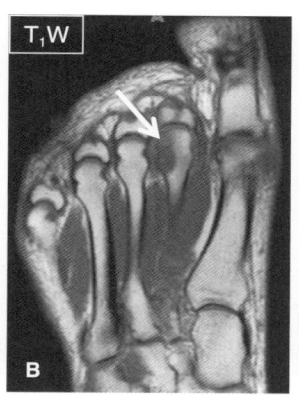
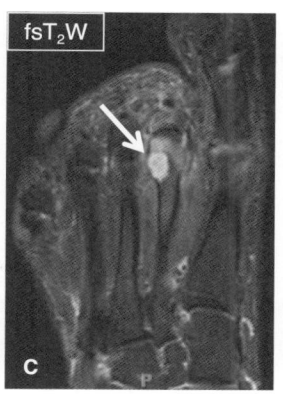
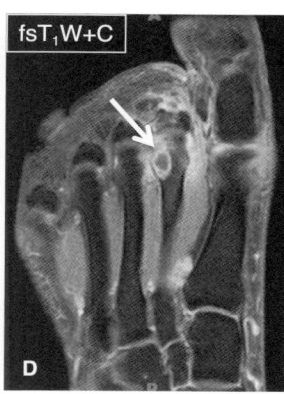

图 75 痛风的骨质侵蚀。足前后位 X 线片（A）和冠状位 MR 图像（B~D）示第 2 趾（原文为 fibular aspect of the third metatarsal head，应为笔误）的跖骨头腓侧的局灶性偏心性骨质侵蚀，伴骨髓水肿、囊变和环形强化（箭）

致侵蚀，可以发生在关节的一侧或两侧。这些侵蚀可能被归为滑液或色素沉着绒毛结节性滑膜炎组织，并呈现相应的信号改变（图 76）。滑膜骨软骨瘤病中，来自关节内游离体的压力效应可能导致约 30%的病例出现关节周围侵蚀，特别是在关节囊紧张或潜在游离体较多的关节中，例如髋关节、腕和手足的小关节。关节囊较大或有隐窝的关节较少发生侵蚀，如膝和肩关节（图 52、图 58）。侵蚀在影像中表现为液体样信号，病变程度不等，从边界清晰的骨皮质缺损，到病变环绕一周导致受累骨出现"苹果核"样外观。在血友病性关节病中，关节旁缺损［侵蚀和（或）囊变］的信号强度多变，提示可能存在液体（T_2W 图像上的高信号）、软组织（等信号）或常见的有含铁血黄素的滑膜组织（低信号）（图 63）。

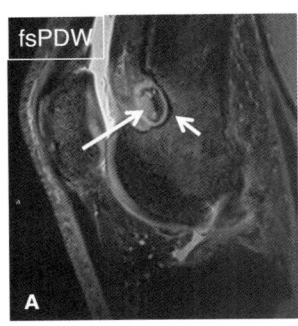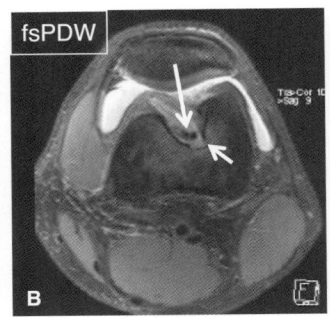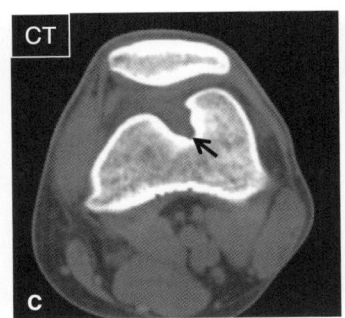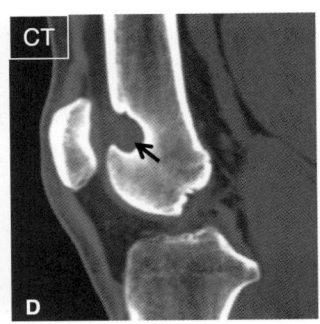

图 76　色素沉着绒毛结节性滑膜炎。矢状位（A）和横轴位（B）图像示低信号的椭圆形病变（长箭）位于股骨远段边界清晰的骨质侵蚀内（短箭）。侵蚀（箭）在相应的横轴位（C）和矢状位重建（D）CT 图像中显示清晰，边缘硬化提示亚急性-慢性压力性侵蚀

淀粉样关节病的特点是软骨下骨病变，在 T_1W 图像上为低信号。在 T_2W 图像上，信号可从低到高，取决于淀粉样沉积物和软骨下病变内聚集的液体的比例。然而在特定的临床情况下（透析患者或多发性骨髓瘤），见到在所有序列上均为相对低信号的骨内病变则强烈提示诊断（图 47、图 64）。病变经常与关节内沉积物相通，使用对比剂后呈现出轻度至中度的强化。羟基磷灰石晶体沉积关节病中偶尔可见边界清晰的骨质侵蚀，常伴有邻近骨髓水肿（图 41、图 77）。

晶洞（Geode, meaning a crystal-lined hollow rock, may be the preferred term over subchondral cyst）是一种常见的占位性病变，可见于多种疾病，包括骨关节炎、类风湿关节炎、假性痛风和缺血性坏死。通常边界清晰，位于软骨下，可以单发或多发，大小通常为 2~20 mm 不等。晶洞可分为空洞性或非空洞性。空洞性晶洞，也称为软骨下囊变，充满滑液或含蛋白质液体，形成于滑液被迫进入软骨下骨时，导致关节液的囊性聚集，或在骨挫伤后损伤的骨质形成了囊变。非空洞性晶洞包括含黏液、纤维和脂

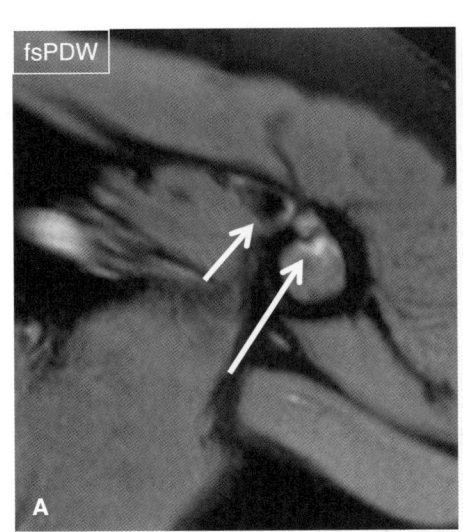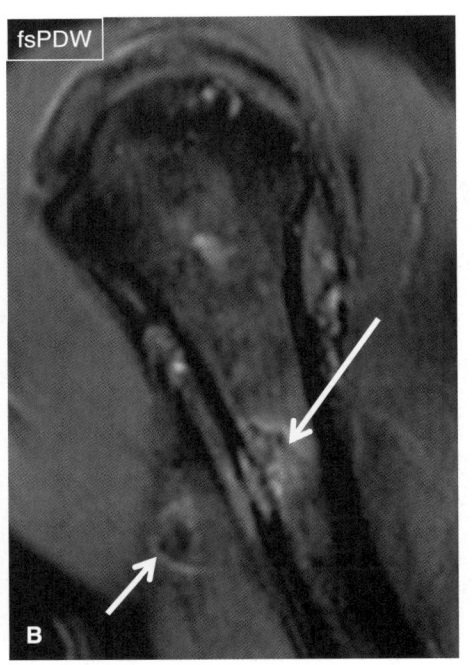

图 77　羟基磷酸钙晶体沉积病。横轴位（A）和矢状位（B）图像示胸大肌肌腱局灶性低信号灶（短箭），与钙化相一致。注意邻近的筋膜水肿以及肱骨附着处的骨质侵蚀（长箭）

肪内容物的各种混合。大多数大的晶洞病灶在 MR 上可见散在的正常骨髓脂肪信号，呈火焰状或长条形，这些特征以及病变与关节面相通、潜在的关节炎改变，有助于与其他骨肿瘤（尤其是恶性肿瘤）进行鉴别（图 50、图 51、图 78）。在骨关节炎或类风湿关节炎中，软骨下囊变灶常可见邻近软骨损伤，并伴有邻近软骨下骨髓水肿。增强扫描后，根据内容物成分不同可以表现为无强化（囊内容物为通过裂隙或软骨缺损进入的关节液）、部分强化（表面包绕的纤维结缔组织）或完全强化（内均为滑膜组织）。完全强化仅见于小于 1~2 cm 的病灶。发生在纤维关节（如耻骨联合、骶髂关节、颞下颌关节和肩锁关节）的骨性关节炎出现软骨下囊性骨侵蚀多由于过度的应力引起（类似于创伤后骨溶解）。在 X 线评分中，骨质侵蚀和关节间隙变窄被认为是衡量类风湿关节炎严重程度和进展的最合适的指标。大的软骨下囊变也可出现在假性痛风中，通常伴有广泛的软骨下硬化。在多中心性网状组织细胞增多症中，存在对称的边缘性骨质侵蚀。与类风湿关节炎不同（图 34），这些侵蚀往往边界清晰，位于远节指间关节周围。

骨髓水肿：[〈无〉〈有〉]

报告中描述骨髓水肿很重要，它与临床症状相关，治疗后可消失或转化为囊变、脂肪或硬化性改变，类似于脊柱终板炎 Modic 病变。骨髓水肿也是关节侵蚀的先兆。如上所述，其表现为骨小梁内局灶性边界不清的异常信号，液体敏感图像显示为高信号，T_1W 图像上表现为轻微的软骨下低信号或正常信号。在类风湿关节炎中，骨髓水肿通常发生在软骨下骨附近（图 43）。在血清阴性脊柱关节病中，骨髓水肿的范围要小得多，多位于在距离软骨下骨和关节囊附着点一定距离的骨干髓腔内（图 35~图 37）。在狼疮性关节炎和原发性干燥综合征中，骨髓水肿的表现与类风湿关节炎相似。在银屑病性关节炎中，骨髓水肿从关节囊插入处的指骨边角开始，随着疾病的进展扩散到累及整个骨，通常边界不清，有完整的骨皮质覆盖。银屑病性关节炎和类风湿关节炎可能存在伴随的骨膜炎。

在骨性关节炎中，骨髓水肿样病变常与邻近的软骨损伤相伴随，这反映了骨性关节炎中水肿、骨髓坏死、纤维化和骨小梁异常的应力相关性改变。在骨关节炎的中晚期，骨髓水肿样病变经常与软骨下骨磨损有关，通常为机械负荷改变及由此导致的重塑所致，表现为软骨下表面的塌陷或变平，同时伴有皮质增厚、硬化和骨储备丢失（图 49~图 51）。

骨髓水肿也出现在羟基磷酸钙晶体沉积病的急性症状期，通常伴有皮质侵蚀、筋膜水肿或筋膜周围/韧带周围水肿（图 77）。在神经性关节病中，典型的骨髓水肿位于软骨下，伴有软骨下骨硬化和囊变（图 42）。

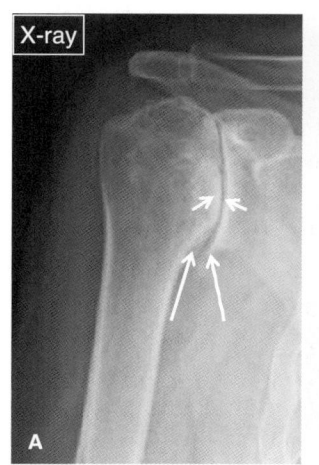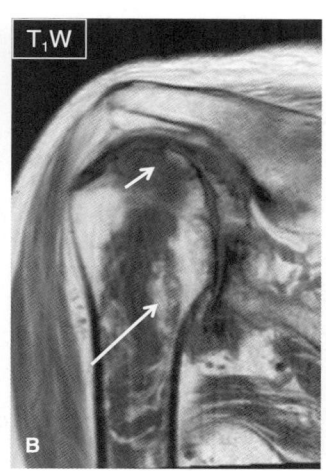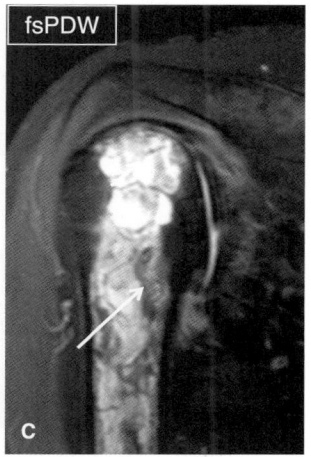

图 78 含囊变和脂肪成分的晶洞病变。**A**：肩关节前后位 X 线片示关节面硬化（短箭）、骨赘（长箭）以及盂肱关节间隙的明显变窄，提示重度骨性关节炎，注意合并骨质疏松。**B、C**：相应的冠状位 MR 图像示含液体（短箭）和含脂肪（长箭）的软骨下病变，考虑晶洞病变

关节强直：[〈无〉〈小于50%/大于50%〉]

关节强直可发生在类风湿关节炎、银屑病性关节炎、强直性脊柱炎和幼年型类风湿关节炎或特发性关节炎等疾病的晚期，以及长期的骨性关节炎、慢性化脓性关节炎和反应性关节炎、严重痛风、氟中毒或褐黄病。椎小关节融合在幼年型类风湿关节炎和强直性脊柱炎中很常见。影像学特征包括关节部分融合，或伴随关节间隙完全消失的完全融合，跨关节的骨性（骨赘或韧带骨赘）、骨小梁或纤维桥。强直可根据累及超过50%的关节间隙或小于50%的关节间隙进行分级。

影像学偶然发现

由于关节充血导致的骨骺过度生长是血友病性关节病的一个始终存在的特征，如在膝关节可出现髁间窝加宽、髌骨下极变方形、球状股骨髁、髁间棘变平，在肘关节出现桡骨头增大、滑车切迹加宽，在踝关节出现内踝过度增大、胫骨远侧骨骺外侧面生长不足，导致足内翻和距骨倾斜（胫距倾斜）(图53)。骨骺过度生长也可出现在结核性关节炎和幼年型类风湿关节炎中。

银屑病性关节炎累及四肢关节时的一个常见表现是指/趾炎（腊肠指），即由于软组织炎症（主要是腱鞘炎和多附着点炎）引起的手指弥漫性梭状肿胀（图79）。除银屑病性关节炎外，其他导致腊肠指的原因可包括骨髓炎、镰状细胞性贫血、结节病和骨结核（骨气臌）或梅毒。银屑病性关节炎的另一个特征是沿指骨骨干的不规则或光滑的皮质增厚，为骨膜炎引起的骨皮质增生，属于附着点炎的一部分，增强扫描可见强化。在类风湿关节炎中也由于充血引起手指骨膜炎。

软组织内腱鞘囊肿和Baker囊肿是退行性关节炎和炎症性关节炎（特别是类风湿关节炎和色素沉着绒毛结节性滑膜炎）的常见影像学表现（图51、图56）。如果体积较大和(或)信号混杂，常需要和肿瘤进行鉴别，或者累及邻近的周围神经鞘，可导致压迫性周围神经病变（如足下垂/肩无力）。当诊断存在疑惑时可进行进一步增强扫描，增强后呈现边缘强化可证实为良性病变。

增强后表现：[〈滑膜炎或其他发现〉]

增强扫描对于炎症性关节炎很重要，增强后能很好地显示反映充血和炎症持续所致的强化区域。对于骨病变来说增强扫描并不关键，因为大多数骨质充血的区域在脂肪抑制液体敏感序列上均表现为高信号；但是对于软组织病变增强扫描很重要，尤其在判断活动期滑膜炎时，仅依据平扫图像很难得出诊断（图54）。MR动态增强成像中，对比剂摄取

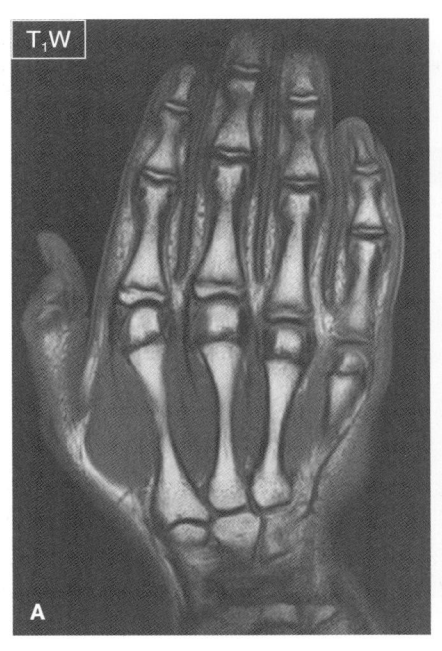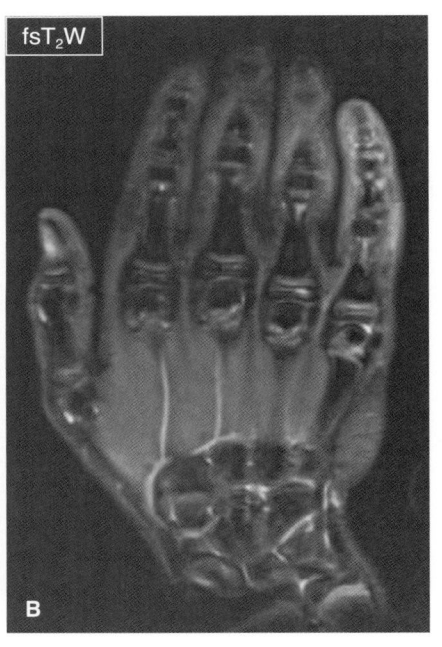

图 79 银屑病患者的腊肠指。在这例新诊断的银屑病患者中，冠状位图像示环指和小指以近节和远节指间关节为中心的弥漫性肿胀。患者的这些手指的指甲可见轻微凹陷

动力学的定量参数（例如强化初始值、强化峰值等）可用于量化诊断类风湿关节炎的炎症过程，以更好地评估治疗反应。存在对比禁忌证时，利用DWI上弥散受限区域也可以提示活动性炎症的部位。

综上所述，临床表现辅以MR影像学在感染性和炎症性关节炎及相关软组织病变的诊断中起着十分重要的作用。检测、评估和书写报告的系统性方法对于正确的诊断、恰当的治疗和随访策略至关重要。

（Avneesh Chhabra, Theodoros Soldatos 著 郝大鹏、王凤丹 译 姚伟武 审校）

推荐文献

Amrami KK. Imaging of the seronegative spondyloarthropathies. *Radiol Clin North Am.* 2012;50:841–854.

Anandarajah A. Imaging in psoriatic arthritis. *Clin Rev Allergy Immunol.* 2013;44:157–165.

Baraliakos X, Hermann KG, Braun J. Imaging in axial spondyloarthritis: Diagnostic problems and pitfalls. *Rheum Dis Clin North Am.* 2012;38:513–522.

Dalbeth N, Doyle AJ. Imaging of gout: An overview. *Best Pract Res Clin Rheumatol.* 2012;26:823–838.

Damasio MB, de Horatio LT, Boavida P, et al. Imaging in juvenile idiopathic arthritis (JIA): An update with particular emphasis on MRI. *Acta Radiol.* 2013;54:1015–1023.

Demertzis JL, Rubin DA. MR imaging assessment of inflammatory, crystalline-induced, and infectious arthritides. *Magn Reson Imaging Clin N Am.* 2011;19:339–363.

Feydy A, Pluot E, Guerini H, et al. Role of imaging in spine, hand, and wrist osteoarthritis. *Rheum Dis Clin North Am.* 2009;35:605–649.

Forney MC, Winalski CS, Schils JP. Magnetic resonance imaging of inflammatory arthropathies of peripheral joints. *Top Magn Reson Imaging.* 2011;22:45–59.

Grainger AJ, Rowbotham EL. Rheumatoid arthritis. *Semin Musculoskelet Radiol.* 2013;17:69–73.

Guermazi A, Hayashi D, Eckstein F, et al. Imaging of osteoarthritis. *Rheum Dis Clin North Am.* 2013;39:67–105.

Jaramillo D. Infection: Musculoskeletal. *Pediatr Radiol.* 2011;41(suppl 1):S127–S134.

Lalam RK, Cassar-Pullicino VN, Tins BJ. Magnetic resonance imaging of appendicular musculoskeletal infection. *Top Magn Reson Imaging.* 2007;18:177–191.

Loeuille D, Chary-Valckenaere I. MRI in OA: From cartilage to bone marrow lesion. *Osteoporos Int.* 2012;23(suppl 8):S867–S869.

Machado PM, Koevoets R, Bombardier C, et al. The value of magnetic resonance imaging and ultrasound in undifferentiated arthritis: A systematic review. *J Rheumatol Suppl.* 2011;87:31–37.

Mattar M, Salonen D, Inman RD. Imaging of spondyloarthropathies. *Rheum Dis Clin North Am.* 2013;39:645–667.

McQueen FM. Imaging in early rheumatoid arthritis. *Best Pract Res Clin Rheumatol.* 2013;27:499–522.

Pattamapaspong N, Sivasomboon C, Settakorn J, et al. Pitfalls in imaging of musculoskeletal infections. *Semin Musculoskelet Radiol.* 2014;18:86–100.

Pedersen SJ, Weber U, Ostergaard M. The diagnostic utility of MRI in spondyloarthritis. *Best Pract Res Clin Rheumatol.* 2012;26:751–766.

American College of Rheumatology Rheumatoid Arthritis Clinical Trials Task Force Imaging Group and Outcome Measures in Rheumatology Magnetic Resonance Imaging Inflammatory Arthritis Working Group. Review: The utility of magnetic resonance imaging for assessing structural damage in randomized controlled trials in rheumatoid arthritis. *Arthritis Rheum.* 2013;65:2513–2523.

Roemer FW, Crema MD, Trattnig S, et al. Advances in imaging of osteoarthritis and cartilage. *Radiology.* 2011;260:332–354.

Soldatos T, Durand DJ, Subhawong TK, et al. Magnetic resonance imaging of musculoskeletal infections: Systematic diagnostic assessment and key points. *Acad Radiol.* 2012;19:1434–1443.

Spira D, Kotter I, Henes J, et al. MRI findings in psoriatic arthritis of the hands. *AJR Am J Roentgenol.* 2010;195:1187–1193.

Tins BJ, Cassar-Pullicino VN, Lalam RK. Magnetic resonance imaging of spinal infection. *Top Magn Reson Imaging.* 2007;18:213–222.

Turecki MB, Taljanovic MS, Stubbs AY, et al. Imaging of musculoskeletal soft tissue infections. *Skeletal Radiol.* 2010;39:957–971.

Yu JS, Habib P. MR imaging of urgent inflammatory and infectious conditions affecting the soft tissues of the musculoskeletal system. *Emerg Radiol.* 2009;16:267–276.

附录 1：完整的结构化报告示例
感染：正常

检查项目：MRI [〈肢体 / 关节〉][〈有 / 无〉]增强
影像学表现：
[〈无〉]皮下水肿。
[〈无〉]肌肉水肿。
[〈无〉]明显的浅表或深层筋膜积液。
[〈无〉]大量可引流的积液区。
[〈无〉]局灶性骨髓水肿。
[〈无〉]大关节积液。
受累关节：[〈 _ 〉]
对位：[〈正常〉]
积液：[〈正常〉]
滑膜增厚 / 滑膜炎：[〈无〉]
骨质增生改变：[〈无〉]
腱鞘炎：[〈无〉]
关节间隙 / 软骨：[〈正常〉]
侵蚀 / 囊变：[〈无〉]
骨髓水肿：[〈无〉]
关节强直：[〈无〉]
偶然发现：[〈 _ 〉]
增强后表现：[〈滑膜炎或其他发现〉]

诊断印象：
[〈按重要性排序，急性病变优先〉]

附录 2：完整的结构化报告示例
感染：异常

检查项目：MRI [〈右踝关节〉][〈有 / 无〉]增强
影像学表现：
皮下软组织的弥漫性水肿，前部较后部明显。
趾短伸肌内可见斑片状水肿。
未见明显的浅筋膜或深筋膜积液。
受累关节：[〈踝关节〉]
对位：[〈正常〉]
积液：[〈中量积液〉]
滑膜增厚 / 滑膜炎：[〈轻度弥漫性增厚〉]
骨质增生改变：[〈无〉]
腱鞘炎：[〈所有长屈肌腱的轻度腱鞘炎〉]
关节间隙 / 软骨：[〈距骨前内侧穹隆轻度软骨裂隙〉]
侵蚀 / 囊变：[〈距骨前内侧穹隆局灶性皮质侵蚀〉]
骨髓水肿：[〈距骨前内侧穹隆〉]
关节强直：[〈无〉]
偶然发现：[〈小指展肌轻度脂肪浸润〉]
增强后表现：[〈踝关节滑膜明显强化。弥漫性前方软组织和趾短伸肌强化。距骨前内侧穹隆的局灶性强化。〉]

诊断印象：
1. 影像学表现提示化脓性踝关节炎伴距骨前内侧穹隆局灶性骨髓炎。建议关节穿刺进一步确诊。
2. 轻度趾长屈肌腱鞘炎、蜂窝织炎和趾短伸肌肌炎。

附录3：完整的结构化报告示例
炎症/关节炎：正常

检查项目：MRI [〈肢体/关节〉][〈有/无〉] 增强
影像学表现：
[〈无〉] 软组织皮下水肿。
[〈无〉] 肌肉水肿。
[〈无〉] 明显的浅筋膜或深筋膜积液。
[〈无〉] 关节异常。
受累关节：[〈_〉]
对位：[〈正常〉]
积液：[〈正常〉]
滑膜增厚/滑膜炎：[〈无〉]
骨质增生改变：[〈无〉]
腱鞘炎：[〈无〉]
关节间隙/软骨：[〈正常〉]
侵蚀/囊变：[〈无〉]
骨髓水肿：[〈无〉]
关节强直：[〈无〉]
偶然发现：[〈_〉]
增强后表现：[〈滑膜炎或其他发现〉]

诊断印象：
[〈按重要性排序，急性病变优先〉]

附录4：完整的结构化报告示例
炎症/关节炎：异常

检查项目：MRI [〈右手〉][〈有/无〉] 增强
影像学表现：
无软组织皮下水肿。
无肌肉水肿。
受累关节：[〈第2、3掌指关节〉]
对位：[〈第2掌指关节正常。第3掌指关节尺侧半脱位小于50%。〉]
液体：[第2掌指关节少量积液〉]
滑膜增厚/滑膜炎：[〈存在，轻度〉]
骨质增生改变：[〈第1腕掌关节和多角骨舟骨关节轻度骨赘形成〉]
腱鞘炎：[〈中指指长屈肌轻度腱鞘炎〉]
关节间隙/软骨：[〈第2、3掌指关节间隙消失小于50%〉]
侵蚀/囊变：[〈存在，关节，第2、3掌指关节的关节面受累小于50%〉] 骨髓水肿：[〈第3掌指关节〉]
关节强直：[〈无〉]
偶然发现：[〈小，大鱼际肌内1 cm的脂肪瘤〉]
增强后表现：[〈第2、3掌指关节滑膜不对称强化，第3掌指关节滑膜强化更明显〉]

诊断印象：
1. 影像学表现提示第2、3掌指关节的炎性关节炎，第3掌指关节为著，中指指长屈肌腱鞘炎。结合临床考虑为类风湿关节炎。
2. 大鱼际肌小脂肪瘤。

第 4 章　骨与软组织肿瘤

骨肌系统常受多种因素影响，包括发生于骨骼、关节、肌肉、软组织和周围神经的（良性和恶性）肿瘤和肿瘤样病变。肿瘤样病变可能与外伤、感染、关节炎或发育性因素有关，这些因素导致软组织或骨骼发生类似肿瘤的肿瘤样病变，对上述病变进行系统性评估及其与平片的相关性以及结构化报告的描述，对于获得病变的最终诊断（或最相关的鉴别诊断）和决定进一步的治疗选择包括活检、手术和随访策略都非常有用。为了恰当地进行图像分析和结构化报告，可依据病变中心累及的主要结构分为骨肿瘤和软组织肿瘤，分别使用不同的模板进行描述。结构化报告模式包括正常模板和异常（阳性）报告模板详见本章末尾附录 1～4。相关的 MR 成像物理及方案概念细节详见 MR 序列优化章节。

图像评估

下文阐述的逐步分析方法仅是一种实用指南。所有的骨和软组织结构均应在多平面图像上进行分析以获得最优评估。以下的内容将帮助阅片者认识哪些病变特征能在何种成像平面得到最优描述 / 评估。

1. 常规的肿瘤 MR 成像序列包括 1 个或 2 个长轴位 T_1 加权（T1W）成像和 3 平面的水敏感脂肪抑制 T_2 加权（fsT2W）成像或短时间反转恢复（STIR）成像。大多数采用的成像序列为增强前、后的多平面成像或采用各向同性三维 T_1 加权梯度回波成像对图像进行多平面重建。最近，许多三级（高级）医疗中心增加弥散加权（DW）成像、化学位移（CS）成像分别评估肿瘤弥散受限程度（如：通过测量表观弥散系数 ADC 值反映细胞密度）和病变内存在的微小脂肪（反相位图像上信号衰减 > 20% 提示良性病变）。也有用 MR 血管成像评估肿瘤的血供（如：血管累及，强化类型），尤其是用于肉瘤的术前成像评估。

2. 如有多模态图像，病变的 X 线平片、超声和（或）CT 影像学表现应与 MR 征象相结合（图 1）。前者可用于观察脂肪、钙化、骨皮质完整性和骨膜反应。而 MR 成像则有利于观察骨髓病变；然而，骨病变的 MR 征象可能混淆读者，如在 X 线片上确定的良性病变偶尔会在 MR 上表现出侵袭性征象。因此，骨病变的确诊最好是基于 X 线片和（或）CT 征象的基础上，而 MR 征象可用于进一步验证诊断和描述其累及范围。

3. 基于 MR 图像，初始的评估应在长轴位图像上观察有 / 无病变，病变大小，侵及的主要软组织、关节有无受累，以及是否伴有跳跃性病变。一般来说，细长条状病变伴明显的筋膜和软组织水肿，或伴筋膜或骨膜下积液，和（或）伴瘘管形成提示感染性病变。除了伴有明显间室外蔓延的病变外，肿瘤通常无明显的筋膜水肿或积液。此外，病变的特征还可通过 T_1W 和 T_2W 图像来进一步识别其主要组织成分，如脂肪（T_1 和 T_2 高信号），纤维（T_1 和 T_2 低信号），液体或黏液（T_1 低和 T_2 高信号），软骨（T_1 中等和 T_2 高信号），出血（T_1 高信号和 T_2 混杂信号），或钙化 / 骨化成分（T_1 和 T_2 低信号 ± 间隔骨髓脂肪）。

4. 应对轴位 T_1W 图像、T_2W 图像，增强前后 T_1W 图像（减影图像）依次排列并同步分析。如有 3D（各向同性）T_1W 或 T_2W 图像，应重建为既定的轴位、冠状位和矢状位图像以节省扫描时间。轴位图像主要用于以下目的：
   - 评估病变的内部特征，如主要的组织类型、内部的出血、钙化、纤维化、坏死、液 - 液平面、黏液或囊性变等。
   - 确定病变皮质浸润或骨内压迹的程度。
   - 确定病变位于间室内还是间室外以及潜在的关节内蔓延。
   - 评估有无累及新生血管束。

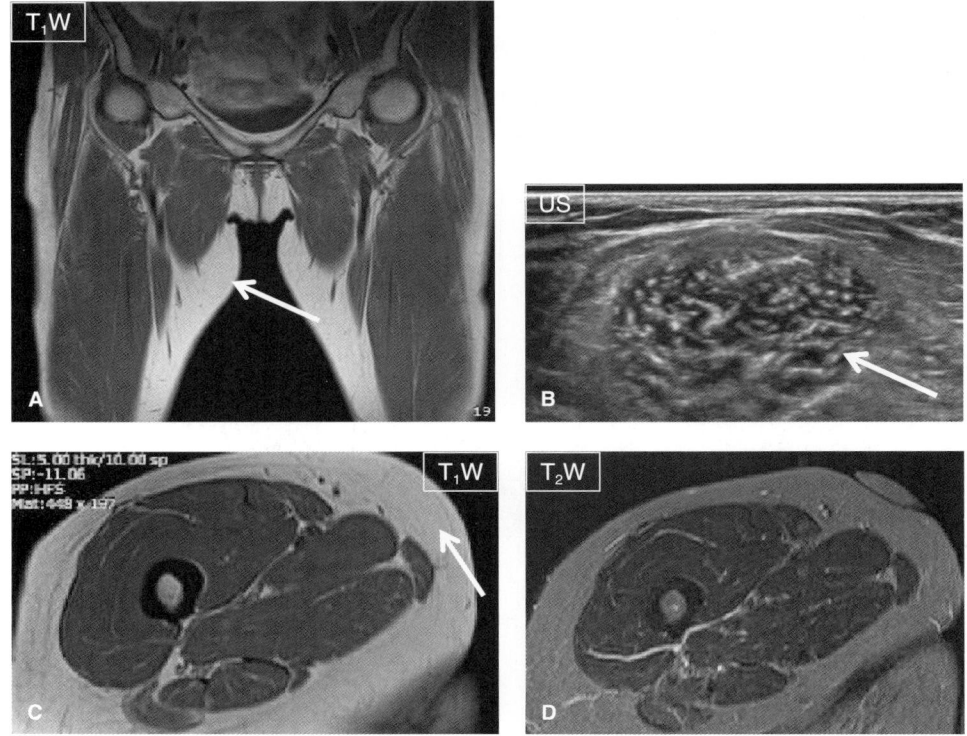

图 1　单纯性脂肪瘤。大腿内侧明显肿块。冠状位（**A**）和轴位（**C**、**D**）MR 图像和对应的超声图像（**B**）示大腿近段内侧体表标记处薄壁单纯含脂的病变（箭），诊断为脂肪瘤

5. 如有化学位移图像，应在反相位图像上观察骨病变是否伴有（＞20%）信号衰减，如有则提示病变内含有微小脂肪或骨髓良性病变；或在同相位图像上观察软组织病变信号的相对衰减，如有则提示病变含有出血，如色素沉着绒毛结节样滑膜炎（pigmented villonodular synovitis，PVNS）。如有 DW 图像，应观察弥散受限的程度和 ADC 值。ADC 值低（＜1.1×10^{-3} mm²/s）反映病变细胞密度大，提示潜在恶性病变，而 ADC 值高则反映病变细胞密度低，提示良性或低级别病变。注意在 CS 和 DW 图像上评估病变特征应同时结合常规图像，比如病变治疗后脂肪变性或纤维化也会导致病变弥散受限。最后，如有时间分辨 MR 血管图像，除了评估术前局部血管的通畅性外，还应评估病变区域血管强化程度和血流灌注。造影剂快速、早期摄取和（或）快速流出提示侵袭性血管病变，或病变对放疗的潜在反应。评估病变治疗后残余和复发最好也采用时间分辨 MR 血管图像和增强前后延迟图像作为肿瘤成像序列的一部分。残余/复发病变呈早期结节状强化，而放疗后肉芽肿和瘢痕组织呈逐渐、轻度弥漫填充强化。

6. 完成结构化报告后，应汇总病变的（MR、CT、X 线片）影像学特征以确定病变是良性病变（如神经节、脂肪瘤、血管畸形、非骨化性纤维瘤（nonossifying fibroma，NOF）、撕脱性骨皮质不规则和单房性骨囊肿；图 1 ~ 图 6）；还是不确定性病变（如实性或中心强化的软组织病变，边界不清的骨病变和/或骨膜炎；图 7）；或是明确恶性病变（如浸润性软组织肿块延伸至不同间室，大且不均质的坏死性肿块，以及伴有骨皮质侵蚀和软组织肿块的骨病变；图 8）。表 1 为区分良恶性骨肌病变提供了实用指南，而表 2 描述了基于软组织特征及位置鉴别不同良性病变的方法。

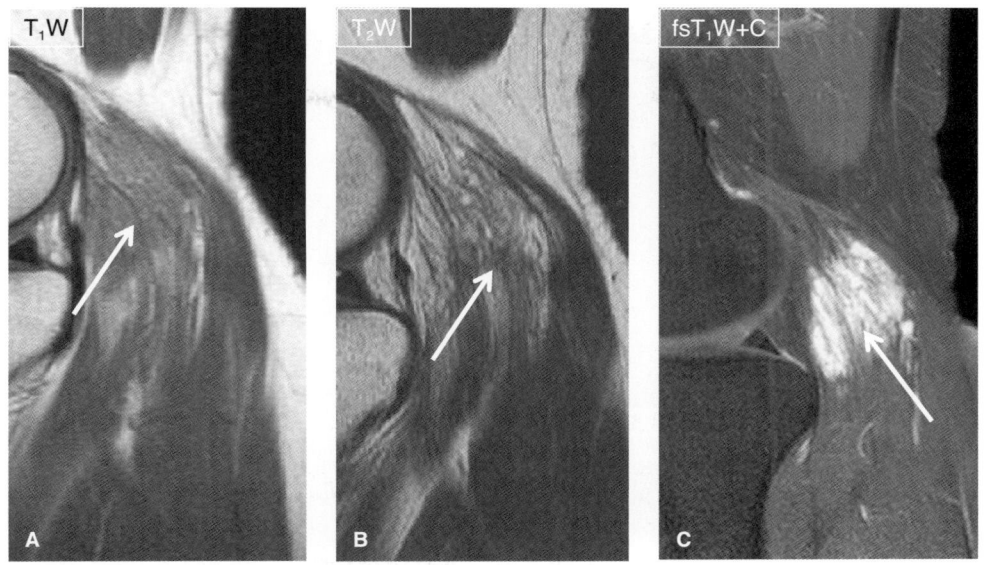

图2 27岁女性，肌内血管瘤。主诉腘窝区柔软肿块。矢状位图像 **A**、**B**：平扫图像示腓肠肌内皂泡样高信号伴多发条状脂肪信号（箭），无结构扭曲或其他侵袭性征象。**C**：增强后图像示病变显著强化（箭），诊断为肌内血管瘤（由Dr. Okwha Kim提供，韩国）

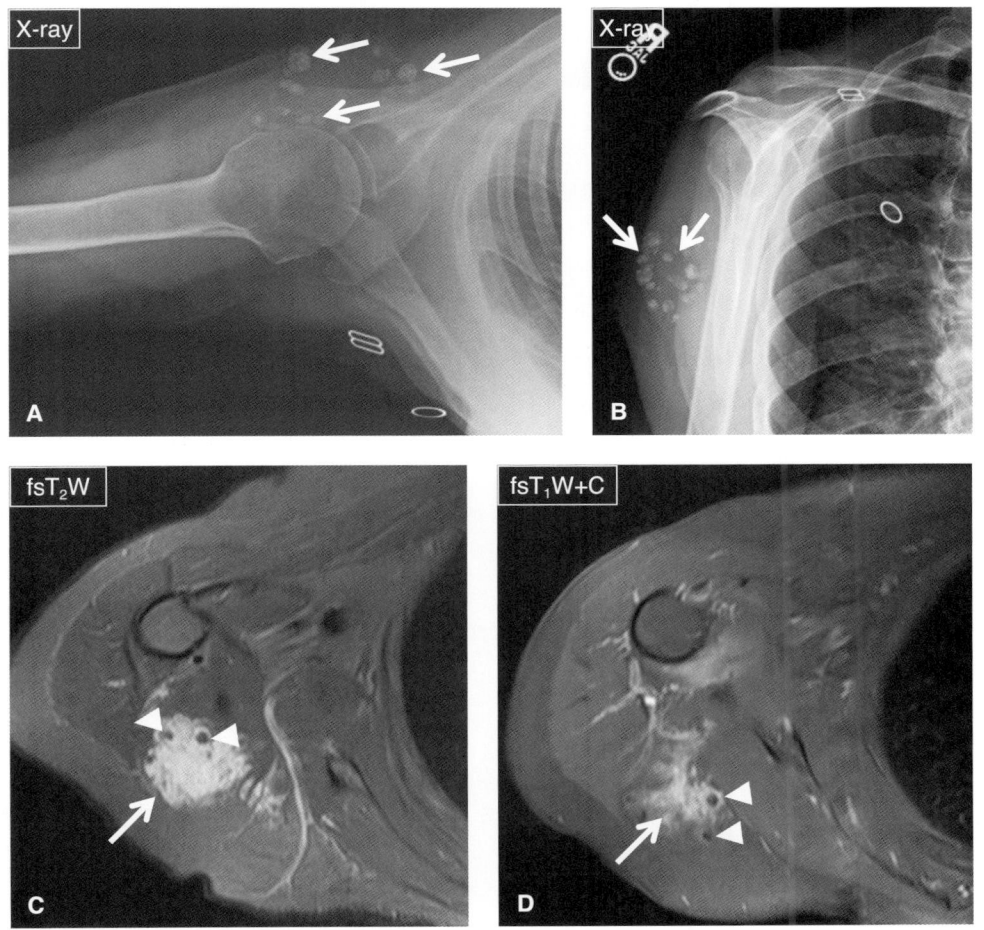

图3 65岁女性，静脉畸形。右肩关节轴位（**A**）和肩胛骨Y位（**B**）X线片示肩关节后部软组织内多发类圆形及斑点状钙化（箭）。对应的轴位MR图像（**C**、**D**）示病变（箭）部分位于肌肉内，边缘清楚，呈多发T₂高信号结节伴血管流空（箭头），增强后呈匍匐样强化

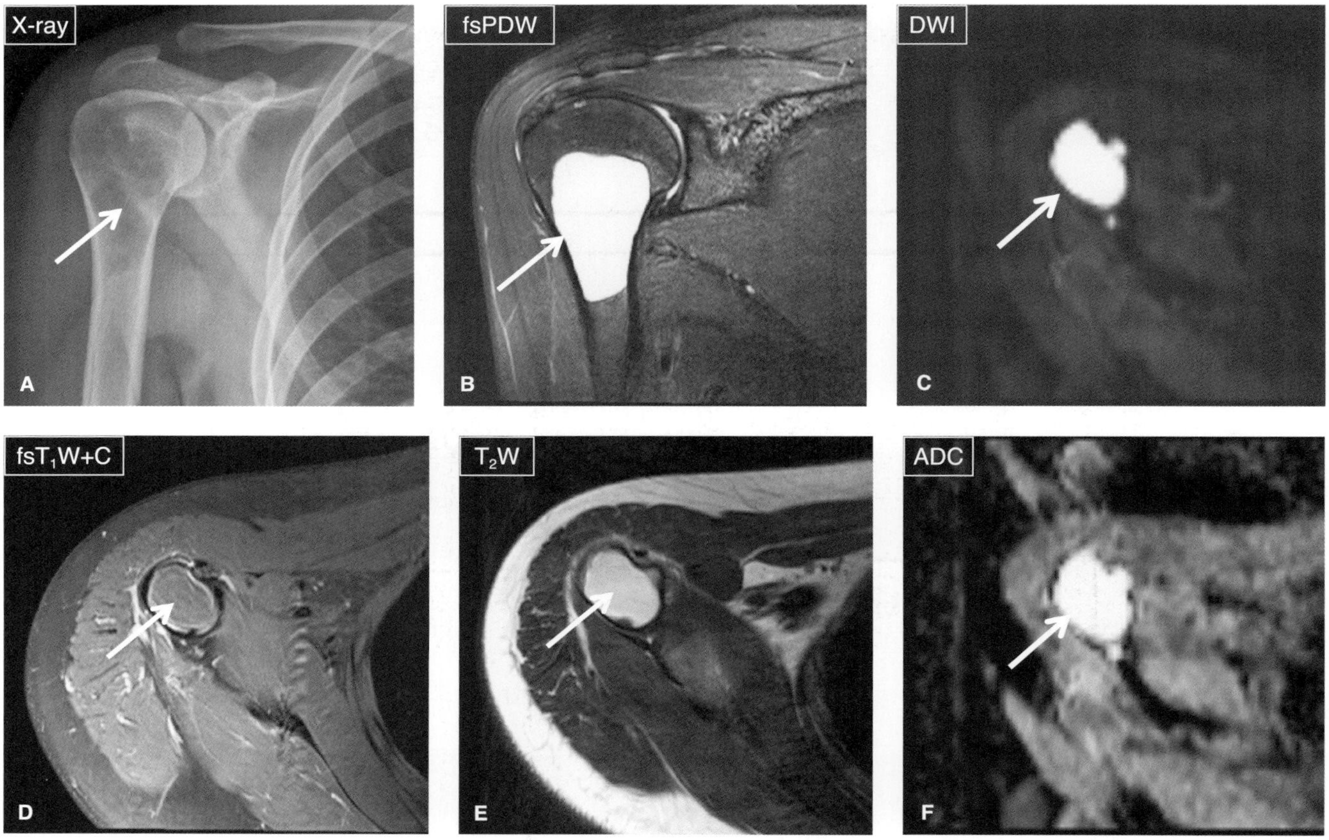

图4 26岁女性，单房性（单纯）骨囊肿。前后位X线片（A）显示肱骨近端透亮病变（箭）伴窄的移行带。对应的冠状位（B）和轴位（D、E）MR图像示边缘清楚，囊性、无强化病变（箭）。定量图像（C、F）示病变（箭）呈高ADC值——$2.5 \times 10^{-3}\,mm^2/s$，由于$T_2$穿透效应，病变在DWI图像上信号增强，上述征象提示良性病变

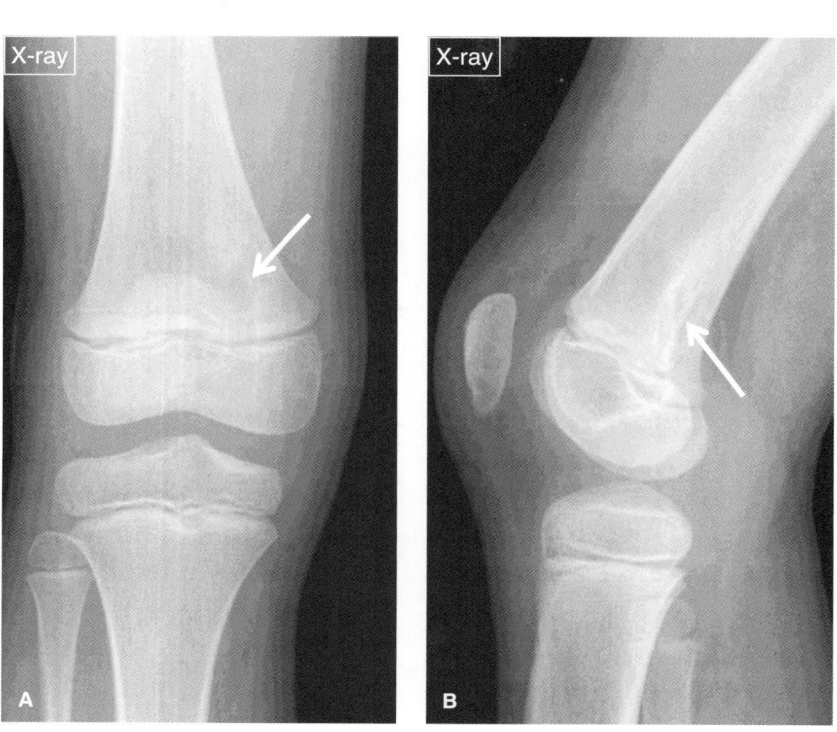

图5 撕脱性骨皮质不规则。膝关节前后位（A）和侧位（B）X线片示股骨远端干骺端后内侧碟形透亮样皮质不规则（箭）。冠状位（C）、矢状位（D）和轴位（E）MR图像示皮质不规则区域（箭）及相应的大收肌肌腱附着处呈T_2高信号。撕脱性皮质不规则属于不需要处理的骨病变（下页续）

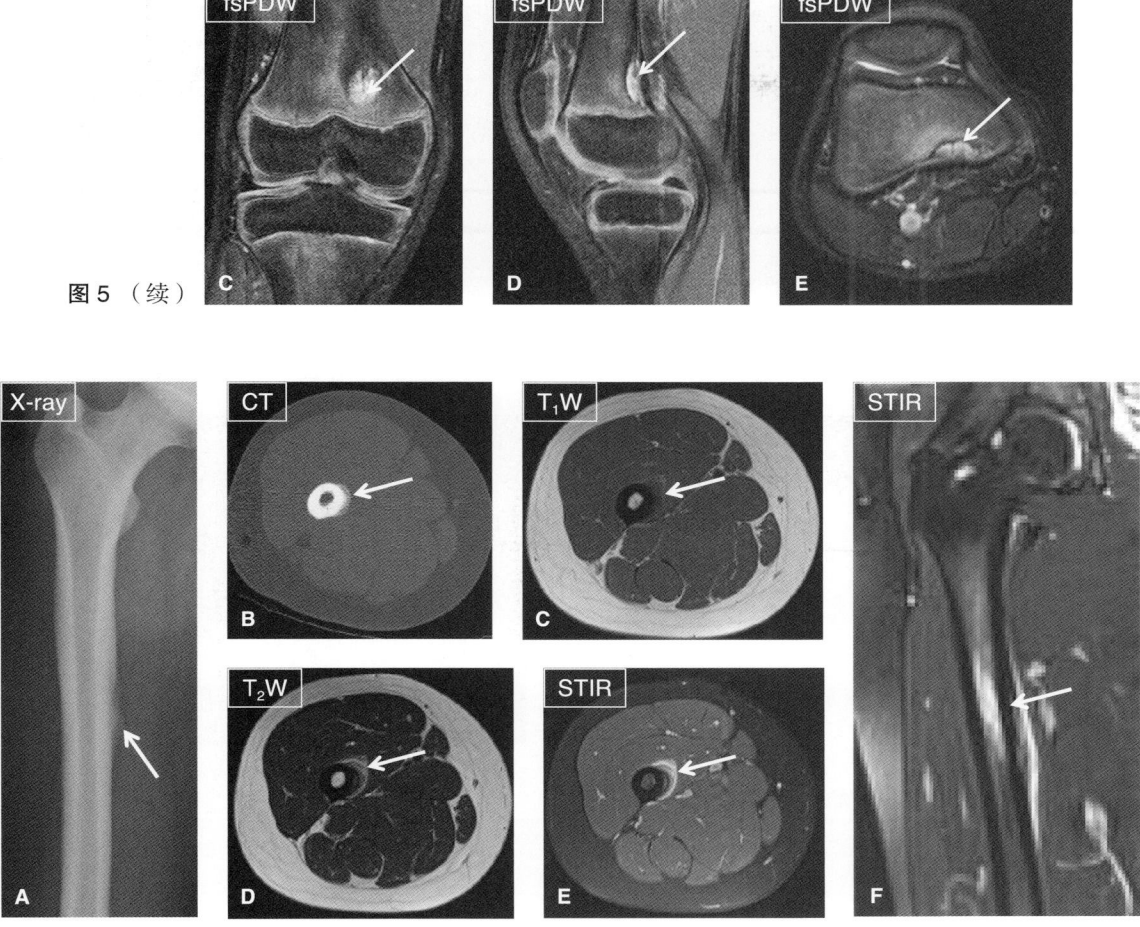

图 6 19 岁女性芭蕾舞者，内收肌止点撕脱综合征（大腿夹板综合征），主诉右大腿疼痛 1 月余。**A**：前后位 X 线片示股骨干内侧邻近内收肌腱止点局部骨膜反应（箭）。**B**：骨膜反应（箭）在 CT 轴位图像上显示更清晰。轴位（**C～E**）和冠状位（**F**）MR 图像示沿着股骨干内侧线状高信号和强化（箭），分别提示水肿和充血

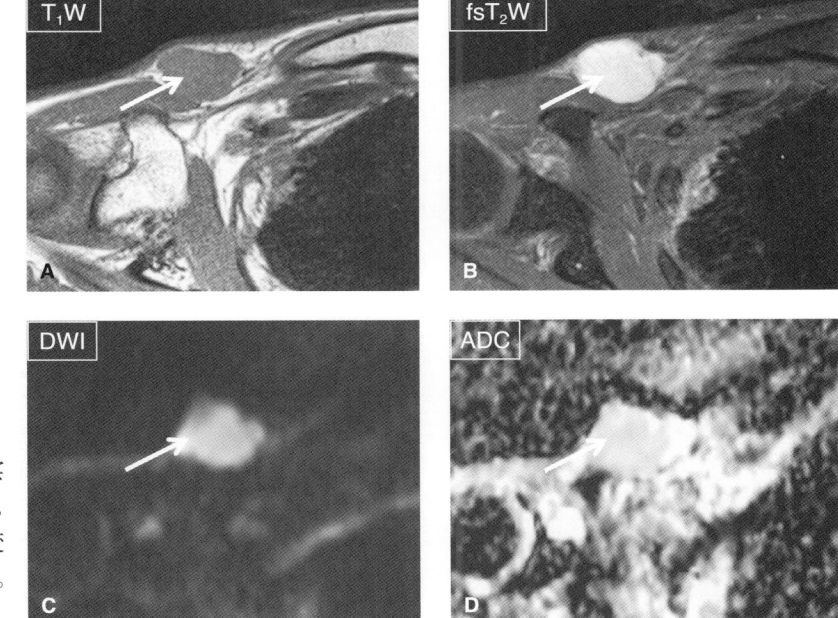

图 7 不确定性病变。49 岁女性，明显的实性肿块。轴位图像示边缘清楚的肿块（箭），呈 T_1 均质等信号，T_2 均质高信号。注意病变 DWI 呈高信号且 ADC 值高（1.8×10^{-3} mm^2/s）。最终活检诊断为高分化黏液样脂肪肉瘤

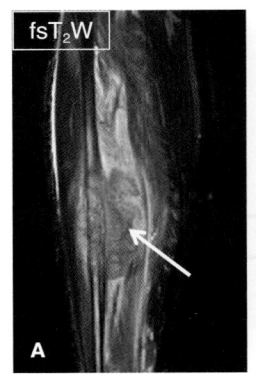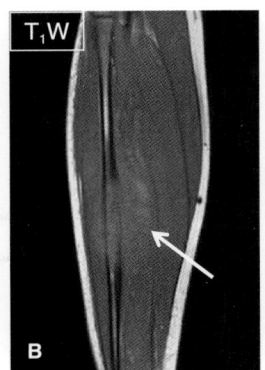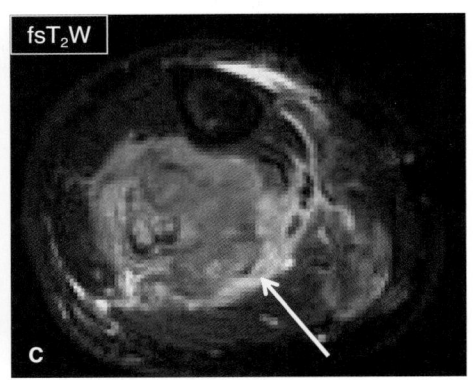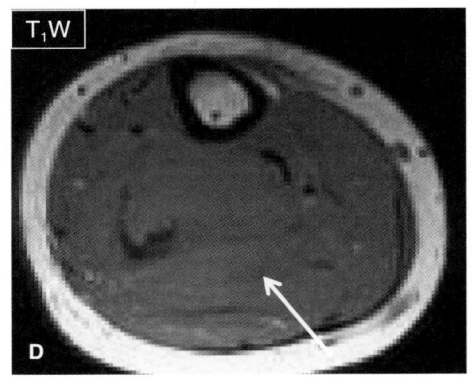

图8 骨肉瘤。冠状位（A、B）和轴位（C、D）小腿图像示边界不清、信号显著不均质且明显强化的肿块（箭），病变起源于腓骨并浸润邻近软组织

表1 帮助鉴别骨肌良恶性病变的 MR 特征 *

不定性或恶性病变特征	良性病变特征
信号不均质	信号均质
体积较大（＞4～5cm）	体积较小（＜2～3 cm）
骨膜肿块伴相对缺乏筋膜水肿	线性骨膜反应伴显著筋膜水肿或积液
多间室累及	单间室累及
软组织肿块（骨病变）	病变内积液伴/不伴液 - 液平面
实性、厚边缘结节或中心强化	无或薄边缘强化
单侧、片状骨髓浸润伴 T_1 等或低信号	双侧/对称性骨髓浸润伴 T_1 高信号或 T_1 和 fsT_2W 低信号
ADC 值低：＜ 1.5×10^{-3} mm^2/s ＜ 1.1×10^{-3} mm^2/s 高度提示恶性	ADC 值高：＞ 1.5×10^{-3} mm^2/s
对比剂快速、早期摄取伴/不伴流出	对比剂缓慢、逐渐摄取伴/不伴持续强化

* 表格中提供的图像影像学表现是指南而不是准则。

表2 基于组织和特定位置特征鉴别良性软组织病变 *

考虑相关病变所需的要点	考虑的病变
病变是正常结构吗？	副肌、额外或异常的肌肉；肌肉挫伤；肌肉疝；以及非包裹的脂肪组织
病变含有液体吗？	血肿，血清瘤，神经节囊肿或黏液瘤，肌内囊肿，Geyser 征，Morel-Lavallée 病变和脓肿
病变含有脂肪吗？	脂肪瘤，血管瘤，血管脂肪瘤，弹性纤维瘤，异位骨化，神经纤维脂肪瘤样增生，树枝状脂肪瘤，儿童脂肪母细胞瘤
病变主要区域是 T_2 低信号吗？	纤维瘤，纤维瘤病，软组织瘢痕，钙化性羟基磷灰石沉积病
病变位于关节内或关节旁吗？	滑膜软骨瘤病，色素沉着绒毛结节性滑膜炎，神经节囊肿或 Geyser 征，游离体，滑膜血管瘤，树枝状脂肪瘤，颗粒性疾病
病变与韧带或肌腱相关吗？	巨细胞瘤，钙化性羟基磷灰石沉积病，淀粉样变性，痛风和黄色瘤
病变主要是血管异常吗？	静脉畸形，动静脉畸形，血管瘤和淋巴畸形
病变是神经相关的异常吗？	外周神经鞘膜瘤，纤维脂肪样错构瘤和神经束膜瘤

* 当诊断软组织病变是不定性或恶性病变时，这些疾病应该被考虑和排除。

如何填写结构化报告

首先观察体表 [〈有放置〉〈无放置〉] 标记物。

技术人员在患者疼痛和(或)明显的骨或软组织病变部位放置体表标记物是非常重要的。如果是大范围成像,即使病变不易察觉或相对模糊,也很容易让阅片者识别。如果病变仅为非包裹的脂肪组织或皮肤病变时,体表标记物则更为重要。

大小:[〈 〉] × [〈 〉] × [〈 〉]cm

一般来说,病变越大,恶性的概率越大(图9)。但一些病变例外,包括含脂的脂肪瘤、神经纤维脂肪瘤样肥大、含液体病变、血管畸形和筋膜纤维病变,如纤维瘤病或硬纤维瘤(图10~图12)。一些良性病变呈长条状伴或不伴皮质变形和增厚,如纤维异常增殖症、神经纤维瘤病和畸形性骨炎(图13~图15)。此外,还有一些特征可辅助诊断上述病变,如纤维异常增殖症发生在青年人、病变很少累及骨骺(除非合并McCune-Albright综合征),骨皮质增厚、重塑,骨髓信号混杂,骨髓囊性变伴局部T_2低信号;神经纤维瘤病表现为皮肤红斑、基因标记物、骨性假关节、肿瘤内出现靶征或尾征以及多发非骨化纤维瘤;畸形性骨炎常发生于老年白种人男性,主要累及皮质/皮质下、骨皮质增厚伴骨髓纤维脂肪变、骨膨胀及骨小梁增厚。

位置:[〈 〉]

位置对于骨和软组织病变来说都是非常重要的[如:除罕见病例外,恶性病变很少发生于关节内(图16),关节内几乎所有的肿瘤样病变均为良性滑膜病变(图17)]。

首先讨论骨病变。由于长骨干骺端是血供最丰富的部位,大多数肿瘤始于或最终位于此部位。病变的中心有助于鉴别诊断。在儿童,累及骨骺(或骨突)的病变包括嗜酸性肉芽肿、软骨下囊肿和软骨母细胞瘤。在成人,累及骨端的病变包括巨细胞肿瘤(骨巨细胞瘤,骺线融合后病变延伸至干骺端)、透明细胞软骨肉瘤、骨髓瘤、转移瘤、软骨下囊肿(囊腔)和脂肪瘤(图18~图22)。累及骨干的病变包括骨样骨瘤、纤维异常增殖症、内生软骨瘤、尤因肉瘤、转移瘤、骨髓瘤、造釉细胞瘤(胫骨)、淋巴瘤和嗜酸性肉芽肿(图23、图24)。

通常发生在趾骨或指骨的典型病变包括Nora病、血管球瘤、表皮样囊肿、内生软骨瘤、棕色瘤、肺癌转移瘤(图25~图30)。大多数脊柱病变有其好发部位:如骨巨细胞瘤、浆细胞瘤、良性脊索肿瘤、脊索瘤、透明细胞软骨肉瘤常位于椎体;脊索瘤常位于下骶椎或C2椎体;骨样骨瘤、骨母细胞瘤、转移瘤常位于椎弓;动脉瘤样骨囊肿和软骨肉瘤常位于椎体后柱;外周神经鞘膜瘤和神经旁囊肿常位于神经孔内或附近(图31~图41)。累及多椎

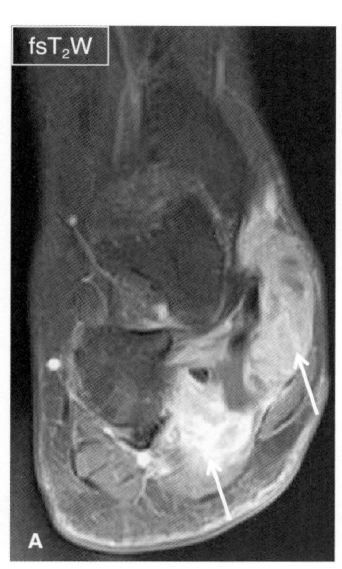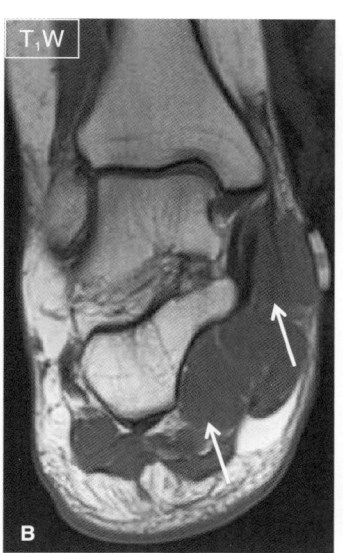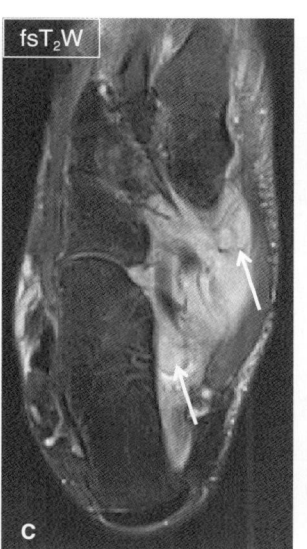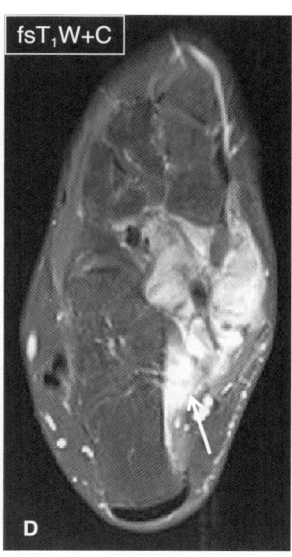

图9 大肿块:滑膜肉瘤。冠状位(A、B)和轴位(C、D)图像示显著强化的T_2不均质病变(箭)侵及中足和后足内侧软组织,包含跗骨窦

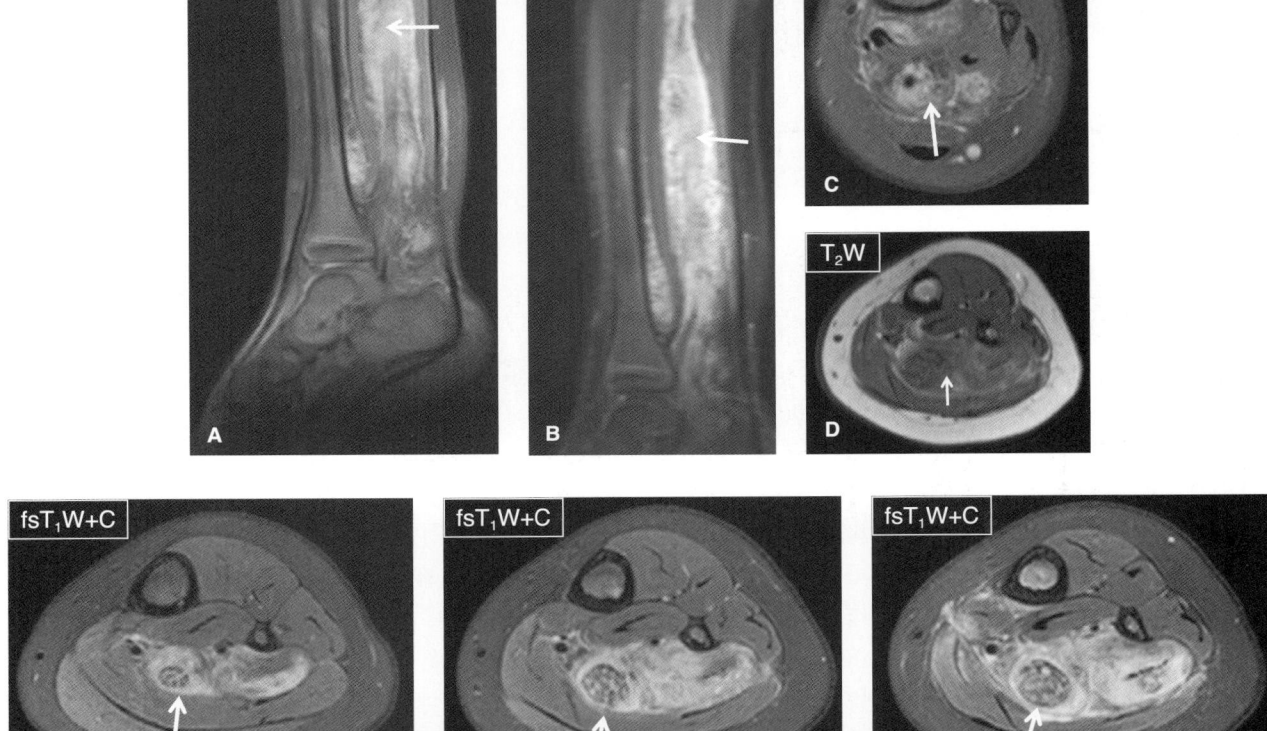

图 10　神经纤维脂肪瘤性错构瘤（新名称：神经脂肪瘤病，WHO2013 分类）：矢状位（A）和轴位（C、D）平扫图像，矢状位（B）和轴位（E~G）增强图像示胫神经弥漫纤维脂肪增粗（箭）伴脉管畸形。注意轴位增强图像上胫神经呈同轴电缆征是此病的典型征象

体后柱的病变可能是软骨肉瘤、动脉瘤样骨囊肿和结核（图 42）。少数可跨越关节的病变包括骨巨细胞瘤、动脉瘤样骨囊肿、软骨肉瘤和浆细胞瘤。最后，滑膜肉瘤通常位于关节旁，很少位于关节内。

对于软组织肿瘤，除了病变内部的特征外，发病部位对于病变确诊也非常重要。尽管软组织病变很少能根据部位确定诊断。关节内游离体或囊肿是关节内或关节周围常见的病变，包括神经节囊肿、半月板囊肿、盂唇囊肿、交叉韧带囊肿、Geyser 征、膝关节周围滑囊病变、术后或损伤相关的血清瘤，以及 Morel-Lavallée 病变（损伤后的脱套病变）（图 43~图 48）。发生在肌肉内的病变包括肌肉内囊肿、寄生虫感染、黏液瘤、脂肪瘤、背部弹力纤维瘤、静脉畸形、子宫内膜异位症以及骨化性肌炎/异位骨化（图 49~图 53）。发生于肌腱、韧带、筋膜的病变包括钙羟磷灰石疾病、痛风、腱鞘巨细胞瘤、淀粉样变性、黄色瘤、与足底筋膜相关的纤维瘤、青少年腱膜纤维瘤、结节性筋膜炎、骨化性肌炎、纤维瘤病、硬纤维瘤、皮肤和皮下组织的隆突性皮肤纤维肉瘤。背部弹性纤维瘤通常发生于肩胛旁和臀部区域（图 50）。起源于足部的最常见的软组织病变包括跖间筋膜炎（沿足趾的背部）、Morton 神经瘤和异物样肉芽肿（沿足趾的跖面）、外膜滑囊炎（位于应力点）、痛风石或源于风湿性关节炎和结节病的肉芽肿性结节（图 54~图 61）。最后，沿长骨横轴生长的病变可通过以下特征鉴别。

- 主要位于皮质/皮质下病变——骨软骨瘤、感染、骨样骨瘤、非骨化性纤维瘤、拖拉病变（tug lesion）、造釉细胞瘤、肌肉或韧带附着点骨皮质撕脱性不规则（如腓肠肌、鹅足止点或髌韧带）、皮质转移瘤以及畸形性骨炎（图 62~图 67）。
- 主要位于骨膜/骨膜下病变——骨膜下血肿、脂肪瘤、脓肿、骨膜骨肉瘤和骨膜软骨肉瘤（图 68）。

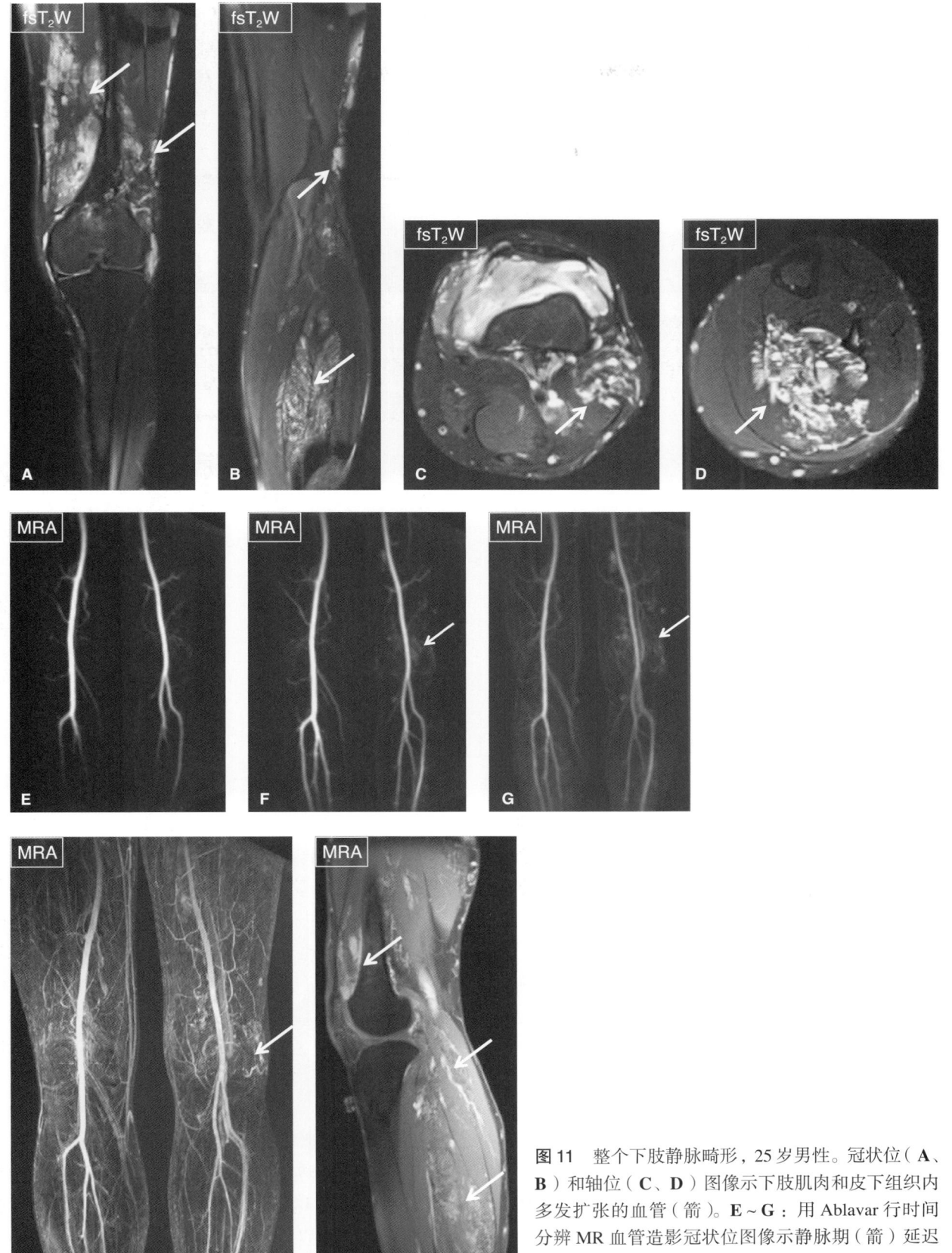

图11 整个下肢静脉畸形，25岁男性。冠状位（A、B）和轴位（C、D）图像示下肢肌肉和皮下组织内多发扩张的血管（箭）。E～G：用Ablavar行时间分辨MR血管造影冠状位图像示静脉期（箭）延迟充填的扩张血管，不伴动静脉瘘。H、I：延迟MR血管图像示畸形血管（箭）

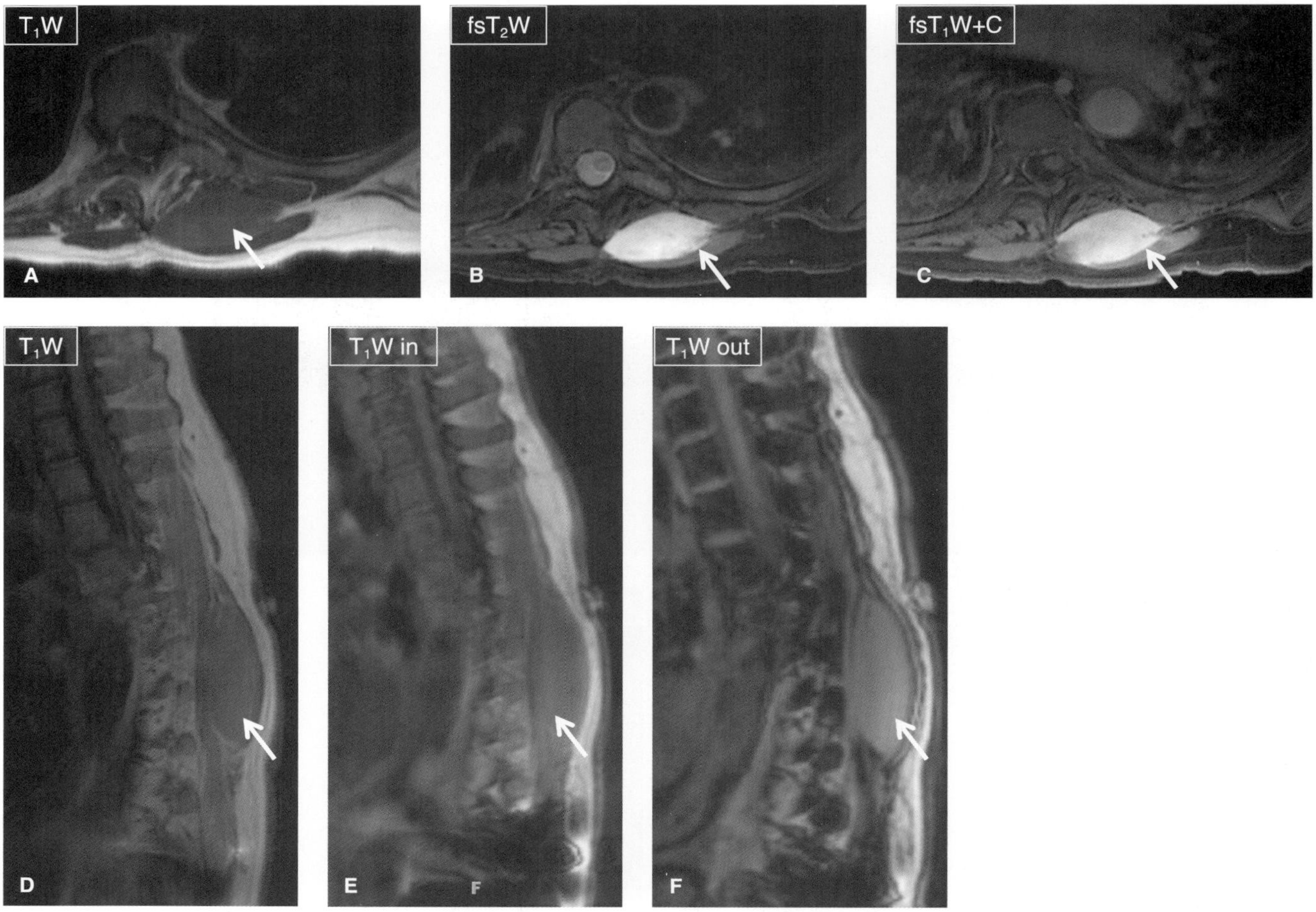

图 12 硬纤维瘤，65 岁女性。轴位（A～C）和矢状位（D～F）图像示脊柱旁肌肉内边缘清楚的、呈均质 T_1 中等信号、T_2 高信号的强化肿块（箭）。在反相位图像上病变信号无衰减

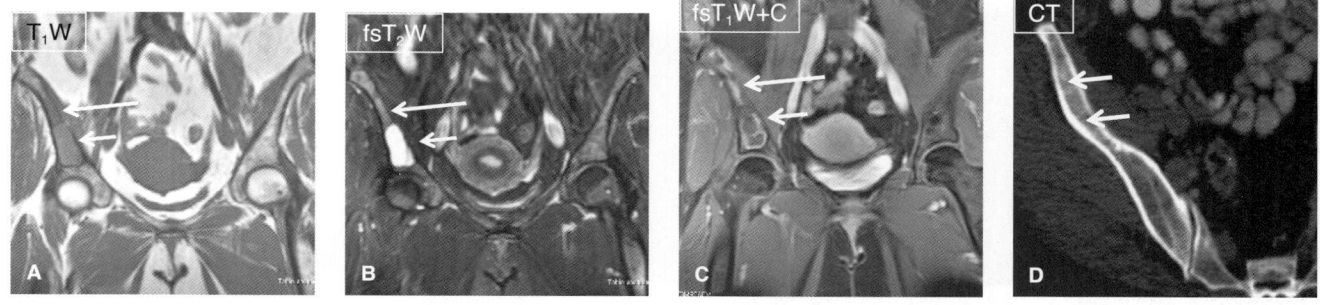

图 13 纤维异常增殖症，47 岁女性。A～C：冠状位 MR 图像示右髂骨病变（长箭）呈 T_1 中等信号、T_2 混杂信号，边缘强化。部分病变（短箭）呈囊性变。D：轴位 CT 图像示此病变（箭）特征为典型的磨玻璃样改变

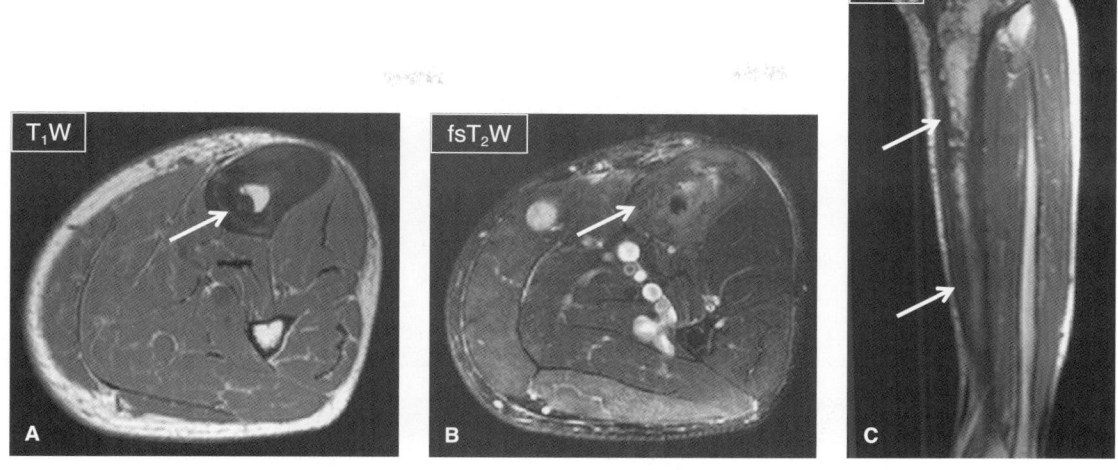

图 14　畸形性骨炎。轴位（A、B）和矢状位（C）图像示胫骨弥漫性皮质增厚（箭）和肥大伴内部纤维脂肪增生

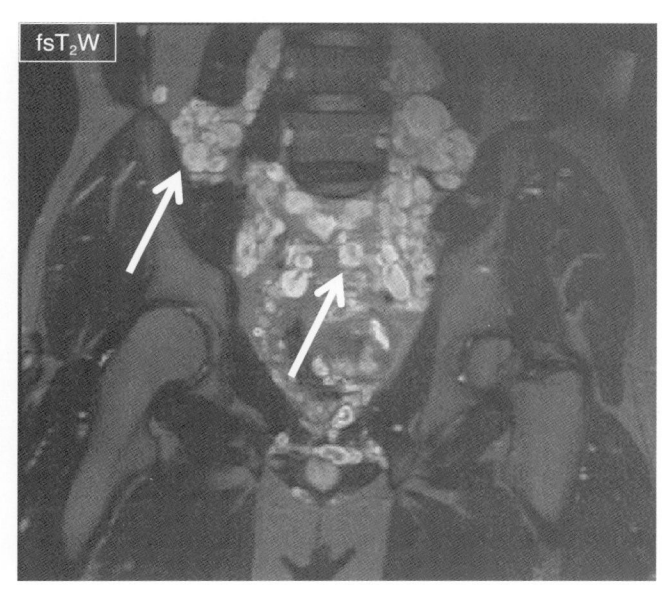

图 15　神经纤维瘤病 I 型。骨盆冠状位图像示多发卵圆形 T_2 高信号伴靶征（箭），对应本例神经纤维瘤病患者弥漫的神经纤维瘤（"蠕虫袋"征）

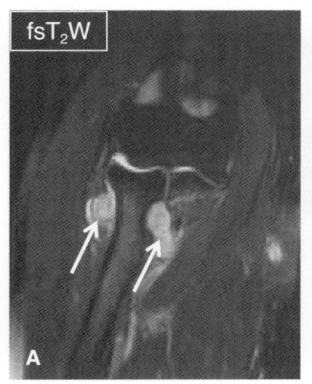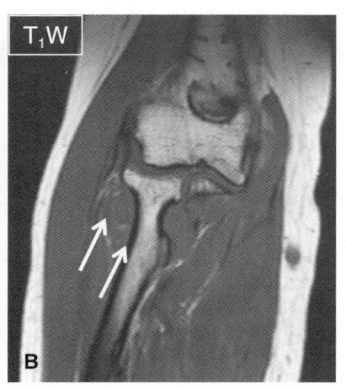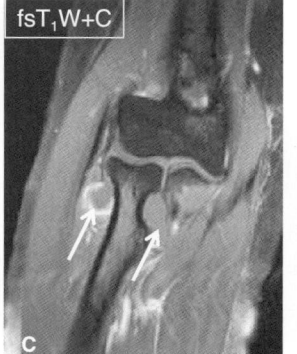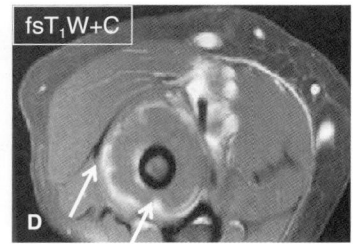

图 16　滑膜软骨瘤病，中年女性，主诉近期右肘周围明显肿块。冠状位（A~C）和轴位（D）图像示近端尺桡关节分叶状肿块（箭）伴桡骨颈偏心性骨侵蚀和边缘结节状强化

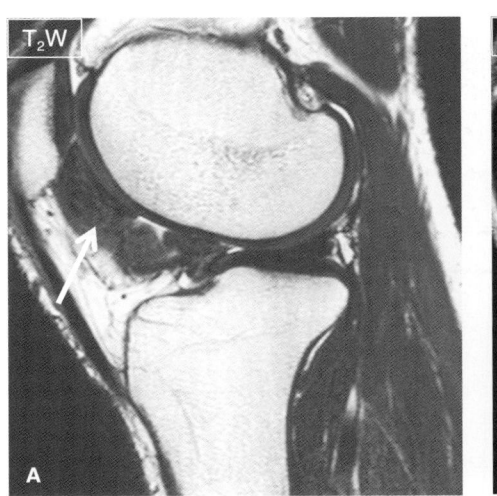
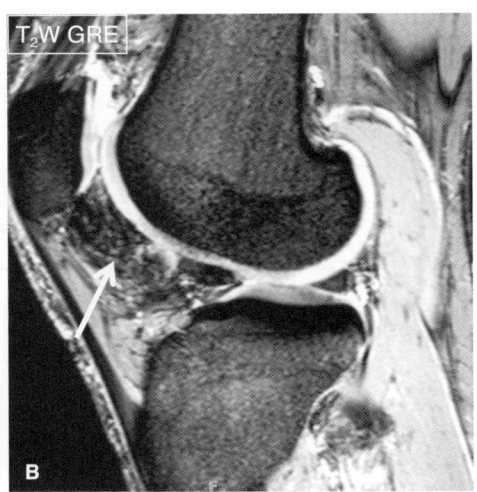

图 17 色素沉着绒毛结节性滑膜炎，45 岁女性。矢状位（**A**、**B**）图像示髌下 Hoffa 脂肪垫后侧不规则低信号病变（箭），为含铁血黄素的滑膜肿块。在梯度回波序列中信号尤为明显。影像学表现符合 PVNS（新名称：弥漫型腱鞘滑膜巨细胞瘤，WHO 2013 分类）

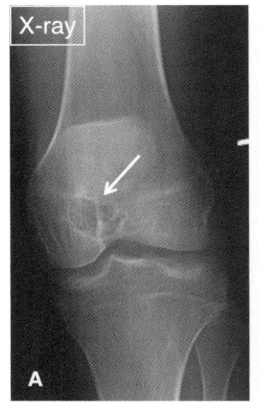
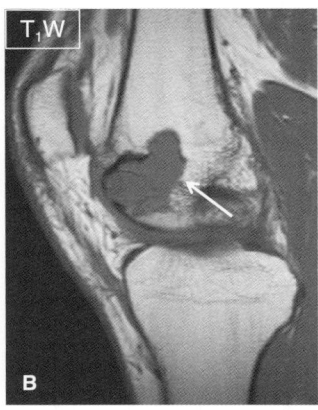
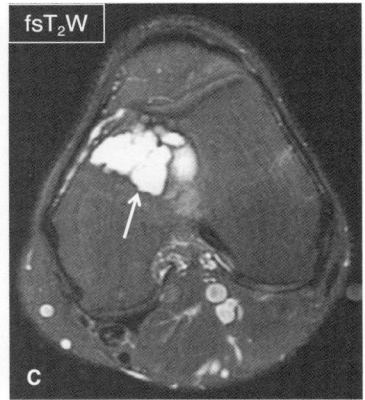

图 18 软骨母细胞瘤。前后位 X 线片（**A**）示股骨骨骺边缘清楚的溶骨性病变（箭）伴薄硬化边。对应的矢状位（**B**）和轴位（**C**）MR 图像示病变（箭）呈分叶状、均质液样信号。注意：软骨母细胞瘤常伴骨髓水肿

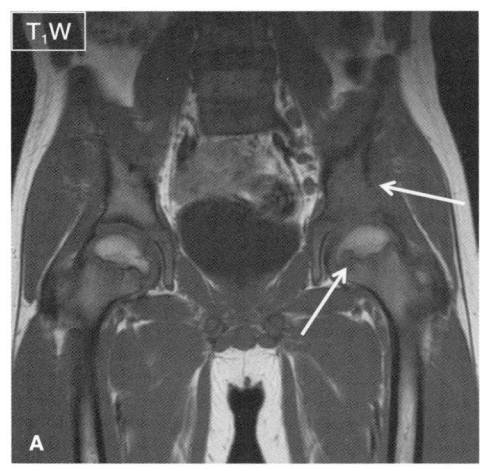
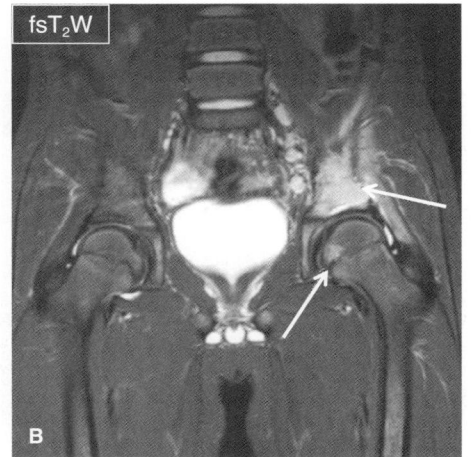

图 19 嗜酸性肉芽肿。冠状位图像示左髂嵴及同侧股骨头病变（箭）呈均质的 T_1 等信号/T_2 高信号。注意：在疾病的急性期常见筋膜水肿，类似感染

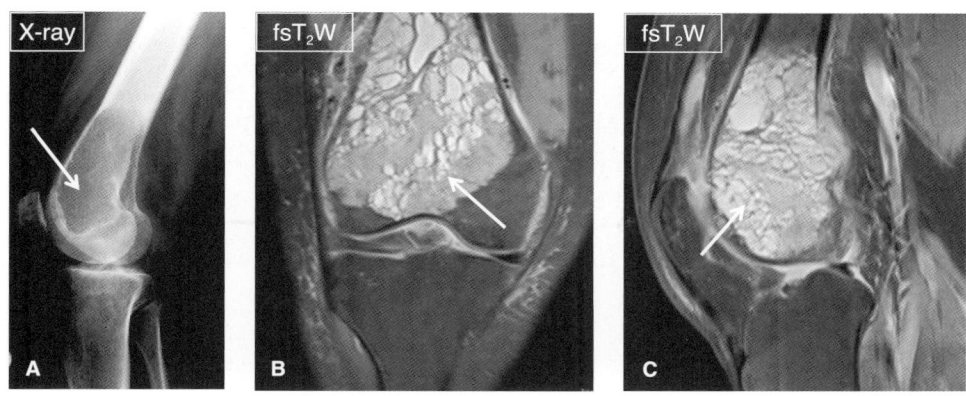

图 20 巨细胞瘤，35 岁女性。膝关节侧位 X 线片（**A**）示股骨远端干骺端延伸至骨端的边缘清楚的溶骨性病变（箭）。对应的冠状位（**B**）和矢状位（**C**）MR 图像示病变（箭）贴近关节面，呈不均质 T_2 高信号。注意：病变可穿透骨皮质

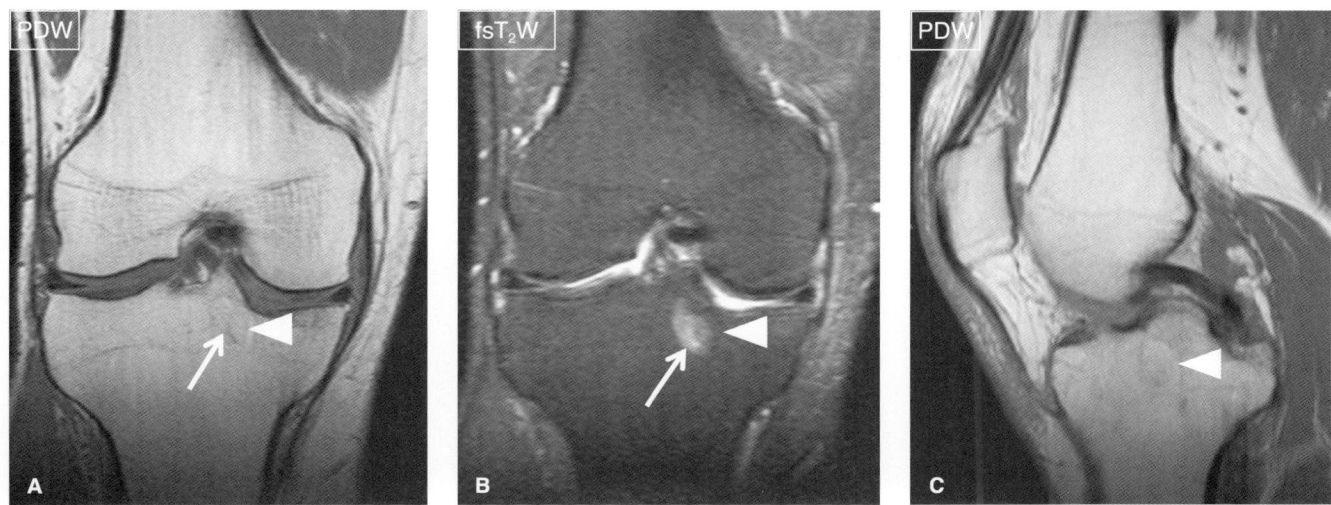

图 21 脂肪瘤伴囊性退变。冠状位（**A**、**B**）和矢状位（**C**）图像示胫骨骨骺端边缘清楚的病变，部分病变为液性（箭）信号，部分病变为脂肪（箭头）信号

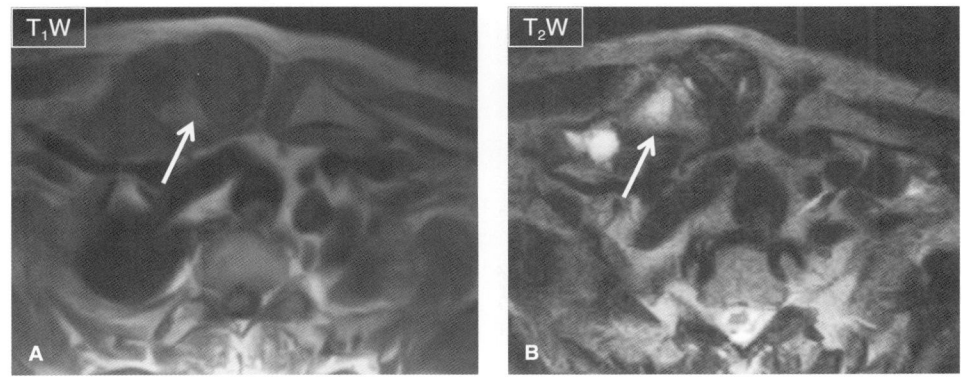

图 22 重度胸锁关节骨关节炎。中年患者诉右侧胸锁关节明显肿块。轴位图像示右侧胸锁关节重度骨关节炎伴关节囊明显肥厚。注意右侧锁骨远端软骨下骨囊肿（箭）

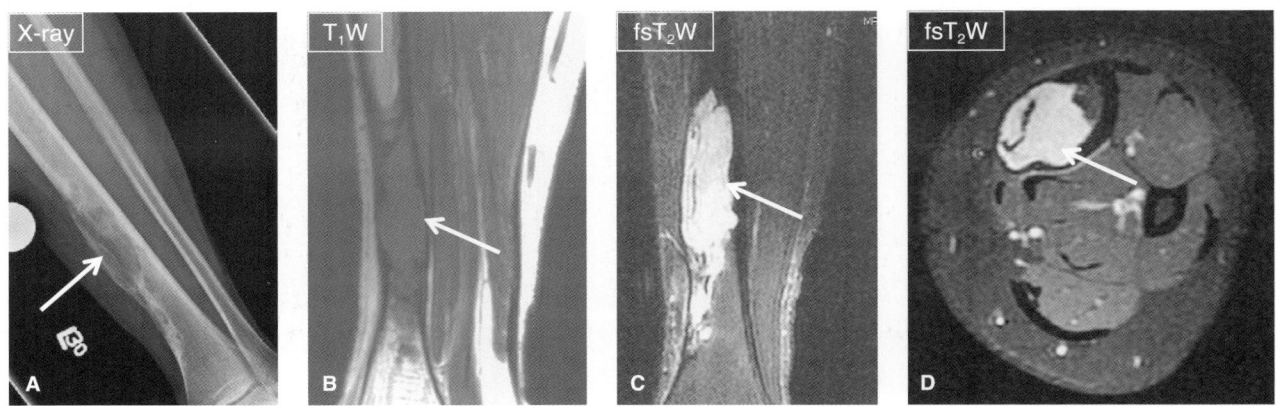

图 23 造釉细胞瘤，年轻女性。下肢前后位 X 线片（**A**）示胫骨干远端侵袭性溶骨性病变（箭）。对应的冠状（**B**、**C**）和轴位（**D**）MR 图像证实病变具有局部侵袭特征（箭），表现为实性，骨髓浸润、骨皮质侵蚀和骨膨胀

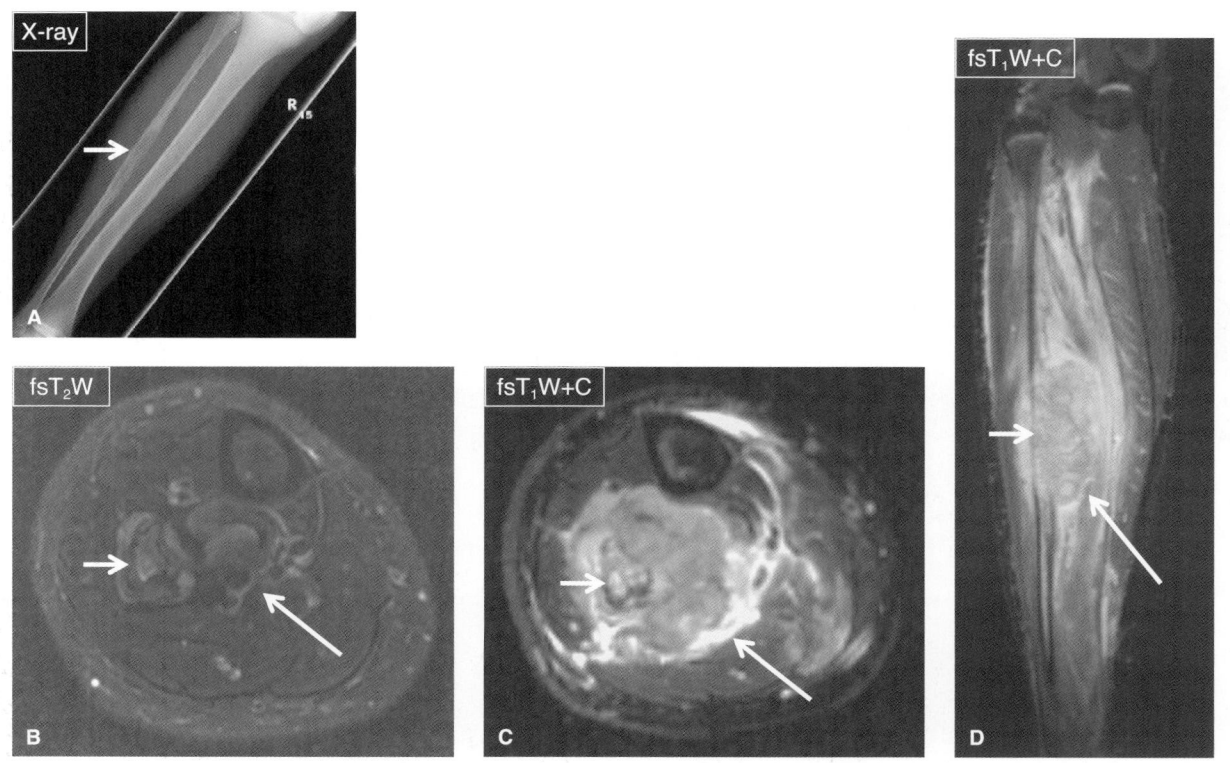

图 24 尤因肉瘤，12 岁女性。前后位 X 线片（**A**）示腓骨骨干溶骨性病变（箭）伴宽移行带。轴位（**B**、**C**）和矢状位（**D**）MR 图像示不均匀显著强化的软组织肿块（长箭），病变起源于腓骨（短箭）并向间室外延伸且侵及胫后神经血管束

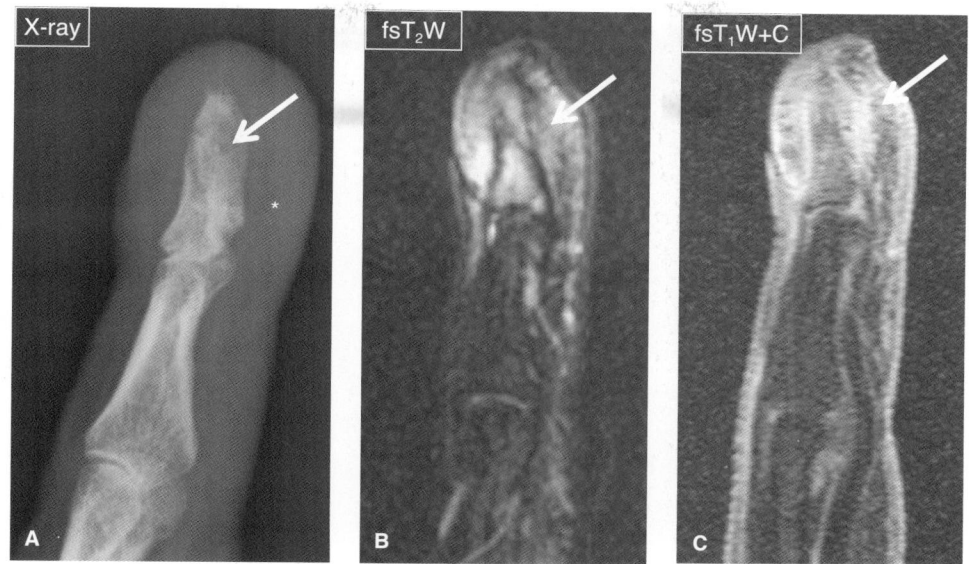

图 25　手指的 Noras 病（奇异性骨旁骨软骨瘤样增生，bizarre periosteal osteochondromatous proliferation, BPOP）。**A**：示指侧位 X 线片示远节指骨异常的骨膜和皮质增厚（箭），以及周围的软组织肿胀（星号）。**B**、**C**：典型的矢状位 MR 图像示远节指骨皮下组织（箭）呈显著 T_2 高信号，提示骨髓水肿和强化

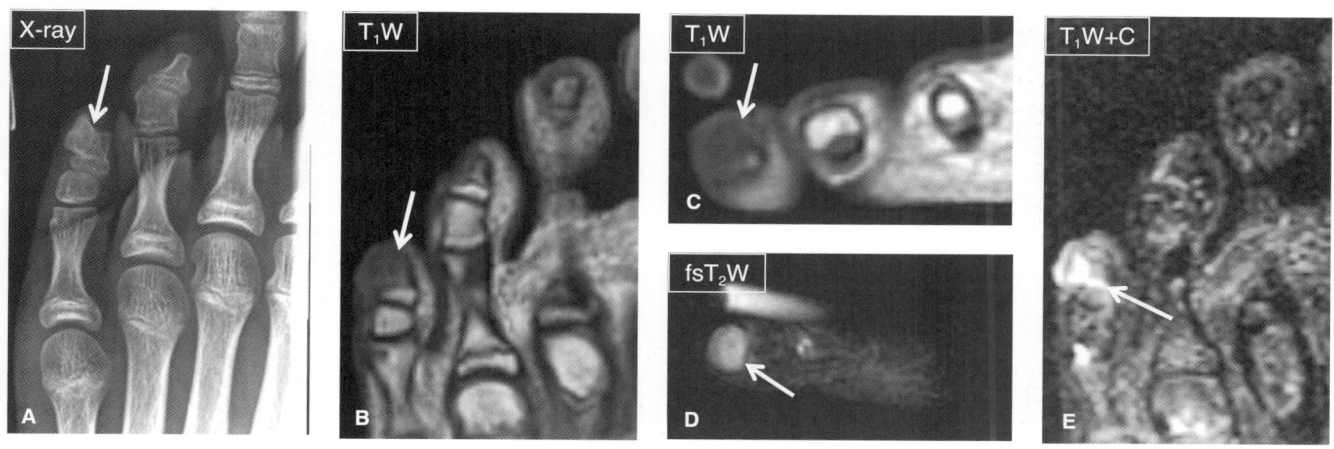

图 26　小趾的 Nora 病（奇异性骨旁骨软骨瘤样增生）。前足前后位 X 线片示第 5 趾骨远节趾骨顶端边界清楚的骨样增生（箭）。在冠状位（**B**）、轴位平扫（**C**、**D**）和冠状位（**E**）增强后 MR 图像示病变（箭）呈 T_1 中等信号，T_2 高信号，伴软组织及骨髓水肿和强化

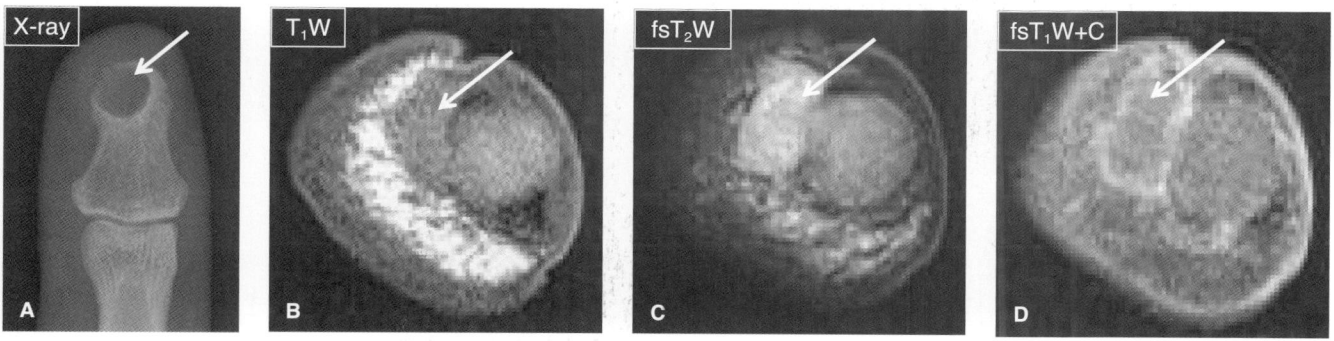

图 27　表皮样囊肿。**A**：拇指前后位 X 线片示远节指骨末端边缘清楚的溶骨性病变（箭）伴窄的移行带。**B～D**：对应的轴位 MR 图像示病变（箭）呈液样信号和薄的边缘强化

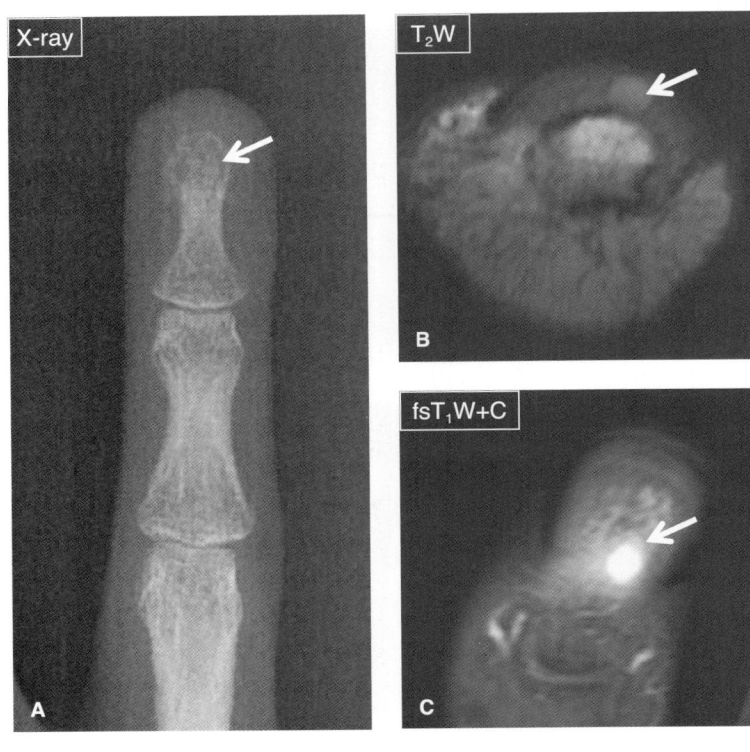

图28 血管球瘤。前后位X线片（A）示手指远节指骨局部轻度骨侵蚀（箭）伴软组织肿胀。典型的轴位（B）和冠状位（C）MR图像示远节指骨和指甲间小卵圆形、T_2高信号病变伴显著强化（箭头）

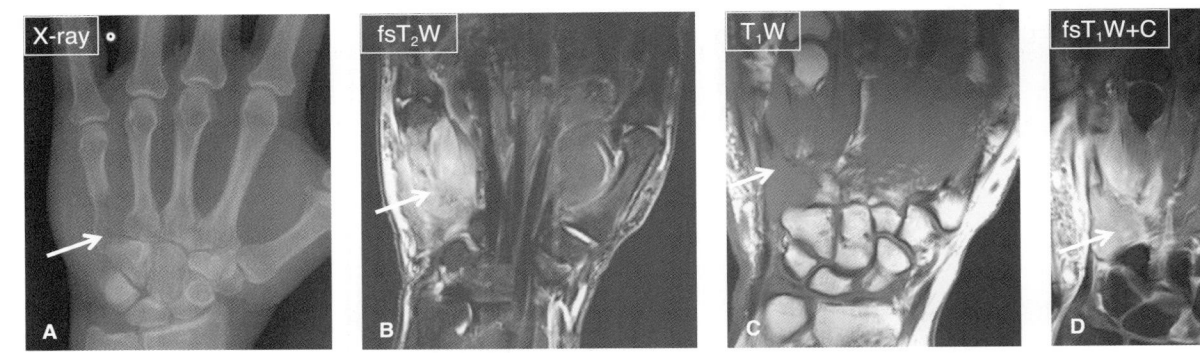

图29 肺癌手部转移。A：手前后位X线片示第5掌骨近端广泛性溶骨性骨质破坏（箭）。B~D：对应的冠状位MR图像示边界不清、显著强化的软组织肿块（箭），为第5掌骨转移瘤

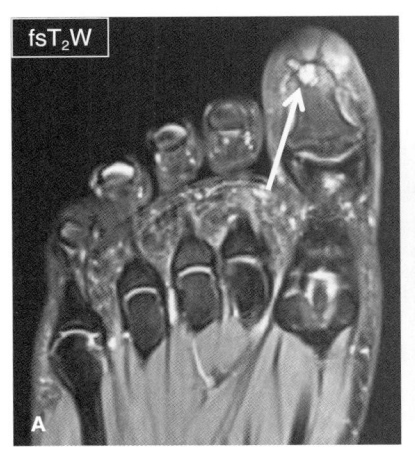
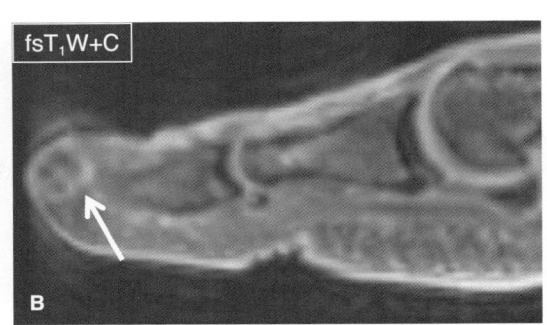

图30 骨转移瘤，30岁女性，有恶性肿瘤病史。前足轴位（A）和矢状位（B）图像示第一趾骨远节末端边界清楚的T_2高信号病变（箭），边缘轻度强化。活检证实为肺癌的转移瘤

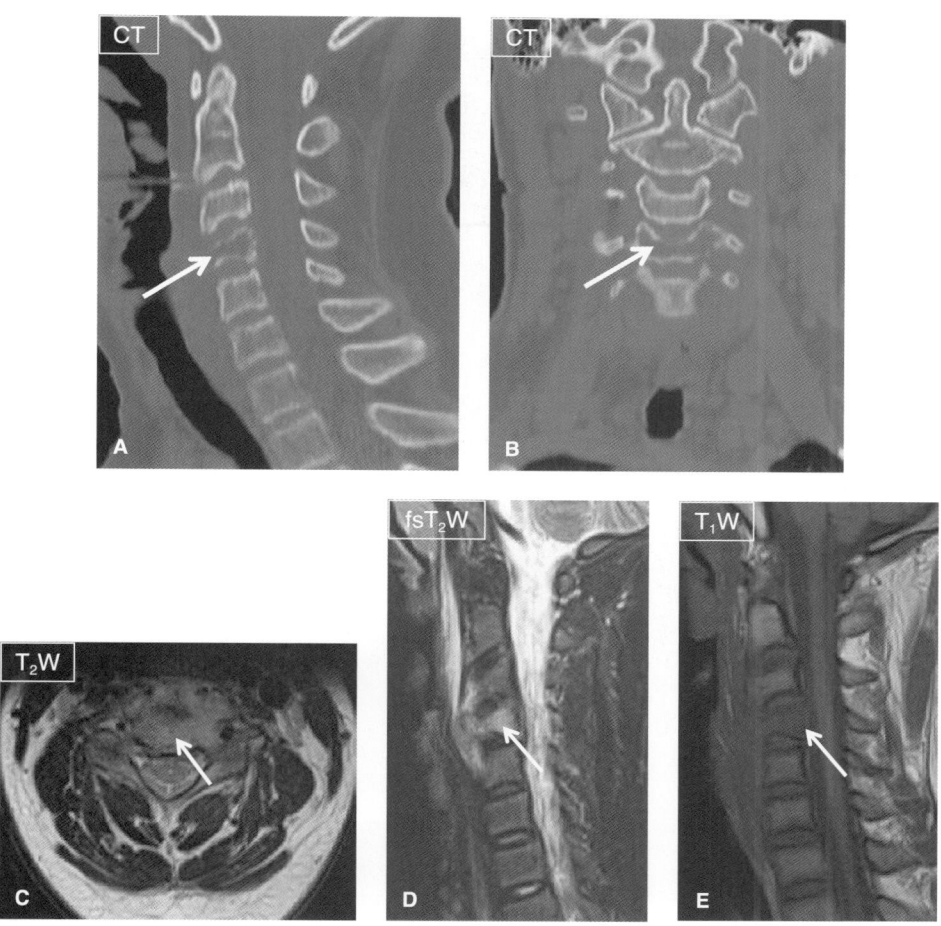

图 31 嗜酸性肉芽肿（朗格汉斯细胞组织增生症）。矢状位（A）和冠状位（B）CT 重建图像示 C4 椎体（箭）溶骨性病变伴压缩性骨折。典型的轴位（C）和矢状位（D、E）MR 图像示 T_2 高信号、T_1 等信号肿块（箭）侵蚀 C4 椎体并延伸至椎旁间隙

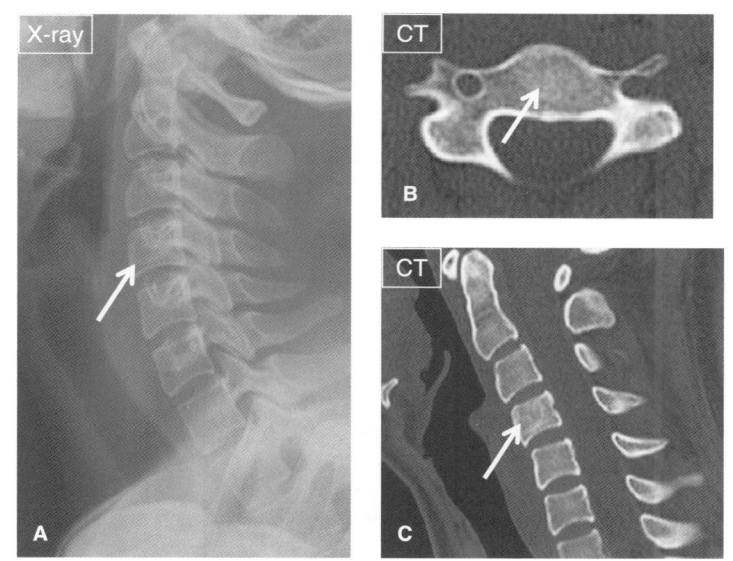

图 32 良性脊索细胞瘤，年轻女性。A：颈椎 X 线侧位平片示 C4 椎体内模糊不清的卵圆形病变（箭）伴薄硬化边。CT 轴位（B）和矢状位（C）重建图像示边界不清病变伴内部硬化（箭）。D~F：对应的 MR 矢状位图像示病变（箭）呈相对 T_1 低 /T_2 高信号，无明显强化

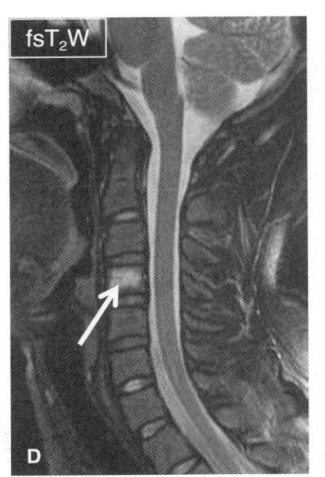 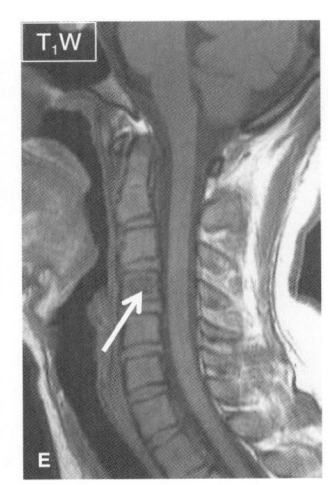 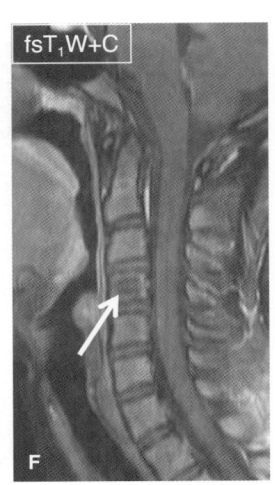

图 32（续）

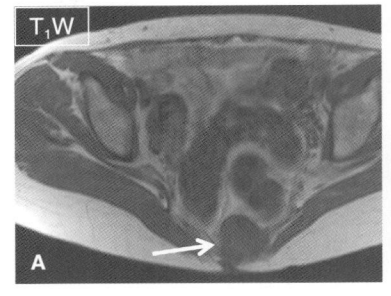 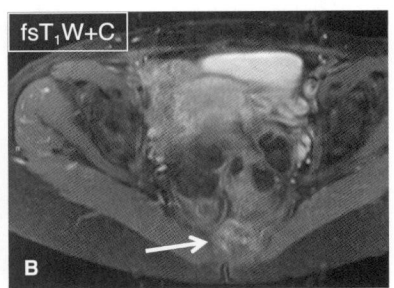

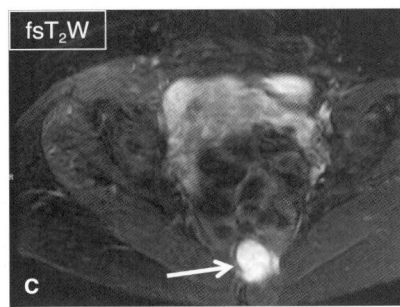 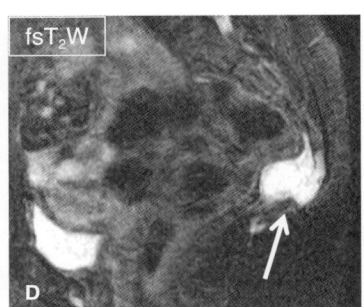

图 33 小脊索瘤，老年女性。轴位（A~C）和矢状位（D）图像示 T_1 等信号、T_2 高信号，不均质强化肿块（箭），侵及下骶椎和尾椎

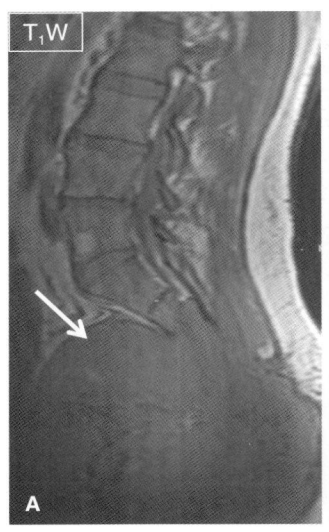 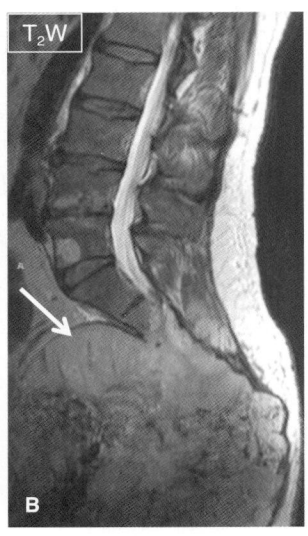 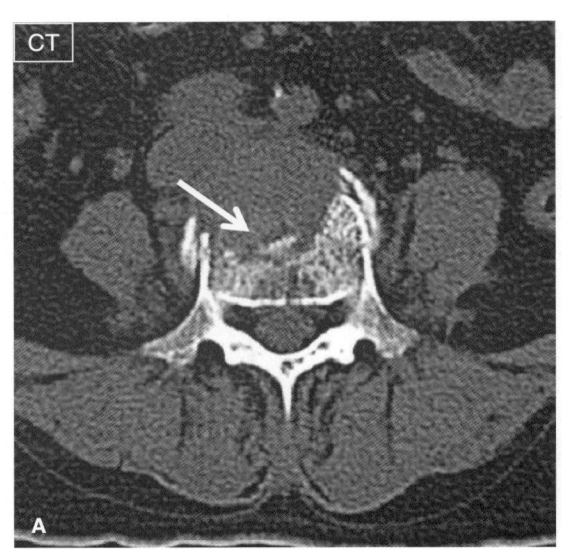

图 34 大脊索瘤，中年男性。腰骶椎区域矢状位图像示起源于骶椎和尾椎的大且不均质的肿块（箭）。注意 L5 椎体偶然发现的血管瘤

图 35 多发骨髓瘤，中年女性，主诉后背疼痛数月。A：轴位 CT 图像示 L4 椎体前部骨侵蚀（箭）伴软组织肿块，病变内无硬化或骨化

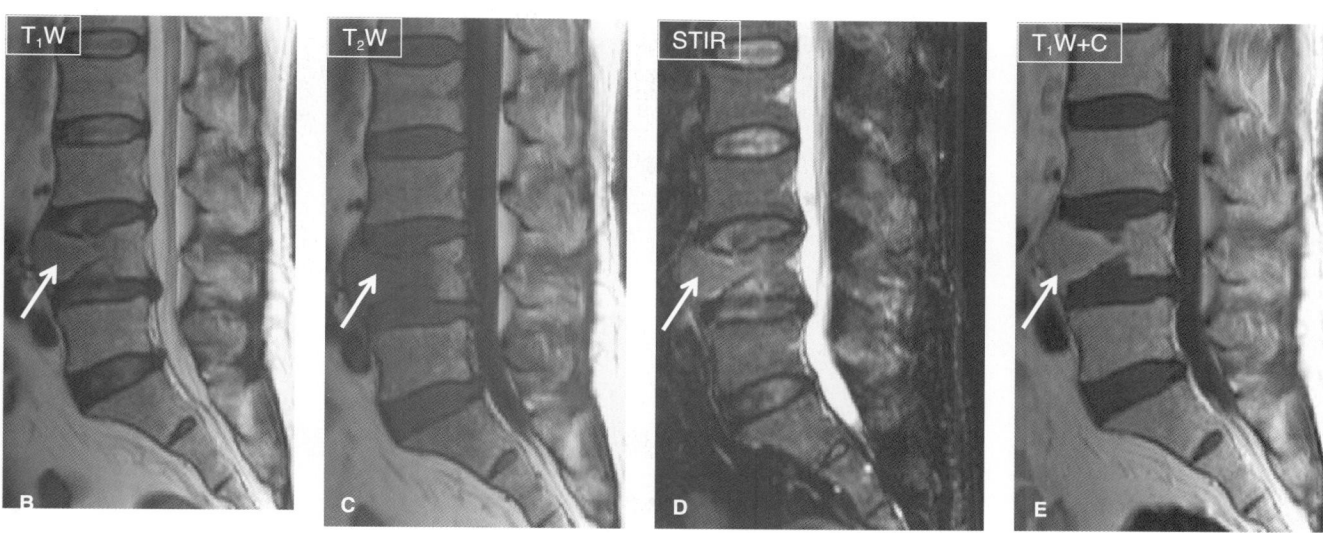

图35 （续）B～E：对应的矢状位 MR 图像示 L4 椎体压缩性骨折，椎体前部被均质的软组织占据（箭），软组织呈 T_1 中等信号，T_2 相对高信号伴中度强化

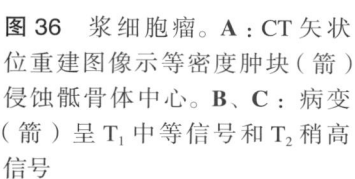
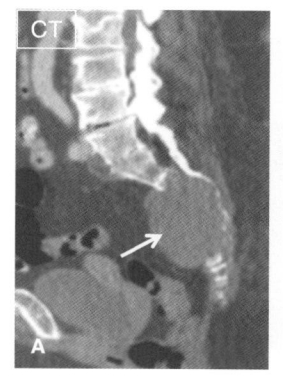
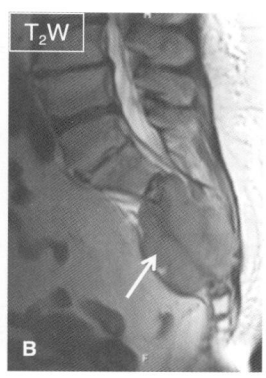
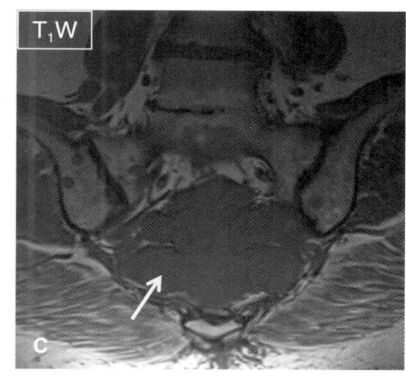

图36 浆细胞瘤。A：CT 矢状位重建图像示等密度肿块（箭）侵蚀骶骨体中心。B、C：病变（箭）呈 T_1 中等信号和 T_2 稍高信号

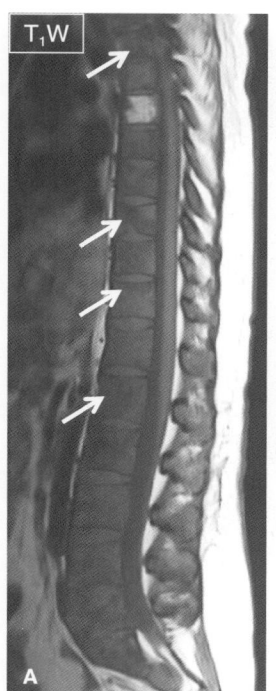
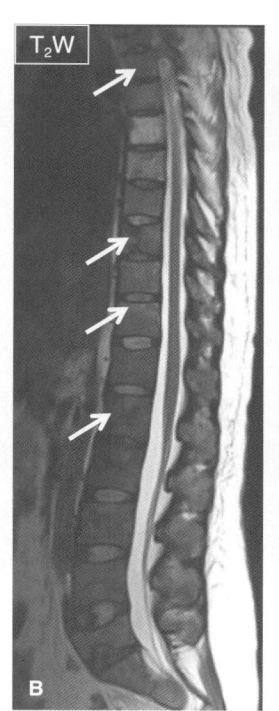
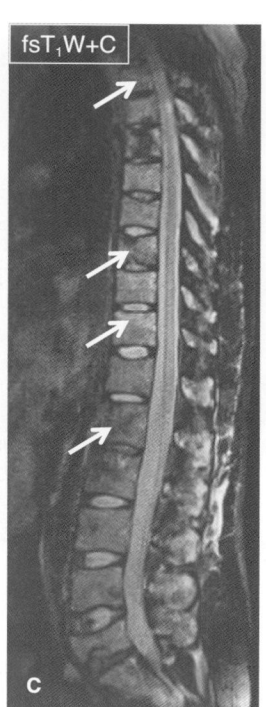
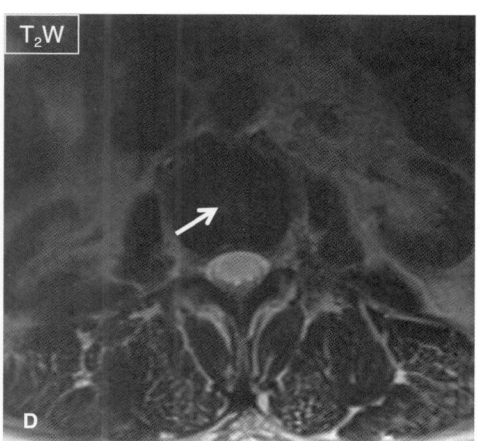

图37 乳腺癌骨转移。胸腰椎的矢状位（A～C）和轴位（D）图像示多发弥漫的椎体低信号、强化病灶（箭），为硬化性转移灶。注意 L5 椎体塌陷伴弥漫骨髓浸润以及椎体前缘膨隆为椎体病理性压缩骨折

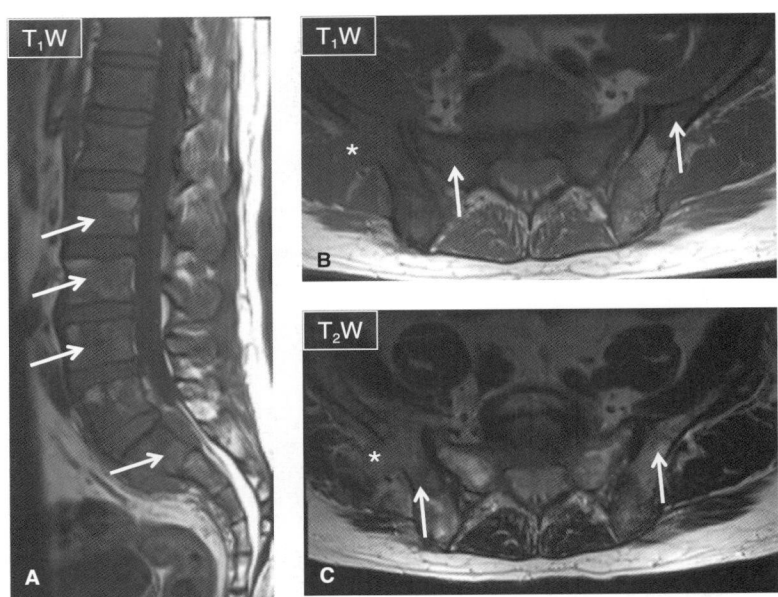

图38 淋巴瘤。矢状位（**A**）和轴位（**B**、**C**）图像示脊柱、骶骨、髂骨多发 T_1 低信号/T_2 高信号病变（箭）。部分表现为病变向骨外延伸（星号）

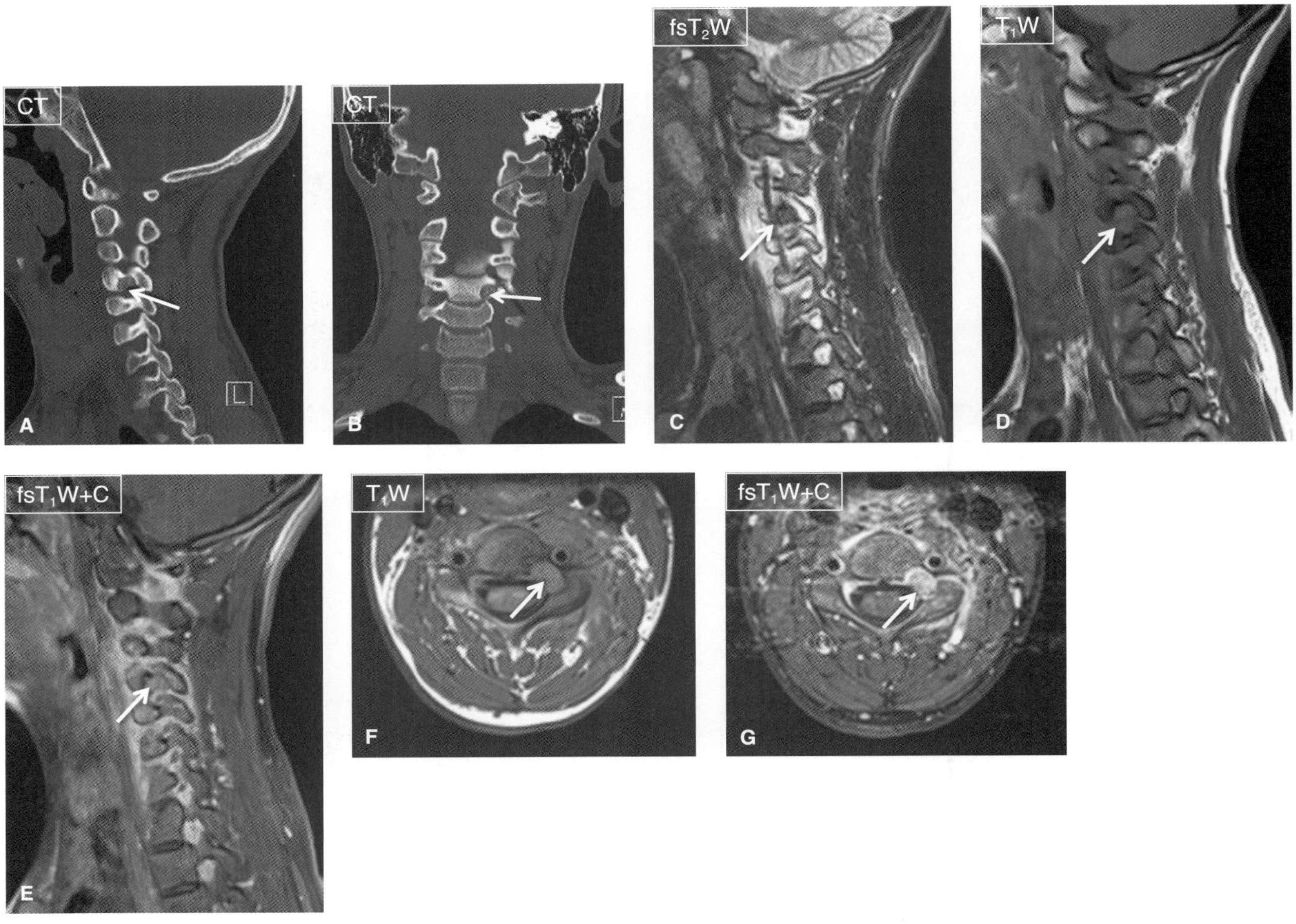

图39 骨样骨瘤。CT 矢状位（**A**）和冠状位（**B**）重建图像示 C4 左侧椎弓根部局部溶骨性病变伴内部钙化及边缘硬化（箭）。矢状位（**C~E**）和轴位（**F**、**G**）MR 图像示病变（箭）呈 T_1/T_2 中等信号伴显著强化，与邻近骨髓和软组织水肿相关

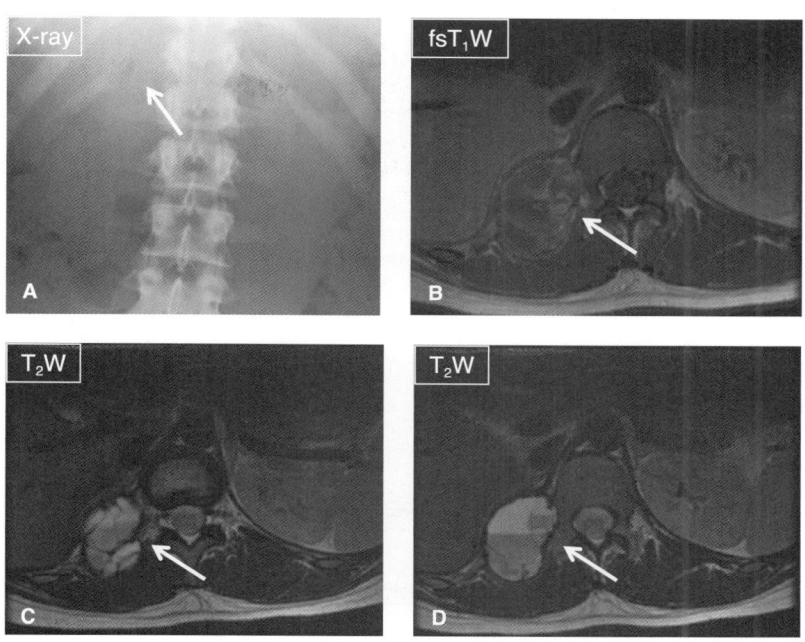

图 40　动脉瘤样骨囊肿。**A**：前后位 X 线片示右侧第 12 肋骨溶骨性骨质破坏以及邻近的 T12 椎体后柱骨侵蚀（箭）。**B～D**：对应的轴位 MR 图像示边缘清楚的分叶状病变（箭），以液性信号和液 - 液平面为特征。病变可见边缘和内部间隔强化，为典型的动脉瘤样骨囊肿

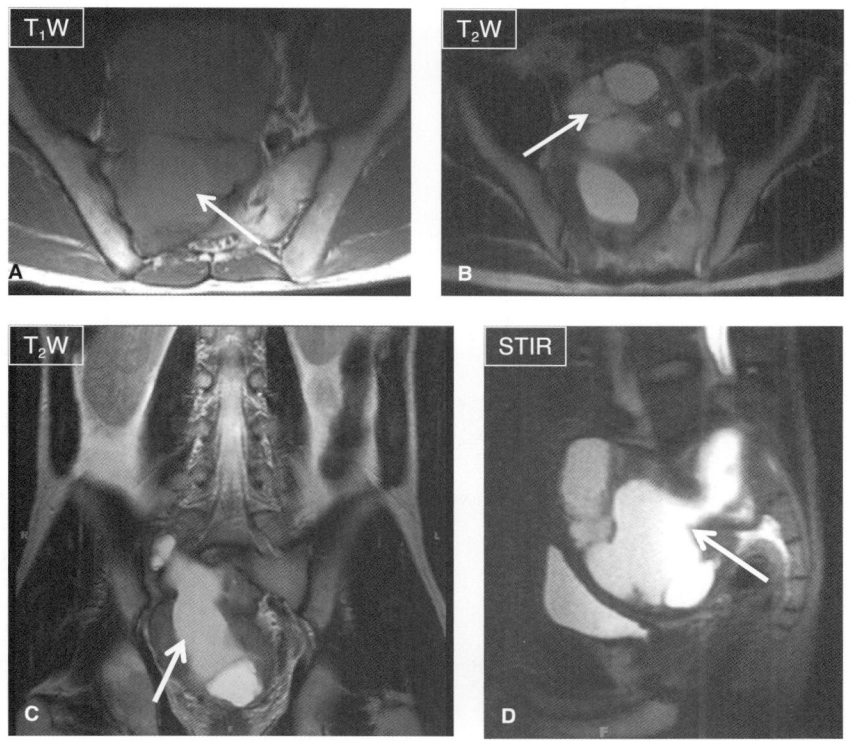

图 41　囊性神经鞘瘤，年轻男性。轴位（**A**、**B**）、冠状位（**C**）和矢状位（**D**）图像示大肿块起源于右侧骶孔并延伸至盆腔，以囊变和出血为特征（箭）

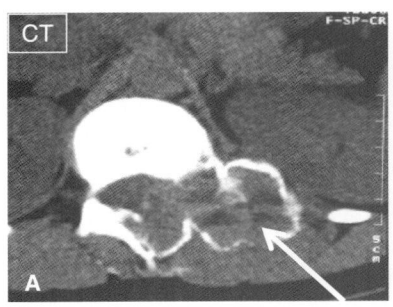
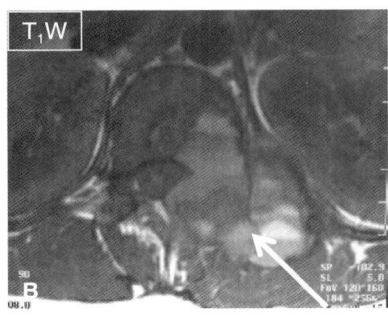
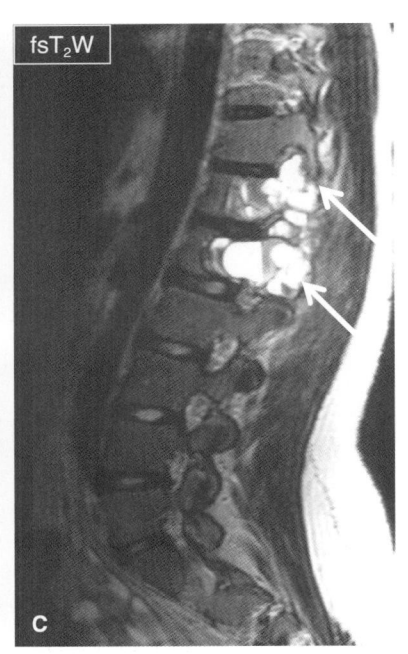

图42 动脉瘤样骨囊肿。轴位CT图像（**A**）、轴位（**B**）和矢状位（**C**）MR图像示T12、L1椎体膨胀性溶骨性病变伴液-液平面（箭头）

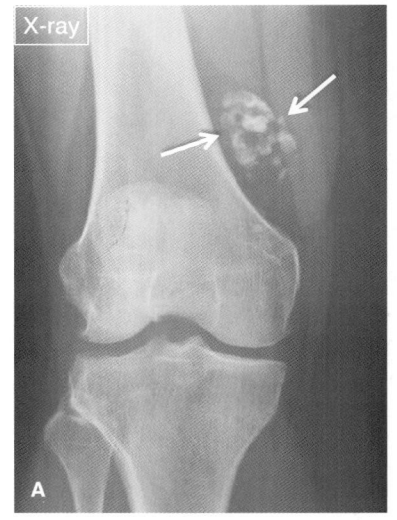

图43 关节内游离体，中年女性，主诉膝关节疼痛。前后位X线片（**A**）示髌上囊区域成簇的粗糙钙化（箭头）。注意膝关节中度退行性变。轴位（**B**、**C**）和冠状位（**D**）MR图像示髌上囊不均质肿块样病变，为大的骨软骨体

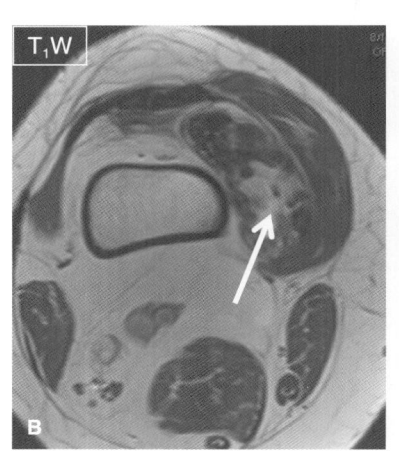
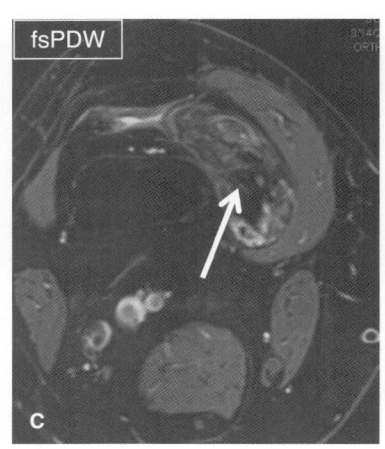
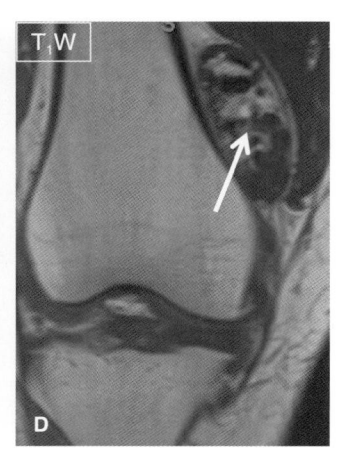

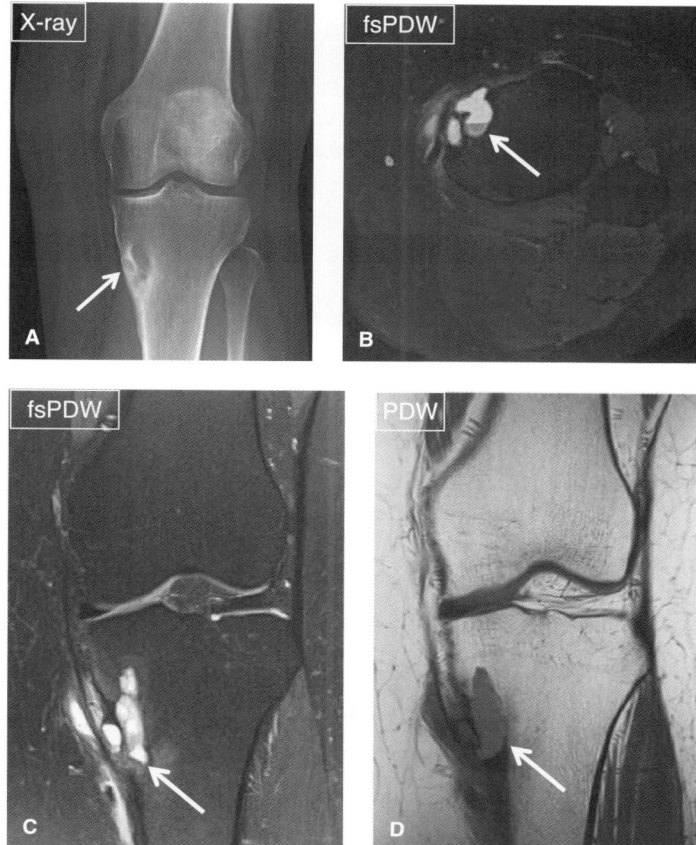

图 44 骨皮质撕脱性囊变。膝关节前后位 X 线片（A）显示胫骨干骺端内透亮影伴边缘硬化。轴位（B）和冠状位（C、D）MR 图像显示病变（箭）位于鹅足腱附着处，表现为骨皮质下囊性病变伴液平面，邻近骨皮质不连续。影像学表现符合骨皮质撕脱性囊变

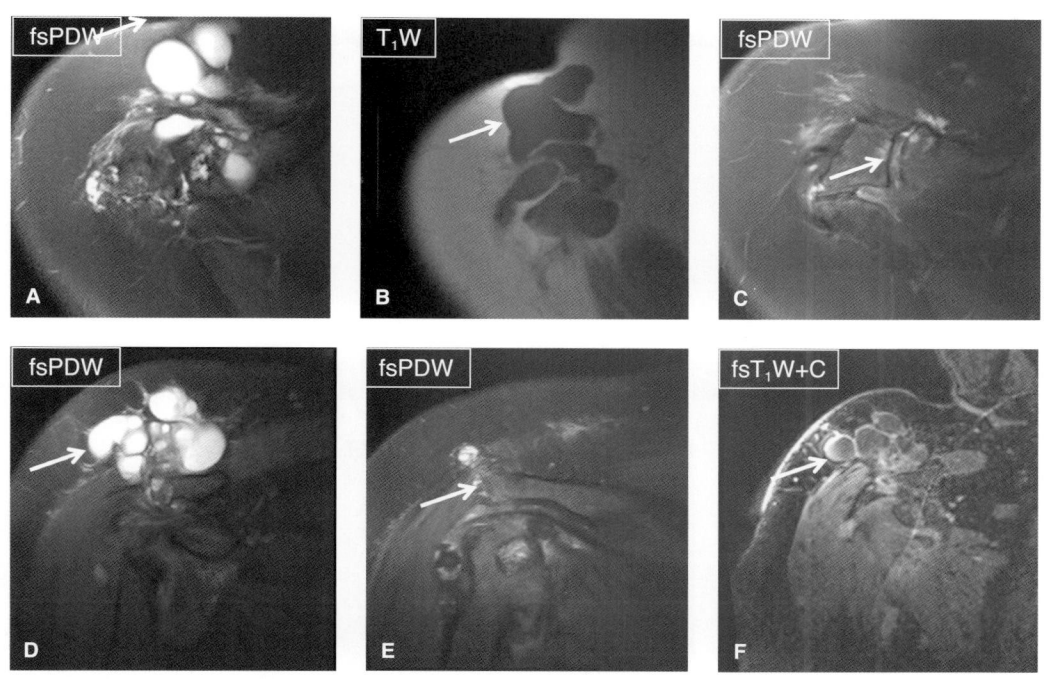

图 45 Geyser 征，59 岁女性患者，肩锁关节区局部肿胀。右肩关节轴位（A~C）和冠状位（D~F）图像显示右肩锁关节和肩峰软骨结合处退行性改变（C、E 中的箭），紧邻其上方的多房状囊性病变（A、B、D、F 中的箭）增强扫描后边缘强化，伴有肩袖缺损。影像学表现与 Geyser 征一致，腱鞘囊肿通常起自肩锁关节，与肩关节相通并沿阻力最小的路径发展。本例是从肩峰软骨结合处（E 中的箭）延伸而来

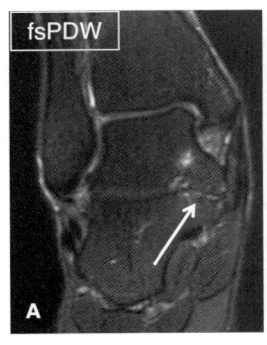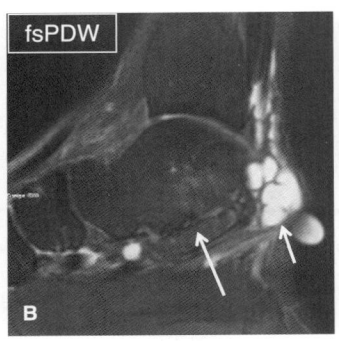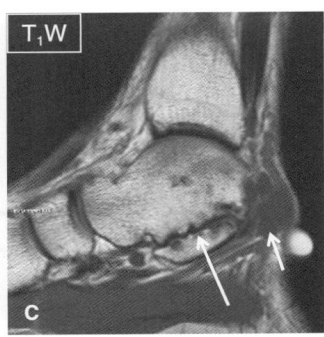

图46 纤维联合区假性关节病继发的腱鞘囊肿。冠状位（A）和矢状位（B、C）MR 图像显示踝关节距跟纤维联合的中、后联合面（长箭）。腱鞘囊肿（短箭）起自距跟纤维联合的后部，查体可触及包块

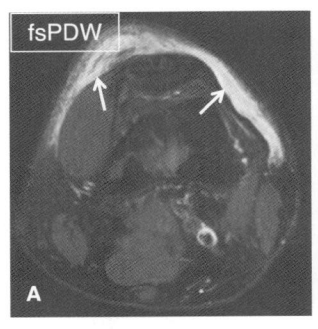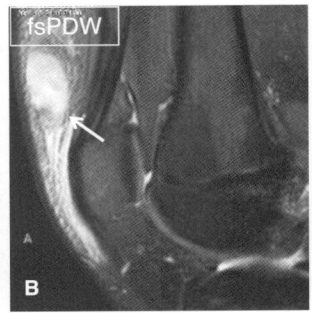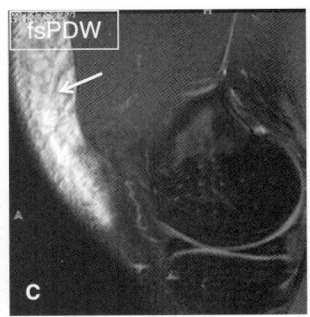

图47 Morel-Lavallée 病变，18岁男性。左膝轴位（A）和矢状位（B、C）图像显示位于皮下脂肪和浅筋膜之间信号不均匀的血肿，这是由于创伤引起皮下脂肪组织从筋膜上分离所致

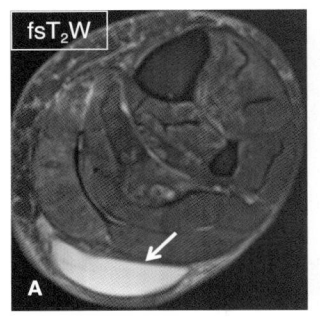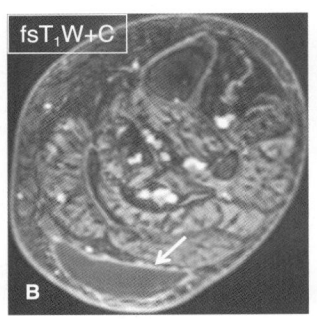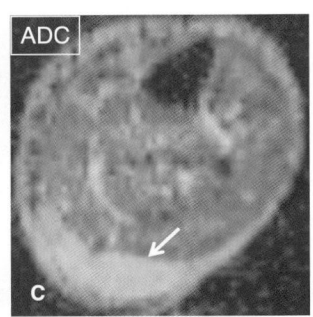

图48 血清瘤。轴位图像。A、B：病变位于皮下脂肪组织和肌肉之间的后浅筋膜间室，边缘光滑（箭），其特征是均匀的 T_2 高信号和增强扫描边缘线样强化，与术后血清瘤一致。C：该病变（箭）ADC 值高（2.4×10^{-3} mm²/s），证实病变为囊性成分

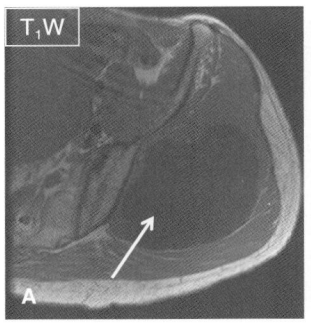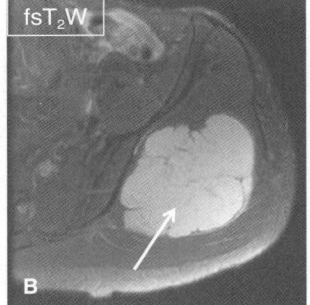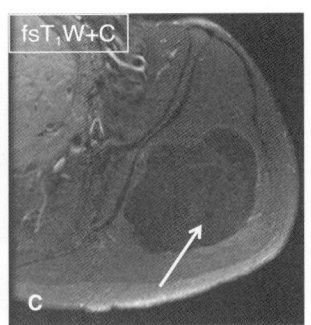

图49 黏液瘤。骨盆轴位图像示臀肌内边界清晰的多房囊性病变（箭），在增强减影图像（C）示囊性病灶内部轻度斑片状强化，这是肌内黏液瘤的典型部位和影像学表现

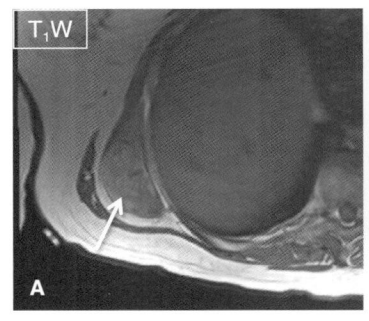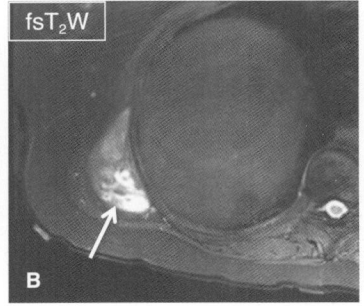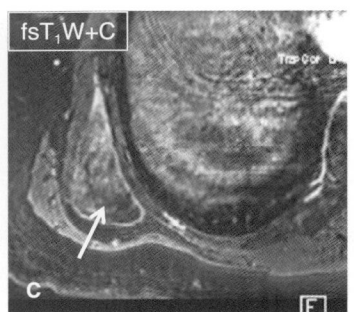

图50 背部弹性纤维瘤。轴位图像显示右后上腹壁内边界清晰的含脂肪肿块（箭），信号不均匀，增强扫描肿块可见斑片状和迂曲条纹状强化。背部弹性纤维瘤常见于易摩擦部位，例如：肩胛区周围、臀区和腹壁。肿瘤内含脂肪/纤维组织和血管

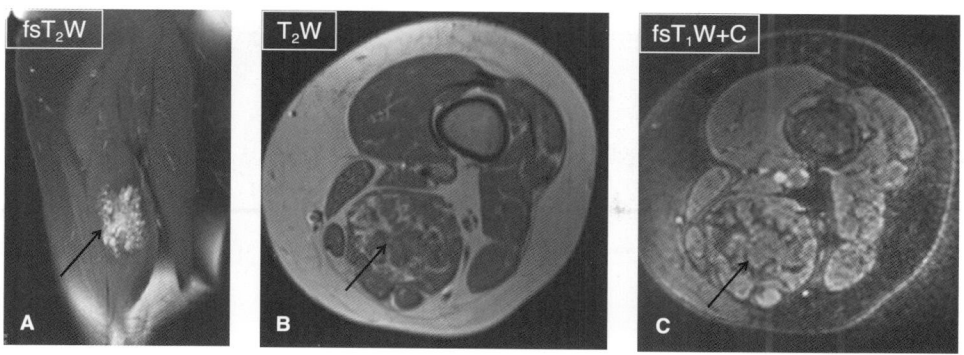

图51 肌内静脉畸形。矢状位（**A**）和轴位（**B**、**C**）T₂WI 图像示半膜肌内小囊状、迂曲条状高信号影（箭），内含组织成分，增强静脉期轻度延迟强化，无筋膜水肿，这是低流速静脉畸形的典型表现。若病变内出现静脉石，则需进一步确认诊断

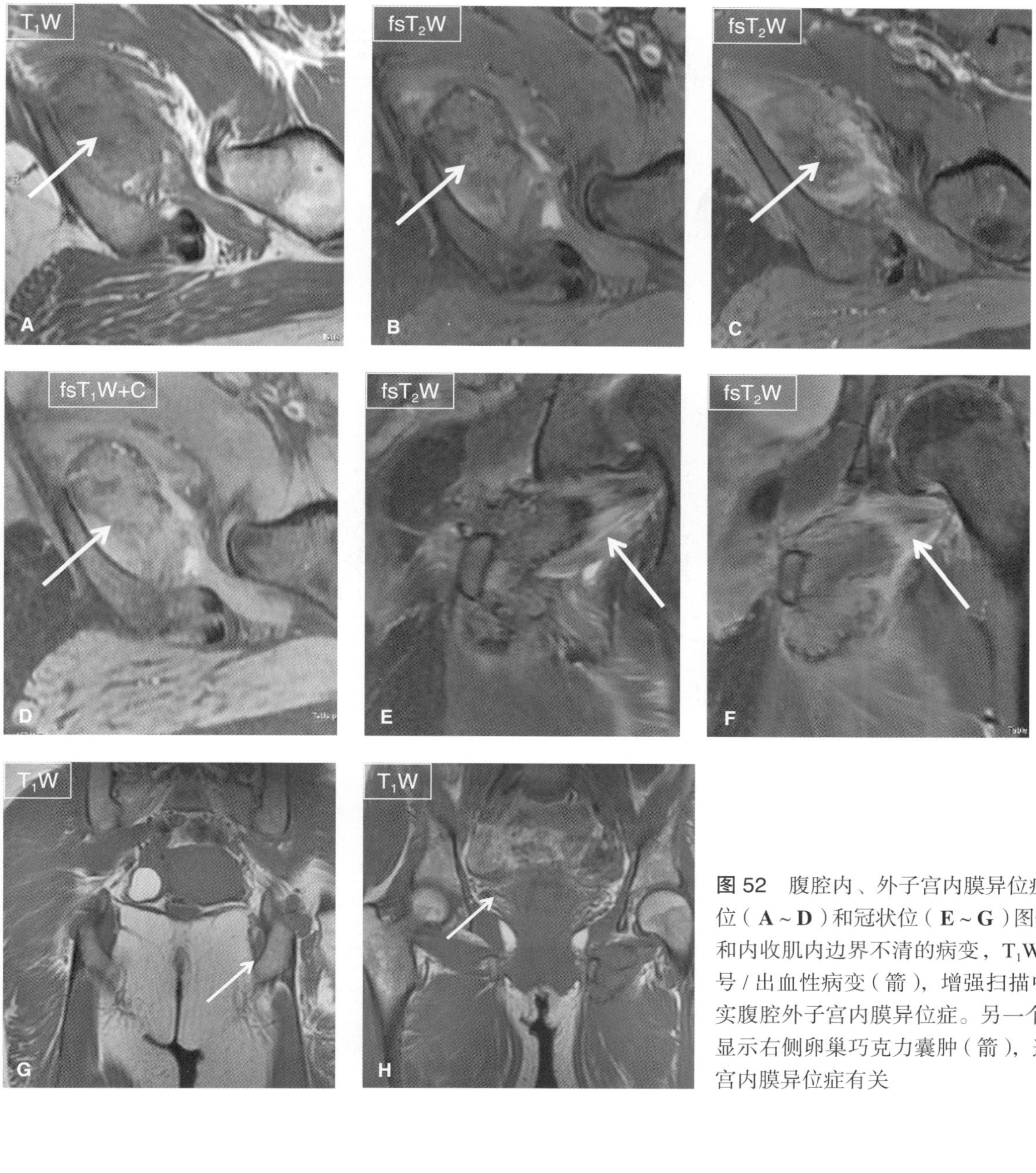

图52 腹腔内、外子宫内膜异位症，45 岁女性。轴位（**A~D**）和冠状位（**E~G**）图像显示左侧闭孔肌和内收肌内边界不清的病变，T₁WI 呈不均匀稍高信号/出血性病变（箭），增强扫描中度强化。活检证实腹腔外子宫内膜异位症。另一个冠状位图像（**H**）显示右侧卵巢巧克力囊肿（箭），这通常与腹腔外子宫内膜异位症有关

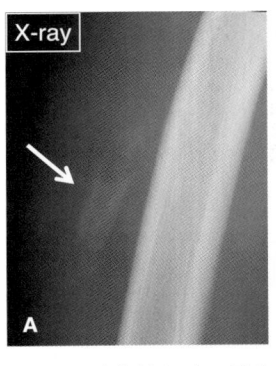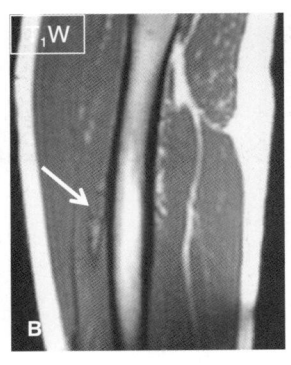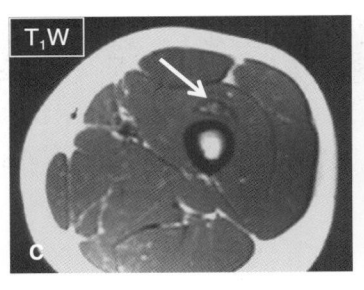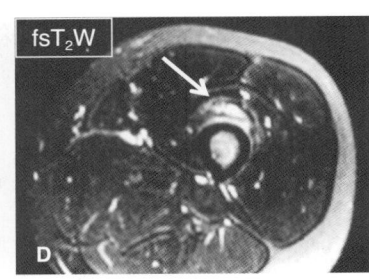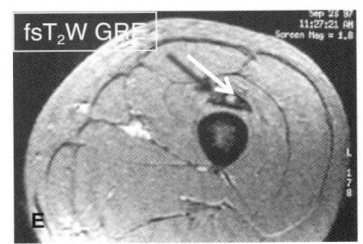

图53 骨化性肌炎/异位骨化。股骨侧位片（A）显示股骨前方软组织内较大的无定形钙化（箭），周围区线样钙化相对更成熟。矢状位（B）和轴位（C~E）MR 图像显示病变位于股中间肌，病变周围 T_1WI 和 T_2WI 呈低信号区对应于板层骨区，中央 T_1 等信号、T_2 高信号区对应于成熟骨髓区（带状现象）。梯度回波图像（E）易显示钙化成分。病变周围无软组织肿块

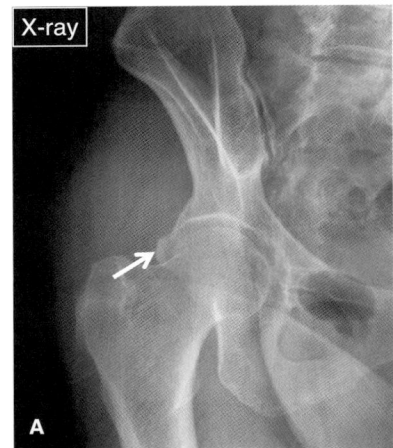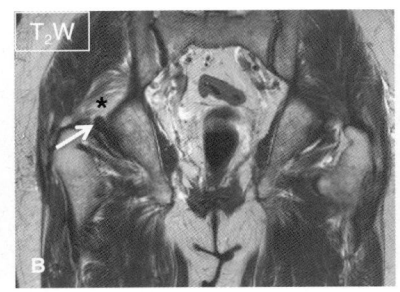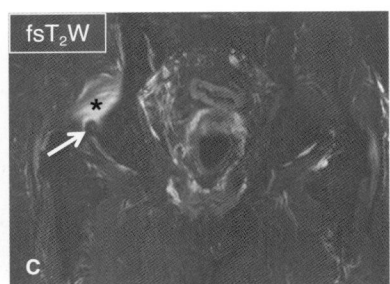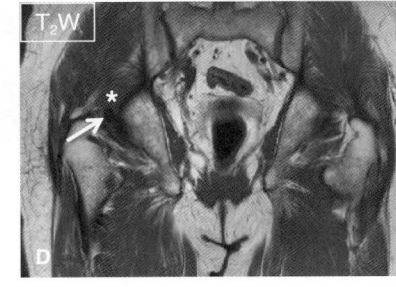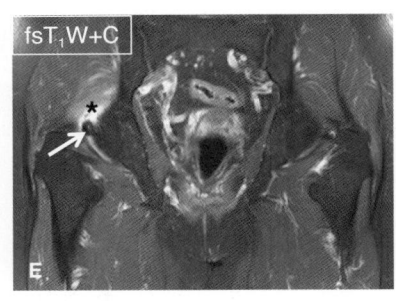

图54 上孖肌钙化性肌腱炎，71岁女性，右髋疼痛。A：右髋关节斜位 X 线片显示髋臼外侧线状钙化（箭）。B~E：冠状位 MR 图像显示钙化呈低信号（箭），位于上孖肌腱位置。邻近病变后方肌肉（星号）显示 T_2 高信号，增强扫描明显强化，提示肌肉水肿和充血（由 Sunjung Kim 博士提供）

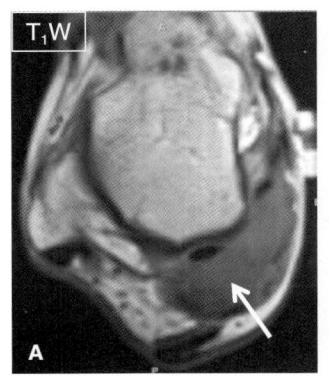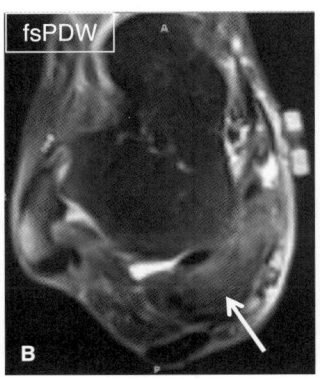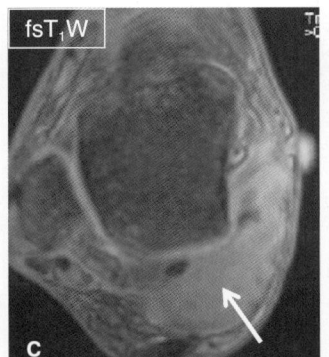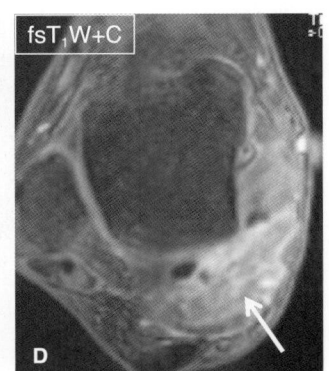

图55 局灶性关节外色素沉着绒毛结节性滑膜炎（腱鞘巨细胞瘤）。轴位图像显示 T_1 中等信号/T_2 稍低信号区（箭），增强扫描中度不均匀强化，累及踇长屈肌腱鞘

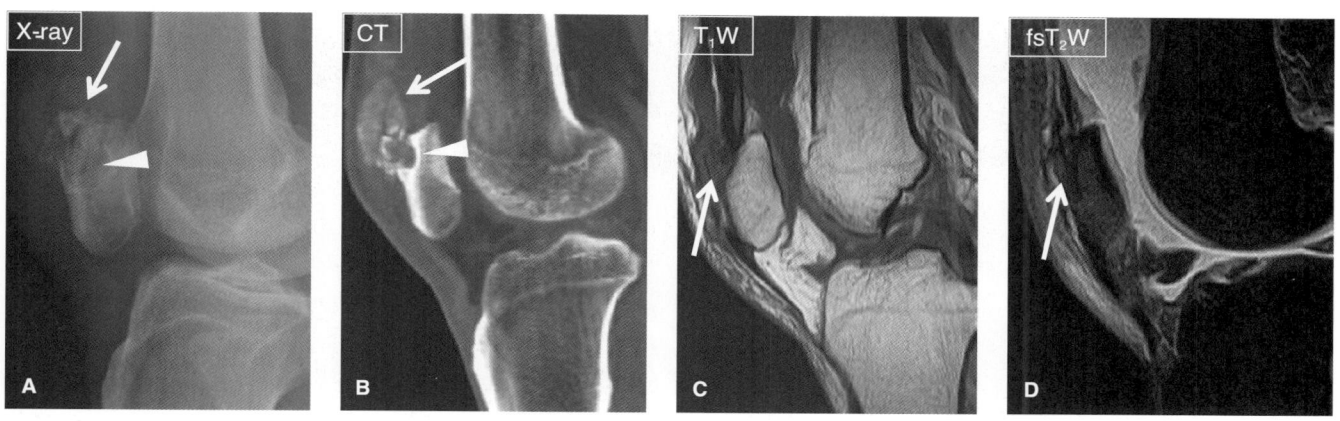

图 56　痛风，47 岁男性。A：右膝关节侧位片显示股四头肌腱钙化（箭），侵蚀髌骨上缘伴有硬化边（箭头）。B：右膝关节矢状位 CT 重建图像显示侵蚀髌骨上缘（箭头）和痛风结节钙化的范围（箭）。C、D：矢状位 MR 图像证实股四头肌腱远端受累（箭），肌腱部分撕裂。注意：痛风结节通常在 T_1WI 和 T_2WI 均呈低信号，但并不是所有痛风结节均呈低信号

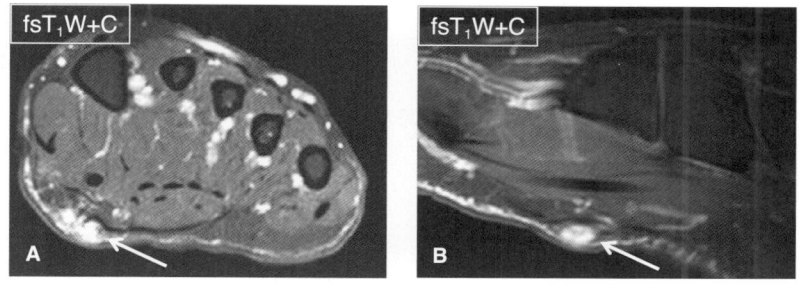

图 57　足底纤维瘤。轴位（A）和矢状位（B）T_2W 图像显示左侧中足跖筋膜中内 1/3 处豌豆状高信号肿块（箭），增强扫描明显强化，这是足底纤维瘤的典型部位和影像学表现，其在 T_2W 图像上表现为典型的低信号

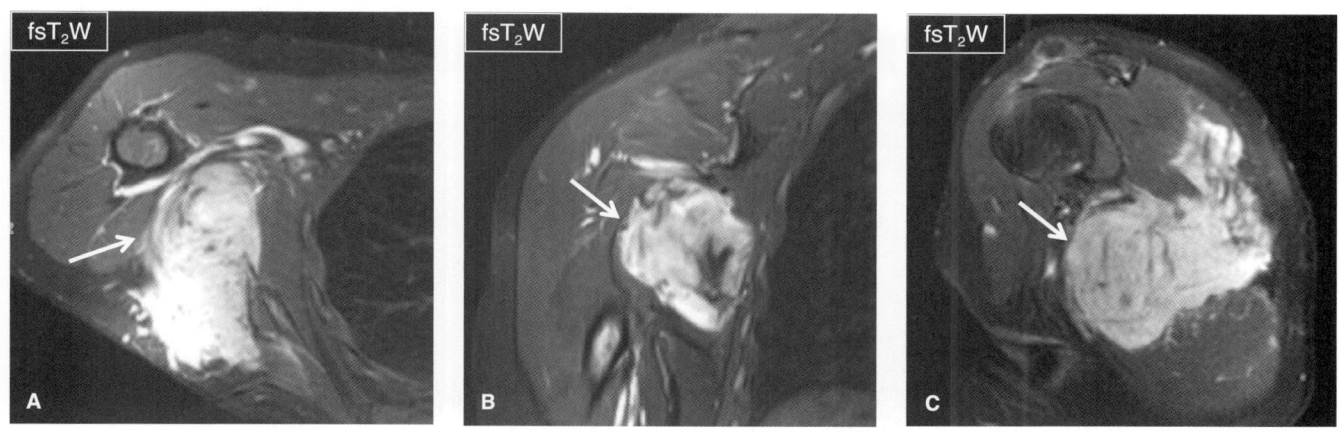

图 58　纤维瘤病，27 岁女性。轴位（A）、冠状位（B）和矢状位（C）T_2W 图像显示右侧腋窝浸润性的不均匀高信号肿块（箭）。随着病变成熟、年龄增长和使用有丝分裂抑制剂治疗后，细胞含量降低，T_2WI 呈低信号。典型发病部位为易发生摩擦的筋膜层，例如：肩胛区周围、臀区、手、足和腹壁

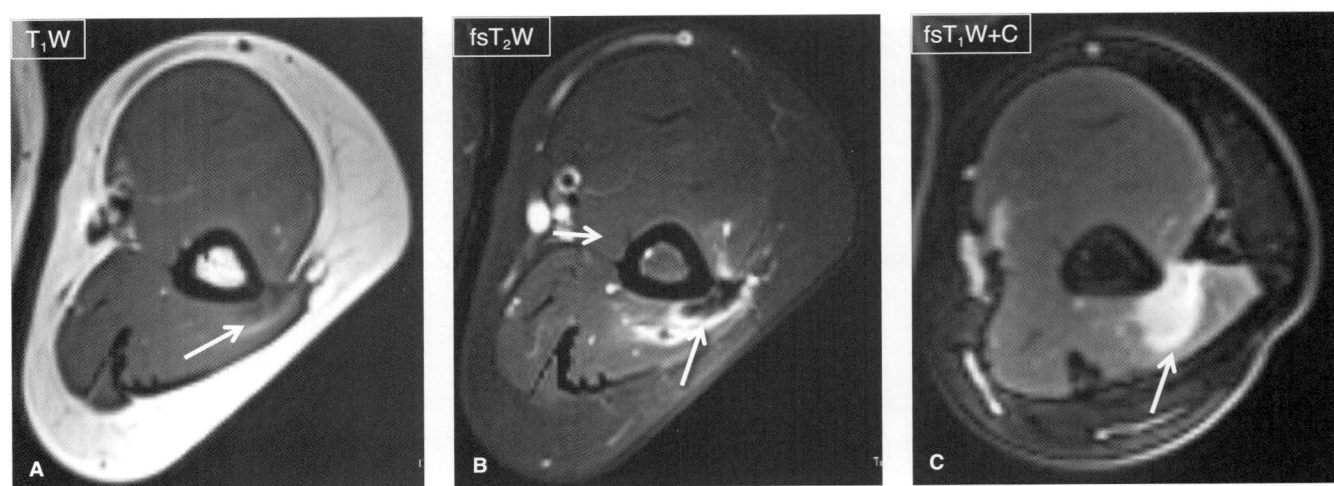

图 59 韧带状纤维瘤，44 岁女性。轴位 T_1W、T_2W 图像显示肱三头肌内低信号病变（箭），增强扫描明显强化，病变邻近软组织水肿

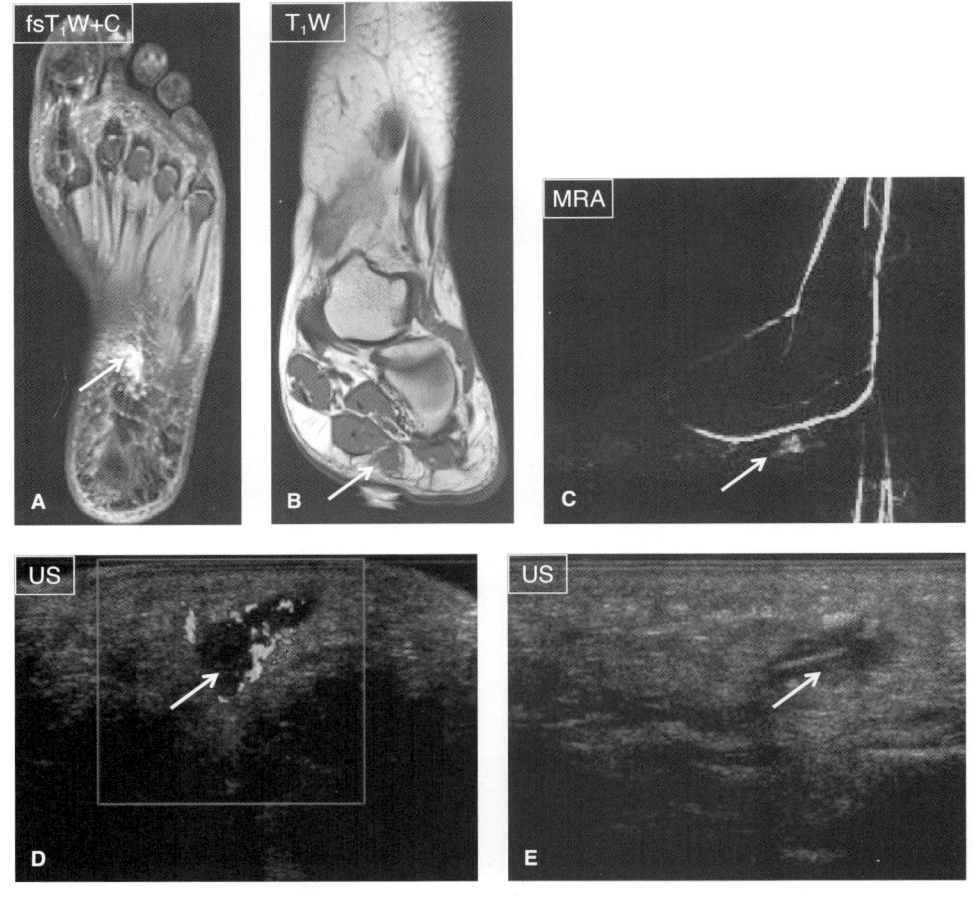

图 60 异物肉芽肿伴筋膜炎。轴位（**A**）和冠状位（**B**）图像显示后足皮下病变（箭），T_1WI 呈等信号，增强扫描有强化。动态 MR 血管造影（**C**）显示病变（箭）动脉早期即有强化。超声显示低回声区（**D** 中的箭），周边有血流，该低回声区内见线状高回声的异物（**E** 中的箭）

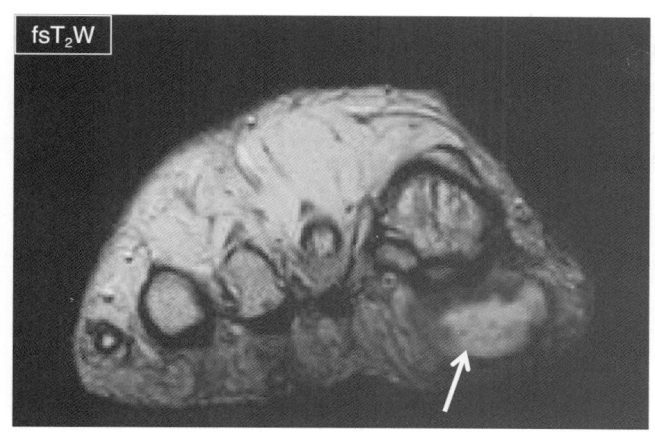
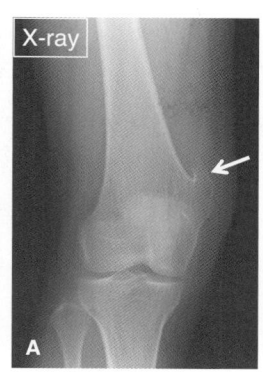
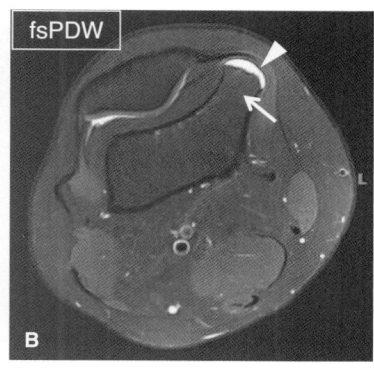

图 61　蹈囊炎。第 1 跖骨头基底部为典型的发生部位（箭）。注意，该糖尿病患者足背软组织弥漫性水肿

图 62　骨软骨瘤，年轻女性，临床表现为膝关节疼痛。A：膝关节前后位 X 线片显示股骨干骺端边界清晰的带蒂骨性突起（箭），起源于干骺端，背离骨骺方向生长。B：轴位 MR 图像显示病变（箭）与母体骨相延续，可见骨髓样信号。T_2WI 显示薄层的高信号软骨帽（箭头）

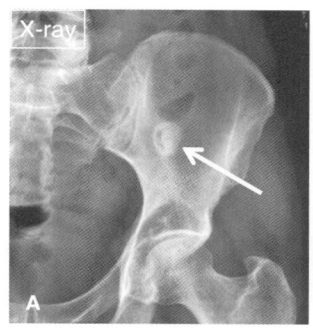
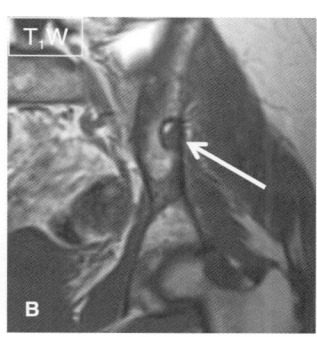
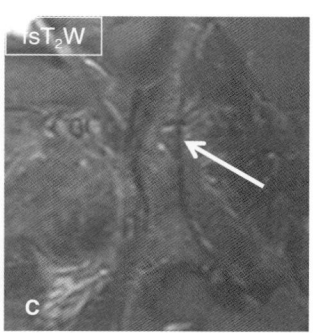
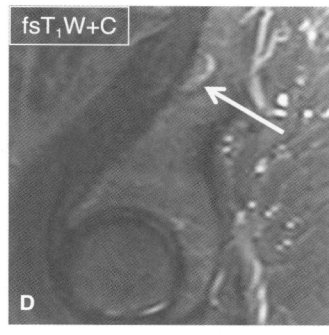
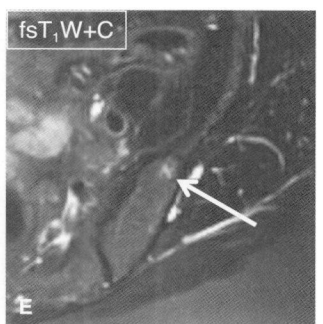

图 63　纤维结构不良，56 岁女性。X 线片偶然发现左侧髂骨硬化性病变（A 中的箭）。冠状位（B、C）、矢状位（D）和轴位（E）MR 图像示骨皮质 - 皮质下的 T_1 低信号为主的病变（箭），增强扫描病灶中央和周围轻度强化，周围无骨髓水肿

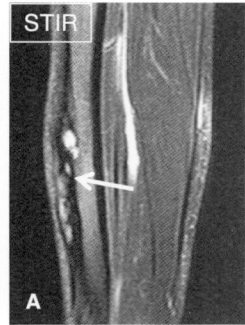
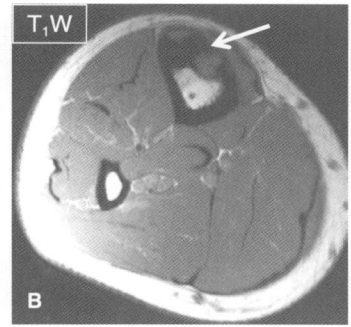
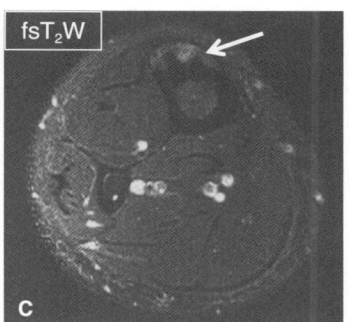
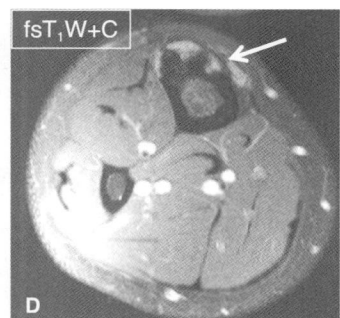

图 64　造釉细胞瘤。矢状位（A）和轴位（B~D）MR 图像示胫骨骨皮质硬化、增厚，内见多发 T_1 等信号、T_2 高信号病灶（箭），增强扫描强化。注意：图 C 和图 D 显示病变区骨皮质破坏（箭）

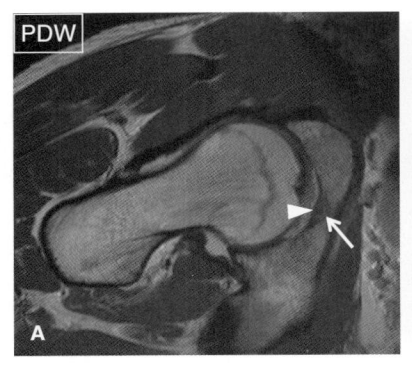
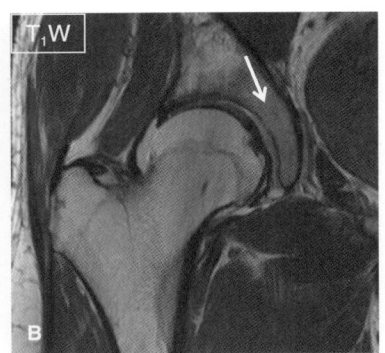
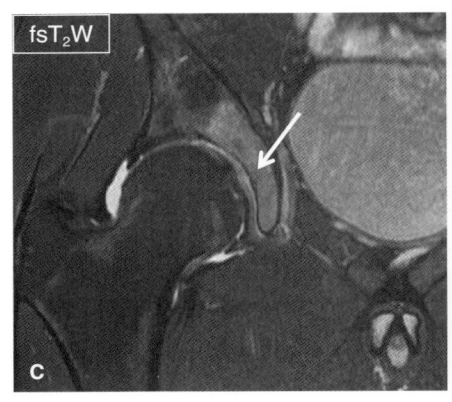
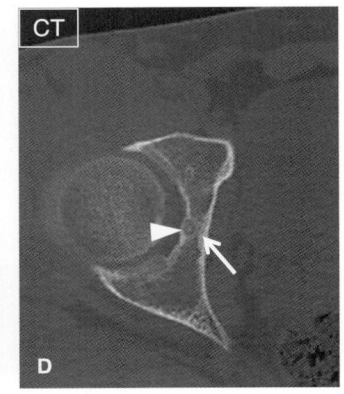

图 65 骨样骨瘤。轴位（**A**）和冠状位（**B**、**C**）MR 图像示髋臼骨皮质内边界清晰的等信号病变（**A** 中的箭），病变中心低信号灶（**A** 中的箭头）为瘤巢，病变周围骨髓水肿（**B**、**C** 中的箭）。**D**：骨样骨瘤（箭）、低密度的瘤巢（箭头）及其瘤巢中央的钙化灶，在轴位 CT 图像中得以更好地显示

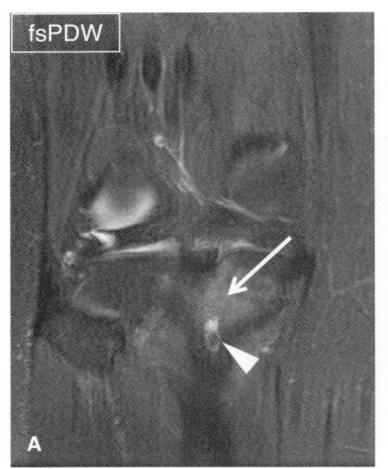
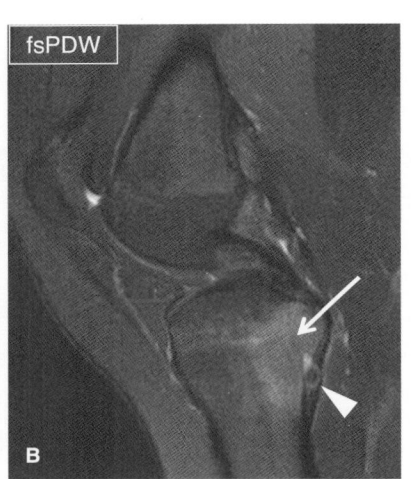
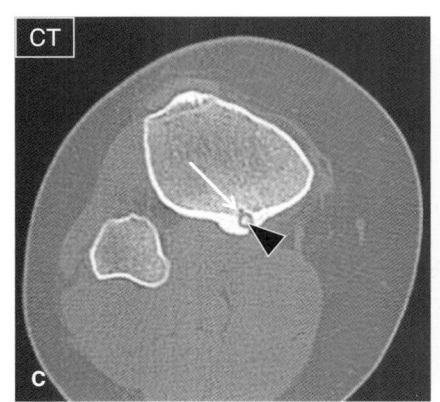
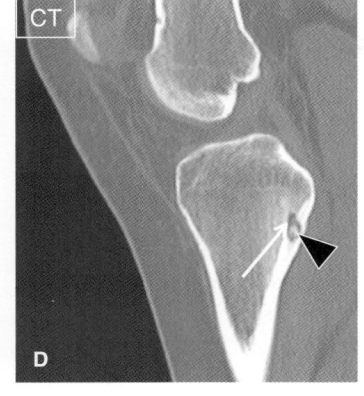

图 66 骨样骨瘤。冠状位（**A**）和矢状位（**B**）MR 图像示胫骨内侧髁后缘骨皮质内 T_2WI 呈高信号的病变（箭头），中央呈低信号，周围骨髓水肿（箭）。轴位（**C**）和矢状位重建（**D**）CT 图像显示骨样骨瘤（箭）、低密度的瘤巢（箭头）及其瘤巢中央的钙化灶

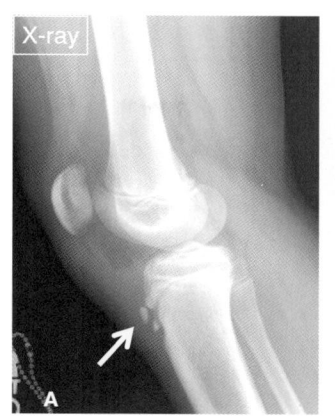
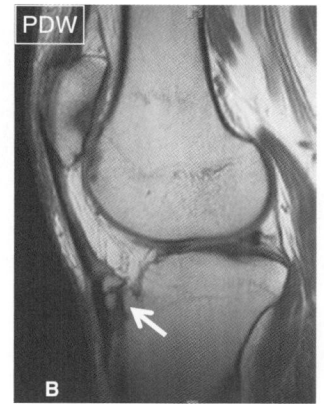
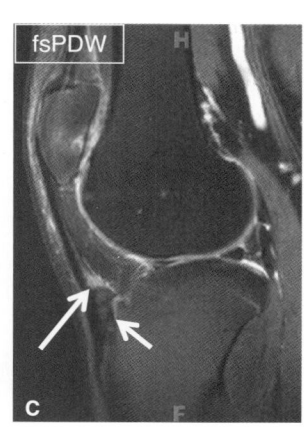

图 67 皮质撕脱性改变又称 Osgood-Schlatter 病（胫骨结节骨软骨炎）。**A**：膝关节侧位 X 线片显示胫骨结节碎裂和慢性撕脱（箭），Hoffa 脂肪垫邻近的软组织肿胀。**B**、**C**：相应的矢状位 MR 图像证实平片所见（短箭），并显示髌下深囊局部扩张积液（长箭）

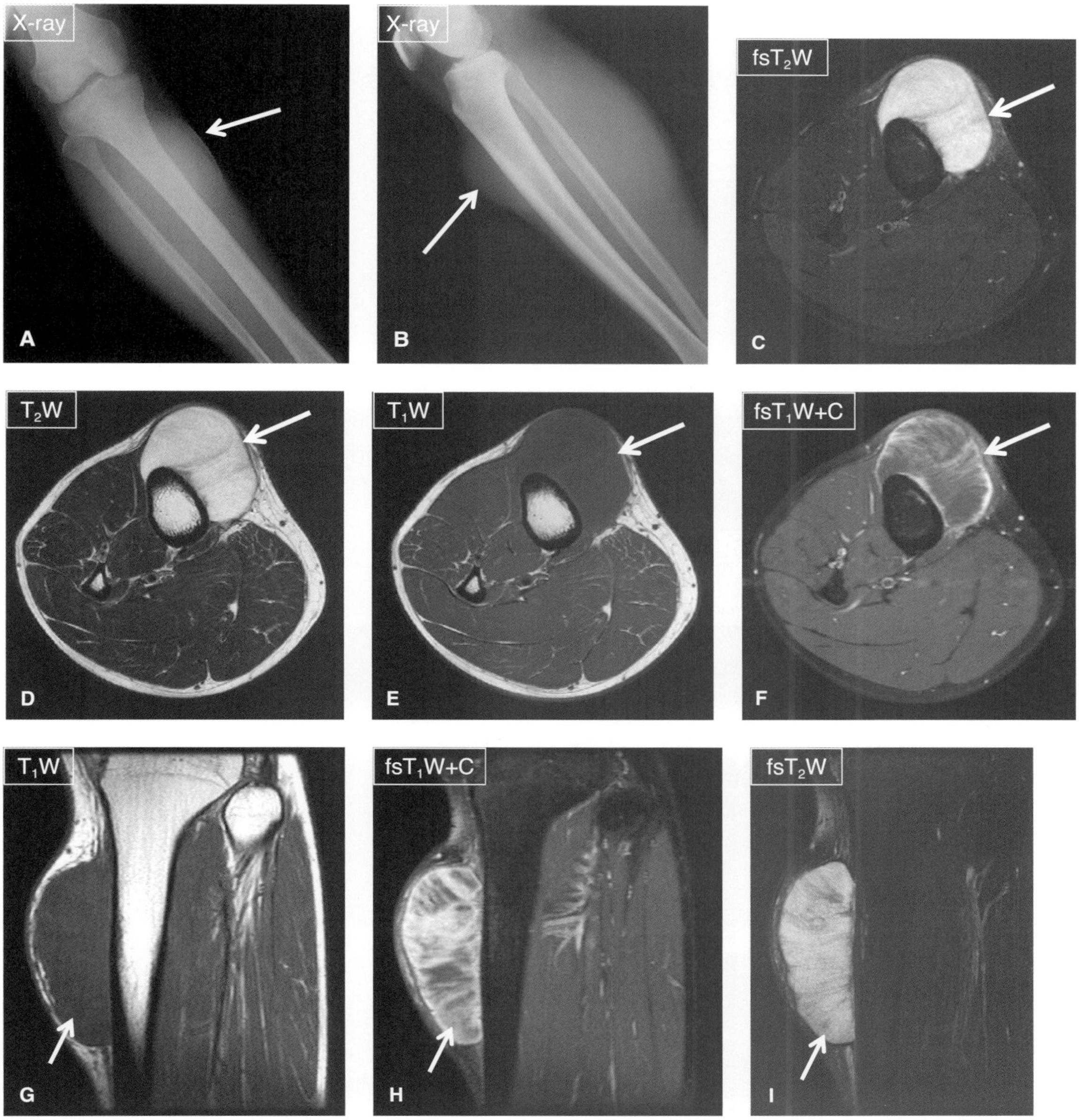

图 68 骨膜软骨肉瘤，男孩，右胫骨近端疼痛性包块并进行性增大 6 个月。下肢前后位（**A**）和侧位（**B**）X 线片示胫骨近侧干骺端前方局限性软组织肿胀（箭）。在相应的轴位（**C～F**）和矢状位（**G～I**）MR 图像上显示为骨膜下病变，内为软骨基质成分，增强扫描明显条纹状强化（箭）。皮质下骨髓轻微水肿并强化

特征

基质:[〈T_1 和 T_2 信号特征〉]
均一性:[〈不均质〉〈均质〉]
液－液平面:[〈无〉]
移行带:[〈窄－水肿　无〉]
骨膜反应:[〈无〉]

MR 成像能够识别骨肌病变的主要组织特征及其基质。

如果病变中含有脂肪,则鉴别诊断包括以下疾病。

- 脂肪瘤:纤维膜包绕的单纯脂肪性病变,信号强度和结构与邻近皮下脂肪相似,有 / 无纤细(<2 mm)纤维血管间隔(图 1)
- 非典型脂肪瘤性病变:WHO 新分类中包括非典型脂肪瘤和分化良好的脂肪肉瘤,它们的生物学行为相似,被视为一类有包膜性病变,间隔略厚,肿瘤整体信号不如皮下脂肪均匀(图 69)
- 脂肪肉瘤:边界不清,有少量脂肪或无明显肉眼所见的脂肪,间隔较厚,壁结节增强扫描强化,和(或)包膜不连续,周围软组织浸润或转移(图 7、图 70、图 71)
- 血管脂肪瘤:有血管流空和强化的血管(图 72)
- 血管瘤:有静脉石、丰富的血管、软组织成分和与盗血现象相关的内部脂肪沉积(图 73)
- 异位骨化:外周区钙化成熟,有或无脂肪髓(图 53)
- 背部弹力纤维瘤:位于肩胛周围或臀肌区域,内有血管(图 50)

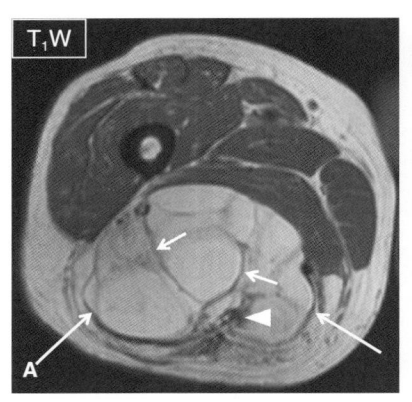
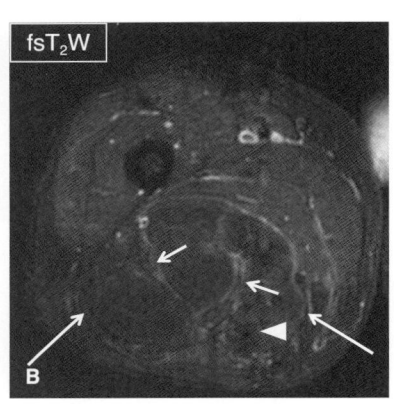

图 69　非典型脂肪瘤,82 岁男性。轴位图像示股骨后筋膜间室内肿块(长箭),主要表现为脂肪信号、略厚的间隔(短箭)和脂肪坏死灶(箭头),肿瘤整体信号不如皮下脂肪均匀

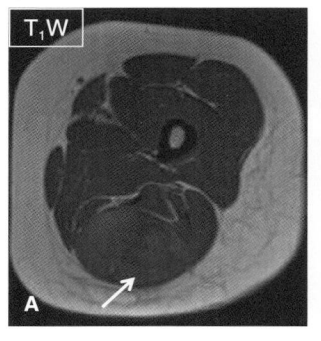
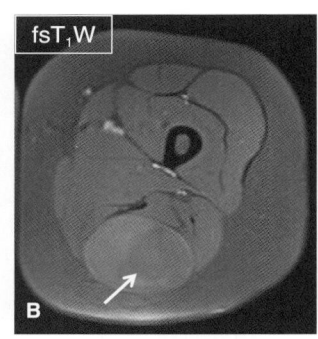
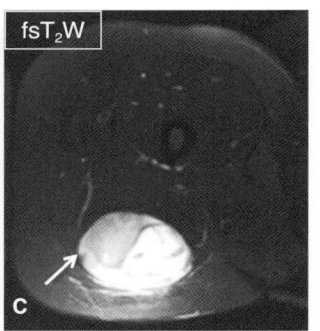
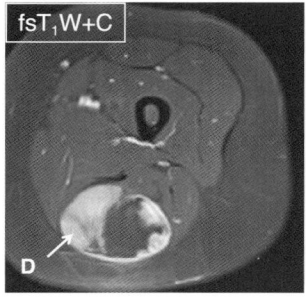
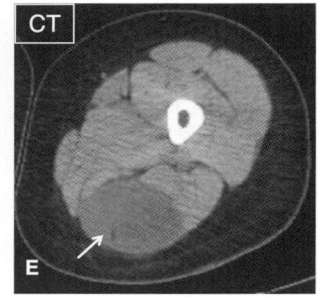

图 70　筋膜间室内脂肪肉瘤。A～D:轴位 MR 图像示大腿后筋膜间室内边界清晰的肿块(箭),其特征是病变囊变和增强扫描实性成分明显强化。E:在相应的轴位 CT 图像显示病变(箭)相对于骨骼肌呈稍低密度,内见少量脂肪。软组织肿块中的少量条纹状脂肪可能是高级别脂肪肉瘤的唯一影像学特征

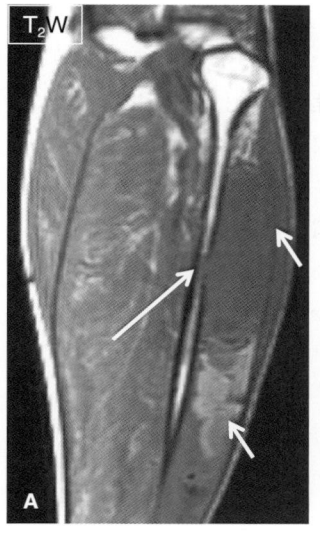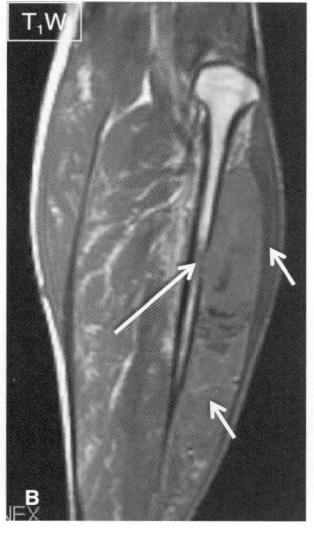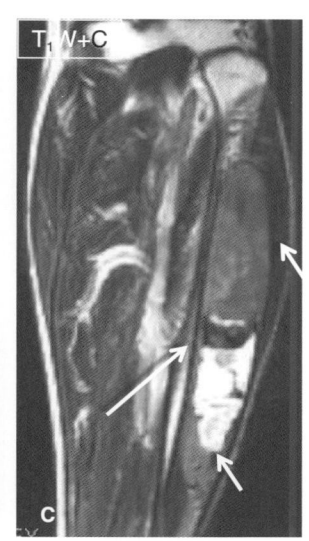

图 71　筋膜间室外脂肪肉瘤。冠状位图像示小腿外侧细长不均匀肿块（短箭），内见 T_1 高信号区和结节状强化，腓骨中段偏心性骨皮质侵蚀破坏（长箭）

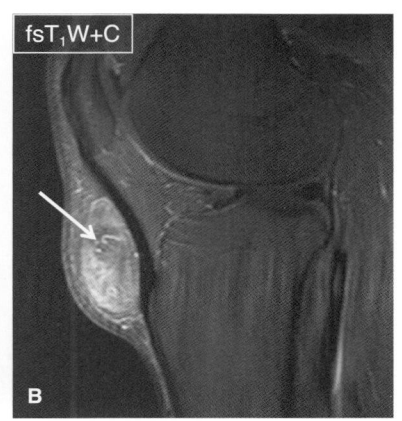

图 72　血管脂肪瘤。矢状位图像示皮下等信号的肿块（箭头），毗邻髌韧带，边界清楚。增强扫描肿块明显强化并见血管穿行，提示病变血供丰富

- 冬眠瘤：与血管脂肪瘤相似，有脂肪和血管流空，组织学上含有棕色脂肪（图 74）
- 神经纤维脂肪瘤：神经增粗伴纤维脂肪增生，主要见于正中神经、胫神经和足底神经（图 10）
- 树枝状脂肪瘤：发生于大关节的纤维脂肪滑膜增生（图 75）

　　当骨病变中出现脂肪时，鉴别诊断应限于软骨下结晶沉积、脂肪瘤、脂肪硬化性黏液纤维瘤（股骨颈）、Paget 骨病、骨梗死、骨软骨瘤和（罕见）内生软骨瘤或纤维结构不良（图 21、图 62、图 76~图 80）。

　　大多数肿瘤 T_2WI 呈高信号。如果病变在 T_2WI 以低信号为主，则可提示以下情况之一（图 81~图 87）。

- 纤维组织组成，如：纤维瘤、纤维瘤病、纤维结构不良、结节性筋膜炎、软组织瘢痕、非骨化性纤维瘤、纤维黏液样肉瘤和未分化多形性肉瘤（又称恶性纤维组织细胞瘤）。
- 大量细胞构成，如：淋巴瘤。
- 钙化，如：滑膜骨软骨瘤病、幼年腱鞘纤维瘤、羟基磷灰石钙沉积、痛风和骨梗死。
- 出血，如：色素沉着绒毛结节性滑膜炎、血友病性假肿瘤和子宫内膜异位症。
- 肉芽组织，如：类风湿结节、结节病或肺结核中的肉芽组织。
- 骨组织，如骨肉瘤（侵袭性表现、Codman 三角、日光放射状或竖发状骨膜新生骨、软组织肿块、跳跃灶和转移瘤）、异位骨化、骨样骨瘤（大小

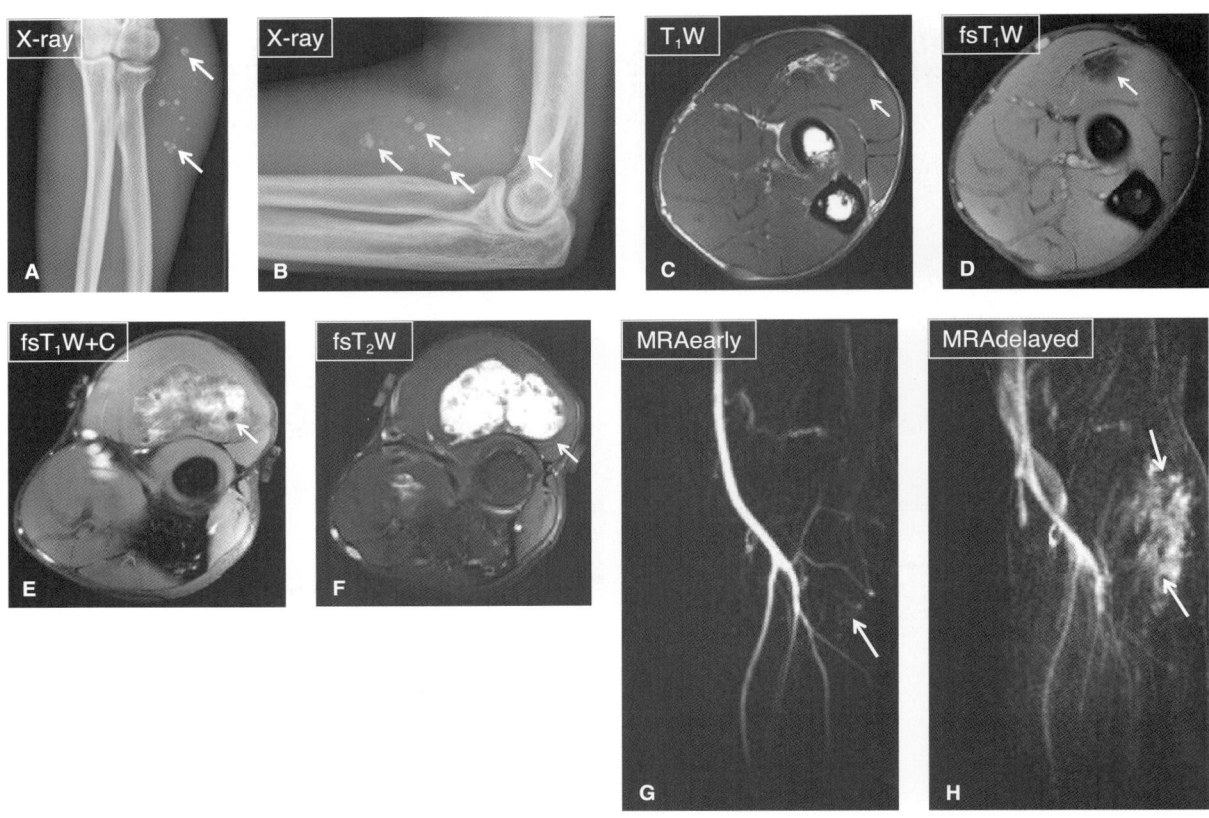

图 73 血管瘤。不消退型先天性血管瘤（NICH）。上肢前后位（A）和侧位（B）X 线片示前臂近端桡侧软组织肿大，其内清晰可见大量卵圆形钙化（静脉石；箭）。C~F：相应的轴位 MR 图像示桡侧腕伸肌内软组织肿块（箭头），边界清晰，信号不均匀，内可见脂肪信号，增强扫描明显强化。G~H：冠状位动态 MR 血管造影图像示病灶延迟持续强化方式为主（箭），包括大量中度扩张的血管。无动静脉分流提示高流量血管畸形

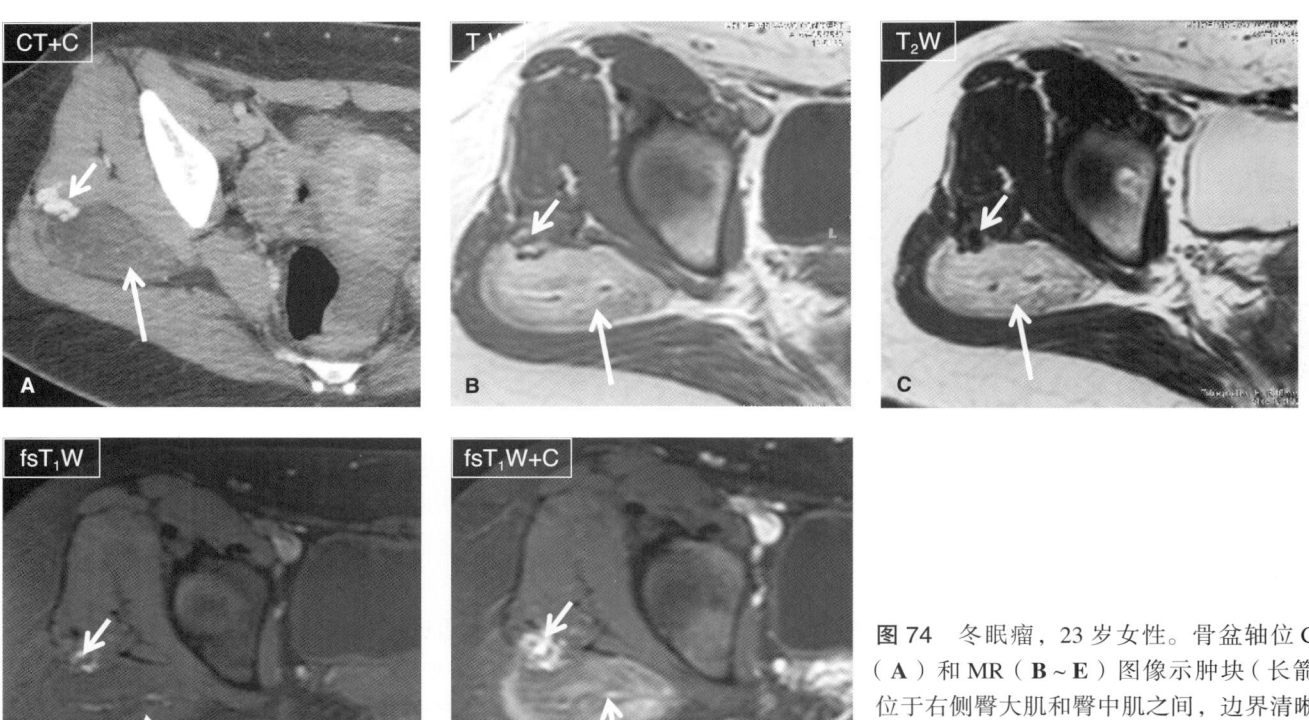

图 74 冬眠瘤，23 岁女性。骨盆轴位 CT（A）和 MR（B~E）图像示肿块（长箭）位于右侧臀大肌和臀中肌之间，边界清晰，其密度/信号介于脂肪和骨骼肌之间。增强扫描病变呈中度强化，可见特征性偏心性扩张血管（短箭）

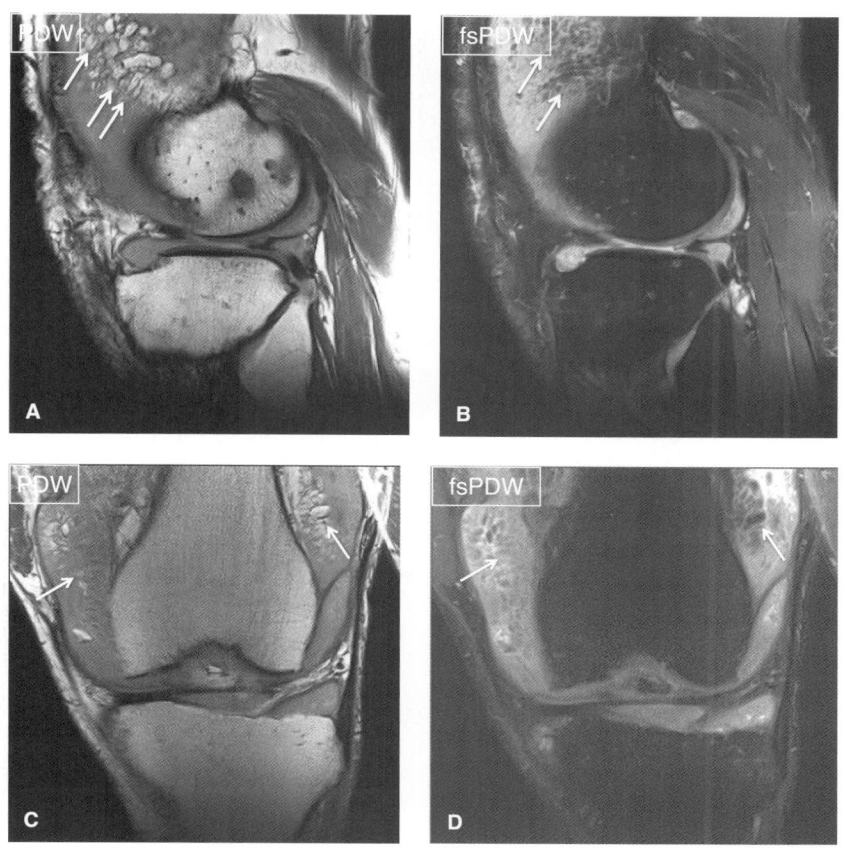

图75 树枝状脂肪瘤,长期类风湿关节炎患者。矢状位(**A**、**B**)和冠状位(**C**、**D**)图像示膝关节大量积液,髌上囊内有大量"树叶状"增厚的滑膜突出物(箭),其在所有MR序列上均呈脂肪信号

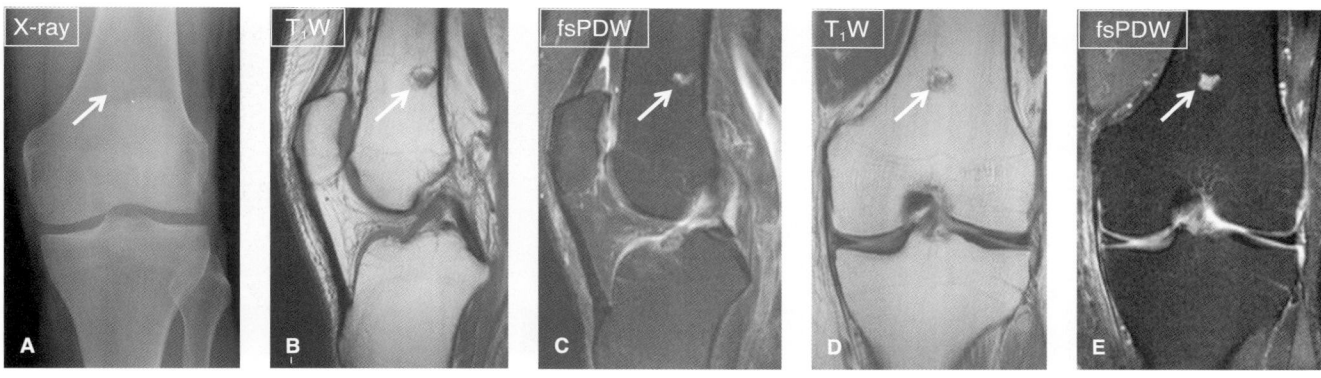

图76 脂肪瘤伴囊变。前后位X线片(**A**)示股骨干骺端稍低密度灶(箭),有硬化边。在相应的矢状位(**B**、**C**)和冠状位(**D**、**E**)MR图像上,病变(箭)外周区有脂肪信号,中央为液体信号

<1.5 cm、骨皮质与骨膜广泛性增厚、骨髓和软组织水肿、增强扫描强化的瘤巢、夜间疼痛且非甾体抗炎药可缓解)、骨母细胞瘤(大小>1.5 cm、累及脊柱后部、可引起疼痛性脊柱侧凸、潜在恶性、可继发动脉瘤样骨囊肿)、骨巨细胞瘤(好发于青中年、单发、沿关节面下生长延伸、膨胀、无硬化边、软组织侵犯或钙化性转移并不常见、可继发动脉瘤样骨囊肿)和结缔组织增生性纤维瘤(好发于年轻人、干骺端、增厚的骨小梁)。X线片上常可见钙化的软组织肉瘤包括滑膜肉瘤、多形性未分化肉瘤和脂肪肉瘤(图88)。

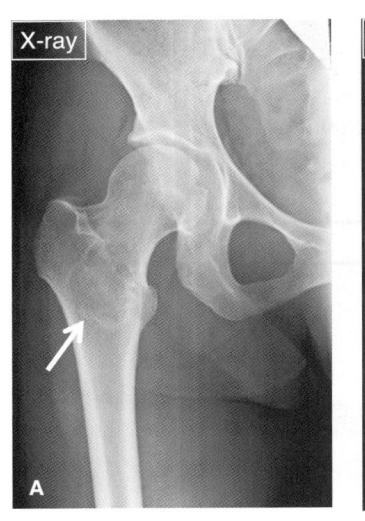
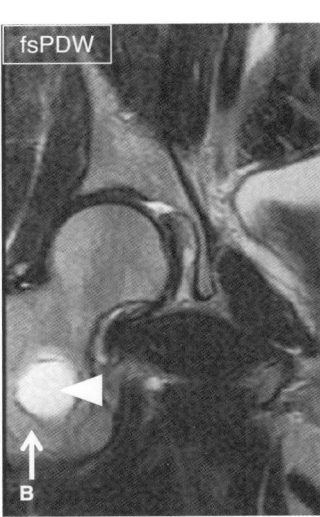
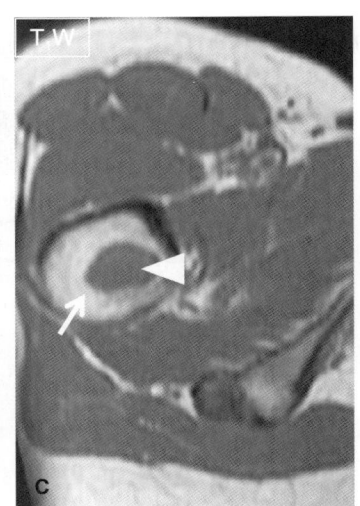
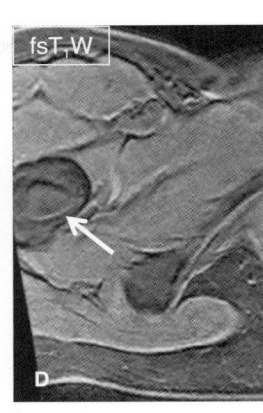
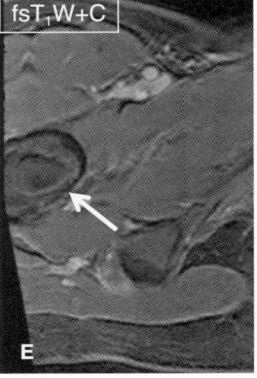

图 77 脂肪瘤伴囊变。前后位 X 线片（A）示股骨转子间区透亮影（箭）伴薄层硬化边。在相应的冠状位（B）和轴位（C~E）MR 图像上，病变外周区为脂肪信号（B、C 中的箭），中央区为液体信号（B、C 中的箭头），增强扫描未见强化（D、E 中的箭）

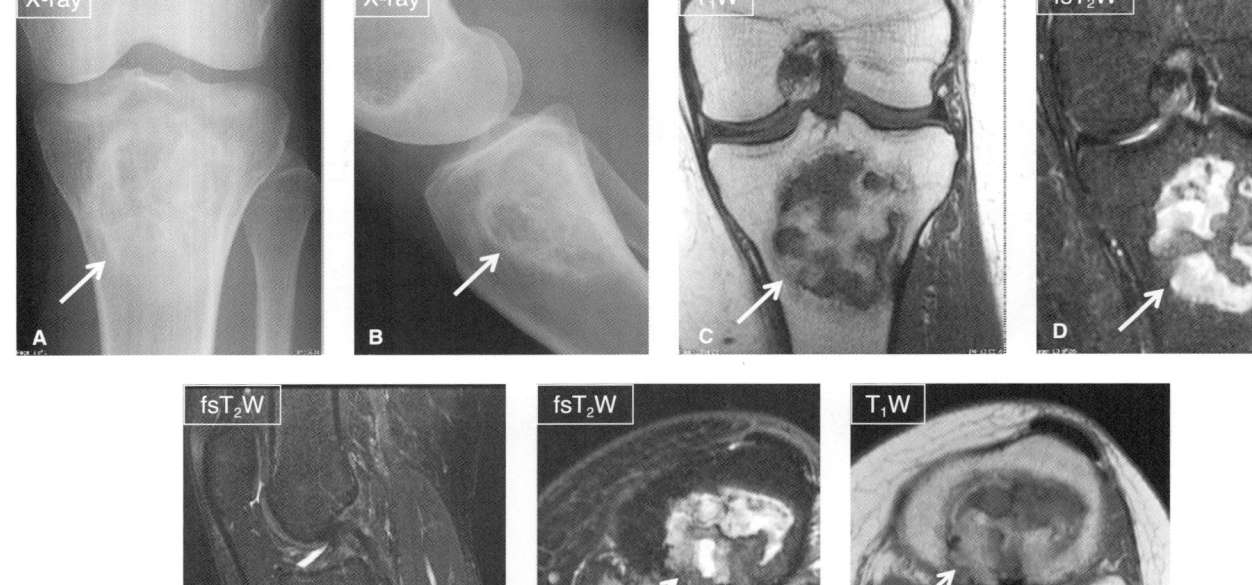

图 78 骨梗死。左膝前后位（A）和侧位（B）X 线片示胫骨近端边界较清楚的硬化性病变（箭），内见不规则透亮影（箭）。在相应的冠状位（C、D）、矢状位（E）和轴位（F、G）MR 图像上，病变内可见囊变和脂肪区，这是慢性骨梗死的典型影像学表现

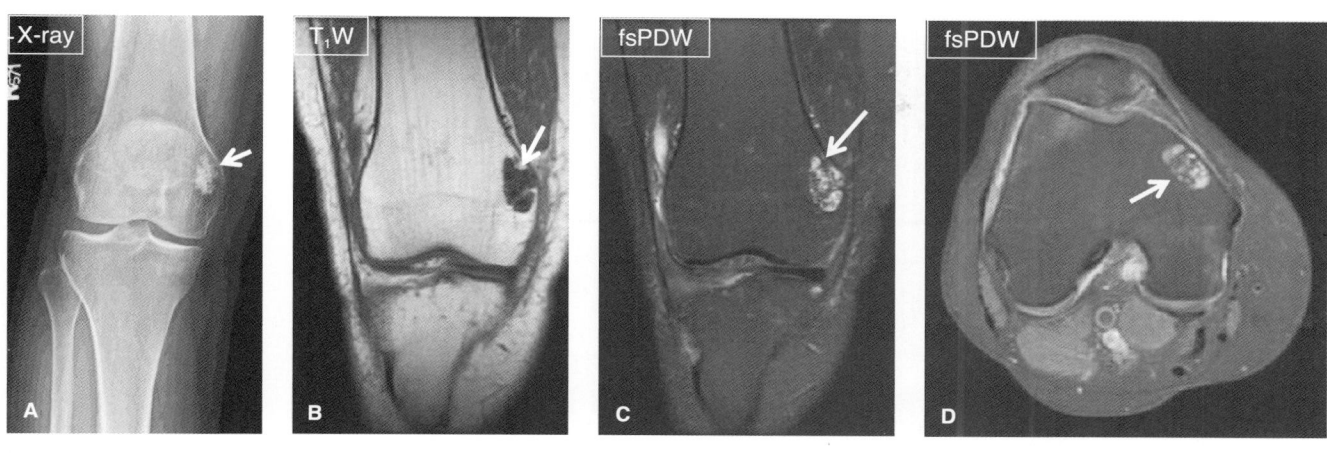

图 79　内生软骨瘤。**A**：前后位 X 线片示股骨干骺端簇集分布的环状和弧形钙化（箭），这是内生软骨瘤的典型影像学表现。**B**：在相应的冠状位（**B**、**C**）和轴位（**D**）MR 图像上，病变（箭）边界清晰，周围骨髓无水肿，其特征性影像学表现为大量 T_2 高信号的小结节，似乎彼此融合，这反映透明软骨内含有较多的液体。注意病灶内呈低信号的矿物质成分以及外周极少量的脂肪成分（**B**、**C** 中的箭）

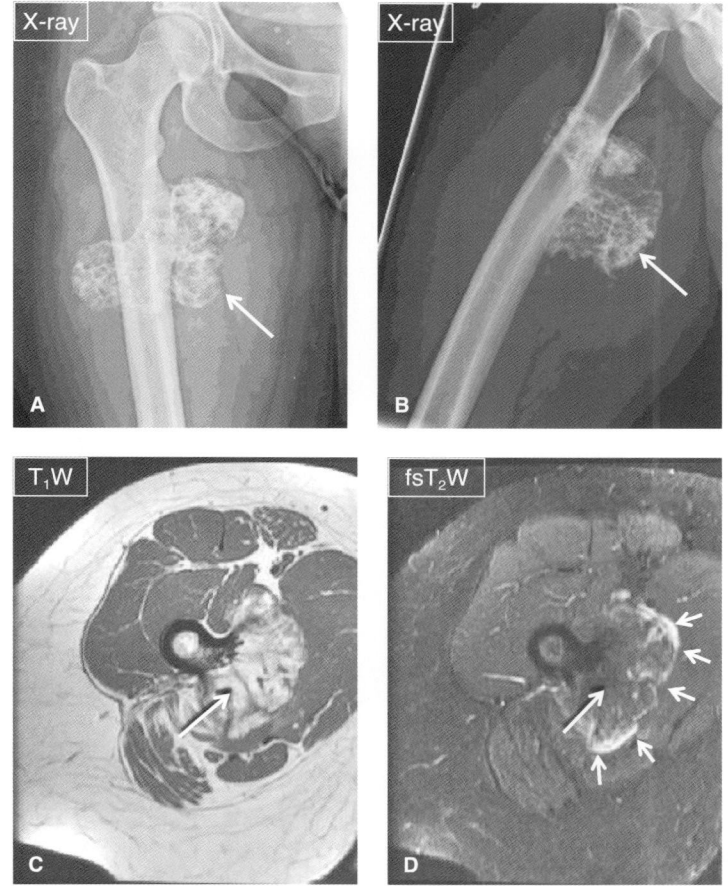

图 80　骨软骨瘤。右股骨前后位（**A**）和侧位（**B**）X 线片示大腿后外侧病变内含有大量钙化成分（箭）。**C**、**D**：轴位 MR 图像示病灶与股骨相延续，邻近肌肉受推压移位但并无侵犯，病变内见大量脂肪信号（长箭）对应于脂肪髓组织，而在病灶周围的薄层 T_2 高信号对应于透明软骨帽

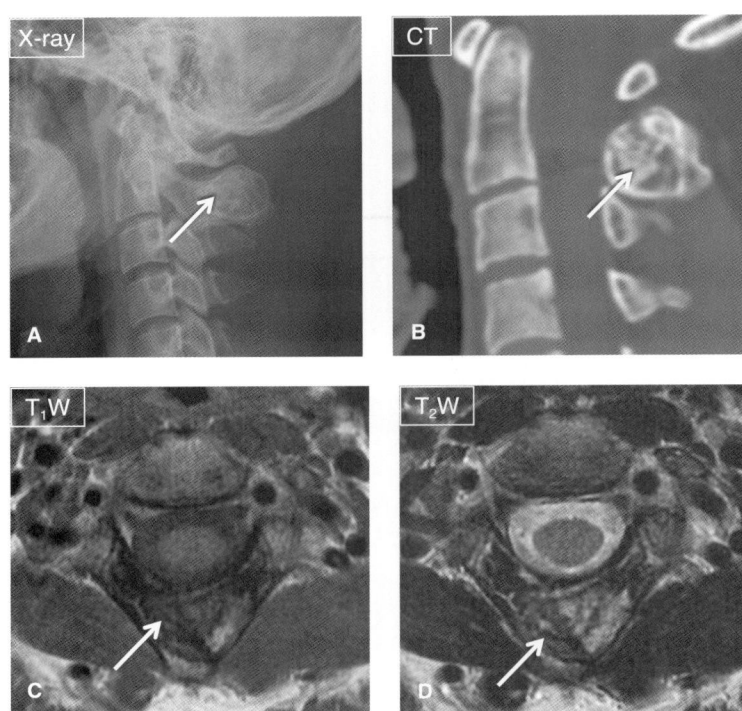

图 81 脊柱纤维结构不良，年轻男性，偶然发现。颈椎侧位 X 线片（A）和矢状位 CT 重组图像（B）示颈 2 椎棘突膨大（箭），表现为磨玻璃样密度和部分钙化。在相应的轴位 MR 图像（C、D）上，病变（箭）信号不均，在 T_1WI/T_2WI 主要表现为中低信号

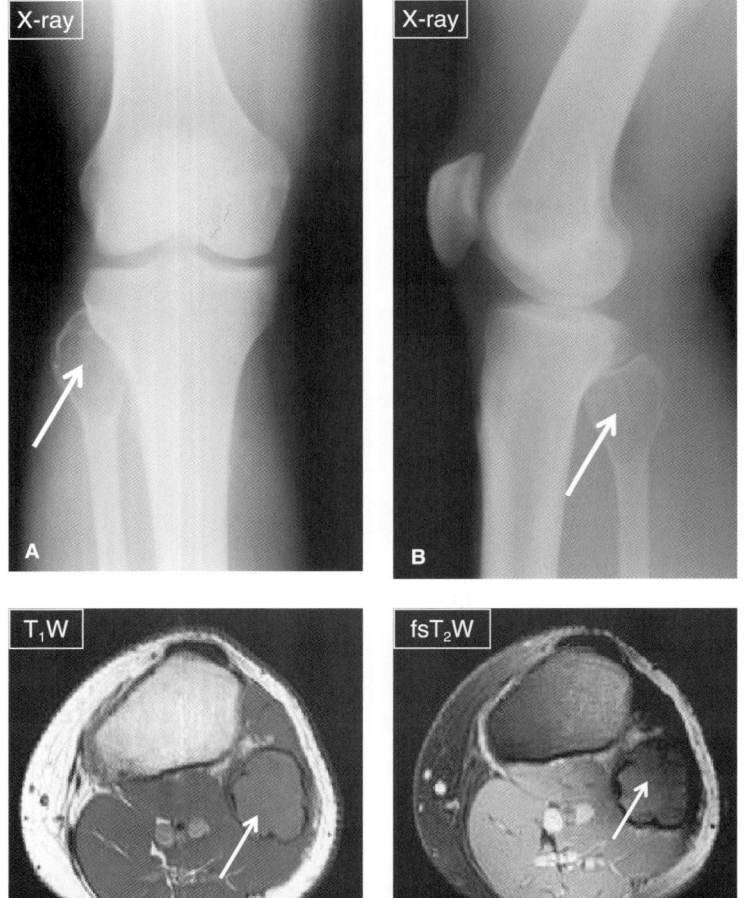

图 82 骨巨细胞瘤。膝关节前后位（A）和侧位（B）X 线片示边界相对清晰的溶骨性病变（箭），累及腓骨近侧干骺端，邻近骨皮质膨胀变薄。C、D：横轴位 MR 图像示病灶紧邻腓骨近侧关节面下生长，内部信号均匀（箭），T_1WI 呈中等信号，T_2WI 呈低信号

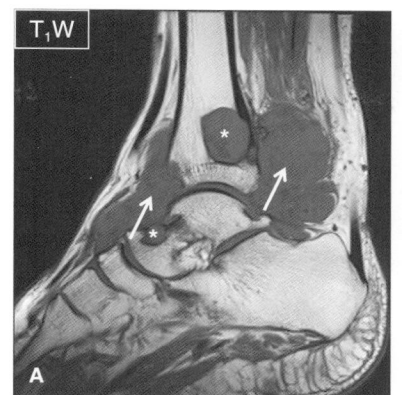
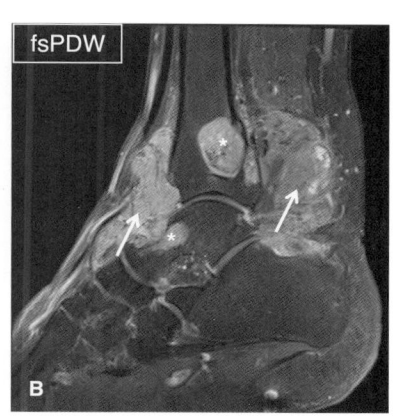

图 83 弥漫型色素沉着绒毛结节性滑膜炎。矢状位图像示踝关节内大量信号不均匀病变组织（箭），T₁WI 呈中等信号，T₂WI 表现为以低信号为主的混杂信号，邻近骨质受侵蚀破坏（星号）

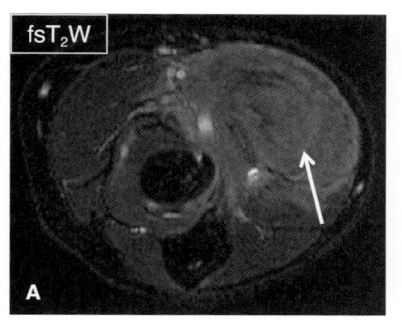
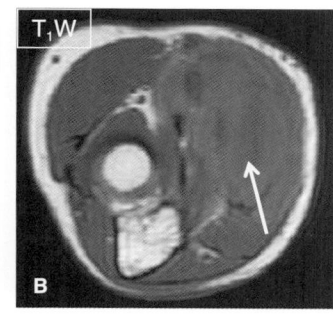
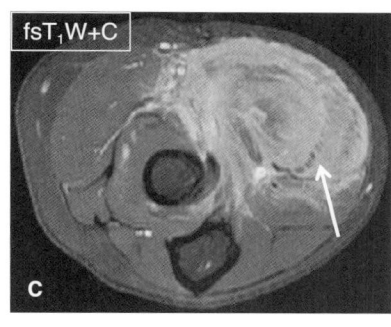
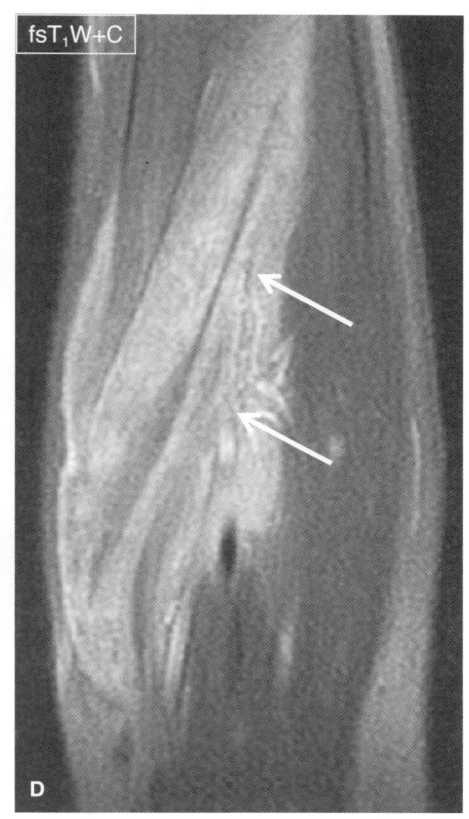

图 84 肉瘤。上肢轴位（A~C）和矢状位（D）MR 图像示前臂前筋膜间室内的肌肉弥漫性肿大，信号不均匀，T₂WI 以低信号为主，增强扫描中度弥漫性强化（箭），经活检证实为肉瘤

如果病变内含液体，可能是腱鞘囊肿（病变邻近关节滑膜或韧带，多房状，增强扫描环形强化或无强化），滑囊炎（在已知滑囊部位，在四肢受力点处或骨软骨瘤顶部持续反复摩擦导致的滑囊炎），脓肿（因机化形成多层组织壁，周围筋膜水肿和积液，窦道形成，毒血症或皮肤硬结病史），血肿，脱套伤或血清瘤（血液成分，沿筋膜层蔓延，抗凝史或外伤），Geyser 征（肩锁关节或肩峰软骨联合的囊性病变），肌内囊肿（伴有寄生虫感染或肌腱撕脱性撕裂），淋巴管畸形（液-液平面，出血，淋巴液流速缓慢，增强扫描无强化或周围及间隔强化，伴有海绵状窦腔即称海绵状淋巴管畸形）(图 89)。对于各种病变，脂肪抑制 T₁WI 增强前后的图像对比观察非常重要，因为脂肪抑制会改变图像对比度，使出血或蛋白成分呈高信号，这可能会导致阅片者误以为结节样强化（图 90）。

如果病变内包含软骨成分（T₁WI 呈等信号，T₂WI 呈高信号，呈泡状外观，内部钙化呈环状和弧

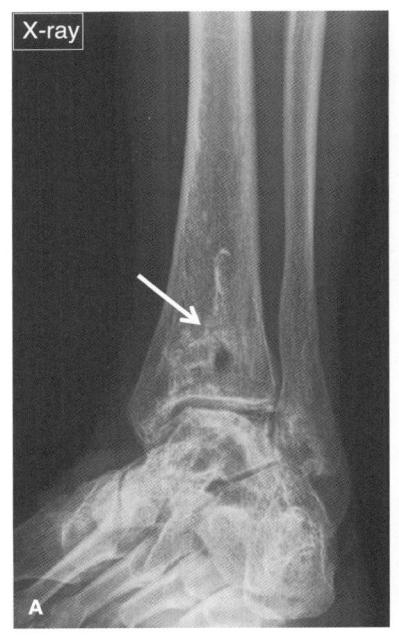
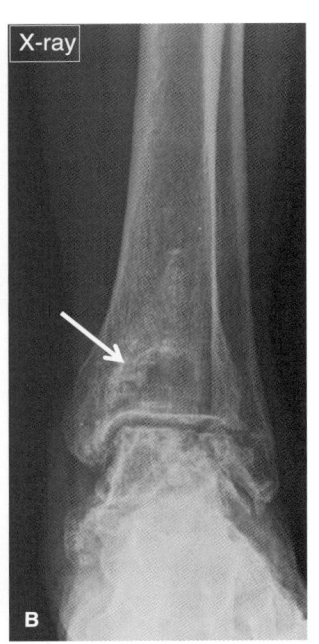
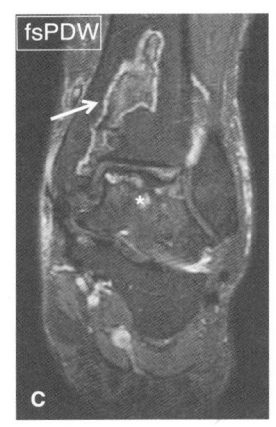
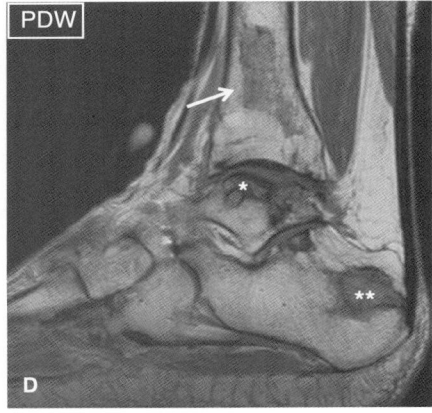

图 85 骨梗死。踝关节斜位（A）和前后位（B）X 线片示胫骨远端骨髓腔内病变（箭），表现为中央片状透光区，周围被匍匐的壳状硬化包绕。距骨和跟骨也可见类似改变，距骨穹窿关节面不规则。在相应的冠状位（C）和矢状位（D）MR 图像上，病变（箭）内可见脂肪信号和 T_2 低信号，周围被薄层 T_2 高信号边缘包绕。跟骨（双星号）和距骨（单星号）也可见类似病变，距骨穹窿关节面塌陷

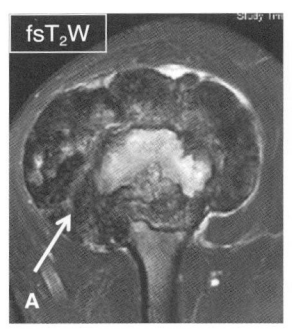
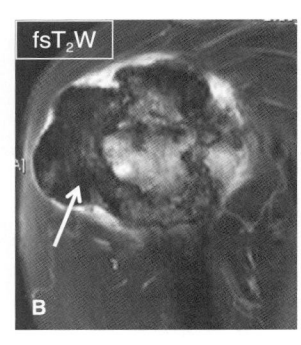
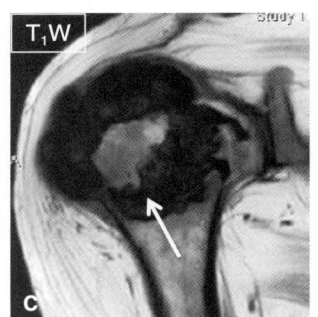
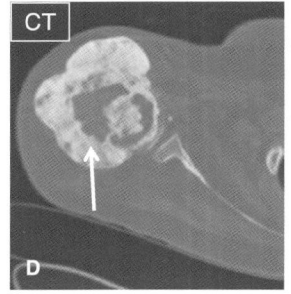
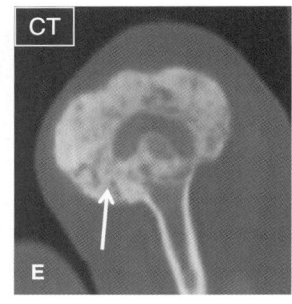

图 86 异位骨化。矢状位（A）和冠状位（B、C）MR 图像示肱骨头膨大，信号不均（箭），周围肌肉萎缩。轴位（D）和矢状位重组（E）CT 图像示病变内的骨化成分（箭）

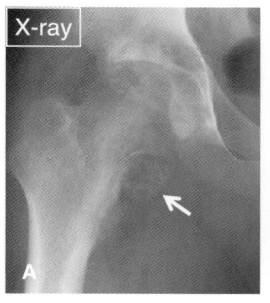 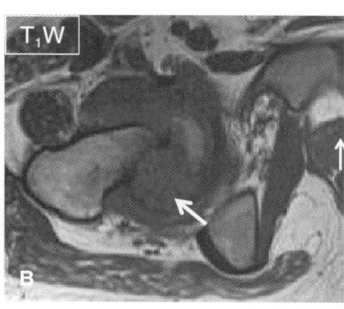 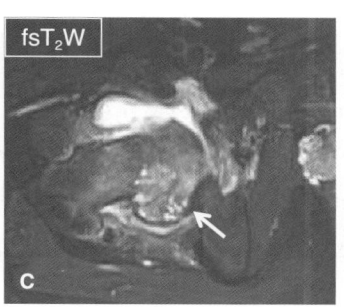 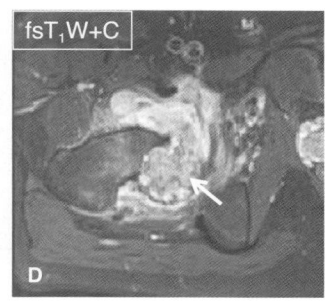

图87 骨母细胞瘤。右髋前后位X线片（**A**）示股骨颈处钙化性肿块（箭）。轴位MR图像（**B～D**）示局部骨质破坏（箭），病变在T_1WI/T_2WI均呈等信号，增强扫描明显强化，邻近筋膜水肿，右髋关节腔积液。经活检证实为骨母细胞瘤（由In Sook Lee博士提供）

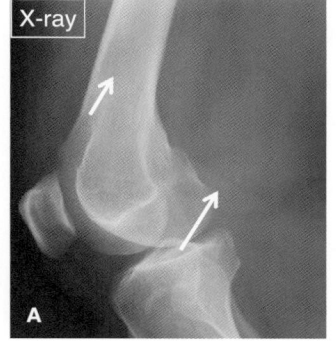 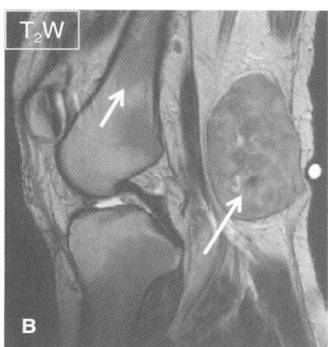 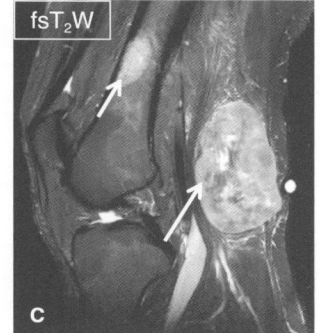 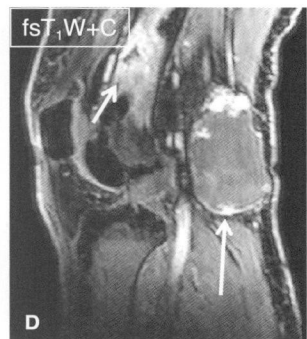

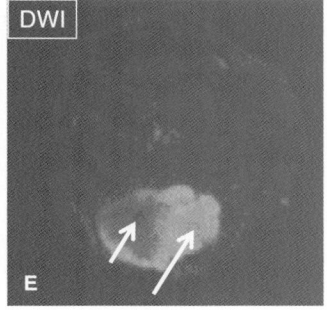 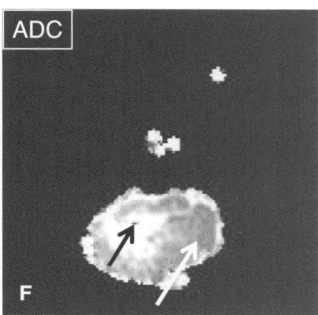

图88 多形性未分化肉瘤。**A**：膝关节侧位X线片示腘窝软组织肿块，内见钙化灶（长箭）。股骨远侧干骺端透亮区（短箭）。**B～D**：矢状位MR图像（**B～D**）示股骨远侧干骺端内病变增强不均匀强化（短箭），腘窝肿块呈分叶状，增强扫描周围部分结节强化（长箭）。E、F：轴位DWI图像示病变内部钙化灶（短箭），外周实性成分区弥散受限（ADC值：$0.8 \times 10^{-3}\ mm^2/s$）

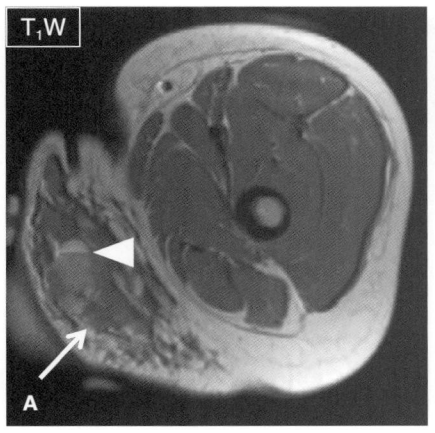 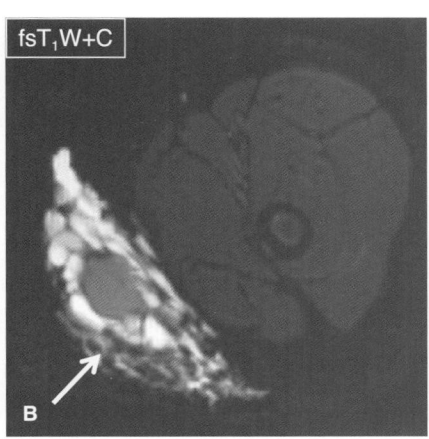 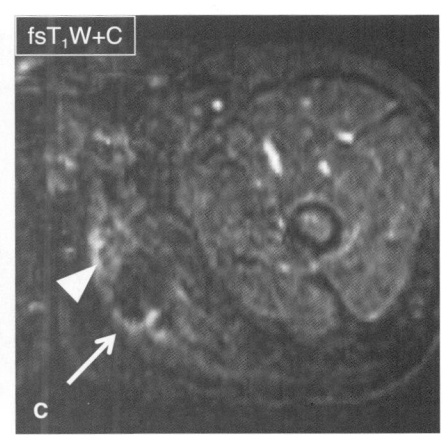

图89 淋巴管畸形，2岁男孩。轴位MR图像示多房性囊性肿块（箭），周围轻度强化（图C中的箭头，增强减影图像）和血-液平面（图A中的箭头）

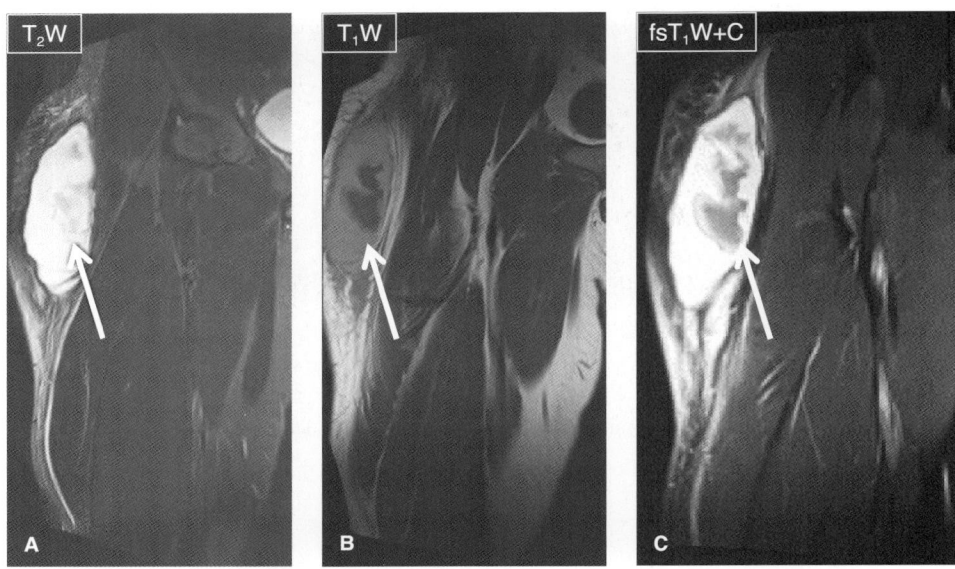

图 90 Morel-Lavallée 病变，年轻男性，近期有大腿外伤史。冠状位 MR 图像示在皮下脂肪和浅筋膜之间（出血性）积液（箭），T_1WI 呈高信号，边界清晰，这是皮下脂肪从浅筋膜撕脱分离的结果。注意脂肪抑制增强图像上的结节状强化表现，酷似肿瘤

形，增强扫描环形强化或间隔强化），则可提示以下疾病：

- 内生软骨瘤：大小＜4 cm，＜50% 或无骨皮质内侧扇形压迹，无骨髓水肿或骨膜炎，轻微强化，通常无症状（图 79）。
- 骨软骨瘤：软骨帽厚＜1.5 cm，软骨帽内的成熟钙化，骨骼发育成型后极少或停止生长。无骨质破坏，无骨膜炎，无软组织肿块，除非近期外伤否则无骨髓水肿，增强扫描轻微或无强化（图 80）。
- 软骨肉瘤：大小＞4 cm，50%~75% 出现骨皮质内侧扇形压迹或骨皮质破坏，骨髓水肿，骨膜炎或软组织肿块，肿块逐渐变大，增强扫描不均匀强化，疼痛出现或疼痛加重（图 68）。
- 滑膜骨软骨瘤病：年轻人多为原发型，老年人多为继发型。在脊柱关节面旁或关节内（如：膝、髋和颞下颌关节）大量结石，伴或不伴有钙化，有或无偏心性骨侵蚀破坏，增强扫描轻度边缘强化或无强化。
- 软骨母细胞瘤：年轻人，位于骨骺或骨突，50% 病变内可见钙化、骨髓水肿、骨膜反应、关节腔积液（图 91）。
- 软骨黏液样纤维瘤：偏心性生长，在 X 线片上很少出现钙化（图 92、图 93）。
- 骨外软骨瘤或软骨肉瘤：软骨基质在 T_2WI 呈高信号，增强扫描外周间隔或结节样强化。除非出现周围组织浸润或转移，否则无法单纯靠影像学表现准确地区分病变的良恶性（图 94）。

病灶在 MR 图像上的信号是否均匀并不能很好地用于区分其良恶性。尽管信号不均匀多见于恶性病变，而信号均匀多见于良性病变。某些类型的软组织肉瘤、血管内皮瘤和骨转移瘤在 MR 图像上可表现为非常均匀的信号（图 95）。除非信号均匀的病变确定为腱鞘囊肿或滑囊炎，否则应进行增强扫描或 DWI 检查以进一步评估这种信号均匀的病变（图 96）。在椎体浆细胞瘤中可见典型的骨小梁结构（微脑样表现）。需要注意的是，增强扫描任何表现为实性、厚壁性、外周性、结节样或中央性强化的病变都应被视为难以确定性质或恶性的病变。进一步的诊治策略取决于放射科医生的建议，包括 6 周至 3 个月的短期随访、经皮穿刺活检或手术取样。值得注意的是，上述影像学特征和分级不同于 WHO 基于病理检查对骨病变进行的分类和分级。根据 WHO 最新分类，良性病变可通过刮除或局部切除达到治愈，局部复发极少，即使复发也以局部非破坏性的方式出现。中间型病变有两种类型，包括局部侵袭型和罕见转移型。局部侵袭型的中间型病变表现为局部浸润性破坏生长，无潜在转移性，通常采用广泛切除和局部辅助治疗（如：Ⅰ级软骨肉瘤或骨母细胞瘤）。罕见转移型的中间型病变的转移风险很低

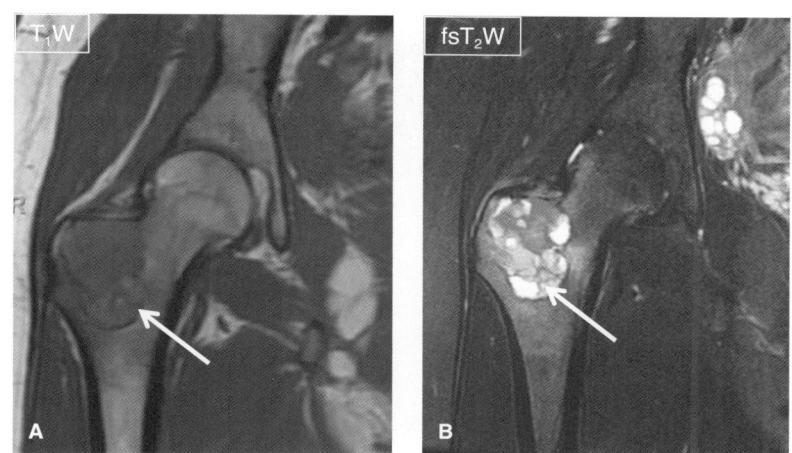

图 91 软骨母细胞瘤伴动脉瘤样骨囊肿。冠状位 MR 图像示大转子膨胀性骨质破坏（箭），T_1WI 呈等信号，T_2WI 呈不均匀高信号，周围骨髓水肿

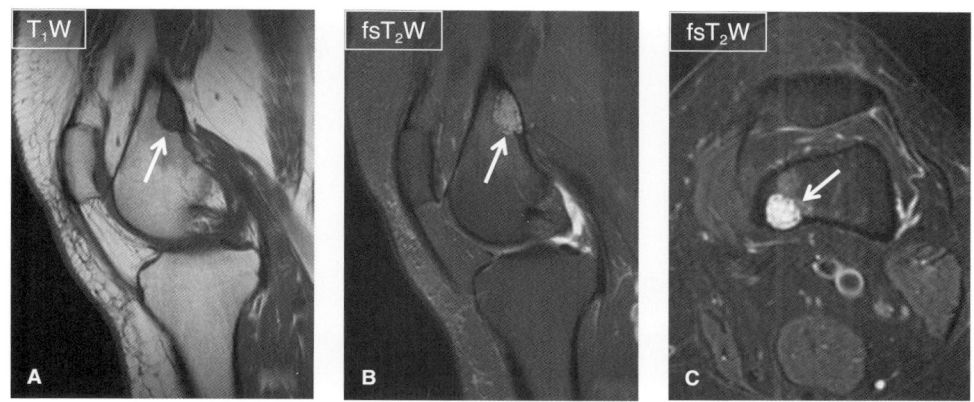

图 92 软骨黏液样纤维瘤。矢状位（A、B）和轴位（C）MR 图像示股骨远侧干骺端内椭圆形病变（箭），其长轴平行于股骨长轴，偏心性生长，边界清楚，T_1WI 呈低信号，T_2WI 呈高信号

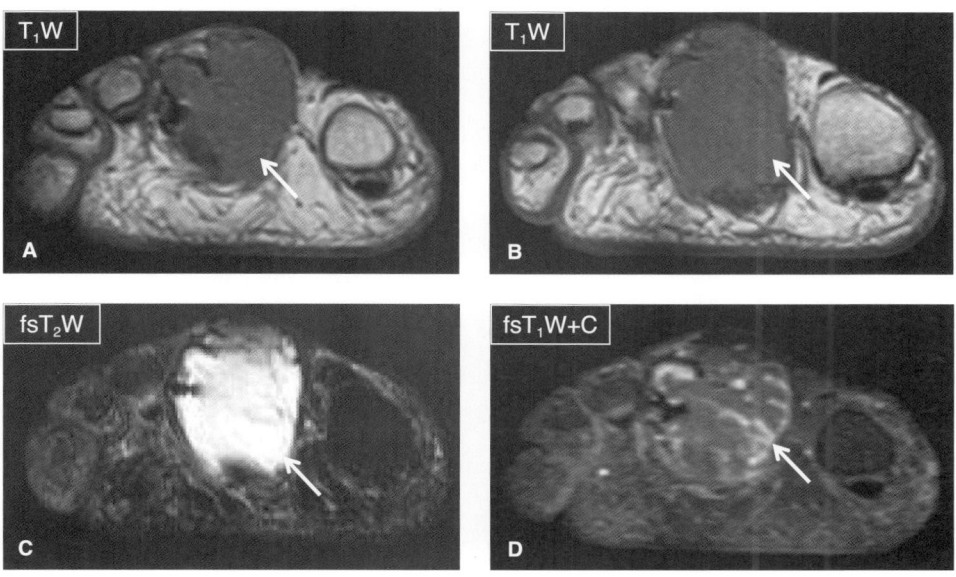

图 93 软骨黏液样纤维瘤。轴位（A～D）、冠状位（E～G）和矢状位（H）MR 图像示前足软骨源性肿块（箭），起自近节趾骨，边界清晰，增强扫描呈典型的环状和间隔样强化，经活检证实为软骨黏液样纤维瘤

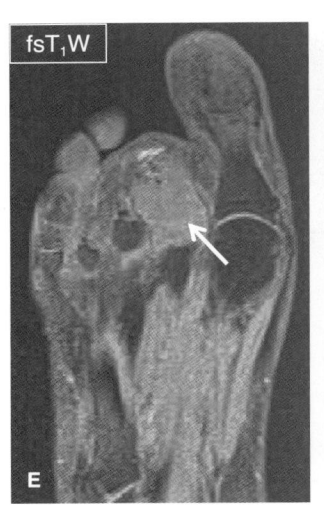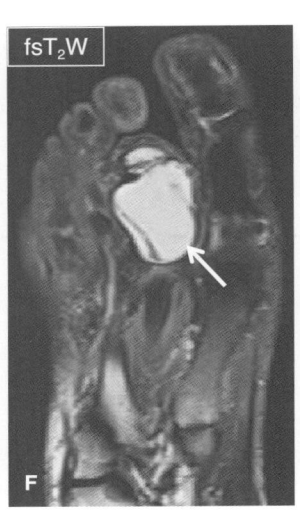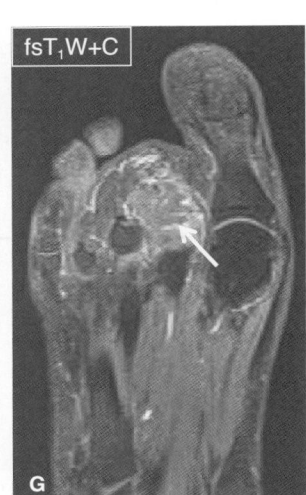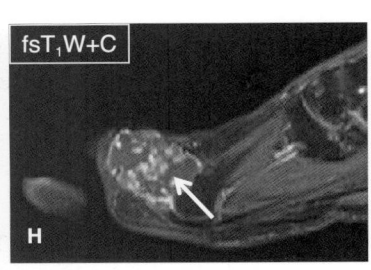

图 93（续）

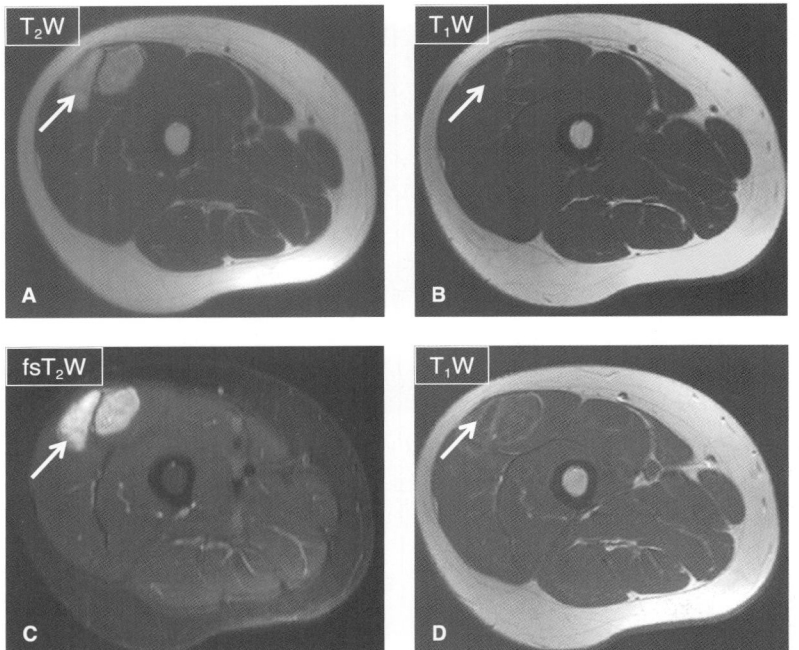

图 94　骨外软骨瘤，年轻男性。临床表现为大腿可触及的无痛性包块。轴位 MR 图像示股外侧肌内分叶状肿块（箭），边界清晰，T_1WI 呈等信号，T_2WI 呈高信号，增强扫描轻度强化。由于肌内黏液瘤与软骨瘤或软骨肉瘤在影像学上的表现相似，所以无法单纯依靠影像学进行区分

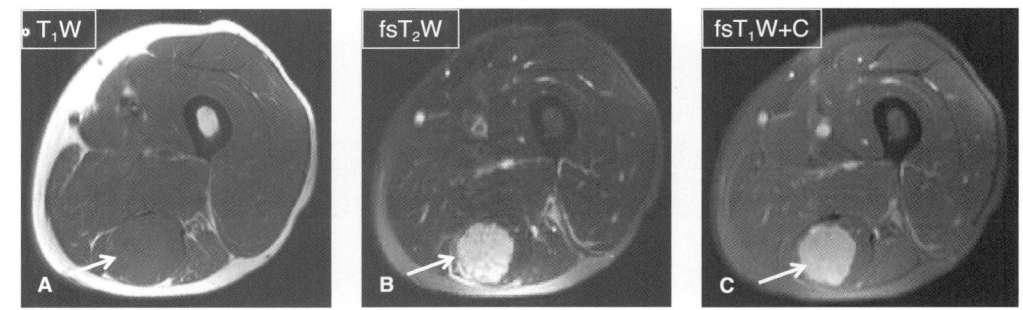

图 95　肌内转移瘤，老年男性，临床有肺腺癌病史。轴位 MR 图像示半腱肌内实性结节（箭），边界清晰，信号均匀，增强扫描明显强化，经活检证实为转移瘤

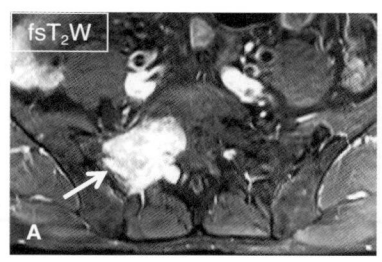
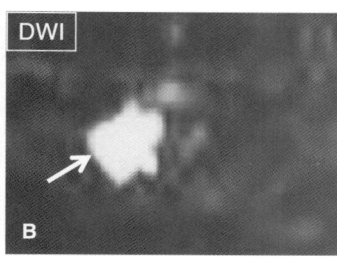
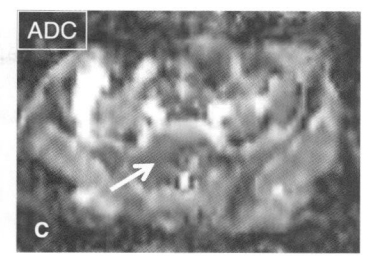

图 96 多发性骨髓瘤，老年男性，临床表现为右腿疼痛。轴位 MR 图像示骶骨内病变（箭），信号均匀，DWI 上弥散受限（ADC 值：$0.8 \times 10^{-3} \text{mm}^2/\text{s}$），经活检证实为骨髓瘤

（＜2%，如：软骨母细胞瘤或骨巨细胞瘤）。最后，恶性病变转移的风险大于2%，通常在20%～100%（如：骨肉瘤和高级别软骨肉瘤）。

液-液平面主要见于良性病变，如：动脉瘤样骨囊肿（占2/3的病例，发生于骨骼成熟之前）、单纯性骨囊肿、血管瘤、继发性动脉瘤样骨囊肿（占1/3的病例，合并骨巨细胞瘤、骨母细胞瘤、纤维结构不良和软骨母细胞瘤）、脓肿、淋巴管畸形和软组织血肿（图97、图98）。极少情况下，毛细血管扩张型骨肉瘤可出现液-液平面，然而，明显强化的

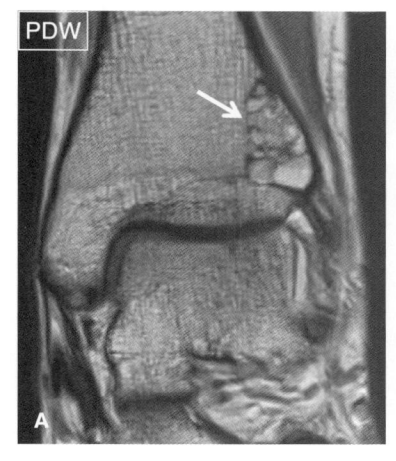
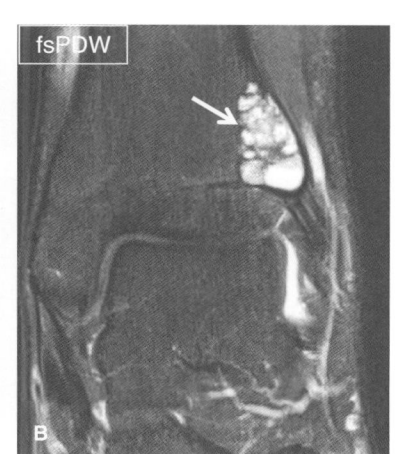

图 97 动脉瘤样骨囊肿，年轻女性，临床表现为踝部疼痛。冠状位 MR 图像排除韧带损伤，在胫骨远侧干骺端内多房性囊性病变（箭），边界清晰，可见少量液-液平面，未见侵袭性征象

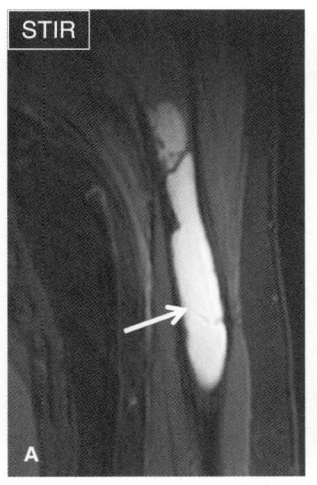
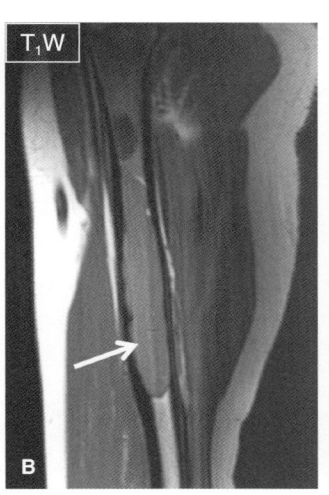
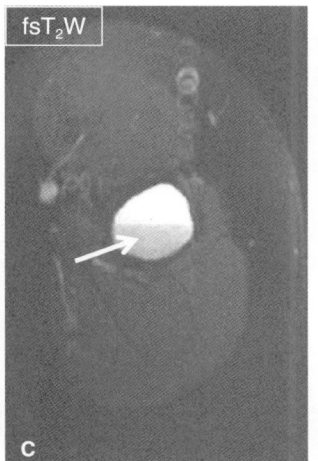
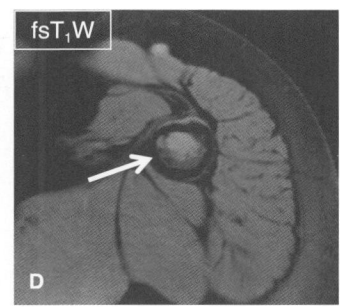
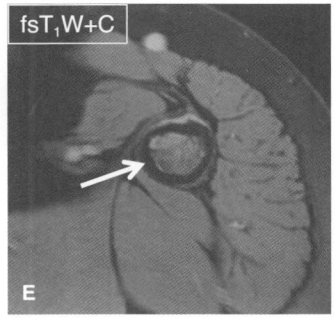

图 98 单纯性骨囊肿。冠状位（A）、矢状位（B）和轴位（C～E）图像示肱骨干内见一边界化囊性灶（箭），伴有液-液平面

软组织肿块、骨膜炎和骨髓水肿等其他侵袭性影像学表现也可作为其与良性病变的鉴别点。

在X线片上鉴别良恶性病变时，病变移行带的宽窄是至关重要的评价指标，但在MR图像上这一点却并不像在X线片中那么重要。骨或软组织原发性和继发性恶性肿瘤通常表现为狭窄的移行带，而良性病变如骨巨细胞瘤、动脉瘤样骨囊肿、软骨母细胞瘤、嗜酸性肉芽肿、脓肿和脱套样损伤病变可表现为较宽的移行带（图7、图18~图20、图47、图70、图91、图94、图95）。

骨膜反应常可提示侵袭性病理改变，如：骨或软组织肉瘤，尤其出现软组织肿块时。然而，许多良性病变也可表现为骨膜炎和（或）软组织肿块，如：骨样骨瘤、软骨母细胞瘤、骨巨细胞瘤、嗜酸性肉芽肿、外伤性骨膜撕脱和感染（图99~图102）。通常，良性病变的骨膜炎呈线状，无软组织肿块。邻近骨质在T_1WI上无低信号或略有低信号，这与T_2W图像上显示的广泛骨髓水肿并不一致。

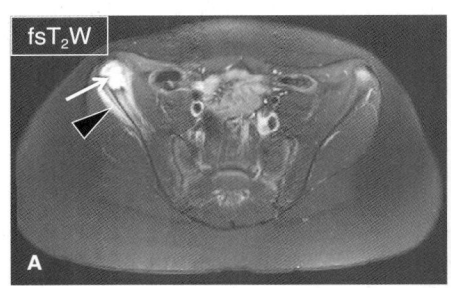
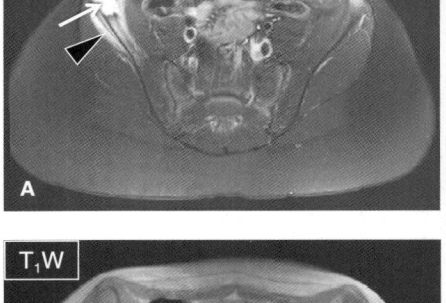
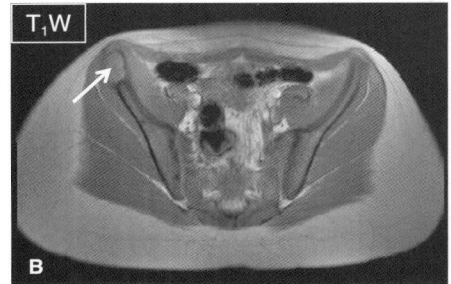
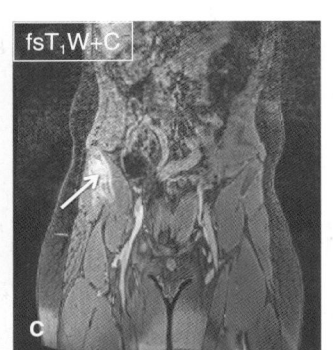
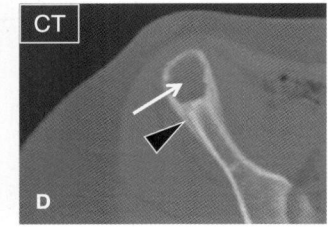

图99 嗜酸性肉芽肿。轴位（A、B）和冠状位（C）MR图像示右侧髂嵴见一膨胀性生长的T_2高信号、强化病灶（箭），周围见骨膜反应（箭头），相邻骨髓和软组织水肿。轴位CT图像（D）证实骨膜反应（箭头）且病灶（箭）呈溶骨性

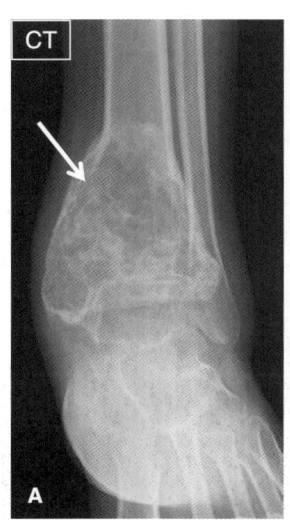
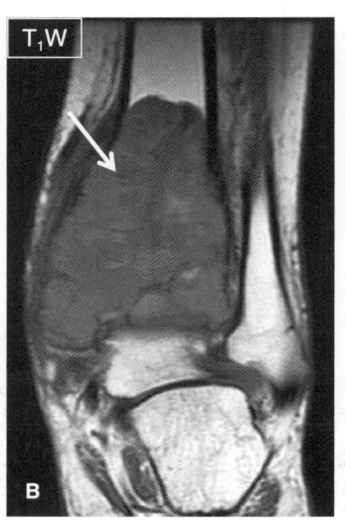
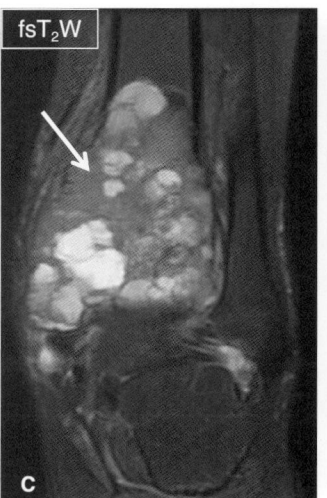
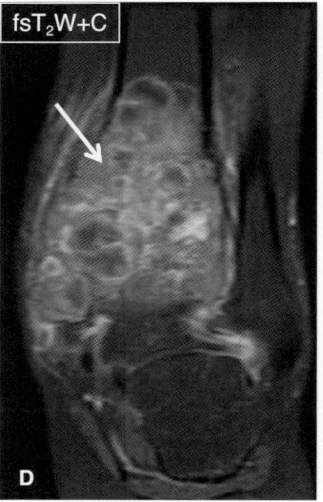

图100 软骨母细胞瘤。A：前后位片示膨胀性混合性（溶骨性/硬化）病灶（箭），累及胫骨远端伴有骨膜反应。B~D：与之对应的冠状位MR图像示病灶（箭）呈囊性伴有骨膜反应，信号明显不均匀，增强后不均匀强化

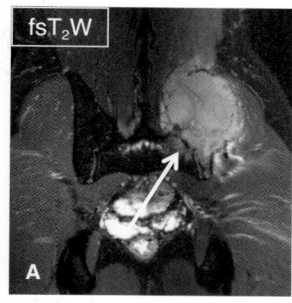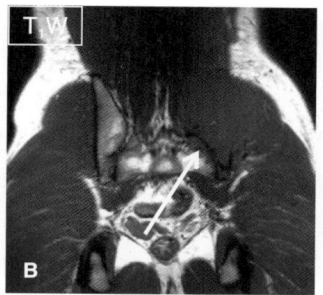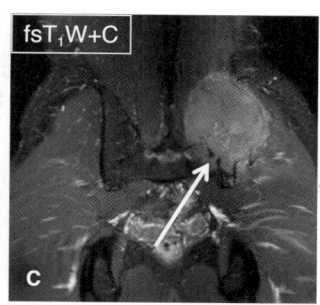

图 101 骨巨细胞瘤。冠状位 MR 图像示病灶（箭）位于左侧髂骨和骶骨，呈侵袭性生长，并累及邻近软组织

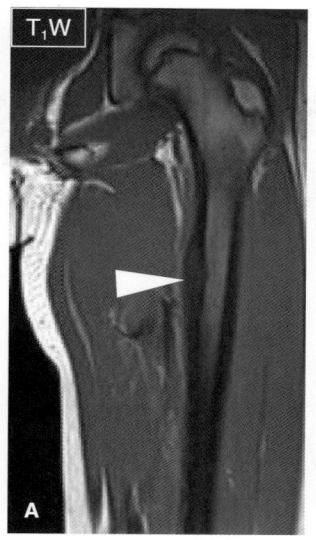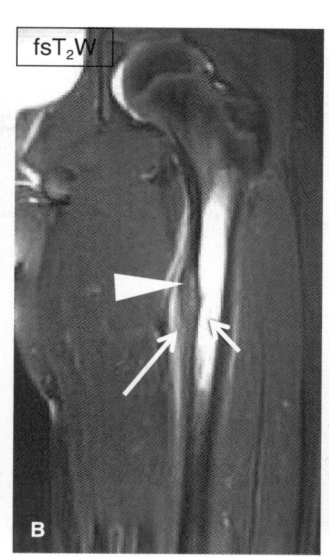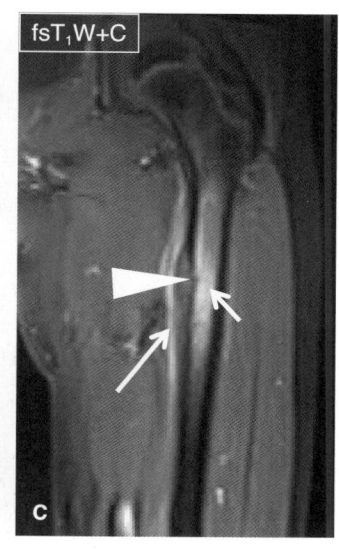

图 102 内收肌撕脱相关性骨膜炎，年轻足球运动员。冠状位 MR 图像示骨膜反应（箭头）以及骨髓水肿（短箭），同时可见股骨干内侧线样高信号的水肿影和提示充血的强化灶（长箭）

范围：

间室：[〈间室内〉〈间室外〉〈无法确定〉]

骨骼受累：[〈无〉]

关节内受累：[〈无〉]

神经血管受累：[〈无〉]

淋巴结受累：[〈无〉]

骨骼肌肉肿瘤学会将 Enneking 系统（表 3）广泛应用于骨和软组织肿瘤的外科分期。该系统基于肿瘤的分级（G）、部位（T）和转移（M）情况，结合了组织学、影像学和临床诊断标准，可应用于间叶组织病变（而不是非间叶组织病变，如淋巴瘤和白血病）的分期。单纯通过影像学无法判断肿瘤的分级情况，但读者应了解四肢骨和中轴骨的骨筋膜间室解剖结构以便描述病变的范围。虽然当病变跨越多个间室生长通常为恶性（图 71），但是一些局部侵袭性良性病变，如纤维瘤病、骨巨细胞瘤和 I 级软骨肉瘤（图 58、图 101），也可出现类似的生物学行为。偶尔，筋膜水肿会跨越筋膜间室，使跨越筋膜间室

表 3 骨和软组织肿瘤 Enneking 外科分期系统 [a]

分期	分级	分区	转移
I A	G1	T_1	M0
I B	G1	T_2	M0
II A	G2	T_1	M0
II B	G2	T_2	M0
III A	G1 ~ G2	T_1	M1
III B	G1 ~ G2	T_2	M1

[a] 分级以组织学为基础，放射学检查及相关临床信息为辅助（G1：低级别，无非典型的均一细胞型，少量核分裂象；G2：高级别，异型细胞核，显著核分裂象）。分区依据病灶是否局限于骨膜（筋膜间室内，T_1）或穿透解剖学原始分隔（筋膜间室外，T_2）。远处转移依据是否存在无法明确的跳跃灶或远处转移（M0）或存在跳跃灶、局部淋巴结转移及/或远处转移（M1）。

生长的病灶的边界难以确定。

骨病变累及软组织相较于软组织病变累及骨更为常见。因此，如果病变同时累及骨与软组织，应首先考虑病变的原发部位在骨。对于疑难病例，应首先明确病灶中心位于骨还是软组织。有用的征象

包括骨侵蚀破坏以及骨内膜扇贝样改变（提示骨来源病变）与骨皮质扇贝样改变（提示缓慢生长软组织来源病变）。其他情况，无论是骨病变累及软组织或软组织病变侵犯到骨，均提示疾病向筋膜间室外扩散，首先应考虑恶性病变，如尤因肉瘤、骨肉瘤和多发性骨髓瘤，而非良性病变，如 GCT、骨内或软组织腱鞘囊肿以及内生软骨瘤（图 103）。

因肿瘤生长骨髓浸润或被取代的过程应与良性红骨髓再生相鉴别，红骨髓再生区表现为：① T_1W 图像信号高于肌肉；②在化学位移图像上表现出大于 20% 的信号减低，增强后图像增强程度低于 35%～40%，并且无明显弥散受限，除脂肪和纤维化骨髓外 ADC 值高于 1.5×10^{-3} mm^2/s；③不累及骨骺、骨突及椎弓根；④无软组织肿块、骨皮质破坏、骨膜反应或骨髓水肿（图 104）。然而，一些良性的沉积病，如脑苷脂沉积症、肥大细胞增多症、组织细胞增多症和脂质肉芽肿病可能类似恶性肿瘤表现，并且上述征象对于良性红骨髓再造的描述可以适用或不适用。在下述的例子中，临床背景及双侧骨质受累通常有助于提示诊断（图 105）。否则，病变标记为不确定诊断，可以通过活检确诊。对于骨髓浆液性萎缩，典型的影像征象包括囊性/泡状的骨髓病变，甚至在反转恢复图像上可能也无法抑制皮下和髓内脂肪。这通常偶然发现于一些恶病质情况，如化疗后或潜在的免疫缺陷等。最终，如白血病、淋巴瘤和骨髓瘤等经过治疗的疾病，可能出现脂肪沉积或纤维化的骨髓变性，从而导致不同的骨髓表现。然而，在 STIR 图像上无结节状高信号灶或无明显强化证明疾病处于缓解期。通常情况下，骨髓受累大于 60% 或骨皮质受累大于 50% 更易出现病理性骨折。

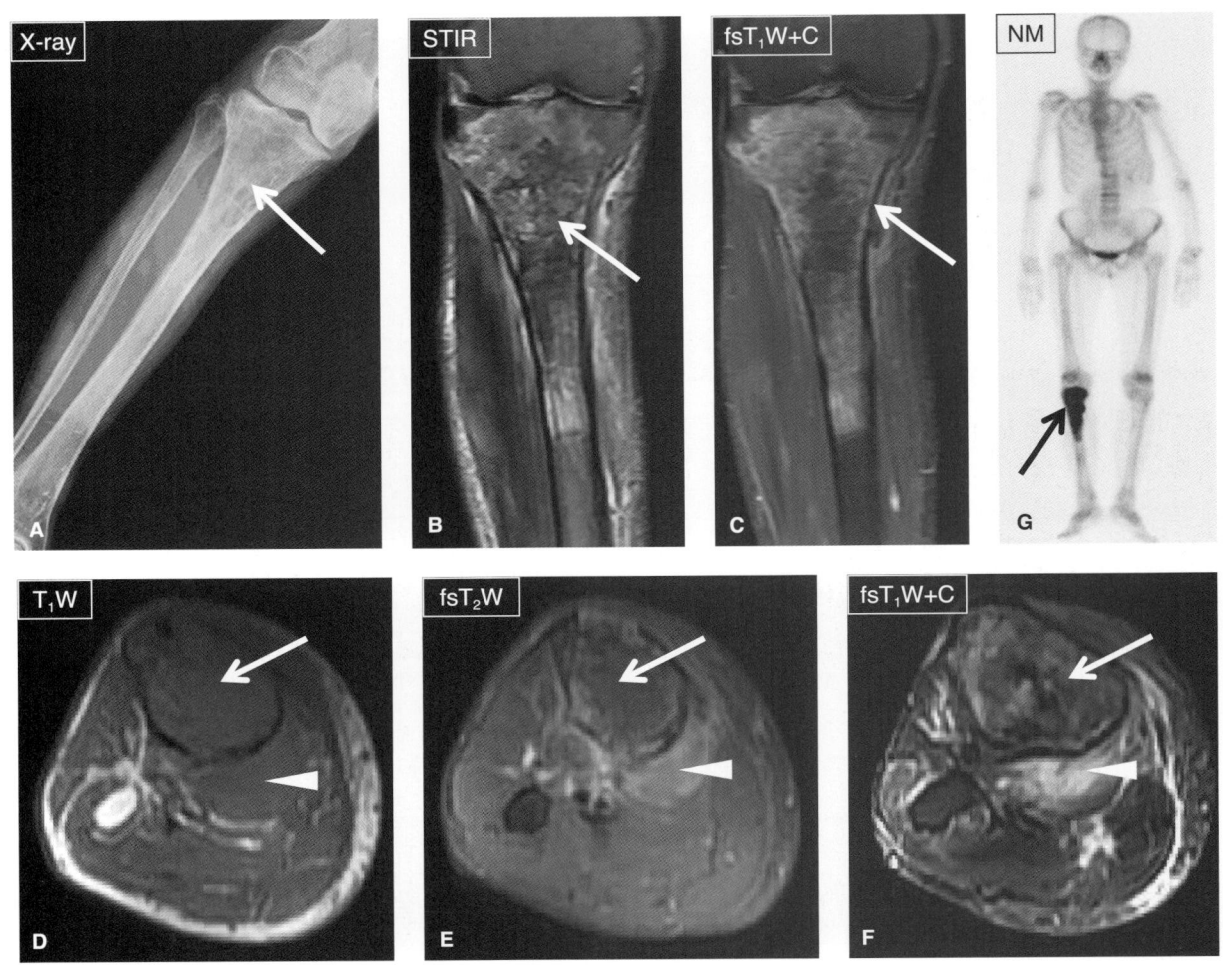

图 103 骨肉瘤，老年男性。前后位片（**A**）示胫骨近端见一边界不清的混合性（溶骨性/成骨性）病变。相应的冠状位（**B**、**C**）和轴位（**D**~**F**）MR 图像示病变的真正范围（箭），信号不均匀及显著强化，且与骨外的软组织成分相连（箭头）。部分包绕神经血管束。**G**：Tc99m MDP 闪烁骨扫描，病变（箭）表现出放射性核素的摄取增加

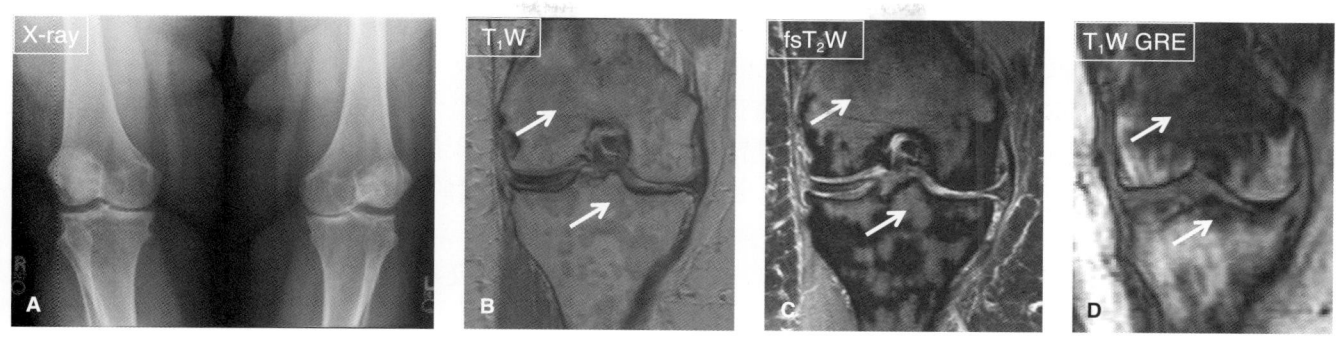

图 104 良性红骨髓再造。**A**：膝关节的前后位片示双膝退行性改变，无溶骨性或成骨性病灶。**B～D**：在各自的冠状位 MR 图像上，股骨与胫骨中存在红骨髓再造的多个区域（箭），T1W 图像信号高于正常骨骼肌，反相位 GRE 图像信号减低

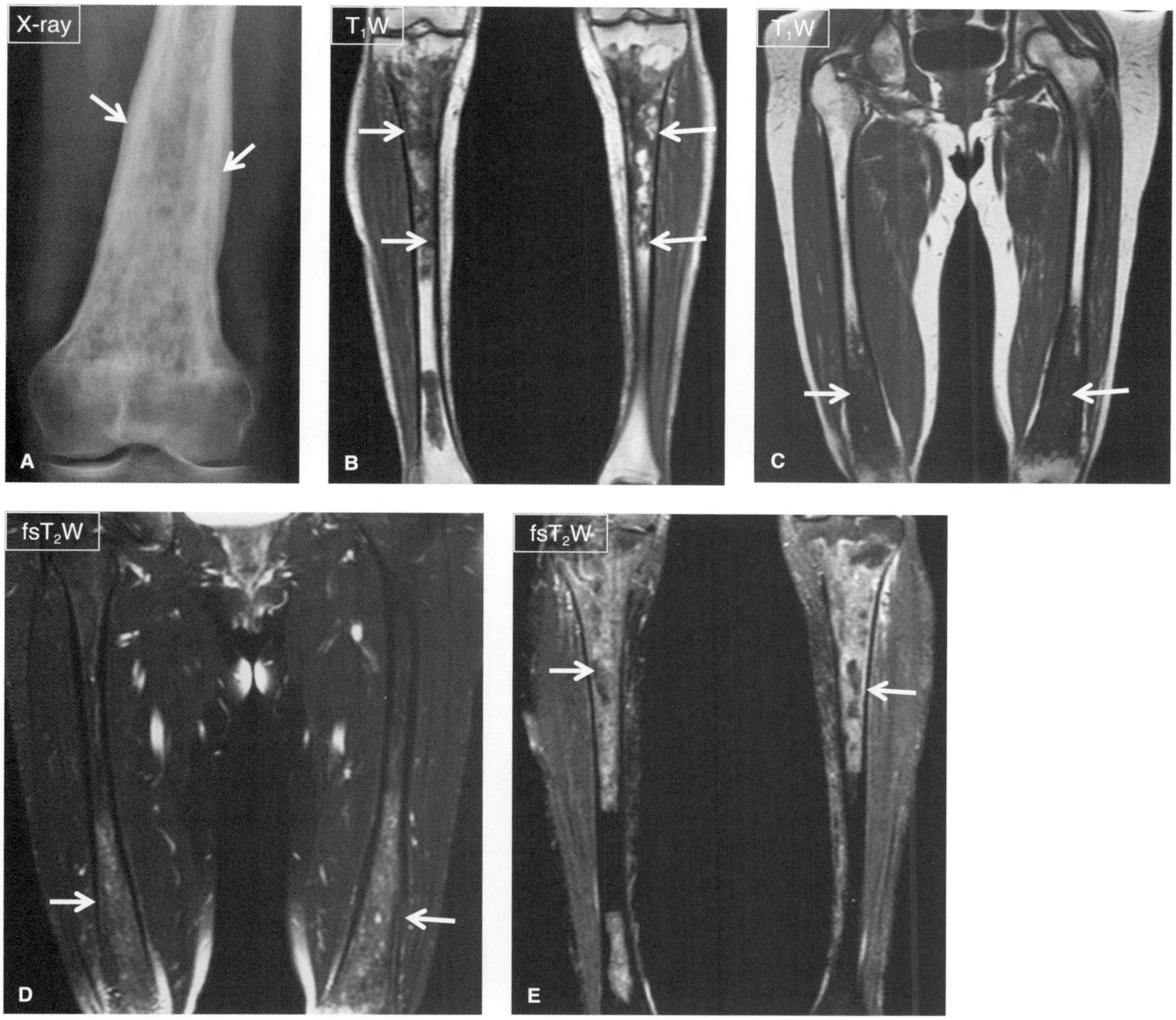

图 105 脂质肉芽肿病，糖尿病尿崩症的老年女性。**A**：前后位片示皮质增厚（箭）和弥漫的干骺端和骨干的硬化及股骨远端骨小梁变粗。**B～E**：各自的冠状位 MR 图像上股骨与胫骨骨髓双侧弥漫性浸润，不均匀 T_1 低信号/T_2 高信号（箭），活检证实脂质肉芽肿病

良性病变和病理性急性脊柱压缩性骨折可用表4中的标准加以区分（图37、图106）。

判断关节内受累非常关键，因为如果累及可能需要关节离断而不是关节以下截肢。通常，对于未累及关节或无关节积液MR图像足以确诊无关节受累。在肿瘤近距离处出现关节积液，则无法确定地排除存在微小受累病灶的可能。然而，恶性肿瘤极少起源于关节，仅在文献中有少量报道。在作者见过的数千例肉瘤病例中，仅有一例起源于膝关节髌上囊。在关节内，通常应该考虑结节性滑膜炎（常见于摩擦所致的髌下脂肪垫或股骨前脂肪垫）、色素沉着绒毛结节性滑膜炎（PVNS）（T_2低信号、含铁血黄素沉着以及结节状或弥漫的游离体）、滑膜骨软骨瘤病或游离体（部分钙化的小结节或突起的小体）、滑膜血管瘤（髌下脂肪垫可增强的肿块）、树状脂肪瘤（纤维脂肪类的滑膜增生）以及软骨瘤（软骨基质）（图83、图107）。

神经血管受累或神经血管起源的病灶应该被描述，这有助于诊断与处理。神经血管受累意味着病灶达间室外，且如果病灶包绕神经血管，将不能

表4 有助于区分良性和恶性椎体压缩性骨折的影像学标准

影像征象	良性	恶性
后面部位受累	很不常见	很常见
椎体总质量	减少	增加
硬膜外和（或）椎旁肿块	无，血肿或水肿除外	常见
椎体后缘骨皮质凸出	不常见	常见（通常不对称且延伸至椎弓根、壶腹边缘）
骨髓 T_1WI	椎体中散在少量含脂肪的骨髓	全椎体通常受T_1脂肪骨髓替代的影响
断裂的终板边缘 T_1W 低信号带状区或线状条纹	可见	罕见
椎体后方碎片后移	可见（最常见于后上方的以成角的方式）	罕见（不规则且不对称的外观）
在STIR中有点状、线样或三角形液性信号与终板相邻	可见	罕见
椎体内信号缺失（椎体内真空裂隙征）	可见	罕见
对比增强	通常均匀	通常不均匀
表观扩散系数（ADC）	无明显受限 ADC $> 1.5 \times 10^{-3}$ mm²/s	明显受限 ADC $< 1.1 \times 10^{-3}$ mm²/s
化学位移成像	SI丢失20%以上	SI丢失不足20%

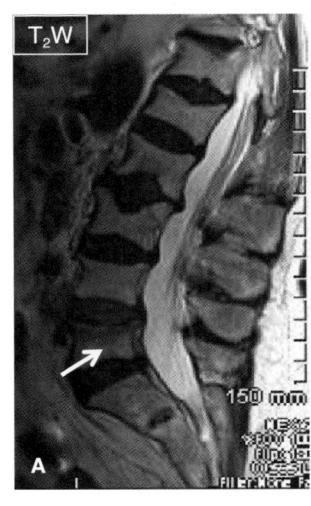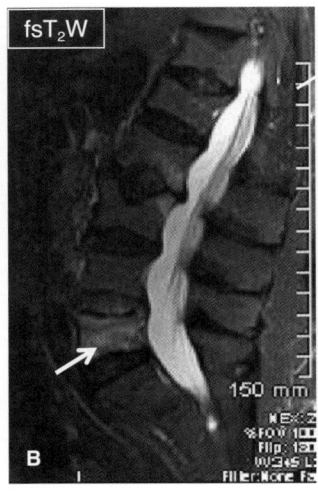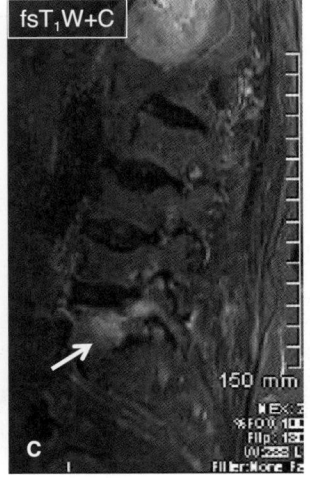

图106 良性骨折。矢状位图像示轻度弥漫的T_2高信号及L5椎体上终板的骨折线。L5椎体及椎弓根同样存在对比强化。未见壶腹样椎体边缘、皮质破坏或软组织肿块。这个病例接受了数周的保守治疗

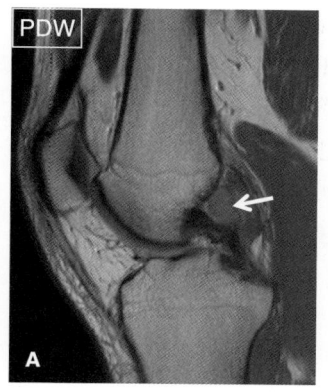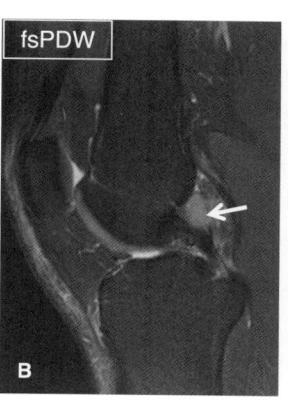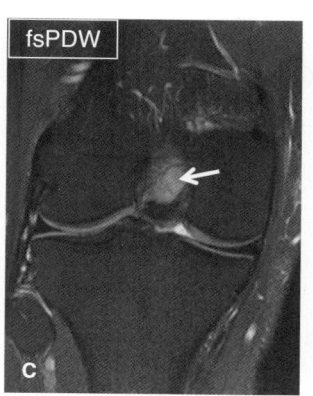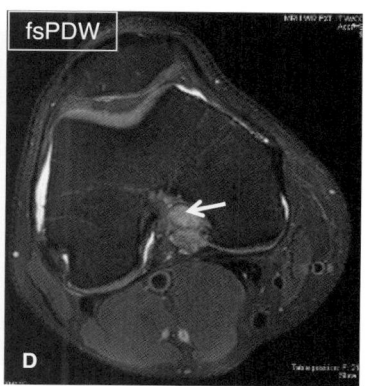

图 107 色素沉着绒毛结节性滑膜炎，27 岁男性。矢状位（A、B）、冠状位（C）和轴位图像示左膝靠近后交叉韧带的 T_2WI 轻度高信号的边界清楚的卵圆形病变（箭）

被切除（图 108）。原发神经病变包括良性和恶性的周围神经鞘肿瘤（丛状病变中的尾征、脂肪裂隙征、靶征、束腰征、虫囊征）(图 15）。神经鞘瘤和神经纤维瘤在影像上难以分辨。对于神经鞘瘤（更多见）更具提示意义的线索包括位于神经的偏心位置、神经与病灶间一条或两条神经束相连、囊性变或钙化以及潜在的神经鞘瘤病。提示为神经纤维瘤的特征包括位于神经的中心、更多数量的神经束受累、靶征（更常见）以及潜在的神经纤维瘤病（图 109～图 111）。神经鞘膜瘤是另一种周围神经鞘的肿瘤，通常发生于年轻人，且表现为明显的运动神经症状，通常在下肢的坐骨神经及股神经的分布区域。这类肿瘤显示为梭形拉长的肿块，截面图像上呈均匀蜂窝状，均匀明显强化。肿块具有低 ADC 值，

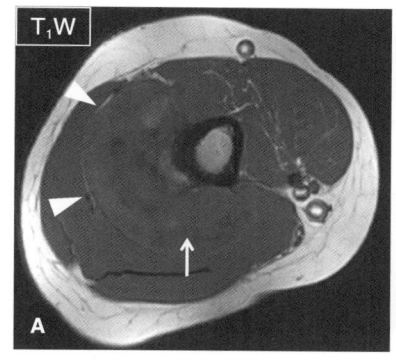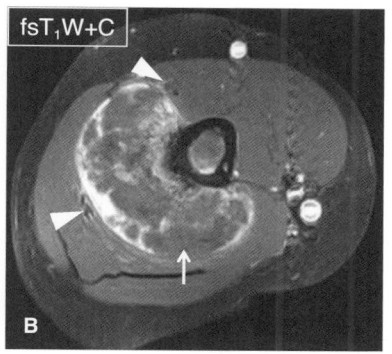

图 108 骨旁骨肉瘤。轴位 MR 图像示一大的软组织肿块（箭）对比增强信号明显不均匀。病变周围的厚脂肪带（箭头）代表后方的周围神经血管束移位，而非浸润

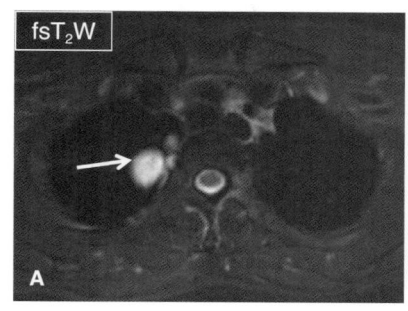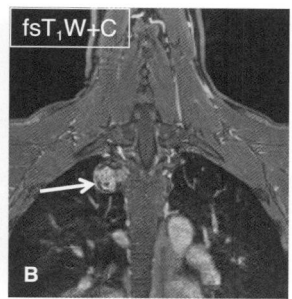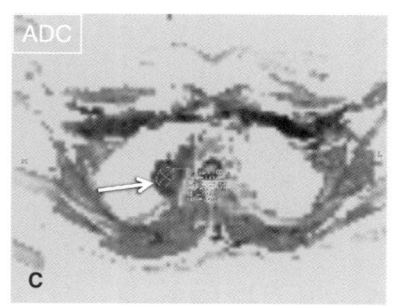

图 109 神经鞘瘤。轴位（A、C）和冠状位（B）MR 图像示右侧胸 1～2 神经椎间孔水平边界清楚不均匀强化的软组织肿块（箭）。ADC 值测量为 $2.1 \times 10^{-3} mm^2/s$

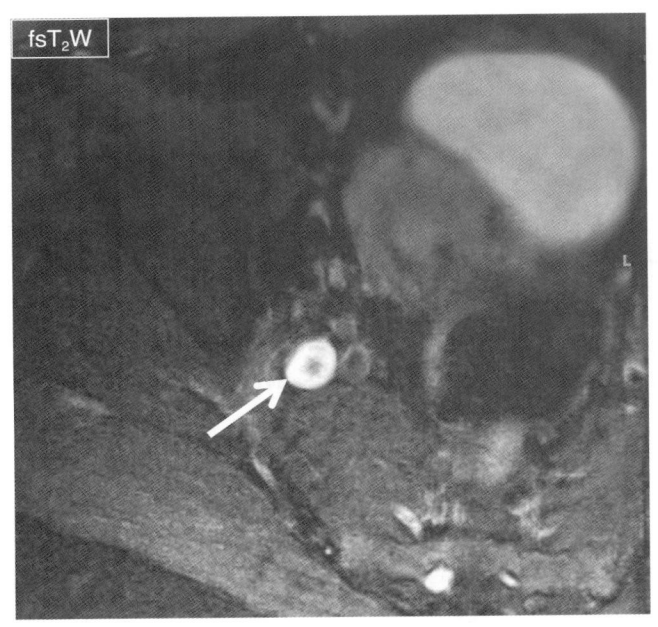

图110 坐骨神经纤维瘤，年轻女性。骨盆轴位图像示坐骨神经孔附近的卵圆形 T_2 高信号病变（箭），中心呈低信号，由于中心密集的胶原组织和周围的黏液瘤样组织而形成靶征

瘤周水肿、ADC 值低于 1.1×10^{-3} mm²/s、F18-FDG PET 摄取较标准摄取值增加 3~4 倍且延迟摄取增加、直接侵犯及远处转移（图113）。由于陈旧的或恶变的神经鞘瘤可以很大，并可能因中心出血而显示低 ADC 值，因此对于小的肿块使用弥散受限的增量值可能比在大肿块中使用更有用（一个低 ADC 值的小肿块在病因学中可能含有更多细胞且为恶性）。最后，任何弥漫增粗的神经都可能呈肿块样外观，如纤维脂肪瘤性增生（如上所述）或遗传性或获得性脱髓鞘样神经病（图114）。

原发脉管病变包括脉管肿瘤和脉管畸形。脉管肿瘤有结节性增强的瘤样软组织成分，分为血管瘤（良性）、上皮样血管瘤（交界性）以及上皮样血管内皮瘤和血管肉瘤（恶性）。骨血管瘤常见于脊柱，并且可成为构成这个综合征的一部分，又称血管瘤病。这些病变表现为 T_1 缩短以及在化学位移图像上的信号缺失。通常情况下，在 MR 影像上可见骨小梁或黄斑状结构，可确定其病因（图115、图116）。不典型血管瘤主要表现为 T_1 低信号，这可能显示相关的硬膜外或椎旁软组织成分。最后，血管瘤应该与常见的脂肪性脊髓病变区分开。血管瘤可能含有部分脂肪而不全是脂肪。因此，病变在脂肪抑制成像中可以显示，局灶脂肪性骨髓岛使得脊髓表现为异质性，在脂肪抑制序列中会被完全抑制。大多数软

（1.0~1.1）$\times 10^{-3}$ mm²/s；然而，其他的临床及影像征象有助于直接诊断（图112）。这些病变的恶性变表现为新发病灶或疼痛加剧或新的运动知觉减退、体积较大（>4~5 cm）、不均匀坏死、内部钙化、

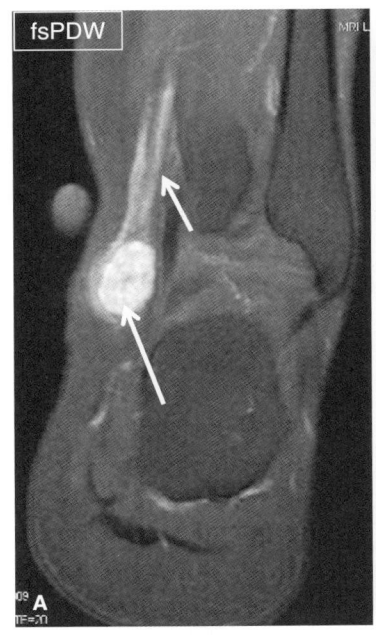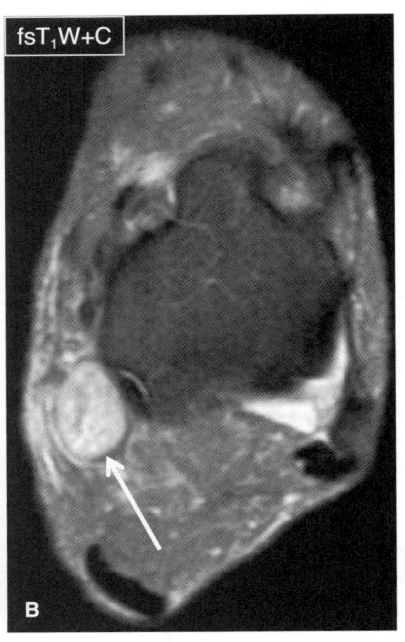

图111 神经纤维瘤，55 岁女性，NF Ⅰ型。冠状位（A）和轴位（B）图像示一边界清楚的 T_2 高信号肿块（长箭），见中央靶征，同时伴有束样强化为病灶内的小点（B）。注意病变近端胫神经的相关多支增大（短箭）

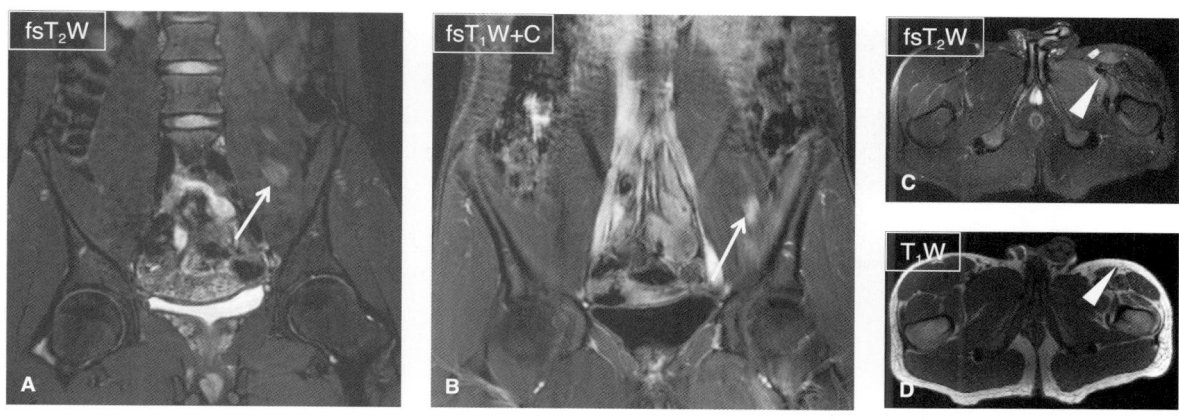

图 112 股神经神经束膜瘤。冠状位（**A**、**B**）和轴位（**C**、**D**）图像示左侧股神经弥漫性增粗，呈束带样 T_2 高信号，增强扫描可见强化（箭）。注意水肿，如 T_2 信号改变和同侧大腿前室肌肉的脂肪萎缩（箭头），反映去神经化

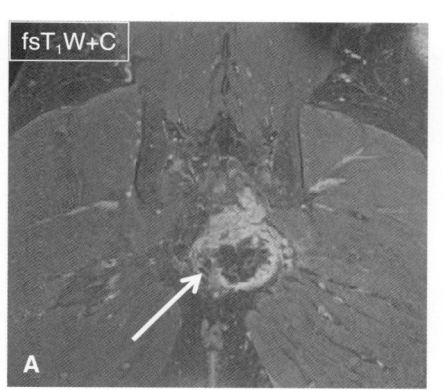
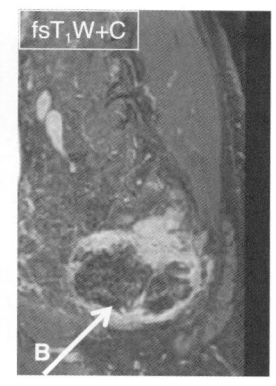

图 113 恶性周围神经鞘瘤，神经纤维瘤病 I 型。骨盆水平冠状位（**A**）和矢状位（**B**）增强图像示一边缘结节状强化而中心坏死的巨大肿块（箭），活检证实为恶性周围神经鞘瘤

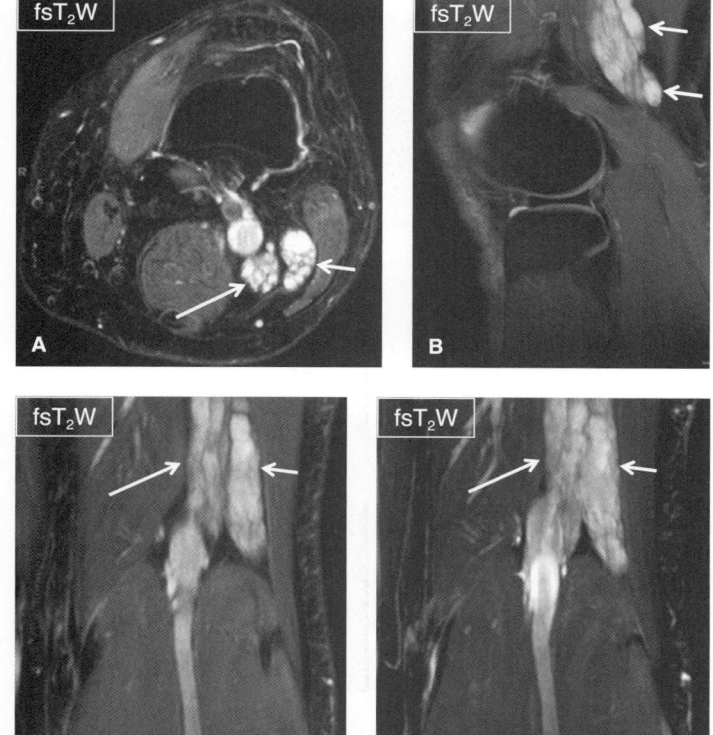

图 114 腓骨肌萎缩症（遗传性神经病变）。轴位（**A**）、矢状位（**B**）和冠状位（**C**、**D**）图像示胫神经（长箭）和腓总神经（短箭）的弥漫性增粗和信号增高

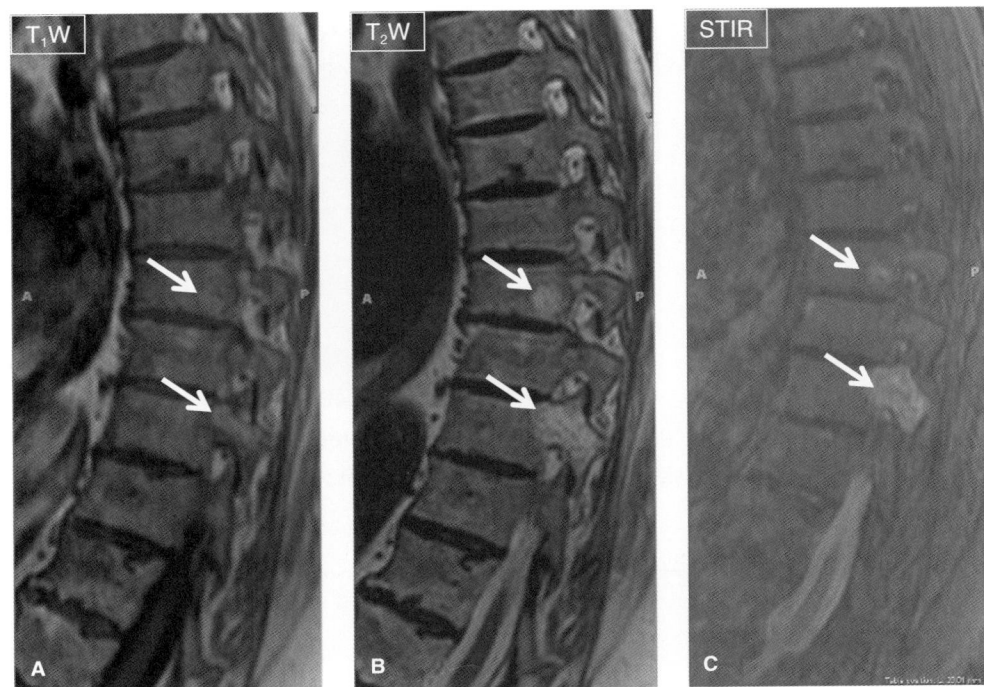

图 115 血管瘤病，78 岁女性。矢状位图像示多个椎体内可见高信号灶（箭），所有序列信号特点符合血管瘤，注意病灶内的骨小梁表现

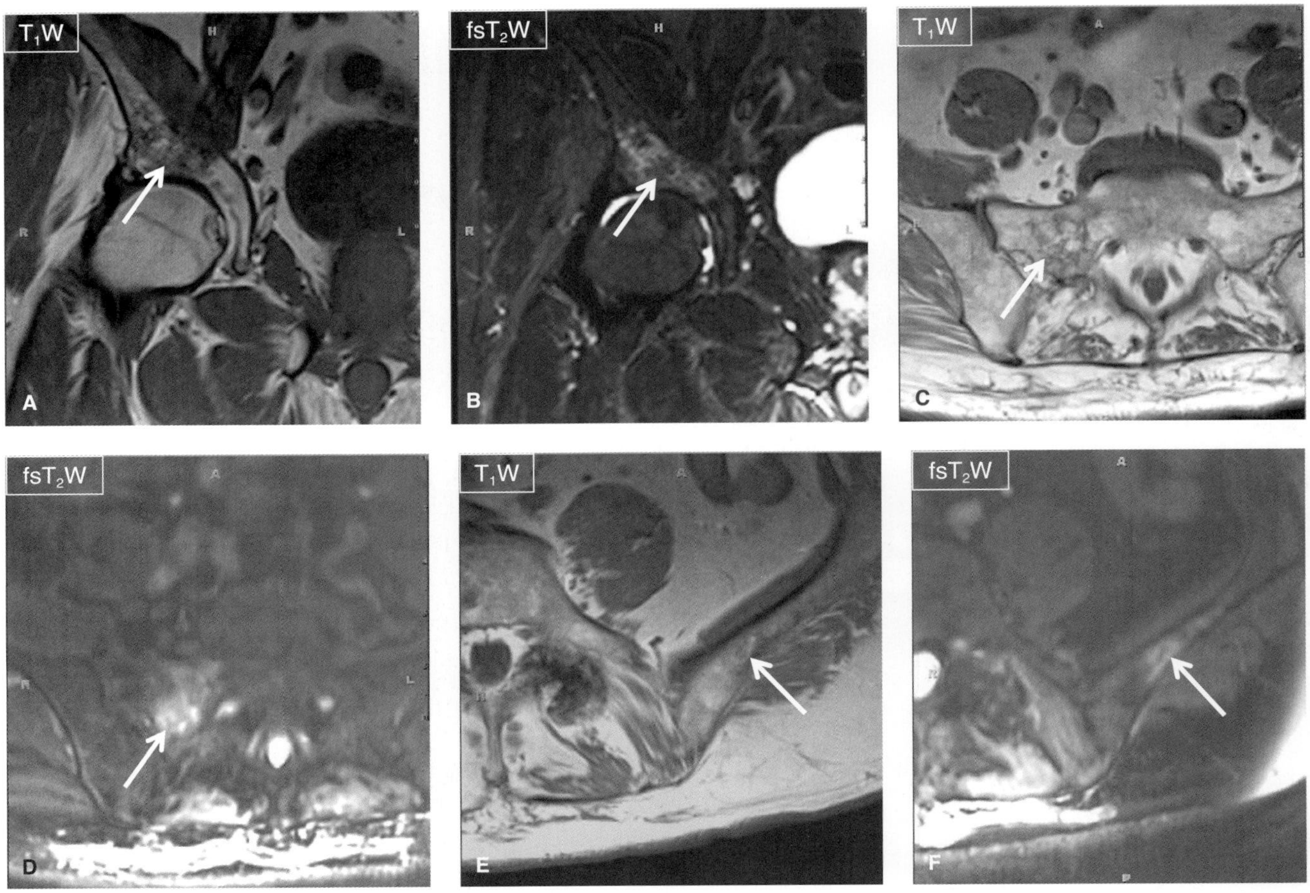

图 116 血管瘤病，中年男性。骨盆水平的冠状位（**A**、**B**）和轴位（**C~F**）图像示骶骨和髂骨病灶内的骨小梁周围脂肪组织（箭）T_2 呈高信号、T_1 呈中高信号

组织血管瘤会在 10 岁前消失 [迅速消退的先天性血管瘤（RICH）由于自身梗死而非凋亡]，但是有些可能会持续存在 [不消退型先天性血管瘤（NICH）以及部分消退型先天性血管瘤（PICH）]（图 73）。成人多数有强化的脉管病变不是血管瘤，而是静脉畸形，后者多无软组织肿块强化（图 51）。一般情况下，血管瘤和血管畸形都是靠近血管的，边界清晰，T_2WI 呈均匀高信号，除外挤压出血或局部创伤时周围组织无反应，有时因窃血现象可见病灶内脂肪。四肢骨或多个椎体的上皮样血管内皮瘤可表现为多发小至中等大小网状 T_2 高信号灶。这些病变随时间增长缓慢。血管肉瘤表现为血管性肿块，类似于其他软组织肉瘤。血管畸形没有软组织肿块，分为高流量和低流量畸形。高流量畸形包括动静脉畸形（arteriovenous malformation, AVM）和动静脉瘘（arteriovenous fistulas, AVFs），由于血流快以及动脉期的静脉分流而显示病变内流空信号。AVM 和 AVF 均可以散在发生，这与遗传性出血性毛细血管扩张或毛细血管畸形有关。AVMs 可以表现为单发（一条动脉、原发病灶和多条静脉）、复合体或血管球（多条动脉和多条静脉），而 AVFs 只有一条供血动脉和一条引流静脉。低流量畸形在动脉期不表现出静脉分流，可以是静脉性（最常见、由于慢血流的流空、静脉石、均匀延迟强化、可以孤立发生、具有家族性倾向，或者可能与淋巴畸形、毛细血管畸形和各种组合的 AVM 相关的组合性血管畸形。蓝色橡皮疱痣综合征和静脉血管综合征包括静脉畸形）、淋巴性（周围间隔或无强化、微囊性、大囊性或混合性、血液 - 液体平面、儿童发病或患有静脉畸形骨肥大综合征和特纳综合征）以及混合的海绵淋巴性（混合性延迟增强）（图 89，图 117）。虽然这些病变发生于年轻人，但是淋巴管瘤病或囊性血管瘤病可在平片上产生类似骨髓瘤样穿孔改变。这些病变可广泛浸润骨髓并破坏骨皮质，以及穿过关节（消失性骨病或戈勒姆病）（图 118）。对脉管畸形的描述应该包括病变是离散的还是多叶的；是否累及关节、肌肉、骨

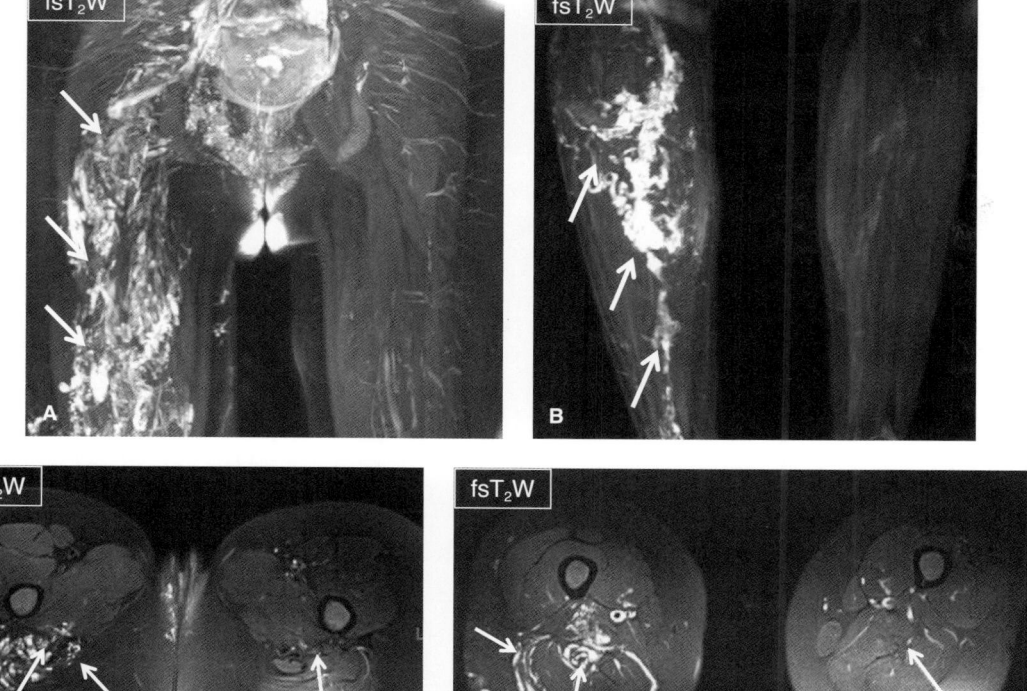

图 117 静脉畸形骨肥大综合征（Klippel-Trenaunay-Weber syndrome, KTWs），年轻女性。冠状位（A、B）和轴位（C、D）图像示整个右下肢肌肉和皮下组织内大量扩张的血管（短箭），无流空征象。对比左侧正常坐骨神经（C、D 左长箭），病变累及右侧坐骨神经（C、D 中右长箭）。使用 Ablavar 的时间分辨磁共振血管造影的冠状位图像（E、F）示扩张血管（箭）的延迟充盈，证实了它们的静脉来源

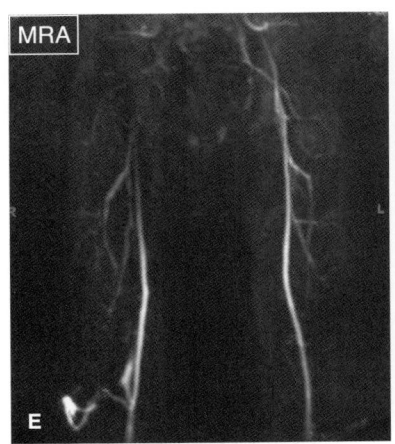
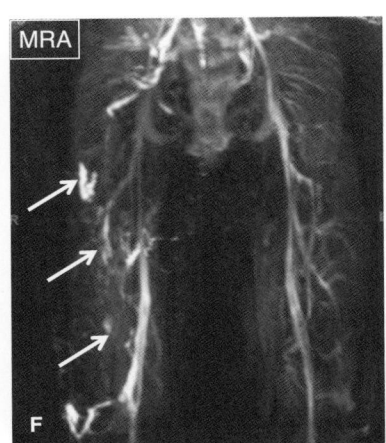

图 117 （续）

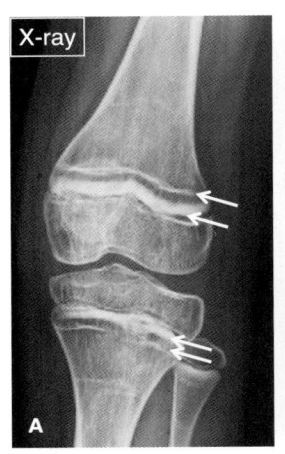
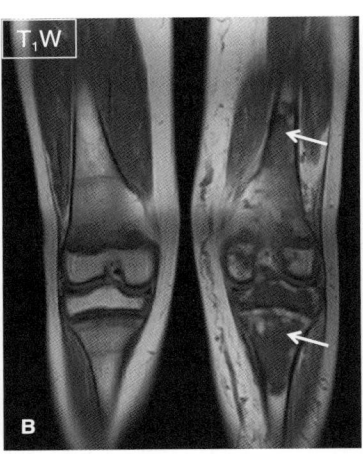
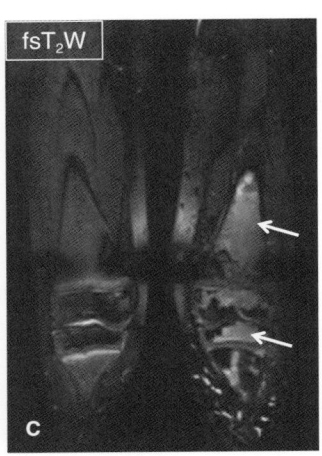

图 118　囊性血管瘤病，年轻女性。**A**：左膝前后位平片示股骨和胫骨干骺端密度稍减低，具透光性，伴有骨量减少（箭）。**B、C**：对应的冠状位 MR 图像示骨髓被多发的高信号病灶（箭）取代，活检证实为囊性血管瘤病

髂或神经；是否存在提示高流量的流空信号？此外，报告应描述潜在静脉（发育不良的或血栓形成）和动脉（弯曲的、发育不良的、动脉瘤或血栓形成）的情况。

钆剂对比增强后讨论

除一些罕见的软组织黑色素瘤或软组织尤因肉瘤病例外，无强化或周围少许强化几乎排除恶性。实性、中央或周围大范围强化提示病变的不确定性或潜在的恶性。此类病变需要进一步随访（疑似异位骨化、肉芽肿感染、纤维瘤病、硬纤维瘤、结节性筋膜炎、黏液瘤、腱鞘巨细胞瘤、色素绒毛结节性滑膜炎、结节性滑膜炎），或可以通过经皮活检或外科取样以排除肉瘤，这取决于读者对肿瘤性病变和相关假瘤的熟悉程度和经验。病变可通过病灶内切除（巨细胞瘤、骨纤维异样增殖症）、边缘切除（包括假包囊，如局部侵袭性病变）、广泛切除（包括切除病变周围的正常组织，如低级别肿瘤）和根治性切除（切除整个腔室，如高级别肿瘤）进行治疗。根治性切除治疗的肢体的局部复发风险（约 10%）与截肢（约 8%）相似且二者总生存率相似。骨肿瘤切除后可再进行假体内重建或同种异体移植物重建。提醒几点值得注意的是，在骨肉瘤病例中，跳跃性转移的预后比远处转移更差。对于放疗或化疗后的治疗后病变，应注意观察残余的结节样强化。骨肉瘤放化疗后预后良好的必要条件是 95% 以上的肿瘤坏死。结节状早期增强伴快速廓清表明有残留或复发病灶，而弥漫性缓慢增强和（或）廓清是治疗后的改变。肉瘤大小可能随放化疗而增大，Recist 标准不是十分有用。

如果由于肾功能不全或其他原因无法进行或不

能进行对比检查，可以查看作为补充工具的DW图像，观察ADC受限情况评估细胞数量，以做出进一步决定。典型的是，ADC值增加表明病变的反应良好和潜在的坏死。DW图像不应独立评估，以避免错误诊断（例如，伪影致T_2高信号，良性病变的弥散受限，如血肿或脓肿，以及一些良性细胞瘤，如颗粒细胞肿瘤或周围神经的神经周围瘤）。多数情况，治疗后的骨髓瘤或白血病/淋巴瘤会发生纤维化或脂肪变性，可由脂肪抑制或化学位移成像证实。这些治疗后改变导致了T_1WI和T_2WI骨髓信号不均匀。脂肪抑制特别是反转恢复序列图像示病灶的T_2延长呈高信号，通常对检测残留/复发病灶有用（图119、图120）。

最后，结合所有影像学标准观察，阅片者应判断病变是良性（无须随访和放任自由）、恶性（需经皮穿刺活检或手术取样）还是不确定性。发生于良性病变好发部位（如髌前滑囊）的异质性肿块也通常被认为是不确定的（图121）。对于不确定性的病变应随访2年，每次随访间隔加倍，除非病灶缩小或消退。病灶变大或者受累范围扩大时应在诊断印象中写明。对于良性肿瘤可以给出明确诊断，但对于无法定性的或可疑的软组织肉瘤应该避免明确诊断，除非明显含有脂肪的脂肪肉瘤，即使是病理学家在得出明确诊断之前，也会检测多种肿瘤标记物。

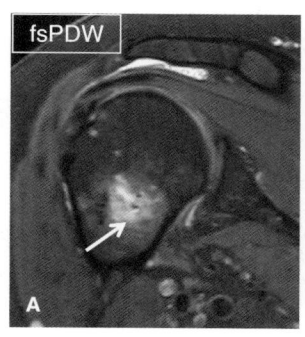 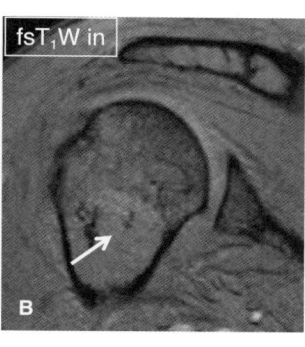 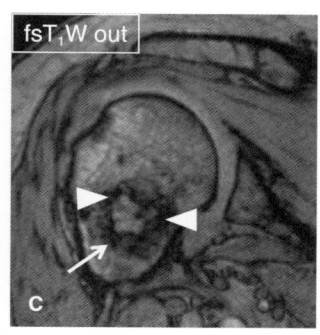

图119 右侧肱骨骨髓瘤治疗后的病灶，72岁女性。冠状位图像示肱骨干骺端的病灶T_2呈不均匀信号（箭），在反相位序列上，病灶T_1呈低信号（箭头），对应黄骨髓的细胞内脂肪，提示治疗反应

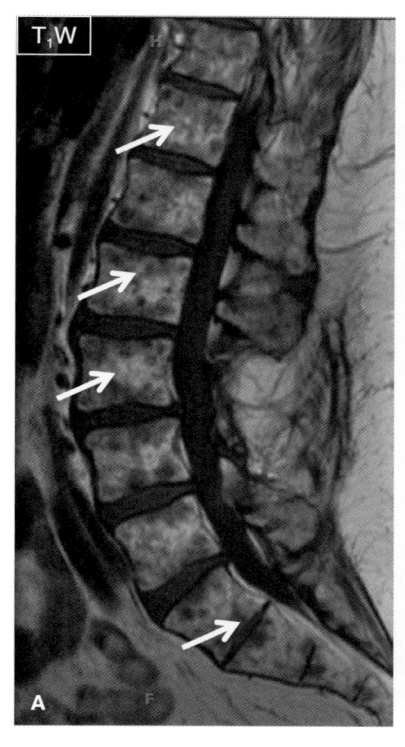 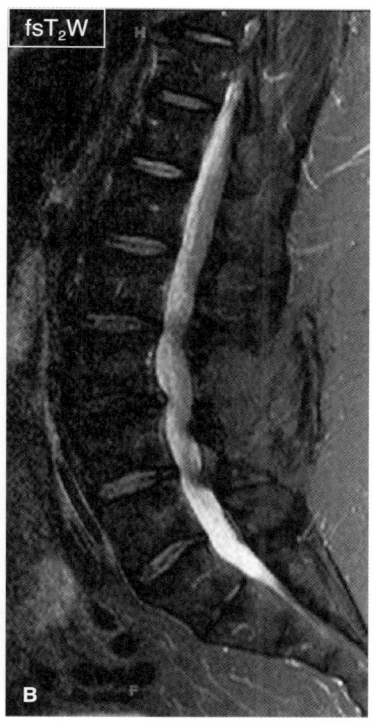

图120 治疗后的白血病患者。矢状位图像示椎体和骶骨中多处T_1、T_2低信号灶（箭），在脂肪抑制图像上缺乏T_2高信号

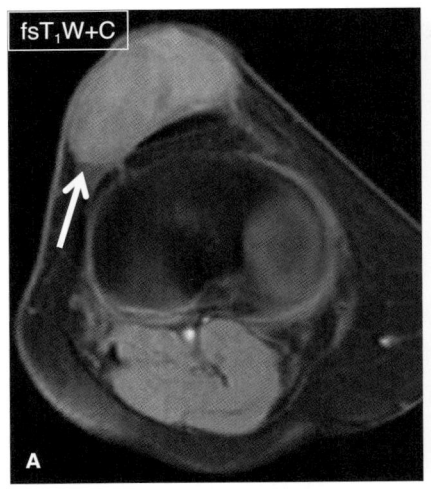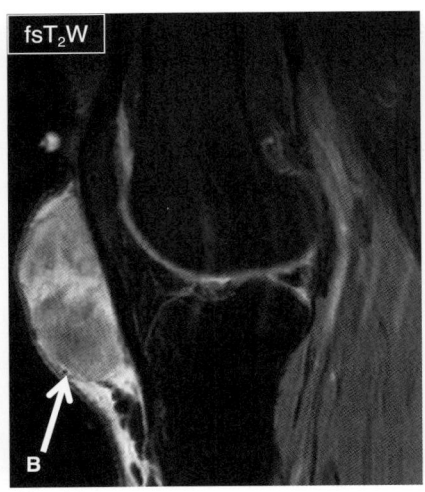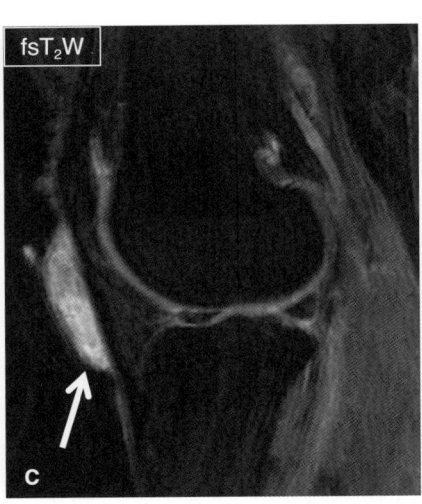

图 121 未确诊病例,老年女性,由于年龄和异质外观的因素,结果发现是软组织肉瘤。轴位(**A**)和矢状位(**B**、**C**)图像示髌前滑囊位置有边界清楚的 T_2 不均匀高信号肿块(箭),伴有实质强化

(Avneesh Chhabra, Kyung Jin Suh, Jonathan Samet, Theodoros Soldatos 著
艾松涛　高振华　张维升 译　丁建平 审校)

推荐文献

Adams ME, Saifuddin A. Characterisation of intra-articular soft tissue tumours and tumour-like lesions. *Eur Radiol.* 2007;17(4):950–958.

Arkun R, Argin M. Pitfalls in MR imaging of musculoskeletal tumors. *Semin Musculoskelet Radiol.* 2014;18(1):63–78.

Beaman FD, Jelinek JS, Priebat DA. Current imaging and therapy of malignant soft tissue tumors and tumor-like lesions. *Semin Musculoskelet Radiol.* 2013;17(2):168–176.

Boruban S, Sancak T, Yildiz Y, et al. Embolization of benign and malignant bone and soft tissue tumors of the extremities. *Diagn Interv Radiol.* 2007;13(3):164–171.

Chan WP. Magnetic resonance imaging of soft-tissue tumors of the extremities: A practical approach. *World J Radiol.* 2013;5(12):455–459.

Chhabra A, Soldatos T. Soft-tissue lesions: When can we exclude sarcoma? *AJR Am J Roentgenol.* 2012;199(6):1345–1357.

Chung WJ, Chung HW, Shin MJ, et al. MRI to differentiate benign from malignant soft-tissue tumours of the extremities: A simplified systematic imaging approach using depth, size and heterogeneity of signal intensity. *Br J Radiol.* 2012;85(1018):e831–e836.

Costa FM, Canella C, Gasparetto E. Advanced magnetic resonance imaging techniques in the evaluation of musculoskeletal tumors. *Radiol Clin North Am.* 2011;49(6):1325–1358, vii–viii.

Drape JL. Advances in magnetic resonance imaging of musculoskeletal tumours. *Orthop Traumatol Surg Res.* 2013;99(1 Suppl):S115–S123.

Ergun T, Lakadamyali H, Derincek A, et al. Magnetic resonance imaging in the visualization of benign tumors and tumor-like lesions of hand and wrist. *Curr Probl Diagn Radiol.* 2010;39(1):1–16.

Goodwin RW, O'Donnell P, Saifuddin A. MRI appearances of common benign soft-tissue tumours. *Clin Radiol.* 2007;62(9):843–853.

Harish S, Lee JC, Ahmad M, et al. Soft tissue masses with "cyst-like" appearance on MR imaging: Distinction of benign and malignant lesions. *Eur Radiol.* 2006;16(12):2652–2660.

Heck RK, O'Malley AM, Kellum EL, et al. Errors in the MRI evaluation of musculoskeletal tumors and tumorlike lesions. *Clin Orthop Relat Res.* 2007;459:28–33.

Hermann G, Abdelwahab IF, Miller TT, et al. Tumour and tumour-like conditions of the soft tissue: Magnetic resonance imaging features differentiating benign from malignant masses. *Br J Radiol.* 1992;65(769):14–20.

Howe BM, Johnson GB, Wenger DE. Current concepts in MRI of focal and diffuse malignancy of bone marrow. *Semin Musculoskelet Radiol.* 2013;17(2):137–144.

Ma LD, Frassica FJ, Scott WW Jr, et al. Differentiation of benign and malignant musculoskeletal tumors: Potential pitfalls with MR imaging. *Radiographics.* 1995;15(2):349–366.

Manaster BJ. Soft-tissue masses: Optimal imaging protocol and reporting. *AJR Am J Roentgenol.* 2013;201(3):505–514.

Morris CD, Parsons TW 3rd, Schwab JH, et al. Imaging interpretation of oncologic musculoskeletal conditions. *Instr Course Lect.* 2012;61:541–551.

Moulton JS, Blebea JS, Dunco DM, et al. MR imaging of soft-tissue masses: Diagnostic efficacy and value of distinguishing between benign and malignant lesions. *AJR Am J Roentgenol.* 1995;164(5):1191–1199.

Murphey MD, Carroll JF, Flemming DJ, et al. From the archives of the AFIP: Benign musculoskeletal lipomatous lesions. *Radiographics.* 2004;24(5):1433–1466.

Stacy GS, Dixon LB. Pitfalls in MR image interpretation prompting referrals to an orthopedic oncology clinic. *Radiographics.* 2007;27(3):805–826; discussion 27–28.

Stacy GS, Kapur A. Mimics of bone and soft tissue neoplasms. *Radiol Clin North Am.* 2011;49(6):1261–1286, vii.

Ulaner G, Hwang S, Landa J, et al. Musculoskeletal tumours and tumour-like conditions: Common and avoidable pitfalls at imaging in patients with known or suspected cancer: Part B: Malignant mimics of benign tumours. *Int Orthop.* 2013;37(5):877–882.

Ulaner G, Hwang S, Lefkowitz RA, et al. Musculoskeletal tumors and tumor-like conditions: Common and avoidable pitfalls at imaging in patients with known or suspected cancer: Part A: Benign conditions that may mimic malignancy. *Int Orthop.* 2013;37(5):871–876.

Weatherall PT. Benign and malignant masses. MR imaging differentiation. *Magn Reson Imaging Clin N Am.* 1995;3(4):669–694.

附录1：完整的结构化报告样本　软组织肿瘤：正常

检查项目：MRI 软组织肿瘤〈伴或不伴〉增强扫描
影像学表现：
标记已[〈放置〉〈未放置〉]在关注部位
大小：[〈　〉]×[〈　〉]×[〈　〉]cm
位置：[〈　〉]

特征：
基质：[〈T₁和T₂信号特征〉]
一致性：[〈异质〉〈同质〉]
液-液平面：[〈否〉]
移行区：[〈狭窄-无水肿〉]
骨膜反应：[〈无〉]
范围：
间室：[〈间室内〉〈间室外〉〈无法确定〉]
骨骼受累：[〈否〉]
关节内受累：[〈否〉]
神经血管受累：[〈否〉]
淋巴结受累：[〈否〉]

增强讨论：
诊断印象：
1. 提示[〈良性〉〈无法确定〉〈恶性〉]
2. 诊断为[〈　〉]
3. 建议：[〈随访〉〈活检或者外科取样〉]

附录2：完整的结构化报告样本　软组织肿瘤：异常

检查项目：MRI[〈软组织肿瘤〉][〈伴或不伴〉]增强扫描
影像学表现：
标记已经[〈放置〉]右侧大腿的相关位置。
大小：[〈3×5.2×6〉]cm
位置：[〈右侧大腿前室软组织〉]

特征：
基质：[〈T₁W 和 T₂W 图像呈显著高信号〉]
均匀性：[〈不均匀〉]
液-液平面：[〈无〉]
移行区：[〈狭窄〉]
骨膜反应：[〈无〉]
范围：
间室：[〈间室内〉]
骨受累：[〈无〉]
关节内受累：[〈无〉]
神经血管受累：[〈无〉]
淋巴结受累：[〈无〉]

增强扫描后讨论：[〈不均匀结节样强化〉]
诊断印象：
1. 表现提示恶性病变。
2. 诊断提示脂肪肉瘤。
3. 建议：活检或外科取样。

附录3：完整的结构化报告样本　骨肿瘤：正常

检查项目：MRI 骨肿瘤 [〈伴或不伴〉] 增强扫描
影像学表现：
标记已[〈放置〉〈未放置〉]在关注部位
大小：[〈〉]×[〈〉]×[〈〉]cm
位置：[〈〉]

特征：
基质：[〈T₁和T₂信号特征〉]
均匀性：[〈不均匀〉〈均匀〉]
液-液平面：[〈无〉]
移行区：[〈狭窄-有无水肿〉]
骨膜反应：[〈无〉]

范围：
软组织肿块：[〈无〉]
关节内受累：[〈无〉]
神经血管受累：[〈无〉]
淋巴结受累：[〈无〉]

增强扫描后讨论：
诊断印象：
1.[〈良性〉][〈无法确定〉][〈恶性〉]
2.诊断提示[〈〉]
3.建议：[〈随访〉〈活检或外科取样〉]

附录4：完整的结构化报告样本　骨肿瘤：异常

检查项目：MRI [〈骨肿瘤〉][〈伴或不伴〉]增强扫描
影像学表现：
标记已[〈未放置〉]在关注部位
大小：[〈12×3×4.2〉]cm
位置：[〈右肱骨近端干骺端〉]

特征：
基质：[〈T₁W 呈明显低信号和 T₂W 呈混杂信号〉]
均匀性：[〈不均匀〉]
液-液平面：[〈有〉]
移行区：[〈增宽伴邻近骨髓水肿〉]
骨膜反应：[〈出现相关的 Codman 三角〉]

范围：
软组织肿块：[〈有，包括肱二头肌〉]
关节内受累：[〈无〉]
神经血管受累：[〈有，肌皮神经包被〉]
淋巴结受累：[〈无〉]

增强扫描后讨论：[〈骨病变及相关软组织肿块出现不均一强化〉]
诊断印象：
1.表现提示恶性病变。
2.诊断提示骨肉瘤，毛细血管扩张变。
3.建议：活检或外科取样。

第5章 软　骨

滑膜关节的关节面被透明软骨覆盖，它通过分散负载和减震保护软骨下骨，保持低接触应力，减少摩擦，并使关节骨结构平稳运动。透明软骨的损伤通常是由日常负重或体育活动引起的，并可能因额外的不稳定病理因素而加剧，如半月板或盂唇撕裂（从而导致支持功能的丧失）。

磁共振成像是发现关节软骨损伤和评价术后软骨修复组织重建的首选方法。尽管各种实验技术，如 T_2 mapping、增强后 T_1 mapping、T_1 rho 成像、糖胺聚糖化学交换饱和转移成像（GAG CEST）和磁共振钠成像，正成为评估软骨组织结构的可行技术，传统的磁共振形态学成像仍然是关节软骨术前和术后评估的主要手段（图1）。本章描述了关节软骨的结构解剖，以及各自的正常和异常的影像学表现，并描述了在临床实践中用于软骨损伤（软骨病）影像学定义的各种分级系统和指南。此外，还简要讨论了软骨重建的手术技术，并提供了关于软骨修复磁共振成像描述的结构化模板的书写说明。

解剖结构和病理生理学

透明软骨是一层薄薄的软组织，包裹在复杂的关节内解剖结构中。它是由70%的水、20%的胶原蛋白和5%~10%的蛋白多糖组成的。透明软骨的细胞非常少，仅由约占湿重4%的软骨细胞组成。从浅表（近关节液）到深部（近软骨下骨），软骨由以下结构构成：①表层，是一层薄薄的低信号保护层；②水平胶原纤维的表层，能抵抗剪切应力；③斜向纤维的中间/过渡层，提供抗剪切和抗压缩应力；④辐射纤维深层，可抵抗压缩应力；⑤钙化层/潮标区，它紧紧地将软骨与软骨下骨结合在一起。

软骨在人一生中都会受到重复力的影响，一个正常的成年人在30岁后每年会失去1%~3%的关节软骨厚度，这个过程会随着骨关节病的发作或急性创伤、感染造成的继发性损伤，或半月板韧带损伤或炎症性关节病引起的关节不稳定而进一步加剧。通常情况下，由于反复磨损和撕裂造成的关节炎相关的软骨缺损表现为不规则和钝性边缘，而与创伤相关的急性缺损通常是局灶性、孤立的、显示清晰的肩状边缘。

软骨损伤进程为从软骨软化（软化）到软骨病（关节一侧软骨裂隙、缺损、活瓣、分层和剥脱）和骨性关节炎（关节两侧的软骨缺损或缺失）。软骨损伤通常由成软骨细胞形成纤维软骨修复。然而，与天然透明软骨相比，后者在应对压力方面不是很有弹性。全层软骨丢失通常会导致软骨下骨的应力变

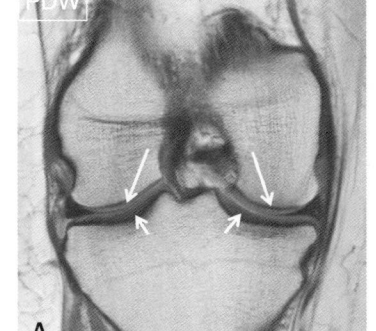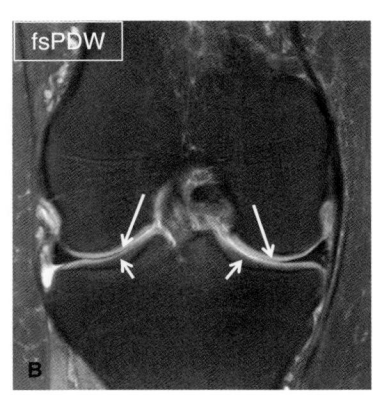

图1　正常关节软骨。膝关节冠状位（**A**、**B**）显示股骨髁（长箭）和胫骨平台（短箭）正常关节软骨，厚度均匀，从骨表面到关节表面信号强度逐渐增加

化，引起受累关节的疼痛和活动范围减小。

在 MR 成像上，透明软骨正常的 5 层结构很少可见，除了在最厚的区域，如髌骨。只有采用高分辨率技术与特定关节线圈和高场强（≥3T）扫描仪相结合，才有可能实现。在常规质子密度加权（PDW）和脂肪抑制 PDW（fsPDW）成像中，关节软骨通常具有 3 层结构，包括低信号的深层（潮标和辐射区）、较厚的中到高信号的中间层（斜向和水平纤维）和薄的低信号表层（软骨表层）。一般情况下，从骨表面到关节表面信号强度逐渐增加。此外，不同层面的软骨厚度因骨性关节面不同部位而不同（例如，辐射层在胫骨承重的中心面较厚，而过渡层在外周较厚）（图 1）。

关节软骨病理影像学

软骨损伤通常是骨软骨病变（osteochondral lesions, OCL）的一部分。骨软骨病变是指任一关节面上的 1 个或 2 个病变，由创伤、剥脱性骨软骨炎（osteochondritis dissecans, OCD）或不全性骨折导致。作为骨关节病的一部分，通常有 2~3 个以上的病变合并在一起。MR 成像是评估 OCL 和骨内病变的首选方法。在 MR 成像上，有许多术语被用于描述软骨病变，并提出了多种分级方案。其中包括 Outerbridge 分类（1961）、骨关节炎软骨组织病理学分级和分期（Osteoarthritis Cartilage Histopathology Grading and Staging, OARSI, 2006）、国际软骨修复协会（International Cartilage Repair Society, ICRS）分级（表 1）和全器官磁共振成像评分（Whole Organ MR Imaging Score, WORMS）。记住并整合这些不断变化的分级系统对放射科医生和转诊医生来说都是一项具有挑战性的任务。此外，在 MR 成像上，可以识别许多不同严重程度的软骨损伤，观察者之间

表 1 国际软骨修复协会（ICRS）分级

等级	软骨关键特征
1	正常
2	表面纤维化和（或）表面裂伤
3	部分厚度缺损 < 厚度的 50%
4	部分厚度缺损 > 厚度的 50%

的差异随着评分系统复杂化而增加，并且一个特定的评分系统可能无法有效地对所有此类病变进行分类。因此，最好使用准确的术语来描述关节每个区域内的病变，而不是试图让所有病变适合一个特定的评分系统。下面段落对一般临床实践中用于描述软骨病变的术语进行说明。

信号异质性

在 MR 成像上，信号异质性可能由软骨软化、纤维软骨形成、软骨退变或矿化引起。在大多数情况下，软骨软化（起泡或软化）是软骨损伤的最早阶段，但也可以局部或弥漫性地出现在更高级别的软骨损伤中。软骨软化通常位于软骨的较深层，并且可能与从不太明显的表面裂隙中吸收液体有关。这个名字来源于关节镜探查时软骨柔软"软化"的感觉。MR 成像可显示软骨深层局部液体样 T_2 信号增高的区域，伴或不伴有局灶性软骨肿胀。软骨表层的低信号存在是与裂隙和缺损鉴别的重要征象。更常见的是，软骨软化症的软骨特征是弥漫性信号增高，伴上述正常观察到的从深到浅信号逐渐变化的丧失（图 2、图 3）。

纤维软骨形成、软骨退变和（或）软骨钙质沉着症是亚急性/慢性软骨损伤的结果，因为软骨组织会通过纤维化或矿化进行自我修复。MR 成像显示关节软骨内局灶性或弥漫性低信号（图 4、图 5）。通常很难区分纤维软骨和软骨钙质沉着症，尽管后者往

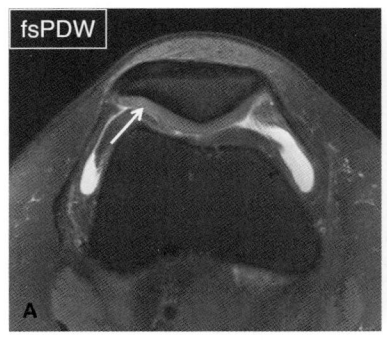
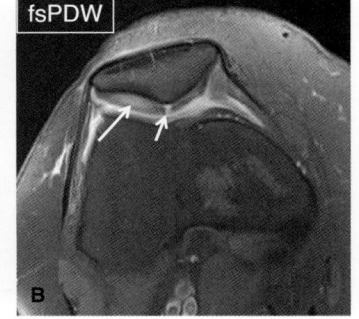

图 2 髌骨软骨软化症。不同病例的轴位图像显示髌骨外侧软骨面弥漫性高信号（长箭）（A：轻微，B：明显），提示软骨软化。在 B 图中，还可见髌骨正中嵴处全层软骨缺损（短箭）

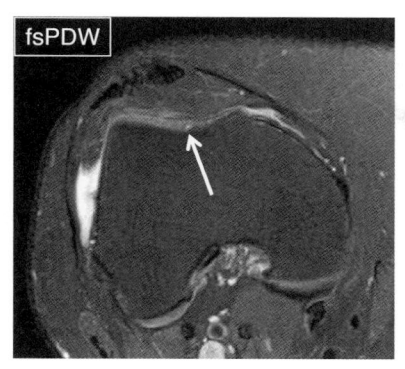

图3 股骨滑车软骨软化症。轴位图像显示滑车软骨中央有一个微小水泡样高信号（箭）

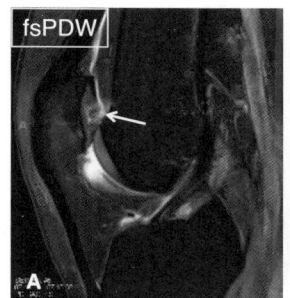
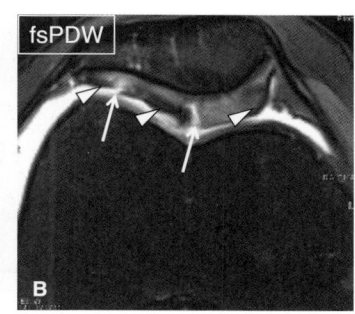
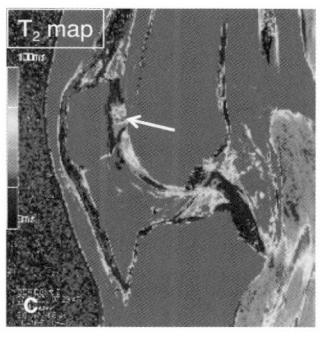

图5 多灶性髌骨软骨病和信号改变：矢状位（A）、轴位（B）和相应的矢状位 T_2 mapping（C）显示多灶性高级别髌骨软骨缺损（箭），伴有软骨软化和纤维软骨形成（箭头）。这在髌骨对位不良患者中比较常见

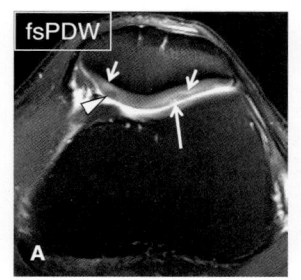
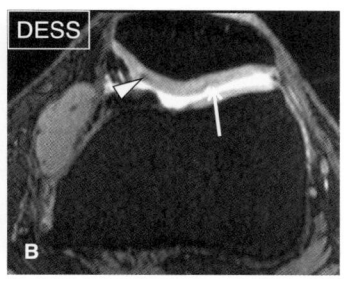
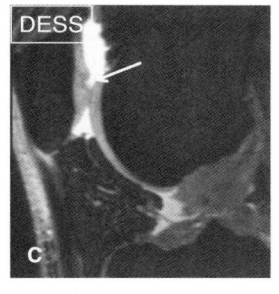

图4 多发髌骨软骨异常。轴位图像（A）显示髌骨两个面软骨线性高信号（短箭），提示软骨软化，内侧面关节软骨局部低信号（箭头），提示纤维软骨，以及外侧面低级别软骨缺损（长箭）。三维双回波稳态序列的重建轴位（B）和矢状位（C）显示纤维软骨病灶（箭头）和软骨缺损（箭）更加明显。软骨软化在这些3D序列图像上显示不明显

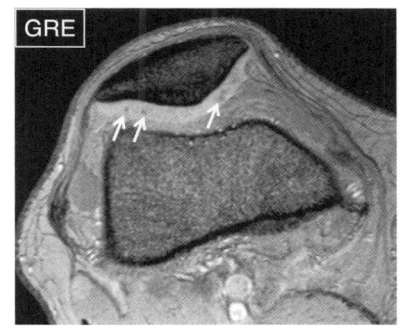

图6 软骨钙质沉着症。轴位梯度回波图像显示髌骨软骨内的点状低信号（箭）为钙化

往表现更为集中和点状，并且可能在梯度回波图像上周围会出现晕状伪影（图6）。尽管常规X线片的软组织对比度差，敏感性低，但结合平片可以帮助识别钙化。大面积的软骨钙质沉着可能类似于不完全的盘状半月板或关节内真空征（图7）。

部分性软骨损伤

部分性缺损符合软骨病，软骨软化不应该用来描述它们。部分性缺损是一类可表现出多种异常形态的软骨病变，如表面纤维化、裂隙、瓣状裂口、缺损或单纯变薄，但此类损伤除了使用上述术语描述外，还应注意描述损伤厚度，根据累及小于或大于50%的软骨厚度，分别分级为低级别或高级别损伤。如果难以确定时，可用"中等程度"来代替。表面纤维化代表早期软骨丢失。在MR图像上，软骨表面出现轻微不规则（磨损）和表层低信号缺失（图8）。软骨表层进一步损伤则出现裂隙或瓣状裂口。裂隙是指 T_2 图像上横向宽度小于 2 mm 的微小细线状高信号间隙，

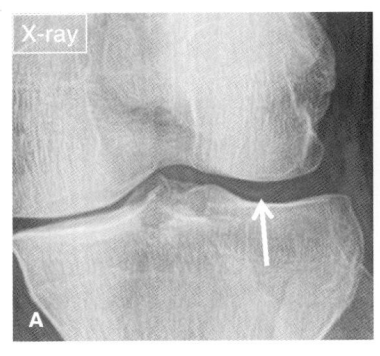
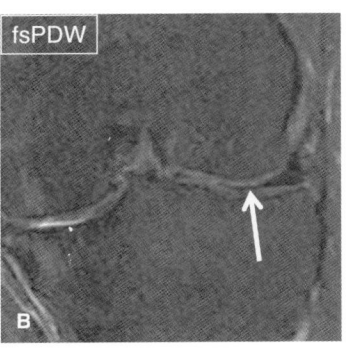

图7 软骨钙质沉着症。A：前后位平片显示外侧关节间隙呈线状不透明（箭），符合软骨钙质沉着症。B：在相应的冠状位 MR 图像上，这种软骨钙质沉着症类似于不完全的盘状半月板（箭）

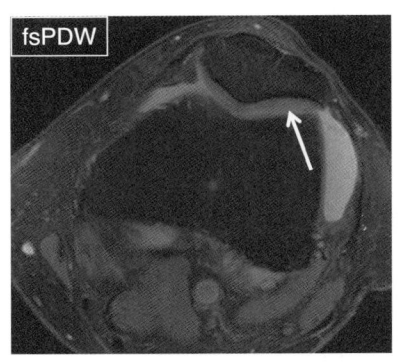

图8 软骨表面纤维化。轴位图像显示髌骨外侧面软骨表面轻微不规则、变薄及表层低信号（箭）丢失。注意外侧面深层软骨软化，提示软骨病变

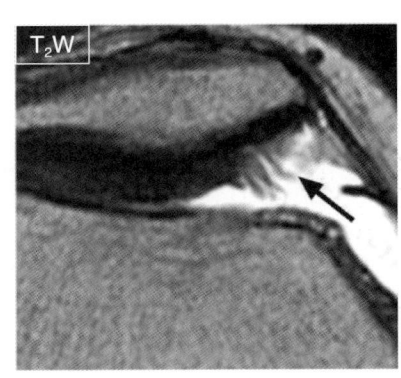

图9 软骨裂隙。放大的轴位图像显示髌骨内侧面多发高级别软骨裂隙（箭）

一般为垂直关节面方向（图9）。瓣状裂隙为斜行裂隙，导致关节软骨表面（＜50%）或深层（＞50%）半分离层抬高（图10、图11）。软骨缺损是横向宽度＞2 mm 的较大间隙。根据所累及的厚度，也可分为低级别和高级别，类似于裂隙和瓣状裂口（图4、图5）。一般来说，急性-亚急性创伤相关的软骨缺损边界清晰、伴肩状边缘（呈锐角、数量少，局限于受伤部位），而骨性关节炎相关的软骨缺损边缘一般呈钝角、境界不清，可累及多处软骨，尤其以承重部位更严重。软骨变薄表现为软骨厚度弥漫性减低，伴或不

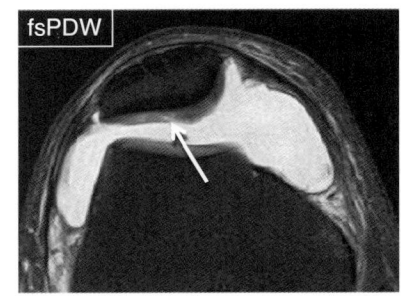

图10 软骨瓣状裂口。轴位图像显示斜向的裂隙（箭），导致髌骨软骨表层升高

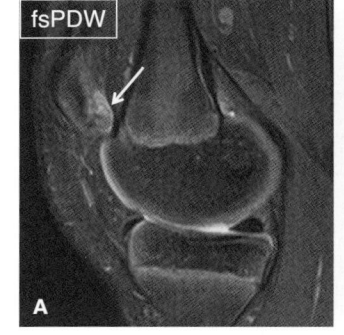
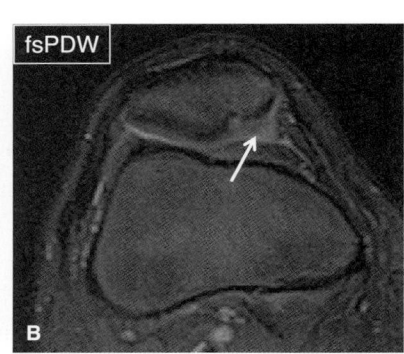

图11 一过性髌骨脱位所致软骨损伤。矢状位（A）和轴位（B）图像显示髌骨内侧面软骨挫伤和高级别软骨瓣状撕裂（箭）并软骨下骨缺损

伴局部缺损。在单关节中，与正常关节腔的软骨厚度进行比较，有助于识别异常。有时候软骨仅表现为低-中等级别的厚度变薄，但软骨面下出现骨质硬化、囊变和水肿等改变，则提示潜在的累及全层的软骨裂隙（图12～图14）。髌股疼痛综合征通常表现为髌股相对关节面软骨异常，合并潜在摩擦相关的Hoffa脂肪垫水肿（图15）。此外，这些患者还可能出现远隔部位胫股关节间室股骨后内侧或后外侧髁大片或孤立的软骨缺失（图16）。

全层损伤

软骨全层裂隙或缺损是最严重的异常，会随着时间的推移迅速进展，并导致软骨下骨丧失应力保护，出现软骨下骨髓水肿、囊变和（或）硬化（图5、图13、图16～图21）。后者在PDW和fsPDW图像上表现明显：水肿在fsPDW图像上明显而不均匀；囊变在PDW和fsPDW图像上表现明显而均匀，在PDW图像上呈低/高信号，在fsPDW图像上呈高亮信号；硬化在PDW和fsPDW图像上表现为均

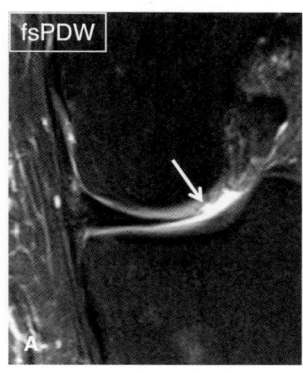
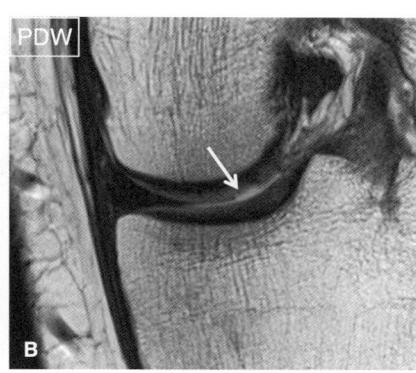

图12 创伤相关的软骨缺损（范围局限、边缘锐利）。冠状位图像（A、B）显示股骨内髁外侧面边界清楚的缺损（箭）

图13 骨性关节炎相关的软骨丢失。三维序列冠状位（A）和矢状位（B）重建图像显示，距骨穹窿前部和胫骨相对面软骨低到中等程度缺损（短箭），这是由慢性损伤继发骨性关节炎引起的。软骨下囊肿（长箭）很可能是由细小的不可见的裂隙引起的。还要注意胫骨远端关节软骨的纤维软骨病灶（箭头）形成

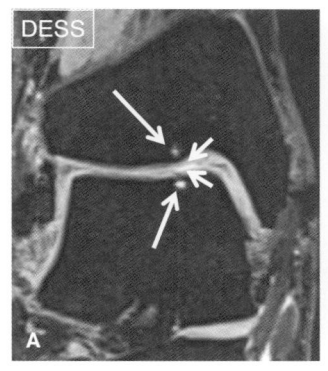
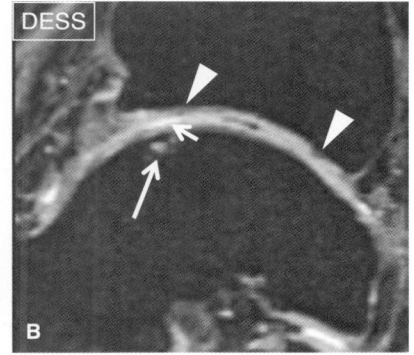

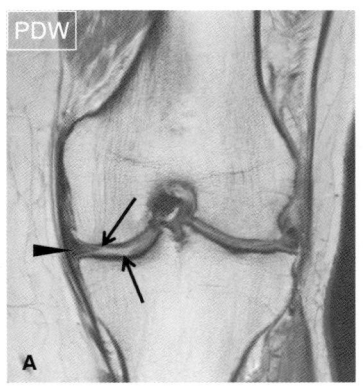
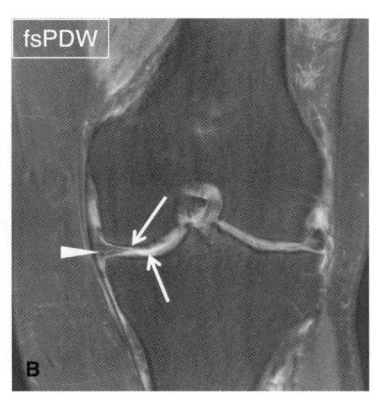

图14 骨性关节炎相关的软骨病变。冠状位图像（A、B）显示内侧关节软骨高级别变薄区（箭）。同时注意内侧半月板退变（箭头）

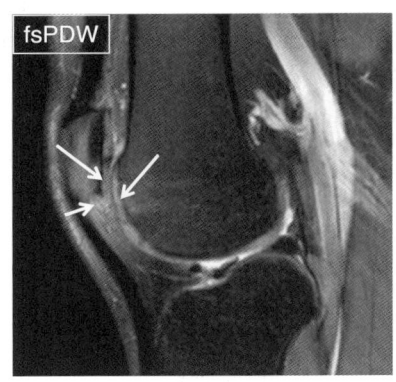

图 15 髌股关节摩擦综合征。髌股关节疼痛患者高级别软骨病变。矢状位显示 Hoffa's 脂肪垫上外侧部水肿（短箭），可提示诊断，伴有滑车和髌骨软骨因慢性摩擦而致的高级别变薄（长箭）

图 16 髌股关节疼痛患者高级别软骨病变。三维图像矢状位重建（A、B）显示股骨外侧髁后部软骨下囊变（短箭），对应区域关节软骨（长箭）的高级别变薄，提示可能存在软骨裂隙。这在髌股关节不稳（对位不良和轨迹异常）的年轻患者偶尔可见

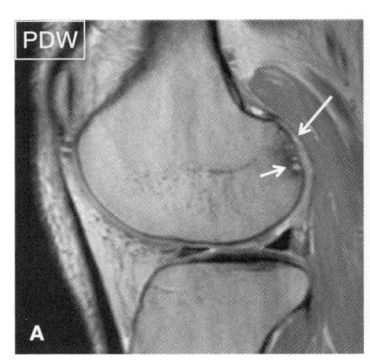
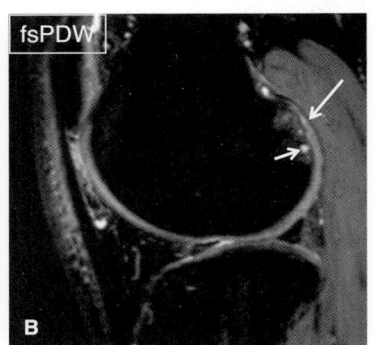

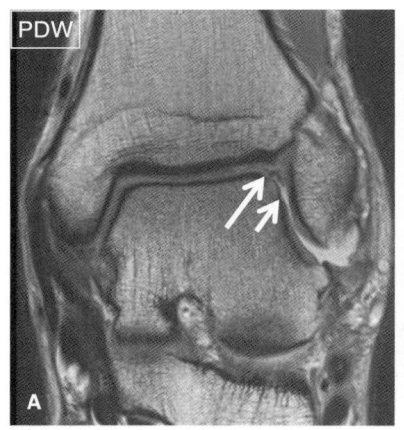
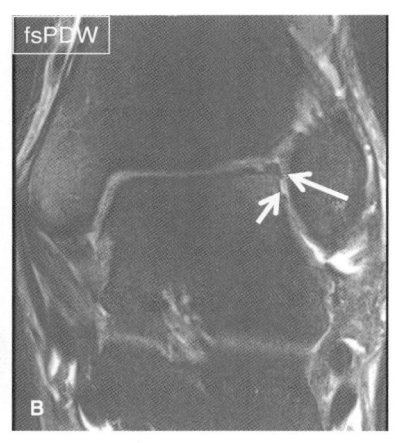
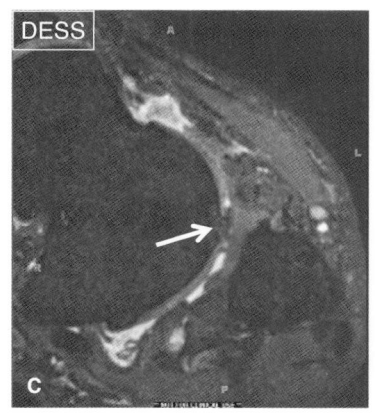
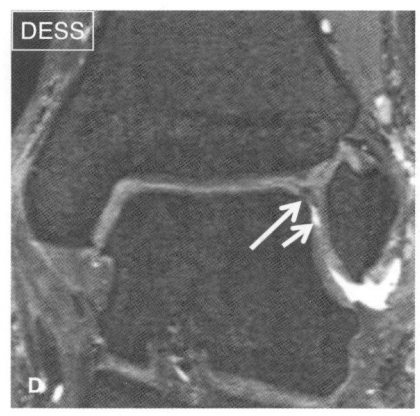

图 17 全层软骨缺损。冠状位图像（A、B）显示距骨外侧穹窿全层软骨缺损（短箭），伴邻近软骨低信号病灶（长箭），提示退变。在三维序列重建的斜位（C）和冠状位（D）上也有类似表现

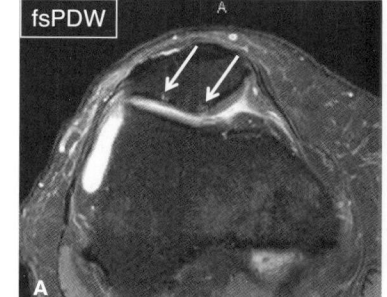
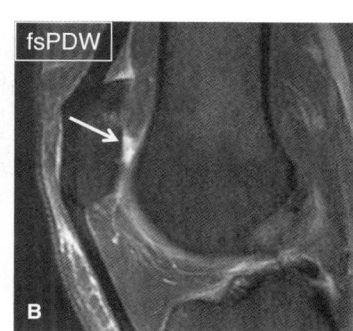

图 18 骨关节炎相关髌股软骨损伤。A：轴位图像显示髌骨外侧面、滑车外侧面软骨均匀性重度变薄，中央嵴全层软骨缺损伴散在的软骨下小囊变（箭）。B：另一个病例矢状位图像显示软骨全层缺损（箭）

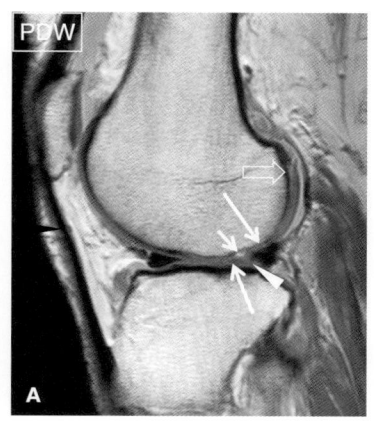
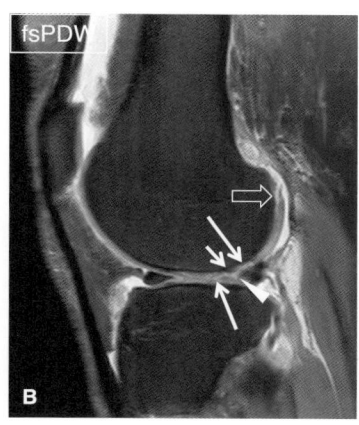

图 19 骨关节炎相关软骨损伤。矢状位图像（A、B）显示膝关节外侧股胫关节间室两个关节面高级别和全层软骨缺损（长箭）。同时注意相关软骨骨赘形成（短箭）、股骨髁远后方高级别软骨瓣状撕裂（空箭），以及同侧半月板后角截断（箭头）

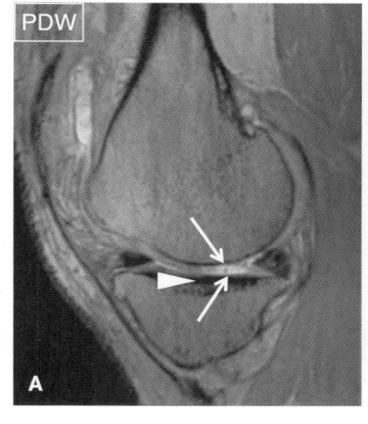
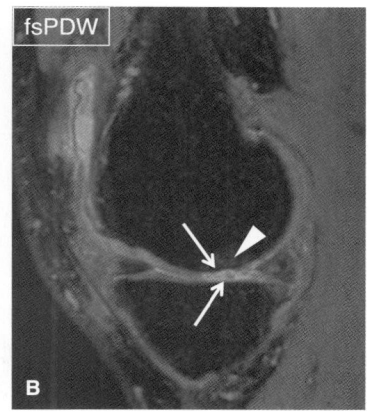

图 20 骨关节炎相关软骨损伤。三维序列矢状面重建显示膝关节内侧关节间室两个关节面大面积软骨全层缺损（箭）。还可见胫骨内侧平台软骨下骨硬化（A 图箭头）和股骨内侧髁软骨下轻微骨髓水肿（B 图箭头），提示邻近骨质的再生

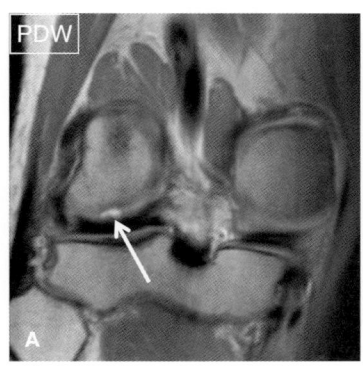
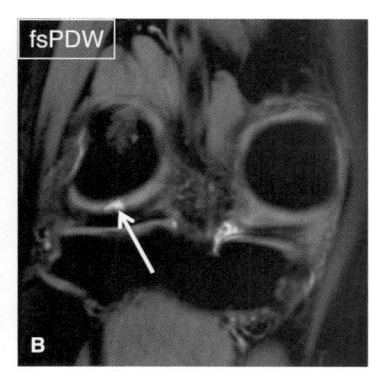

图 21 创伤相关的软骨缺损。冠状位常规图像（A）和冠状位重建图像（B）显示股骨外侧髁一处局限性、边缘锐利的软骨全层缺损（箭）

匀性低信号。其他反应性骨改变包括软骨下不全骨折、关节面塌陷和软骨或边缘骨赘形成，这些损伤中存在软骨分层和剥脱。分层是指关节软骨与软骨下骨在潮标区松解分开，是最严重的软骨损伤之一。MRI 可显示软骨和骨之间存在液性信号，伴或不伴分层软骨的屈曲（图 22、图 23）。软骨剥脱的范围可以从大面积全层软骨缺损到承重区域软骨完全缺失（图 24）。在最严重的情况下，相对的关节两端骨表面完全裸露，导致关节骨与骨之间没有软骨而直接相对，出现骨性关节炎。

骨软骨损伤

骨软骨损伤（OCLs）指的是关节软骨的 1 处或 2 处病变，可伴有软骨下骨的反应性改变。OCLs 可以和半月板或盂唇的撕裂并发，又称为软骨下骨不全骨折或应力性骨折；急性创伤时又称为骨软骨骨折；或者青少年活动过度导致的剥脱性骨软骨炎，也称为 OCD。骨软骨骨折可出现一种或多种影像征象，如骨髓水肿、部分或全层局限性、边缘锐利的软骨损伤（与 OA 相关性软骨病变所不同），伴软骨下骨撞击伤或骨折。在急性期，可见邻近筋膜水肿或关节积液，在亚急性和慢性阶段，水肿演变为软骨下囊变、脂肪变和（或）硬化，伴或不伴关节面塌陷和（或）关节游离体形成（图 25、图 26）。为了识别各阶段不同病理改变，需同时评估对应层面的脂肪抑制和非脂肪抑制图像。目前 OCDs 被认为是继发骨化中心疾病，且约一半病例与先前的创伤史有关。OCDs 表现为新月形病灶，通常位于关节的非承重面，并伴有之前提及的创伤相关 OCLs 的继发性骨改变（图 27～图 30）。本病有一些特异性发生部位，如股骨外髁的内侧面、距骨穹隆和肱骨小头。覆盖在上面的关节软骨可能与剩余的软骨齐平，或者是隆起的，或者可能表现为软骨裂隙或呈瓣状。

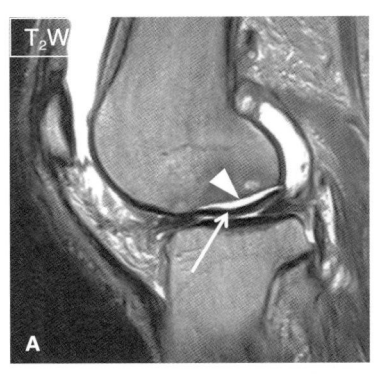
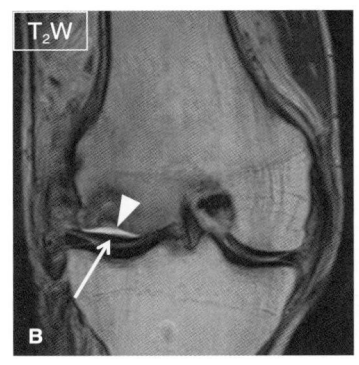

图 22　软骨分层。矢状位（A）和冠状位（B）显示近期创伤致股骨外侧髁中后部软骨在潮标区与软骨下骨剥离，软骨和骨之间可见条片状液性信号（箭头）。注意下方的软骨下囊变和硬化，提示下方慢性骨软骨病变

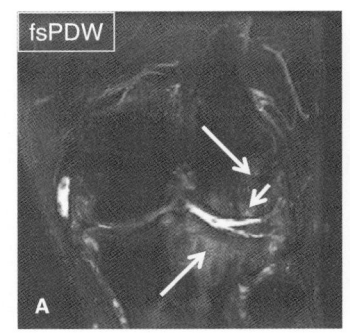
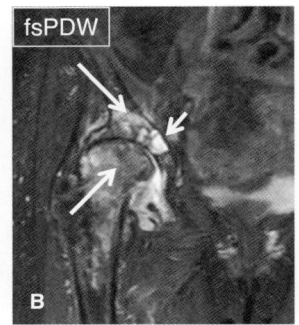
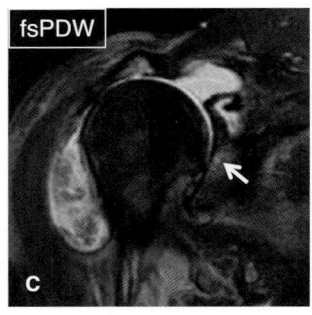

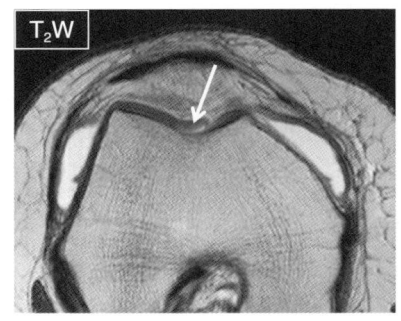

图 23　软骨分层。轴位图像显示滑车软骨（箭）在潮标区与软骨下骨剥离

图 24　骨性关节炎相关骨与骨相接触。膝关节（A）、髋关节（B）和肩关节（C）的冠状位图像显示关节两侧软骨完全剥脱，并伴有软骨下骨水肿（长箭）和软骨下囊变（短箭）

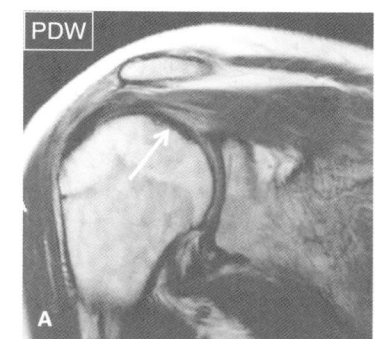
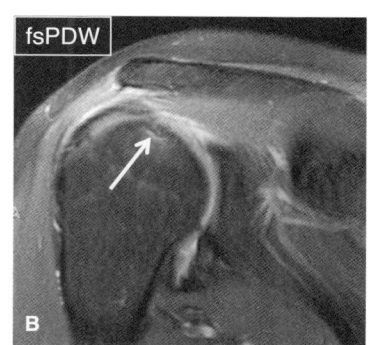

图 25 拄拐损伤引起的骨软骨骨折。冠状位图像（A、B）显示肱骨头上部骨软骨骨折（箭）

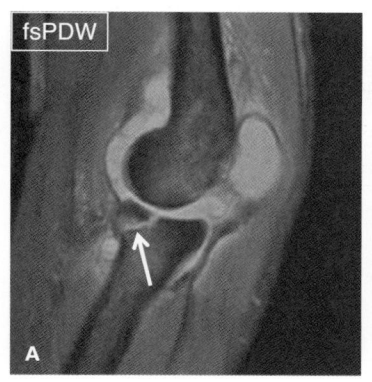
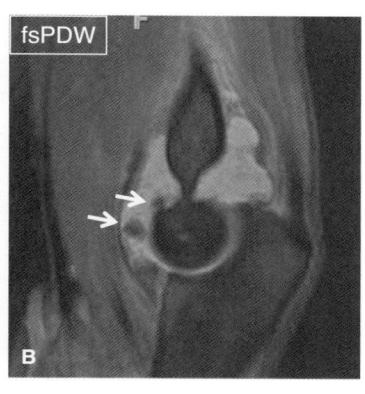

图 26 桡骨小头骨软骨骨折。矢状位图像 A：近期肘关节脱位导致桡骨小头前部明显的斜行移位骨折（箭）。B：关节内低信号的骨软骨小体（箭）漂浮在前方关节积液内

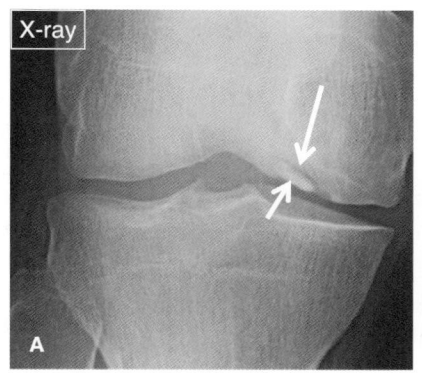
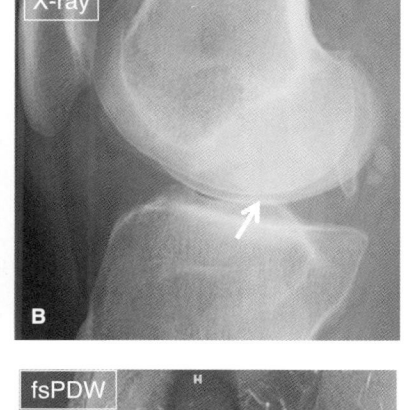
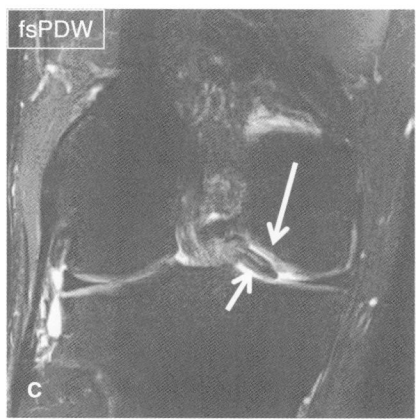
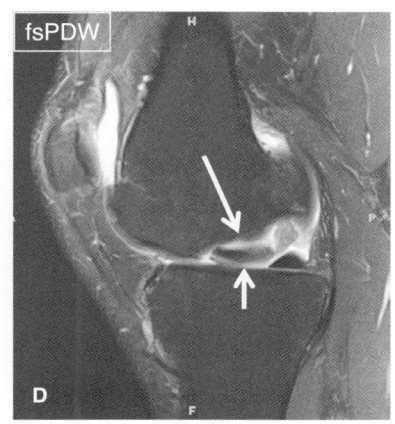

图 27 原位剥脱性骨软骨炎。正位（A）和侧位（B）X 线片显示股骨内侧髁骨软骨缺损（长箭），伴原位骨性游离体（短箭）。在冠状位（C）和矢状位（D）MR 图像更好地显示局部软骨缺失，病灶不稳定

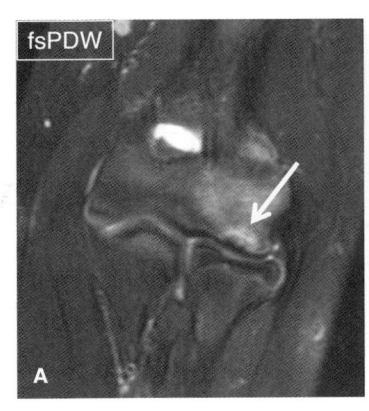 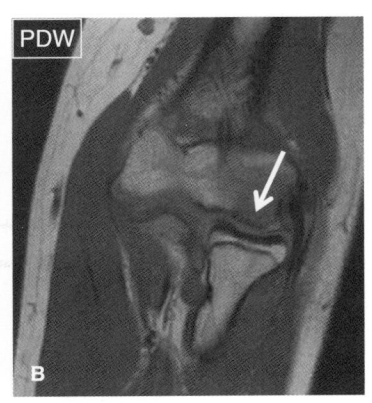

图 28 肱骨小头剥脱性骨软骨炎。冠状位图像（A、B）显示肱骨小头新月形软骨下病变（箭），周围可见骨髓水肿

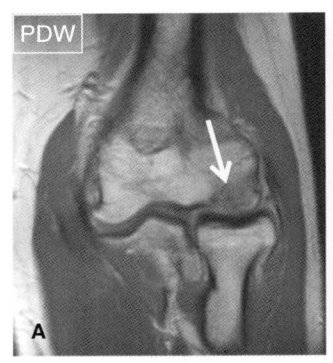 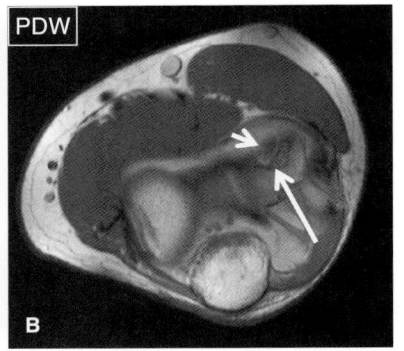

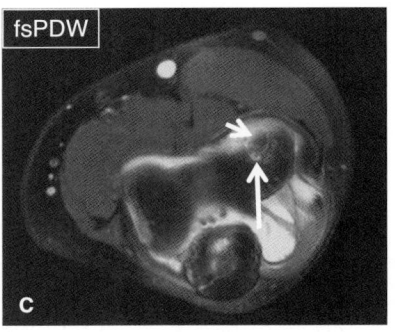

图 29 原位肱骨小头剥脱性骨软骨炎。冠状位图像（A）显示肱骨小头新月形的软骨下病变（箭）。在轴位图像上（B、C），肱骨小头局部骨软骨缺损（长箭），缺损处可见原位骨软骨体（短箭），后者被液体包围，提示病变不稳定

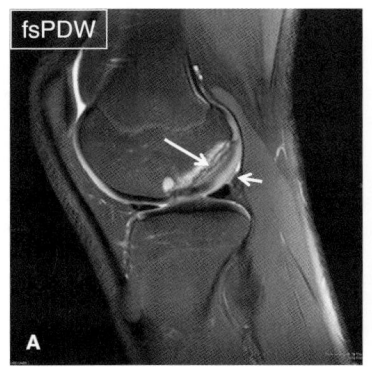 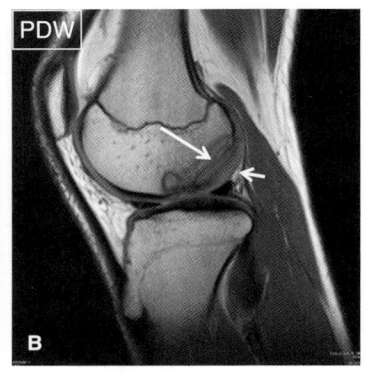

图 30 膝关节剥脱性骨软骨炎。矢状位图像（A、B）显示股骨外侧髁后部增厚的骨骺（长箭）伴软骨下囊变，覆盖的软骨肿胀、软化（短箭）

鉴别诊断（软骨解读中的"陷阱"）

除了在 OCLs 和 OCDs 中，骨髓水肿和软骨下囊变还可以出现在其他多种情况下，如创伤（挫伤和骨折可演变为囊肿）、撕脱性损伤（在肌腱或半月板根部附着处，常伴有附着处骨赘形成）、感染（骨内脓肿表现与囊肿类似）和肿瘤。有助于鉴别软骨相关囊变与上述病变的特征包括：气泡状或多房状外观、与关节面连接或颈部到达关节面、中心位于关节面附近、表面覆盖软骨或骨性终板不规则以及内部含脂肪信号（可以在较大的囊肿中看到，并反映了正常骨髓脂肪周围关节液的渗漏）。在不确定的病例中，对比增强扫描可显示囊肿边缘的强化，类似于滑膜强化。

软骨损伤治疗的外科修复技术

关节软骨自身修复能力有限，外科手术用来修复软骨缺损的技术可以细分为修复、重建和再生技术。

修复技术包括清创术（磨光被侵蚀的表面）、关节磨削成形术（侵蚀软骨下骨几毫米，引起局部出血并随后在缺损处形成纤维软骨样覆盖物）和微骨折术（软骨下骨多处穿孔，刺激造血干细胞和间充质干细胞迁移，形成新组织）。微骨折术对小的软骨损伤和小的（<1~2 cm^2）软骨缺损有效，其特征是可形成完整的软骨下骨板（图 31）。但是，形成的纤维软骨在减震性能方面没有透明软骨那么强。

重建技术包括：骨软骨自体移植系统（osteochondral autograft transfer system, OATS）手术（将关节内非承重区域骨和移植物移植到软骨缺损处）（图 32~图 34）；镶嵌成形术（mosaicplasty），将多个自体骨软骨移植物像同轴电缆或烟蒂一样捆绑起来，以覆盖更大的区域；以及合成移植物/骨软骨塞，为可压入缝隙/缺损处的生物可吸收装置。

再生技术包括一步法技术，将幼稚的软骨移植物植入（在 OCL 部位钻一个光滑的孔，填充幼稚的软骨细胞，顶部用胶或骨膜片覆盖）（图 35、图 36）；两步法技术，自体软骨细胞移植（autologous chon-drocyte implant, ACI），从膝关节非负重区域获取宿主关节软骨，体外培养软骨细胞，在软骨缺损部位重新植

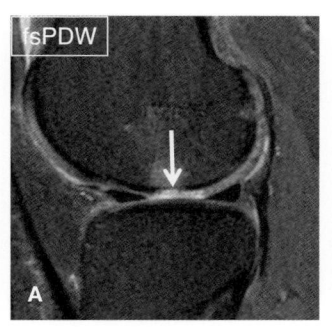
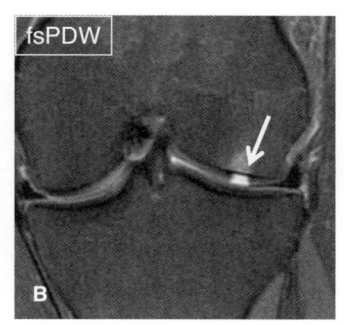
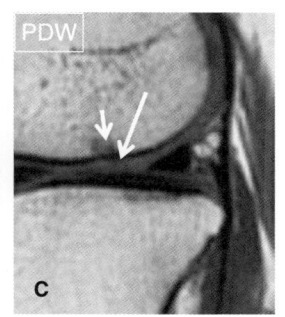
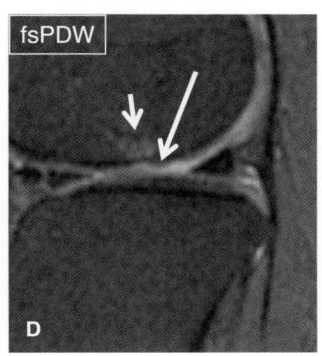
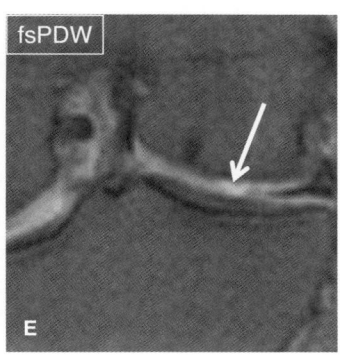

图 31 微骨折术。矢状位（A）和冠状位（B）图像显示股骨外侧髁处一个大的软骨全层缺损，边缘锐利。矢状位（C、D）和冠状位（E）图像显示术后结果。根据 MOCART 评分系统，缺损处移植物填充不足（长箭），软骨和骨交界面完全覆盖，表面不规则，修复组织呈均匀高信号；软骨下骨板完整，伴软骨下小囊变（短箭），没有关节积液及软骨骨赘形成

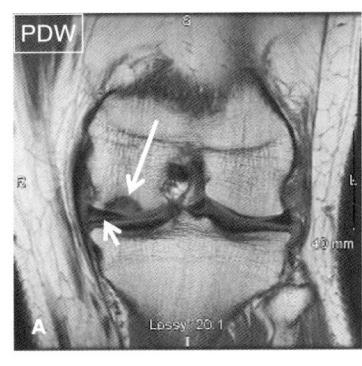
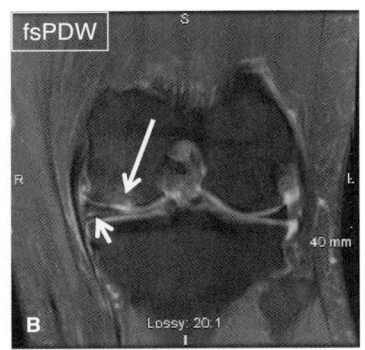
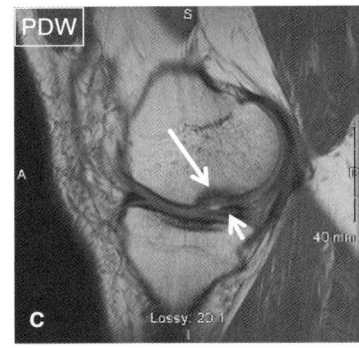
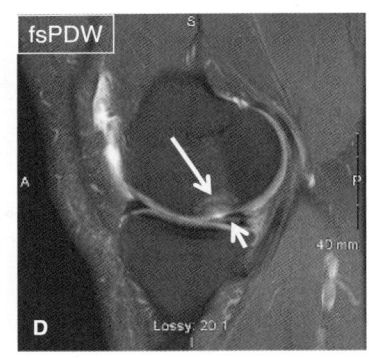

图32 自体骨软骨移植术。冠状位（**A**、**B**）和矢状位（**C**、**D**）显示股骨内侧髁软骨下骨折（长箭），周围轻微骨髓水肿和早期囊肿形成。同时注意内侧半月板水平撕裂（短箭）。患者接受了自体骨软骨移植术

图33 图32患者术后2个月MR检查。冠状位（**A**、**B**）和矢状位（**C**、**D**）图像，骨软骨缺损处移植物填充轻微不足（＞50%），修复组织（箭）显示骨界面完全覆盖，矢状位完整软骨界面和冠状位不完整软骨界面（缺损＜50%），表面完整，信号正常均匀。软骨下板完整，有轻微软骨下骨水肿。矢状位图像（**E**、**F**）显示滑车处移植物获取部位（箭）

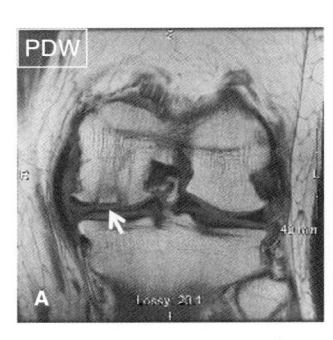
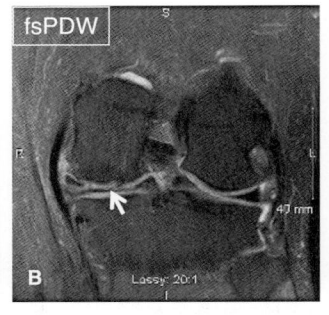
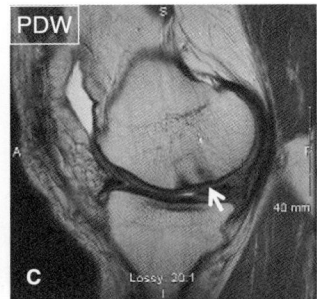
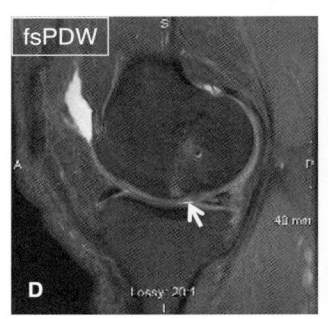
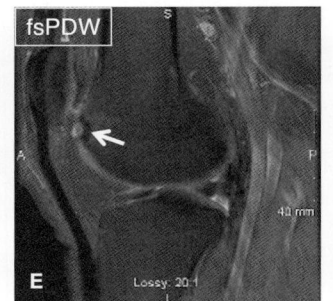
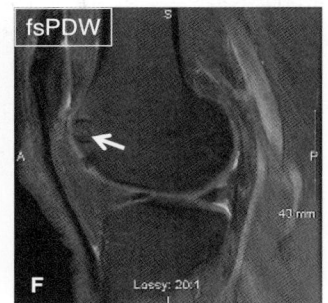

入，使用骨膜片或合成贴片覆盖。该技术可用于1～10 cm² 的损伤。这些软骨修复技术在不断更新进步，目前正在进行多项临床试验以测试其效果。在亚洲，有病例报告显示，对整个股骨髁采用均匀性微骨折法或对大面积软骨缺损采用干细胞输注治疗，已展现出有前景的早期效果（图37、图38）。

软骨修复术后随访影像对于确定缺损填充程度、周围组织与宿主骨融合程度、修复组织的形态结构和信号以及宿主软骨的完整性至关重要。建议在术后3～6个月进行首次随访检查，以评估修复组织

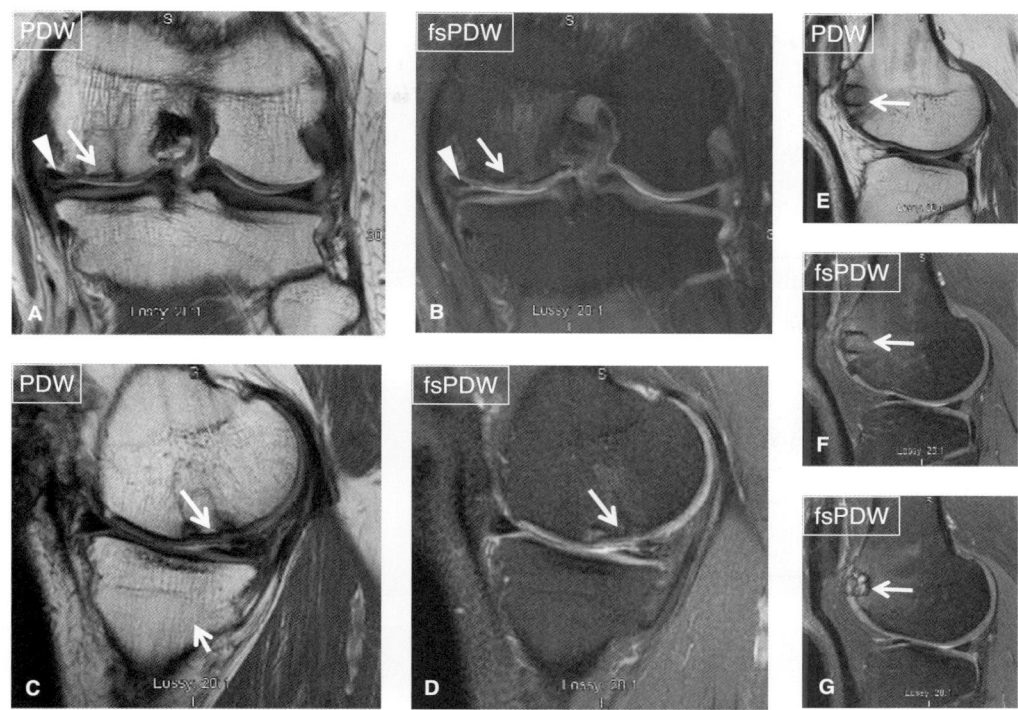

图 34 图 32 和图 33 患者术后 1 年复查。与术后 2 个月的图像相比，现在冠状位（**A**、**B**）和矢状位（**C**、**D**）图像显示修复后的组织与邻近软骨齐平，冠状面软骨界面更完整，表明移植物成熟（箭）。也要注意内侧半月板的术后形态（箭头）。**E~G**：矢状面图像显示移植物获取部位（箭），经过透明软骨和纤维软骨联合重建。囊变的形成和水肿的加重（见 **G** 图）提示由于潜在未矫正的髌股对位不良引起的应力变化而加剧

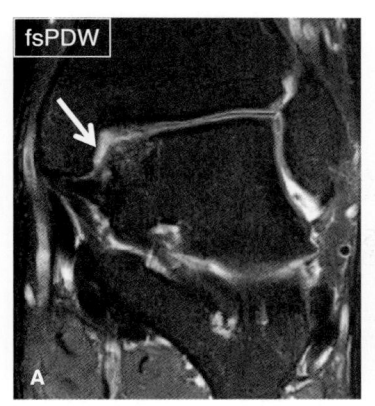
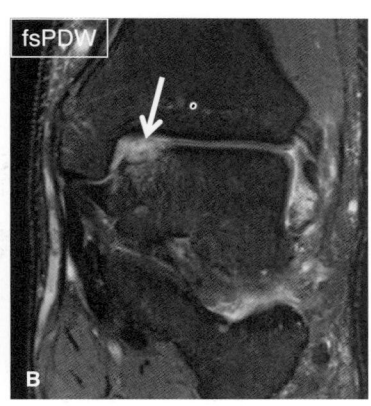

图 35 用一步法（新生幼稚软骨细胞）技术修复距骨软骨损伤。冠状位图像。**A**：距骨内侧穹窿可见高级别软骨缺损（箭），伴有软骨下囊变和水肿。**B**：新生软骨填充缺损术后图像显示修复组织轻度肥大，与原软骨几乎齐平（箭），具有完整的骨和软骨界面，表面和内部结构完整，信号相对均匀。软骨下骨板完整。存在少许骨髓水肿

图 36 幼稚软骨细胞再生修复距骨软骨损伤。术后矢状位（**A**）和冠状位（**B**）3D 重建图像显示修复组织轻度肥大（<50%），骨-软骨交界面不完整，距骨穹窿病变前内侧面有瓣状裂口（箭），表面不规则，内部结构不均匀，信号相对均匀。软骨下骨板完整。无骨髓水肿、关节积液或软骨骨赘形成。病变后部可见残留的微小软骨下囊变

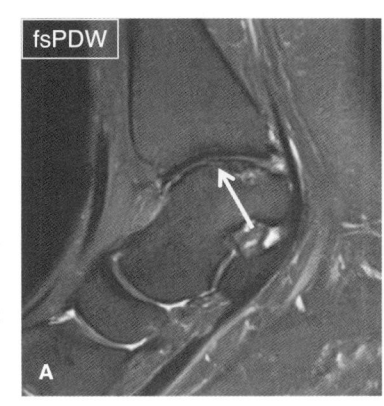
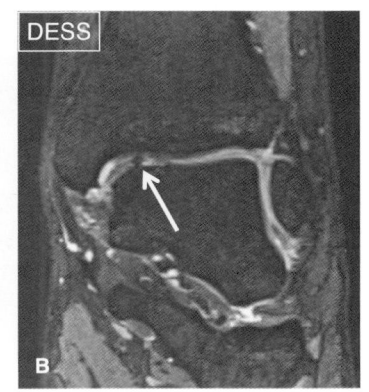

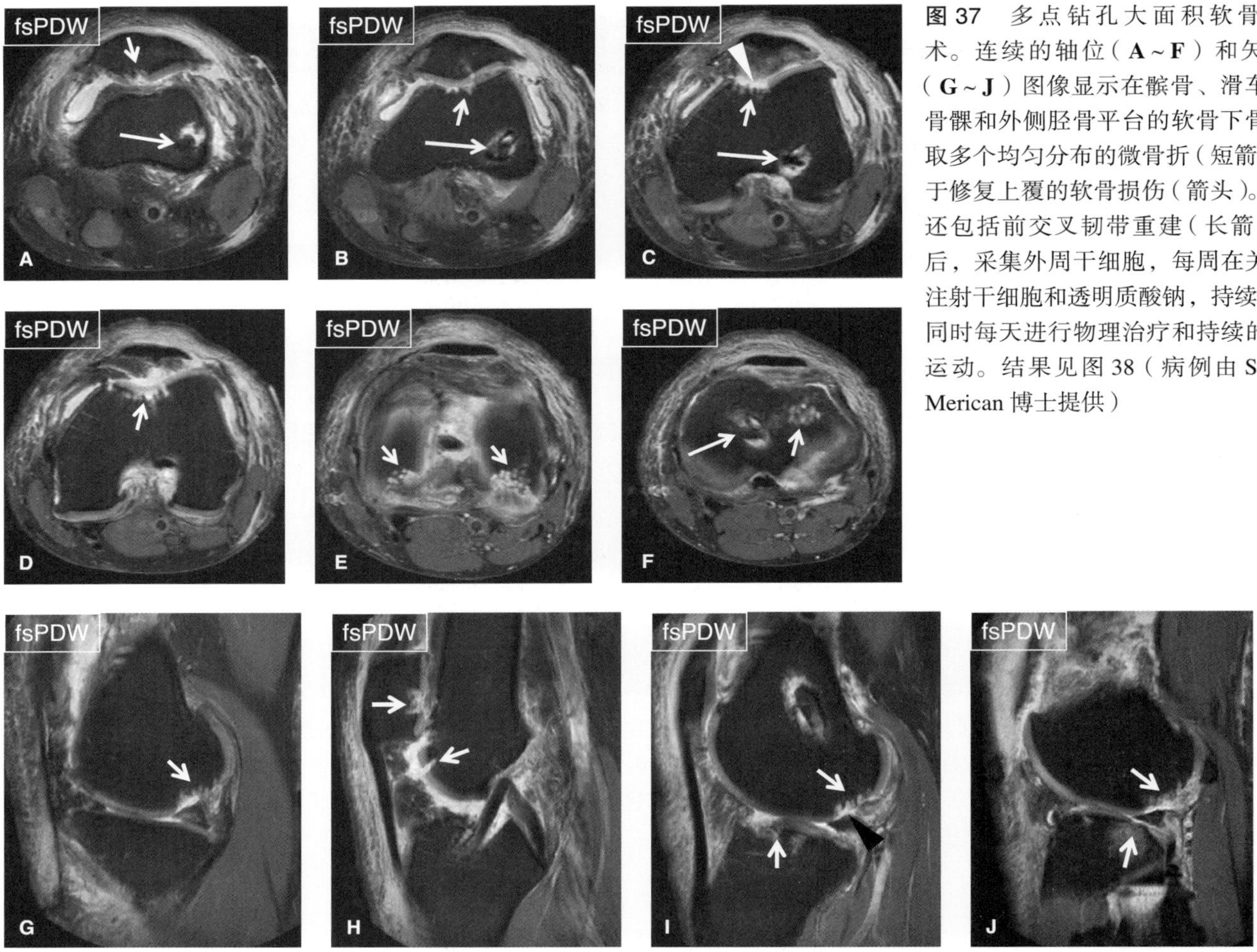

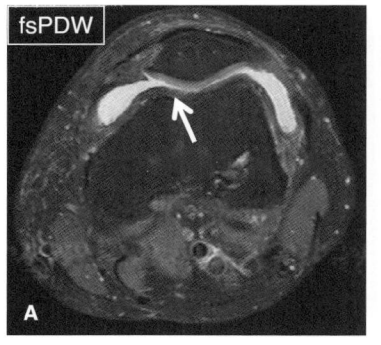
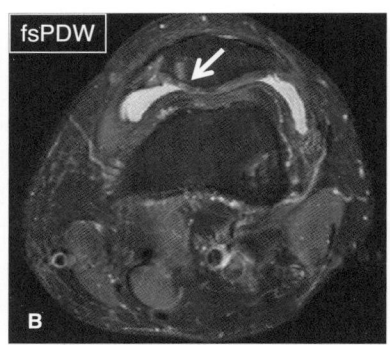
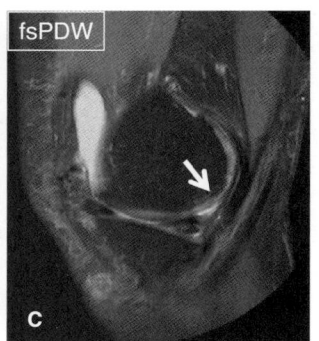

图37 多点钻孔大面积软骨修复术。连续的轴位（**A~F**）和矢状位（**G~J**）图像显示在髌骨、滑车、股骨髁和外侧胫骨平台的软骨下骨内钻取多个均匀分布的微骨折（短箭），用于修复上覆的软骨损伤（箭头）。手术还包括前交叉韧带重建（长箭）。随后，采集外周干细胞，每周在关节内注射干细胞和透明质酸钠，持续6周，同时每天进行物理治疗和持续的被动运动。结果见图38（病例由Shahrin Merican博士提供）

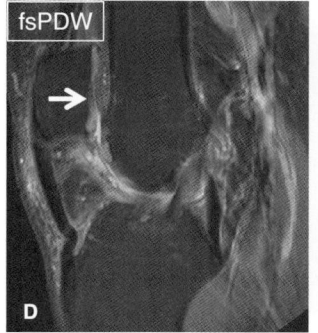
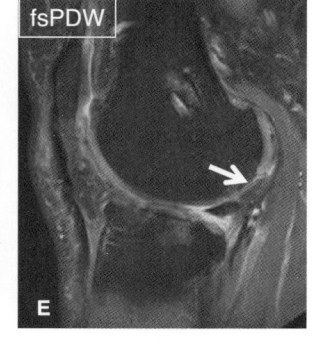

图38 图37患者术后9个月复查。横轴位（**A、B**）和矢状位（**C~E**）图像中箭号所指为钻孔位置。所有缺损部位都有轻度软骨填充不足，骨和软骨交界面完整，信号不均匀，表面轻度不规则。软骨下骨板完整，有少量的关节积液和髌骨内侧面极少量的骨髓水肿

的体积和融合程度。随后术后第一年的随访影像可以评估移植物的成熟程度并发现可能的并发症。最初由 Marlovits 等使用二维 MR 序列，提出软骨修复组织 MR 观察评分系统（Magnetic Observation of Cartilage Repair Tissue, MOCART），是连续监测软骨修复情况使用最广泛的系统，该系统基于对以下 9 个变量的分析：修补填充程度；软骨修复组织与边缘的融合程度；修复组织表面结构；整个修复组织的结构；修复组织的信号强度；软骨下骨板的结构情况；软骨下骨的状态；是否粘连；可能的关节积液。随着高场 MR 和三维序列在临床应用越来越广泛，Welsch 等提出了改良的 MOCART 评分，包括 11 个变量（附录 1 和附录 2）。一般来说，骨髓水肿和修复部位软骨高信号应在术后 1 年内消失。软骨表面不规则在术后常见，可认为是正常表现，修复部位软骨的边缘通常会在术后很长一段时间内可见。修复术后 12~18 个月持续的骨髓水肿、软骨骨赘或广泛的囊变形成、软骨分层都是不良预后的征象，提示修复失败。其他并发症包括关节纤维化和移植物肥大，后者可导致关节交锁，可能需要进行清创术。

综上，我们强调在软骨病变的描述中应该使用专业的描述性术语。学会鉴别创伤相关的软骨缺损（局限、边缘锐利）与骨性关节炎相关的软骨缺损（广泛、钝性边缘），二者治疗方法不同。最后，对于软骨修复术后的组织应该使用结构化报告进行描述，特别是应用 MOCART 评分系统。

（Avneesh Chhabra, Gaurav K. Thawait, Theodoros Soldatos 著
左后东 译　于静红 审校）

推荐文献

Alparslan L, Winalski CS, Boutin RD, et al. Postoperative magnetic resonance imaging of articular cartilage repair. *Semin Musculoskelet Radiol*. 2001;5(4):345-363.

Black BR, Chong le R, Potter HG. Cartilage imaging in sports medicine. *Sports Med Arthrosc*. 2009;17(1):68-80.

Choi JA, Gold GE. MR imaging of articular cartilage physiology. *Magn Reson Imaging Clin N Am*. 2011;19(2):249-282.

Choi YS, Potter HG, Chun TJ. MR imaging of cartilage repair in the knee and ankle. *Radiographics*. 2008;28(4):1043-1059.

Forney M, Subhas N, Donley B, et al. MR imaging of the articular cartilage of the knee and ankle. *Magn Reson Imaging Clin N Am*. 2011;19(2):379-405.

Goodwin DW. MR imaging of the articular cartilage of the knee. *Semin Musculoskelet Radiol*. 2009;13(4):326-339.

Guermazi A, Hayashi D, Eckstein F, et al. Imaging of osteoarthritis. *Rheum Dis Clin North Am*. 2013;39(1):67-105.

Hayter C, Potter H. Magnetic resonance imaging of cartilage repair techniques. *J Knee Surg*. 2011;24(4):225-240.

Ho-Fung VM, Jaramillo D. Cartilage imaging in children: Current indications, magnetic resonance imaging techniques, and imaging findings. *Radiol Clin North Am*. 2013;51(4):689-702.

Jazrawi LM, Alaia MJ, Chang G, et al. Advances in magnetic resonance imaging of articular cartilage. *J Am Acad Orthop Surg*. 2011;19(7):420-429.

Moktassi A, Popkin CA, White LM, et al. Imaging of osteochondritis dissecans. *Orthop Clin North Am*. 2012;43(2):201-211, v-vi.

Potter HG, Chong le R, Sneag DB. Magnetic resonance imaging of cartilage repair. *Sports Med Arthrosc*. 2008;16(4):236-245.

Potter HG, Foo LF. Magnetic resonance imaging of articular cartilage: Trauma, degeneration, and repair. *Am J Sports Med*. 2006;34(4):661-677.

Roemer FW, Crema MD, Trattnig S, et al. Advances in imaging of osteoarthritis and cartilage. *Radiology*. 2011;260(2):332-354.

Vasiliadis HS, Danielson B, Ljungberg M, et al. Autologous chondrocyte implantation in cartilage lesions of the knee: Long-term evaluation with magnetic resonance imaging and delayed gadolinium-enhanced magnetic resonance imaging technique. *Am J Sports Med*. 2010;38(5):943-949.

附录1：结构化报告：改良的MOCART

部位：[〈股骨髁〉〈胫骨平台〉〈髌骨〉]

1. 缺损填充（缺损修复程度和相对于邻近软骨的缺损填充程度）：
   [〈与相邻软骨齐平〉〈肥大（超出相邻软骨）〉〈填充不足（低于相邻软骨水平）〉]
   附加限定：[〈厚度小于相邻软骨的50%〉〈厚度大于相邻软骨的50%〉]
2. 软骨界面（两个平面相邻软骨在边界区的融合）
   - 矢状位（股骨、髌骨、滑车、胫骨）：[〈分界的裂隙状边界可见〉〈完整〉〈缺损小于50%〉〈缺损大于50%〉]
   - 冠状位（股骨、胫骨）；横轴位（髌骨、滑车）：[〈分界的裂隙状边界可见〉〈完整〉〈缺损小于50%〉〈缺损大于50%〉]
   附加限定：整个软骨修复区：[〈融合小于50%〉〈融合大于50%〉]
3. 骨界面（移植体与软骨下骨的融合；可能的骨膜瓣融合）：[〈完全〉〈部分分层〉〈完全分层〉]
   附加限定：整个软骨修复区域：[〈分层小于50%〉〈分层大于50%〉]
4. 表面（修复组织表面构成）：[〈完整〉〈小于50%深度损伤〉〈大于50%深度损伤〉〈粘连〉]
   附加限定：整个软骨修复区域：[〈小于50%〉〈大于50%〉]
5. 结构（修复组织的构成）：[〈均匀〉〈不均匀/裂隙形成〉]
   附加限定：整个软骨修复区域：[〈小于50%〉〈大于50%〉]
6. 信号强度（与相邻软骨比较，修复组织MR信号强度：正常=与相邻软骨相同；接近正常=轻微的区域性信号改变；异常=大面积信号改变）：[〈接近正常〉〈正常〉〈异常〉]
7. 软骨下骨板（软骨下骨板的构成）：[〈完整〉〈不完整〉]
   附加限定：整个软骨修复区域：[〈小于50%〉〈大于50%〉]
8. 软骨骨赘（软骨修复区内的骨赘）：[〈没有〉〈骨赘小于修复组织的50%〉〈骨赘大于修复组织的50%〉]
9. 骨髓水肿（根据3D MOCART评分评估与软骨修复组织相关的最大尺寸和定位以及其他改变：小=小于1 cm，中=小于2 cm，大=小于4 cm）：[〈没有〉〈小〉〈中〉〈大〉〈弥漫〉]
10. 软骨下骨（软骨下骨的构成）：[〈完整〉〈肉芽组织〉〈囊变〉]
    附加限定：整个软骨修复区：[〈小于50%〉〈大于50%〉]
11. 积液（所有平面显示的关节积液大致尺寸）：[〈没有〉〈小〉〈中〉〈大〉]

诊断印象：

1. [〈 〉]

附录2：完整的结构化报告样本：改良MOCART：异常/阳性

部位：外侧股骨髁-中央承重部分

1. 缺损填充（缺损修复程度和相对于邻近软骨的缺损填充程度）：[〈填充不足〉]
   附加限定：[〈厚度大于相邻软骨的50%〉]
2. 软骨界面（两个平面相邻软骨在边界区的融合）
   - 矢状位：[〈分界的裂隙状边界可见，缺损小于50%〉]
   - 冠状位：[〈完整〉]
   附加限定：整个软骨修复区：[〈融合大于50%〉]
3. 骨界面（移植体与软骨下骨的融合；可能的骨膜瓣融合）：[〈完整〉]
4. 表面（修复组织表面构成）：[〈完整〉]
5. 结构（修复组织的构成）：[〈均匀〉]
6. 信号强度（与相邻软骨比较，修复组织MR信号强度）：[〈接近正常=轻微的区域性信号改变〉]
7. 软骨下骨板（软骨下骨板的构成）：[〈完整〉]
8. 软骨骨赘（软骨修复区内的骨赘）：[〈没有〉]
9. 骨髓水肿（根据3D MOCART评分评估与软骨修复组织相关的最大尺寸和定位以及其他改变：小=小于1 cm，中=小于2 cm，大=小于4 cm）：[〈小〉]
10. 软骨下骨（软骨下骨的构成）：[〈完整〉]
11. 积液（所有平面显示的关节积液大致尺寸）：[〈小〉]

诊断印象：

1. 外侧股骨髁OATS术后情况：结果满意，轻度填充不足。无软骨下暴露或分层。
2. 少量关节积液。

第6章 肩关节

肩关节是一个复杂的球窝关节，包括盂肱（glenohumeral joint, GH）关节、肩锁（acromioclavicular joint, AC）关节、胸锁关节和肩胛胸壁关节，4个关节间协同运动，任一关节的异常均有可能继发影响其他关节。由于常规影像检查中胸锁关节和肩胛胸壁关节仅部分包含在扫描野内，因此结构化报告中只对GH和AC关节进行描述。

肱骨由3个骨化中心组成，分别为肱骨头、小结节和大结节，一般在5岁之前出现，18～19岁时发生融合。关节盂关节面呈凹形，其上覆盖软骨，软骨中央较薄，周边较厚。肩胛盂的平均前倾角为1°～2°。肱骨头呈半球形，其上亦覆盖软骨，软骨中央较厚，周边及上部较薄。肱骨颈干角约为131°（120°～140°）。由于盂肱关节头大窝小的结构特点，其稳定性由（a）盂唇韧带复合体和（b）肩袖共同来维持，其中盂唇韧带复合体通过增加关节盂的面积维持关节静态稳定性，而肩袖则在肩关节活动时提供动态约束作用。

本章讨论了MR成像评估方法，其结构化清单详见框1。相关的MR物理学概念和成像方案的细节在MR成像方案优化章节讨论。

图像评估

下面介绍MR逐步解读的一个实践指南，肩关节所有结构都应在多个平面上进行观察以得到最佳评估。这也将帮助读者了解哪些结构在MR哪个方位上可以最好地显示，从而进行评估。

1. 将同一方位非脂肪抑制序列和脂肪抑制序列的MR图像进行匹配对齐，同步进行观察评估。
2. 首先在MR冠状位图像上评估肩锁关节和肩峰下/三角肌下（subacromial/subdeltoid, SASD）滑囊异常、肱骨向上半脱位、肩峰低位（肩锁关节半脱位）或肩峰外侧向下倾斜。由后向前依次观察小圆肌、冈下肌腱（斜向上延伸，插入肱骨大结节的中间面）、冈下肌腱和冈上肌腱的交界区（向上直行）和冈上肌腱（水平走行，插入大结节上面），查看是否出现肌腱变性、撕裂或回缩情况。随后观察肱二头肌长头腱（LHBT）、肱二头肌腱上盂唇结合部，以及上下盂唇。接着评估盂肱下韧带（inferior glenohumeral ligament, IGL）（包括前后束）及盂肱关节软骨，特别是肱骨头上部和软骨下骨的水肿、囊变及骨赘形成情况。当疑似肩锁关节扭伤时，还应在冠状位图像仔细观察评估喙锁（coracoclavicular, CC）韧带（包括锥状韧带和斜方韧带）的情况。最后观察肩袖肌群是否存在脂肪浸润、水肿或萎缩。
3. 矢状位上，评估肩峰形态（曲度和可疑前下倾斜）。将冠状位图像上显示异常的肌腱与矢状位图像结合起来，观察肌腱撕裂的前后范围（宽度），并通过使用交叉定位线来区分受累的肩袖肌腱。注意在肱骨大结节插入处近端约15 mm处，冈上肌腱和冈下肌腱在此处重叠、融合，此交界区常不好区分。矢状位图像能够评估肩胛下肌腱和肱二头肌长头腱水平（关节内）段的完整性或是否出现变性情况。矢状位虽不作为盂唇损伤评估的主要方位，但对于其他方位显示的盂唇异常，可以进行辅助定位。矢状位还可以评估肩袖肌群，观察冈上窝和冈下窝内部结构，尤其是发生肩袖全层撕裂并回缩的情况下，肩袖肌群会出现不同程度的脂肪浸润，窝内结构逐渐空虚。因此，必须结合冠状位来评估肩袖肌肉情况。最后，矢状位是评估喙突下脂肪、肩袖间隙和喙肱韧带（coracohumeral ligament, CHL）的最佳层面。
4. 横轴位（短轴位）图像是评估肩胛下肌腱、肱二头肌长头腱、盂肱上韧带、盂肱中韧带、前后盂唇以及肱骨向前/后半脱位最重要的层面。也

框 1：结构化报告：肩部

肩关节 MR 成像的结构化报告检查表。在每一条目中，"正常"为默认选项，其余选项为影像学评估中可能遇到的各种异常情况。正常和异常（阳性）检查结果的报告样本见本章末尾的附录 1 和附录 2。

检查方法：肩关节 MRI
影像学表现：
对位：[〈正常〉〈盂肱关节前/后/上半脱位〉]
积液：
肩峰下/三角肌下滑囊：[〈正常〉〈轻度滑囊炎〉〈中度或重度滑囊炎〉〈部分滑囊破裂〉]
盂肱关节：[〈正常〉〈少量积液〉〈中量积液〉〈大量积液〉〈软骨或骨软骨体〉〈滑膜增生〉]
肱二头肌长头腱：[〈正常〉〈少量积液〉〈腱鞘炎〉〈软骨或骨软骨体〉]
肩峰：
形态：[〈平直/弧型/钩型/凸型〉〈低位肩峰〉]
肩峰下骨赘：[〈无/有〉keel型/heel型/牵拉型/鸟嘴型]
向外侧/前倾斜：[〈无/有〉]
肩锁关节：[〈正常〉〈骨关节病〉〈扭伤〉]
肩袖：
冈上肌：[〈正常〉〈轻度/中度/重度肌腱病〉〈滑囊侧/关节侧磨损〉〈撕裂〉〈回缩〉〈肌肉萎缩〉]
冈下肌：[〈正常〉〈轻度/中度/重度肌腱病〉〈滑囊侧/关节侧磨损〉〈撕裂〉〈回缩〉〈肌肉萎缩〉]
肩胛下肌：[〈正常〉〈轻度/中度/重度肌腱病〉〈撕裂〉〈回缩〉〈肌肉萎缩〉]
肩袖间隙和肱二头肌长头腱：
肩袖间隙：[〈正常〉〈滑膜增厚〉〈急性扭伤〉]
肱二头肌腱锚：[〈完整〉〈撕裂〉]
水平部分：[〈正常〉〈轻度/中度/重度肌腱病〉〈撕裂〉]
垂直部分：[〈正常〉〈肌腱病〉〈撕裂〉]
膝部：[〈正常〉〈轻度/中度/重度肌腱病〉〈撕裂〉〈半脱位〉]
盂肱关节：
盂唇：[〈正常〉〈退行性磨损〉〈撕裂〉〈盂唇旁囊肿〉]
盂肱韧带：[〈正常〉〈增厚/急性扭伤〉]
盂肱软骨：[〈正常〉]
骨骼：[〈正常〉〈大结节/小结节囊肿〉〈附着点病〉]
肌肉：[〈是否正常〉]
血管：[〈正常〉]
神经：[〈正常〉]
其他：
影像学诊断：
[〈按照重要性排序，急性影像学表现优先〉]

是评估肩峰小骨及冈上肌腱最前部的撕裂的重要层面。横轴位还可以评估盂肱关节中央部关节软骨、肩胛盂后倾、投掷运动员的肩胛盂（上部和后上部）重塑和肩胛盂（后部和后下部）发育不良情况及潜在肩关节置换患者肩胛盂骨量情况等。也可以发现一些少见异常情况，包括肺部病变、腋窝淋巴结和肩胛胸壁滑囊炎。

如何填写结构化报告

对位：[〈正常〉〈盂肱关节前/后/上半脱位〉]

非脂肪抑制图像可以最好地显示并评估骨质排列情况。对位正常是指肩锁关节和盂肱关节的骨性结构位置正常，肩峰与肱骨头之间的距离 > 9 mm。当肩袖出现病变（腱病/撕裂）时，常会出现肱骨头向后、向上或后上方移位（即上升/半脱位），此时肩峰下间隙距离变窄（< 8 mm）（图 1）。肱骨头向前半脱位或向下半脱位较少见。临床上常采用前后脱位恐惧试验分别测试关节前、后不稳定。喙肩弓由后面的肩峰、前面的喙突及喙肩韧带构成，周围包含 SASD、冈上肌及肌腱和 LHBT 等结构，可以在冠状位和矢状位上很好地评估。喙肩韧带有两束（前外侧束和后内侧束），其主要功能是在肩袖间隙和（或）肩袖损伤时防止肱骨头前上移位。肩锁关节

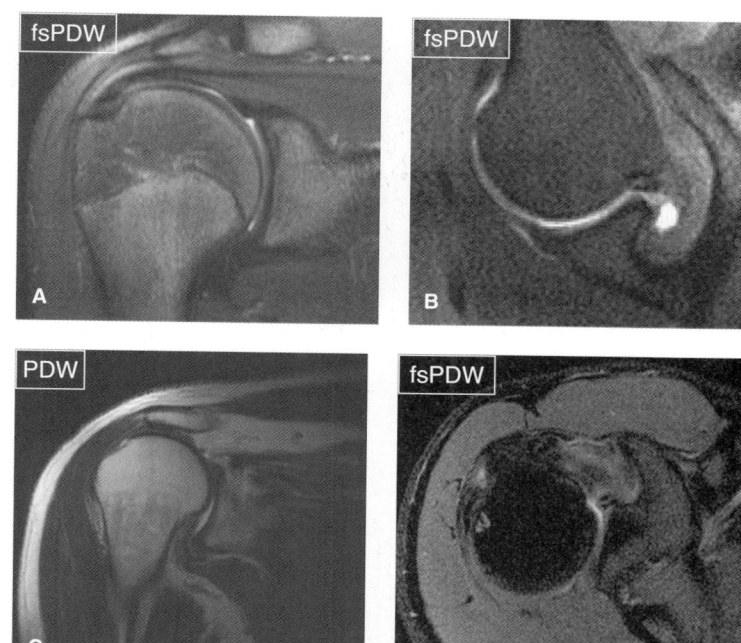

图1 正常和异常对位关系。冠状位（A）和外展外旋的轴位（ABER位）（B）图像示肱骨头和肩胛盂之间的正常解剖关系。冠状位（C）和轴位（D）图像示肱骨头上半脱位和后半脱位

如存在低位肩峰，表明之前可能存在关节囊、肩锁韧带下部和（或）上部韧带损伤（图2）。报告中应仔细描述是一条或两条韧带增厚、萎缩或缺失情况。在举重运动员和过顶投掷运动员中常见到低位肩峰、AC下韧带缺损或萎缩及AC上韧带增厚。

积液：

肩峰下/三角肌下囊：[〈正常〉〈轻度滑囊炎〉〈中度或重度滑囊炎〉〈部分滑囊破裂〉]

盂肱关节：[〈正常〉〈少量积液〉〈中量积液〉〈大量积液〉〈软骨或骨软骨体〉〈滑膜增生〉]

肱二头肌长头腱：[〈正常〉〈少量积液〉〈腱鞘炎〉〈软骨或骨软骨体〉]

正常的肩峰下/三角肌下滑囊位于肩峰和三角肌下，延伸至肱骨干骺端水平，通常厚度小于2 mm，在T_2WI上可见少许高信号。当液体信号层≥2 mm时提示滑囊轻度扩张，可能与肩袖全层撕裂、滑囊侧部分撕裂、损伤/炎症性/感染性滑囊炎有关。虽然没有明确的规定，轻度滑囊炎是指积液外侧达到肩峰水平，轻至中度滑囊炎指积液达肩峰和三角肌肌腹部下方，而中度滑囊炎指的是两处滑囊均明显膨胀（图3）。严重的滑囊扩张并不常见，通常是由于长期的炎症刺激，如类风湿关节炎或慢性巨大肩袖撕裂。此外，还应观察是否存在滑膜增厚（提示慢性滑囊炎）；邻近筋膜、肌肉或骨髓水肿（提示感染）；钙化性的低信号结节（羟基磷灰石沉积）；米

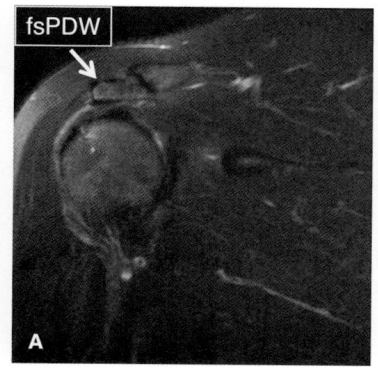 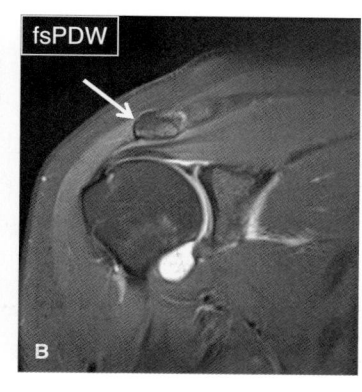

图2 低位肩峰。在冠状位图像上（A、B），肩峰（箭）与锁骨平行但位置较低。（B）图中示AC关节上韧带增厚，A、B图均示AC下韧带变细

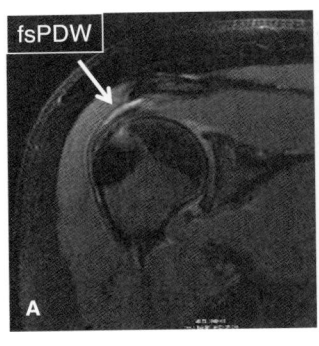 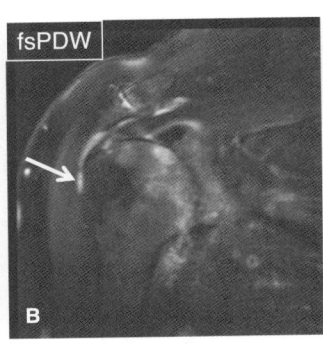 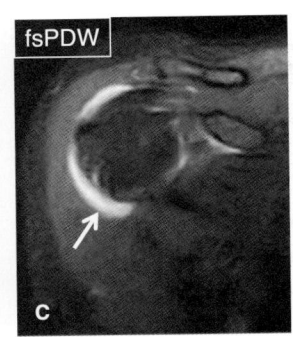

图3 肩峰下/三角肌下滑囊积液（箭）。冠状位图像，A：滑囊内可见少量积液，符合轻度滑囊炎。B：滑囊内积液，延伸至三角肌下，符合轻至中度滑囊炎。C：滑囊内大量积液，位于三角肌下，符合中度滑囊炎

粒样小体（类风湿关节炎）；滑膜软骨瘤病（大小、形状均匀的圆形小体）（图4、图5）。最后，如果积液延伸至肱骨干骺端水平下方且在内侧低于肩峰水平或位于肩袖肌肉周围，提示近期滑囊发生部分破裂，大多数与近期创伤（摔倒等）有关（图6）。在亚急性/慢性阶段，这些渗出积液可闭合形成滑膜憩室（表现为带窄颈部的单房积液）或腱鞘囊肿（表现为伴/不伴颈部的多房积液）。

GH关节腔正常情况下内含少量液体，一般不会使关节囊膨胀。它包括肩胛下肌前上隐窝、下（腋）隐窝和后隐窝。滑膜增厚和游离体通常会累及或发生在这些隐窝。关节囊与肱二头肌长头肌腱鞘相通，有时会形成皱襞样结构（图7）。当发生粘连性关节囊炎（肩周炎）时，关节囊粘连挛缩，液体会先聚集在肩胛下隐窝和肱二头肌长肌腱鞘内，此时不要过度诊断为肱二头肌腱鞘炎。当存在少量积液时，关节轻度扩张，主要累及下隐窝，而中度积液时所有隐窝均扩张（图8）。与SASD类似，当存在炎症时，如类风湿关节炎、色素沉着绒毛结节性滑膜炎、滑膜软骨瘤病、脓毒性关节炎或严重创伤，关节囊会出现明显肿胀积液。影像报告中需观察滑膜增厚（提示长期内部异常）、游离体和（或）血块（图8、图9）等情况。关节积血时可见T_1WI高信号，可能与近期外伤（观察局部是否存在骨或软组织损伤）、血友病（观察是否有肱骨头增大和液-液平面）或血管畸形有关。

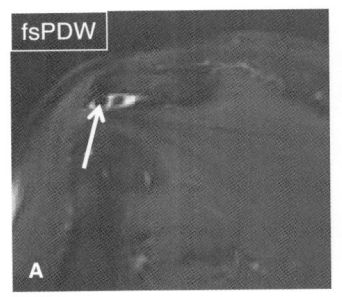 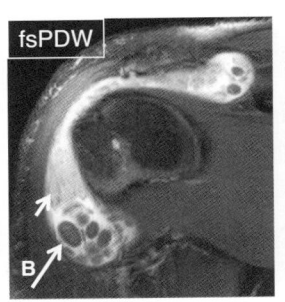 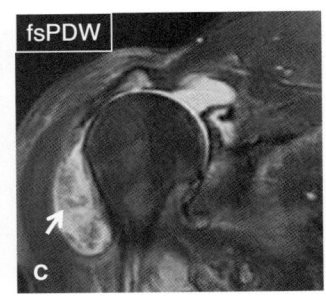

图4 冠状位图像（A~C）显示肩峰下/三角肌下滑囊内多个游离体（长箭）。（B）和（C）图中显示大量液体积聚和滑膜增厚（短箭）提示慢性炎症过程

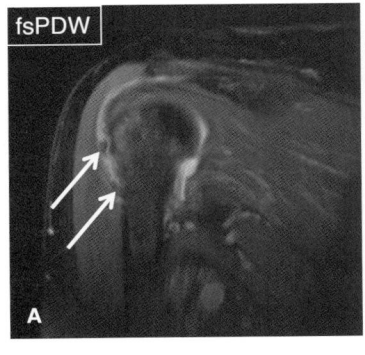 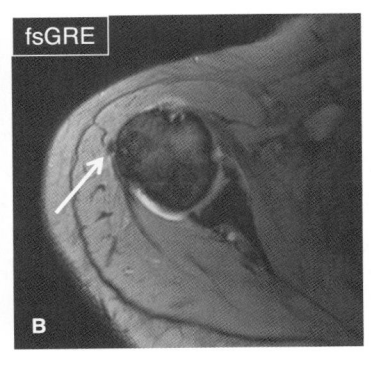

图5 肩峰下/三角肌下钙化性滑囊炎。冠状位（A）和轴位（B）图像显示肩峰下/三角肌下滑囊内卵圆形低信号（箭），可符合羟基磷灰石沉积

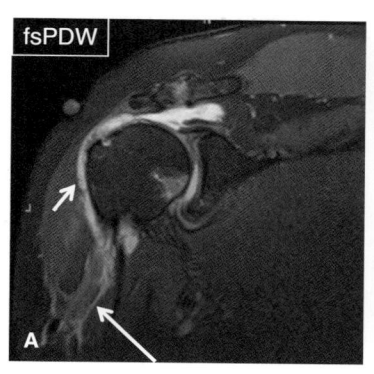
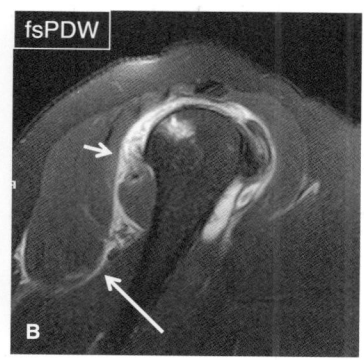

图6 冠状位（A）和矢状位（B）图像示肩峰下/三角肌下滑囊有中度积液（短箭），周围可见境界不清的液体信号延伸至肱骨近侧干骺端下方（长箭）以及肩胛下肌周围，提示滑囊破裂

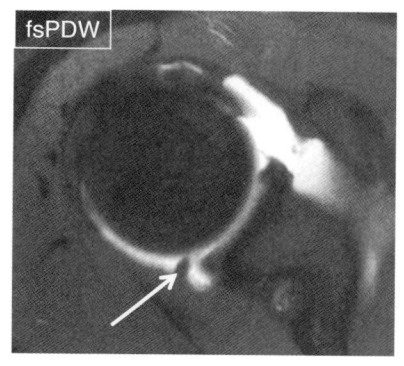

图7 上皱襞。轴位图像显示关节后上部分局部增厚的皱襞（箭）

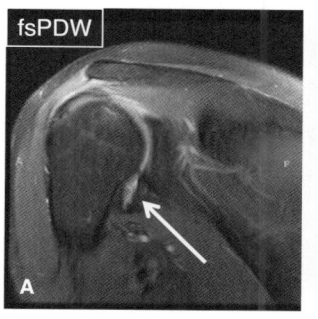
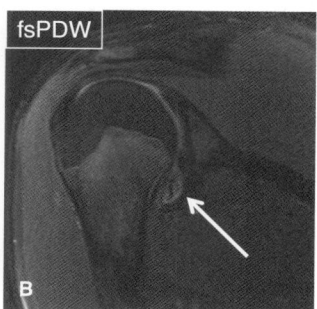
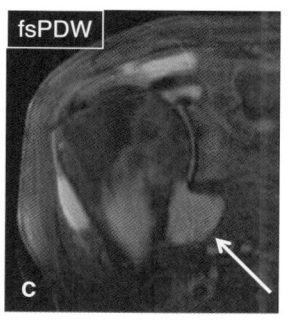

图8 盂肱关节积液。冠状位图像显示少量（A、B）和中等量（C）盂肱关节积液（箭）。在图（B）中，关节囊内可见游离体

最后，还存在其他一些囊性病变，如关节囊损伤伴积液（外伤、肱骨半脱位或脱位）、滑膜囊肿和腱鞘囊肿等。滑膜囊肿常见于关节镜检查或手术后，可能是由于操作引起囊液渗漏导致假性包裹形成。矢状位上可清楚显示喙突下滑囊，为位于肩胛下肌前方的独立存在的滑囊，沿着肩胛下肌整个上下肌范围延伸，区别于肩胛下肌上隐窝，后者只占据肩胛下肌的上1/3。喙突下滑囊与肩峰下三角肌下滑囊相通，因此，喙突下滑囊明显肿胀积液也是肩袖全层撕裂的一个间接征象（图10～图12）。

LHBT腱鞘与肩关节腔是相通的，因此腱鞘内正常可含有微量液体。只有当肌腱周围360°都环绕液体或出现明显多于肩关节内液体时，才可能诊断为腱鞘炎。但是肌腱周围360°都环绕液体还可以出现在盂肱关节积液（由于二者相通）或粘连性关节囊炎（由于关节囊增厚粘连）的情况下，在后一种情况下，不能排除可能同时存在腱鞘炎，如果观察到LHBT腱鞘滑膜增厚、LHBT撕裂或肌腱病，则合并腱鞘炎可能性更大。与其他滑膜结构类似，滑膜渗出积液可发生在急性创伤（常为举重运动时的损伤），而在亚急性/慢性阶段，腱鞘周围可形成滑膜囊肿或腱鞘囊肿（图13～图15）。另外需要注意的是，不要将旋肱静脉的流动伪影误认为是肱二头肌腱鞘的滑膜囊肿。

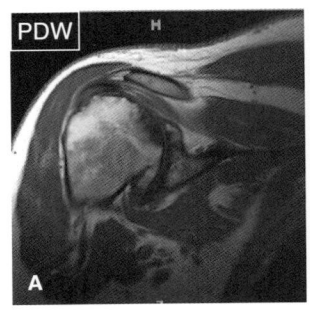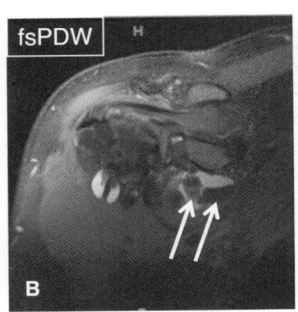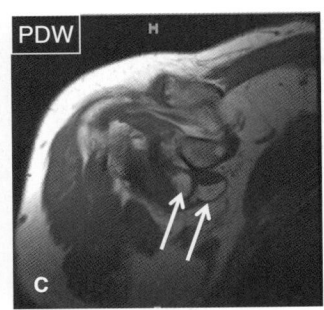

图9 肩关节滑膜软骨瘤病。冠状位（A～C）示肩关节重度骨性关节炎。在（B）和（C）中，关节内多发骨性游离体（箭）提示继发滑膜软骨瘤病

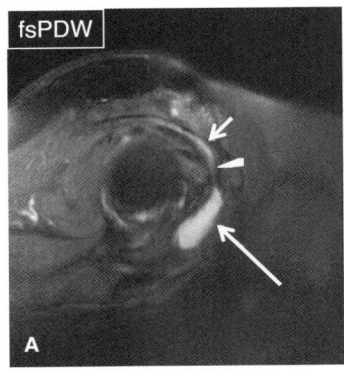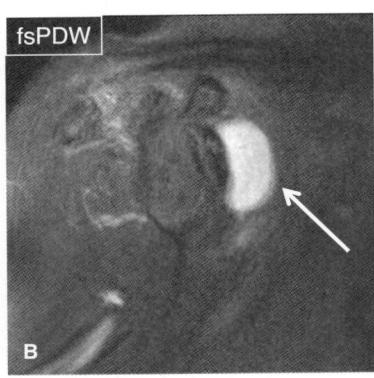

图10 A：矢状位示轻度肩峰下/三角肌下滑囊炎（短箭）和伴随的中度喙突下滑囊炎（长箭）。箭头处示二者之间相通。B：矢状位示另一例中度喙突下滑囊炎（箭）。两例均存在肩袖全层撕裂（未显示）

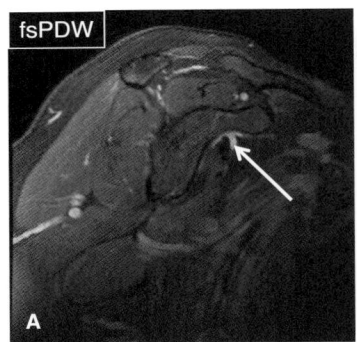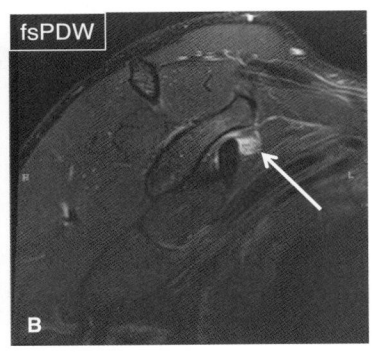

图11 矢状位图像（A、B）显示肩胛下肌上隐窝内有少量液体聚集（箭）。（B）示隐窝内信号不均匀，为滑膜软骨瘤病所致

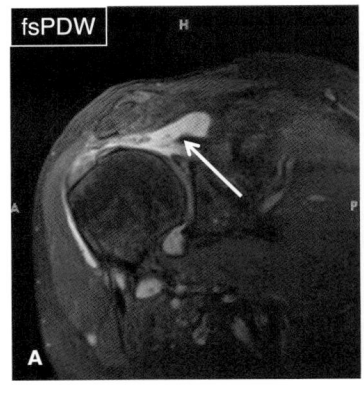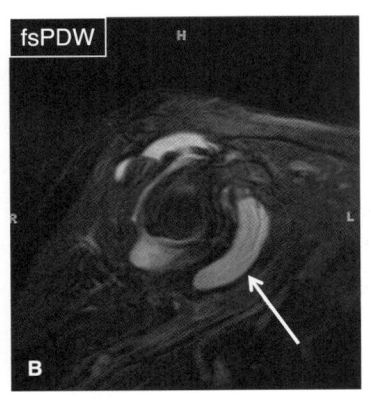

图12 肩袖全层撕裂伴喙突下滑囊扩张积液。A：冠状位图像显示冈上肌腱全层撕裂，伴断端回缩（箭）。B：相应矢状位图像示喙突下滑囊内积液（箭）

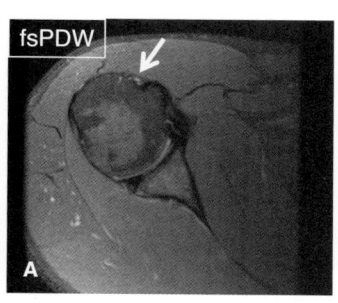 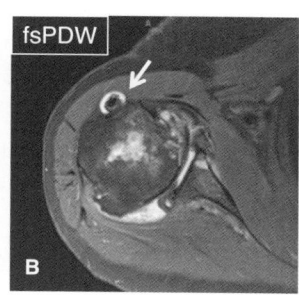 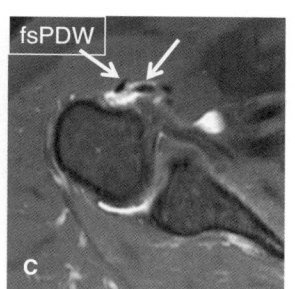
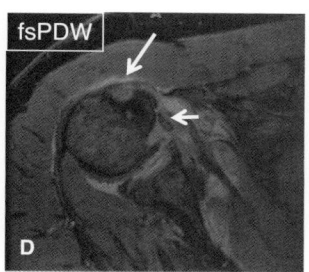 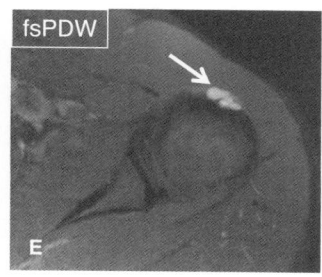

图13 正常与异常的肱二头肌长头腱。轴位图像。A：正常的肱二头肌长头腱（箭），位于肱二头肌间沟内，周边微量积液。B：肩关节积液时，肌腱周边围绕少量液体（箭），合并滑膜增厚。C：肱二头肌长头腱撕裂分离，周边可见中等积液。D：腱鞘破裂伴液体外渗（长箭），伴长头腱向内脱位（短箭）。E：腱鞘周围滑膜囊肿（箭）

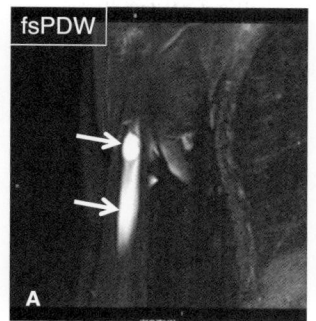 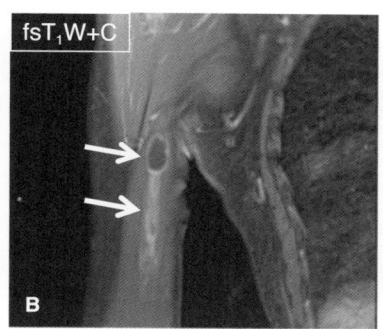 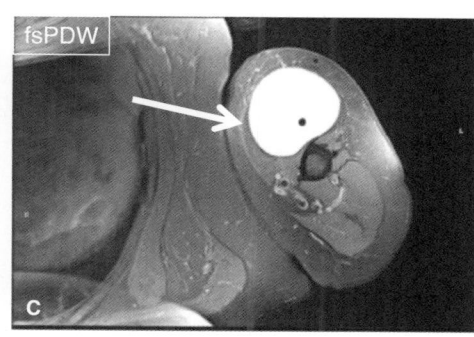
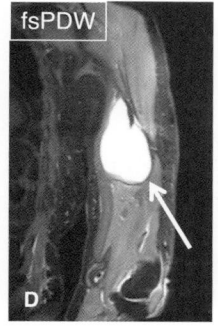 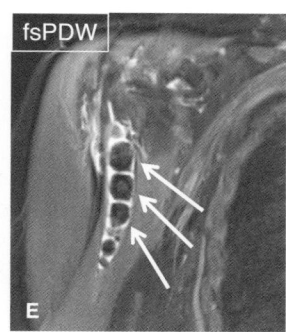

图14 肱二头长头腱病变。A、B：冠状位示肱二头肌腱腱鞘囊肿（箭）。（B）增强扫描病灶周边强化，中央不强化，可排除肿瘤的可能性。C、D：轴位（C）和冠状位（D）示肱二头肌腱鞘囊肿（箭）。E：肱二头肌腱鞘内可见多发低信号结节（箭），此例为肱二头肌长头腱鞘滑膜软骨瘤病

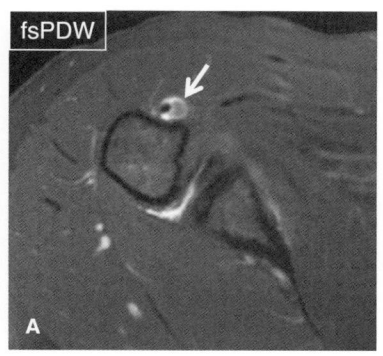 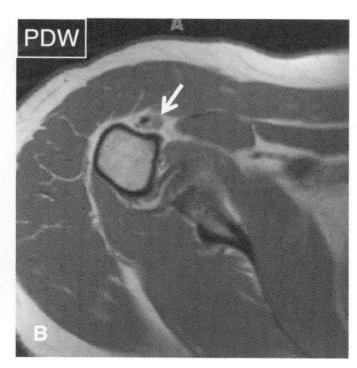

图15 肱二头肌腱鞘内血肿。轴位图像（A、B）示肱二头肌腱鞘内等信号病灶，边界欠清，为血肿（箭）

肩峰：
形态：[〈平直/弧形/钩状/凸形〉〈低位肩峰〉]
肩峰下骨赘：[〈无/有〉〈keel型/heel型/牵拉型/鸟嘴型〉]
向外侧/向前倾斜：[〈无/有〉]
肩锁关节：[〈正常〉〈骨关节病〉〈扭伤〉]

肩锁关节由锁骨远端和肩峰形成，其内含微量的滑液和低信号关节盘。增厚关节囊构成上、后、下肩锁韧带，维持肩关节前后方向的静态稳定性。喙锁韧带由后内侧的锥状韧带（三角形）和前外侧的斜方韧带（四边形）组成，维持肩锁关节在垂直方向的静态稳定性，在功能上，前者较后者更重要。三角肌和斜方肌可进一步加强肩锁关节囊和韧带的动态稳定性。

通常在矢状位上可以很好地评估肩峰形态。最常见的肩峰形态是平直型（Ⅰ型）或弧型（Ⅱ型），而凸型或钩型（Ⅲ型）的肩峰形状很少见（图16）。肩峰通常与肱骨头的弧度平行，在冠状位和矢状位非脂肪抑制质子密度加权（PD）图像上可分别观察肩峰是否存在向外侧、向前倾斜，表现为肩峰和肱骨头不平行（图17）。

肩峰下撞击综合征为喙肩弓和肱骨头之间的冈上肌腱和肩峰下滑囊在肩关节活动时出现疼痛性压迫（前上撞击或外源性撞击）。然而，撞击综合征是临床诊断，影像学只能评估是否存在与撞击相关的解剖结构异常，是原发性外源性撞击所致还是继发性外源性撞击或内撞击所致。继发性外源性撞击可能与肌腱劳损或关节囊松弛有关，后者常导致关节多向不稳定。内撞击与后下关节囊紧缩和前方关节囊松弛有关，常见于投掷运动员。

需要注意的是，肩峰下撞击综合征（原发性外源性撞击）与肩峰下是否存在骨刺及肩峰向下倾斜更密切相关，而与肩峰本身形态关系不大。冠状位非脂肪抑制的PDWI观察肩峰下骨赘最好，因为在脂肪抑制的PDWI上，低信号的喙肩韧带增厚或起自肩峰处的三角肌和骨赘一样均表现为低信号，容易混淆。肩峰下骨赘有5种类型，包括牵拉型骨赘（发生在三角肌附着处），鸟嘴型骨赘（牵拉骨赘加上与凹面向下的肩峰下表面重塑共同作用形成），keel型骨赘（喙肩韧带附着处的骨赘），heel型骨赘（包括鸟嘴型和keel型骨赘组成）和内侧骨赘[部分AC关节骨性关节炎（OA）]（图18、图19）。牵拉型骨赘通常与肩袖肌腱病/部分撕裂有关。鸟嘴型和keel型骨赘通常与肩袖部分撕裂有关，而heel型骨赘通常与肩袖全层撕裂有关。临床上使用Neer试验（手臂完全屈曲）或Hawkin试验（手臂90°前屈和内旋）

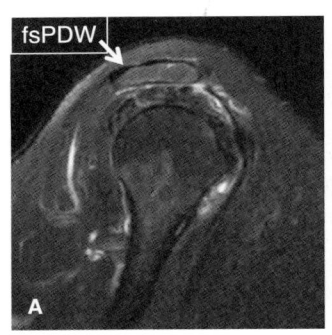
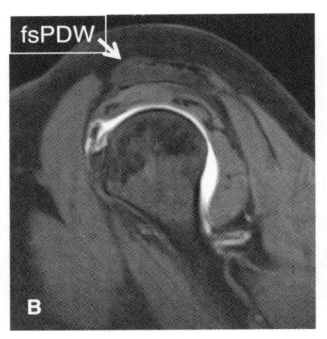
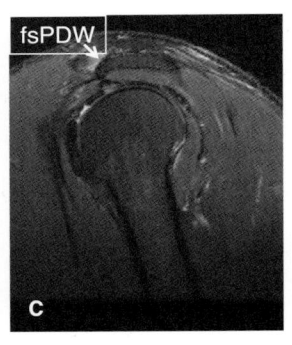

图16　矢状位图像显示平直型（A）、弧型（B）和钩型（C）肩峰（箭）

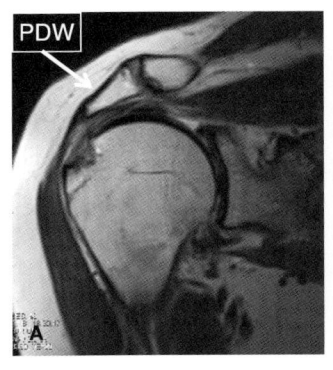
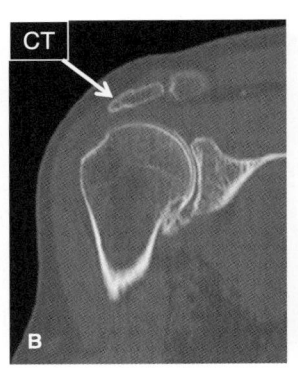
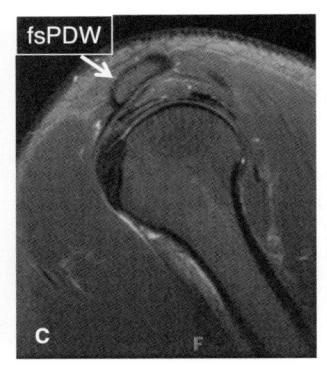

图17　肩峰向下倾斜。冠状位MR（A）和CT（B）图像显示肩峰向外侧倾斜（箭）。C：矢状位MR图像显示肩峰向前倾斜（箭）

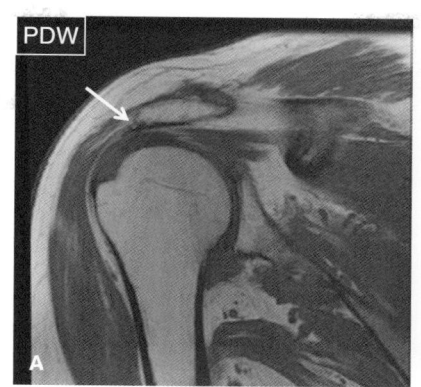
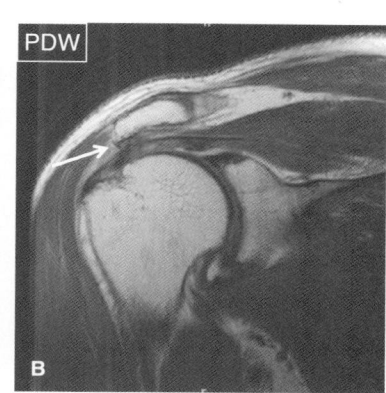

图 18　肩峰骨赘。冠状位图像示牵拉型骨赘（A 中箭）和鸟嘴型（B 中箭）肩峰骨赘

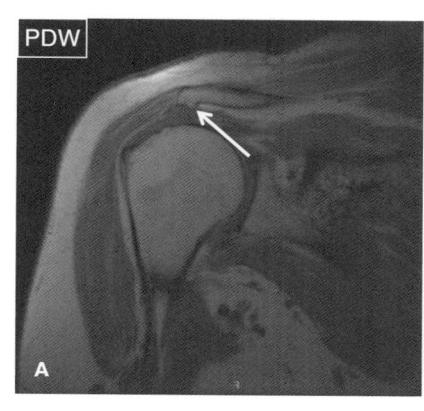
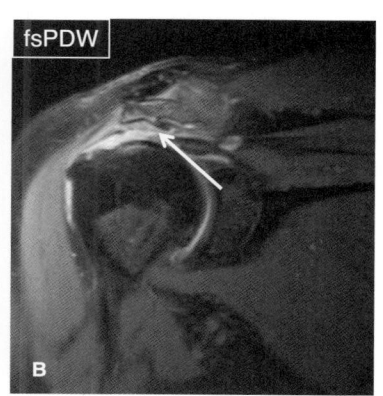

图 19　肩峰骨赘。冠状位图像显示 keel 型骨赘（A 中箭）和 heel 型骨赘（B 中箭）。注意（B）图中显示肩袖全层撕裂

来测试是否存在撞击综合征。Neer 试验是通过将手臂强制屈曲和完全旋前来进行的。在操作过程中肩胛骨保持不动，以防止肩胛骨胸廓运动。Hawkin 试验比 Neer 试验更专注于冈上肌的评估，比 Neer 征阳性的敏感性更高。临床上，肩袖损伤表现为力弱的症状多于疼痛等其他症状，而肩峰下 - 三角肌下滑囊炎和肩锁关节炎表现为疼痛症状为主。

　　观察是否存在肩峰小骨（存在于 3.5% 的人群中），双侧发生的约占 60%。由于肩峰小骨的存在，三角肌附着于肩峰小骨而非附着于肩峰，使得结构不稳定，常易导致肩袖病变。肩峰副骨化中心通常在 25 岁左右融合，因此对于年龄小于 25 岁患者应谨慎诊断肩峰小骨。但是，25 岁之前未融合的骨化中心可出现应力相关的骨髓水肿、囊变或软骨联合破裂（关节间隙增宽伴液体信号积聚）等表现，尤其是存在过度活动的运动员（如体操运动员），上述异常可能和症状相关或者容易导致软骨联合损伤，需要仔细观察评估。肩峰小骨有 4 种常见类型（前位肩峰小骨——喙肩韧带附着处的小骨块，中位肩峰小骨——较大等边三角形小骨，后位肩峰小骨——更大的三角小骨，基底肩峰小骨——与肩峰突起基底部相邻。中位肩峰小骨是最常见的类型）。肩峰小骨在轴位上最容易识别，而上述应力相关的影像异常表现在轴位图像和冠状位图像上同样清晰可见（图 20）。和肩锁关节病变表现类似，肩峰小骨间亦存在积液增多、应力相关的跨关节联合的骨髓水肿、滑膜憩室、甚至间歇泉现象（皮下软组织内可见液体从完全 / 部分破坏的软骨联合部位流出）（图 21 ~ 图 23）。

　　肩锁关节骨性关节炎可分为轻度、中度和重度。影像报告表现中应包括滑膜增生、骨质增生、软骨下水肿、硬化和囊变等情况。关节炎严重程度分级和其他关节相似：关节囊增厚 / 小骨赘形成提示轻度骨性关节炎；伴有软骨下囊肿 / 硬化 / 明显水肿为中度骨性关节炎；伴有大骨赘形成、骨畸形和超过 50% 关节软骨磨损为重度骨性关节炎（图 24）。临床上采用"交臂试验"检测是否存在关节炎，即上肢前屈 90° 并部分屈肘，并主动内收，靠近对侧肩部。肩锁关节骨性关节炎应该与肩锁关节扭伤进行鉴别，后者通常发生在年轻人和经常做卧推动作的人。肩

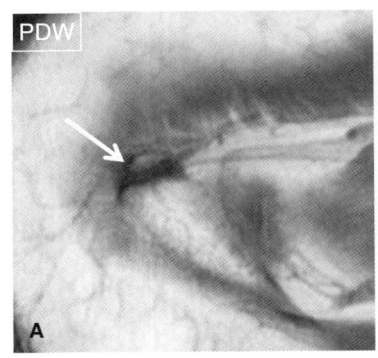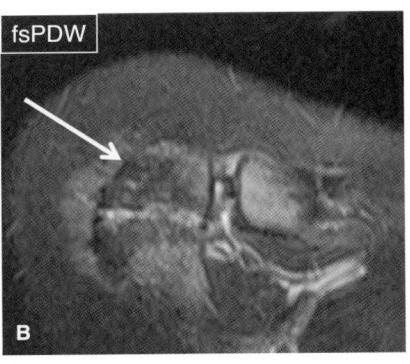

图20 肩峰小骨的类型。轴位图像显示前位肩峰小骨（**A** 中箭）和中位肩峰小骨（**B** 中箭）

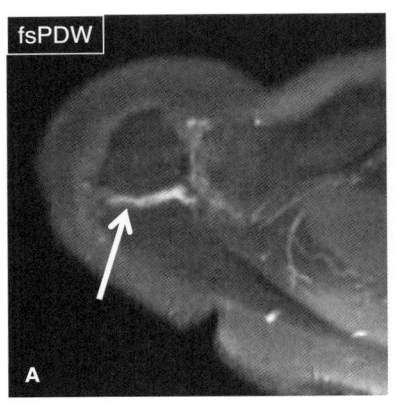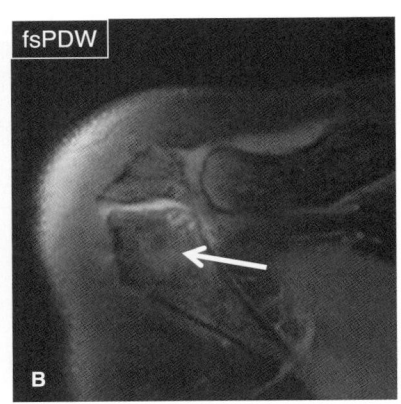
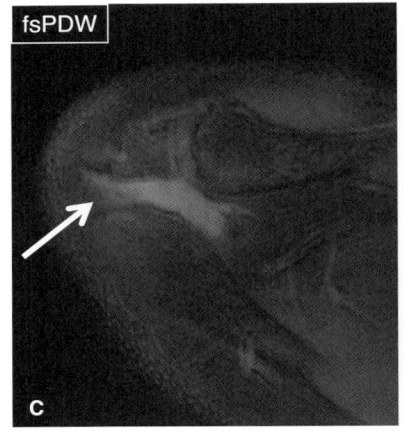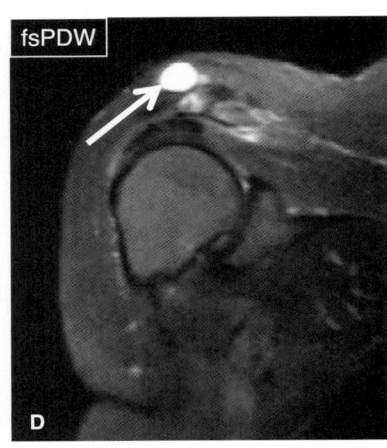

图21 肩峰小骨异常。**A**：轴位图像示肩峰软骨联合内微量积液（箭）。**B**：轴位图像显示应力相关跨肩峰软骨联合的骨髓水肿（箭），合并关节下小囊变。**C**：轴位图像显示肩峰软骨联合破裂和中等量积液（箭）。**D**：冠状位图像显示在部分破裂的肩峰软骨联合上方可见边界清楚的液体聚集（箭），呈间歇泉样改变

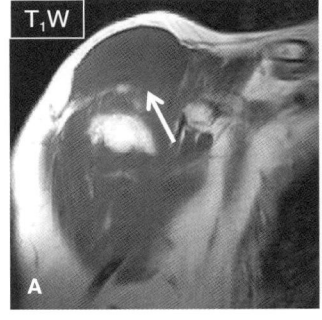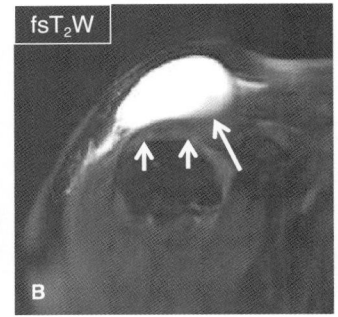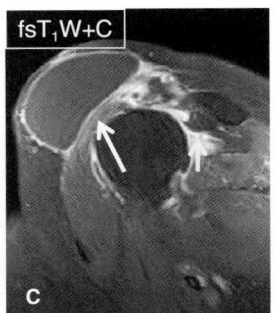

图22 间歇泉现象。平扫冠状位图像（**A**、**B**）和增强矢状位图像（**C**）显示肩锁关节旁边界清楚的液体信号（长箭）。该囊肿样病变是由于肩袖巨大撕裂导致关节滑液从关节腔内流出所致（**B** 中短箭）。伴冈上肌腱撕裂并断端回缩（**C** 图短箭）

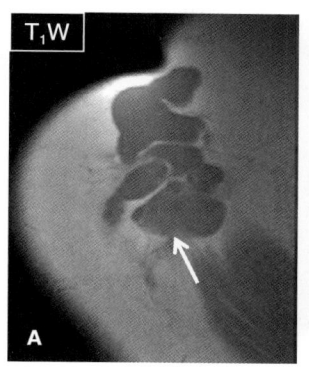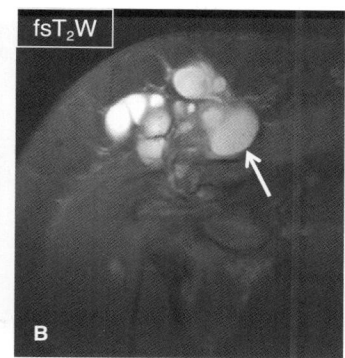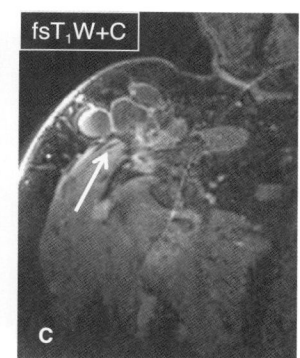

图 23 类似肉瘤表现的间歇泉现象。（A）轴位和（B）冠状位平扫图像和（C）冠状位增强图像示肩关节上部皮下可见多发囊性分叶状液体信号，无明显实性成分，从而排除软组织肉瘤的可能性

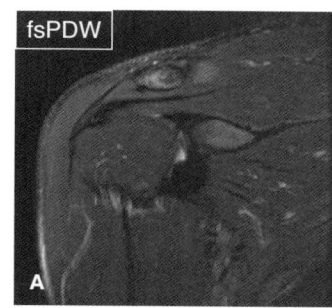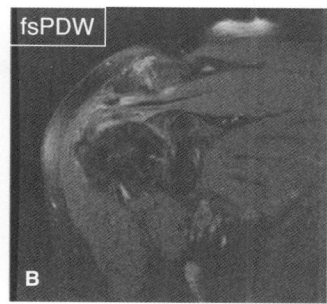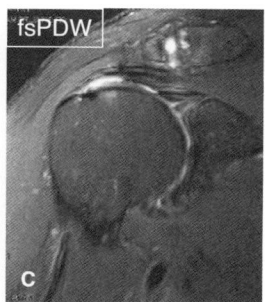

图 24 肩锁关节骨性关节炎。冠状位图像示（A）关节正常、（B）轻度和（C）中重度骨关节炎

表 1 肩锁关节损伤的 Rockwood 分级

损伤类型	影像学特征
Ⅰ	AC 或 CC 韧带部分撕裂（扭伤） X 线平片显示正常
Ⅱ	AC 韧带完全撕裂 CC 韧带部分撕裂（扭伤） 肩锁关节间隙增宽（＞6 mm）
Ⅲ	AC 和 CC 韧带完全撕裂 锁骨远端向上移位 肩锁关节间隙增宽 喙锁关节间隙增宽（＞13 mm）
Ⅳ	锁骨向后脱位，甚至固定于斜方肌内
Ⅴ	锁骨明显向上移位（CC 关节间隙＞2 倍或 3 倍正常） 三角肌和斜方肌扭伤 锁骨位于皮下
Ⅵ	锁骨向下位移

AC, 肩锁；CC, 喙锁。肩锁关节间隙宽度正常值小于 5 mm（或左右两侧关节间隙相差小于 2～3 mm）。喙锁关节间隙的正常值为 11～13 mm（左右两侧相差小于 50% 或相差小于 5 mm）。(From Rockwood CA, Williams GR, Young DC. Acromioclavicular injuries. In: Rockwood CA, Green DP, Bucholz RW, Heckman JD, eds. Fractures in Adults. Vol 1. 4th ed. Philadelphia, PA: Lippincott-Raven; 1996:1341–1413.)

锁关节扭伤以关节囊增厚、韧带增厚/萎缩/撕裂为主，最重要的征象为关节周围筋膜等软组织水肿。当然，肩锁关节损伤也可合并骨性关节炎，尤其是老年人。其他伴随征象可包括肩锁关节间隙增宽，伴或不伴创伤后骨溶解（关节表面侵蚀/水肿）、喙锁韧带扭伤和三角肌或斜方肌扭伤。肩锁关节损伤可根据 Rockwood 分级分为 6 型（表 1）（图 25～图 27）。Ⅰ～Ⅲ型通常采用保守治疗，而Ⅳ～Ⅵ型通常需要手术治疗。Ⅳ型损伤的感染风险增加。分析图像时需要与其他疾病进行鉴别，并且要注意观察一些伴随征象，如是否存在锁骨远端骨折（锁骨远端骨髓水肿及软组织水肿，并关节面下低信号骨折线）或创伤后骨溶解（骨皮质边缘不规则/侵蚀，多见于肌肉发达者）（图 28、图 29）。

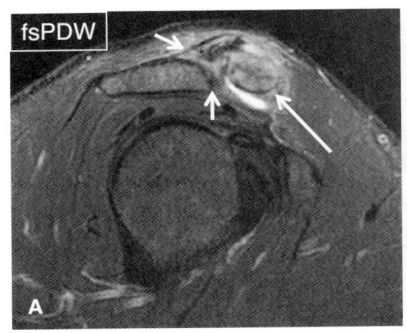
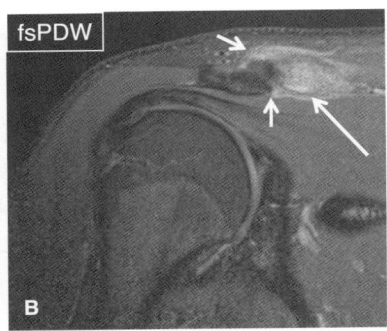

图25 肩锁关节Ⅰ型损伤合并锁骨骨折。在矢状位（A）和冠状位（B）上，肩锁韧带高级别撕裂（短箭），关节间隙未见明显增宽；锁骨远端骨髓水肿（长箭）为软骨下骨折所致。应注意到关节周围软组织水肿，多为肩锁关节扭伤所致，与单纯的骨性关节炎鉴别，后者常不合并关节周围软组织水肿

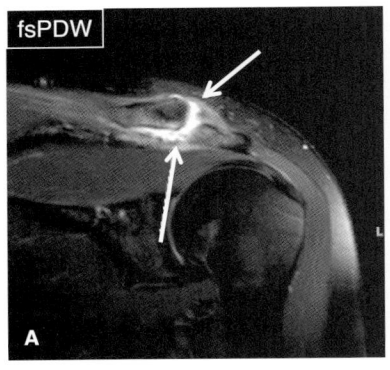
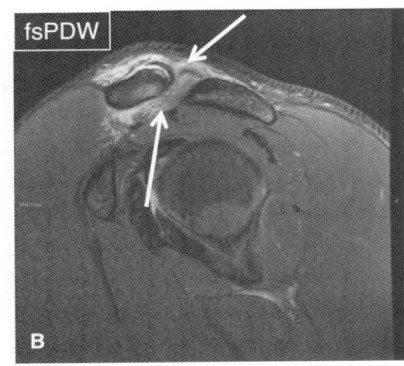

图26 肩锁关节Ⅱ型损伤。冠状位（A）和矢状位（B）显示肩锁上、下韧带完全断裂（箭）

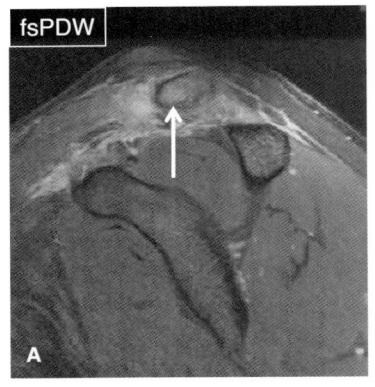
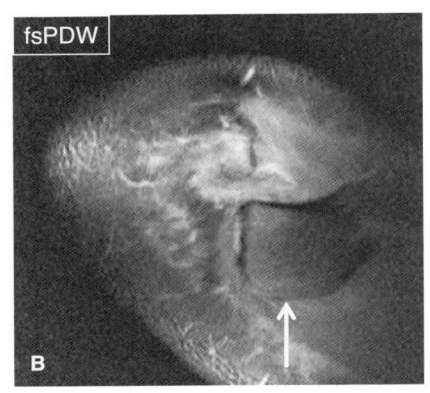

图27 肩锁关节Ⅳ型损伤。矢状位（A）和轴位（B）显示肩锁关节分离并锁骨向后半脱位（箭）

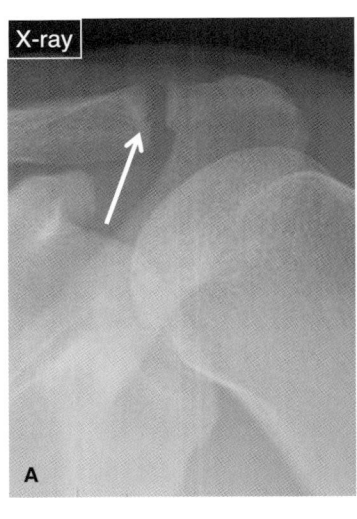
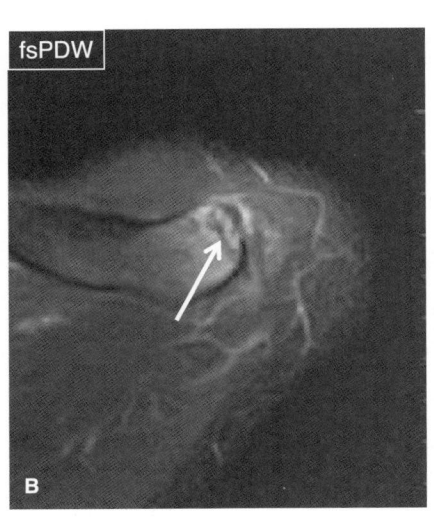

图28 锁骨远端软骨下骨折。A：X线片显示锁骨远端皮质毛糙不规则（箭）。B：MR轴位图像显示锁骨远端软骨面下低信号骨折线（箭）并伴骨髓水肿

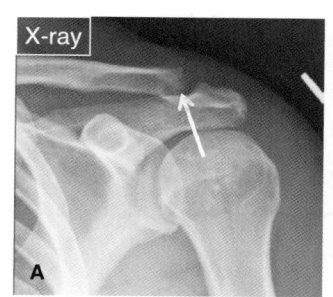
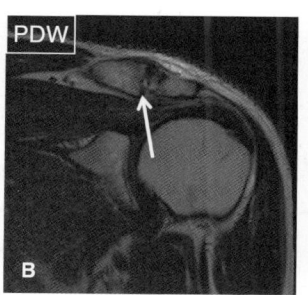
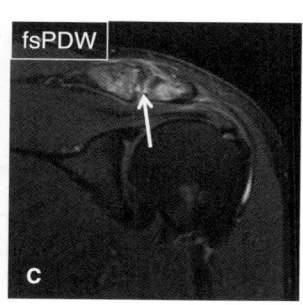

图29 创伤后锁骨远端骨溶骨。X线正位片（A）和冠状位MR图像（B、C）显示锁骨远端骨质侵蚀（箭）。（C）骨髓水肿和周围软组织水肿范围明显跨越关节

肩袖：

冈上肌：[〈正常〉〈轻度/中度/重度肌腱病〉〈滑囊侧/关节侧磨损〉〈撕裂〉〈回缩〉〈肌肉萎缩〉]

冈下肌：[〈正常〉〈轻度/中度/重度肌腱病〉〈滑囊侧/关节侧磨损〉〈撕裂〉〈回缩〉〈肌肉萎缩〉]

肩胛下肌：[〈正常〉〈轻度/中度/重度肌腱病〉〈撕裂〉〈回缩〉〈肌肉萎缩〉]

了解肩袖在三个方位的解剖结构对于理解肩袖撕裂至关重要。冠状位上，在水平方向的由外向内，肩袖结构分为以下几部分：

- 附着处（关节前缘/关节外部分，约1 cm宽）
- 临界区（由大/小结节近端延伸至1 cm处，约1 cm宽，也称为无血管的区域）
- 肌腱-肌肉结合部（1～2 cm宽，通常位于肱骨头上方11点钟至1点钟之间）
- 肌纤维束

在矢状位上，肩袖由以下各部分组成（图30～图33）：

- 肩胛下肌腱前部（高1.8～2 cm）
- 冈上肌腱前上部（宽2～2.5 cm）
- 冈下肌腱后上部（宽1.8～2 cm）
- 小圆肌腱后部（几毫米到1 cm宽）

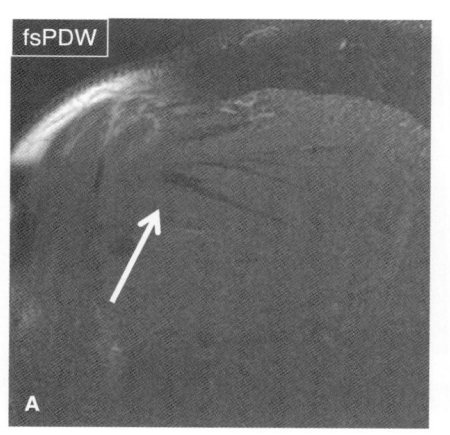
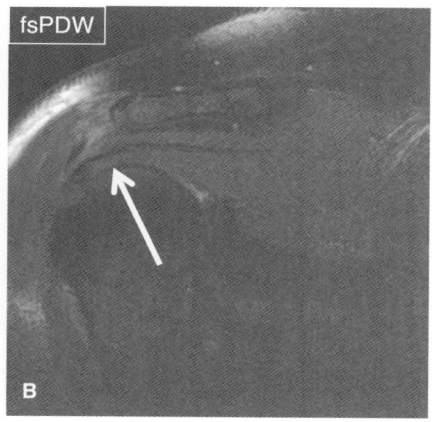
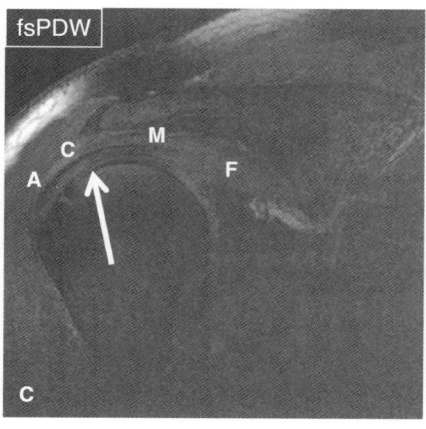
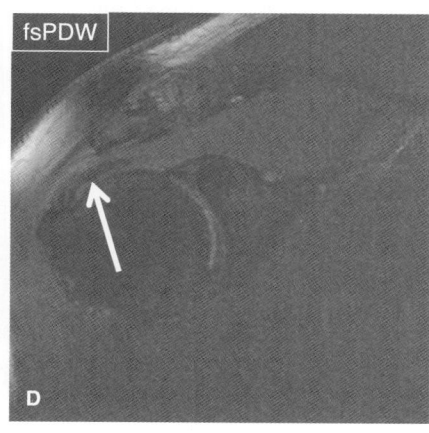

图30 肩袖肌肉/肌腱。从后到前（A～D）冠状位，箭号指示（A）冈下肌，（B）冈下肌前部和冈上肌后部，（C）冈上肌后部和（D）冈上肌前部。在（C）中，A为肌腱附着部、C为临界区、M为肌腱-肌肉交界处、F为肌纤维束

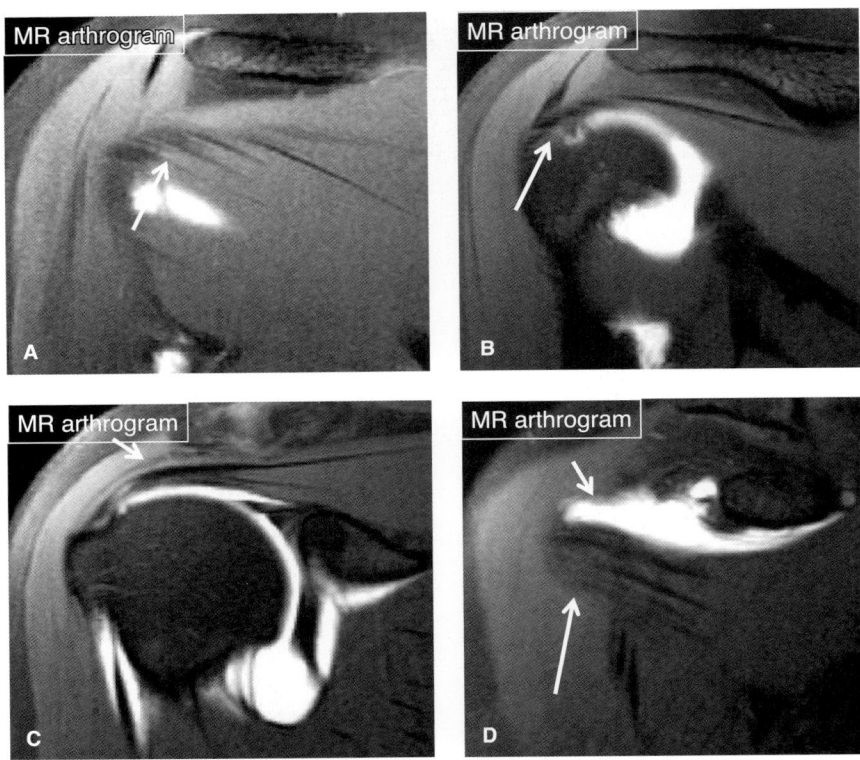

图 31　肩袖肌肉/肌腱。冠状位 MR 关节造影图像（A~D），从后到前长箭示（A、B）冈下肌，（C）冈上肌和（D）肩胛下肌。注意正常肩袖间隙（D 中短箭）

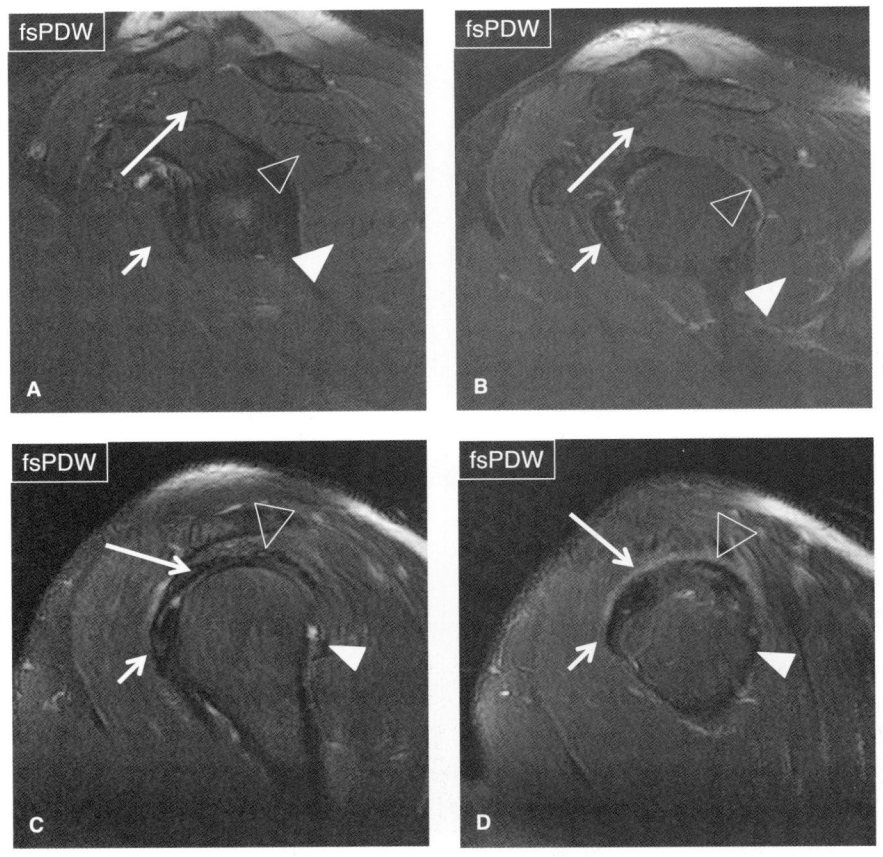

图 32　肩袖肌肉/肌腱。（A~D）矢状位从内到外示肩胛下肌腱（短箭）、冈上肌腱（长箭）和冈下肌腱（空箭头）和小圆肌（实箭头）

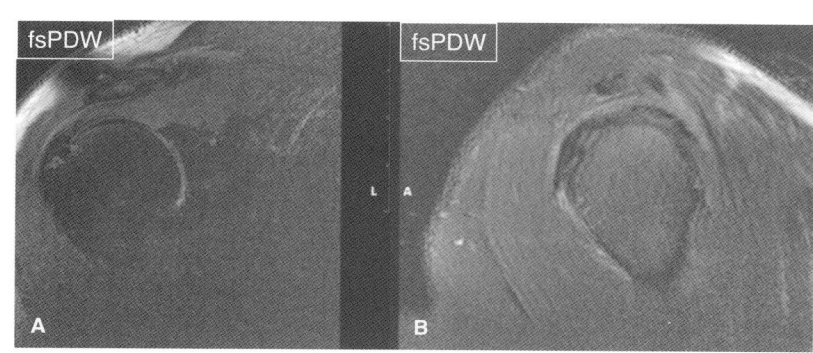

图33 冈上-冈下肌腱交界处。(A)冠状位图像对应于(B)矢状位图像的垂直平面,所示冈上肌和冈下肌肌腱连接处,于近肩袖附着部位融合为整体

冠状位上肩袖厚度 6~7 mm(上下径),尤其是在肩袖吊索区(见后面内容描述)。有 5 层结构,从上至下依次为喙锁韧带、紧密的肌腱纤维、松散的肌腱纤维、喙肱韧带及其结缔组织纤维、关节囊。肩袖的神经血管供应主要来自关节滑囊侧的滑液。

磨损是骨科中用来描述肩袖细微病变的常用术语,指关节囊磨损(仅在关节镜下可见),或喙肱韧带边缘撕裂和肌腱纤维化(在高场磁共振上很容易看到)。肩袖退行性磨损和撕裂应进一步指明为关节侧或滑囊侧。作者们罕见地使用了"孤立性的肩袖内撕裂"这个术语,因为单纯的肩袖内撕裂不太常见。与(多羽状)冈上肌和肩胛下肌肌腱相比,(双羽状)冈下肌肌腱更容易出现这些病变,后者的肌腱纤维缠绕在一起,关节侧或滑囊侧撕裂向内延伸是导致中重度撕裂的常见原因。

这种撕裂经常导致肌肉肌腱分层损伤和肌内囊肿形成(图34、图35)。由于肌腱分层状结构,使得液体倾向于在致密与松散的肌腱层之间积聚。由于小圆肌腱的附着处罕见损伤,在临床工作中对肩袖损伤的评估注意力针对冈上肌、冈下肌和肩胛下肌肌腱。

肩袖肌腱病和肩袖撕裂都要进行描述,首先应着重了解下肩袖肌腱病和撕裂的发病机制。最初由

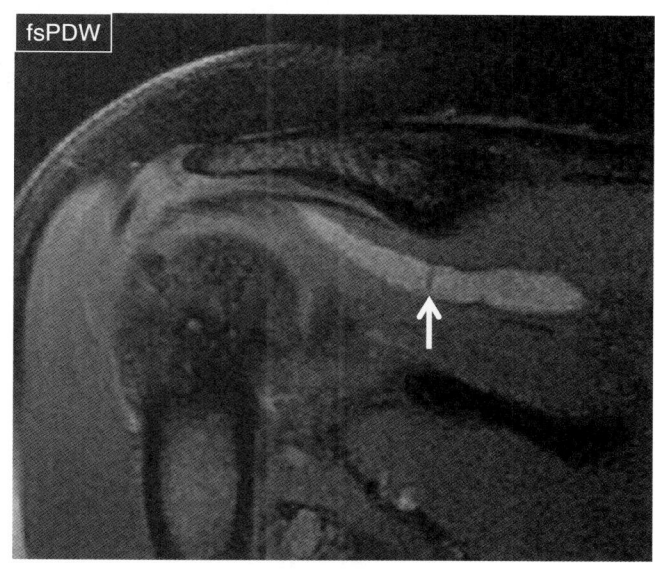

图34 肌内囊肿。冠状位显示冈上肌腱内囊性病变(箭),这是由于液体通过肌腱撕裂从附着部(未显示)延伸到肌腱连接处(箭)造成的

Neer 等人提出的肩峰下撞击理论认为钩状肩峰、向下倾斜的肩峰、肩峰小骨、肩锁关节骨性关节炎、喙肩韧带增厚和肩峰下骨刺均为单独或联合起来导致肩峰下撞击和(或)肩袖撕裂的因素。但是单纯用撞击学说无法解释,关节侧肩袖撕裂比滑囊侧撕裂

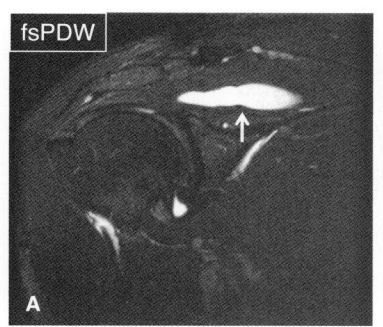
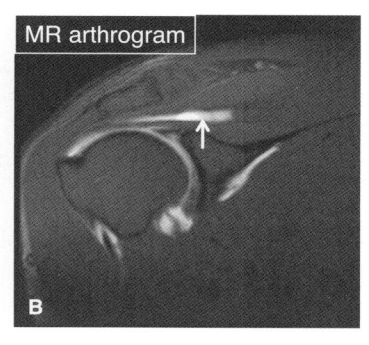

图35 肌内囊肿。冠状位 T_2 压脂图像(A)和 T_1 压脂关节造影图像(B)示冈上肌腱内囊性病变(箭)。B 图示囊性病灶内部分可见对比剂

发生率更高。"疲劳失效"理论则以一种更直观的方式解释了肩袖损伤病理学改变。由于日常活动或肩部过度受力造成的微损伤和反复性创伤导致反复性肩袖撕裂，特别是在肌肉肌腱连接处。在儿童和年轻人，肌腱愈合能力远远超过损伤。随着年龄的增长，愈合能力滞后，导致出现肩袖肌腱病的发展和局灶性部分撕裂。肌腱病和部分撕裂常见于青年和中年人，而重度部分撕裂和进展为全层撕裂的损伤常见于老年人。此外还有一些复杂因素，如高强度运动员反复过顶运动增加关节应力，钝挫伤或穿透性创伤，或存在潜在合并症如痛风、胶原血管疾病、类固醇激素使用史、肾衰竭等均可能导致愈合差。在合并慢性疾病患者肌腱病可以更严重，常因愈合较差而进展为自发性撕裂。因此，肩袖疾病的病理机制可能是撞击理论和疲劳失效理论共同发挥作用。"撞击理论"强调的是原发（肩峰下解剖异常）或继发（异常盂肱关节运动）因素；而"疲劳失效"理论在肩袖撕裂的开始或进展中发挥重要作用，在此过程中引起撞击的结构性异常进展又会进一步加重肩袖撕裂。肩袖撕裂患者通常表现为无力、夜间疼痛、肩外侧和手臂疼痛。在怀疑肩袖损伤时，常用的临床试验除之前提及的 Neer 试验和 Hawkins 试验外，还有 Apley 摸背试验（患者试图触摸对侧肩胛骨的上表面和下表面来评估运动受损范围）以及"落臂试验"（将被举起的手臂慢慢放下到腰部）。

年轻举重运动员和过顶投掷运动员的 MRI 中经常可见一种"边缘型撕裂"，指的是冈上肌或冈下肌肌腱前缘的关节侧部分性撕裂。发生机制为：反复/过度的过顶运动或者发育性肩峰撞击的解剖学异常，使得肩袖在肥大的肩锁关节下、增厚的喙肩韧带、低位肩峰和（或）肩峰下骨刺的反复摩擦，改变了肩峰下结构形态，并导致肩袖滑囊侧磨损。由于疼痛导致进一步不协调的肩外展和外旋运动时，肩峰下撞击使肩袖肌腱连接处产生滑轮效应，肩袖肌腱纤维从大结节的下表面附着处撕裂，导致"附着处撕裂"，又称"边缘型撕裂"。这一机制也解释了 Burkhart 提出的著名的肩袖吊索（Cable）和肩袖新月（Crescent）的概念及模型。肩袖吊索是肩袖冈上肌、冈下肌肌腱大结节止点处下表面增厚的纤维组织，宽约 12 mm，连接处外侧与喙肱韧带部分相延续；而肩袖新月是肩袖止点处吊索旁较薄的组织，横向宽约 14 mm。肩袖吊索的强度更高，新月结构的面积更大，因此肩袖的应力主要是通过吊索部分进行传导，类似桥梁中起主要应力传导作用的缆绳。以前认为在年轻的患者中，新月在肩袖中承担着主要的生物力学作用，随着年龄的增长，新月逐渐薄弱，吊索发生肥大，减少新月受到应力。肩袖发生撕裂时，新月首先撕裂，由于一次撕裂少量的纤维，使得肩袖从前往后撕裂延展性不均匀。新月撕裂本质上类似"边缘型撕裂"。虽然部分撕裂可能在一定程度上存在纤维组织修复，而随着年龄的增长，愈合能力滞后，撕裂发生进展，如果不及时治疗，部分撕裂则会发展为全层撕裂（冠状位/轴位显示清楚）；并且前后范围也会增加，从小撕裂发展到大撕裂（矢状位图像显示最佳）。一方面不要把正常的吊索结构误认为是部分性关节侧撕裂，另一方面，吊索结构局部突起（冈上肌腱关节面轮廓的突然改变）提示存在部分性关节侧撕裂。

肩袖肌腱病应分为轻度、中度和重度，以用于帮助临床医生了解肌腱纤维的健康状况或质量，以防需要进行肌腱修复。肌腱病也没有明确的分级，一般来说，轻度肌腱病肌腱表现为中等信号强度（低于液体信号），肌腱纤维连续性完整（此处常需要和魔角效应导致的信号异常相鉴别）；中度肌腱病为中等信号强度并肌腱轻度增厚（>6 mm）；重度肌腱病中肌腱呈高亮信号并中度增厚，由于其弥漫性信号增加，使得如果合并肌腱撕裂则诊断起来较为困难（图 36）。应慎重下"局灶性肌腱病"这一诊断，笔者认为该诊断不应该存在，因为任何肌腱局部的信号增高，如果比液体信号低，也很可能是肌腱局部撕裂处肉芽组织或纤维化填充所致。其他的可有助于诊断肩袖部分撕裂的征象包括：局部肌腱纤维缺失（附着端处撕裂肌腱层状收缩），肌腱表面不规则（表面撕裂），肩袖吊索结构局部突起，大、小结节区骨皮质下囊肿的存在或局部增大，邻近囊肿处肌腱纤维内近似液体信号。囊肿存在可反映软骨残留（从骨骺瘢痕移位的软骨），肩袖撕裂还可以表现为单独的囊肿，其机制可能为肌腱纤维从骨附着部位撕脱，导致邻近滑膜的撕裂，关节滑液进入囊肿（或造影时对比剂会进入囊肿）。造成肩袖撕裂的原因除局部直接或间接损伤外，还包括原发性外源性撞击、继发性外源性撞击、内撞击、局部骨结构紊乱和与全身原因相关的肌腱病。

钙化性肌腱炎是一种自限性疼痛性疾病，由羟基磷灰石晶体沉积在肩袖肌腱的表面或内部引起，最常见累及冈上肌腱。X 线片上表现为大小几毫米

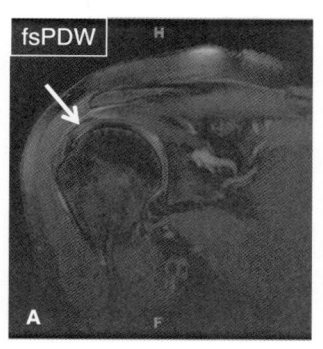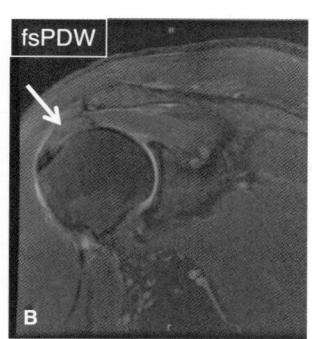
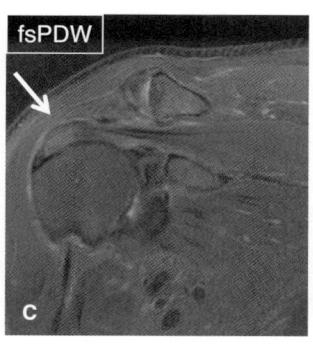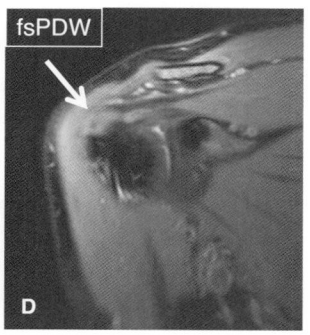

图 36　肩袖肌腱病。箭号指向轻度（**A**）、轻至中度（**B**）、中度（**C**）和重度（**D**）肩袖肌腱病

到几厘米不等的钙化灶，这些晶体在 MR 图像上表现为低信号圆形病灶，在梯度回波图像上更为明显。

它们通常位于距大结节 1 cm 以内。钙化性肌腱炎进展常分为以下几个阶段：

1. 静止期，患者症状轻微或没有症状，X 线片显示明确的钙质沉积（图 37）。
2. 活动期，患者出现类似撞击综合征的症状。钙化沉积物分散到邻近的滑囊或周围软组织内，钙化在 X 线片上表现不明显或变得模糊不清，而滑囊炎和（或）滑囊周围软组织炎性反应在 MR 图像上表现很明显（图 38～图 42）。
3. 粘连性关节周围炎期，临床表现为无力、疼痛和活动范围受限。影像上为肩峰下/三角肌下滑囊炎改变，滑膜增厚和肩袖内钙化物沉积，偶尔可位于邻近骨质内（图 43）。

肩袖肌腱因直接暴力导致的挫伤在影像表现上可类似于肩袖撕裂，不同点在于肌腱挫伤没有轮廓异常，腱腹连接处位置正常，并伴随有创伤相关的征象，如滑囊破裂、肌肉扭伤、骨挫伤、骨折。

肩袖部分撕裂程度可以根据 Ellman 分类，该分级分类基于撕裂的厚度和深度分为：轻度（厚度＜3 mm/累及厚度＜肩袖厚度的 25%），中度（厚度 3～6 mm/累及肩袖厚度 25%～50%），和重度（厚度＞6 mm/累及厚度＞肩袖厚度的 50%）；或

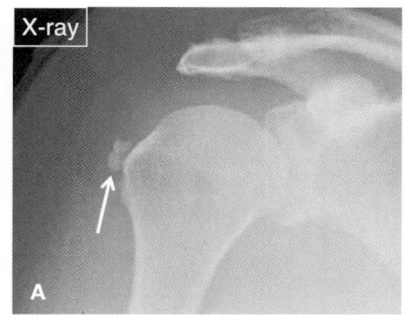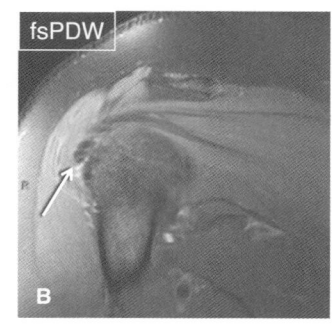

图 37　钙化性肌腱炎静止期。**A**：正位片示大结节附近有两个圆形钙化灶（箭）。**B**：在对应的冠状位 MR 图像上，钙化体呈低信号病灶（箭）

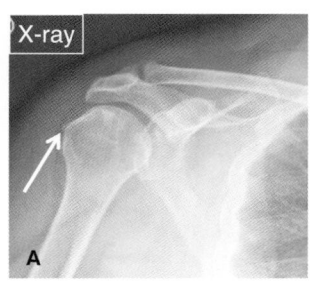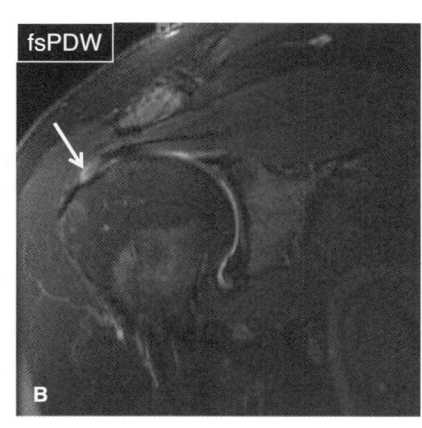

图 38　钙化性肌腱炎。**A**：前后位片示大结节旁一小钙化（箭），符合钙化性肌腱炎表现。**B**：对应的冠状位 MR 图像显示冈上肌腱远端近止点处滑囊侧重度的部分撕裂（箭）

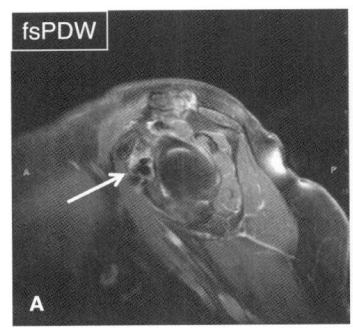
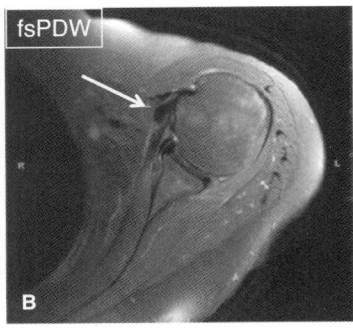

图39 肩胛下肌腱钙化性肌腱炎。静止期。矢状位（**A**）和轴位（**B**）图像显示肩胛下肌腱远端低信号的钙化物沉积（箭）

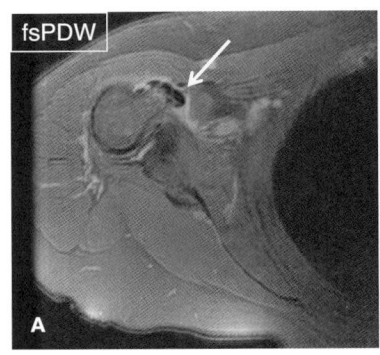
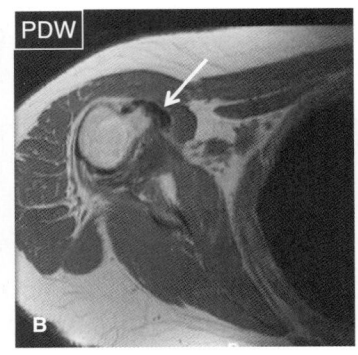
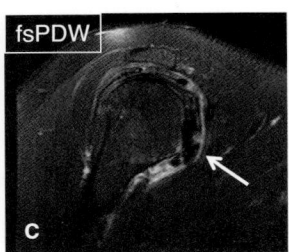

图40 肩胛下肌腱钙化性肌腱炎。轴位（**A**、**B**）和矢状位（**C**）显示肩胛下肌远端肌腱的低信号病变，为钙化物沉积（箭）。本例合并有喙突下滑囊炎

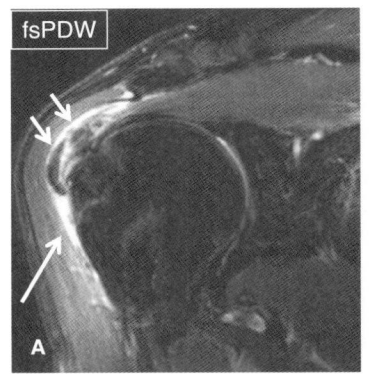
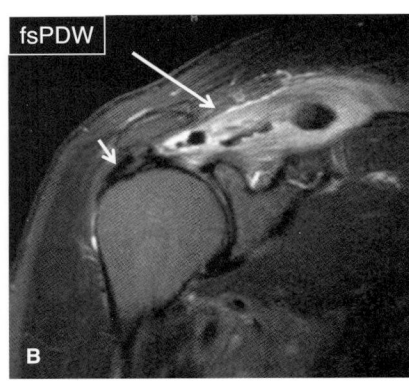

图41 活动期钙化性肌腱炎。不同病例的冠状位图像。**A**：中度肩峰下/三角肌下滑囊炎（长箭），合并邻近大结节的低信号病变（短箭），为钙化沉积物。**B**：邻近大结节的低信号病变（短箭），为肌腱钙化沉积物，冈上肌肌腱水肿（长箭）提示合并钙化性肌腱炎

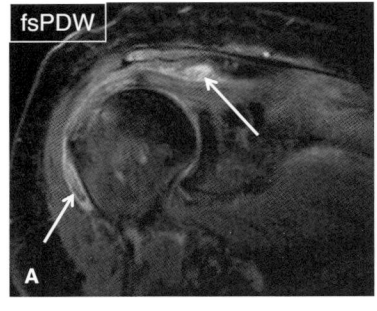
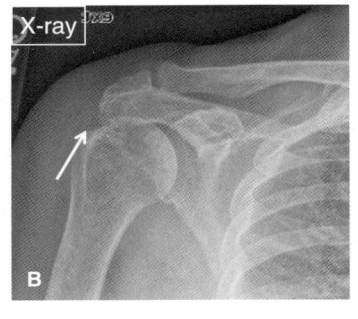

图42 钙化性肌腱炎的活动期。**A**：冠状位显示肩峰下/三角肌下中度滑囊炎伴散在钙化（箭）。**B**：正位X线片可见少许模糊不定形钙化（箭）

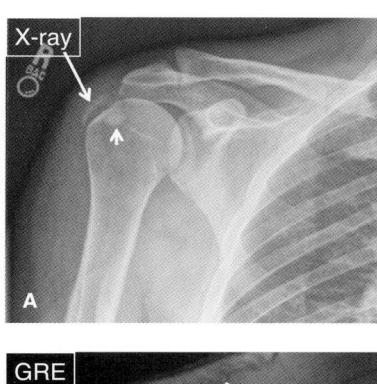
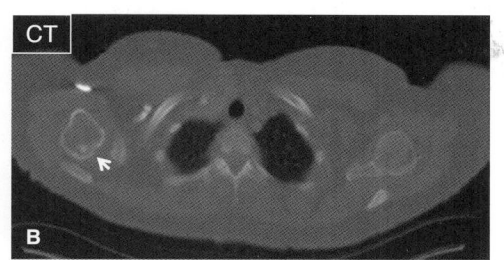
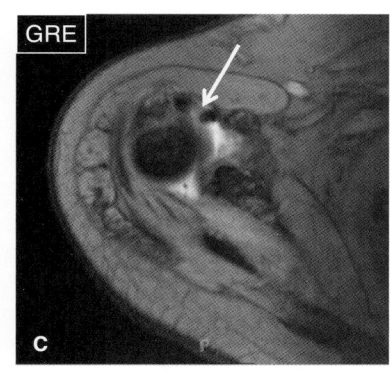
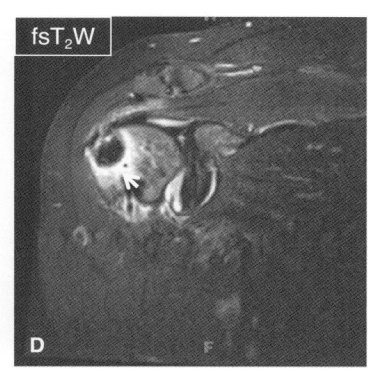

图 43 类似肿瘤的钙化性肌腱炎。正位 X 线片（A）、轴位 CT（B）、轴位 MR（C）和冠状面 MR（D）均显示肱骨头内可见一较大的关节面下钙化物沉积（短箭），与肿瘤表现相似。邻近肩袖内的钙化沉积物（长箭）可确定该病例为钙化性肌腱炎

者 Cofield 分类，根据撕裂的前后宽度来分类，轻度（＜1 cm）、中度（1～3 cm），重度（3～5 cm），极重度（＞5 cm）。

骨科医生常使用简单的术语来描述，比如一根、两根或者更多根肌腱撕裂，来决定治疗方法。Snyder 和 Stetson 提出了一种综合性的分类方法，包括描述肩袖每根肌腱的撕裂口位置、撕裂口大小及肌腱特征。肩袖各肌腱（冈上肌、冈下肌、肩胛下肌）中，肌腱关节侧（A）和滑膜囊（B）状态使用 5 个等级进行评分（0＝正常，Ⅰ＝擦伤，Ⅱ＝磨损，Ⅲ＝部分撕裂，Ⅳ＝近全层撕裂）；全层撕裂（C）使用 4 级评分系统进行分级（Ⅰ＝小针孔样撕裂或＜1 cm，Ⅱ＝1～3 cm 全层撕裂，Ⅲ＝3～5 cm 全层撕裂，Ⅳ≥5 cm，复合 / 分层撕裂）（图 44～图 57）。

根据上述描述，结构化报告应包含如下内容。首先，根据冠状位和矢状位弥漫性信号改变和（或）肌腱增厚的程度，将肌腱变性描述为轻度、中度或重度。如果肌腱完全撕裂并回缩，则很难评估肌腱的质量，并且也没有实际意义。然后描述合并的撕裂情况，冈上肌和冈下肌肌腱撕裂是关节侧或滑囊侧，并指出其位置（附着部位、临界区域或肌腱连接处）。冠状位上测量撕裂的厚度，并将其分为低级别、中等级别或高级别 / 近全层撕裂。在矢状位测量撕裂的前后径，并描述冈上肌腱和（或）冈下肌肌腱受累程度（如前一半纤维、前 2/3 纤维或中央 1/3 纤维等）。对于全层撕裂，单独仔细测量并描述。有时在肩袖高级别撕裂或近全层撕裂的肩峰下 - 三角肌下囊内可见积液时，需提示不能完全除外肩袖全层针

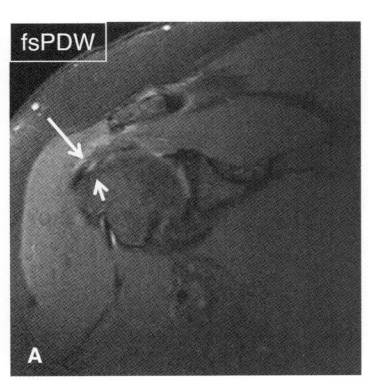
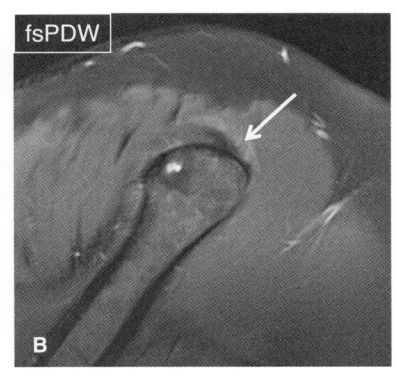

图 44 冠状位（A）和矢状位（B）示了冈上肌腱滑囊侧磨损（长箭）。（A）中的短箭所指冈上肌肌腱附着处轻度部分撕裂

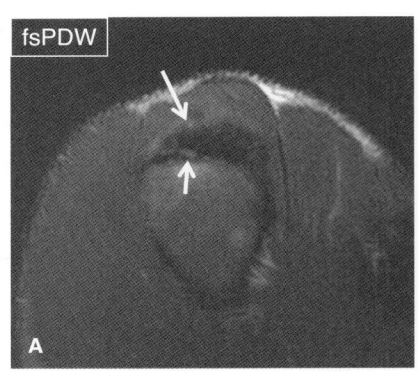
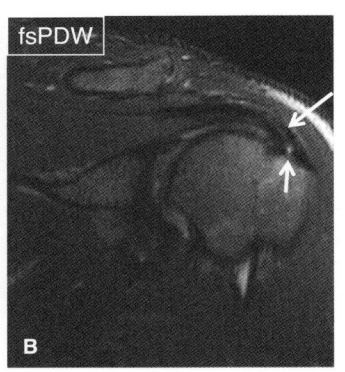

图 45 矢状位（A）和冠状位（B）示冈上肌肌腱滑囊侧磨损（长箭）和冈上肌腱关节侧轻度部分撕裂合并纤维化（短箭）

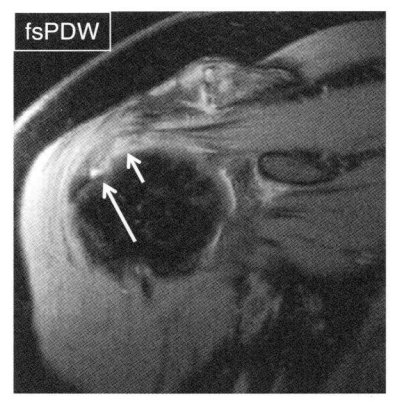

图 46 冠状位显示冈上肌肌腱关节面弥漫性磨损，以及附着处（长箭）和临界区（短箭）关节侧中度撕裂

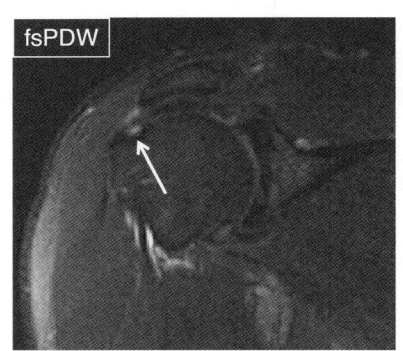

图 47 冠状位图像示冈上肌肌腱关节侧重度部分撕裂（箭）

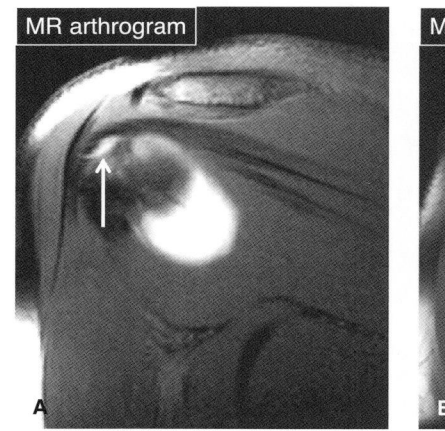
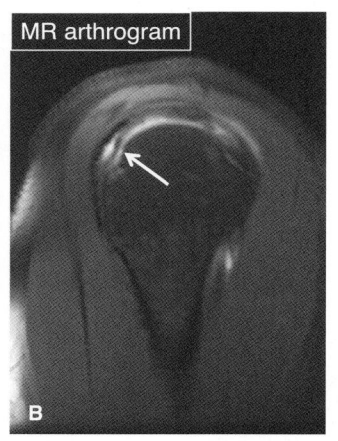

图 48 冠状位（A）和矢状位（B）MR 关节造影图像示冈下肌肌腱关节侧中度撕裂（箭）

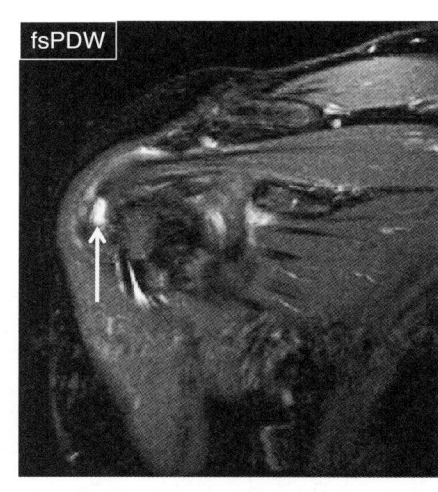

图 49 冠状位图像显示冈上肌肌腱近全层撕裂（箭）

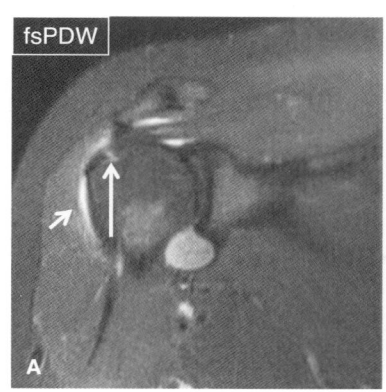 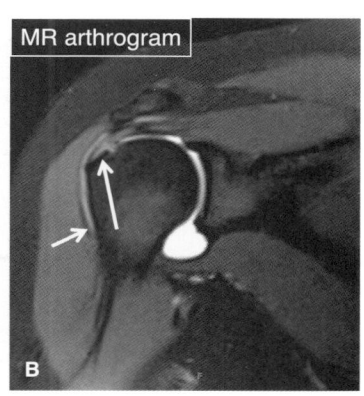

图 50　针孔状冈上肌肌腱全层撕裂。**A**：冠状位图像显示冈上肌肌腱近全层撕裂（长箭）。肩峰下／三角肌下滑囊内积液提示可能是全层撕裂。**B**：相应的冠状位 MR 关节造影图像显示肩峰下／三角肌下滑囊内造影剂外渗（短箭），可以明确针孔状肩袖全层撕裂的诊断，撕裂向肌腱内延伸清晰可见（长箭）

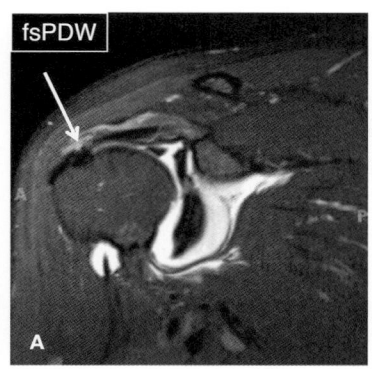 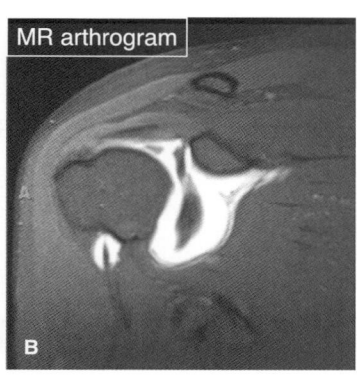

图 51　肩袖滑囊侧撕裂。**A**：冠状位图像显示冈上肌肌腱滑囊侧的中度撕裂（箭）。**B**：在相应的 MR 关节造影图像中，由于造影剂无法到达肌腱的滑囊侧，撕裂显示不明显。因此，将 T_2W 或 PDW 图像作为 MR 关节造影成像的一部分具有重要意义

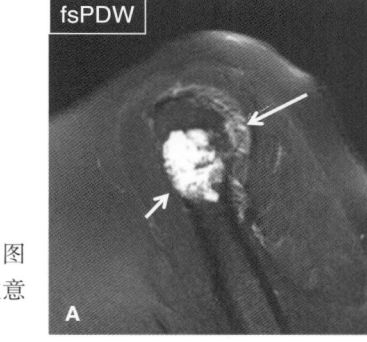 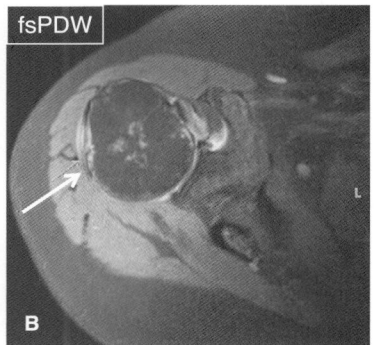

图 52　小圆肌肌腱撕裂。矢状位（**A**）和轴位（**B**）图像显示小圆肌肌腱远端的中度部分撕裂（长箭）。注意偶发的肱骨头内生软骨瘤（A 中短箭）

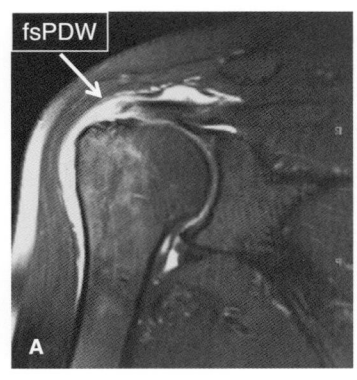 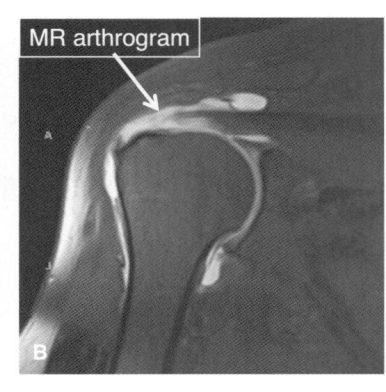

图 53　肩袖全层撕裂。常规（**A**）和关节造影（**B**）冠状位图像显示冈上肌肌腱全层撕裂伴有近端回缩（箭）。注意到关节侧纤维回缩较多，常见于分层撕裂

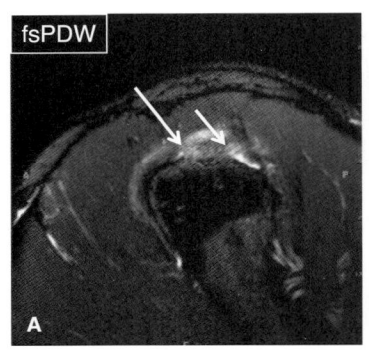 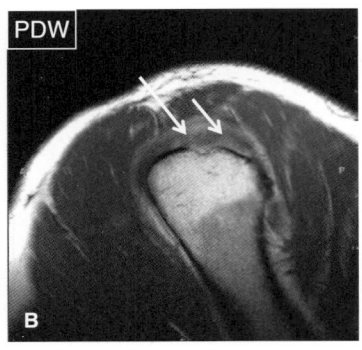

图 54 近全层和重度的肩袖撕裂。矢状位图像显示冈下肌肌腱附着部位近全层撕裂（长箭）和重度（短箭）撕裂

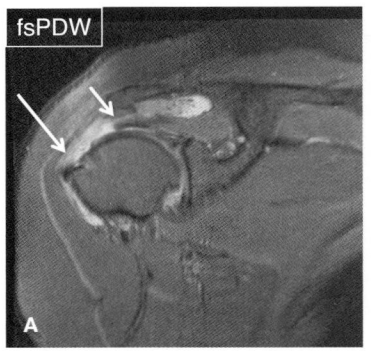 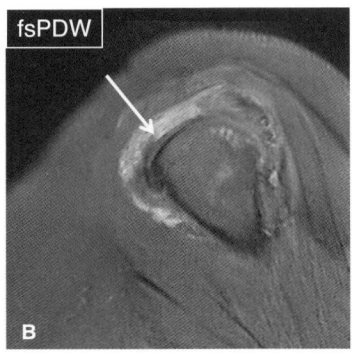

图 55 全厚度和全宽度的冈上肌肌腱撕裂。冠状位（A）和矢状位（B）图像显示冈上肌肌腱附着处完全（全宽度）的撕裂（长箭）。撕裂的肌腱中度回缩（A 中短箭）

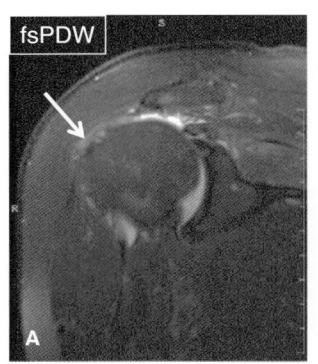 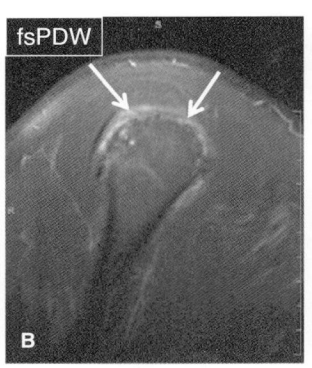 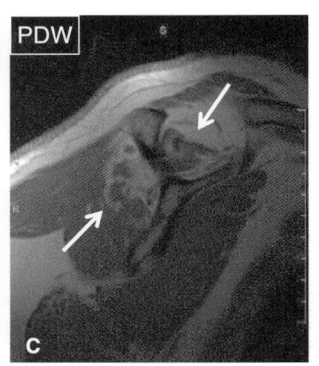

图 56 全厚度和全宽度的巨大肩袖撕裂。冠状位（A）和矢状位（B）图像显示冈上肌和冈下肌肌腱的完全（全宽度、全厚度）撕裂（箭）。撕裂的肌腱严重回缩至关节盂水平。矢状位图像（C）显示严重的肌肉萎缩（箭）

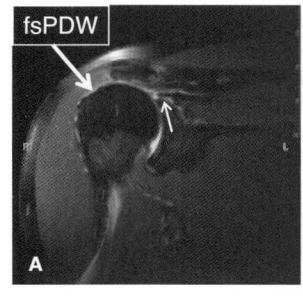 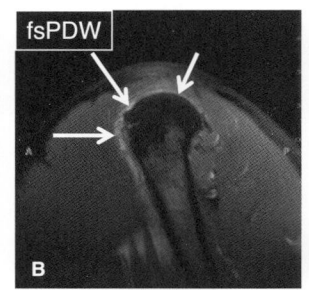 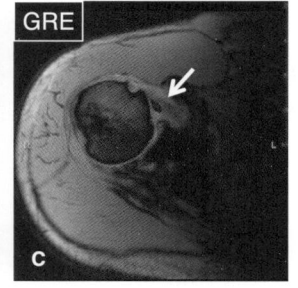

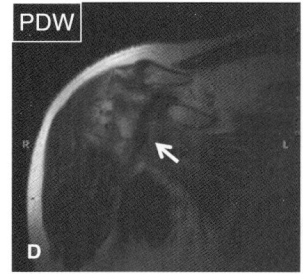 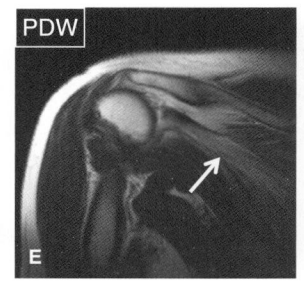 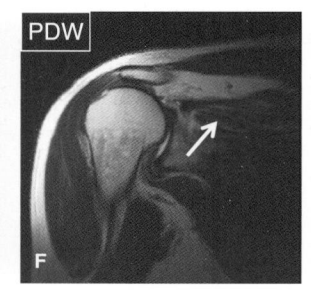

图 57 巨大肩袖撕裂。冠状位（A）和矢状位（B）图像显示冈上、冈下和肩胛下肌腱的完全（全厚度、全宽度）撕裂（长箭）。冈上肌肌腱严重回缩（A 中短箭）。轴位（C）和冠状位（D）图像显示肱二头肌长头腱向内半脱位（箭），而肱骨头向后半脱位。相应的冠状位图像（E）显示冈下肌的严重（4 级）脂肪浸润（E 中箭）和冈上肌的轻度（1 级）脂肪浸润（F 中箭）

孔样穿孔。这类穿孔可以通过 MR/CT 关节造影确诊，显示对比剂渗漏至肩峰下 - 三角肌下滑囊。如果有多个关节侧/滑囊侧的撕裂，则可以做出多灶性撕裂的诊断，并在上下表面测量 1~2 个较大的撕裂。

冈上肌和冈下肌肌腱附着处的撕裂需要与肌肉 - 肌腱连接处的扭伤/撕裂区别（图 58 ~ 图 60）。由于大多数患者随着时间的推移会出现冈下肌的脂肪替代和肌肉萎缩，因此指出这些损伤非常重要。这些患者通常会接受物理治疗，而手术结果并不理想。最近的研究表明，早期诊断和肌腱修复可以恢复肌肉张力并防止功能性肌肉完全丧失。

在肩胛下肌腱中，肌腱内（腱内型或分层型）撕裂很常见。肩胛下肌腱撕裂也可以在轴位和矢状位图像上进行测量，并描述为部分或全层撕裂。另外，也可以在矢状位图像上确定上、下纤维的受累，在轴位图像上确定附着处、中部和肌肉 - 肌腱连接处的受累。肩胛下肌腱撕裂通常是腱内型的，在轴位图像上比矢状位图像上显示的更长。大多数肩胛下肌腱撕裂累及肌腱的上 1/3，通常发生在附着点附近（图 61 ~ 图 65），可能与小结节囊肿和附丽病有关。肩胛下肌腱撕裂表现为肩前疼痛和压痛，内旋受限。常用的临床试验包括抬离试验，即患者将手背置于腰背部区域，通过手臂进一步内旋无法将手从背部移开，提示肩胛下肌或肌腱损伤。然而，如果由于

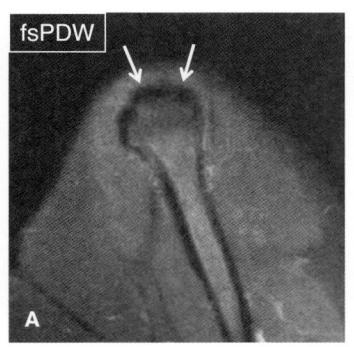 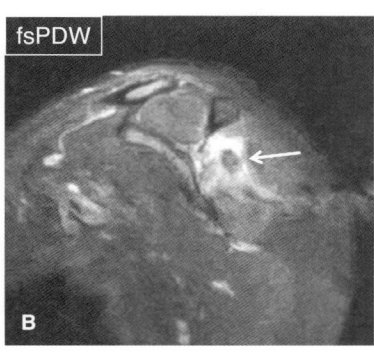

图 58 肌肉 - 肌腱连接处肩袖撕裂。矢状位图像，肩袖肌腱在其附着部位是正常的（**A** 中箭）。在肩胛骨水平，冈下肌肌肉 - 肌腱连接处严重撕裂（**B** 中箭）。由于这一损伤被认为无法手术通过手术治愈，最好的疗法是物理治疗和康复治疗，因此这一诊断十分关键

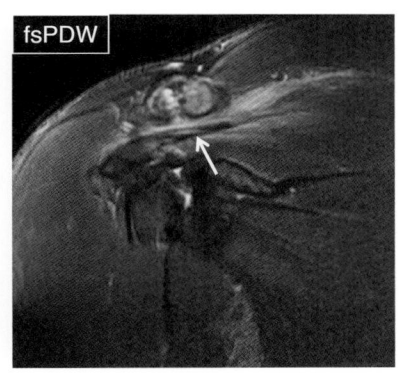

图 59 肌肉 - 肌腱连接处肩袖部分撕裂。冠状位图像显示冈上肌肌肉 - 肌腱连接处的液性信号（箭），以及周围的肌肉水肿

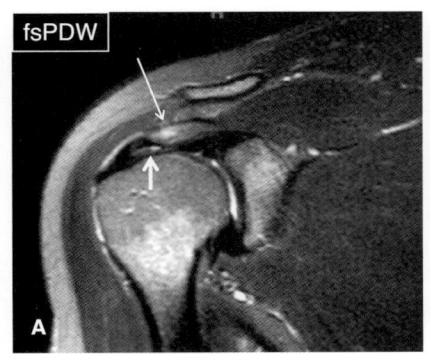 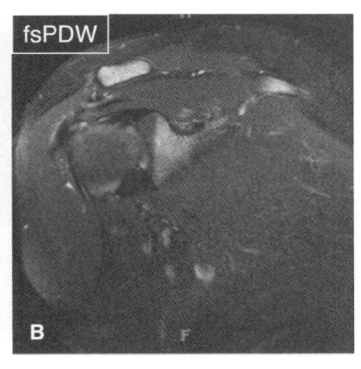

图 60 冈上肌肌腱的撕裂。**A**：冠状位图像显示肌腱连接处撕裂（长箭）以及冈上肌肌腱临界区的关节侧撕裂（短箭）。**B**：5 个月随访检查的冠状位图像显示，肌腱撕裂处部分纤维组织填充，危险区撕裂持续存在

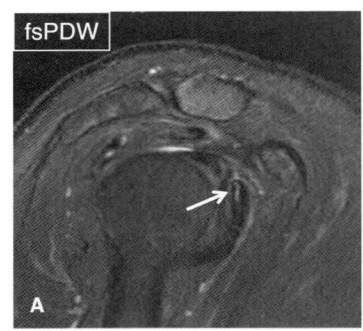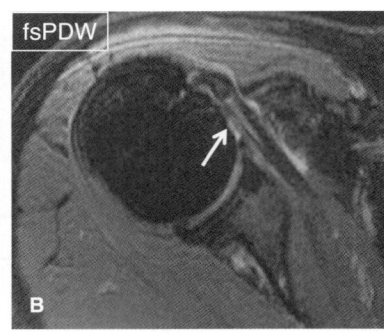

图61 肩胛下肌腱轻度撕裂。矢状位（**A**）和轴位（**B**）图像显示在肩胛下肌腱的上1/3可见液性线样信号影（箭）

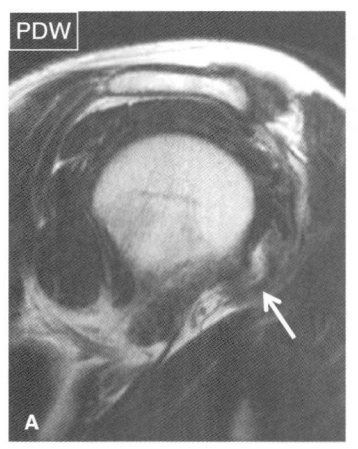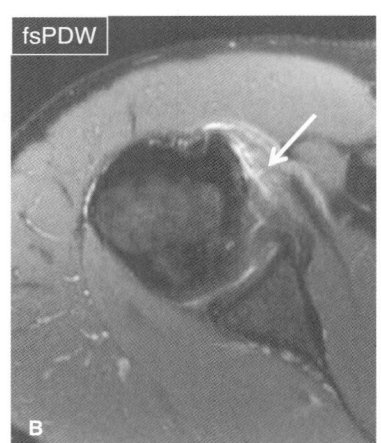

图62 肩胛下肌腱重度撕裂。矢状位（**A**）和轴位（**B**）图像上，肩胛下肌腱下半部分纤维有严重撕裂（箭）

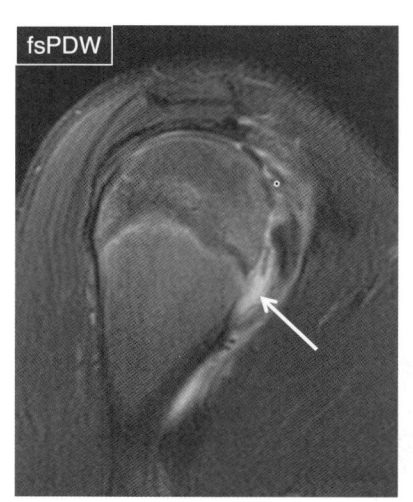

图63 肩胛下肌腱全层撕裂。矢状位图像显示，肩胛下肌腱纤维附着完全消失，并可见液体样信号（箭）

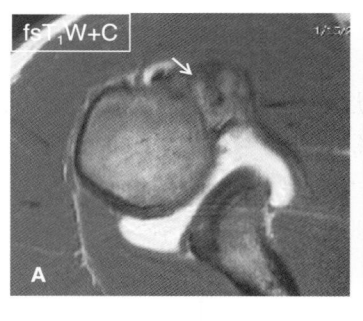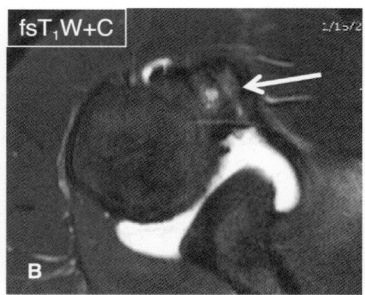
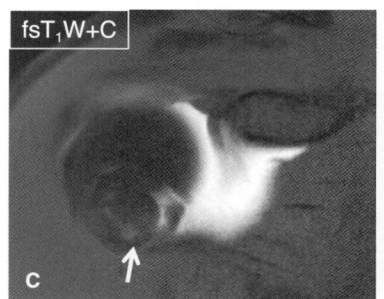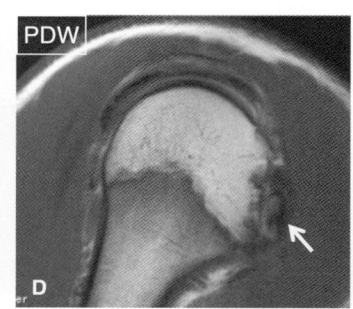

图64 肩胛下肌腱撕裂伴小结节撕脱。轴位（**A**、**B**）、冠状位（**C**）和矢状位（**D**）图像显示，小结节慢加急撕脱（短箭）以及附着部位的肩胛下肌腱撕裂（**B**中长箭）

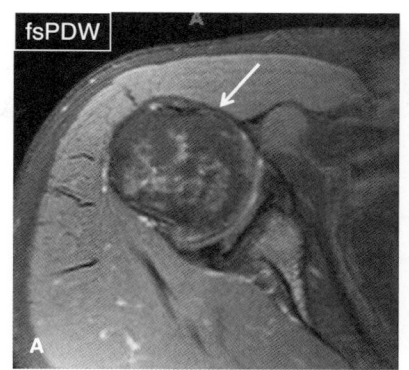
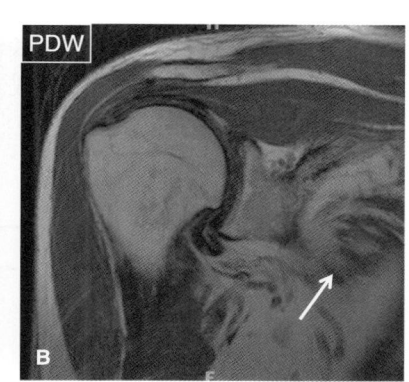

图65 慢性肩胛下肌腱撕裂。A：在轴位图像上，肩胛下肌腱在其预期位置不可见，小结节（箭）被薄纤维带覆盖。B：相应的冠状位图像显示肩胛下肌由于慢性失用导致3级脂肪浸润（箭）

疼痛导致活动范围受限，则该试验可能效果有限。同时可能存在原发性或继发性的喙突下撞击（内旋前部疼痛）。大多数情况下，它继发于冈上肌/冈下肌撕裂和肩袖（RC）肌肉运动障碍，导致喙突下间隙变窄至小于8～9 mm（正常＞11 mm）。喙突指数和其他前述的测量值都与撞击相关，喙突下撞击同其他撞击一样，也是一种临床诊断，但应该寻找可能引起撞击的骨和软组织病变，例如肩胛下肌腱病变（肌腱变性和/或撕裂）、肱二头肌长头腱（LHBT）病变（肌腱变性、腱鞘炎、半脱位或撕裂），以及小结节和/或喙突的变化（骨肥大、附丽病、囊性变和/或水肿）（图66）。原发性（前部）喙突下撞击定义为喙突下间隙小于5.5 mm，并伴有一个或以上上述软组织和骨性病变，但并不常见（图67、图68）。原发性喙突下撞击可能需要进行喙突成形术和肩峰下减压术。

在全层撕裂中，应当在冠状面上测量肌腱回缩。轻度、中度和重度回缩分别是指撕裂肌腱回缩至附着点附近、肱骨头水平和关节盂水平。在肌腱分层撕裂中，关节侧和滑囊侧的肌腱纤维回缩程度不一，

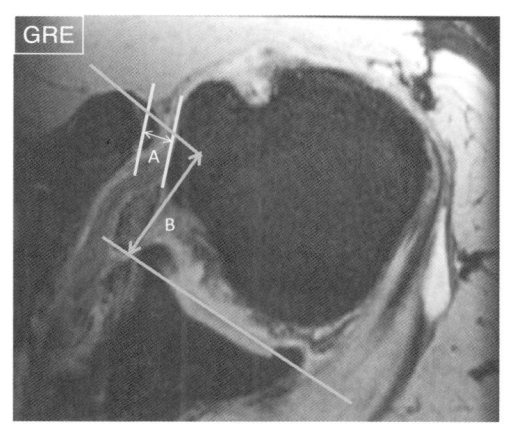

图67 原发性喙突下撞击。轴位图像显示喙突下间隙狭窄，宽度为5 mm（正常＞11mm）（A），喙突指数增大（B）为19 mm（正常＞8～10 mm）。喙突指数是指从喙突尖端到关节盂关节面的切线距离

两种回缩均应单独报告（图69～图73）。外科医生可能必须切除两个回缩的肌腱，重新修整边缘使其达到相似的水平，并将其重新连接到大结节。单独的滑囊侧撕裂较少见，并且与以下三种常见原因有

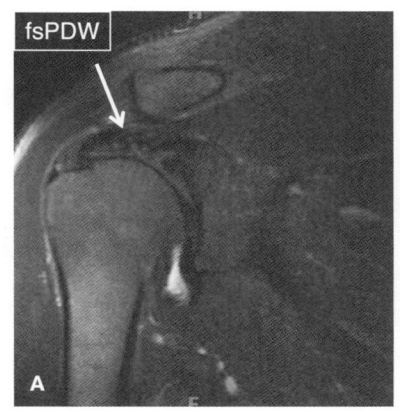
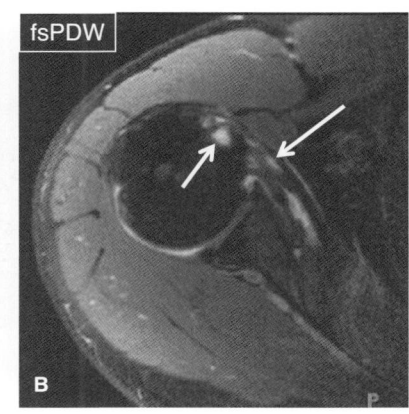

图66 继发性喙突下撞击。A：冠状位图像显示冈上肌腱中度变性伴多发轻度浅表撕裂（箭）。B：相应的轴位图像显示肩胛下肌腱内型撕裂（长箭）和小结节皮质下囊变（短箭）

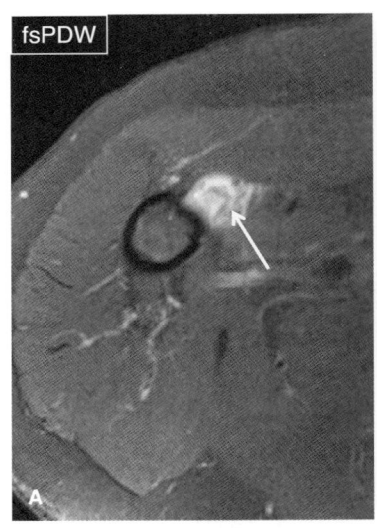
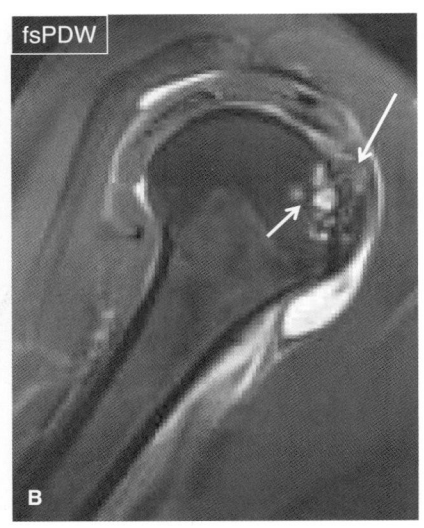

图 68 原发性喙突下撞击。**A**：轴位图像显示肱二头肌腱腱鞘炎，肱二头肌肌腱消失（撕裂）（箭）。**B**：相应的矢状位图像显示肩胛下肌轻度撕裂，冈度肌腱变性（长箭）以及皮质下囊变（短箭）

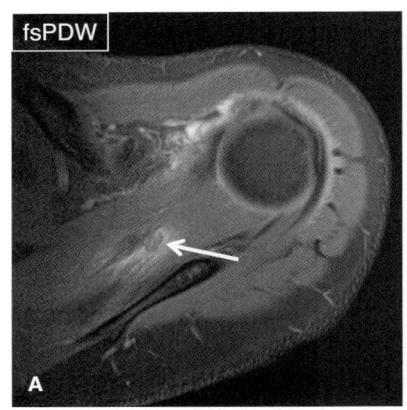
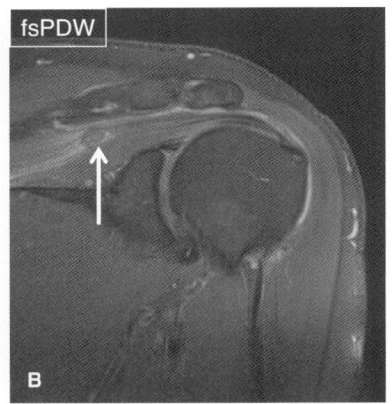

图 69 肩袖分层撕裂。在轴位（**A**）和冠状位（**B**）图像上，部分冈上肌腱向肌内近端回缩，并呈现圆形结构（箭）

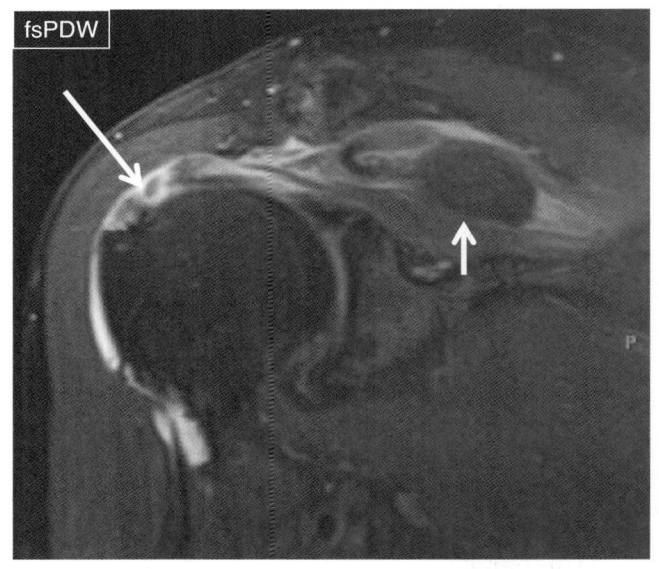
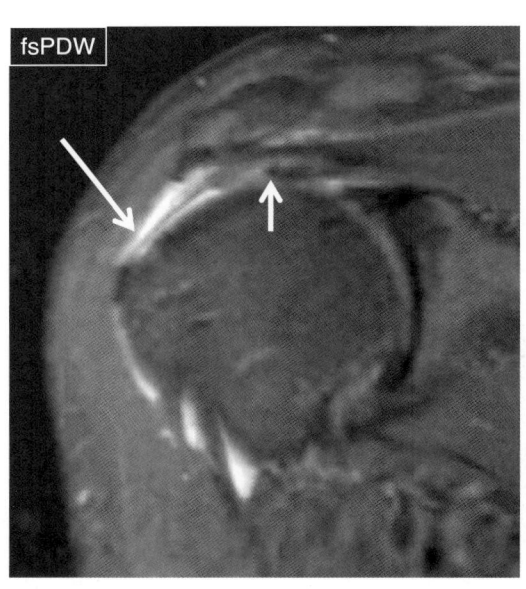

图 70 肩袖分层撕裂。冠状位图像显示冈上肌腱全层撕裂（长箭）。撕裂的纤维向近端回缩，并呈圆形结构（短箭）

图 71 肩袖分层撕裂。冠状位图像显示冈上肌腱近全层撕裂（长箭），撕裂的纤维向近端回缩（短箭）

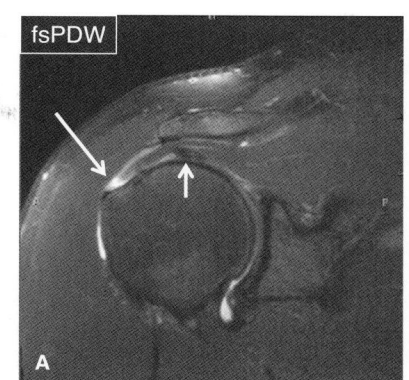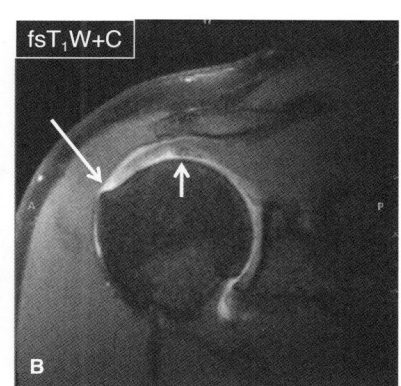

图 72　肩袖分层撕裂。冠状位常规（A）和关节造影（B）图像显示冈上肌腱的全层撕裂，撕裂的关节侧纤维向近端中度回缩（短箭），滑囊侧纤维向近端轻度回缩（长箭）

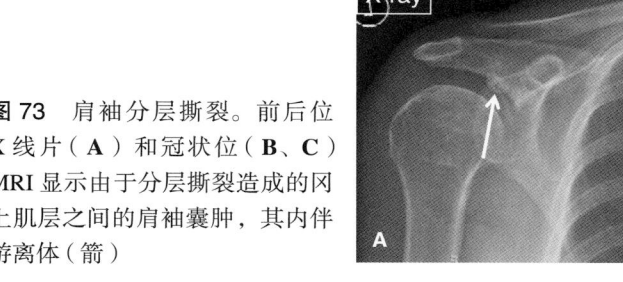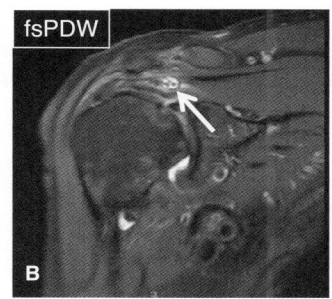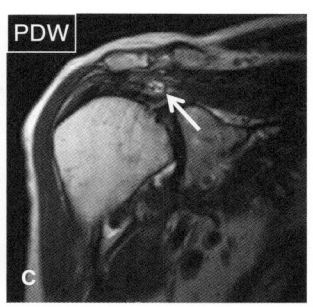

图 73　肩袖分层撕裂。前后位X线片（A）和冠状位（B、C）MRI 显示由于分层撕裂造成的冈上肌层之间的肩袖囊肿，其内伴游离体（箭）

关，包括中度至重度肩峰下撞击（尤其是老年患者）、羟基磷灰石沉积病或近期跌倒伴直接撞击伤。跌倒通常与部分肩峰下 / 三角肌下（SASD）滑囊破裂有关，因此应注意评估肩袖（RC）肌腱的滑囊侧。

随着时间的推移，肩袖（RC）撕裂与肌肉的失用性萎缩有关。肩袖（RC）肌肉的脂肪替代和萎缩可以单独描述，因为它们可以不成比例地存在。冈上肌萎缩可根据其占据冈上窝的比例（Thomazeau 分类）进行分度，分为正常 / 轻度萎缩（＞0.6～1）、中度萎缩（0.4～0.6）和重度萎缩（＜0.4）。肩袖（RC）肌肉的脂肪变性根据 Goutalliers 分类的 4 个阶段进行评估。其中，0 级是指没有脂肪浸润的正常肌肉，Ⅰ级是指肌肉内一些脂肪条纹，Ⅱ级是指＜50% 脂肪替代 / 萎缩，Ⅲ级是指 50% 脂肪替代 / 萎缩，Ⅳ级是指＞50% 脂肪替代 / 萎缩（图 57）。笔者更倾向于在冠状位而非矢状位的非脂肪抑制 PD 图像上评估萎缩和脂肪替代（图 74）。这在全层肩袖（RC）撕裂和严重肌腱回缩的情况下特别有用，在这种情况下，肌肉体积可能正常，但冈上窝在矢状位图像上可能显示空虚，造成肌肉萎缩的假象。

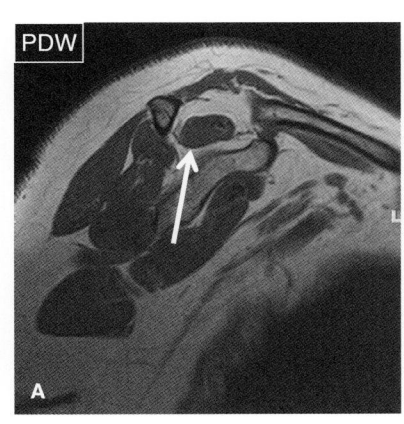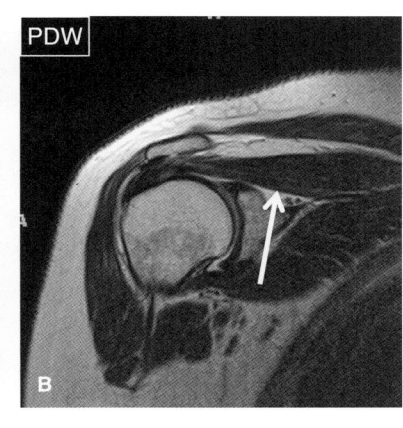

图 74　冈上肌萎缩的假象。A：在矢状位图像上，冈上肌周围脂肪的增加导致肌肉尺寸较其他肩袖肌群减小的印象，提示其中度萎缩。B：而在相应的冠状位图像中，肌肉的大小是正常的

肩袖间隙和肱二头肌长头腱：

肩袖间隙：[〈正常〉〈滑膜增厚〉〈急性扭伤〉]
肱二头肌-上盂唇附着区：[〈完好〉〈撕裂〉]
水平部分：[〈正常〉〈轻度/中度/重度肌腱变性〉〈撕裂〉]
垂直部分：[〈正常〉〈肌腱变性〉〈撕裂〉]
膝部：[〈正常〉〈轻度/中度/重度肌腱变性〉〈撕裂〉〈半脱位〉]

肩袖间隙是位于冈上肌前下缘和肩胛下肌腱上缘之间正常的三角形间隙，底部为喙突，尖端为结节间沟。肩袖间隙内充满脂肪，包含喙肱韧带（CHL）、肱二头肌长头腱（LHBT）和盂肱上韧带（SGL），冠状位和矢状位图像上显示最清晰。肩袖间隙可防止肱骨的下移（尤其是在外展和外旋位时），以及过度屈曲和外旋。喙肱韧带（CHL）从喙突延伸到肱骨结节，其内侧束附着于肩胛下肌腱，外侧束附着于冈上肌腱。这些纤维束在矢状位图像上显示最清晰（图75）。喙肱韧带（CHL）形成肱二头肌长头腱（LHBT）的顶部，加强覆盖肱二头肌间沟的横韧带。肱二头肌长头起源于盂上结节、上或后上盂唇或两者，而短头起源于喙突、喙肱肌和胸小肌。肱二头肌长头腱（LHBT）起着下压肱骨头的作用，尤其是在外展和内旋位时，限制前方不稳。肱二头长头腱滑车是由盂肱上韧带（SGL）、喙肱韧带（CHL）以及相邻的肩胛下肌腱和冈上肌腱的纤维组成的。从外侧到内侧，在矢状位上显示最佳，肱二头肌腱长头顶部被喙肱韧带（CHL）包裹，底部被盂肱上韧带（SGL）包裹；在关节中部水平，盂肱上韧带（SGL）与喙肱韧带（CHL）形成 T 形结构；最后，喙肱韧带（CHL）和盂肱上韧带（SGL）在靠近盂唇的肱二头肌附着点覆盖了位于肌腱顶部的肱二头肌。

急性肩袖间隙损伤多见于年轻患者，临床表现为肩前疼痛和不稳定感，90°外展和外旋位时尤为明显。在 MR 图像上，可以看到韧带和韧带周围水肿，以及间隙内和上方的筋膜积液（图76、图77）。这种损伤也被称为"隐匿性病变"，因为它在关节镜检查中经常被掩盖。较大的病变可能与肱二头肌长头腱滑车、冈上肌腱或冈下肌腱的损伤有关。在 MR 关节造影中，在喙突底部或肩袖间隙上方可能会看到对比剂。在亚急性和慢性损伤中（主要见于老年人），可能会出现来自间隙的滑膜憩室、增粗/变细的喙肱韧带（CHL）或盂肱上韧带（SGL）、前部和（或）中部的肱二头肌长头腱（LHBT）半脱位，或肩

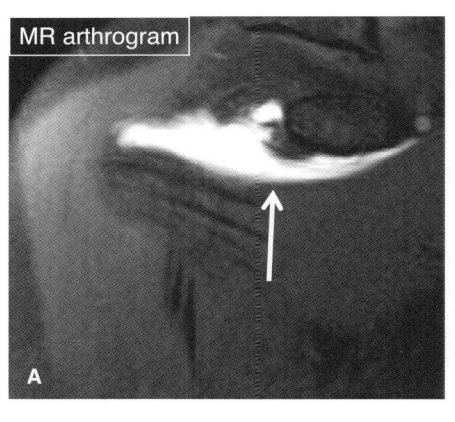
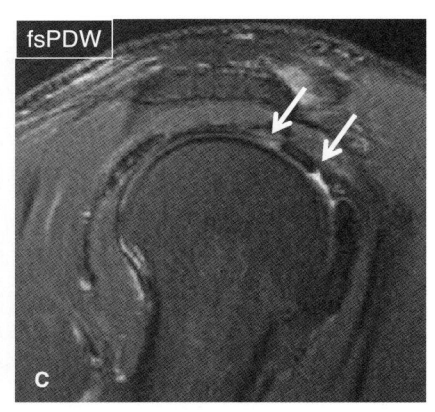
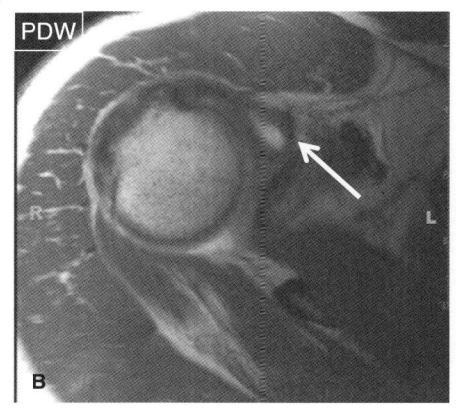
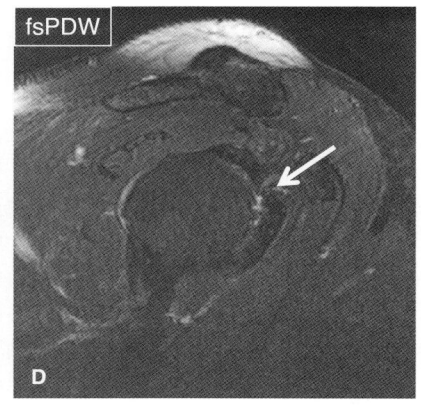

图75 正常的肩袖间隙解剖。**A**：冠状位关节造影图像显示肩袖间隙充满对比剂（箭）。**B**：轴位图像中的箭表示与喙突平行的盂肱上韧带。**C**、**D**：矢状位图像显示喙肱韧带的外侧束（**C**中箭）和内侧束（**D**中箭）

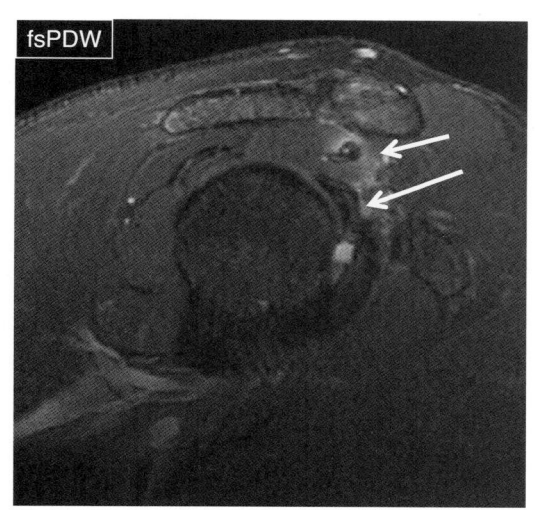

图76 急性肩袖间隙损伤。矢状位图像显示肩袖间隙轻度水肿（短箭）。同时注意冈上肌肌肉-肌腱连接处扭伤。喙肱韧带（CHL）外侧束仍完好伴韧带周围水肿（长箭）

袖间隙的滑膜增厚和纤维化（图78～图81）。即使在肩袖（RC）手术后，未能修复受损结构也可能导致疼痛和慢性下部不稳定。

肱二头肌长头腱（LHBT）由盂肱上韧带（SGL）支撑，水平穿过肩关节和肩袖间隙。垂直部分由肩胛下肌腱和喙肱韧带（CHL）覆盖组成的横韧带支撑。在肱二头肌切迹内，肱二头肌长头被滑膜鞘以及一条或两条被称为腱系膜的残留滑膜束包裹，其内通常含有微量液体。肱二头肌长头腱（LHBT）的水平部和垂直部通常呈90°。肱二头肌长头的常见病变包括腱鞘炎，伴或不伴有滑膜增厚/游离体和肌腱病（表现为弥漫性信号增高，肌腱增厚＞4～5 mm或肌腱变细）（图82、图83）。肱二头肌长头腱（LHBT）的纵向撕裂也并不少见，可能累及肌腱的垂直或水平部分（图84）。由于其他相关肩袖（RC）撕裂导致的应力增加，这些损伤在连接部位（肌腱膝部）特别常见。在临床实践中，最常见的影像学异常是肌腱膝部和关节囊内部分的信号弥漫性增高和增厚，伴有或不伴有上唇撕裂/变性（图83、图84）。一般来说，在老年和中年患者中，肱二头肌肌腱附着区撕裂最常见，而在年轻患者中，肱二头肌可以从附着的桡骨粗隆处撕裂（图85、图86）。肱二头肌长头先天性纵向分叉应与肌腱劈裂区别，前者表现为到肌腱连接处的弥漫性光滑的分叉结构，可能有明显的肌腹，后者表现为一个或多个与肌腱变性和（或）腱鞘炎相关的局部撕裂区域（图87、图88）。

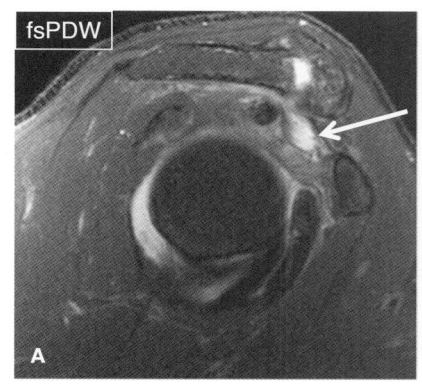

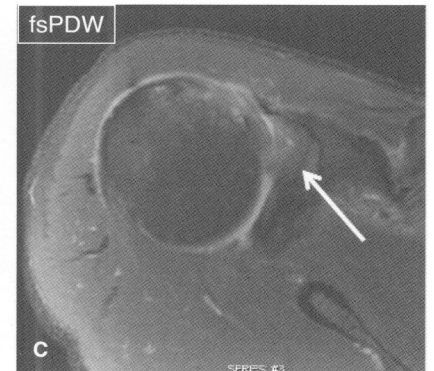

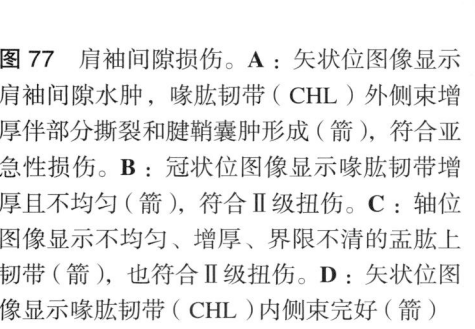

图77 肩袖间隙损伤。**A**：矢状位图像显示肩袖间隙水肿，喙肱韧带（CHL）外侧束增厚伴部分撕裂和腱鞘囊肿形成（箭），符合亚急性损伤。**B**：冠状位图像显示喙肱韧带增厚且不均匀（箭），符合Ⅱ级扭伤。**C**：轴位图像显示不均匀、增厚、界限不清的盂肱上韧带（箭），也符合Ⅱ级扭伤。**D**：矢状位图像显示喙肱韧带（CHL）内侧束完好（箭）

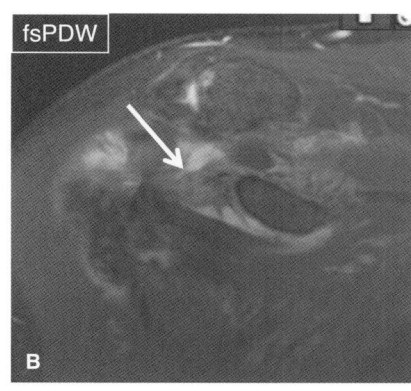

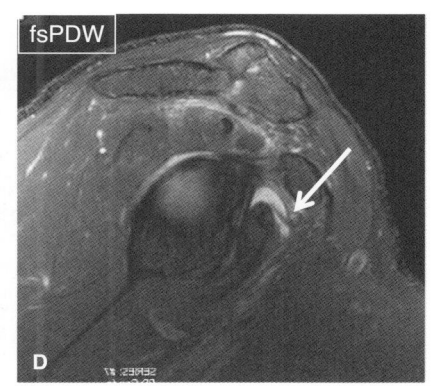

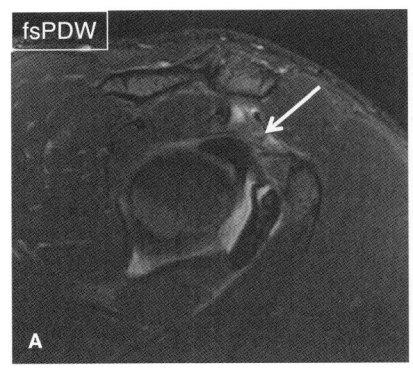
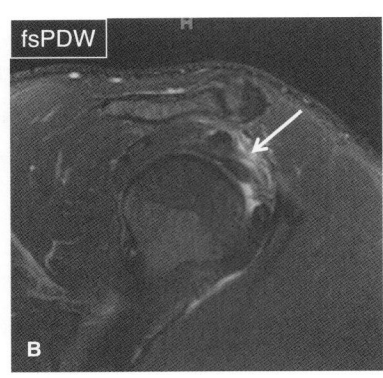

图 78　喙肱韧带亚急性Ⅱ级扭伤。矢状位图像显示喙肱韧带外侧束边界不清晰（箭），周围软组织水肿和早期腱鞘囊肿形成

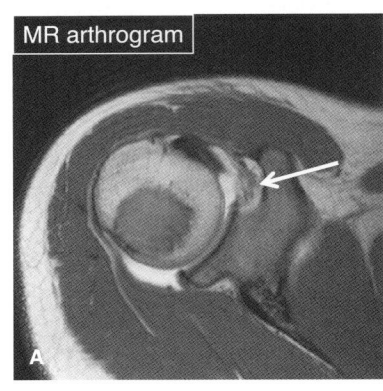
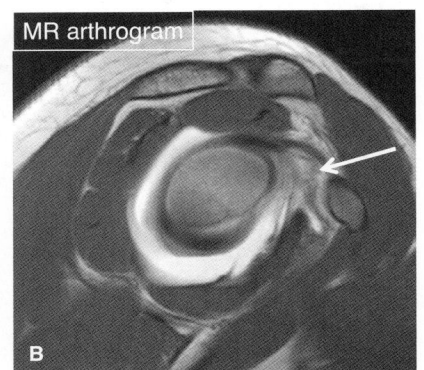

图 79　盂肱上韧带亚急性Ⅱ级扭伤。轴位（A）和矢状位（B）图像显示盂肱上韧带的边界不清晰（箭）。注意完好的 CHL

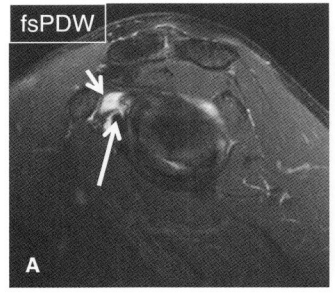
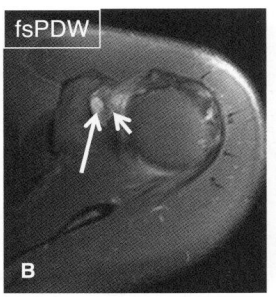
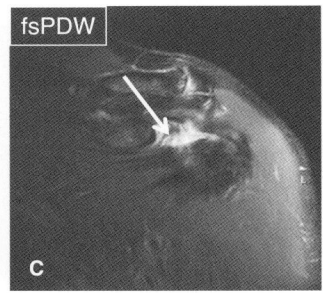

图 80　肩袖间隙损伤。矢状位（A）、轴位（B）和冠状位（C）图像显示喙肱韧带内侧束撕裂（A 和 C 中长箭）。注意完好的 CHL 外侧束（A 中短箭）。盂肱上韧带（SGL）增厚（B 中短箭），并形成滑膜憩室（B 中长箭）

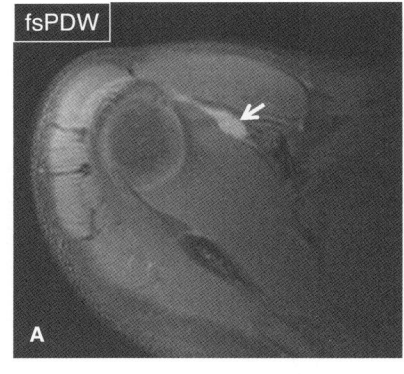
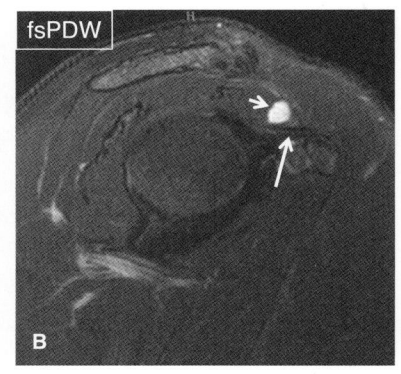

图 81　轻度前肩袖损伤的间接表现。轴位（A）和冠状位（B）图像显示在肩袖间隙的顶部形成滑膜憩室（短箭）。下方的喙肱韧带（B 中长箭）完好

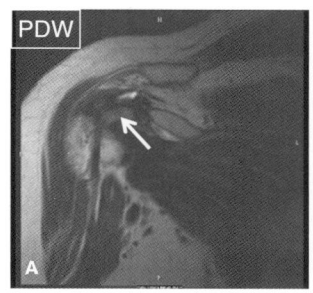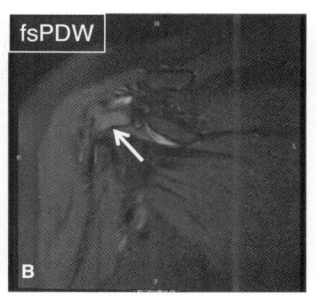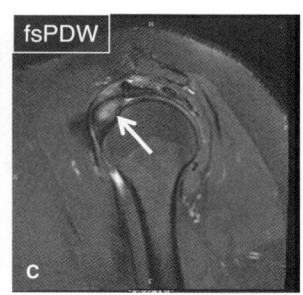

图 82 肱二头肌肌腱病。冠状位（A、B）和矢状位（C）图像显示肱二头肌长头腱膝部及水平部中等程度增粗伴 T_2 信号增高（箭），符合中度肌腱病

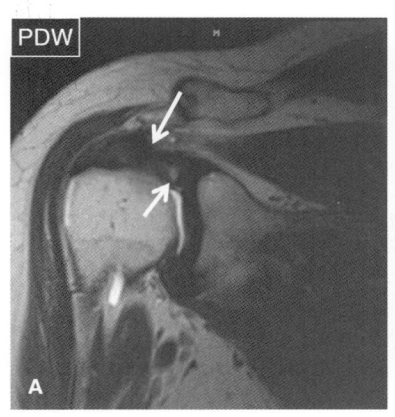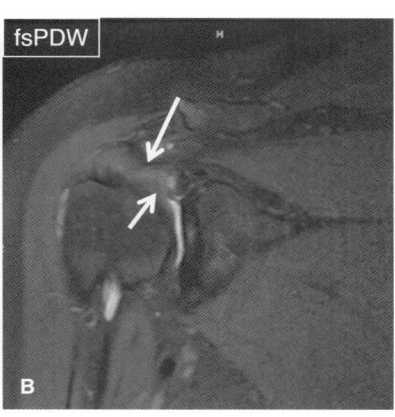

图 83 肱二头肌肌腱病。冠状位（A、B）图像显示肱二头肌长头腱水平部及附着部明显增粗伴 T_2 信号增高（长箭），符合重度肌腱病。同时须注意肱二头肌长头腱附着部部分撕裂（短箭）

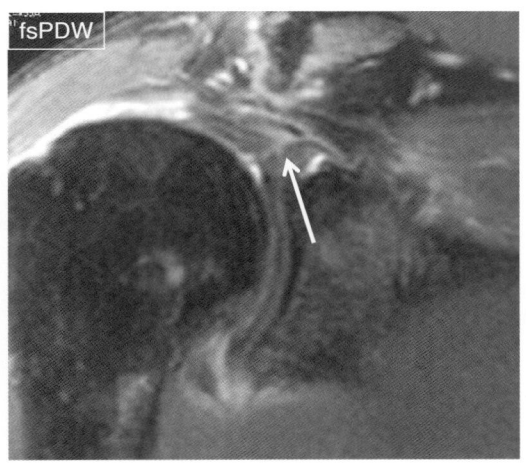

图 84 肱二头肌肌腱附着部部分撕裂。冠状位图像显示不规则裂缝（箭）部分穿过肱二头肌长头腱附着部，符合部分撕裂

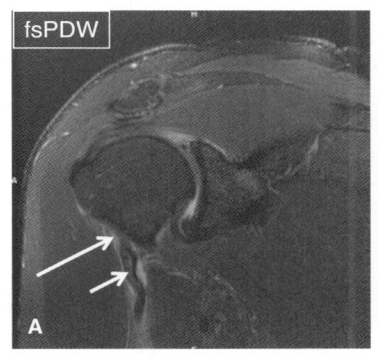

图 85 肱二头肌肌腱撕裂。冠状位（A）和轴位（B）图像显示肱二头肌长头腱完全撕裂伴远端回缩（A 中长箭）。在回缩的肌腱中也可见到明显的纵向劈裂（短箭）

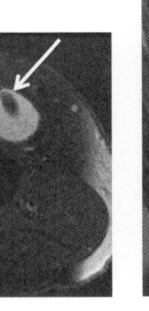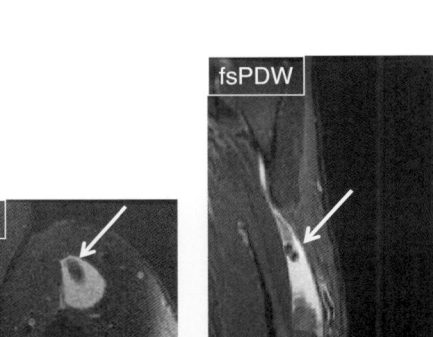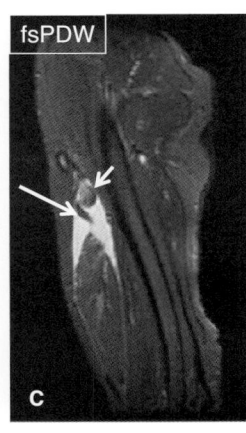

图 86 肱二头肌腱附着部撕裂。轴位（A）、冠状位（B）和矢状位（C）图像显示在肱骨中段水平可见回缩的肌腱伴线状撕裂（长箭），肌腱附着部呈球状（C 中短箭）

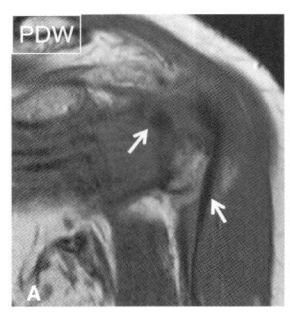 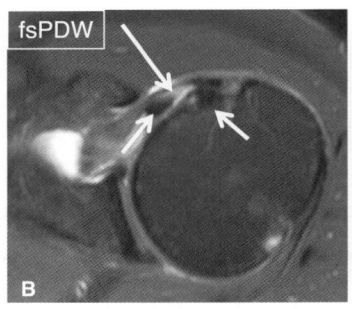 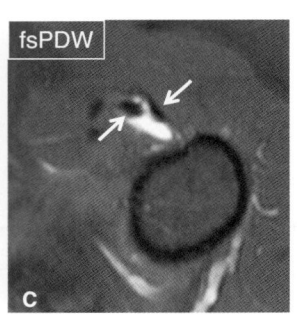

图 87 肱二头肌腱分叉伴半脱位。冠状位（A）和轴位（B、C）图像显示先天性肱二头肌长头腱分叉的两个肌腱段（短箭）。内侧肌腱段半脱位伴肩胛下肌腱部分腱内撕裂（B 中长箭）

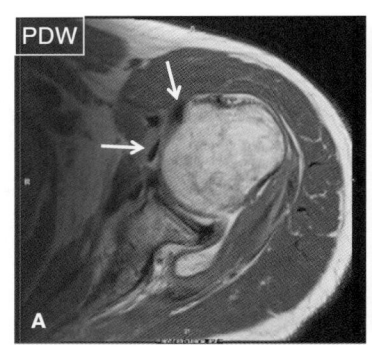 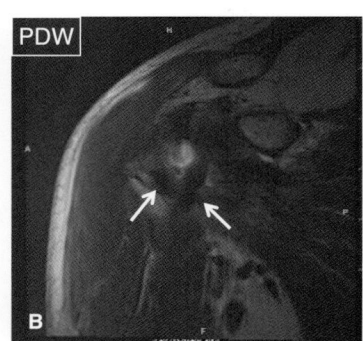

图 88 肱二头肌腱分叉伴半脱位。轴位（A）和冠状位（B）图像显示先天性肱二头肌长头腱分叉的两个肌腱段半脱位（箭），同时可见肩胛下肌腱完全撕裂

肱二头肌长头腱（LHBT）半脱位与滑车损伤有关，如下所示。

- I 型滑车损伤（肱二头肌长头腱前侧半脱位）与横韧带撕裂（± 喙肱韧带和/或盂肱上韧带损伤）有关，可能出现较浅的二头肌沟。
- II 型滑车损伤（肱二头肌长头腱前内侧半脱位）包括冈上肌腱撕裂和喙肱韧带外侧束损伤（图 89）。
- III 型滑车损伤（肱二头肌长头腱内侧半脱位进入肩胛下肌），与肩胛下肌腱的分层/腱内撕裂和喙肱韧带内侧束撕裂的损伤有关（图 90、图 91）。
- IV 型滑车损伤包括肩胛下肌腱的完全撕裂，常伴有冈上肌腱和喙肱韧带的撕裂，导致肱二头肌长头腱关节内脱位（图 92）。

盂肱关节：

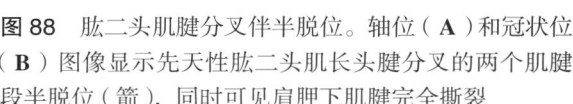

关节盂唇为相对较小的关节盂增加了更多的表面积，从而为肩关节提供静态稳定性。健康的盂唇呈三角形，边缘锐利，且在所有的序列上都呈均匀低信号（图 93）。盂唇的前部和后部在轴位图像上显示最佳，而盂唇前上部、上部、后上部及下部最适合在冠状位图像上评估。盂唇与盂肱韧带密切相关且往往伴有解剖变异，多见于前上盂唇，包括盂唇下孔（位于前上部 12 点钟至 3 点钟位置）、盂唇下

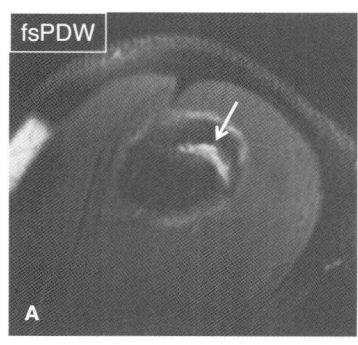 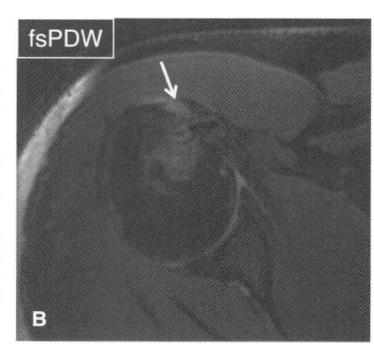

图 89 II 型肱二头肌腱滑车损伤。矢状位（A）和轴位（B）图像显示冈上肌腱部分关节面撕裂，并延伸至横韧带（箭）和喙肱韧带外侧束（未显示）

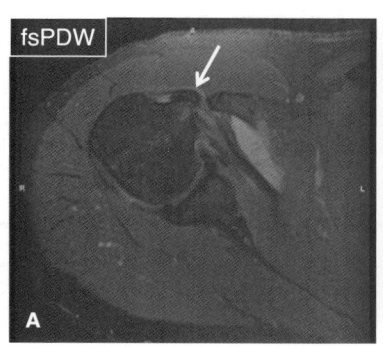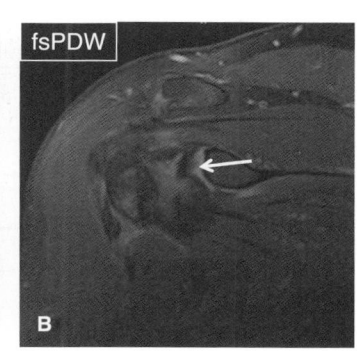

图90　Ⅲ型肱二头肌腱滑车损伤。轴位（**A**）和冠状位（**B**）图像显示内侧半脱位（箭）的肱二头肌腱位于肱骨小结节上方，同时略微延伸至层状撕裂的肩胛下肌腱内

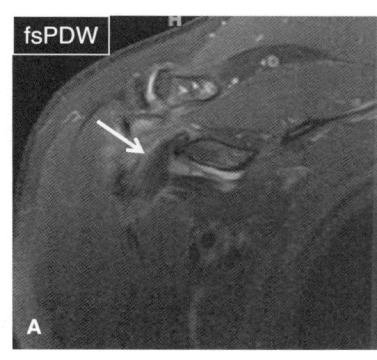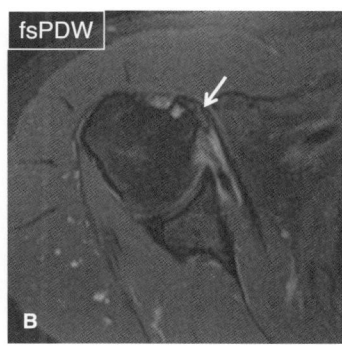

图91　Ⅲ型肱二头肌腱滑车损伤。冠状位（**A**）和轴位（**B**）图像显示肱二头肌腱半脱位（箭）伴肩胛下肌腱腱内撕裂

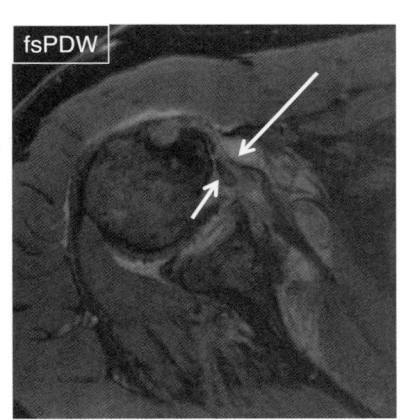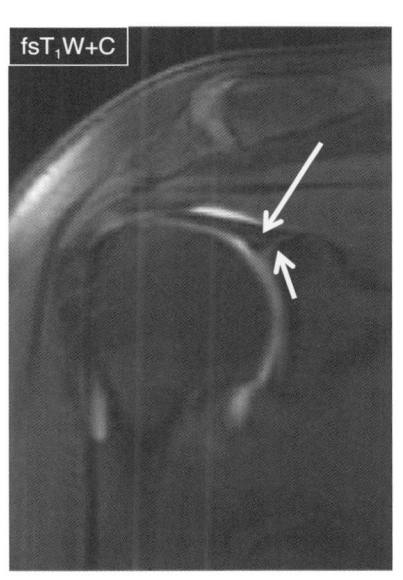

图92　Ⅳ型肱二头肌腱滑车损伤。轴位图像显示肩胛下肌腱完全撕裂（长箭）伴肱二头肌腱关节内脱位（短箭）

图93　正常盂唇。冠状位图像显示正常盂唇（长箭）紧密附着于下缘关节盂软骨处（短箭）

沟或盂唇下隐窝（位于上部11点钟至1点钟位置）（图94）和Buford复合体（前上盂唇缺如伴增厚的中盂肱韧带）。许多这些变异实际上是下盂肱韧带前束在关节盂端附着点较高的结果。基本上在喙突水平以下和肱二头肌附着点以后的盂唇不存在解剖变异。

盂唇在关节内旋/外旋过程中可改变形状，也可能在发育过程中过度肥大，甚至发育不良或发育不全。

盂唇撕裂在临床上表现为后部肩关节深部疼痛且在外展外旋位（abduction and external rotation，ABER）时疼痛加重。这些症状在撕裂周围伴发炎症

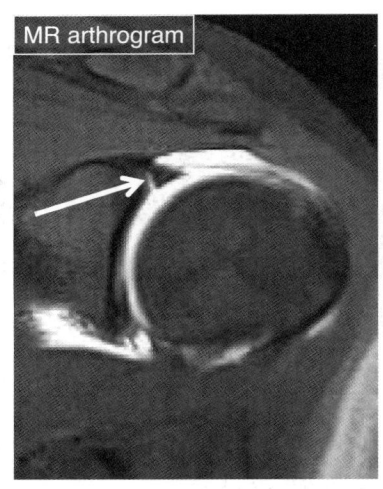

图94 正常盂唇下沟（隐窝）。冠状位图像显示造影剂（箭）位于上盂唇与关节盂软骨之间，为正常现象

反应时尤为明显。其他症状包括弹响和（或）卡顿感。查体动态挤压试验（O'Brien test）呈阳性。影像诊断盂唇撕裂的标准包括一个或多个征象：如盂唇形态异常伴表面不规则/截断，盂唇节段缺如，水样信号进入盂唇实质并延伸至表面（伴或不伴盂唇内局部水样信号增宽），积液被包裹入盂唇实质，积液紧贴软骨-盂唇连接部，盂唇内或盂唇旁囊肿伴或不伴骨质受累，盂唇剥离或撕裂（图95、图96）。继发征象包括骨膜剥离和撕裂，骨损伤如Hill-Sachs损伤和骨性Bankart损伤，透明软骨损伤如GLAD损伤（见下文）。关于评估盂唇有个潜在的陷阱是容易将正常的前上隐窝（或孔）误诊为盂唇撕裂。这一隐窝为1~3 mm厚、平滑的、无分隔的水样信号紧贴基底部盂唇并沿着关节盂轮廓走行，而不伴横穿盂唇实质的高信号，也并不延伸至肱二头肌盂唇附着点之外。

为了方便地描述盂唇撕裂，可按照时钟位置直接描述，或分类为3个不同类别：Bankart损伤及其变异亚型、上盂唇前向后撕裂（superior labrum anterior to posterior, SLAP）损伤、后盂唇撕裂。

Bankart损伤可以是软组织病变（病变局限于前下盂唇和骨膜撕裂）或同时伴软组织及骨的损伤。这些是由前下肩关节半脱位/脱位或多向不稳造成的结果（图97~图99）。75%的肩关节脱位会导致Bankart损伤。骨性Bankart损伤与后上或后外肱骨头Hill-Sachs骨折相关。Hill-Sachs骨折形式多变，包括骨挫伤及凹陷挤压骨折（表现为平均4 mm的皮质凹陷）。肱骨及关节盂的异常（轴位显示最佳）和盂唇表面（部分）撕裂或剥离（完全撕裂）都应被

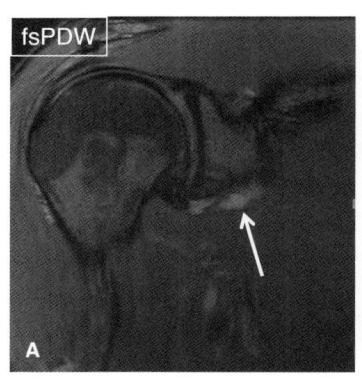
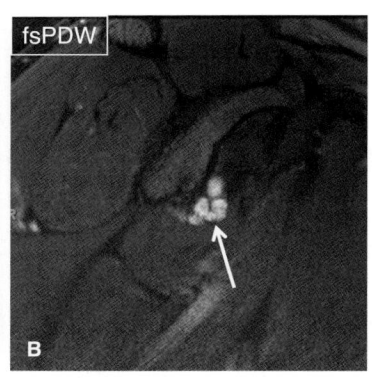

图95 盂唇旁囊肿。冠状位（A）和矢状位（B）图像显示多房状囊性病变（箭）毗邻下关节盂

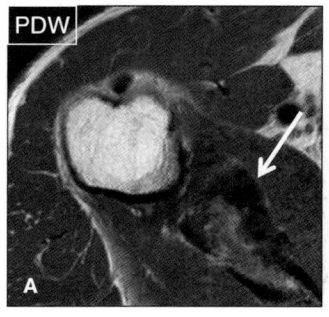
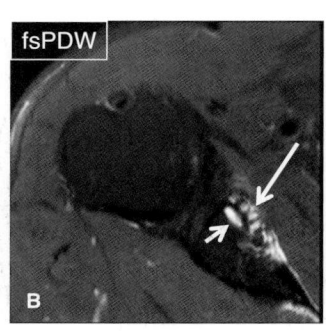
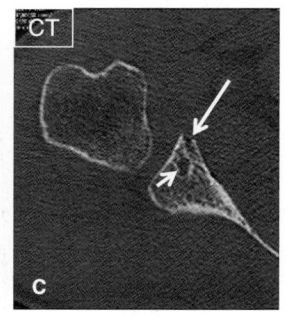

图96 盂唇旁囊肿。轴位CT（C）和MR（A、B）显示一个多房囊性病变（B和C中长箭）伴骨质受累（B和C中短箭），囊内同时可见气体（A中长箭）

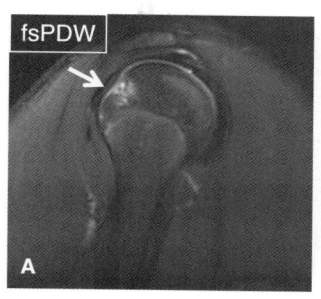 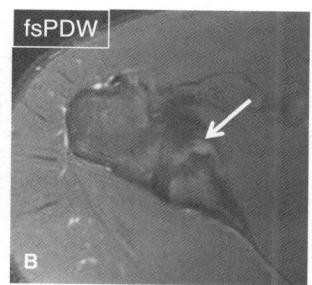 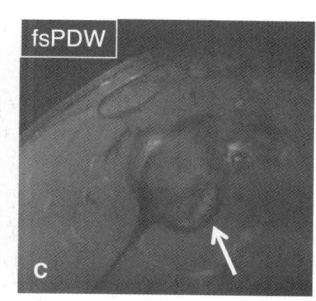

图 97 Hill-Sachs 骨折和 Bankart 损伤。A：矢状位图像显示肱骨头后上缘皮质凹陷，符合 Hill-Sachs 损伤。轴位（B）和矢状位（C）图像为同一患者，关节盂前下缘撕脱骨折（箭）并向前方移位与盂唇重叠，符合骨性及软组织 Bankart 损伤

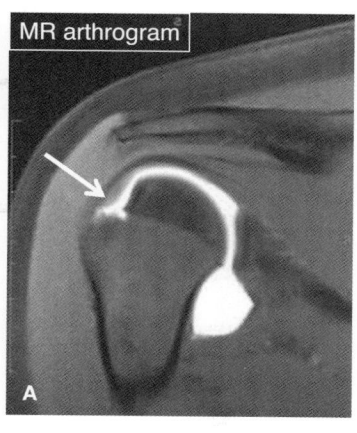 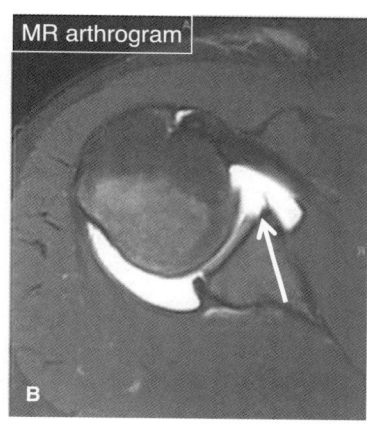

图 98 Hill-Sachs 骨折和 Bankart 病变。冠状位（A）和轴位（B）关节造影图像显示肱骨头后上缘压缩骨折（A 中箭）伴前下盂唇和软骨撕裂（B 中箭）

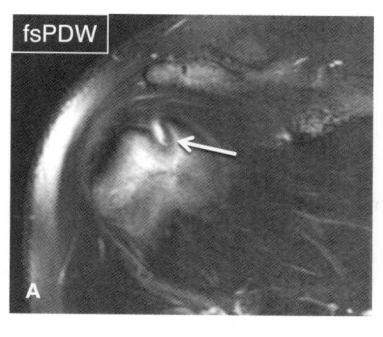 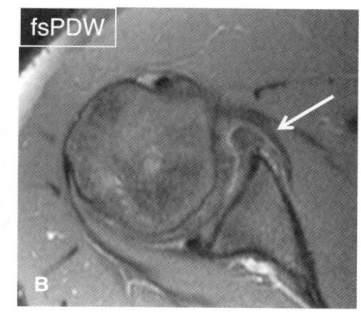

图 99 Hill-Sachs 骨折和 Bankart 损伤。A：冠状位图像显示肱骨头后上缘皮质凹陷骨折（箭），符合 Hill-Sachs 损伤。B：相应轴位图像显示非移位的前盂唇撕裂（箭）伴骨膜不连续，符合 Bankart 损伤

记录。小的盂唇撕裂可被清理，而大的盂唇撕裂需要外科手术修复缝合。复发不稳的症状往往不是源于孤立的 Bankart 病变，而是与 Bankart 损伤及同时存在的盂肱下韧带松弛相关。前下关节盂骨质缺损大于 25% 的病例在盂唇修复/重建过程中需要骨移植或喙突移位/转位（Bristow 或 Latarjet 术式）。为了评估关节盂的骨性缺损，可在矢状位图像上按关节盂弧形轮廓绘制最为匹配的圆圈并沿直径测量评估缺损骨质的百分比。Latarjet 术式的脱位复发率低使其成为最受欢迎的术式，其原因是该术式形成的三重保护效应——关节盂接触区的修复、联合肌腱对肩胛下肌腱和前下关节囊的支撑、修复后肩关节囊的加强作用。大的（又称嵌顿性）Hill-Sachs 损伤可导致肩关节不稳伴疼痛的卡顿和交锁，这是由于肱骨头凹陷嵌顿于关节盂缺损处。有两种不同的 Bankart 损伤亚型都以骨膜完整为特征：Perthes 损伤（非移位的盂唇撕裂）和 ALPSA（内侧移位的 Bankart 损伤，又称为前部盂唇关节囊骨膜袖套样撕脱 [anterior labrocapsular periosteal sleeve avulsion，ALPSA]）（图 100、图 101）。ALPSA 损伤需要将撕脱的盂唇切除或重新附着至关节盂，而 Perthes 损伤的盂唇可在原位修复。Perthes 损伤偶尔可再次滑膜化而变得难以辨认。当怀疑 Perthes 损伤时，外展外旋位图像可通过盂肱下韧带牵拉盂唇使关节液进入

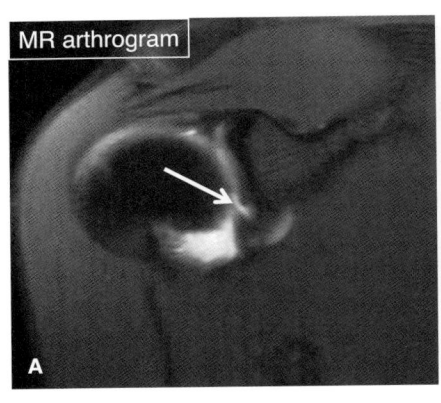
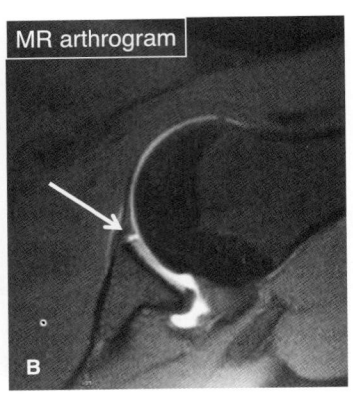
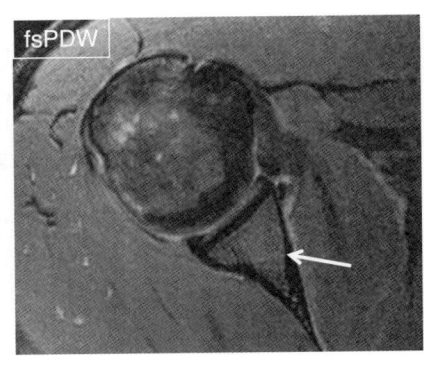

图100 Perthes损伤。冠状位（A）和轴位（B）关节造影图像（B为外展外旋位）显示非移位的前下盂唇撕裂伴完整骨膜（箭）

图101 ALPSA损伤。轴位图像显示前部盂唇韧带骨膜袖套样撕脱伴盂唇内侧移位（箭）

撕裂处从而协助诊断。同时外展外旋位可定义撕裂真正的延伸范围或损伤是否移位（图102）。盂唇关节软骨缺损（glenoid labrum articular cartilage defect, GLAD）是另一种稳定的前下盂唇撕裂类型，涉及邻近关节软骨的缺损（图103）。然而，在高场强成像中，关节软骨异常往往显示清晰，为各类盂唇损伤的一部分，可形成挫伤、裂缝乃至大的缺损。值得注意的是，GLAD病变是局部挤压损伤相关的稳定病变，而非不稳导致的结果或不稳的原因。

SLAP损伤可分为不同类型（Ⅰ~Ⅹ型）。这些病变可由肱骨挤压导致（伸肘位摔倒）或由肱二头肌腱牵拉导致，以冠状位和轴位图像显示最佳。值得注意的是，临床病例可能并不完全符合SLAP分型，骨科医生也很难记住这些分型。对于愿意了解细节的读者，以下是不同的SLAP类型及其图示。

- Ⅰ型为盂唇变性（内部信号增高，但低于液体信号且未达盂唇表面），表面磨损或变薄（图104）。该类型通常因无症状而偶然发现，尤其是累及后上盂唇，多见于过顶投掷者和50岁以上的成年人，通常并不需要治疗。

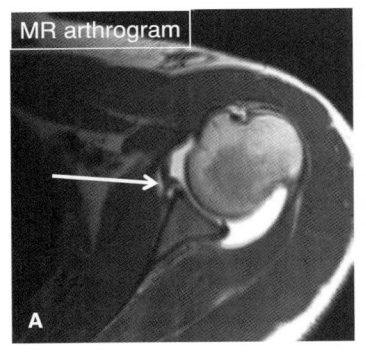
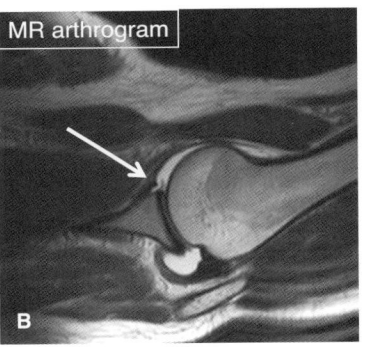

图102 ALPSA损伤。A：轴位关节造影图像。非移位或轻微移位的前下盂唇撕裂显而易见（箭），提示Perthes损伤。B：同一患者的外展外旋（ABER）位图像显示撕裂的盂唇内侧移位（箭），表明该病变应定义为ALPSA

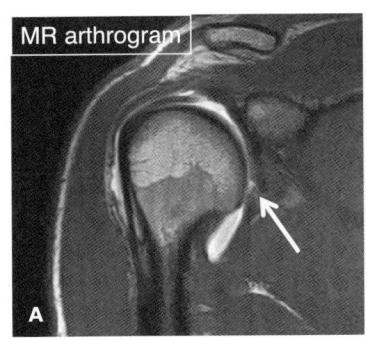
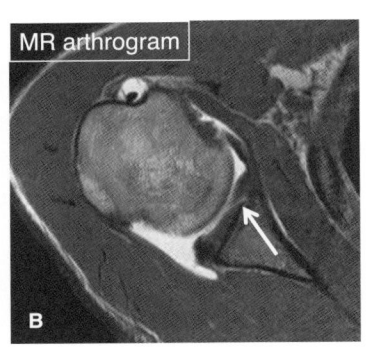

图103 GLAD损伤。冠状位（A）和轴位（B）关节造影显示前下部关节盂软骨的线状中断/缺损（箭）

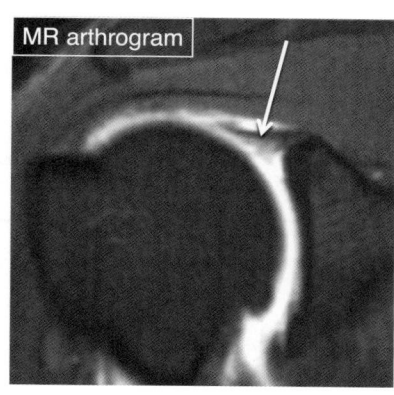

图 104　Ⅰ型 SLAP 损伤。冠状位图像显示上盂唇信号增高（但不是水样信号）及表面磨损（箭），符合盂唇变性

- Ⅱ型是由肱二头肌腱牵拉导致的经典 SLAP 撕裂，可进一步分为Ⅱa（前上型）、Ⅱb（后上型）和Ⅱc（前上至后上型）（图 105～图 109）。该类型可表现为一种或多种征象：如液体信号紧贴软骨盂唇连接部基底，盂唇内高信号达表面，盂唇截断伴或不伴相关的盂唇旁囊肿，盂唇直接剥离 / 移位。Ⅱa 型继发征象包括撕裂盂唇下方软骨缺失和延伸至肩袖间隙的盂唇旁囊肿。Ⅱb 型或Ⅱc 型常见盂唇旁囊肿延伸至冈盂切迹。Ⅱ型病变采用清理术治疗。

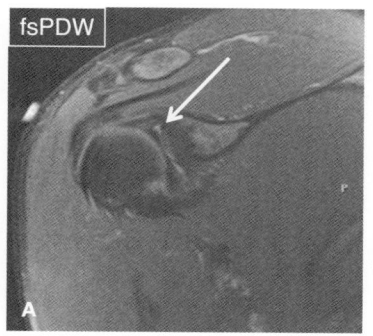 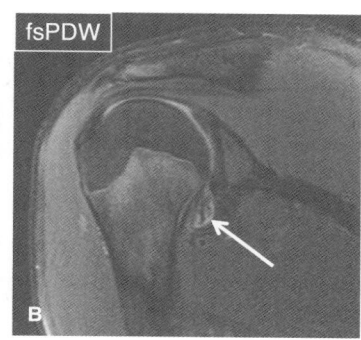

图 105　Ⅱa 型 SLAP 损伤。冠状位图像显示前上盂唇撕裂（A 中箭），腋囊可见撕裂的盂唇碎片（B 中箭）

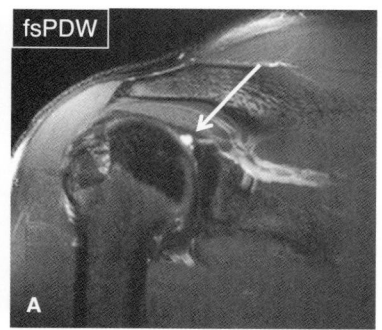 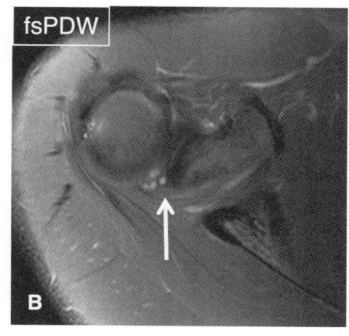

图 106　Ⅱb 型 SLAP 损伤。冠状位（A）和轴位（B）图像显示截断的后上盂唇伴水样信号及相关的盂唇旁囊肿（箭）

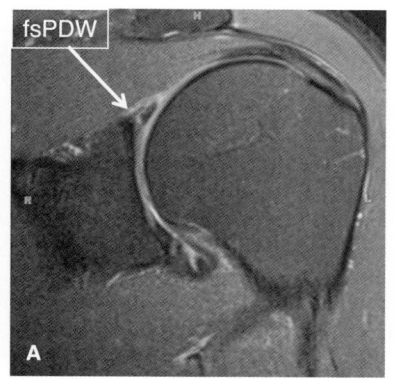 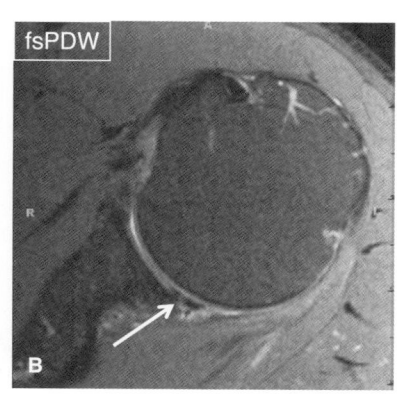

图 107　Ⅱc 型 SLAP 损伤。冠状位（A）和轴位（B）图像显示撕裂从盂唇前上部延伸至盂唇上部（A 中箭）及后上部（B 中箭）

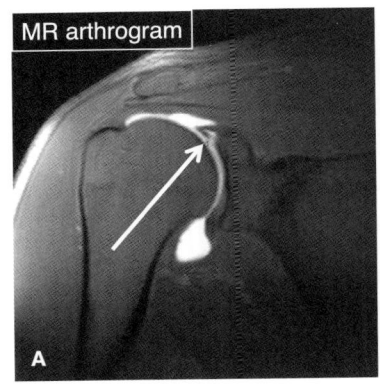
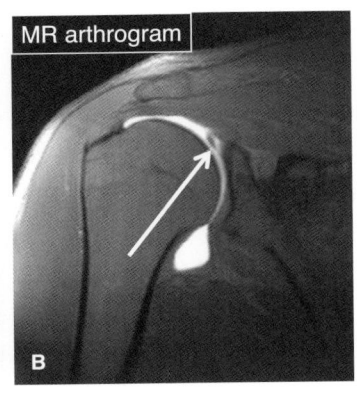

图 108 Ⅱc 型 SLAP 损伤。冠状位关节造影图像（**A**、**B**）显示造影剂进入前上及后上盂唇内（箭），符合撕裂

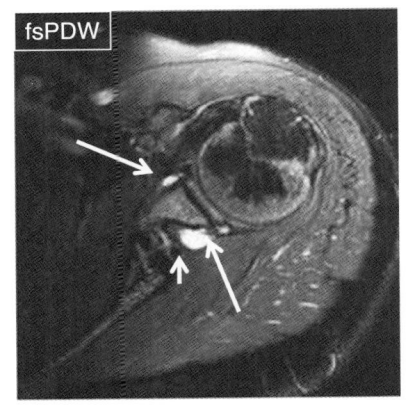

图 109 Ⅱc 型 SLAP 损伤。轴位图像显示上盂唇撕裂从盂唇前上部延伸至后上部（长箭）伴相关的盂唇旁囊肿形成。较大的囊肿在后方占据冈盂切迹（短箭）

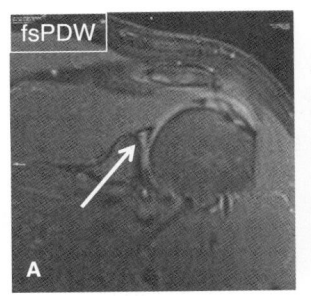
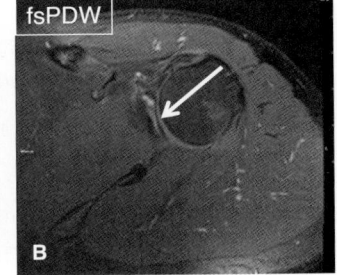
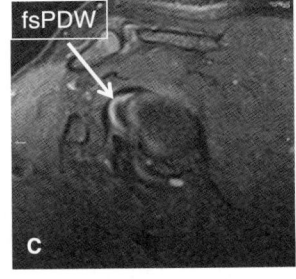

图 110 Ⅲ型 SLAP 损伤。冠状位（**A**）、轴位（**B**）和矢状位（**C**）图像显示上盂唇的桶柄样撕裂（箭）。注意盂唇的反"V"形（**A**）

- Ⅲ型为从前向后的桶柄样撕裂，盂唇在冠状位图像上呈特征性的反"V"形（图 110）。这类病变通常需要将移位的盂唇碎片切除。
- Ⅳ型病变为 SLAP 撕裂延伸至肱二头肌腱附着处和（或）肌腱处，以矢状位和冠状位上观察最佳（图 111）。Ⅳ型病变需要修复盂唇和（或）肱二头肌腱。
- Ⅴ型病变为低于关节盂中线水平的前下方盂唇撕裂合并 SLAP 损伤（图 112）。临床上，大多数这类损伤是 Bankart 损伤向上延伸，累及关节盂中线

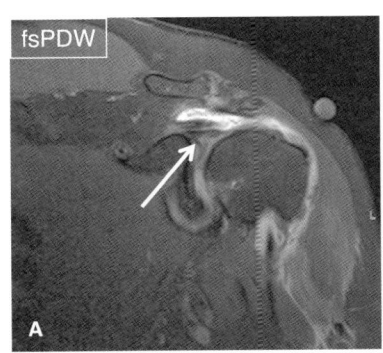
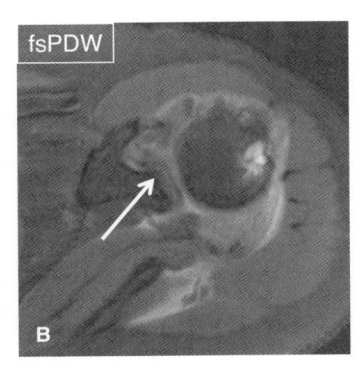

图 111 Ⅳ型 SLAP 损伤。冠状位（**A**）和轴位（**B**）显示上盂唇撕裂（箭）延伸至肱二头肌腱附着处

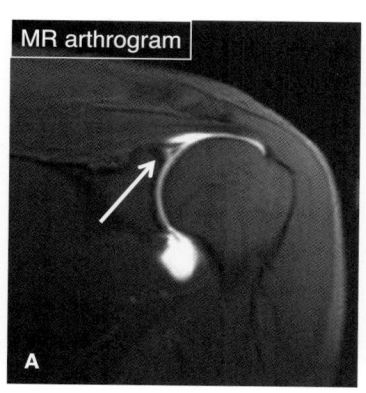
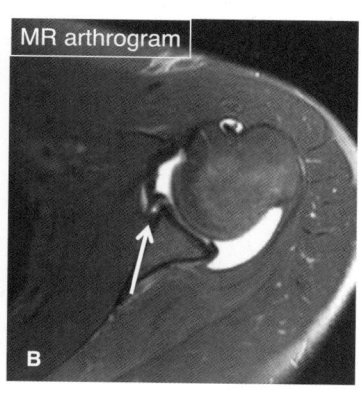

图 112　V型 SLAP 损伤。冠状位（A）和轴位（B）关节造影图像显示上盂唇撕裂（箭）向前下方延伸至关节盂中线以下

水平以上的前上 / 上盂唇。
- Ⅵ型为上盂唇局限性瓣状或翻转撕裂（不像桶柄样撕裂那样从前上部延伸至后上部）（图 113），以冠状位和矢状位显示最佳。
- Ⅶ型病变累及盂肱中韧带。由于盂肱中韧带存在正常变异如分叉或缺如，因此这类损伤的图像难以解读。然而，盂肱中韧带异常形态伴筋膜水肿和上 / 前盂唇损伤是诊断这类损伤的重要线索（图 114）。
- Ⅷ型病变累及关节盂中线水平以下的后部盂唇（图 115）。
- Ⅸ型病变表现为多灶性撕裂累及整个盂唇环（图 116）。
- Ⅹ型病变累及盂肱上韧带 / 肩袖间隙，以轴位和矢状位上显示最佳（图 117、图 118）。最后，软骨下挫伤、肱骨头上部的骨折或该区域的局部软

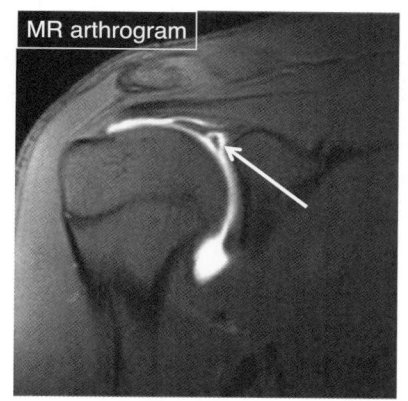

图 113　Ⅵ型 SLAP 损伤。冠状位关节造影图像显示上盂唇局灶性翻转（瓣状）撕裂（箭）

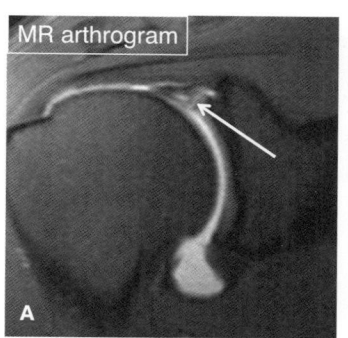

图 114　Ⅶ型 SLAP 损伤。冠状位（A）和轴位（B）关节造影图像显示上盂唇撕裂（A 中箭）延伸至盂肱中韧带（B 中箭）

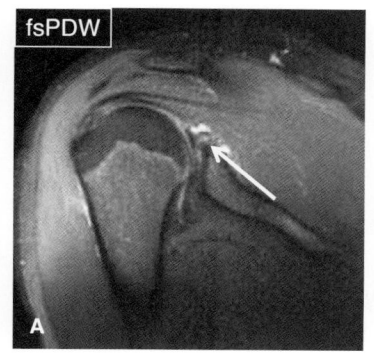
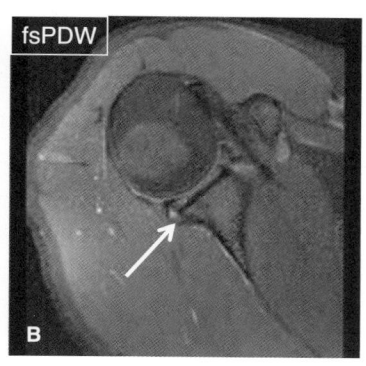

图 115　Ⅷ型 SLAP 损伤。冠状位（A）和轴位（B）图像显示上盂唇撕裂（箭）延伸至盂唇后部，低于关节盂中线水平可见相关的盂唇旁囊肿形成

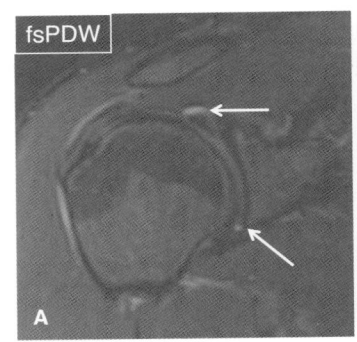
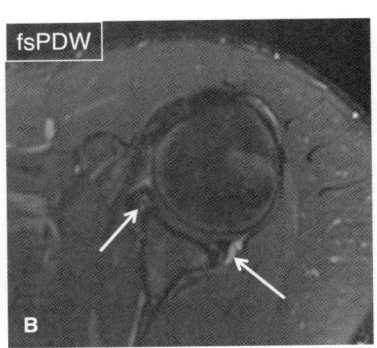

图116 Ⅸ型SLAP损伤。冠状位（A）和轴位（B）图像显示多灶性盂唇撕裂伴盂唇旁囊肿（箭）

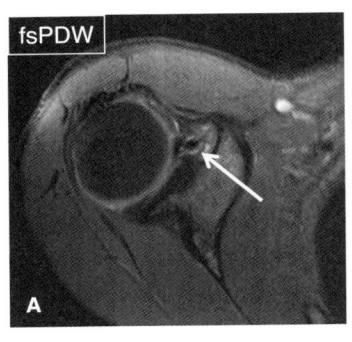
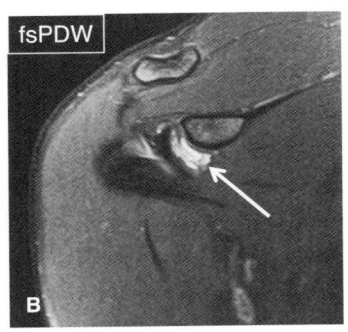

图117 Ⅹ型SLAP损伤。轴位（A）和冠状位（B）图像显示前上盂唇撕裂延伸至盂肱韧带（A中箭）伴盂唇旁囊肿（B中箭）向肩袖间隙突出

图118 Ⅹ型SLAP损伤。冠状位（A）和轴位（B、C）图像显示上盂唇撕裂（A中箭）累及盂唇前上部和盂肱韧带（B中箭）。另一患者的正常盂肱韧带作为对比观察（C中箭）

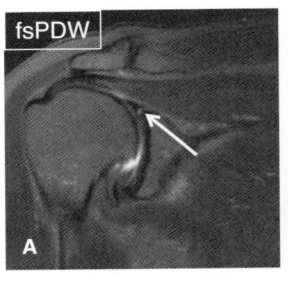
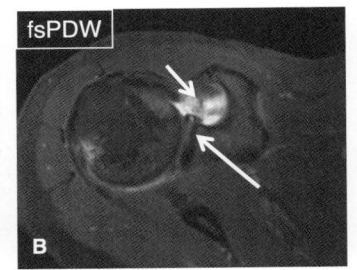
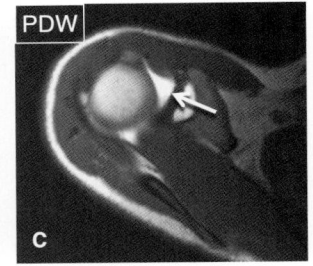

骨缺损通常与上盂唇撕裂（又称SLAP骨折）有关（图119）。

后盂唇撕裂与后部剥离损伤、先前或近期发生的后脱位/半脱位、潜在的关节盂发育不良/后倾相关。后部盂唇撕裂是多向不稳的结果。后部剥离损伤（又名内撞击）一般发生于过顶投掷者。据推测，在这些过顶投掷运动人群中，预备投掷阶段及早期加速阶段会产生重复微损伤，后部/后下部关节囊经过拉伸/重塑不断增厚和（或）钙化（Bennett病变），而前部关节囊变得冗长松弛。同时相关的肩胛骨运动障碍和肩周肌肉功能不良最终导致盂肱关节内旋不足（glenoid internal rotation deficit, GIRD）和后部肩痛，尤其是在外展外旋时。在运动员中造

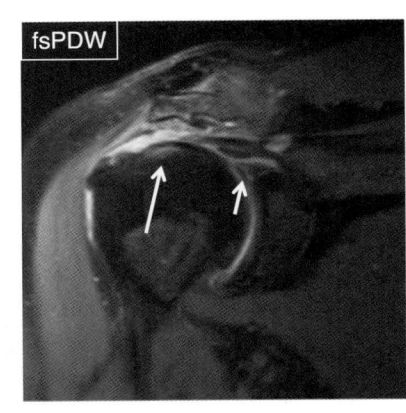

图119 SLAP骨折。冠状位图像显示肱骨头上缘的软骨下骨髓水肿（长箭）。注意上盂唇撕裂（短箭）及肩袖全层撕裂

成的结果是投掷速度的显著下降（又名死臂，dead arm）。增厚的后部关节囊使得肱骨头后上移位，从而导致冈上肌腱后部在肱骨大结节和关节盂之间弯曲皱褶。由此产生的软组织病变包括后上盂唇变性或撕裂、肌腱下表面变性和（或）冈上肌腱后部和冈下肌腱前部联合区的肩袖撕裂，而骨性病变包括肱骨头后上缘的皮质下水肿或皮质下囊肿形成（图120～图122）。大多数患者在影像上普遍显示后上关节盂轮廓圆钝和（或）硬化。关节盂发育不良往往累及后下部和后部关节盂的同时伴有覆盖盂唇和软骨的代偿性肥大，因此可与关节盂重塑区别。在投掷运动员中，关节盂后上缘硬化是骨的适应性改变。当硬化累及关节盂中央时，可能反映了肩部更广泛的关节病变。关节盂发育不良也和多向不稳或后向不稳相关。其他常见的骨性表现包括肱骨头的后上半脱位和显著的关节盂后倾（图122）。在部分运动员中，增厚而松弛的盂肱下韧带向前部关节腔突出可被视为正常表现。任何贴近后部盂唇/软骨连接部基底处的液体都是异常的。如果存在盂唇旁囊肿可确认盂唇撕裂（图123、图124），但盂唇旁囊肿需要谨慎评估，因为其与位于后部关节囊-盂唇交界区原本关节囊损伤导致的滑膜憩室非常相似。后脱

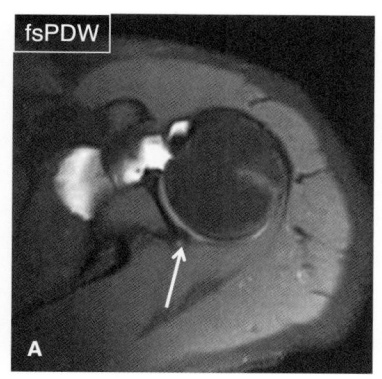
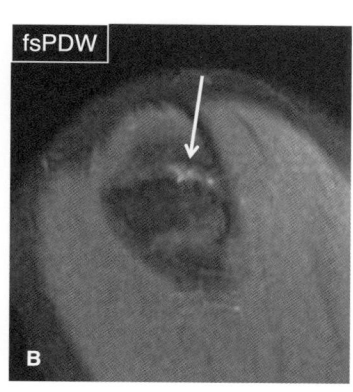

图120 后盂唇剥离损伤。轴位（A）和矢状位（B）图像显示后盂唇的变性及盂唇内囊肿（A中箭），同时可见冈上肌腱后部与冈下肌腱前部联合区撕裂（B中箭）。注意肱骨头轻度向后半脱位

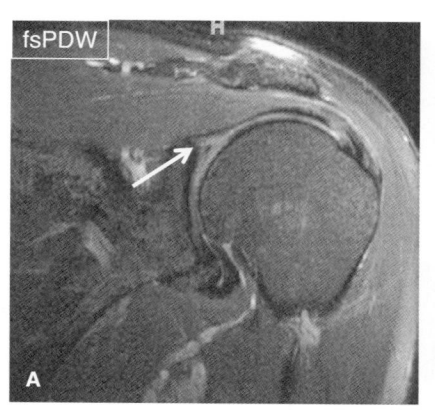
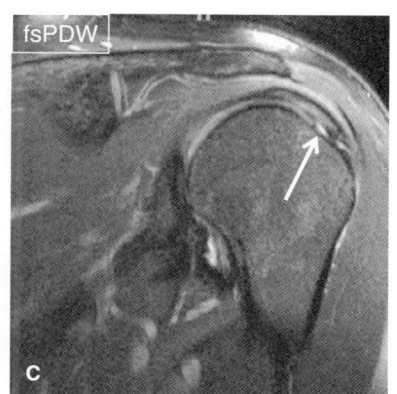
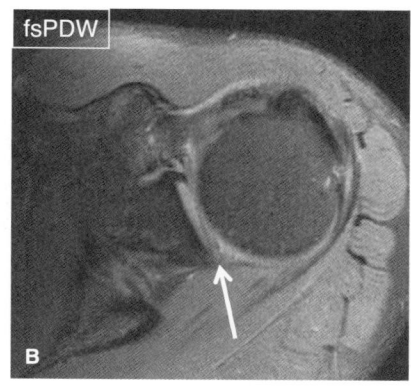
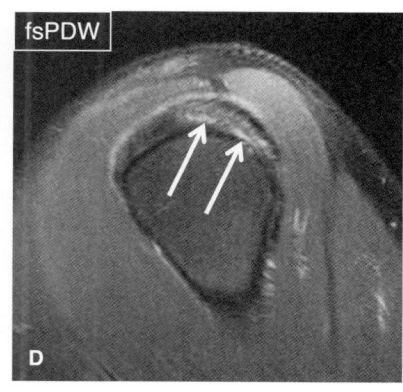

图121 后盂唇剥离损伤。冠状位（A）和轴位（B）图像显示Ⅱb型SLAP病变（箭）和肱骨头轻度向后半脱位伴皮质下囊肿形成。相应冠状位（C）和矢状位（D）图像显示冈上肌腱后部及冈下肌腱前部的肩袖撕裂（箭）

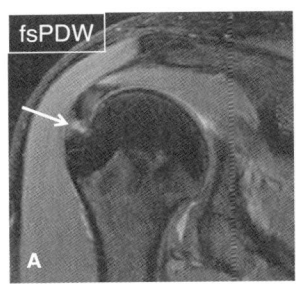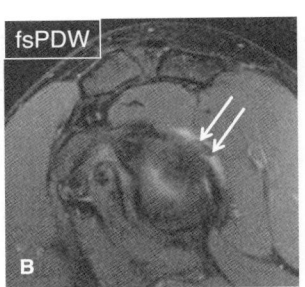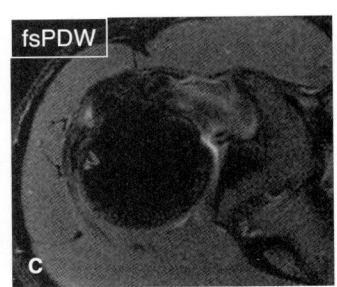

图 122 后盂唇剥离损伤。A：冠状位图像显示冈上肌腱后部 / 冈下肌腱前部附着点撕裂（箭）。B：矢状位图像显示后盂唇瓣状撕裂（箭）。C：轴位图像显示肱骨头向后脱位、皮质下囊肿和后上盂唇变性。注意潜在的后上关节盂圆钝 / 重塑以及关节盂后倾加剧

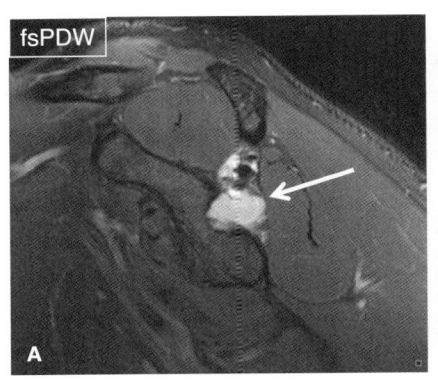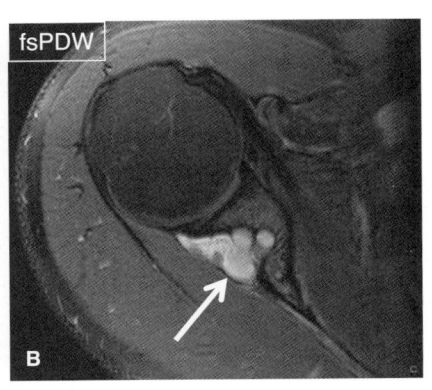

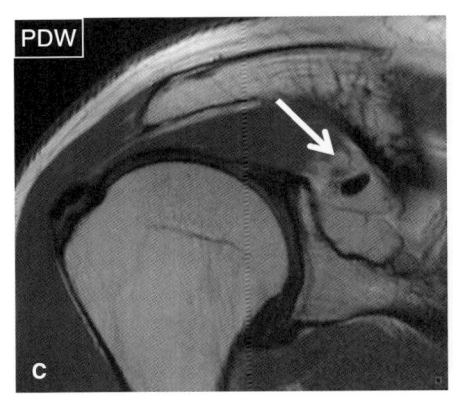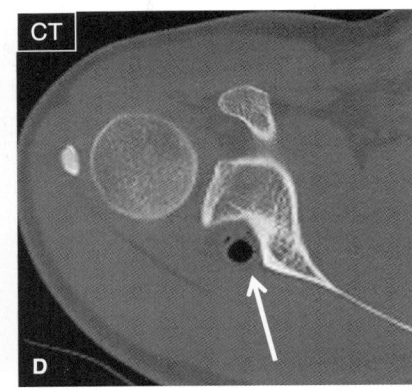

图 123 盂唇旁囊肿。矢状位（A）、轴位（B）和冠状位（C）MR 图像以及轴位 CT 图像（D）显示多房性盂唇旁囊肿（箭），延伸至冈盂切迹，其内含有空气和碎片。该囊肿侵入骨后类似肿瘤。请注意，尽管囊肿较大并延伸到骨质，由于没有压迫到肩胛上神经所以没有发生肌肉去神经改变

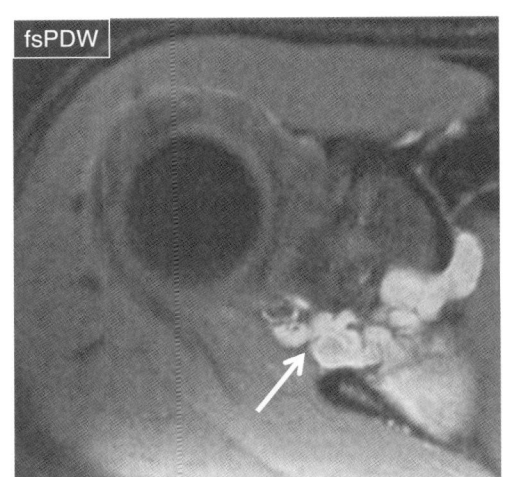

图 124 盂唇旁大囊肿。轴位图像示较大的唇旁囊肿（箭），跨越肩胛上切迹和冈盂切迹

位 / 半脱位可发生于近期的肩关节直接性钝挫伤，如摔跤损伤、拦球阻挡、游泳或癫痫，也和后上 / 后部盂唇撕裂以及沟槽征（肱骨头前内缘骨挫伤 / 嵌入骨折）（图 125）相关。另一个与 ALPSA 类似的后部病变为 POLPSA（后盂唇关节囊骨膜袖套状撕脱，posterior labrocapsular periosteal sleeve avulsion），由盂肱关节向后半脱位 / 脱位引起（图 126、图 127）。其他发生在投掷运动员的损伤包括舟状骨应力性骨折、腹壁肌肉损伤、关节盂骨软骨挤压损伤以及"击球者肩"（batter's shoulder），将导致肩关节向后半脱位、后部盂肱关节不稳及后下盂唇韧带复合体撕裂。最后，还有一类与肩关节后向不稳定相关的情况被称为 Kim's 病变最近得到普遍认可。这一病变表现

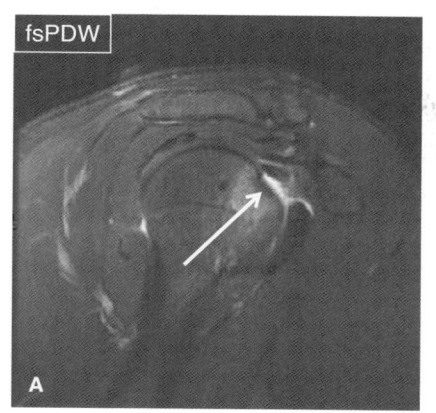

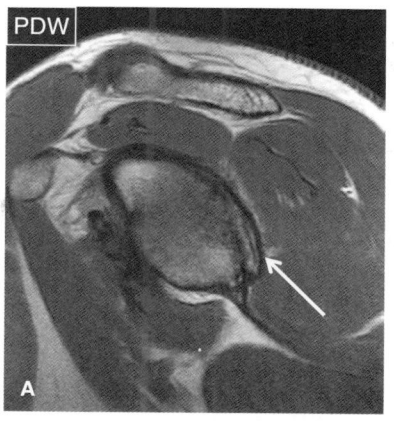

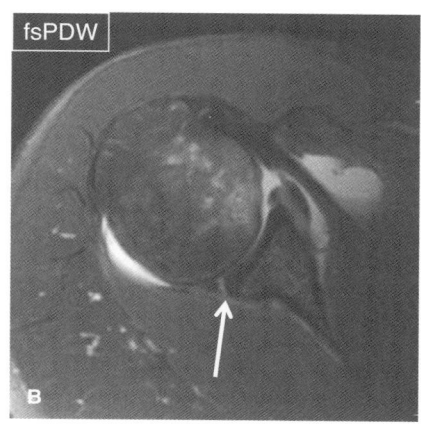

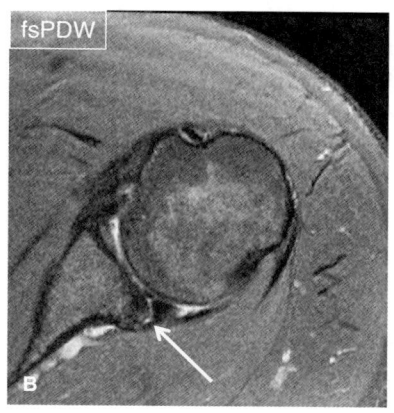

图 125　后盂唇撕裂。急性肱骨后半脱位患者的矢状位（**A**）和轴位（**B**）图像显示肱骨头前上方嵌入骨折（槽征）（**A** 中箭）伴后盂唇撕裂（**B** 中箭）

图 127　Bennett 和 POLSPA 损伤。**A**：矢状位图像显示盂肱下韧带后束钙化（箭）。**B**：对应层面横断位图像显示后下盂唇关节囊骨膜袖套状撕脱（箭）

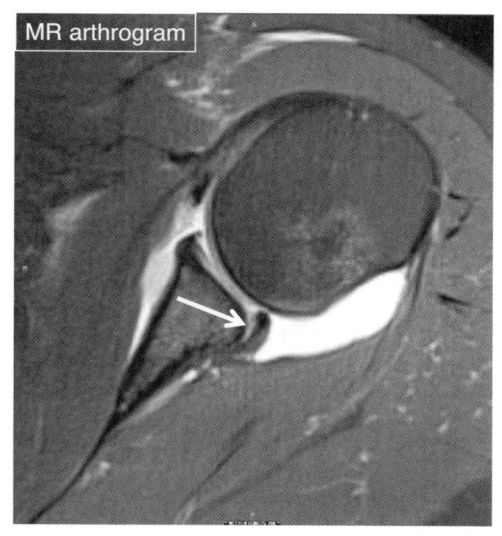

图 126　后盂唇关节囊骨膜袖状撕脱损伤。横断位图像显示后下盂唇撕裂伴盂唇关节囊骨膜袖套状撕脱（箭）

为后下盂唇的不完全撕裂，但因看似表面完整而被掩盖。这一病变的临床意义在于外科医生需要将这一隐蔽的不完全撕裂转变为完全撕裂，并用盂肱下韧带后束修复。如果不处理这类病变可能导致持续的肩关节后向不稳。关节镜下将观察到后下部软骨盂唇连接处的浅裂，探查病灶将会发现后下盂唇深部的剥离、截断、高度减小并存在相关的软骨盂唇关节盂后倾。为了获得良好的功能效果并预防复发性不稳，往往使用盂唇成形术恢复盂唇高度并移位关节囊，行或不行肩袖封闭。

盂肱关节韧带同其他关节一样表现为关节囊的增厚（图 128）。盂肱上韧带起源于盂唇，位于肱二头肌长头腱起始端前方并附着于肱骨小结节。盂肱上韧带不仅在防止肱骨向下半脱位中起主要作用，也在上肢内收时限制了肱骨的前移和外旋，同时在上肢屈曲、内收、内旋时和喙肱韧带一起限制肱骨后移。盂肱上韧带厚 2~3 mm，轴位图像显示最佳，可见其平行于喙突。盂肱上韧带损伤可见于肩袖扭

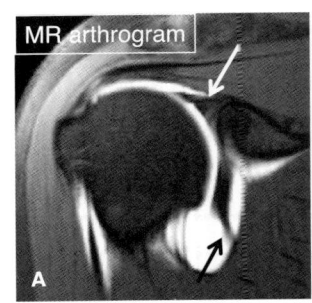
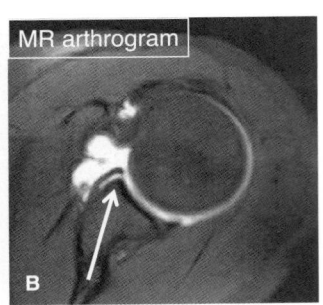
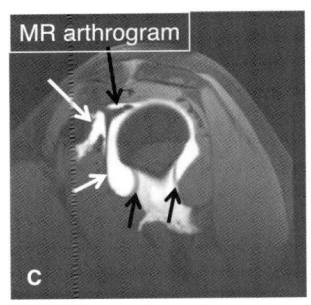
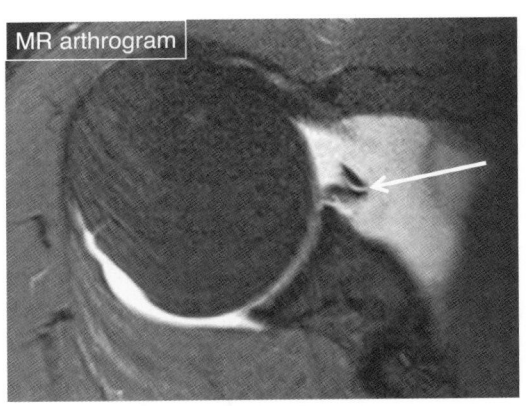

图128 正常肩关节MR造影。A：冠状位图像显示上盂唇（白箭）和盂肱下韧带（黑箭）。B：轴位图像显示薄而光滑的盂唇下孔（箭）内的对比剂，该孔通常位于关节盂前上部大概12点钟到3点钟方向。C：矢状位图像显示肩胛下隐窝内的对比剂（长白箭）。并清晰可见盂肱上韧带（长黑箭）和盂肱中韧带（短白箭）以及两条束带的盂肱下韧带（短黑箭）

图129 盂肱中韧带撕裂。轴位MR关节造影图像显示盂肱中韧带撕裂（箭）

伤、肱二头肌腱滑车损伤以及X型SLAP病变（图117、图118）。需要记住的是，在抑脂序列轴位图像上，盂肱上韧带由于周围脂肪信号抑制看起来显得增厚，然而周围韧带水肿和积液在这些图像上显示最佳。

盂肱中韧带起源于盂唇并紧贴盂肱上韧带起始点下方，附着于肱骨小结节内侧。它在上肢外展0°～45°时限制肱骨前移和外旋并为其提供静态稳定性，同时在上肢内收时限制肱骨下移。盂肱中韧带厚2～3mm，轴位图像显示最佳，可见其位于肩胛下肌的肌肉-肌腱连接处下方。它也有多种变异如分叉、缺如或增厚（如Buford复合体即增厚的盂肱中韧带合并前上盂唇缺如）。盂肱中韧带可单独损伤或是Ⅶ型SLAP损伤的一部分（图129、图114）。

盂肱下韧带分为两束，前束较厚（3～4mm），后束较薄（2～3mm），后束较前束薄弱。盂肱下韧带前后束与关节囊一起构成腋窝囊。盂肱下韧带连接盂唇下半部（3～9点钟方向）至肱骨头关节面下方。在手臂较大程度外展时，盂肱下韧带的前束和后束可以限制肱骨的前后移位，并可以继发性地限制手臂外展时肱骨下段移位。盂肱下韧带可能在盂肱关节半脱位/脱位中损伤。

盂肱上、中、下三条韧带（SGL、MGL和IGL）分别在左或右肩关节冠状位图像上大致呈Z形或反Z形，MGL构成Z形的垂直部分，SGL和IGL构成水平方向，从关节盂延伸至肱骨颈（图128）。

在轴位图像上，盂肱中韧带与具有唇下隐窝的前上盂唇重叠构成盂唇撕裂的假象，清楚了解解剖结构可以避免误诊。固定结构从前向后依次为肩胛下肌腱、盂肱中韧带和前盂唇。在连续的轴位图像上可以区分关节盂和盂肱中韧带，因为肩胛盂唇向后走行，并在隐窝后与前或前下盂唇结合，而盂肱中韧带沿肩胛下肌腱向前走行止于肱骨。盂肱下韧带高位止点与前上盂唇或Buford复合体缺失有关，也可引起混淆，但应仔细评估各种结构的走行防止对盂唇撕裂的误诊。

如果近期有外伤或肩关节半脱位造成的关节囊损伤导致筋膜水肿，不要忽略盂肱下韧带损伤，因为盂肱下韧带撕裂可能需要开放手术，而不是关节镜手术。与其他韧带类似，盂肱下韧带损伤分为Ⅰ、Ⅱ或Ⅲ级损伤。盂肱下韧带撕裂的类型包括中部撕裂（IGL撕裂）、盂部撕裂（GAGL）、肱骨部前束撕裂伴或不伴撕脱骨折（分为HAGL/BHAGL）和肱骨部后束撕裂（PHGAL）（图130～图133）。

盂肱韧带下增厚（＞4mm）和韧带及韧带周围水肿多见于粘连性肩关节囊炎（冻结肩）。临床表现为活动受限和偶发疼痛。如果肩关节没有肿胀，盂肱下韧带可假性增厚。粘连性关节囊炎可能是原发性的（无外伤史），也可能是继发性的（与外伤史、轻微反复创伤、手术史或风湿病有关）。包括炎性富血管性滑膜炎和关节囊及关节囊周围进行性纤维增

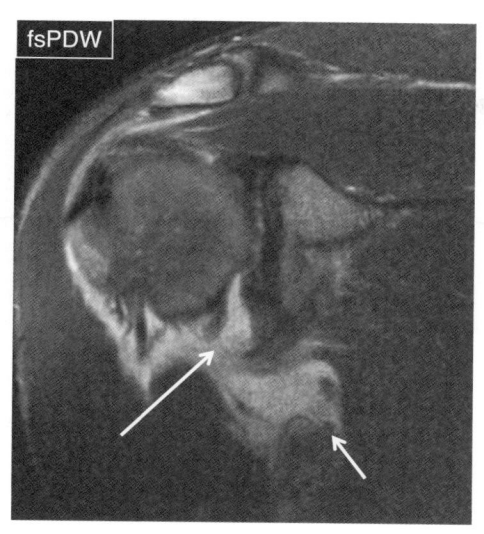

图130 盂肱下韧带撕裂。冠状位图像显示盂肱下韧带（长箭）局部不连续，积液（短箭）流入关节周围软组织内

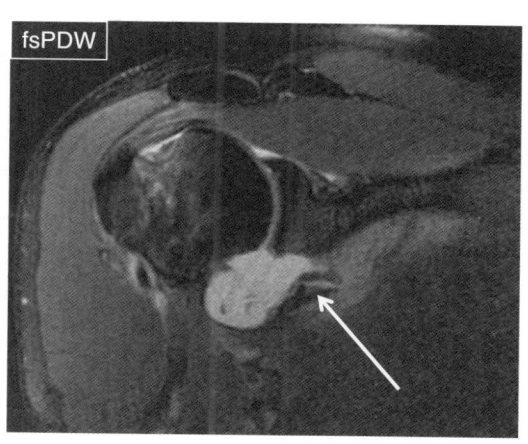

图132 GAGL病变。冠状位图像显示盂肱下韧带关节盂附着处撕裂（箭）

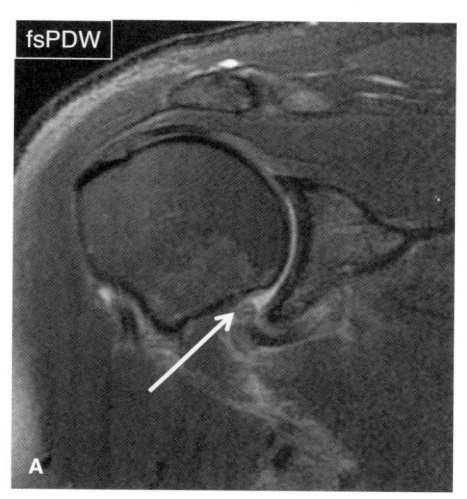

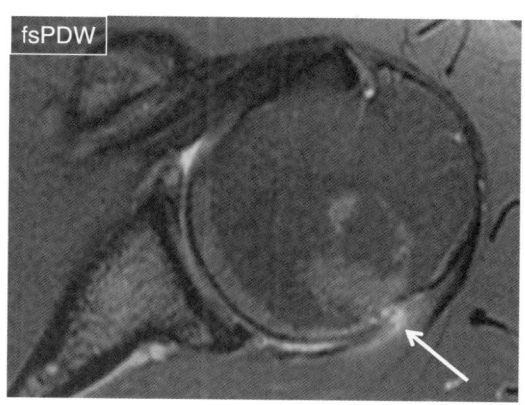

图133 反HAGL或PHAGL病变。轴位图像显示盂肱下韧带后束肱骨附着处撕裂（箭）

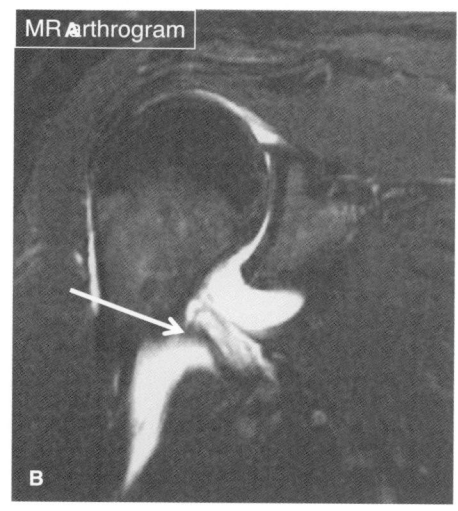

图131 HAGL病变。来自不同患者的冠状位MR图像（A）和关节造影图像（B）显示盂肱下韧带前束从肱骨撕脱的J征（箭）

殖反应可导致关节囊挛缩，最终降低关节容量。在影像学检查中，应根据以下一个或多个影像学表现做出诊断：盂肱下韧带/韧带周围水肿和（或）强化，滑膜增厚（矢状位脂肪抑制PDW/T_2W图像上的信号增高）和（或）肩袖纤维化（矢状位T_1W/PDW图像上的信号减低），胸廓下脂肪层部分或完全消失（通常从关节囊向喙突方向走行）、喙肱韧带增厚（>4 mm），以及肩胛下隐窝和肱二头肌腱鞘积液（图134）。

与膝关节软骨相比，盂肱关节软骨更难评估，除非获得高分辨率小视野成像。肱骨头表面覆盖的软骨比较薄，这使得评估更加复杂。关节盂中央的软骨可能缺失或存在非常薄的裸露区，这是一种正常变异，不应误诊为软骨全层缺损（图135）。如果计划进行重大修复或手术，在多个成像平面上评估软骨非常重要，尤其是报告重度或全层软骨缺损，

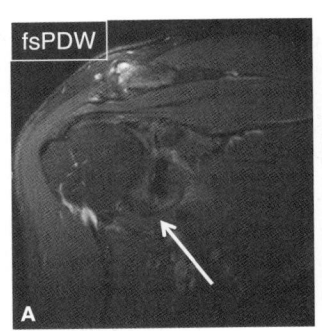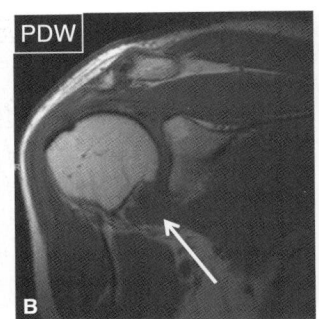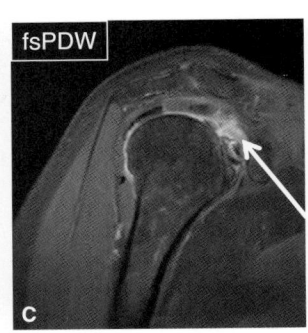

图 134 粘连性肩关节囊炎。冠状位（**A**、**B**）图像显示盂肱下韧带弥漫性增厚（箭）。**C**：矢状位脂肪抑制质子加权图像显示肩袖间隙滑膜增厚（箭）

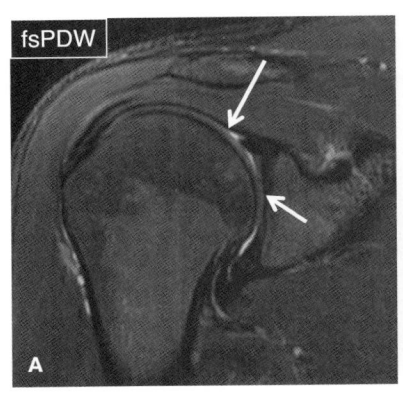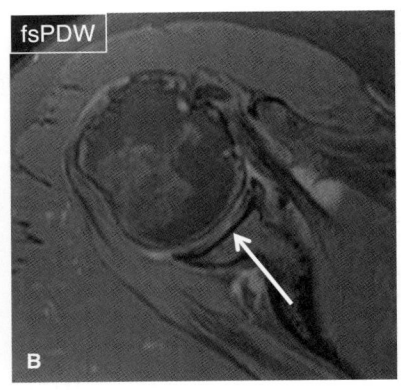

图 135 正常盂肱关节软骨。冠状位图像（**A**）显示肱骨头（长箭）和关节盂（短箭）的正常软骨。**B**：另一例患者的轴位图像显示关节盂中心部位的软骨缺损（箭）

以及相关的软骨下骨变化（非脂肪抑制 PD 图像上的硬化/骨赘，脂肪抑制 PD 图像上的骨髓水肿/囊性变化）（图 136）。盂肱关节 OA 根据上述肩锁关节的分类分为轻度/中度/重度（图 137～图 140）。肩关节间隙变窄和软骨丢失常被视为有利的诊断依据，例如，轴位关节间隙变窄伴弥漫性软骨缺损提示类

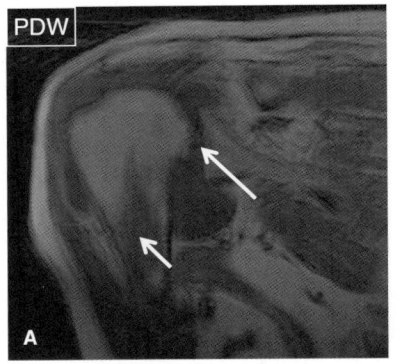

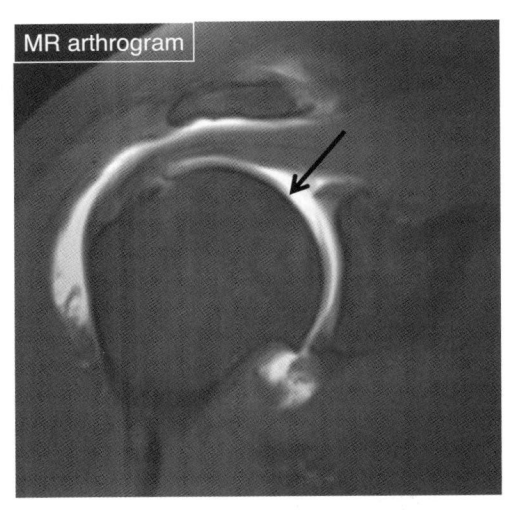

图 136 关节软骨变薄。冠状位 MR 关节造影图像显示肱骨头软骨重度缺损区（箭）

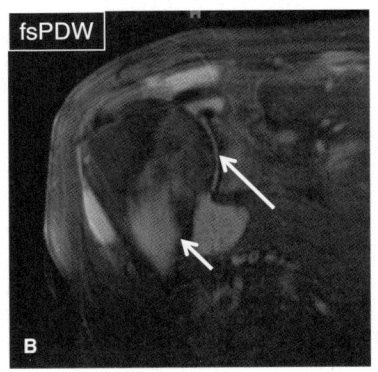

图 137 重度盂肱关节骨关节炎。冠状位图像显示盂肱关节的骨赘形成、软骨变薄甚至全层软骨缺损（长箭），符合重度骨关节炎表现。肱骨干骺端内斑片状 T_1 低信号、T_2 高信号含脂肪病变（短箭）对应的是晶洞

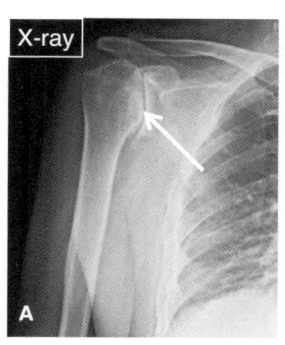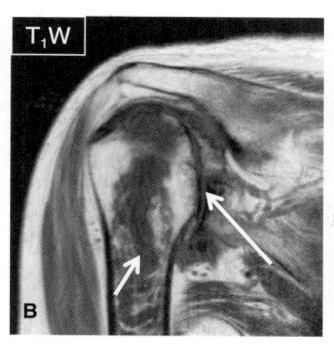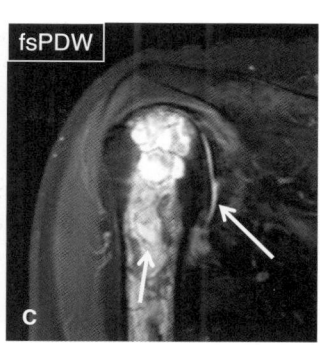

图138 骨性关节炎。前后位 X 线片（**A**）和冠状位 MR 图像（**B**、**C**）中的长箭指示重度盂肱关节炎的软骨变薄缺损以及关节间隙狭窄。B、C：短箭示沿肱骨长轴方向的斑片状 T_1 低信号、T_2 高信号病灶，内含脂肪成分病变对应的是大晶洞

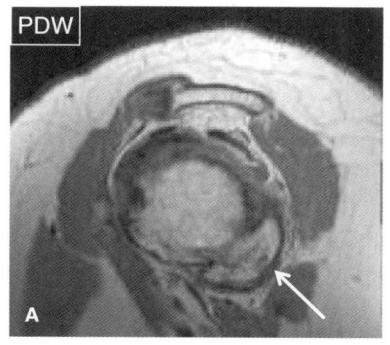
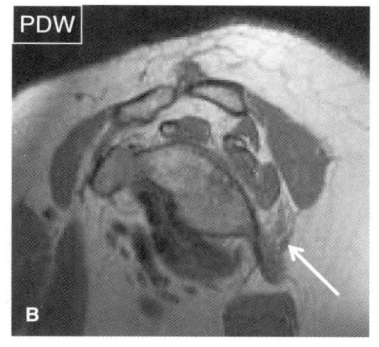

图139 重度盂肱关节骨关节炎导致的四边孔综合征。**A**：矢状位图像示下关节盂的大骨赘（箭）伸入四边形孔内。**B**：箭头示萎缩和脂肪变性的小圆肌，可能是由于较大骨赘压迫腋神经造成的去神经支配所致

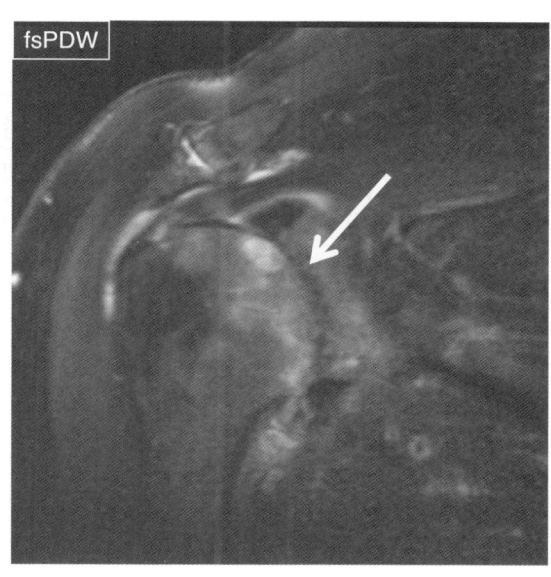

图140 重度盂肱关节骨关节炎的关节软骨缺损。冠状位图像显示盂肱关节部分强直（箭），以及关节软骨全层缺损

风湿关节炎，肱骨上段移位伴肱骨头软骨缺损提示肩袖撕裂，肱骨头前上部软骨缺损提示缺血性坏死，肱骨头后部软骨缺损提示骨关节炎。关节镜检查后可能会发生软骨缺损，可能与热损伤或注射药物反应有关，也可能与盂唇撕裂软骨下骨折有关。

最常见的关节炎类型包括骨关节炎（表现为不对称软骨缺损、关节间隙狭窄、骨赘、软骨下骨硬化和囊肿、关节积液、滑膜增厚和游离体）、类风湿关节炎（双侧关节对称性受累、关节周围骨质疏松、对称性关节间隙变窄、破坏、积液、沙砾样游离体、含脂性结节、血管翳形成）、痛风（边缘规整的偏心性骨质破坏，也称鼠咬症，偏心性软组织肿块，肩锁关节首先受累）、羟基磷灰石沉积病（钙化性肌腱炎或滑囊炎，肩锁关节密尔沃基肩病晚期以及软骨破坏类似神经关节病）、败血症性关节炎（临床表现包括脓毒血症、关节积液、滑膜增厚、关节周围滑囊炎、筋膜水肿或肌炎、反应性骨髓水肿，伴有骨质破坏的骨髓炎，增强后明显强化）、PVNS（常见于青年患者，单侧或单个关节受累，关节积液和不均质结节性肿块及含铁血黄素沉积），以及神经关节病（常见于神经病变或糖尿病患者，表现为关节破坏、关节紊乱、关节游离体、关节脱位及在所有序列上的低信号）（图141～图144）。

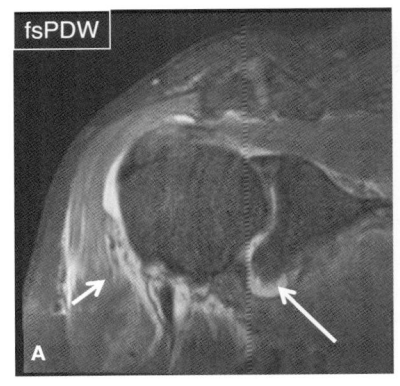
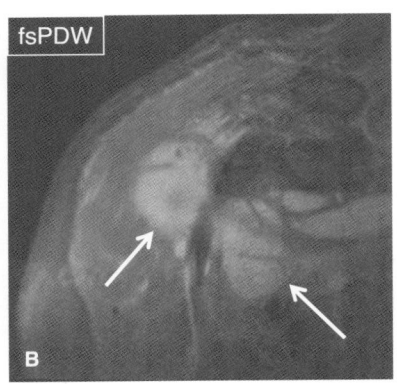

图141 败血症性关节炎和肌炎。**A**：冠状位图像示肌肉水肿（短箭），盂肱关节腔积液以及周围软组织水肿（长箭）。**B**：关节前方圆形的、有分隔的脓肿（箭）

图142 肩关节脓毒症。冠状位平扫（**A**、**B**）和增强图像（**C**）显示广泛的皮肤溃疡、骨髓炎（**B**和**C**中的黑短箭）、周围强化的脓肿（**B**和**C**中的长箭）和混杂的关节液。值得注意的是蜂窝织炎和肌炎是常见的感染性病变（**B**和**C**中的白短箭）

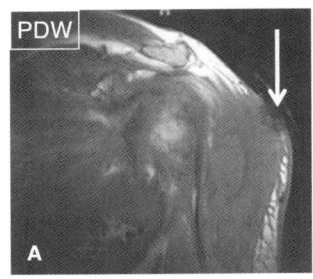
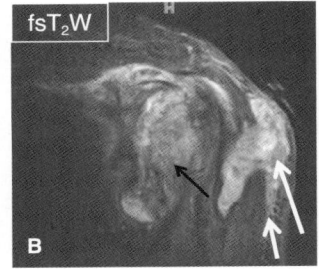
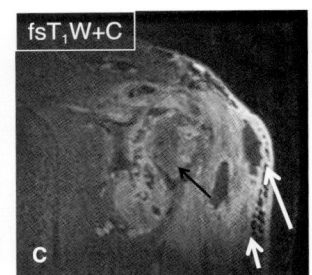

图143 色素绒毛结节性滑膜炎。冠状位（**A**）和轴位（**B**）图像显示腋窝囊被T_1等信号和T_2不均匀高信号病灶充填。活检证实为PVNS（箭）

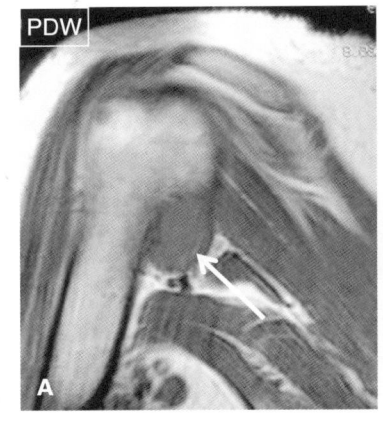
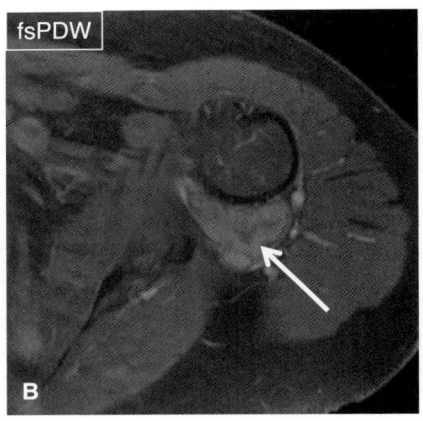

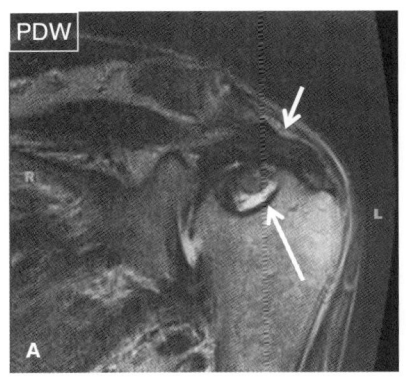
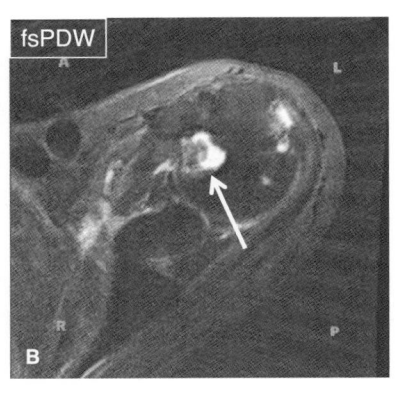

图144 慢性肾功能不全患者的淀粉样关节病变。冠状位（**A**）和轴位（**B**）图像显示由于低信号软组织的沉积（**A**中的短箭）形成的肩袖下关节囊增厚的低信号病变，以及肱骨头内侵蚀性、囊性的低信号病变（长箭）

骨骼：[〈正常〉〈大结节/小结节囊肿〉〈附着点病〉]

肱骨头缺血性坏死（AVN）的坏死区通常呈半月形，信号不均匀，增强后未见强化，边缘低信号带，有时可见平行的 T_2 高信号带（双线征）（图145、图146）。晚期以软骨下骨折、骨质塌陷和继发性骨性关节炎为特征。潜在的病因包括创伤、酒精中毒、类固醇摄入、镰状细胞贫血、戈谢病（Gaucher disease）等。

Little Leaguer's 肩是指肱骨近端骨骺的急性或亚急性 Salter Ⅰ 型骨折。主要见于 12～16 岁的投手，在脂肪抑制的 PDW/T_2W 图像上可见肱骨骺增宽和高信号，外侧更明显。在亚急性和慢性阶段，可见周围囊肿和硬化。

其他常见的骨质病变包括：肱骨大/小结节骨折和肱骨颈骨折、肱骨头上部软骨下骨折（拄拐杖患者）、肱骨大/小结节囊肿和附着点病（图147～图149）。肱骨大结节的囊性病变可能发生于肩袖纤维撕裂（与关节侧肌腱撕裂有关）、肩峰下撞击综合征

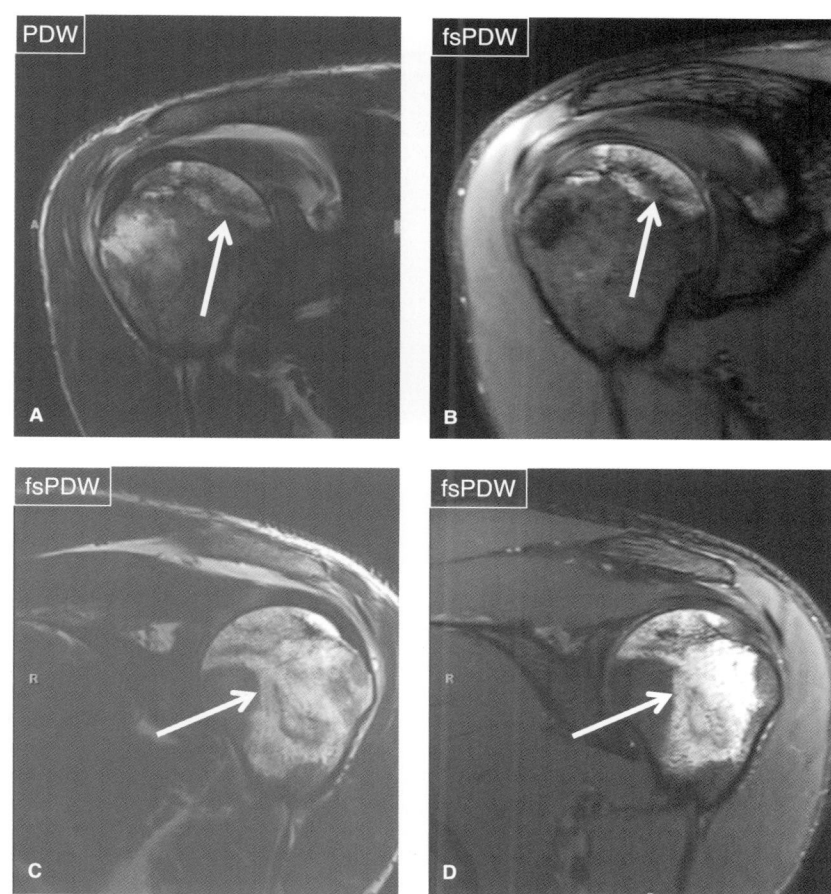

图145 镰状细胞病变的骨梗死灶。双侧肩关节冠状位图像（A～D）显示双侧肱骨头骨梗死区的地图样高信号的骨髓水肿（箭）。注意与潜在的红骨髓再转化相鉴别

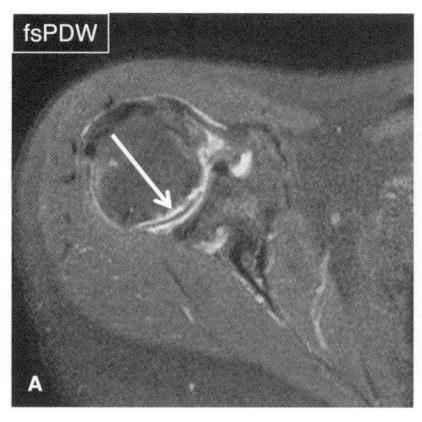
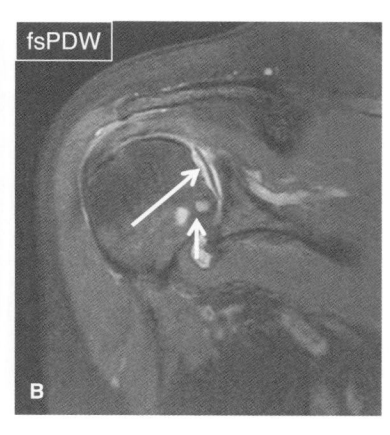

图146 慢性缺血性坏死。肱骨头软骨面下不稳定骨折片在轴位（A）和冠状位（B）图像上表现为软骨下薄的新月形 T_2 高信号病灶（长箭），并可见慢性缺血性硬化软骨下囊肿（短箭）

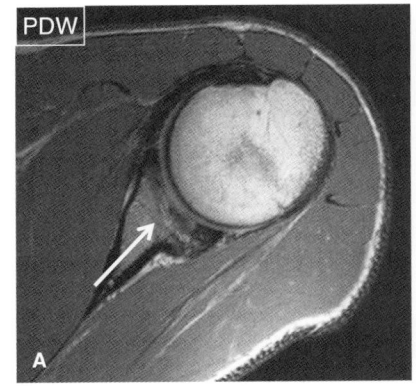
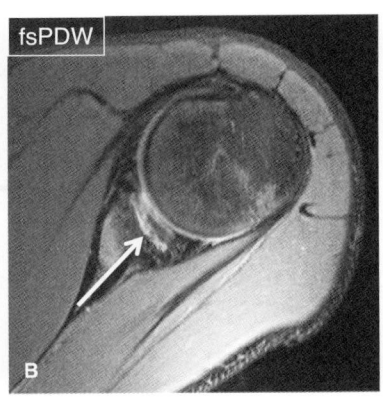

图 147　关节盂骨软骨骨折。轴位图像（A、B）显示关节盂关节面的嵌入骨折（箭），累及骨和软骨成分

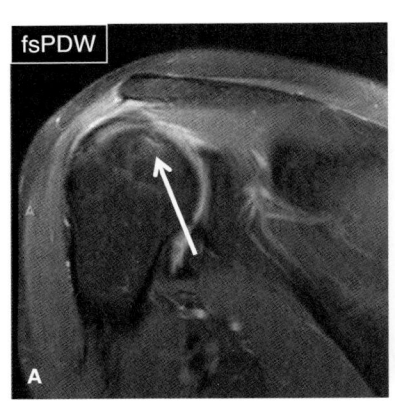
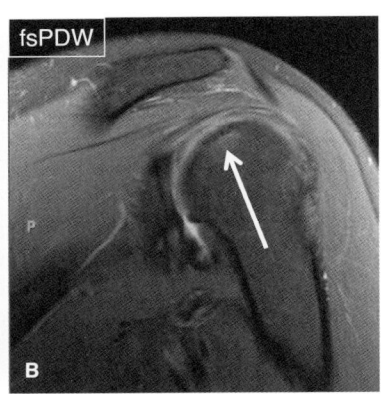

图 148　肱骨头骨软骨骨折。不同病例的冠状位图像（A、B）显示肱骨头上部的骨软骨骨折（箭），常见于拄拐杖患者

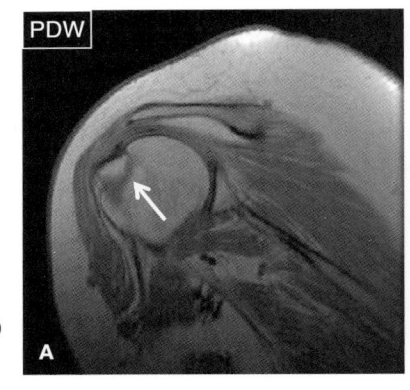
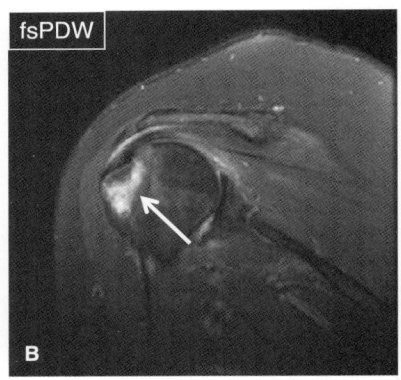

图 149　肱骨大结节骨折。冠状位图像（A、B）显示肱骨大结节嵌入骨折

（肩峰下表面与肱骨大结节前部或中央部之间），或盂唇后部剥离损伤（冈上肌腱后部和冈下肌腱前部的肌腱连接处下方大结节的后部），软骨损伤（范围＜1 cm，与肩袖撕裂无关，而且更靠近骨骺线），或内生软骨瘤（多房性泡状病变，大于 1 cm，可见钙化）。通常肱骨小结节囊肿与肩胛下肌腱附着处撕脱囊性病变或喙突下撞击综合征有关（在后者情况下，囊肿也可发生于喙突）。骨髓类肿瘤样病变可由红骨髓再转化或佩吉特病引起。常见肿瘤性病变包括内生软骨瘤、单纯性骨囊肿、骨肉瘤（儿童）和多发性骨髓瘤、淋巴瘤或转移性肿瘤（成人）（图 150~图 154）。由于放射治疗、化疗、免疫缺陷状态和营养不良，骨髓可发生浆液性萎缩。在脂肪抑制液体敏感图像上，表现为囊性或弥漫性骨髓高信号（图 155）。

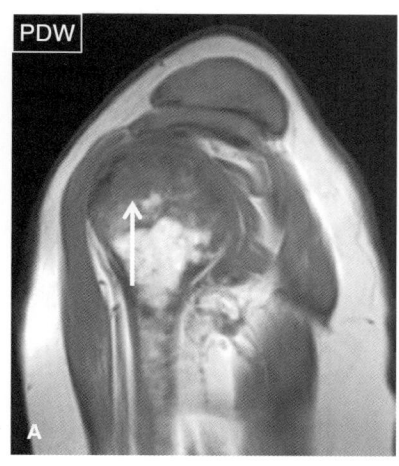
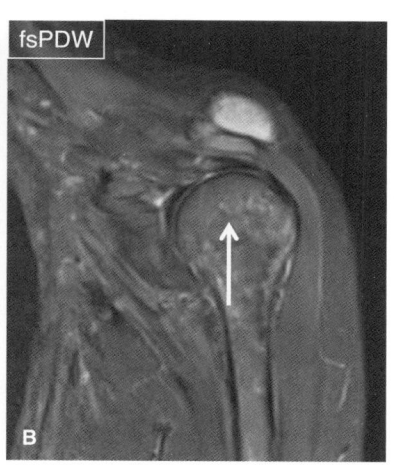

图150 髓外造血的骨髓再转化。肱骨骨髓造血在矢状位（A）和冠状位（B）图像上表现为肱骨骨骺的高信号病变。并可见肩峰上方的肿块，活检证实为髓外造血

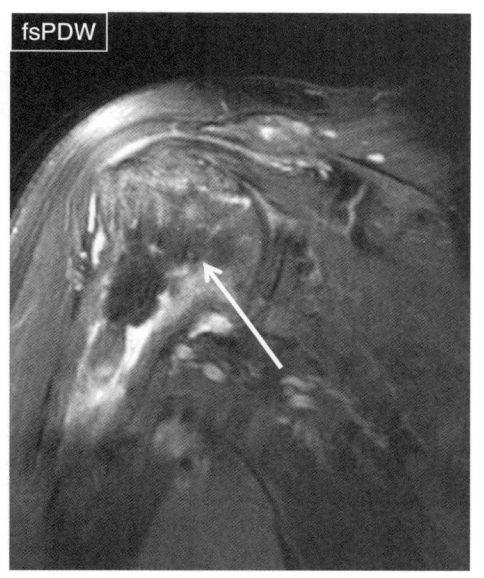
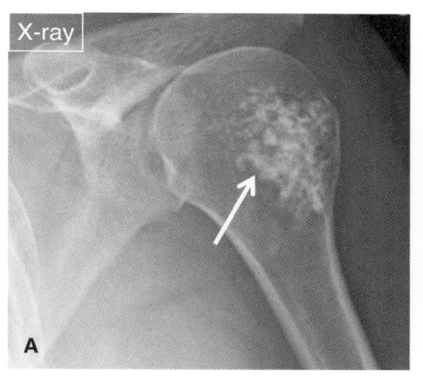
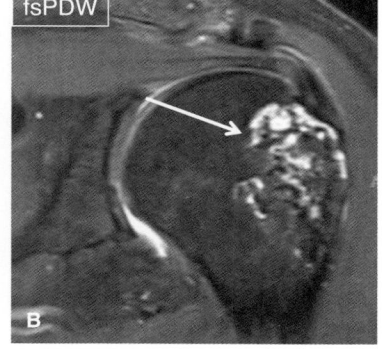

图152 肱骨头内生软骨瘤。A：前后位X线片显示肱骨头内多发软骨样（环状和弧形）钙化（箭）。B：相应的冠状位MR图像显示一形态尖锐不规则（爆米花状），内含软骨（T_2高信号）和钙化成分的非侵袭性髓内病变（箭）

图151 Paget病。冠状位图像上显示一不均质病变（箭）累及肱骨上1/3。注意皮质增厚和骨内高信号是该病变混合期的典型表现。在疾病慢性阶段，也可见骨髓内纤维脂肪增生

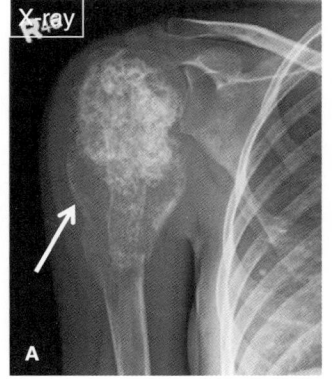
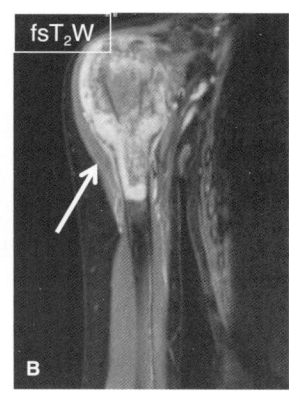
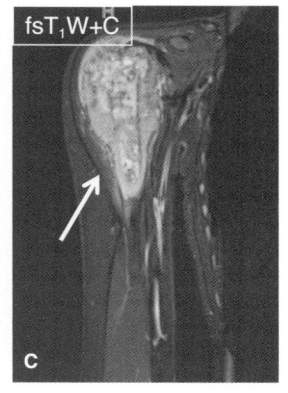

图153 肱骨骨肉瘤。X线片（A）、冠状位脂肪抑制T_2WI（B）和增强（C）图像显示一侵袭性的溶骨性和成骨性病变（箭），该病变累及周围软组织，增强后可见明显强化。MRI显示骨骺受累

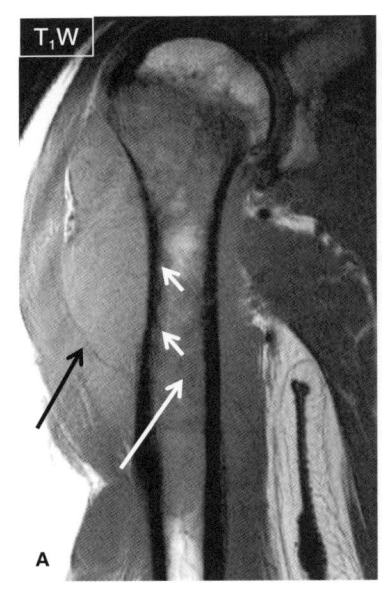
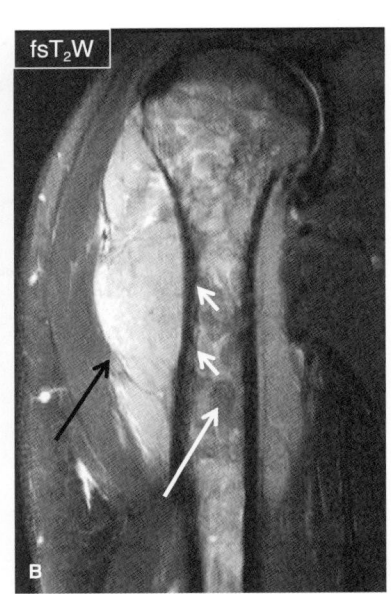

图154 骨淋巴瘤。冠状位图像显示肱骨内一不均质的髓内病变（长白箭），累及骨皮质（短白箭）及周围软组织肿块形成（黑箭）

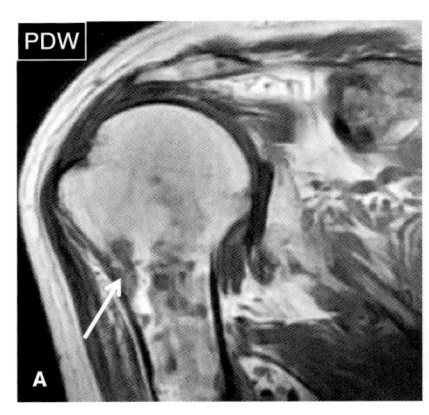
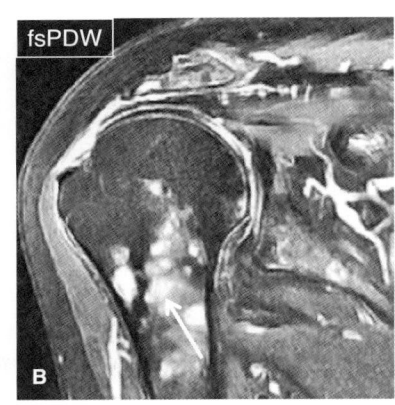

图155 骨髓浆液性萎缩。骨髓浆液性萎缩病灶（箭）在冠状位图像上表现为肱骨干骺端和骨骺处多个囊性病变

肌肉：[〈是否正常〉]

肩关节周围可出现各种肌肉病变，包括肩袖撕裂肌肉萎缩和脂肪替代（通常由肩袖撕裂引起，肌腱弥漫性受累）、肌肉扭伤（外伤史）、感染性/炎性肌病（脂肪抑制PDW图像上肌肉和筋膜表现为斑片水肿样信号，T_1高信号或横纹肌溶解症的血肿）、Parsonage–Turner综合征 [也称为急性臂丛神经病变，表现为受累神经分布的弥漫性肌肉失神经改变，通常有2～3块以上的肌肉受累，无筋膜水肿，肩胛上/腋上神经和（或）臂丛神经的高信号/增粗]，以及肩胛上神经撞击引起的去神经改变（鉴别肩胛上切迹、冈盂切迹或四边孔间隙中的唇旁囊肿或静脉曲张）（图156 ～ 图159）。

最后，小圆肌水肿、脂肪替代和（或）肌肉萎缩通常是独立发生的，通常认为是由于肌肉失去腋神经支配或外伤所致（图160）。神经可因局部创伤或牵引损伤受损，也可被盂唇旁囊肿或较大骨赘压迫，更常见于粘连性关节囊炎的盂肱下韧带周围炎症。

血管：[〈正常〉]

在肩胛上/冈盂切迹或其他血管畸形中寻找主要静脉曲张。快血流量血管畸形表现为流空效应，而慢血流量血管畸形表现为静脉石或液-液平面（图161）。关于血管畸形成像特征详见第4章。

神经：[〈正常〉]

寻找神经卡压的征象。盂唇旁囊肿可压迫肩胛上神经，导致冈上肌和冈下肌去神经支配（肩胛上切迹位于肩胛冈前上方）（图124），或肩胛下肌去神经支配（冈盂切迹，位于肩胛冈后下方）（图123）。盂

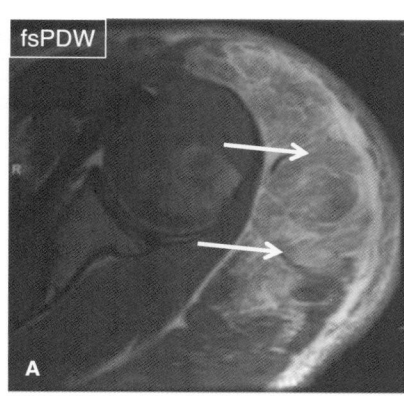 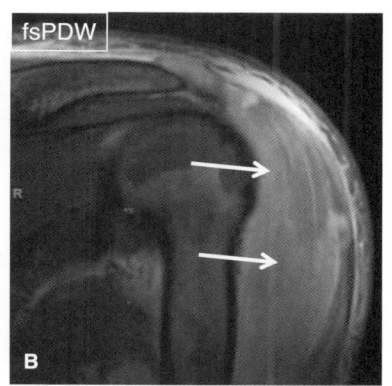

图156　横纹肌溶解症。轴位（A）和冠状位（B）图像显示三角肌弥漫性水肿和肿胀伴肌周筋膜水肿（箭）

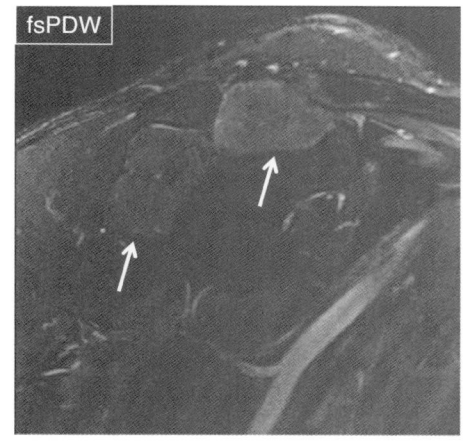

图157　Parsonage-Turner综合征。矢状位图像显示冈上肌和冈下肌的弥漫性水肿（箭）。注意，未见到筋膜水肿，即典型的去神经改变

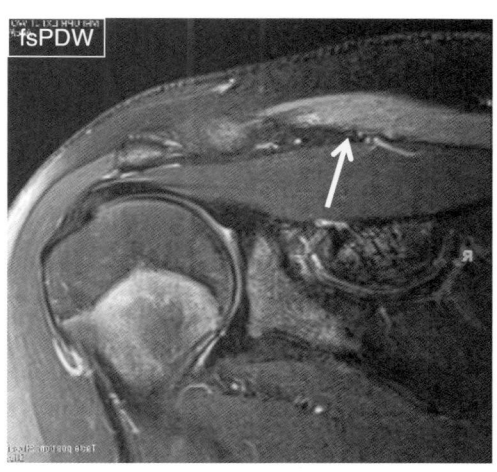

图159　斜方肌去神经支配。冠状位图像显示斜方肌存在弥漫性水肿样信号（箭），而无筋膜水肿

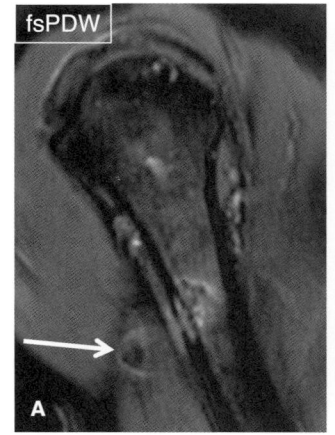 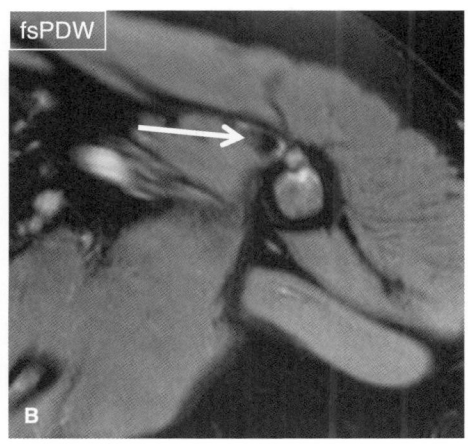

图158　羟基磷灰石钙沉着病。矢状位（A）和轴位（B）图像显示胸大肌内对应于钙化的低信号病变（箭）。由于炎症反应，可见病灶周围轻微的水肿

见的是冈上肌、冈下肌和小圆肌（图 157）。臂丛神经磁共振成像可证实临床怀疑。在上肢神经中，尺神经受该综合征影响最小。

术后影像表现

重建后的肌腱和韧带应表现为走行及连续性正常，不出现水肿样信号。轻微的信号改变或增厚是术后常见的表现，而由于肌腱/韧带的愈合、重塑和成熟，这种表现将会在术后的几个月内逐渐消退。以下段落描述了肩关节最常见的外科手术过程及其影像学检查结果。

肩袖修复术可以通过关节镜或开放手术进行。该手术通常采用经三角肌的入路。如果肩袖存在前缘高级别撕裂或者全层撕裂，则一条被撕裂的肩袖肌腱可以被重新连接到肌腱锚上，如有肩袖滑囊侧磨损或者瓣状破裂，则可行清创术治疗。由于肩袖关节侧缺乏血管且愈合能力较差，所以只有在中度至重度肩袖关节侧撕裂时才选择手术治疗。虽然低度至中度的关节囊侧撕裂可以通过手术治疗，但是由于血供良好，所以其更可能出现症状并对清创术或修复术产生反应。究竟是单排缝合修复术还是双排缝合修复术效果更好，尚存争议。在双排修复术中，可看到 2 个或多个锚钉。

如果肌腱撕裂较大，则可以重塑肱骨头，缩短肩胛下肌腱，并将肩袖在更靠内侧的足印区重新连接。更近端的撕裂被缝合在一起。潜在的肱骨头软骨缺损可以在同一台手术中应用磨损部位的软骨成形术治疗，以实现预期的纤维软骨填充。在老年患者中，特别是在中重度肌肉萎缩的情况下，大面积撕裂可以应用补片移植或反向肩关节成形术治疗。

正常的术后 MR 表现包括重新连接的、连续的肩袖，伴有来自肌腱锚的磁敏感性伪影，但没有通过肌腱的液性裂隙（轻度 T_2 信号的异质性或增强是正常的）（图 162）。术后三角肌下囊内少量积液属正常。在 MR 关节造影中，对比剂可通过关节镜入口部位和肩袖间隙渗入三角肌下囊。再撕裂表征包括通过肌腱的液性裂隙或不连续的肌腱、未被再撕裂的肩袖肌腱所覆盖的外露肌腱锚、松动或脱位的锚钉以及伴有腱鞘炎的中度滑膜囊扩张。诱发再撕裂的因素包括先前巨大的肩袖撕裂伤、年老、潜在的系统性合并症以及近期跌倒/创伤史（图 163～图 166）。其他并发症包括急性软骨溶解（见上文）以及处于或邻近三角肌手术入口部位的萎缩或撕裂。

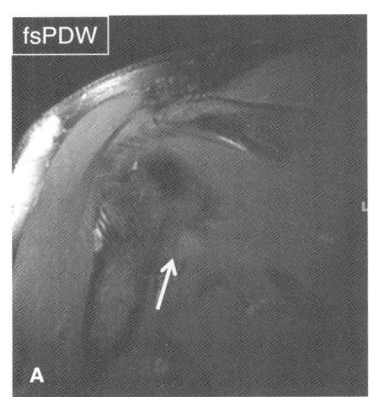
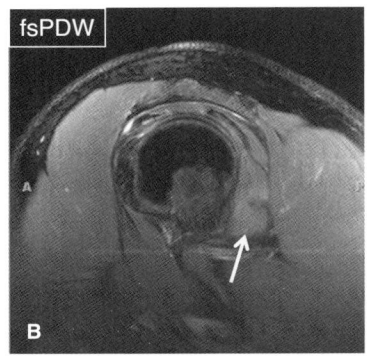

图 160　小圆肌水肿。冠状位（A）和矢状位（B）图像显示小圆肌少量水肿样信号（箭），这是一种常见的伴随征象

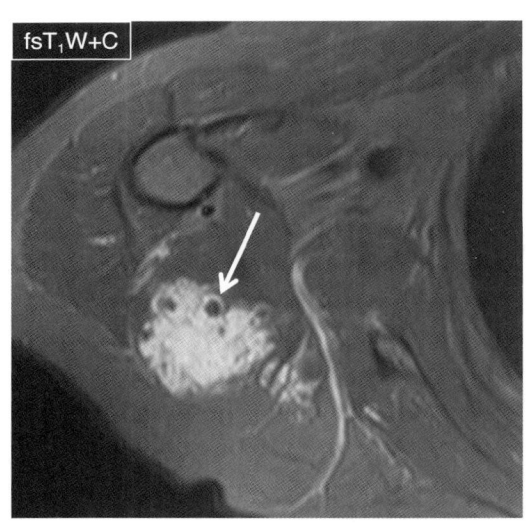

图 161　静脉畸形。轴位图像显示肌肉内分叶状病变，伴有静脉石（箭）和明显的强化

唇旁囊肿、纤维束、较大骨赘或其他肿块可突入四边形间隙（由上方的小圆肌、下方的大圆肌、外侧的肱骨和内侧的三头肌长头构成），并压迫腋神经，导致三角肌和小圆肌失去神经支配（图 139）。最后，Parsonage–Turner 综合征可累及肩部多个肌肉，最常

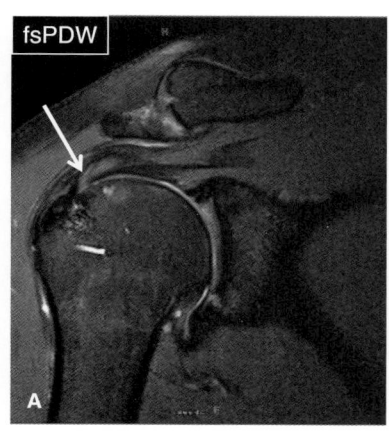 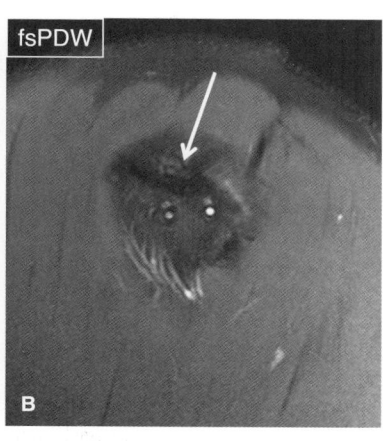

图 162 正常术后肩袖。冠状位（**A**）和矢状位（**B**）图像显示再附着肩袖肌腱内不存在液体信号（箭）

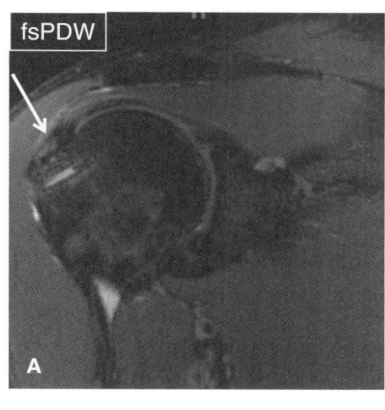

图 163 肩袖再撕裂损伤。**A**：冠状位图像显示单排修复术后完整的再附着肌腱（箭）。**B**：在近期跌倒后，复查冠状位图像显示肩袖全层再撕裂（箭），伴有肩峰下囊／三角肌下囊轻度肿胀

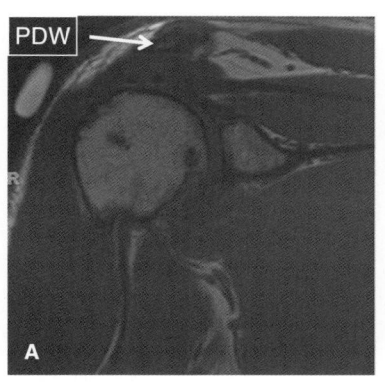 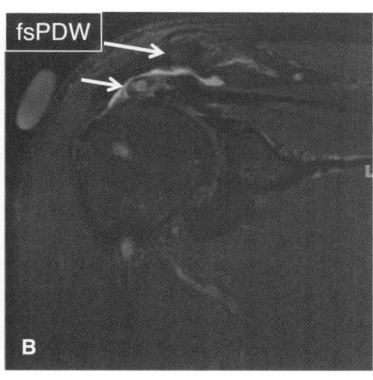

图 164 肩袖再撕裂伴回缩损伤。冠状位图像（**A**、**B**）显示肩峰成形术（长箭）以及肩袖全层撕裂，断端回缩（**B** 中短箭）至肱骨头水平

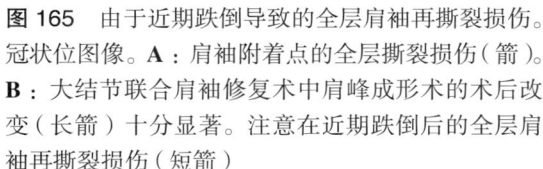

图 165 由于近期跌倒导致的全层肩袖再撕裂损伤。冠状位图像。**A**：肩袖附着点的全层撕裂损伤（箭）。**B**：大结节联合肩袖修复术中肩峰成形术的术后改变（长箭）十分显著。注意在近期跌倒后的全层肩袖再撕裂损伤（短箭）

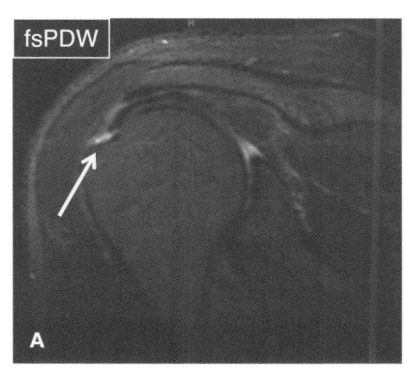 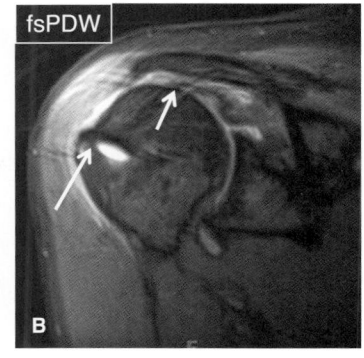

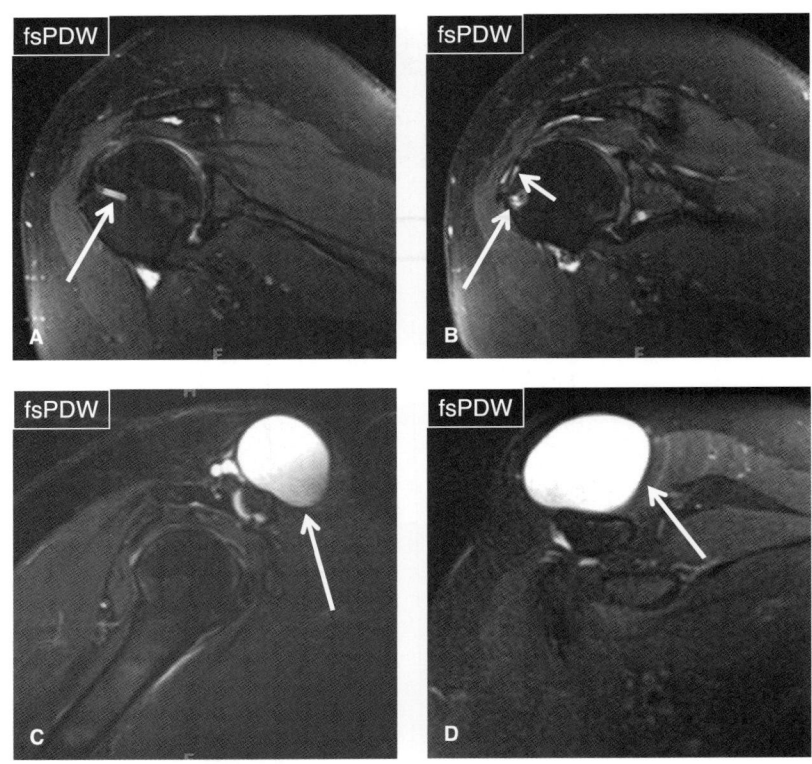

图 166 再撕裂肩袖的间歇泉现象。冠状位图像（A、B）显示肩袖肌腱锚的术后改变（长箭）和附着点部位的撕裂（B 中短箭）。相应的矢状位（C）和冠状位（D）图像显示位于肩锁关节上部明确的囊性病变（箭），这与间歇泉现象一致

肱二头肌长头肌腱的低级别撕裂可以通过清创术治疗，而高级别和全层撕裂则通过肌腱固定术（术中使用锚钉将肌腱固定在肱二头肌沟处）或较少见的肌腱切断术（完全切断肌腱，使其向远端回缩）治疗。

对于肩锁关节的肥大改变，通常施行 Mumford 手术，该手术包括切除锁骨远端（长达 1 cm）。术后肩锁关节间隙可能会增宽，属于正常现象。手术期间需要注意不要误切喙锁韧带。肩峰成形术包含切除肩峰下骨刺和磨平肩峰下表面。术后，肩峰的形态为下表面呈凹面伴或不伴皮质下囊变（图 167）（另见图 164、图 165）。肩锁关节下表面部分切除术也可与肩峰成形术一起施行。

较小的盂唇撕裂可以使用清创术治疗，而较大的、分离的或桶柄形盂唇撕裂则使用盂唇钉或锚钉修复。目前，许多外科医生可以较好地修复盂唇 12 点钟左右位置的撕裂。因此，前上和后上盂唇可能会见到残留的撕裂伤，这可能会使后续检查对再撕裂的评估具有挑战性。松弛的关节囊可以通过折叠术、激光或热处理收紧，从而限制关节外旋。在肩关节后脱位病变中，松弛的前关节囊可以通过下关节囊移位收紧。这个想法是将旋转中心移动至更远端和更内侧。如果可能的话，撕裂的韧带可以被修复。Latarjet-Bristow 术被应用于骨性 Bankart 损伤，该术式使用肩胛骨喙突修复缺损。25% 以上的关节盂骨质缺损在矢状位图像上显示为"倒置梨"形关节盂，这是行该手术的指征，目的是防止复发性肩关节不稳定。为了测量关节盂骨质缺损的量，在关节盂的矢状位图像上画一个最佳拟合圆，并自圆周前缘至圆周后缘作一条直线。通过这条线计算缺失骨质的百分比。较大的关节盂缺损（大于 40% 的区域）可以进行同种异体骨移植或将冈下肌肌腱和相邻的大结节移位至缺损处（Connolly 术）。巨大的 Hill-Sachs 损伤可能需要施行骨移植或填充术，在骨缺损处植入冈下肌肌腱和后囊以防止复发性肩关节不稳定的发生。该术式已被证实对于治疗容易出现复发不稳定的 Hill-Sachs 损伤是有效的。在影像学上，与天然盂唇相比，修复后的盂唇表现出轻度的缩短和不规则。但是，不应存在通过盂唇的液体裂隙或盂唇分离。再撕裂表现为修复的盂唇内有液体信号（或钆，如果是 MR 关节造影图）以及锚/钉松动（图 168～图 170）。随着时间的推移，由于退变，关节盂也可能出现小的表面损伤或磨损/再撕裂。如果没

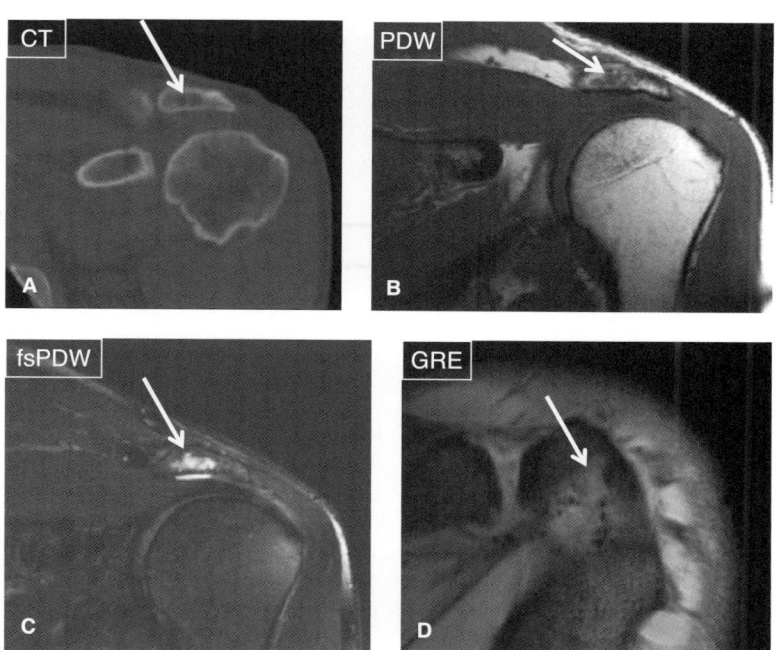

图167 与肩峰成形术相关的改变。冠状位 CT 图像（A）以及冠状位（B、C）、轴位（D）MR 图像显示远端肩峰处有小囊肿（箭），伴有术后改变造成的磁敏感伪影

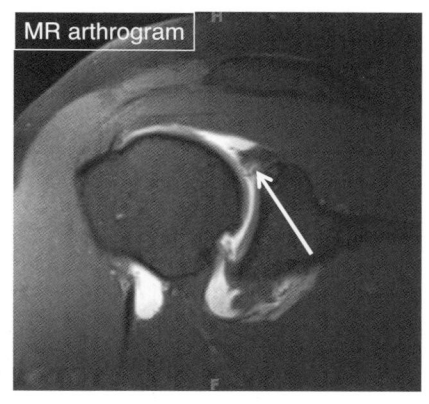

图168 手术修复后盂唇再撕裂。冠状位关节造影图像显示先前修复的上盂唇再次撕裂（箭）

有清晰明显的盂唇裂隙或撕裂，不应称为正常的术后改变。

其他

背部弹性纤维瘤是一种良性软组织肿瘤，由内含脂肪条纹的纤维组织构成，通常位于肩胛下区，前锯肌和背阔肌深部。虽然边界清楚，但该病灶无包膜，在 T_1 加权和 T_2 加权图像上与肌肉信号相等，强化不均匀（图171）。这些肿瘤可能存在流空效应，所以可能富含血管。其他肿块性病变包括肩胛周围

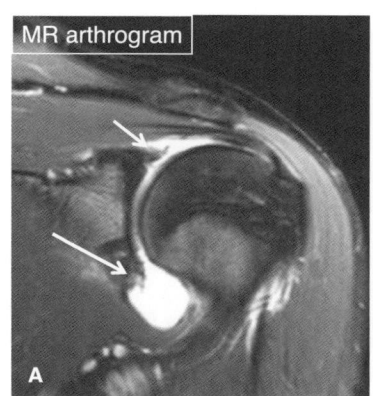 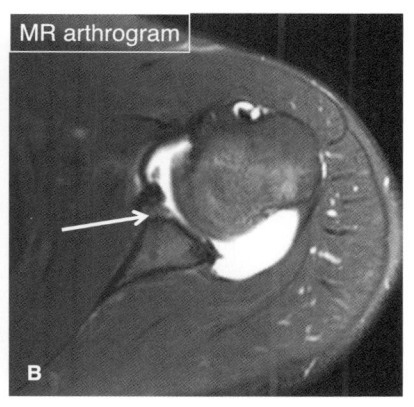

图169 手术修复的盂唇再撕裂。冠状位（A）和轴位（B）关节造影图像显示手术修复后的下盂唇表面再撕裂（长箭）。还要注意正常术后上盂唇的最小截断面（A 中短箭）

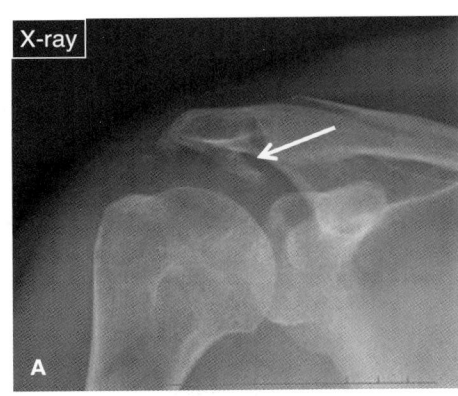
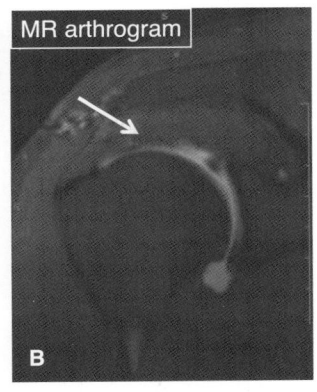

图 170 移位的螺钉。在正位 X 线片（A）和冠状位 MR 图像（B）中，在关节内沿着肌腱的下表面隐约可以看到移位的手术螺钉（箭）

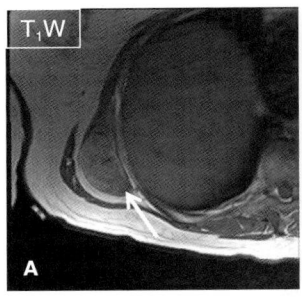
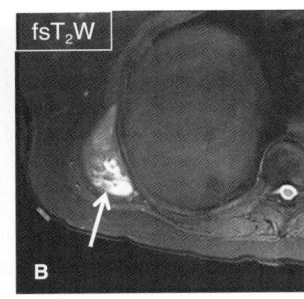
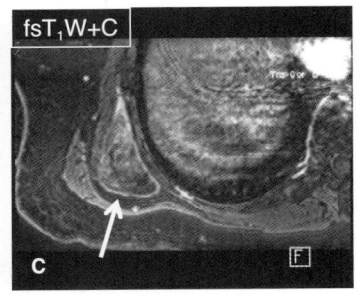

图 171 背侧弹性纤维瘤。轴位常规（A、B）和对比增强（C）图像显示在肩胛下窝中存在不均匀、界限清楚的含脂肪肿块（箭），这是背侧弹力纤维瘤的典型表现

纤维瘤病或硬纤维瘤。尽管信号特征可变（图 172），但这些病变主要表现为 T_2 低信号。对比增强检查可见显著强化。其他偶然发现包括肺部病变、腋窝淋巴结、脂肪瘤和肩胛胸壁滑囊炎（图 173～图 175）。肩胛胸壁滑囊炎可发生于肩胛骨下内侧缘、上内侧缘或前锯肌下方。它可能是特发性的，也可能与骨软骨瘤有关。最后，在锁骨和喙突或第 1 肋之间可能会发现假关节，这些可能表现为软组织肿胀或疼痛（图 176、图 177）。

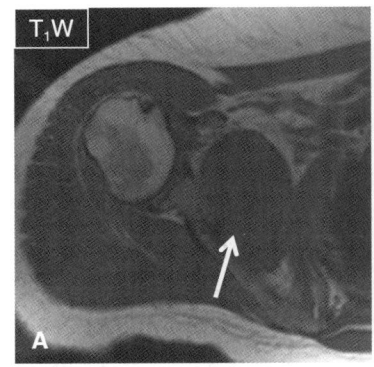
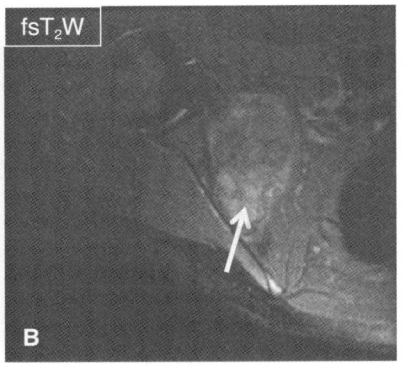

图 172 硬纤维瘤。轴位图像（A、B）在肩胸窝处显示出界限分明的 T_2 不均匀低信号肿块（箭），经活检证实为硬纤维瘤

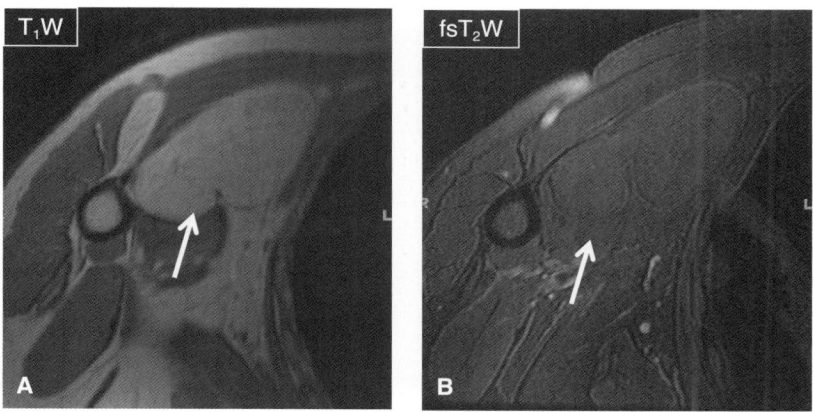

图 173 肌内和肌周单纯性脂肪瘤。轴位 T_1 加权（**A**）和 fsT_2 加权（**B**）图像显示胸肌下方以及三角肌前腹的肌内和肌周脂肪瘤（箭）。未见到复杂的特征

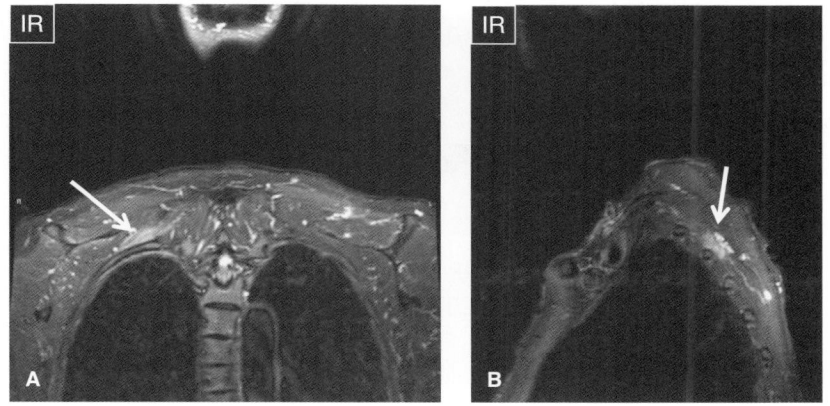

图 174 特发性肩胛胸壁滑囊炎。冠状位（**A**）和矢状位（**B**）图像显示肩胛胸壁滑囊内沿肩胛骨上内侧边界（箭）有少量液体聚集，这与滑囊炎的表现一致

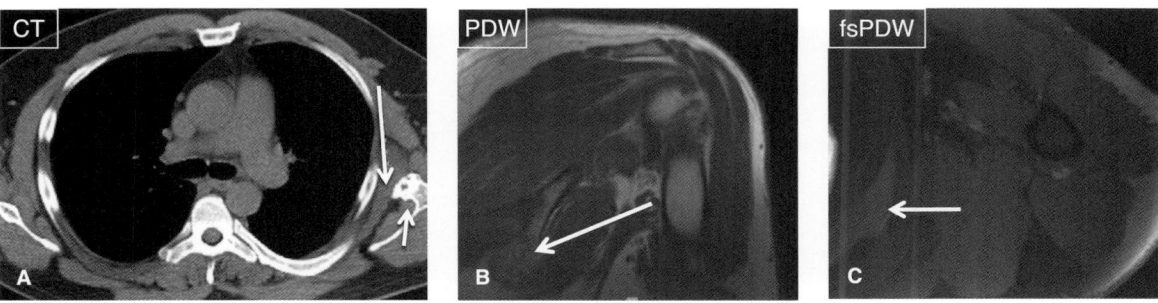

图 175 肩胛胸壁滑囊炎。轴位 CT（**A**）图像显示与相邻的肩胛骨骨软骨瘤（短箭）相关的左侧肩胛胸壁滑囊内积液（长箭）。冠状位（**B**）和轴位（**C**）MR 图像证实了骨软骨瘤（**B** 中箭）和左侧肩胛胸壁滑囊炎（**C** 中箭）

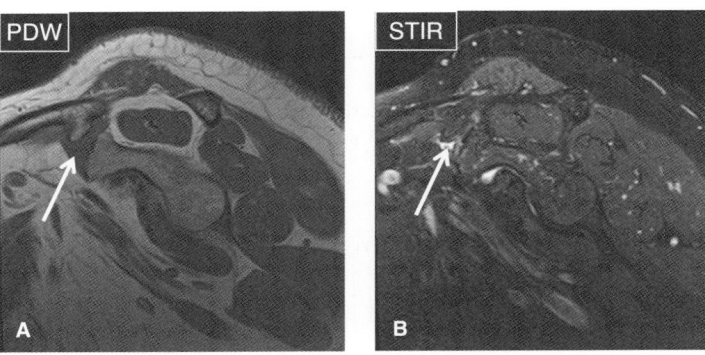

图176 矢状位图像（A、B）显示喙突骨质增生和锁骨假关节。注意，图中轻度水肿反映了急性或慢性扭伤（箭）

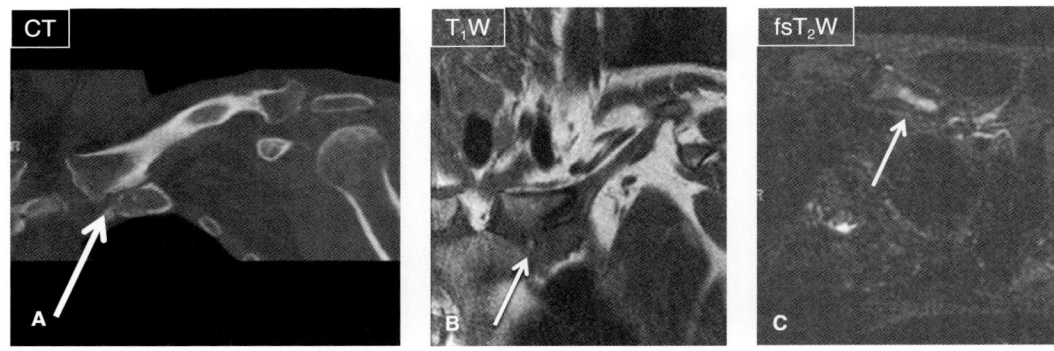

图177 冠状位CT（A）以及冠状位（B）和轴位（C）MR图像显示左锁骨和第一肋骨假关节病（A和B中箭），伴左锁骨骨髓水肿和囊肿形成（C中箭）提示假关节处存在急性或慢性压力

（Avneesh Chhabra, Sahar Jalali Farahani, Theodoros Soldatos 著
曾献军　姚伟武　陆　勇 译　艾松涛 审校）

推荐文献

Anderson MW, Brennan C, Mittal A. Imaging evaluation of the rotator cuff. *Clin Sports Med.* 2012;31(4):605-631.

Bancroft LW, Wasyliw C, Pettis C, et al. Postoperative shoulder magnetic resonance imaging. *Magn Reson Imaging Clin North Am.* 2012;20(2):313-325.

Chalian M, Faridian-Aragh N, Soldatos T, et al. High-resolution 3 T MR neurography of suprascapular neuropathy. *Acad Radiol.* 2011;18(8):1049-1059.

Chang D, Mohana-Borges A, Borso M, et al. SLAP lesions: Anatomy, clinical presentation, MR imaging diagnosis and characterization. *Eur J Radiol.* 2008;68(1):72-87.

Chhabra A, Subhawong TK, Carrino JA. MR imaging of deltoid ligament pathologic findings and associated impingement syndromes. *Radiographics.* 2010;30(3):751-761.

Cook TS, Stein JM, Simonson S, et al. Normal and variant anatomy of the shoulder on MRI. *Magn Reson Imaging Clin North Am.* 2011;19(3):581-594.

Dunham KS, Bencardino JT, Rokito AS. Anatomic variants and pitfalls of the labrum, glenoid cartilage, and glenohumeral ligaments. *Magn Reson Imaging Clin North Am.* 2012;20(2):213-228.

Fitzpatrick D, Walz DM. Shoulder MR imaging normal variants and imaging artifacts. *Magn Reson Imaging Clin North Am.* 2010;18(4):615-632.

Gazzola S, Bleakney RR. Current imaging of the rotator cuff. *Sports Med Arthrosc.* 2011;19(3):300-309.

Goh CK, Peh WC. Pictorial essay: Pitfalls in magnetic resonance imaging of the shoulder. *Can Assoc Radiol J.* 2012;63(4):247-259.

Gruson KI, Kwon YW. Atraumatic osteonecrosis of the humeral head. *Bull NYU Hosp Jt Dis.* 2009;67(1):6-14.

Huang BK, Hughes TH. Imaging of the rotator cuff. *Sports Med Arthrosc.* 2011;19(3):279-299.

La Rocca Vieira R, Rybak LD, Recht M. Technical update on magnetic resonance imaging of the shoulder. *Magn Reson Imaging Clin North Am.* 2012;20(2):149-161, ix.

Lee JC, Guy S, Connell D, et al. MRI of the rotator interval of the shoulder. *Clin Radiol.* 2007;62(5):416-423.

McMenamin D, Koulouris G, Morrison WB. Imaging of the shoulder after surgery. *Eur J Radiol.* 2008;68(1):106-119.

Murray PJ, Shaffer BS. Clinical update: MR imaging of the shoulder. *Sports Med Arthrosc.* 2009;17(1):40-48.

Nakata W, Katou S, Fujita A, et al. Biceps pulley: Normal anatomy and associated lesions at MR arthrography. *Radiographics.* 2011;31(3):791-810.

Opsha O, Malik A, Baltazar R, et al. MRI of the rotator cuff and internal derangement. *Eur J Radiol.* 2008;68(1):36-56.

Parker BJ, Zlatkin MB, Newman JS, et al. Imaging of shoulder injuries in sports medicine: Current protocols and concepts. *Clin Sports Med.* 2008;27(4):579-606.

Petchprapa CN, Beltran LS, Jazrawi LM, et al. The rotator interval: A review of anatomy, function, and normal and abnormal MRI appearance. *AJR Am J Roentgenol.* 2010;195(3):567-576.

Polster JM, Schickendantz MS. Shoulder MRI: What do we miss? *AJR Am J Roentgenol.* 2010;195(3):577-584.

Reijnierse M. MR arthrography of the shoulder: Glenohumeral ligaments. *JBR-BTR.* 2009;92(1):48-53.

Robinson G, Ho Y, Finlay K, et al. Normal anatomy and common labral lesions at MR arthrography of the shoulder. *Clin Radiol.* 2006;61(10):805-821.

Rudez J, Zanetti M. Normal anatomy, variants and pitfalls on shoulder MRI. *Eur J Radiol.* 2008;68(1):25-35.

Sanders TG, Zlatkin M, Montgomery J. Imaging of glenohumeral instability. *Semin Roentgenol.* 2010;45(3):160-179.

Simoni P, Scarciolla L, Kreutz J, et al. Imaging of superior labral anterior to posterior (SLAP) tears of the shoulder. *J Sports Med Phys Fitness.* 2012;52(6):622-630.

Vazquez J, Kassarjian A. MRI of shoulder trauma. *Semin Musculoskelet Radiol.* 2006;10(4):268-283.

Vinson EN, Wittstein J, Garrigues GE, et al. MRI of selected abnormalities at the anterior superior aspect of the shoulder: Potential pitfalls and subtle diagnoses. *AJR Am J Roentgenol.* 2012;199(3):534-545.

Zhao W, Zheng X, Liu Y, et al. An MRI study of symptomatic adhesive capsulitis. *PLoS One.* 2012;7(10):e47277.

Zlatkin MB, Sanders TG. Magnetic resonance imaging of the glenoid labrum. *Radiol Clin North Am.* 2013;51(2):279-297.

附录 1：完整的结构化报告样本。肩关节：正常

检查项目：肩关节 MR [〈伴〉或〈不伴〉]增强扫描

病史：[ ]岁〈患者性别〉和〈检查的原因〉

技术：成像[〈无静脉注射对比剂〉〈静脉注射对比剂前和静脉注射对比剂后 / 关节内注射对比剂后〉]。在[1.5 或 3.0]T 磁共振获取[〈右侧 / 左侧〉]肩关节的多平面、多序列 MR 图像。

对比检查：[〈无〉]

影像学表现：
对位：[〈正常〉]
积液：
肩峰下囊 / 三角肌下囊：[〈正常〉]
盂肱关节：[〈正常〉]
肱二头肌长头腱：[〈正常〉]
肩峰：
形状：[〈弧形〉]
肩峰下骨刺：[〈不存在〉]
侧向 / 前向下斜：[〈不存在〉]
肩锁关节：[〈正常〉]
肩袖：
冈上肌：[〈正常〉]
冈下肌：[〈正常〉]
肩胛下肌：[〈正常〉]
肱二头肌长头腱的肩袖间隙和长头：
肩袖间隙：[〈正常〉]
二头肌 - 上盂唇锚：[〈完整〉]
水平部：[〈正常〉]
垂直部：[〈正常〉]
膝部：[〈正常〉]
盂肱关节：
盂唇：[〈完整〉]
盂肱韧带：[〈正常〉]
盂肱软骨：[〈正常〉]
骨骼：[〈正常〉]
肌肉：[〈正常〉]
血管：[〈正常〉]
神经：[〈正常〉]
其他：

诊断印象：
1. [〈 〉]

附录 2：完整的结构化报告样本。肩关节：异常

检查项目：不伴对比增强的肩关节 MR

病史：[〈45 岁女性，肩部疼痛，活动受限〉]

技术：成像[〈无〉]静脉注射对比剂。在[3.0]T 磁共振获取[〈右侧〉]肩关节的多平面、多序列 MR 图像。

对比检查：[〈来自 7/5/14 日的 X 线摄片〉]

影像学表现：
对位：[〈轻度后移〉]
积液：
肩峰下囊/三角肌下囊：[〈少量积液〉]
盂肱关节：[〈正常〉]
肱二头肌长头腱：[〈少量积液〉]
肩峰：
形状：[〈弧形〉]
肩峰下骨刺：[〈存在鸟喙样骨刺〉]
侧向/前向下斜：[〈存在轻度侧向下斜〉]
肩锁关节：
[〈中度骨关节炎伴骨质和骨膜增生、骨髓水肿和软骨下囊性改变〉]
肩袖：
冈上肌：[〈中度肌腱变性。高级别附着处关节侧撕裂，范围为 6 mm × 9 mm〉]
冈下肌：[〈轻度肌腱变性。低级别附着处关节侧撕裂，范围为 4 mm × 7 mm〉]
肩胛下肌：[〈轻度肌腱变性。低级别上表面肌腱内型撕裂，范围为 4 mm × 12 mm〉]
肱二头肌长头腱肩袖间隙和长头：
肩袖间隙：[〈正常〉]
二头肌-上盂唇锚：[〈完整〉]
水平部：[〈轻度肌腱变性〉]
垂直部：[〈正常〉]
膝部：[〈中度肌腱变性〉]
盂肱关节：
盂唇：[〈从前上至后上的上盂唇撕裂。延伸至关节盂水平以下，累及后下盂唇。后上盂唇旁小囊肿〉]
盂肱韧带：[〈下盂肱韧带增厚伴韧带内和韧带周围水肿〉]
盂肱软骨：[〈弥漫性轻度变薄。后关节盂软骨下小囊性变〉]
骨骼：[〈较大的和较小的结节囊肿和肌附着点病〉]
肌肉：[〈冈上肌和冈下肌Ⅰ级脂肪浸润。冈下肌轻度萎缩。小圆肌Ⅲ级脂肪浸润〉]
血管：[〈正常〉]
神经：[〈正常〉]
其他：[〈小的反应性腋窝淋巴结〉]

诊断印象：
1. 多灶性部分肩袖撕裂与肩峰下撞击存在解剖联系。
2. SLAP 损伤Ⅷ型。
3. 中度盂肱关节骨关节炎和轻度肩锁关节骨关节炎。
4. 粘连性关节囊炎。
5. 小圆肌去神经改变。

第 7 章 肘关节

肘关节是高度协调的屈戌关节，由骨构型、韧带以及关节囊结构维持其稳定性。它由包于同一个滑膜囊中的3个不同的关节组成。这些关节包括：

- 肱尺关节是一个接近单轴的屈戌关节，由肱骨滑车和尺骨滑车切迹组成，承担约40%的力。
- 肱桡关节由桡骨头和肱骨小头组成，承担约60%的力。
- 桡尺近侧关节属于车轴关节，由桡骨头和尺骨的桡骨切迹组成。

在有限数量的强韧带的辅助下，上述结构提供了极佳的静态稳定性，而超过20块相关肌肉则提供了动态稳定性。上述复杂的结构支持前臂屈伸以及旋前和旋后，从而使手能够执行各种技术性的和精确的动作。

透明软骨覆盖在①桡骨头的周边，其前外侧相对较薄（因此肘关节半脱位/脱位时这个位置更容易发生桡骨骨折）；②肱骨滑车约330°的弧形表面，除了位于滑车突和沟前方的纵向滑行区外；③肱骨小头，除了它的后面，称为裸区或假性缺如。纤维囊包裹在肘关节表面并形成：①前隐窝，从肱骨滑车和小头的前表面延伸至桡骨和冠状窝；②后（鹰嘴）隐窝，范围较大，包绕鹰嘴从肱骨远端延伸至桡骨和尺骨；③环状隐窝，包绕桡骨颈，代表着滑膜腔的最远端延伸。

肘关节容易受到各种各样的损伤，因为在繁重的活动（特别是手臂负重）中会产生并转移到肘关节的过度受力，尤其是参与过顶投掷的运动员（特别是球拍运动）。与其他关节相比，肘关节是第二易受过度使用损伤影响的关节。一份系统的图像分析和结构化报告对于肘关节结构的最优化诊断评估非常必要。本章主要讨论肘关节的影像学评估方法，并讲述如何填写结构化报告（框1）。相关MR物理学和成像方案的概念细节在MR方案优化章节中讨论。

图像评估

以下逐步的讲解只是一种实践指南，肘关节的所有结构都应在多个平面上进行观察以得到最佳评估。这也帮助读者了解这些结构在哪个特定的平面能得到最佳的观察/评估。

1. 列出同一平面的脂肪饱和（fat-saturated, fs）和非fs图像并同步进行评估。
2. 从矢状位图像开始，查找前文所述隐窝处有无肘关节积液。随后，检查软骨或骨软骨体并评估骨对位情况。然后，评估肱三头肌和肱二头肌肌腱的连续性、有无病变或附着部位异常（如鹰嘴滑囊炎、末端病、撕脱性囊变）。最后，检查软骨和骨髓是否有骨软骨损伤（osteochondral lesions, OCLs）或肱尺关节炎。最外侧的图像特别适合评估外侧尺骨韧带（lateral ulnar collateral ligament, LUCL）。
3. 在冠状位，观察后外侧关节间隙是否不对称增宽，这可能意味着潜在的后外侧不稳定。由前向后检查桡侧副韧带（radial collateral ligament, RCL）、三束尺侧副韧带（ulnarcollateral ligament, UCL），然后评估内上髁、附着的屈肌总腱（common flexor tendon, CFT）以及邻近的肌肉。移至外侧，检查肱骨小头和滑车有无OCL，然后检查外侧的韧带和肌腱结构。
4. 轴位图像最适于评估周围神经和肱二头肌、肱肌和肱三头肌肌腱的损伤。轴位图像也有助于评估环状韧带、UCL后束、肱二头肌的桡骨粗隆和桡侧滑囊。肘管、肘部血管和肿块也最适于在轴位上评估。

框 1：结构化报告：肘关节

肘关节 MR 成像的结构化报告检查表。在每一条目中，"正常""无"或"完好"是默认选项，其余选项为影像学评估中可能遇到的各种病理情况。正常和异常（阳性）检查结果的报告样本见本章末尾的附录 1 和附录 2。

肘关节 MRI
影像学表现：
对位：[〈正常〉〈后半脱位〉〈脱位〉]
关节积液：[〈无〉〈少量积液〉〈中等量积液〉〈大量积液〉]
关节游离体：[〈无〉〈软骨或骨软骨组织〉]
内侧结构：
尺侧副韧带：[〈完好〉〈增粗〉〈变细〉〈急性扭伤〉]
屈肌总腱：[〈正常〉〈肌腱变性〉〈部分撕裂（轻度/重度）〉〈完全撕裂〉]
内上髁：[〈正常〉〈末端病〉〈骨髓水肿〉]
外侧结构：
桡侧副韧带：[〈完好〉〈增粗〉〈变细〉〈急性扭伤〉]
外侧尺骨韧带：[〈完好〉〈增粗〉〈变细〉〈急性扭伤〉]
环状韧带：[〈完好〉〈增粗〉〈急性扭伤〉]
伸肌总腱：[〈正常〉〈肌腱变性〉〈部分撕裂（轻度/重度）〉〈完全撕裂〉]
外上髁：[〈正常〉〈末端病〉〈骨髓水肿〉]
后部结构：
肱三头肌：[〈正常〉〈肌腱变性〉〈末端病〉〈部分撕裂〉〈完全撕裂〉]
鹰嘴滑囊：[〈正常〉〈肿胀〉]
鹰嘴：[〈正常〉〈末端病〉〈骨髓水肿〉]
前部结构：
肱二头肌：[〈正常〉〈肌腱变性〉〈腱鞘炎〉〈部分撕裂〉〈完全撕裂〉]
肱肌：[〈正常〉〈肌腱变性〉〈末端病〉〈部分撕裂〉〈完全撕裂〉]
肱二头肌桡侧滑囊：[〈正常〉〈肿胀〉]
关节：
肱桡关节：[〈正常〉〈骨软骨损伤〉〈骨关节炎〉]
肱尺关节：[〈正常〉〈骨关节炎〉]
桡尺近侧关节：[〈正常〉〈骨关节炎〉]
骨骼：[〈正常〉]
肌肉：[〈正常〉]
血管：[〈正常〉]
神经：[〈肘管正常〉〈支持带缺陷〉〈尺神经信号增高〉]
其他：[〈无〉]

诊断印象：
[〈按轻重缓急排列〉]

如何填写结构化报告

对位：[〈正常〉〈后半脱位〉〈脱位〉]

最好在非 fs 图像上评估骨结构和骨对位的情况，因为该图像可以更清晰地显示黄骨髓、骨皮质和骨赘。对位正常意味着肱尺关节和桡尺近侧关节的骨性关节位置可。一般情况下，桡骨头和桡骨干的轴线在所有体位和平面上均应经过肱骨小头的中心（肱桡线），而肱骨前皮质线应在肱骨小头的前 1/3 和中 1/3 的交叉点通过小头（肱骨前线）。矢状位图像是检测肱桡关节和（或）肱尺关节半脱位或脱位的最佳平面，因为在大多数情况下，肘关节向后方或后外侧脱位（后外侧旋转不稳定）。其他对位不良可能与前半脱位（罕见且常伴尺骨鹰嘴骨折）、外翻不稳（急性 UCL 断裂伴或不伴桡骨头骨折）或慢性负荷过重（由于 UCL 前束变细导致外翻伸展过度综合征，特别是在投掷运动员中）以及内翻不稳（与 RCL 断裂相关）有关。矢状位图像也适用于评估骨折残留的骨软骨碎片及其供体位置（内上髁、桡骨头、冠状突和后肱骨小头）。肘关节向前或内侧半脱位或脱位很少见，发生率不足10%。

桡尺近侧关节半脱位（或脱位）在儿童中相对常见，由突然牵拉伸直内旋的手臂引起（保姆肘）。影像学显示肱桡间距增宽，桡骨头脱离尺骨乙状切迹向前移位（半脱位），同时环状韧带撕裂并插入肱桡间隙。在成人中，这种损伤还伴随复杂的外侧副韧带损伤和（或）骨折。

其他临床或影像学上有用的解剖关系包括提携角（正常范围：男性为154°～178°，女性为154°～178°），它是在肘关节完全伸展时由臂轴和前臂轴相交形成，还有肱骨角（正常范围：男性为77°～95°，女性为72°～91°），它是由肱骨长轴和横线相交形成，横线为肱骨滑车和小头关节面最远点的切线。

关节积液：

积液：[〈无〉〈少量积液〉〈中等量积液〉〈大量积液〉]
关节游离体：[〈无〉〈软骨或骨软骨组织〉]

肘关节和桡尺近侧关节内衬薄滑膜并有少量液体用于营养和润滑，通常不会使关节囊扩张（边缘外凸）。当关节囊扩张时提示有关节积液，如果采用"超人"体位，这种征象通常在关节囊的前（非依赖）部更为明显。当有关节积液时，应区分积液为少量、中等或大量（图1）。关节囊不规则、变薄和（或）增厚通常提示近期或远期的损伤。相关表现可能提示潜在的内部结构紊乱，包括滑膜增厚、碎片、关节内软骨（中等信号）或骨软骨体（低信号环伴/不伴内部黄骨髓信号）、滑膜憩室和腱鞘囊肿（图2）。

游离体通常滞留在鹰嘴或冠状隐窝。可能存在的误诊而需要鉴别，包括：①滑膜皱襞（半月形），

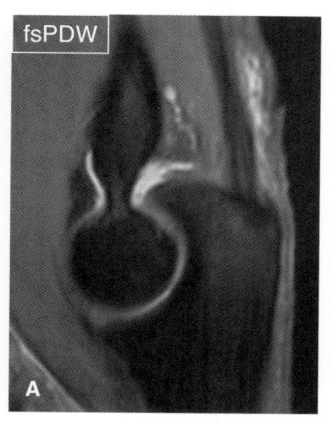 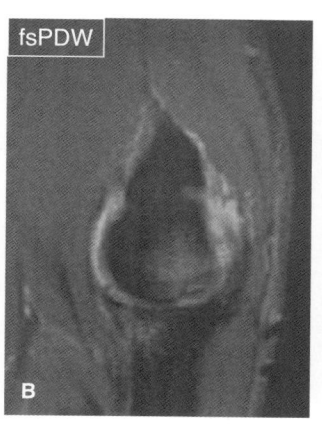 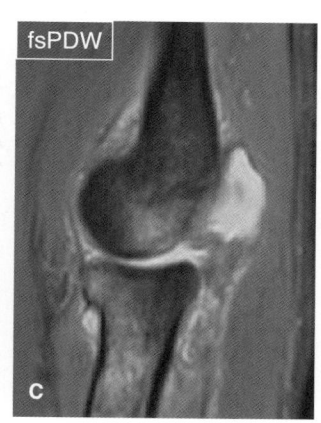 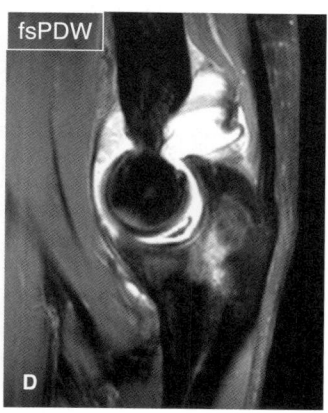

图1 正常和异常的关节积液量。矢状位图像显示肘关节正常的关节积液（A）以及少量（B）、中等量（C）和大量（D）关节积液

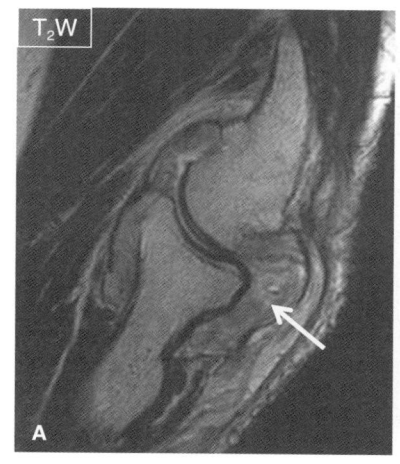 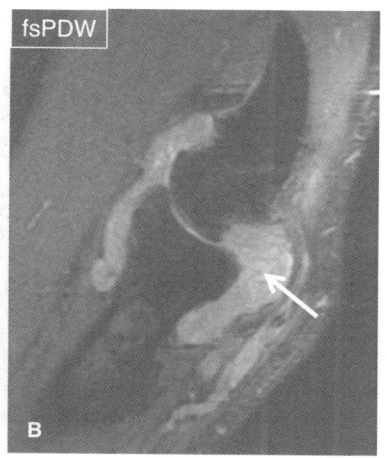

图2 累及肘关节的类风湿关节炎。矢状位图像（A、B）显示大量关节积液伴滑膜弥漫性增厚（箭）

常见于肱桡关节间隙（图3）；②滑车上骨，是尺骨鹰嘴旁的副骨，代表未融合的次级骨化中心；③慢性上髁炎导致上髁边缘骨刺分离。滑膜骨软骨瘤病是滑膜的一种良性化生增生性疾病，表现为大量大小相似的骨软骨游离体（初级形态）或少量大小不等的骨软骨游离体（次级形态）。次级形态通常见于老年人，与既往创伤或关节炎有关（图4）。

滑膜增厚时可能看到脂肪性滑膜小叶，称为树枝状脂肪瘤，根据关节受累的程度分为部分性或完全性。大多数情况下这是对慢性关节内紊乱的反应，很少为原发性病变（通常为儿童），该病变可能需要行关节镜下切除术。

内侧结构

尺侧副韧带：[〈完好〉〈增粗〉〈变细〉〈急性扭伤〉]
屈肌总腱：[〈正常〉〈肌腱变性〉〈部分撕裂（轻度/重度）〉〈完全撕裂〉]
内上髁：[〈正常〉〈末端病〉〈骨髓水肿〉]

UCL为内侧关节囊增厚形成，是维持肘关节内侧静态稳定的主要结构。它由三束组成，从内上髁延伸到冠突内侧，位于屈肌总腱的下方。前束是防止肘关节外翻最强和最重要的结构，从内上髁的下面延伸到尺骨的高耸结节，少见情况会延伸到尺骨关节面远端3 mm。横束（Cooper韧带）从尺骨鹰嘴内侧延伸至冠突内下侧，且部分形成肘管的底部。扇形的后束起源于内上髁的后下侧，广泛附着于尺骨鹰嘴。后束是肘管底部的主要组成部分，并在肘关节屈曲超过90°时加强稳定性。从结构上看，UCL的前束由前、后两束组成。

UCL主要在冠状位上（通常在2个或3个连续切面上可见）进行评估，其次是轴位。它表现为沿关节内侧面延伸的薄带状结构，在所有脉冲序列上均呈均匀低信号。有时可见少量散在的高信号脂肪或嵌入的滑膜，通常位于前束肱骨附着处附近，不要误诊为部分撕裂（图5、图6）。慢性UCL变性表现为韧带增粗或变细，伴或不伴内部异常信号，常伴

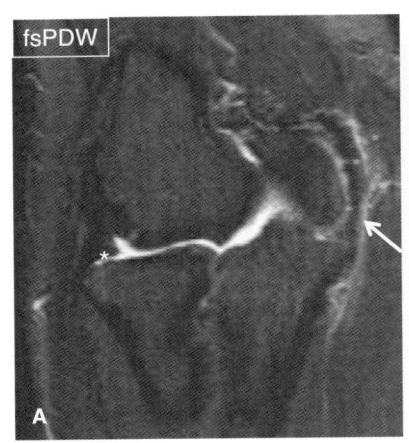
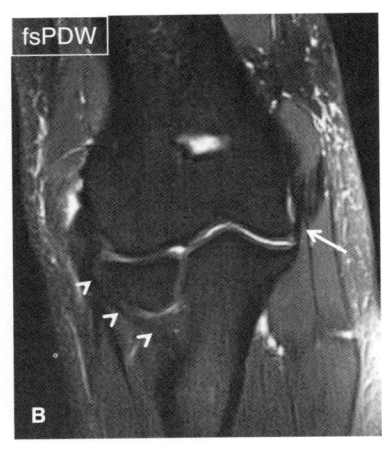

图3 正常的肘关节MR解剖。冠状位图像显示尺侧副韧带后束（箭）、外侧尺骨韧带（**B**中箭头）和正常的滑膜皱襞（**A**中星号）

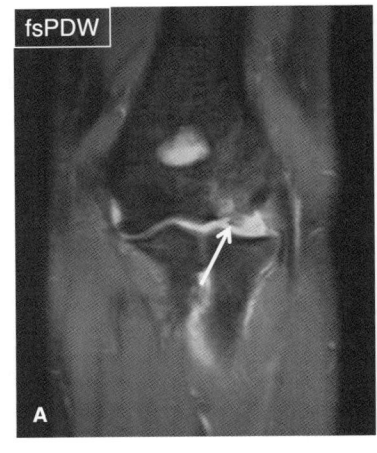
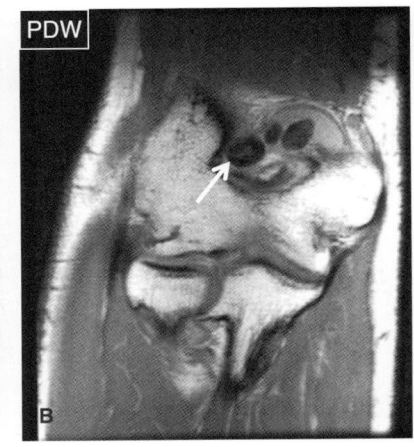

图4 关节内游离体。冠状位图像显示肱骨小头旁游离的软骨体（**A**中箭）伴创伤后骨髓改变。在另一例继发性骨软骨瘤病患者中，鹰嘴隐窝扩张伴多发大小不等的游离骨软骨体（**B**中箭）

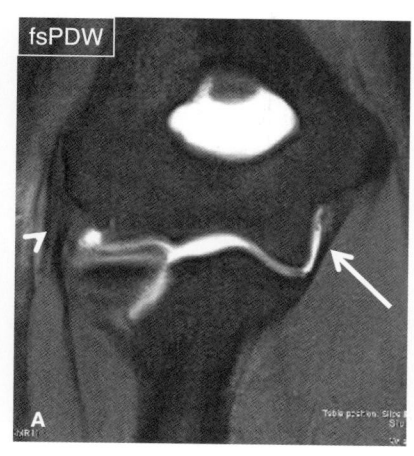 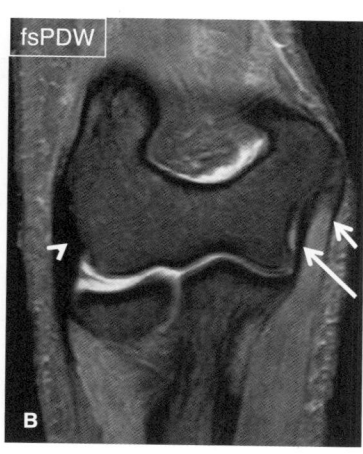

图5 正常的肘关节MR解剖图像。连续冠状位图像显示尺侧副韧带的前束（A中箭）和横束（B中长箭）、伸肌总腱（A、B中箭头）和屈肌总腱（B中短箭）

图6 正常尺侧副韧带。A：较内侧图像显示尺侧副韧带的前束（长箭）、横束（短箭）和后束（箭头）。B：较外侧图像显示桡侧副韧带（长箭）、外侧尺骨韧带（短箭）和伸肌总腱（箭头）

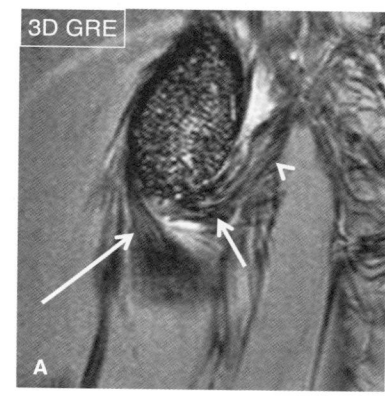 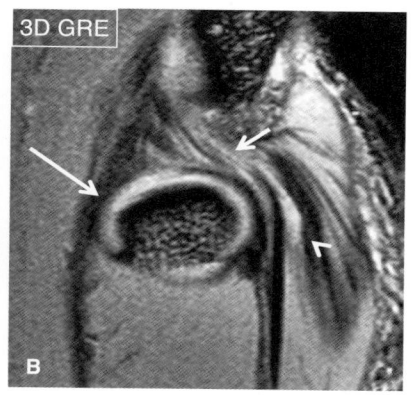

钙化或骨化灶和末端病。UCL部分撕裂（Ⅰ/Ⅱ级扭伤）可累及肱骨或尺骨附着处（高耸结节）。近端撕裂常累及肱骨附着处的深层（保留覆盖的浅层），除非存在关节积液，否则可能很难发现（图7、图8）。远端撕裂可能伴骨质点状撕脱，也可能表现为T字征，即关节积液通过破坏的UCL深部纤维沿冠突内缘呈线性延伸（图9）。当常规图像因瘢痕而无法显示时，建议使用MR关节造影。需要注意的是，T字征在儿童和一些成年人中可能是一种正常现象。邻近筋膜水肿可以证实存在部分撕裂。UCL完全撕裂（Ⅲ级扭伤）可累及韧带中层，出现韧带全层不连续和不规则，撕裂断端松弛，或可观察到尺骨或肱

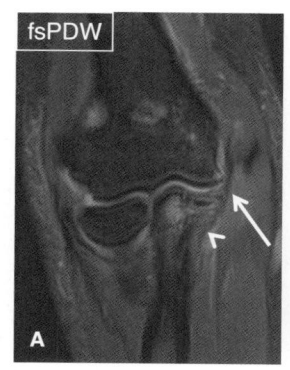 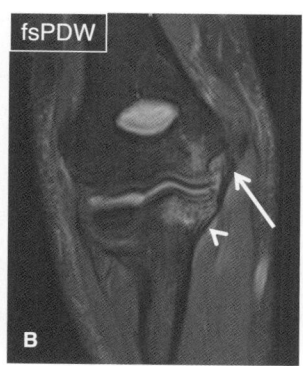 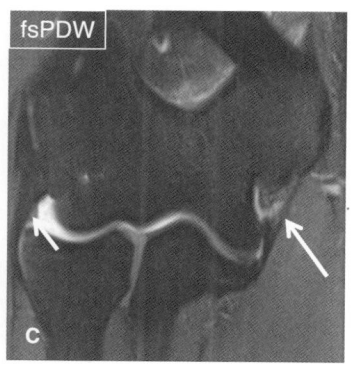

图7 尺侧副韧带扭伤。冠状位图像。A、B：连续图像显示尺侧副韧带轻度高信号和增厚（箭），对应于Ⅰ/Ⅱ级扭伤。伴尺骨近端和肱骨远端骨髓水肿（箭头）。C：尺侧副韧带后束（长箭）部分撕裂，相当于Ⅱ级扭伤。桡侧副韧带正常（短箭）

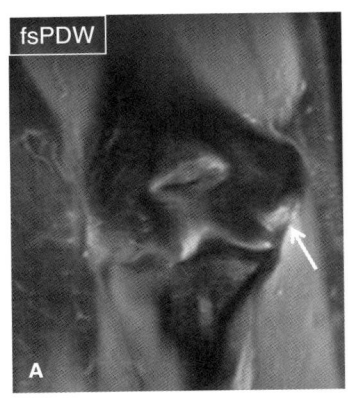
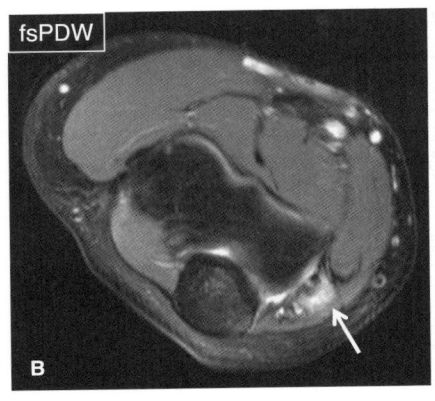

图 8　尺侧副韧带 II 级扭伤。A：冠状位图像显示尺侧副韧带部分不连续（箭），对应 II 级扭伤。B：在轴位图像中，病变累及全部三束韧带（箭）

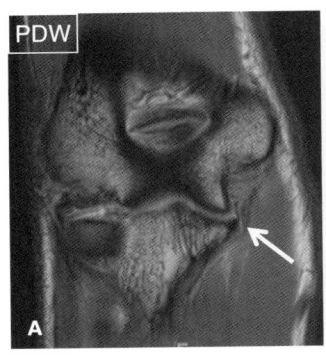
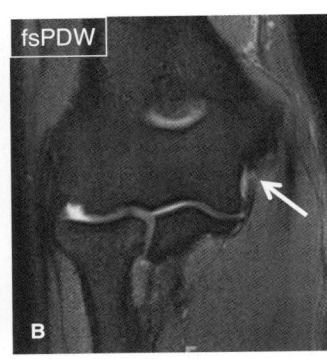
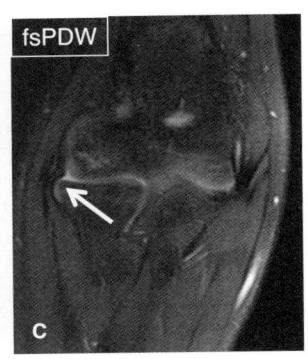

图 9　尺侧副韧带部分撕裂（II 级扭伤）。冠状位图像。A：图像显示尺侧副韧带远端附着处从高耸结节脱离，呈"T 字征"（箭）。B：图像显示尺侧副韧带近端高信号（箭），提示部分撕裂。C：图像显示位于关节外侧正常的滑膜隐窝（箭），外侧副韧带撕裂时应无法显示

骨附着处全层撕裂（图 10～图 12）。邻近软组织常呈 T_2 高信号，提示出血和水肿。其他相关损伤包括 CFT 撕裂、肘关节半脱位或脱位、骨软骨损伤、内上髁撕脱和尺神经（ulnar nerve，UN）损伤。

CFT 的起点包括旋前圆肌肌腱、桡侧腕屈肌肌腱、掌长肌肌腱、尺侧腕屈肌肌腱和指浅屈肌肌腱。CFT 起源于内上髁，覆盖在 UCL 上，为后者对抗外翻应力提供动态支持。CFT 在冠状位和轴位图像上显示最佳，通常在所有序列上显示为均匀低信号（图 5）。反复的压力或过度使用屈肌和旋前肌可能导致屈肌总腱变性和（或）部分撕裂，最终可能发展为完全撕裂。这种情况被称为内上髁炎（高尔夫球肘或投掷者肘）。肌腱变性分级类似于肩袖，分为轻度（内部等信号）、中度（增粗且弥漫性中高信号）和重度（内部弥漫性近液体高信号，与撕裂难以区分）。上髁下部可出现骨髓水肿（撕脱性）、末

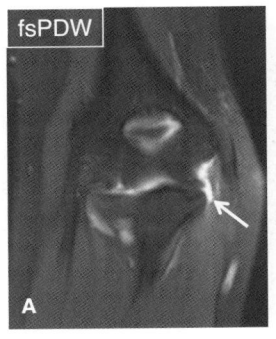
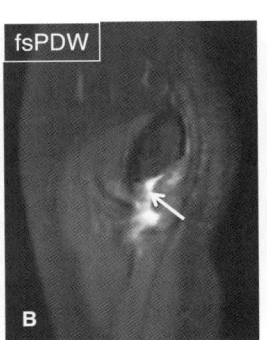
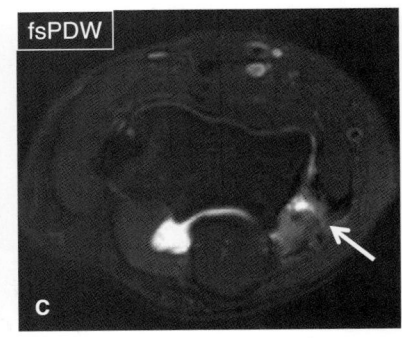

图 10　尺侧副韧带 III 级扭伤。冠状位（A）、矢状位（B）和轴位（C）图像显示尺侧副韧带三束全部缺如（箭）

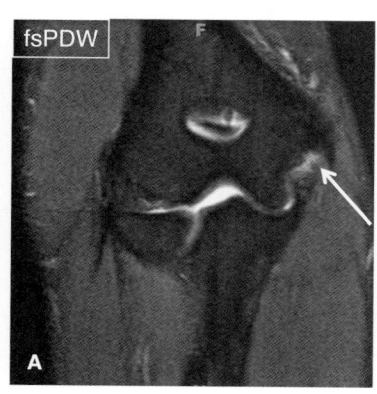
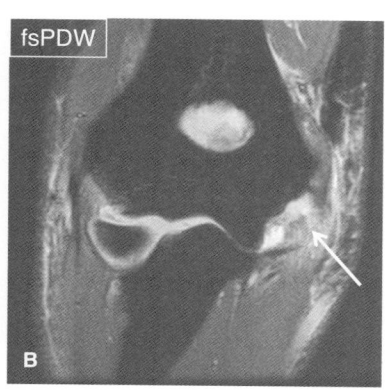

图 11 尺侧副韧带 Ⅲ 级扭伤。冠状位。A：尺侧副韧带后束（箭）近端附着处明显中断。B：尺侧副韧带（箭）肱骨附着处三束完全撕裂且近端挛缩

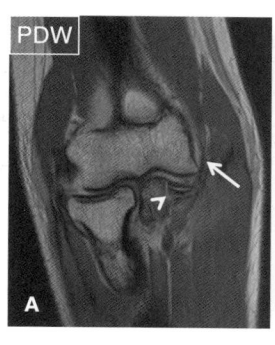
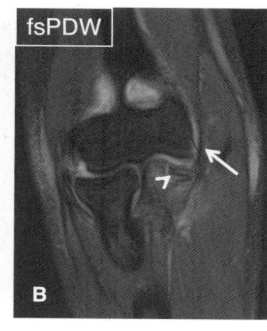
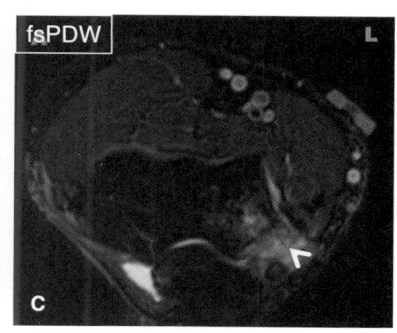

图 12 尺侧副韧带 Ⅲ 级扭伤。冠状位（A、B）和轴位（C）图像显示尺侧副韧带肱骨附着处撕脱（箭），并伴冠突骨折（箭头）

端病和（或）皮质下撕脱性囊性改变，提示慢性应力改变。部分 CFT 撕裂表现为压脂质子密度加权（proton density-weighted, PDW）或压脂 T_2 加权（T_2-weighted，T_2W）图像上局灶性液体样高信号或纤维不连续，通常伴有潜在的肌腱变性（图 13、图 14）。撕裂分为低级别（累及肌腱厚度小于 50%）、高级别（累及肌腱厚度的 50%～99%）或全层（肌腱断裂和撕脱）。在部分和全层撕裂中，急性/亚急性病例均可能出现邻近软组织水肿。

在参与投掷运动的青少年中，反复外翻对肘关节造成的过重负荷可能会损伤未成熟的内上髁骨突。这种情况被称为"少棒肘"（little leaguer's elbow），轻度表现为骨突骨髓水肿（反映应力反应），中度表现为骨突明显分离（Salter Ⅰ 型损伤），重度表现为骨突裂开（骨折），报告中骨折片移位程度很重要，因为骨突撕脱大于 3 mm 或 4 mm 需要手术治疗（图 15、图 16）。伴随的表现可能包括 UCL 完全撕裂或撕脱、屈肌和（或）旋前肌扭伤以及尺骨近端应力性

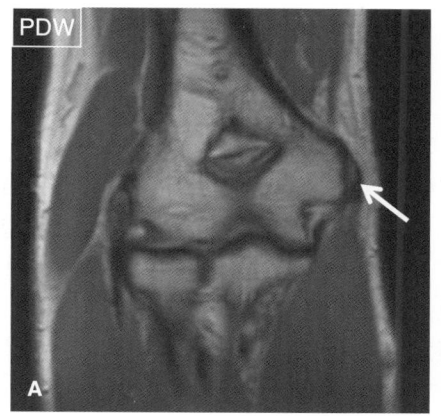
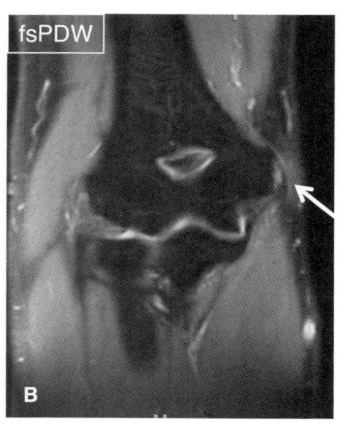

图 13 屈肌总腱 Ⅱ 级扭伤。冠状位图像显示屈肌总腱部分轻度撕裂（箭）

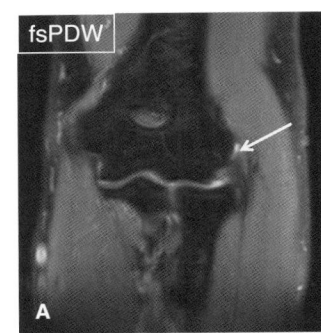
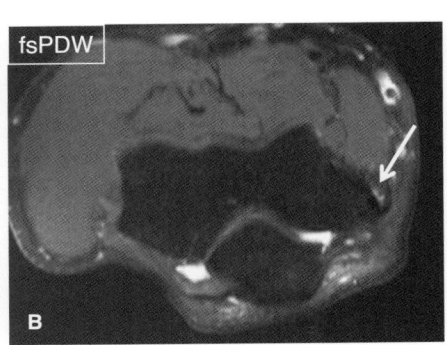

图 14　屈肌总腱Ⅱ级扭伤。冠状位（A）和轴位（B）图像显示屈肌总腱部分重度撕裂（箭）

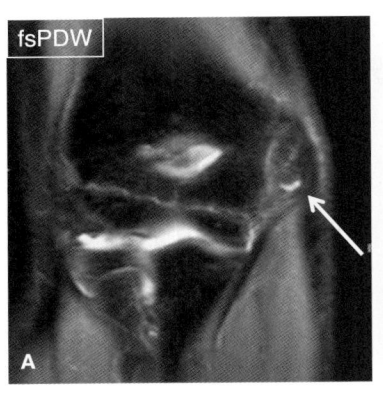
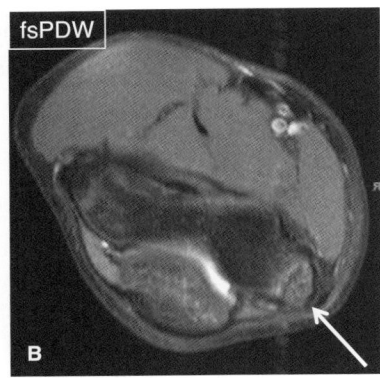

图 15　少棒肘。冠状位（A）和轴位（B）图像显示 12 岁棒球运动员的肱骨内上髁骨折（箭）

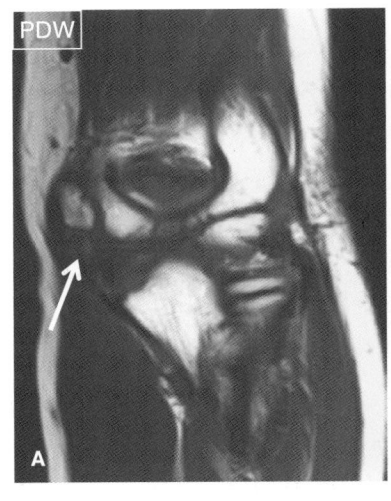
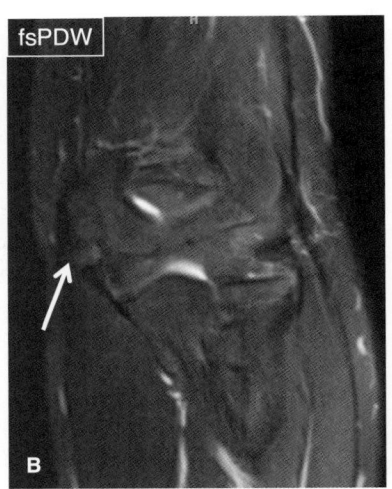

图 16　肱骨内上髁慢性撕脱。冠状位图像（A、B）显示内上髁的撕脱骨折片，部分骨质轻度水肿（箭）

骨折，部分病例可能伴肱骨小头的剥脱性骨软骨炎（osteochondritis dissecans, OCD）。

外侧结构

桡侧副韧带：[〈完好〉〈增粗〉〈变细〉〈急性扭伤〉]
外侧尺骨韧带：[〈完好〉〈增粗〉〈变细〉〈急性扭伤〉]
环状韧带：[〈完好〉〈增粗〉〈急性扭伤〉]
伸肌总腱：[〈正常〉〈肌腱变性〉〈部分撕裂（轻度/重度）〉〈完全撕裂〉]
外上髁：[〈正常〉〈末端病〉〈骨髓水肿〉]

外侧副韧带结构包括主要限制内翻压力的 RCL 和提供后外侧静态稳定性的 LUCL。RCL 从外上髁的前部延伸到环状韧带和旋后肌筋膜。LUCL 起源于外上髁，在其起始处与 RCL 纤维混合，走行于桡骨后方，并插入尺骨的旋后肌嵴。在高达 10% 的解剖标本中不存在 LUCL。RCL 相对竖直，位于 LUCL 的前方，LUCL 是斜向的。RCL 和 LUCL 均在由前到后的连续冠状位图像上显示最佳。环状韧带附着于尺骨乙状切迹的前、后缘，像吊索一样环绕桡骨头。它是维持桡尺近侧关节稳定性的主要结构，在轴位图像上显示最佳（图 17、图 18）。有时可见副环状韧带从环状韧带延伸到尺骨旋后肌嵴。

外侧副韧带在所有序列上均表现为等厚、均匀的低信号（图 7、图 19）。它们可因急性内翻损伤或肘关节脱位而损伤，特别是 LUCL 损伤时，可能导致后外侧旋转不稳定。临床采用轴移试验检测后外侧不稳定性，检查时于患者肘关节旋后位施加轴向和外翻负荷。韧带扭伤的分级与体部其他韧带相似，Ⅲ级扭伤表示完全断裂，最常发生于肱骨附着处（图 20～图 23）。骨附着处撕脱可能伴骨髓水肿和（或）

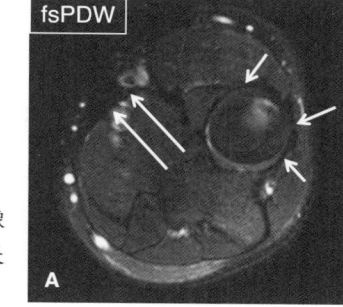 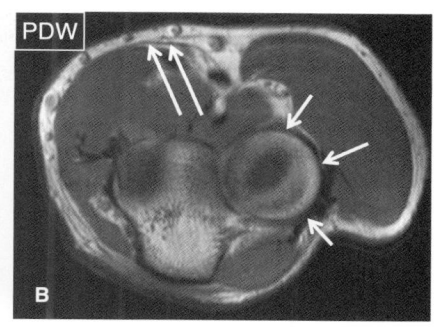

图 17 正常环状韧带和肱二头肌腱膜。轴位图像（A、B）显示环状韧带（短箭）和肱二头肌腱膜（长箭）

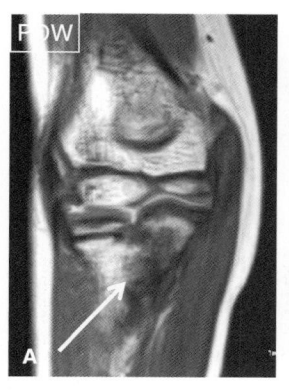 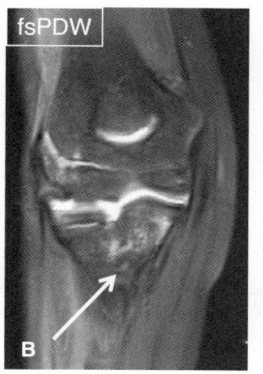 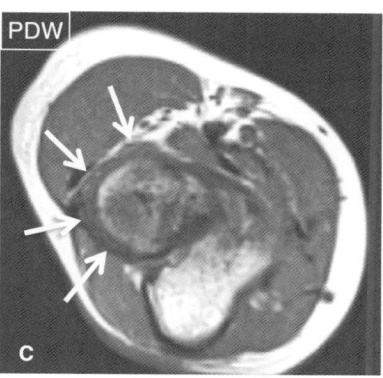

图 18 先天性桡尺近侧关节骨性融合中增粗的环状韧带。冠状位（A、B）图像显示该年轻患者桡尺近侧关节骨性融合（箭头）（注意未闭合的骨骺）。C：相应轴位图像显示环状韧带弥漫性增粗（箭），这是发育和重塑异常的结果

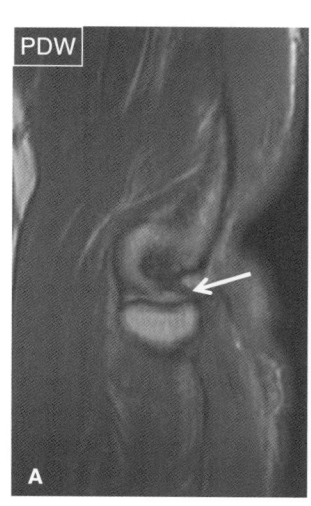 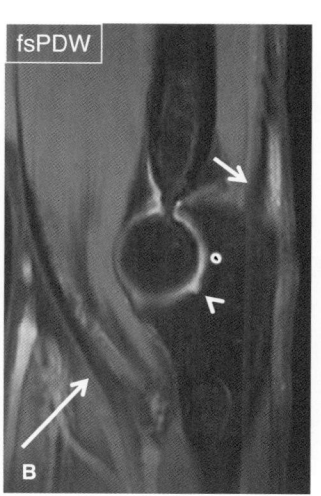 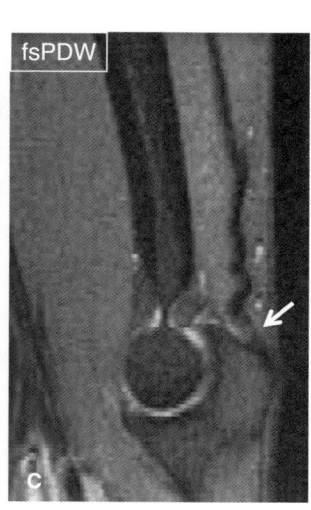

图 19 正常的肘关节 MR 解剖。矢状位图像显示外侧尺骨韧带（A 中箭）、肱二头肌肌腱（B 中长箭）、肱三头肌肌腱（B、C 中短箭）和滑车切迹的裸区（B 中箭头）

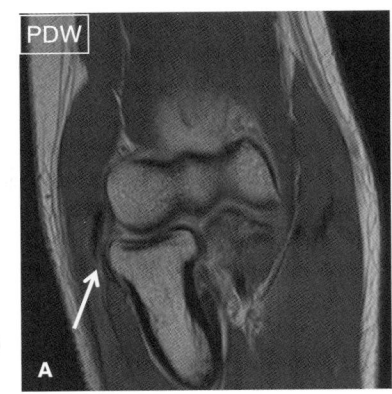
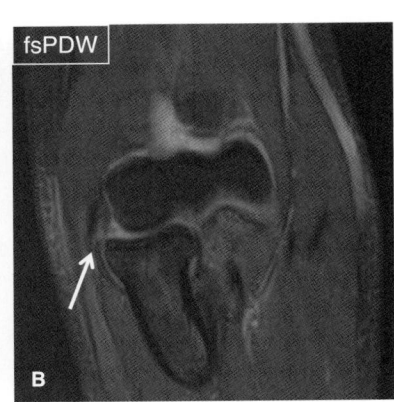

图20 桡侧副韧带Ⅲ级扭伤。冠状位图像（A、B）显示桡侧副韧带完全断裂（箭）

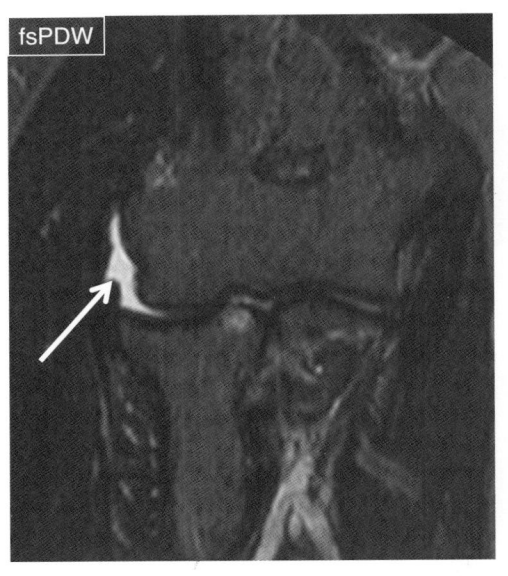

图21 桡侧副韧带Ⅲ级扭伤。冠状位图像显示桡侧副韧带完全断裂（箭）

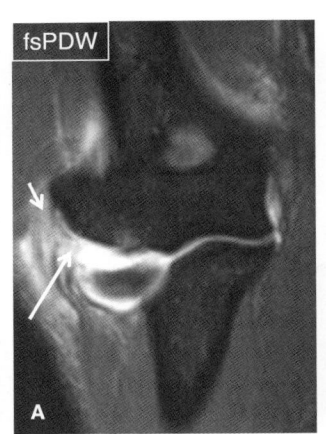
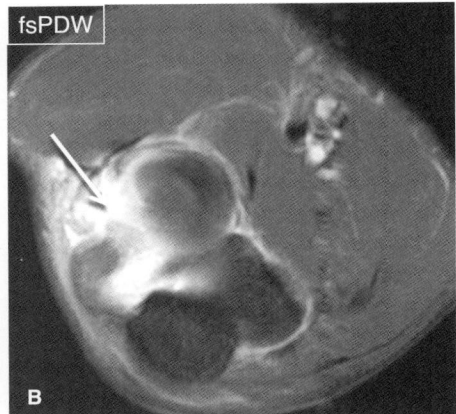

图22 外侧尺骨韧带Ⅲ级扭伤。冠状位（A）和轴位（B）图像显示外侧尺骨韧带完全断裂（箭）。还可见伸肌总腱起点处（短箭）重度部分撕裂、筋膜水肿和后外侧关节间隙增宽，这在关节后外侧不稳定的情况下可以看到

潜在的末端病。在肱骨外上髁炎中，RCL损伤通常伴有伸肌总腱（common extensor tendon, CET）撕裂（详见下一段）。LUCL断裂可导致轴移现象和关节后外侧旋转不稳定，在冠状位图像上表现为后外侧关节间隙不均匀增宽。环状韧带断裂可导致桡骨头半脱位，在矢状位图像上显示最佳，继发征象为肱桡关系异常。表1为肘关节不稳定分型系统。

CET起点包括桡侧腕短伸肌和腕长伸肌、指伸肌、小指伸肌和尺侧腕伸肌。CET起源于外上髁的前部和髁上嵴，在所有序列上表现为厚度一致的均匀低信号。肌腱可发生变性（肌腱变性）或部分或完全撕裂，特别是对肘关节外侧反复施加内翻应力的职业或运动（图24～图28）。这种情况被称为外上髁炎或网球肘，比内上髁炎更常见。肌腱变性和撕裂的分级与上述CFT类似。网球肘中可能伴随的其他表现包括外上髁骨髓水肿、末端病、撕脱性囊变和RCL损伤。

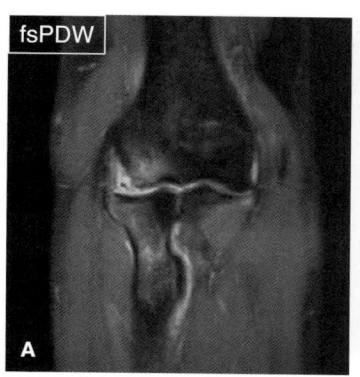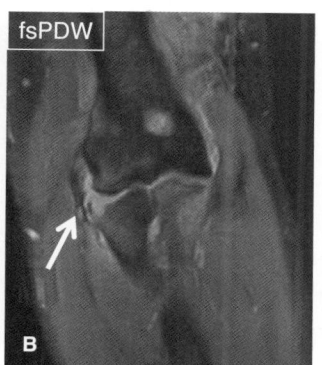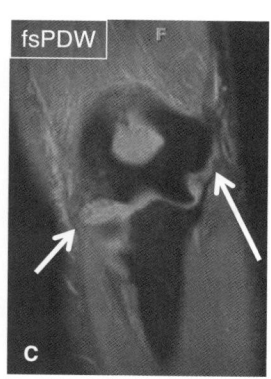
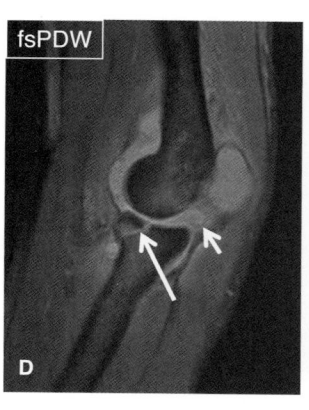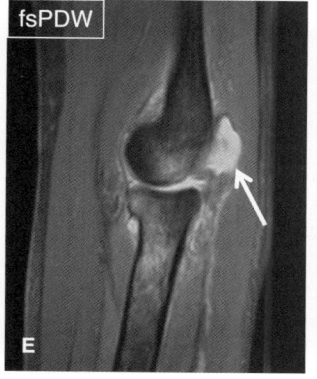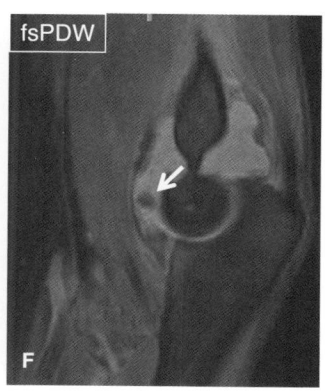

图23 肘关节骨折脱位时侧副韧带扭伤。冠状位（A~C）和矢状位（D~F）图像显示桡侧副韧带（B中箭）、尺侧副韧带（C中长箭）和外侧尺骨韧带（C、D中短箭）撕裂，桡骨头骨折（D中长箭）以及大量关节积液（E中箭）伴游离体（F中箭）

表1 肘关节后外侧不稳定 O'Driscoll 分型系统

分型	软组织损伤	解剖结果
1	LUCL 断裂	肘关节后外侧半脱位（外侧轴移试验阳性）
2	前后关节囊断裂	肘关节不完全脱位，冠突位于滑车下
3		肘关节完全脱位，冠突位于肱骨后
3A	除 UCL 前束外，所有软组织结构断裂	复位后肘关节内侧稳定
3B	所有软组织结构断裂	肘关节内侧不稳定
3C	整个肱骨远端软组织剥离	屈曲 0°~90° 时肘关节不稳定，屈曲>90° 时肘关节稳定

LUCL，外侧尺骨韧带；UCL，尺侧副韧带。
引自 O'Driscoll SW. Classification and evaluation of recurrent instability of the elbow. Clin Orthop Relat Res. 2000; (370):34-43.

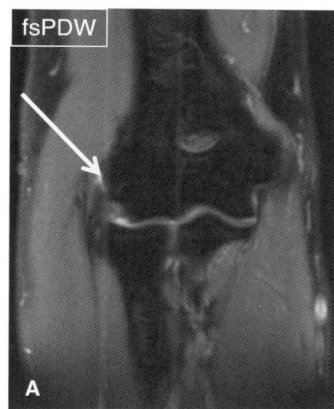
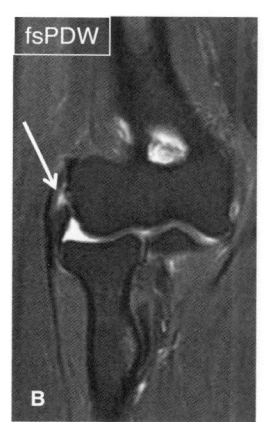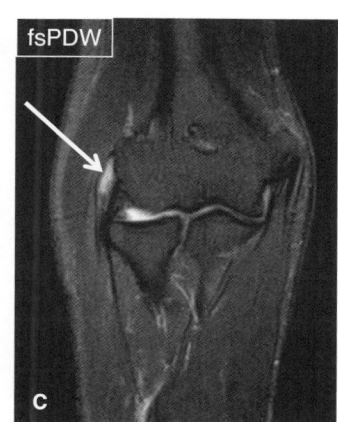

图24 伸肌总腱Ⅱ级扭伤。冠状位图像（A、B、C）显示伸肌总腱三种不同情况的部分撕裂（箭），分别为轻度撕裂、中度撕裂和重度撕裂

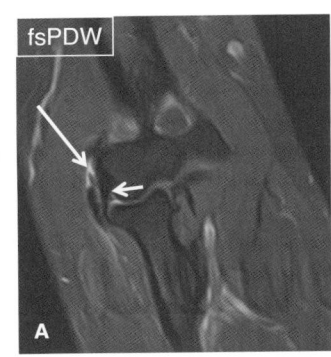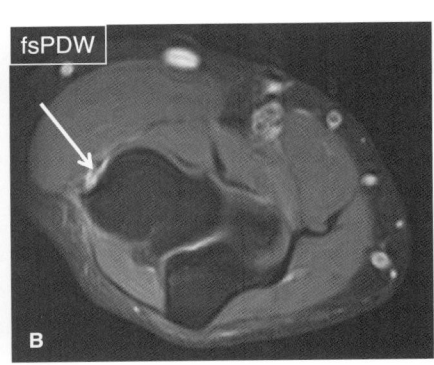

图 25 伸肌总腱Ⅲ级扭伤。冠状位（**A**）和轴位（**B**）图像显示伸肌总腱肱骨附着处完全撕裂且远端挛缩（长箭）。桡侧副韧带轻度增厚（**A** 中短箭）

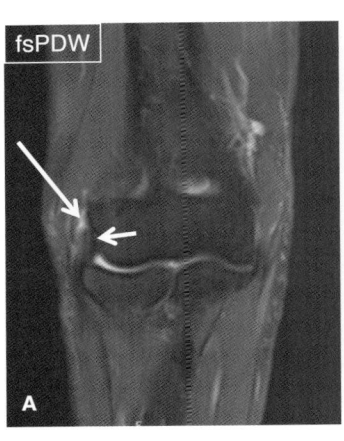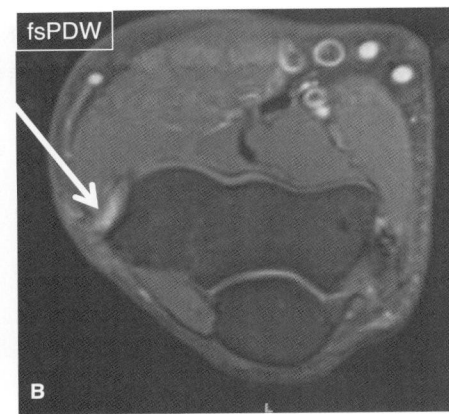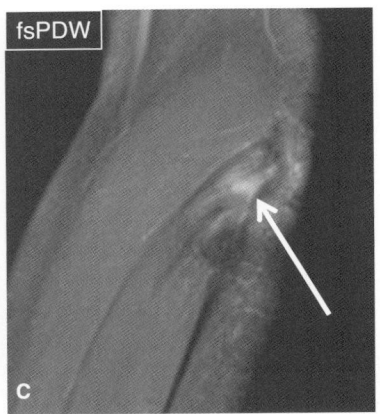

图 26 伸肌总腱近全层撕裂。冠状位（**A**）、轴位（**B**）和矢状位（**C**）图像显示伸肌总腱近全层断裂（长箭）。桡侧副韧带轻度增厚（**A** 中短箭）

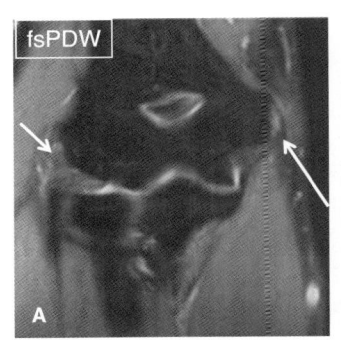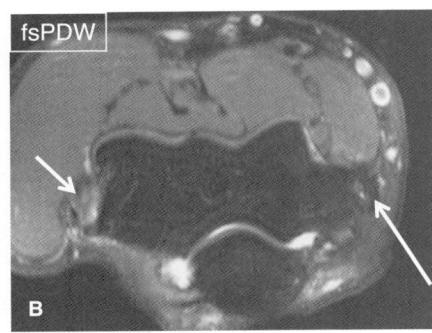

图 27 屈肌总腱、伸肌总腱均Ⅱ级扭伤。冠状位（**A**）和轴位（**B**）图像显示屈肌总腱（长箭）和伸肌总腱（短箭）部分轻度撕裂，伴中度至重度伸肌总腱变性

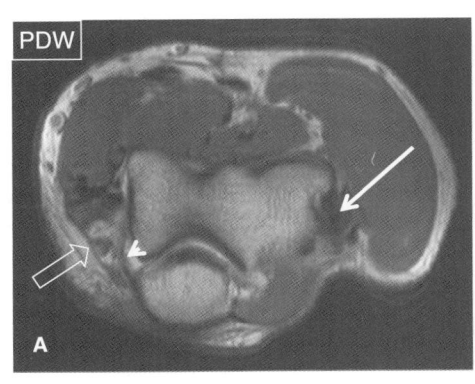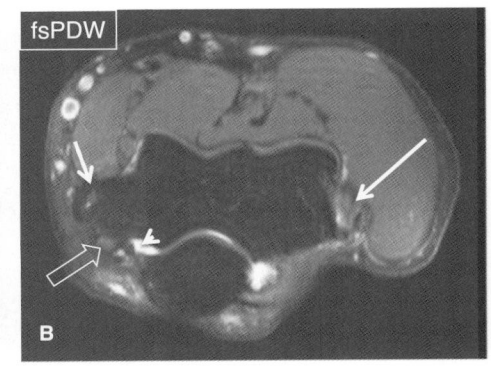

图 28 屈肌总腱、伸肌总腱均Ⅱ级扭伤。轴位图像（**A**、**B**）显示屈肌总腱轻度部分撕裂和轻度变性（**B** 中短箭）和伸肌总腱中度变性（**B** 中长箭）。正常的尺侧副韧带后束（箭头）形成肘管底部，毗邻尺神经（空箭）

后部结构

肱三头肌：[〈正常〉〈肌腱变性〉〈末端病〉〈部分撕裂〉〈完全撕裂〉]

鹰嘴滑囊：[〈正常〉〈肿胀〉]

鹰嘴：[〈正常〉〈末端病〉〈骨髓水肿〉]

肱三头肌向肘关节外延伸，是肱二头肌和肱肌的直接对抗肌。它沿肱骨后部走行，由三个头汇聚成一个长肌腱，最终以宽肌腱的形态止于鹰嘴后部，少数纤维向远端和浅表延伸至肘肌，与前臂深筋膜交汇在一起。

肱三头肌肌腱在矢状位和轴位图像上显示最佳，在所有脉冲序列上显示为厚度一致的均匀低信号，纤维脂肪组织交错所致的明显条纹通常见于近止点处。肱三头肌肌腱变性的肌腱呈弥漫性等信号，表现为增粗、轮廓不规则或与钙化性肌腱炎相关的钙化（图29、图30）。肱三头肌肌腱变性的分级类似于肩袖或屈/伸肌总腱变性。在轻度或重度的部分撕裂中，fsPDW 或 fsT_2W 图像上可见肌腱内部明显的局部高信号或肌腱断裂（图31）。完全撕裂的特点是肌腱纤维近端回缩（图32、图33）。横向和前后方向的撕裂轴位图像上评估最佳，而肌腱回缩则在矢状位图像上测量更精确。肌腱后部部分撕裂的情况下可能会出现漏诊，因为断裂部分可能会回缩到较高的位置且在矢状位图像上无法观察到，而完整的肌腱前部可能会被误认为正常肌腱。辅助诊断的继发征象包括邻近软组织的出血和水肿以及鹰嘴上的覆盖区裸露。肱三头肌完全断裂依次好发于附着部、肌腱汇合部或中部。附着部完全撕裂时，鹰嘴和远

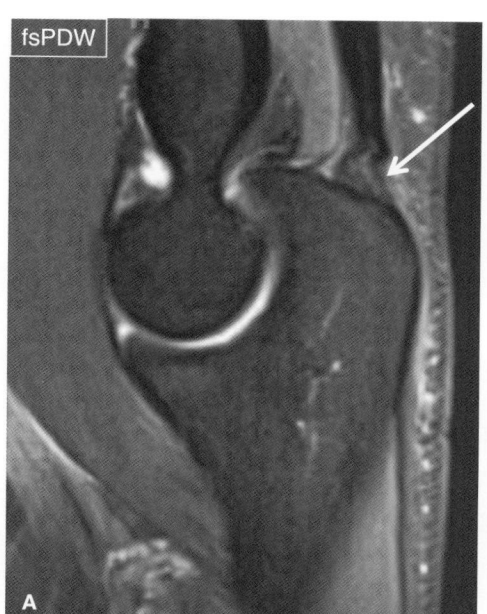
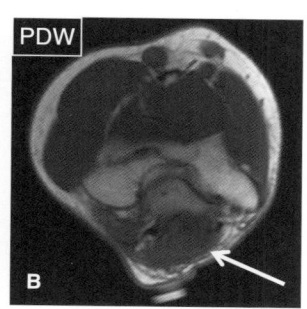
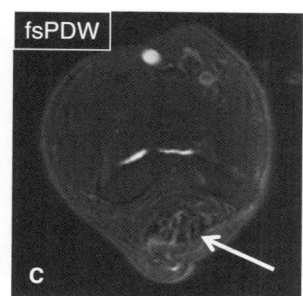

图29 肱三头肌肌腱变性。**A**：矢状位图像显示肱三头肌远端肌腱局部高信号（箭），为轻度肌腱变性。**B、C**：轴位图像显示肱三头肌肌腱弥漫性增粗且呈等高信号（箭），符合中度肌腱变性。**C** 中也可见明显的小撕裂

图30 肱三头肌钙化性肌腱炎。矢状位图像显示肱三头肌附着处的撕脱性囊变（**A**、**B** 中箭）和水肿，伴与钙化性肌腱炎相关的附着部肌腱变性。病变活动期明显强化（**C** 中箭）

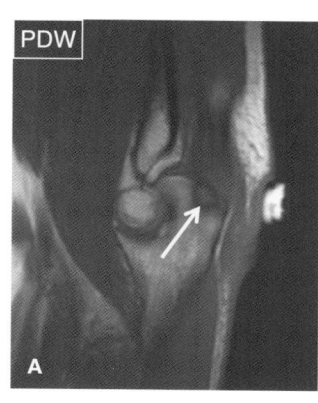
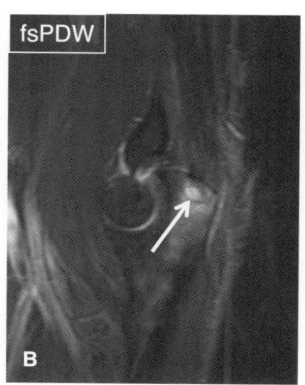
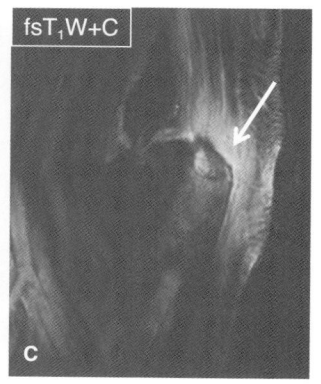

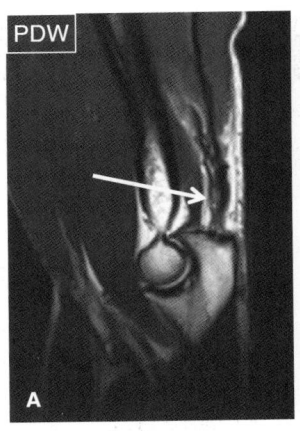 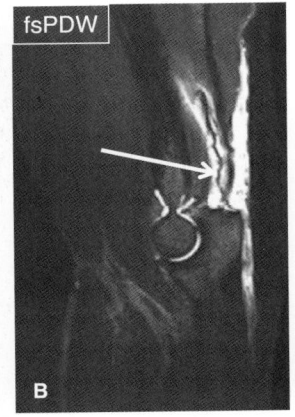 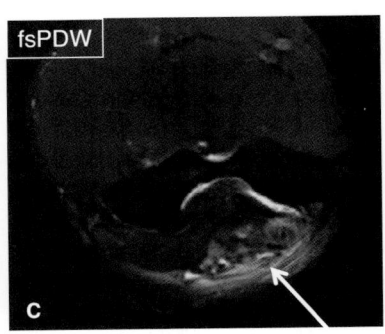

图 31 肱三头肌肌腱Ⅱ级扭伤。矢状位（A、B）和轴位（C）图像显示肱三头肌肌腱远端近液体信号的 T_2 高信号（箭），符合部分撕裂

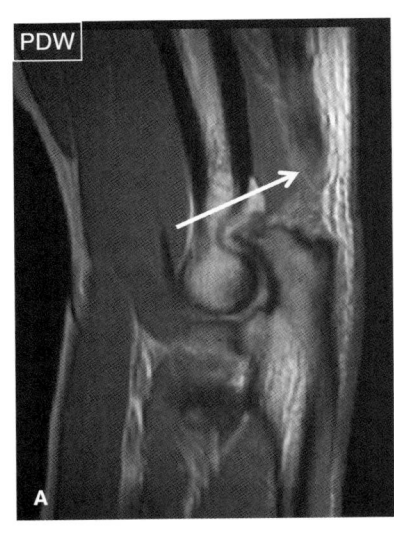 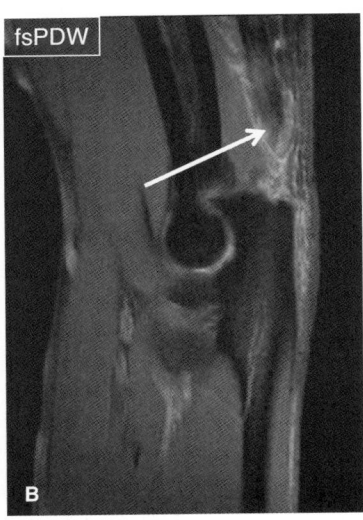

图 32 肱三头肌肌腱Ⅲ级扭伤。矢状位图像（A、B）显示肱三头肌肌腱完全断裂且近端回缩（箭），符合Ⅲ级扭伤

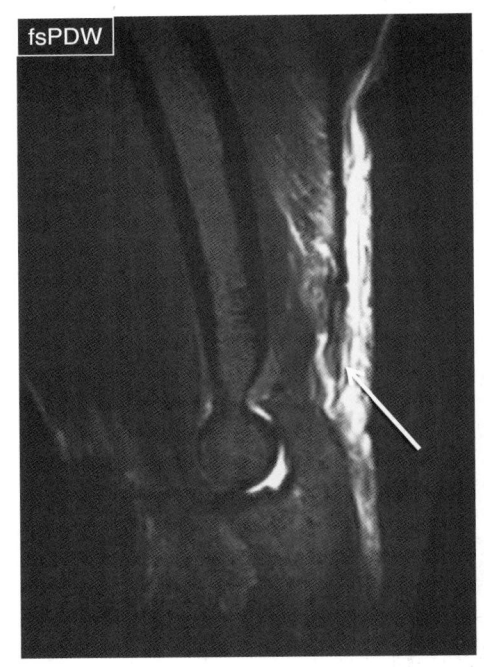

图 33 肱三头肌肌腱Ⅲ级扭伤。矢状位图像显示肱三头肌完全断裂且断端回缩（箭），符合Ⅲ级扭伤

端肌腱间通常有很大的充满液体的间隙，远端肌腱表现为不同程度的回缩，影像报告中这种表现对术前规划很重要。附着部撕裂可出现鹰嘴撕脱性水肿或囊变，肌腱汇合部撕裂可出现肌内出血。伴轻微损伤的肱三头肌撕裂常见于潜在的全身性疾病，如肾衰竭、结缔组织病、痛风等，或与合成代谢类固醇摄入有关，因为这些全身性疾病易导致肌腱愈合反应差和肌腱变性加重。

鹰嘴骨折约占成人肘关节骨折的20%，通常由高强度创伤引起，并常伴其他上肢损伤，尤其是冠状突骨折。若轻微损伤导致鹰嘴骨折，应考虑是否存在代谢性骨病，如甲状旁腺功能亢进，这可能引起肌腱变性或骨质变弱。骨折表现为横贯尺骨鹰嘴的低信号线，通常伴弥漫 T_2 高信号，提示为应力或挫伤相关的骨髓水肿。从尺骨鹰嘴分离的骨刺不要误认为游离体，它与股四头肌分离的骨刺类似，应考虑肱三头肌肌腱全层撕裂（图 34）。青少年鹰嘴

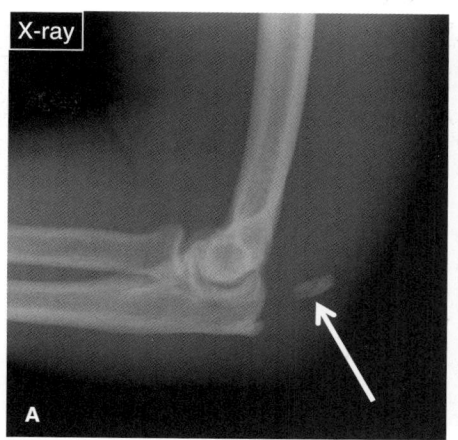
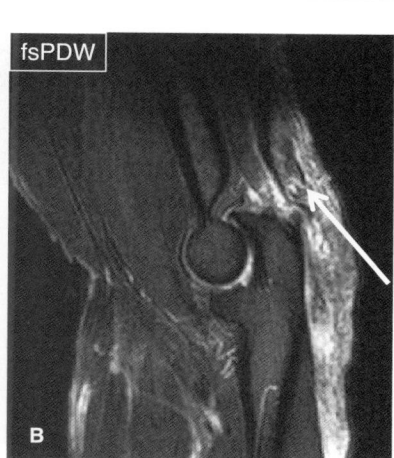

图 34 尺骨鹰嘴撕脱性骨折。X 线侧位片（A）和 MR 矢状位图像（B）显示鹰嘴骨刺（箭）撕脱。MR 图像上可见附着在骨碎片上的肱三头肌肌腱完全撕裂且回缩

骨化中心融合失败可能会被误诊为骨折，通常见于 16~18 岁。在成人中也可看到永存髌板。骨折部位出现骨髓水肿和液体信号裂隙，提示骨小梁断裂和骨折。

鹰嘴滑囊位于尺骨鹰嘴和皮肤之间。它包括一个浅表层和一个腱下层，分别位于肱三头肌肌腱背侧和深部。鹰嘴滑囊可大可小，充满滑膜，使皮肤、皮下组织和鹰嘴之间的肌腱活动平滑、几乎无摩擦。由于其位置表浅，故易发生损伤、炎症和感染。大多数肘关节的直接感染都是起源于此滑囊。单次严重的肘部损伤或重复的工作创伤可导致鹰嘴滑囊炎（"学生肘"，student's elbow），表现为鹰嘴表面边界清楚的积液（图 35）。鹰嘴滑囊炎也可继发于类风湿关节炎。虽然化脓性和非化脓性鹰嘴滑囊炎有相当多的相似之处，但是如果没有滑囊和邻近的软组织/筋膜强化则强烈提示没有感染。鹰嘴滑囊炎是典型的临床诊断，影像学检查需要评估是否合并骨髓炎或感染和脓肿的范围。

前部结构

肱二头肌：[〈正常〉〈肌腱变性〉〈腱鞘炎〉〈部分撕裂〉〈完全撕裂〉]

肱肌：[〈正常〉〈肌腱变性〉〈末端病〉〈部分撕裂〉〈完全撕裂〉]

肱二头肌桡侧滑囊：[〈正常〉〈肿胀〉]

　　肱二头肌使肘部屈曲，前臂旋后。肌肉的两个头起源于肩胛骨，在肘关节上方约 3 cm 处几近融合或保持近距离，从而形成共同的肌腹。肌腹延伸至前臂，并作为一条长而有力的肌腱穿过肘关节，最终止于桡骨粗隆。一些纤维附着在肱二头肌腱膜上，后者向前臂筋膜尺侧放射分布，并帮助肱二头肌肌腱保持在适当的位置（图 17）。肱二头肌肌腱无腱鞘覆盖，而是由肱二头肌桡骨囊（详见下一段）将其与桡骨粗隆分开。肌腱在轴位和矢状位图像上评估最佳，通常在所有序列上显示为厚度均匀的低信号（图 36）。它在矢状面上呈斜向走行，成像视野应延伸至肘关节水平以下至少 5 cm，以包括止点部分。

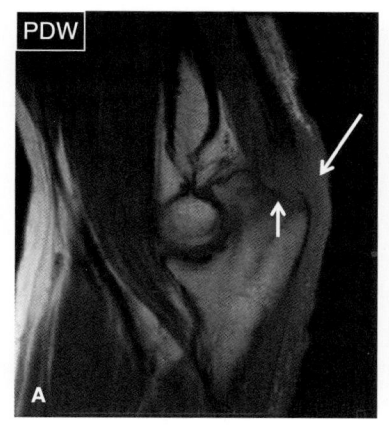
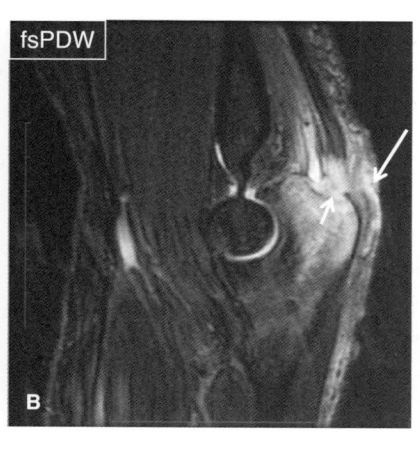

图 35 鹰嘴滑囊炎。矢状位图像（A、B）显示鹰嘴骨髓炎患者的鹰嘴滑囊（长箭）充满不均匀的液体信号。同时可见鹰嘴皮质骨质侵蚀和肱三头肌肌腱炎（短箭）

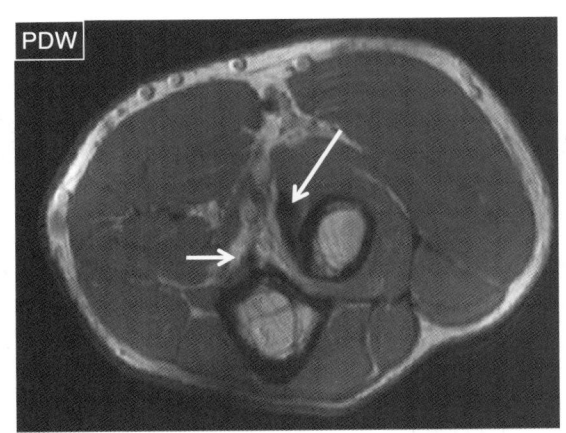

图36 正常的肱二头肌和肱肌肌腱。肘关节远端轴位图像显示肱二头肌（长箭）和肱肌（短箭）肌腱止点部位

并回缩至距桡骨粗隆有一定距离处，桡骨粗隆可能表现为撕脱性骨髓水肿和（或）末端病（图37～图39）。然而，如果肱二头肌腱膜完好，即使肌腱完全断裂，其回缩也会受到抑制，并维持在近正常止点处（图37）。在轴位图像上可以更好地评估肱二头肌肌腱的两个头部分撕裂的程度或不同受累的程度（图40）。软组织水肿或较少见的肿块样液体信号在肘窝处较明显，可压迫或刺激相邻的正中神经（median nerve, MN）。与肱三头肌肌腱类似，在影像报告中描述肌腱回缩的程度和撕裂肌腱边缘的位置对于手术治疗很重要。

肱二头肌肌腱病在所有序列上均表现为肌腱内等信号，伴或不伴肌腱增粗（图41）。部分撕裂可见局灶性和液体样T_2高信号，由此可与肌腱病变区分。继发表现包括桡骨粗隆骨髓水肿、筋膜水肿和肱二头肌桡骨囊液体积聚。

肱肌是最有力的肘屈肌。它起于肱骨前下段，

肱二头肌肌腱撕裂占肘关节损伤的3%～10%，绝大多数为完全断裂。肱二头肌完全断裂时，其止点处看不到肌腱附着，肌腱呈波浪状、不均匀形态

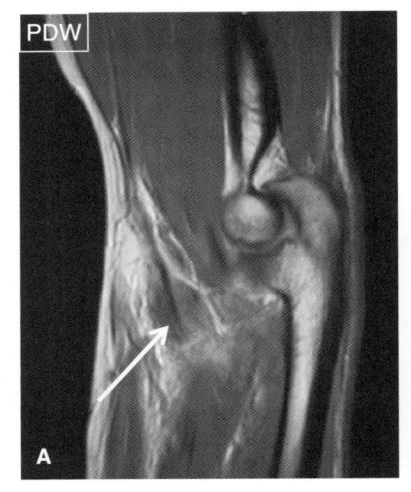
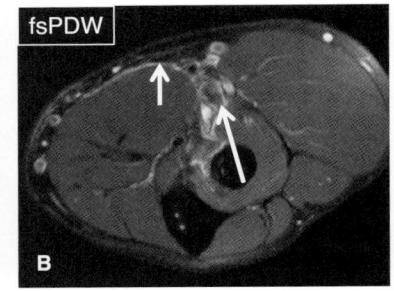

图37 肱二头肌肌腱Ⅲ级扭伤。**A**：矢状位图像显示肱二头肌肌腱完全撕裂以及轻度收缩（箭）。**B**：在相应的轴位图像上，肱二头肌腱膜完好（短箭），阻止了肱二头肌肌腱（长箭）明显回缩

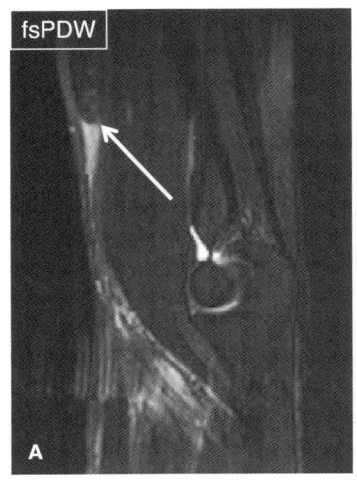
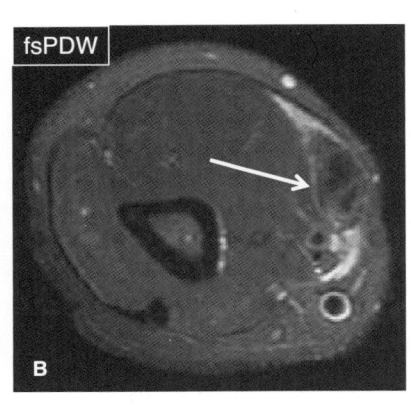

图38 肱二头肌肌腱Ⅲ级扭伤。**A**：矢状位图像显示肱二头肌肌腱和肌肉完全撕裂且明显回缩（箭）。**B**：在相应的肘关节近端轴位图像上，出血和水肿包绕回缩的肌腱（箭）

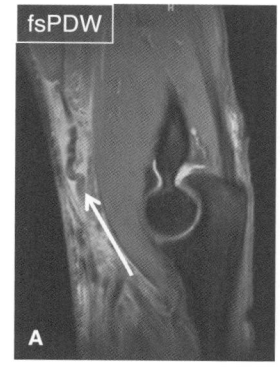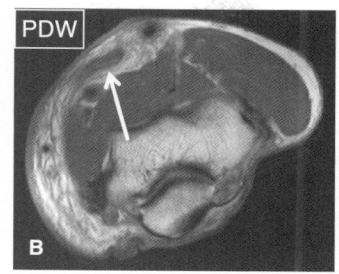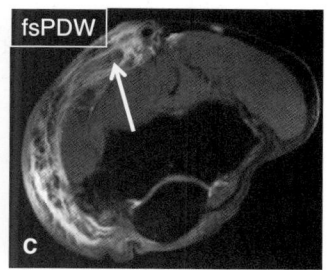

图39 肱二头肌肌腱Ⅲ级扭伤。A：矢状位图像显示肱二头肌肌腱完全撕裂且明显回缩（箭）。B、C：在相应的轴位图像上，肱二头肌腱膜撕裂（箭）

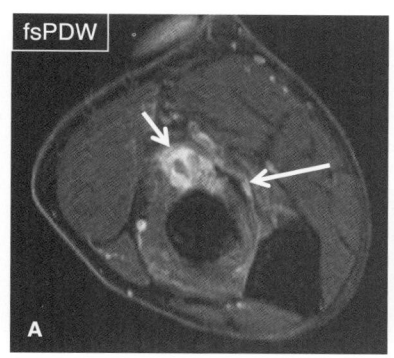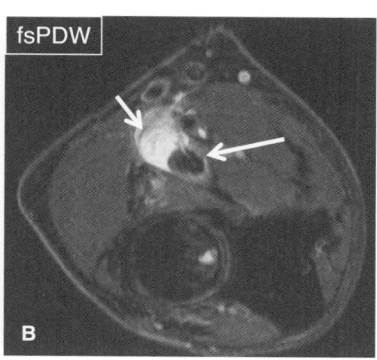

图40 肱二头肌肌腱Ⅱ级扭伤。轴位图像（A、B）显示肱二头肌肌腱轻度部分撕裂（长箭），伴肱二头肌滑囊炎（短箭）

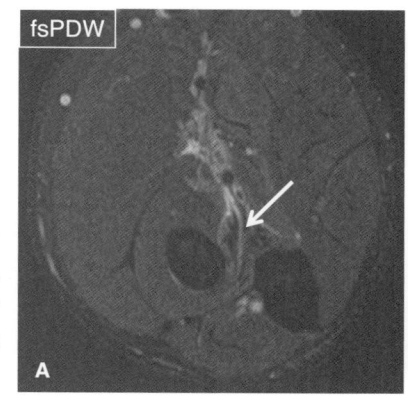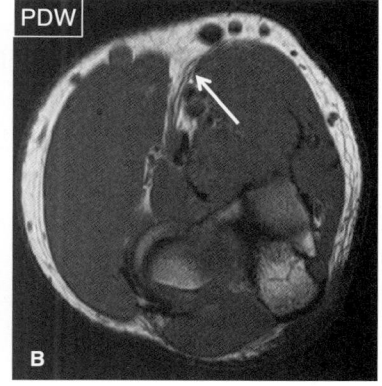

图41 肱二头肌肌腱病。轴位图像显示肱二头肌肌腱远端等信号，伴轻度部分撕裂（A中箭），符合止点处肌腱变性，伴完整的肱二头肌腱膜（B中箭）

跨越肘关节，止于尺骨冠突的下方。它的肌腱连接处较长，其肌腱特征是受到周围肌肉的保护且比肱二头肌肌腱短得多。与肱二头肌肌腱一样，肱肌肌腱也是在轴位和矢状位评估最佳，通常在所有序列上均表现为厚度一致的均匀低信号（图36）。肌腱变性表现为肌腱内等信号，伴或不伴肌腱增粗。部分或完全撕裂时，撕裂碎片间有明显液体填充的间隙，同时伴有相邻软组织水肿和出血（图42）。攀爬、引体向上或直接击打肌腱等反复活动可致肱肌或其肌腱连接处（登山肘，climber's elbow）损伤。

肱二头肌桡骨囊部分或完全包绕肱二头肌肌腱，确保前臂旋前和旋后时肱二头肌肌腱和桡骨粗隆之间无摩擦运动，通常含少量液体（图43）。积液提示肱二头肌肌腱损伤或炎症（滑囊炎），可能较少单独发生（图40、图42、图44）。如果滑囊积液较多，会压迫肘窝和邻近神经，最常见的是桡神经（RN）浅支或深支。类风湿关节炎（滑膜增厚、米粒样小体、邻近骨侵蚀）、滑膜骨软骨瘤病（均一结节）和感染（相邻筋膜水肿、肌肉水肿和明显强化）也可影响肱二头肌桡骨囊，引起非均匀或复杂的滑囊积液。

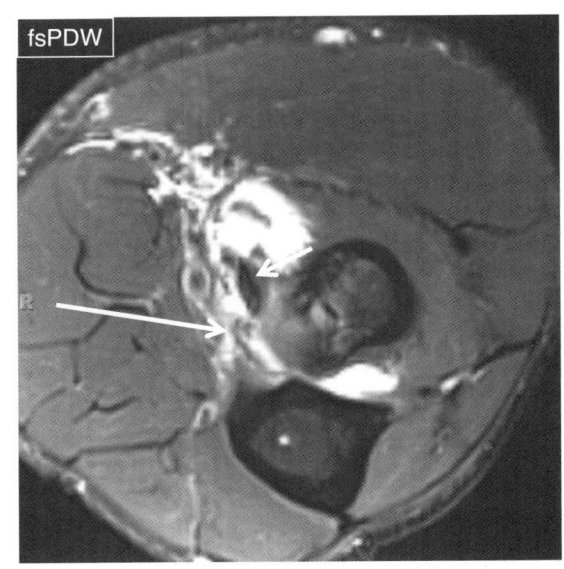

图42 肱肌和肱二头肌肌腱Ⅲ级扭伤。肱肌（长箭）和肱二头肌（短箭）肌腱撕裂且部分回缩。桡尺近侧关节和肱二头肌滑囊积液

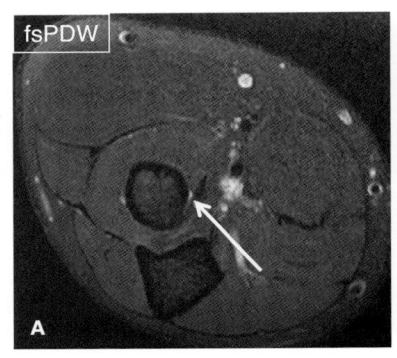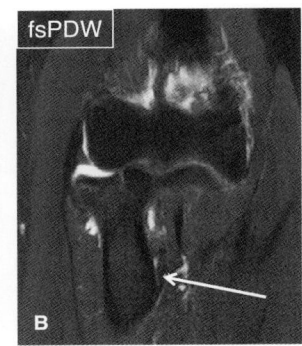

图43 正常的肱二头肌桡骨囊。轴位（A）和冠状位（B）图像显示肱二头肌桡骨囊（箭），含正常少量滑液

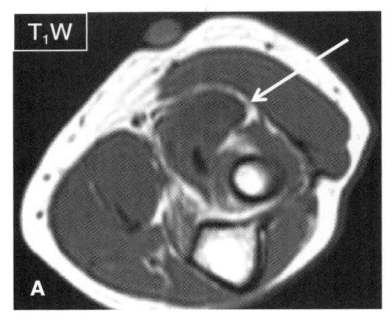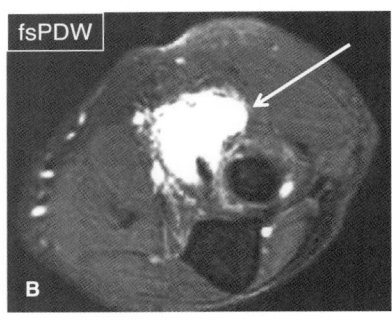

图44 单纯肱二头肌滑囊炎。轴位图像（A、B）显示肱二头肌桡骨囊（箭）中等至大量积液，无相关可见的病因

关节

肱桡关节：[〈正常〉〈骨软骨损伤〉〈骨关节炎〉]
肱尺关节：[〈正常〉〈骨关节炎〉]
桡尺近侧关节：[〈正常〉〈骨关节炎〉]

肱骨小头骨软骨病（Panner病）是一种发生于年轻（<10~11岁）运动员的自限性疾病。整个肱骨小头骨化中心表现为T_1W/PDW低信号、$fsPDW/fsT_2W$混杂信号，偶见肱骨小头骨折。病变随时间逐渐消失，无残余畸形、关节不稳定或游离体。这与因骨软骨骨折或损伤引起的OCL和OCD相反，因为后两者的病灶通常是局灶性的，可能会导致不稳定骨折片或游离体的形成。OCDs通常发生于未成年运动员（12~16岁），而OCL涵盖成人中任何这种局灶性病变。OCL可能是创伤导致的，也可能是源自与过度外翻应力有关的慢性侧压。最常见对肘关节造成损伤

的包括外翻侧压和内侧牵拉机制，导致关节外侧挫伤或骨折以及内侧骨赘形成。OCL 好发于肱骨小头的前部，滑车、桡骨头和鹰嘴则少见（图 45～图 49）。需要在报告中体现的对于治疗方案和预后预测很重要的特征包括骨软骨碎片的位置和大小、碎片的潜在不稳定性（表 2）以及非移位骨软骨碎片的存活能力，存活能力可通过静脉注射造影剂来确定。

Osborne-Cotterill 损伤是指位于肱骨小头后外侧缘 LUCL 附着处的骨或骨软骨骨折，通常由肘关节复发性脱位所致，且伴后外侧旋转不稳（图 50）。影像学表现包括肱骨小头后外侧的骨缺损和（或）骨碎片脱离，偶尔桡骨头可见骨质凹陷或铲状缺损。肱骨小头假性缺损为后部局灶性不规则骨质缺如，由肱骨小头后下部光滑的关节面和相邻外上髁粗糙的非关节面之间的骤变引起（图 45）。这种转变在肱骨小头侧缘突出的槽状破坏中更为突出。肘关节半脱位或脱位时，该部位可能会出现碰撞伤。然而，总的来说，肱骨小头假性缺损可以通过其位于后部的发病部位以及缺乏某些特征与 OCL 或 OCD 相鉴别，这些特征是后两者的典型特征，如骨髓水肿、肱骨小头关节面变扁、皮质不连续以及软骨下线状、囊状或弧形的骨髓信号改变。类似的假性缺损还可见于滑车沟的内侧和外侧，位于鹰嘴和冠突的交界处，它在穿过尺骨的旁矢状位图像上类似骨折，在中线矢状位图像上缺如。正常的横嵴贯穿此裸区，无软骨覆盖，不应误认为 OCL。

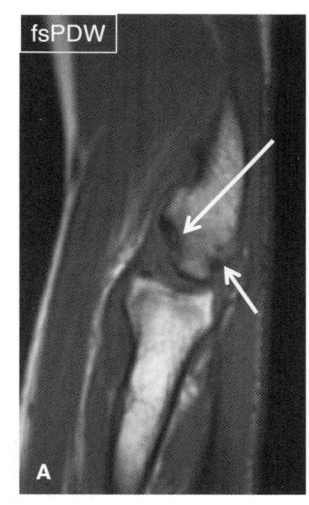 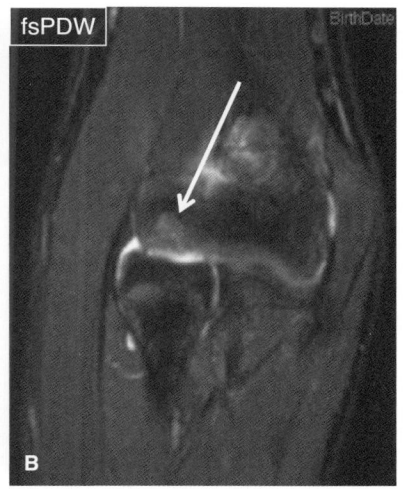

图 45 肱骨小头稳定的骨软骨损伤。矢状位（A）和冠状位（B）图像显示肱骨小头前部小的骨软骨损伤（长箭），无提示不稳定的征象。注意肱骨小头后部正常的假性缺损（A 中短箭）

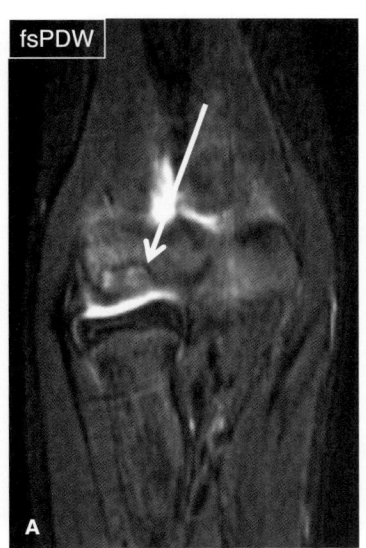 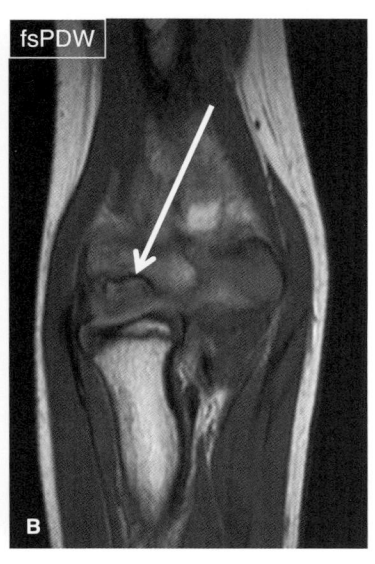

图 46 儿童肱骨小头可能不稳定的骨软骨损伤。冠状位图像（A、B）显示肱骨小头前部的骨软骨损伤（箭），大小＞1 cm，病变底部可见囊变和水肿

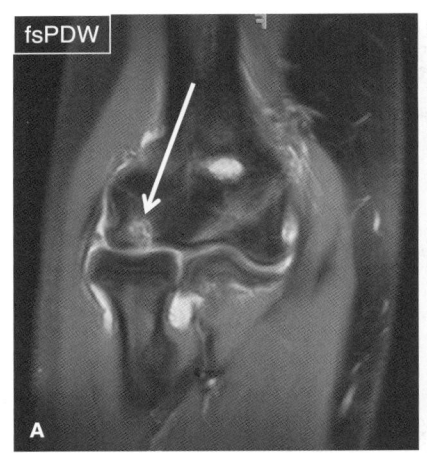
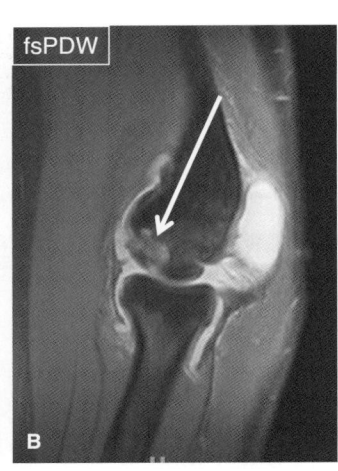

图47 肱骨小头可能不稳定的骨软骨损伤。冠状位（A）和矢状位（B）图像显示肱骨小头前部的骨软骨损伤（箭），大小＞1 cm，病变底部可见囊变和水肿，表面可见软骨缺损

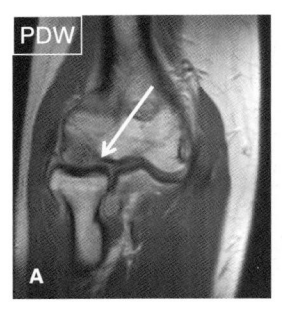
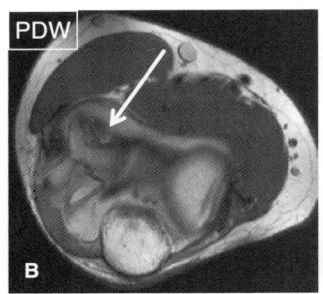
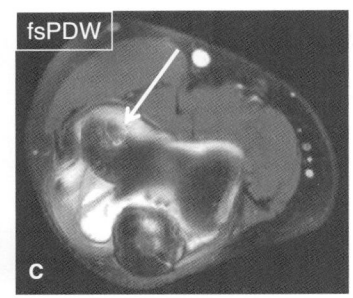

图48 肱骨小头可能不稳定的骨软骨损伤。冠状位（A）和轴位（B、C）图像显示肱骨小头前部的骨软骨损伤（箭），大小＞1 cm，可见囊变和表面软骨碎片

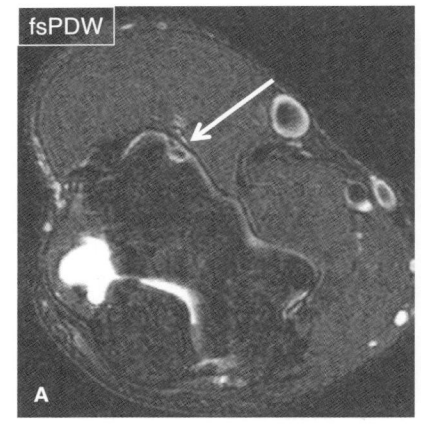
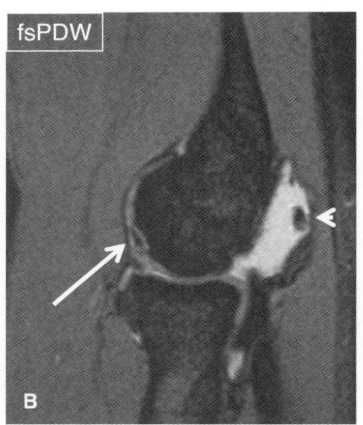

图49 肱骨小头不稳定的骨软骨损伤。轴位（A）和矢状位（B）图像显示肱骨小头前部骨质缺损附近的原位体（箭），符合不稳定的骨软骨损伤。伴关节积液内游离体（B中箭）

表2 骨软骨损伤的 MR 分期

分期	图像特征	损伤状态
Ⅰ	仅骨髓水肿或骨质硬化	稳定
Ⅱ	关节软骨破坏，包绕 OCL 的低信号或高信号（但不如液体信号高）环（分别代表纤维或肉芽组织），极小囊变	稳定
Ⅲ	OCL 大于 1 cm，较大囊变，或表面较大的软骨碎片	可能不稳定
Ⅳ	液体包绕 OCL，原位或移位的骨软骨碎片	不稳定

OCL，骨软骨损伤。

肘关节是继肩关节之后第二常见脱位的关节。大多数是后侧或后外侧脱位，这些脱位可能会合并：冠突前部、桡骨头或肱骨小头后部骨折或挫伤；RCL、LUCL 和 UCL 断裂；CET 和 CFT 损伤；肱肌扭伤（图51）。内侧脱位、分开性脱位和前脱位不常见（＜10% 的病例）。大多数肘关节脱位采用保守治疗；然而，对于严重的骨折，我们应注意至少需要 50% 的尺骨冠突和 50% 的尺骨鹰嘴窝维持关节稳定性。桡骨头骨折合并肘关节脱位的手术指征包括：

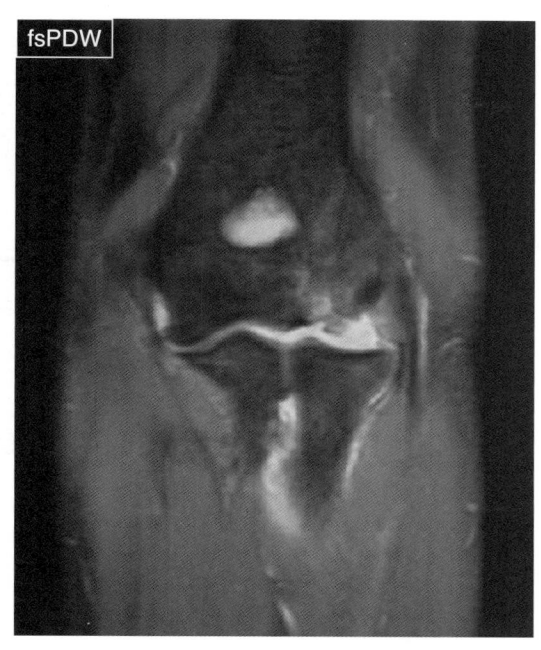

图 50 肘关节后外侧不稳定。冠状位 fsPDW 图像（A、B）显示桡骨头后外侧半脱位，并伴肱骨小头后外侧骨软骨骨折

皮质脱落超过 2 mm，桡骨头受累超过 30% 或伴桡骨头脱位。如果骨质量好、患者较年轻、骨折不超过 3 块，可以使用钢钉修复桡骨头。否则就需要进行假体置换。冠突骨折根据前方骨折碎片的大小分为 3 种类型（由小到大依次为 1、2、3 型）。

肘部有滑膜皱襞，是关节胚胎形成的残余产物。在所发现的几种滑膜皱襞中，位于桡骨头和肱骨小头之间的后外侧皱襞（又称滑膜穗或半月板）和位于鹰嘴外上缘的后皱襞是最常见的。后外侧皱襞是一个小的三角形低信号结构（图 3），正常的后皱襞是一个细长的线形低信号结构。关节炎性疾病或局部重复性微创伤可能导致皱襞增厚，并可能引起交锁的症状，类似于关节内游离体的临床表现（图 52）。因此，建议后外侧皱襞增厚（厚度 ≥ 3 ~ 4 mm）或皱襞增厚（厚度 ≥ 2 mm）应在报告中体现。

骨骼：[〈正常〉]

位于肱骨远端干骺端和桡骨颈部的正常较大范围的红骨髓有时在脂肪抑制液体敏感图像表现为高信号，可能误认为病变，如反应性骨髓水肿、骨应力损伤或隐匿性骨折等。然而，这些区域通常在 T_1W/PDW 序列上信号比肌肉高。需结合病史、临床表现以及评估周围结构的信号改变进行鉴别诊断。fsPDW/fsT_2W 序列明显高信号，伴或不伴 T_1W/PDW

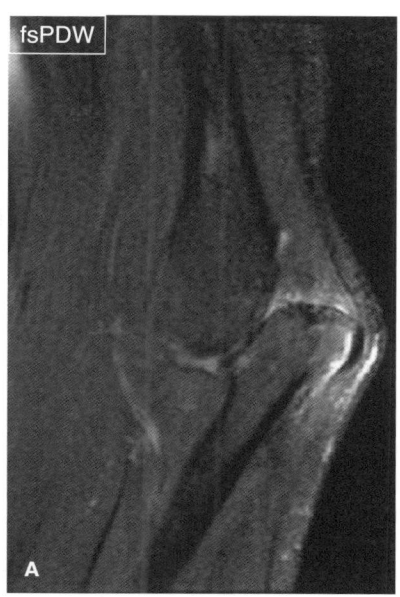

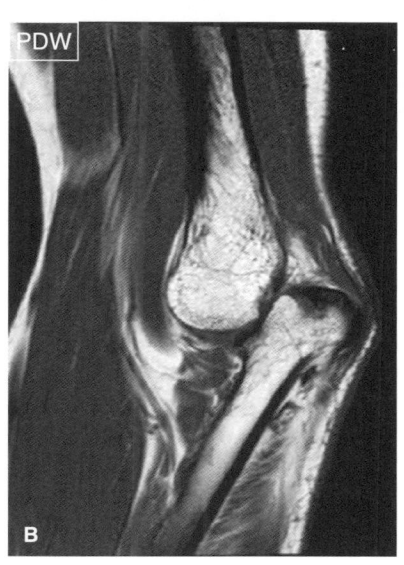

图 51 肘关节后脱位。矢状位图像（A、B）显示肘关节向后脱位

序列低信号和（或）软骨下或皮质下骨髓信号优势，并伴筋膜水肿/积液倾向于病变而非红骨髓转换。与肌肉相比，T_1W 和 PDW 图像上的骨髓呈相对低信号有助于鉴别感染、软骨下囊肿、梗死、骨折和反应性骨髓水肿。反应性骨髓水肿在 fsPDW 和 fsT_2W 图像上更为明显，T_1/PDW 低信号相对少见。大多数肘部感染源于外伤，并通过鹰嘴滑囊进展。在成人中，如果没有溃疡，很少有机会发展成化脓性骨髓炎。骨髓炎有意义且常见的相关表现包括到达骨的窦道、皮质低信号消失、蜂窝织炎、肌炎和软组织脓肿（图 53、图 54）。

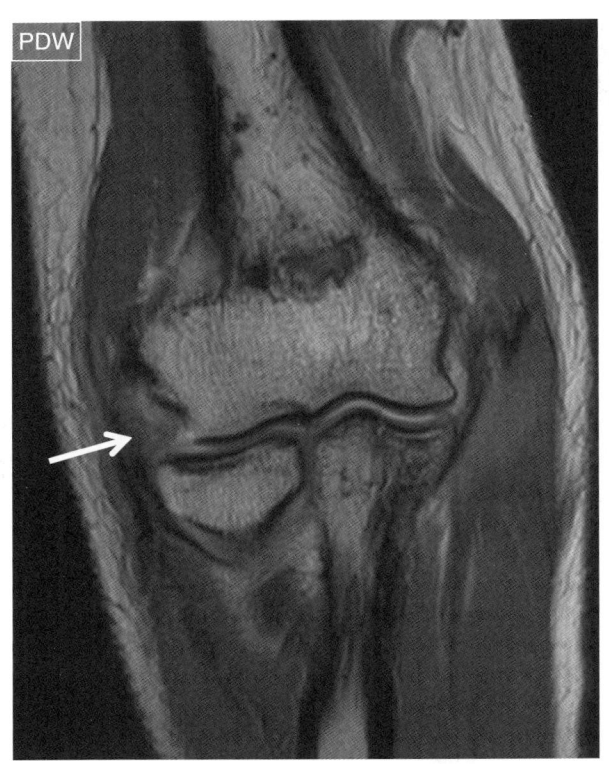

图52 后外侧滑膜皱襞增厚。冠状位图像显示关节后外侧增厚的滑膜皱襞（箭）

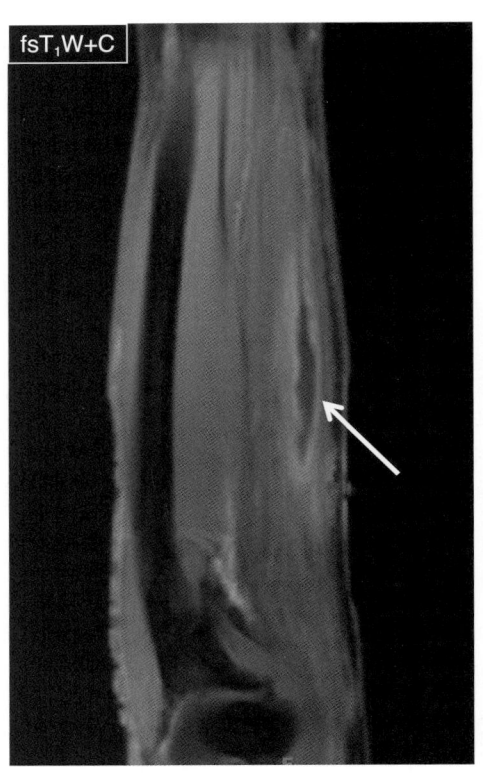

图53 孤立性肌内脓肿。前臂矢状位图像显示桡侧腕屈肌内边界清晰的积液伴周围强化（箭），符合肌内脓肿

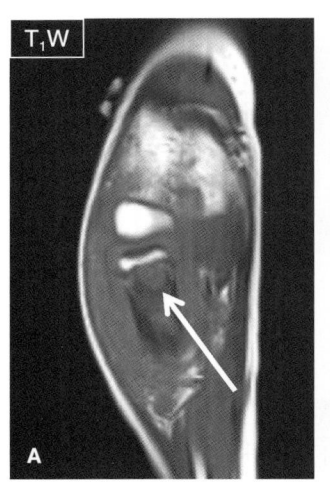
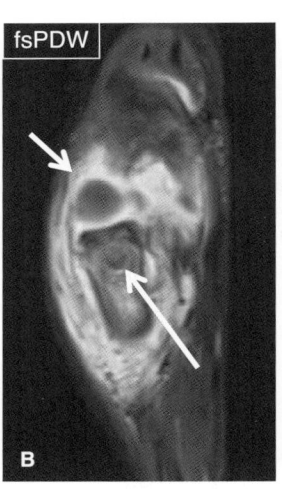
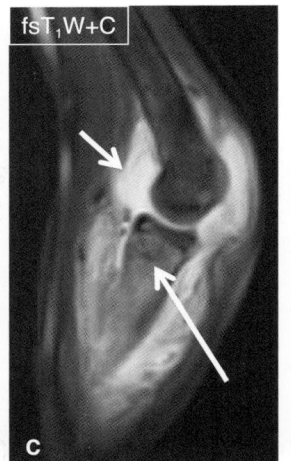
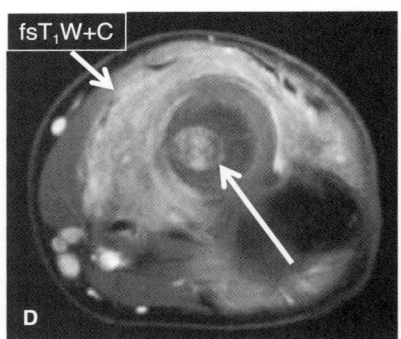

图54 Brodie脓肿和化脓性关节炎。冠状位（A、B）、矢状位（C）和轴位（D）显示毗邻骺疤的桡骨干骺端边界清晰的等信号病变（长箭），呈多层表现，边缘明显强化，周围包绕反应性骨髓水肿。伴关节积液、蜂窝织炎和滑膜炎（短箭）

肘关节可能出现明显的骨关节炎改变（骨赘、囊肿、硬化）、附着点改变（韧带、肌腱和/或肌肉附着处产生的骨质改变）以及神经性病变（广泛囊性或破坏性改变）（图55、图56），以上可同时或单独出现。假体的手术选择包括桡骨头置换（单极、双极、压配型、骨水泥型）、肱骨小头置换和全肘关节置换。上肢神经性关节病相对少见，通常与脊髓空洞症有关。

与肱骨头类似，骨坏死病灶表现为地图样或匍匐形骨髓区域，信号不均匀，以低信号带为界，在T_2W图像上有时有平行的高信号带（双线征）。对比增强后无强化或仅边缘强化（图57）。慢性期的特征

图 55 严重骨关节炎。**A**：冠状位图像显示较大骨赘、软骨下囊肿、肱桡关节透明软骨完全缺如和肱尺关节高度软骨缺损（箭），本例为严重的肘部骨关节炎。**B**：正常肘关节图像显示，均匀厚度的光滑软骨（箭）覆盖关节面

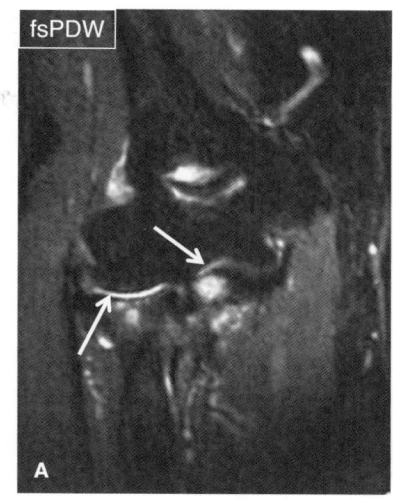
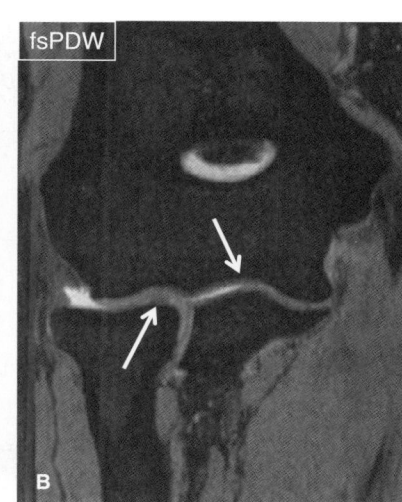

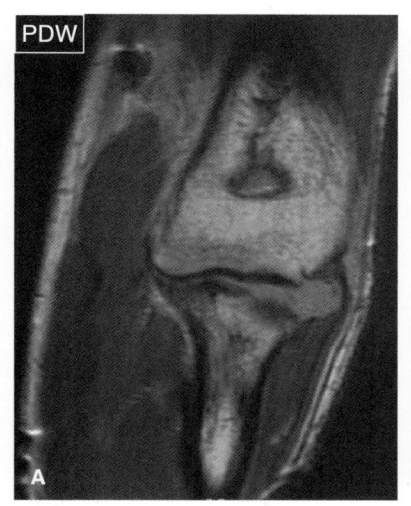
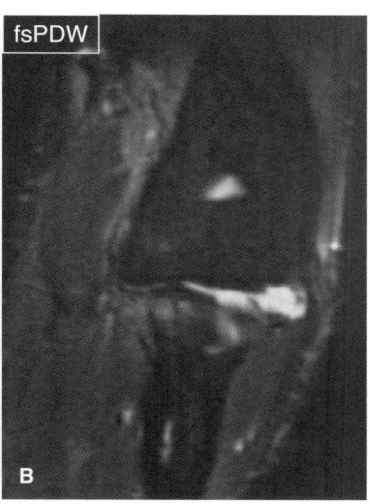

图 56 先天性桡骨缺如引起的骨关节炎。冠状位图像（**A**、**B**）显示肘关节（肱尺关节）严重的关节炎，与潜在的先天性桡骨缺如有关

图 57 骨梗死。冠状位（**A**）和矢状位（**B**）图像显示肱骨小头和尺骨近端边界较清的地图样 T_1 低信号 /T_2 高信号（箭），该患者有镰状细胞病基础病，同时合并骨坏死

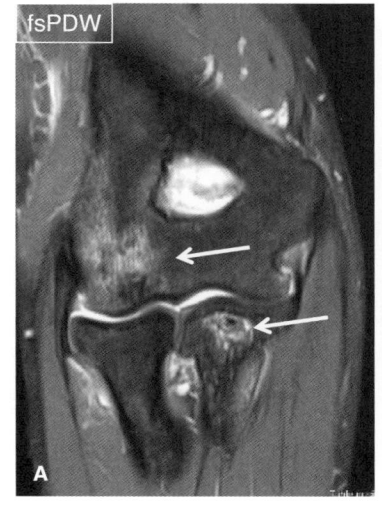
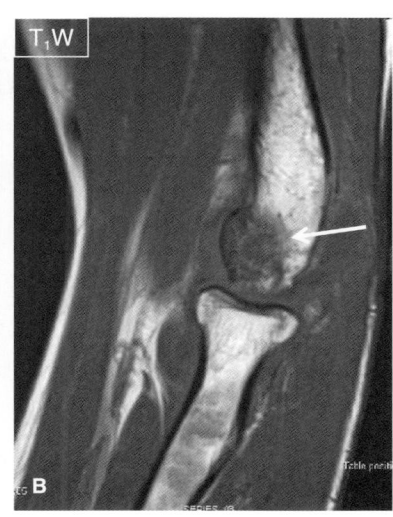

是软骨下骨折、关节面塌陷和继发性骨关节炎。我们应该寻找潜在的病因，如创伤、酗酒、类固醇摄入、镰状细胞贫血、戈谢病等。肘关节周围可能出现动脉瘤样骨囊肿、骨样骨瘤、巨细胞瘤、骨肉瘤、尤因肉瘤、多发性骨髓瘤、淋巴瘤和转移瘤等各种良恶性肿瘤，其特征与发生在身体其他部位的表现类似。

髁上突是一种角状骨性突起/外生骨疣，发生率占人口的 0.2%~3%。它起源于肱骨干远端的前内侧，在内上髁上方约 5~7 cm 处向肘部突出，通常通过一条纤维束（Struthers 韧带）与肘部相连。这种解剖学变异不应被误认为是骨软骨瘤，因为后者发生在不同的位置，背离关节生长，并可能有特征性的软骨帽。少数情况下，Struthers 韧带会导致 MN、肱动脉或 UN 受压出现症状。可能会见到先天性肘部、前臂和手部骨性缺陷疾病。这些疾病可分为：①桡侧纵轴缺陷（>2 mm 的桡骨短缩，腕骨缺失或融合，腕骨缺失导致第二掌骨基底部缺失，伴随综合征如 Halt-Oram 综合征、THAR 综合征、Fanconi 贫血）；②尺侧纵轴缺陷（在恶化阶段从尺骨缺陷到桡骨缺陷各不相同，伴有肘部和足部畸形）；③中央轴缺陷（中央裂，明显遗传因素和双侧性，伴有肢端并指和肢端多指）；④横轴缺陷；⑤羊膜带综合征；⑥ Oliver 综合征（伴有皮肤和头皮异常）；⑦蹼指畸形（所有手指都短）。

肌肉：[〈正常〉]

正常肌肉在 PDW 和 fsPDW 图像上表现为均匀的中等信号。T_1W 和 PDW 图像上可以很好地显示脂肪浸润和肌肉萎缩，液体敏感脂肪抑制（fsPDW、fsT_2W、STIR）图像上可以很好地显示水肿信号。在肌肉扭伤、肌病或肌炎的情况下，信号变化通常是局灶性的，累及一个或多个不在同一神经分布中的肌肉，并常常伴有筋膜水肿。在肌肉去神经支配中，这种变化累及特定神经分布的肌肉，通常是弥漫性的，位于神经病变部位的远端，不伴有筋膜水肿。肌肉去神经改变是发现局部神经病变的关键。桡神经病变影响肱桡肌、肱肌下外侧部分、肱三头肌、肘肌、旋后肌和伸肌室肌肉（骨间后神经 posterior interosseous nerve, PIN）。如果肱三头肌未受影响，病变位于肱骨螺旋沟槽的远端。肌皮神经病变影响肱二头肌和肱肌。正中神经病变影响旋前圆肌和屈肌室肌肉，而骨间前神经病变选择性地影响拇长屈肌、旋前方肌和指深屈肌的外侧半部肌群。最后，尺神经病变影响尺侧腕屈肌和指深屈肌的内侧半部以及手内在肌。

与身体其他部位一样，骨化性肌炎早期表现为边界不清的肿块，其在 T_1W 和 T_2W 图像上相对于肌肉分别呈等信号和高信号，偶尔表现为强化和（或）液-液平面。上述表现可能具有误导性，因为边缘钙化在 MR 图像上可能看不清楚，软组织的 T_2 高信号（水肿）可能超出了明显的钙化边缘。在晚期，病变类似于骨骼，表现为边缘较薄的低信号（钙化），中心部分在所有序列上都表现为类似骨髓的信号。这些晚期病变缺乏中央或实质性强化（图 58）。肘关节周围肌肉的血管畸形、肿瘤和肿瘤样病变具有典型的影像学特征，与在身体其他部位类似（图 59~图 62）。

血管：[〈正常〉〈异常〉]

腋动脉的延续部分、肱动脉及其桡骨颈分支（尺动脉和桡动脉）通常表现为流空信号，特别是在 fsPDW 或 T_2W 图像上。如果出现，应报告明显的静脉曲张和血管畸形。头静脉和贵要静脉分别沿肱二头肌外侧和内侧皮下走行，有时可有浅静脉血栓形成。

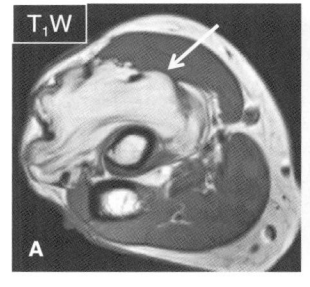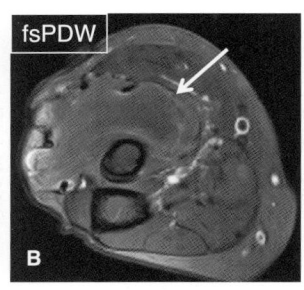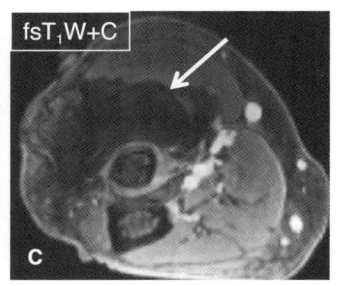

图 58　骨化性肌炎。轴位图像（A~C）显示边界清晰的无强化占位性肿块（箭），穿过筋膜平面，边缘呈薄的低信号，以及骨髓样内部信号

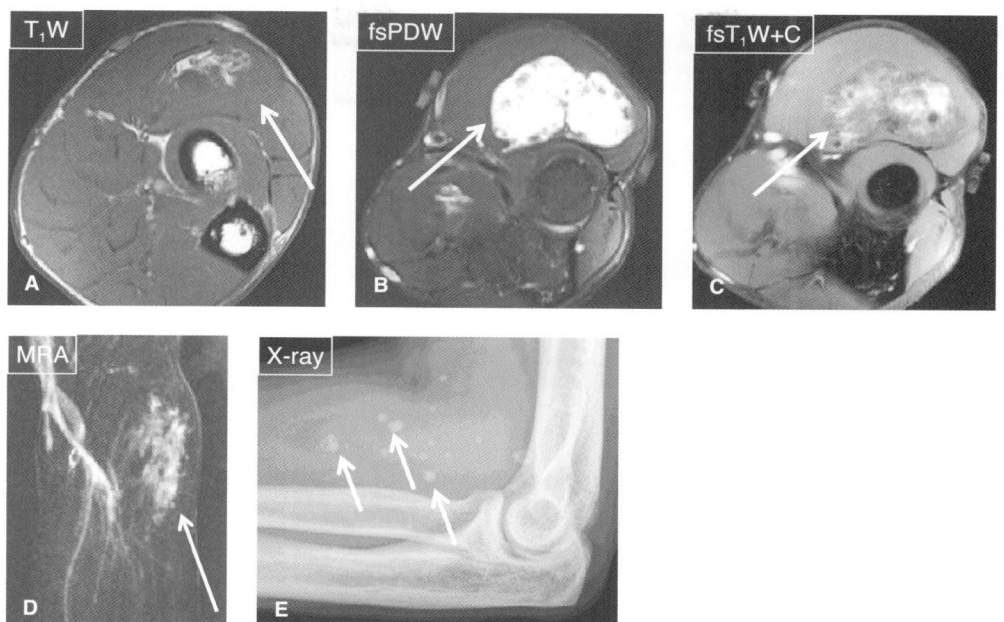

图59 前臂肌肉组织的血管瘤。A~C：轴位图像显示外侧室肌肉内边界清晰、强化不均匀的占位性肿块，内部含有脂肪（箭）。D：动态 MR 血管成像显示毛细血管呈斑片状强化（箭），静脉期没有静脉分流。E：侧位平片显示病变有多发静脉石（箭）

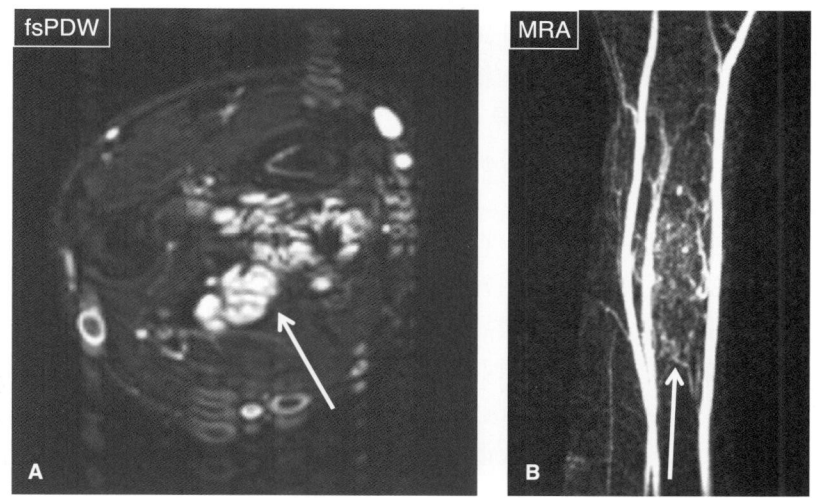

图60 前臂静脉畸形。轴位（A）和动态 MR 血管成像（B）图像显示前臂前室一团扩张的血管（箭）。注意图（A）中的搏动伪影。MR 血管成像（MRA）未发现动静脉（arteriovenous, AV）分流

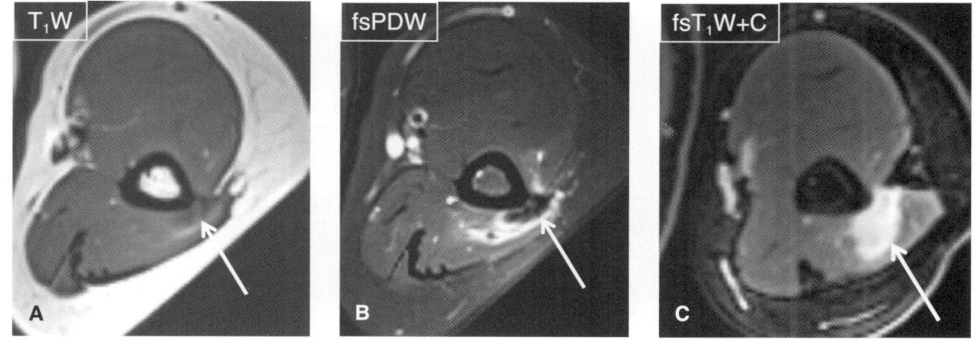

图61 上肢硬纤维瘤。轴位图像（A~C）显示在肱骨附近边界不清的低信号病变（箭），伴周围水肿和明显强化

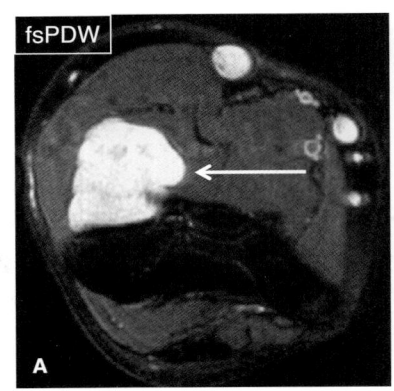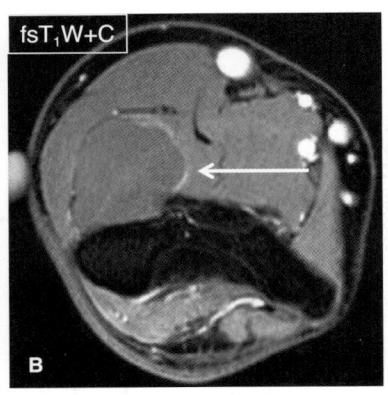

图 62 上肢滑膜肉瘤。轴位图像（A、B）显示肘关节前部肌肉内边界清晰、分叶状占位性病变（箭），边缘和中央轻度强化

神经：[〈肘管正常〉〈支持带缺陷〉〈尺神经信号增高〉]

在肘部水平，MN 平行于肱动脉并在肱动脉内侧穿过肘窝，深至肱二头肌腱膜，远至肱肌。然后在旋前圆肌的肱骨头和尺骨头之间穿行，进入前臂前室，穿过指浅屈肌头部的纤维腱弓下方。在轴位图像上，MN 表现为圆形或椭圆形的结构，在所有序列上与肌肉信号强度相同，并具有均匀的束状外观。因为它沿着旋前圆肌下方斜行走行，常见短节段的 T_2 轻度高信号，远端信号正常。此外，在指浅屈肌筋膜鞘水平轻度扁平是一种常见的正常变异。

除占位性病变外，MN 可能①在旋前圆肌的肱骨和尺骨头之间受压（旋前圆肌综合征）；②被 Struthers 韧带压迫，这是一种纤维带状残留，存在于高达 2.7% 的人群中，从肱骨远端的前内侧延伸到内上髁；③被肱二头肌腱膜压迫；④被指浅屈肌的纤维腱弓（sublimis 桥）压迫，其为连接肱骨和尺骨头的纤维腱弓。在旋前圆肌综合征中，旋前圆肌、桡侧腕屈肌、掌长肌和指浅屈肌的去神经支配改变（水肿、脂肪变性和/或萎缩）很明显。

在肘部水平，UN 在肘管内走行。肘管是一个纤维骨通道，外侧为尺骨鹰嘴突，内侧为内上髁后的骨皮质，前方为肘关节囊和 UCL 后束，后方为肘支持带（Osborne 韧带）。在肘管内，UN 在轴位图像上显示最好，表现为圆形或椭圆形结构，通常被脂肪包围，沿肘部保持固定的横截面积，通常在所有序列都与肌肉的信号强度相同。在无症状受试者中，肘管内 UN T_2 轻度高信号很常见，尤其是在短时反转恢复（STIR）图像上。

肘管是最常见的 UN 损伤或压迫部位。由此产生的神经病变称为肘管综合征，可能是由创伤或其他慢性原因造成的，这些创伤或慢性原因限制了肘管的空间或改变了肘管的解剖结构，包括进行性肘外翻畸形、骨关节炎、类风湿关节炎、长时间卧床休息、滑车上肘肌副肌（患病率为 3%～28%）、肘管支持带增厚、髁突骨折畸形愈合或不愈合、软组织肿块、腱鞘囊肿和滑车发育不全。影像学表现包括中等或明显 T_2 高信号，信号异常的纵向范围增大，肘管水平 UN 增粗或变扁，可能伴异常的神经束形态及尺侧腕屈肌和指深屈肌尺侧半部的继发性去神经改变（水肿、脂肪变性和/或萎缩）（图 63～图 68）。UN 可能会在内上髁顶端发生半脱位或脱位，

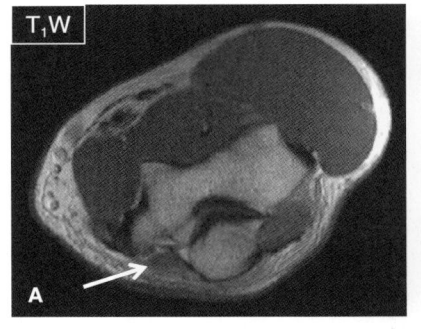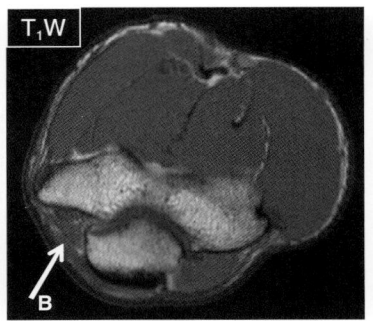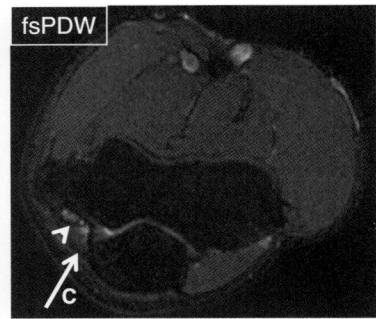

图 63 滑车上肘肌。A：轴位图像显示肘管内的副肌（箭）。B、C：另一病例的轴位图像同样显示副肌（长箭）伴轻度高信号，尺神经扁平（C 中箭头），符合压迫性神经病变

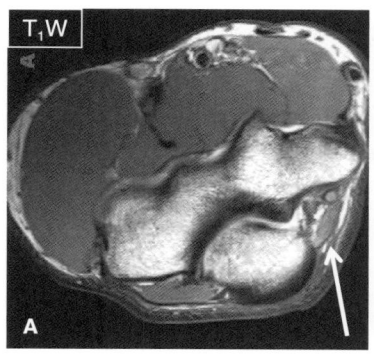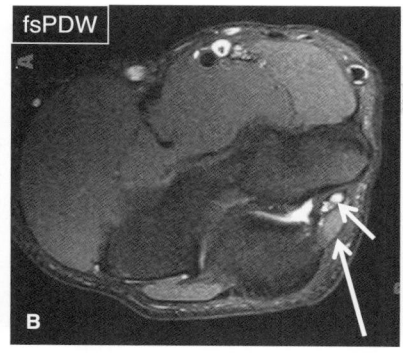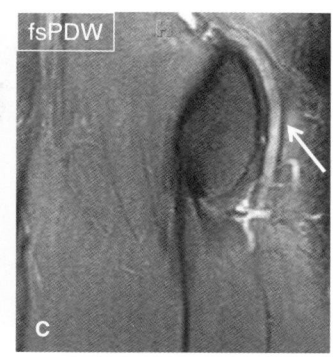

图 64 滑车上肘肌压迫继发尺神经病变。**A**、**B**：轴位图像显示肘管内的副肌（长箭）。尺神经（**B** 中短箭）扁平，神经束明显 T_2 高信号，符合神经病变。**C**：在相应矢状位图像上可以很好地看到高信号（箭）的范围

图 65 严重肘关节骨关节炎继发尺神经病变。冠状位（**A**）和轴位（**B**）显示肱桡关节和肱尺关节有较大的骨赘（箭）。部分骨赘和滑膜伸入肘管，引起压迫性尺神经病变，表现为尺神经扁平和 T_2 高信号（**B** 中箭头）。**C**：注意相应侧位平片上的骨关节炎改变

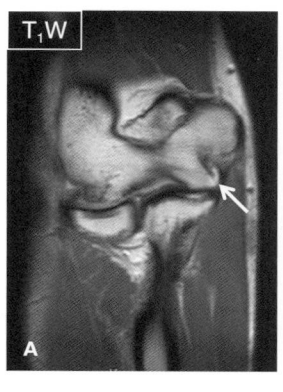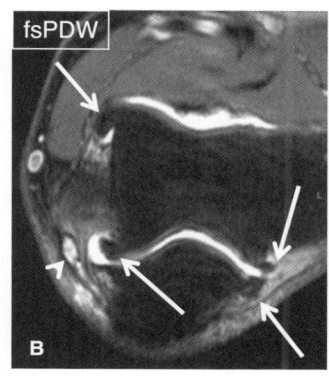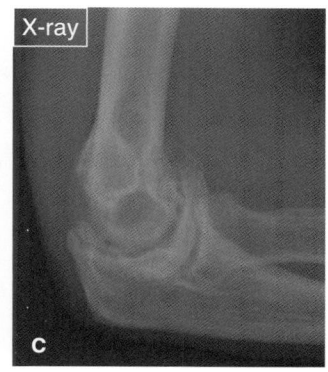

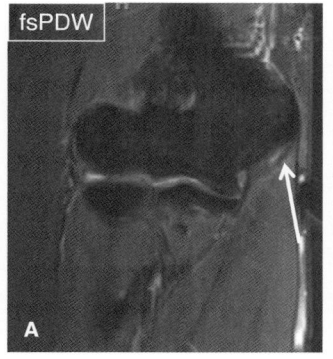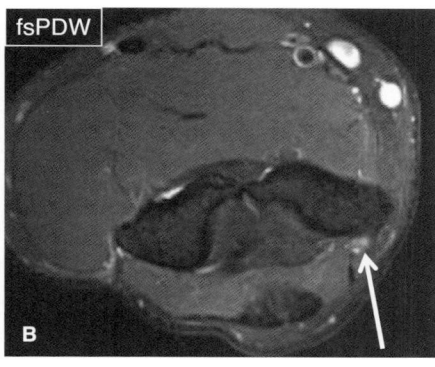

图 66 尺神经病变伴尺侧副韧带损伤。冠状位（**A**）和轴位（**B**）图像显示尺侧副韧带部分撕裂（**A** 中箭），肘管内尺神经 T_2 高信号（**B** 中箭），符合神经病变

图 67 肱三头肌的肥大肌肉嵌入导致尺神经病变。**A**：矢状位图像显示肱三头肌内侧头在鹰嘴处嵌入，这种变异可能导致尺神经受压和（或）移位（肱三头肌弹响综合征）。**B**：在相应的冠状位图像中，尺神经呈轻微高信号（箭）

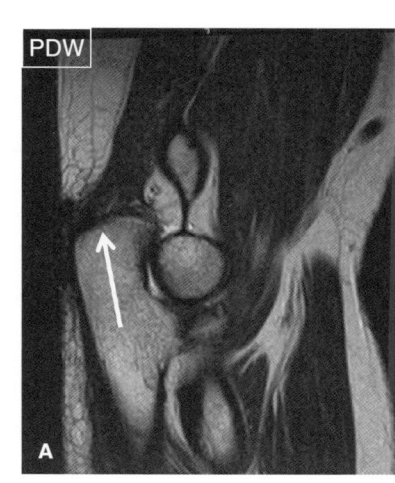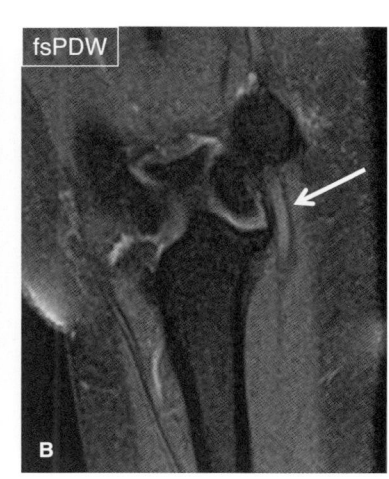

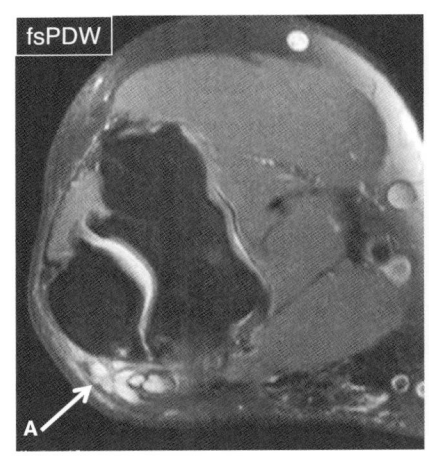 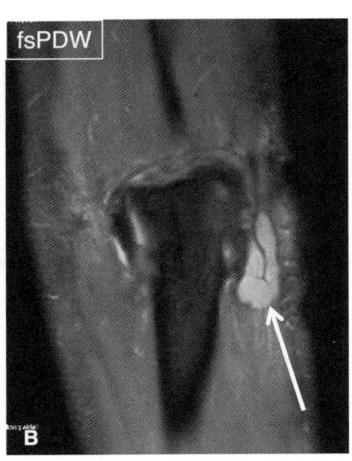

图 68 尺神经外膜内腱鞘囊肿。轴位（A）和冠状位（B）图像显示肘管水平尺神经内和周围的多房管状高信号结构（箭）。该病变导致尺神经受压和相关神经病变

通常在屈肘时发生，很少在伸肘时发生，可能无症状（高达 15% 的人群），在轴位图像上显示最好，可能与发育不全的尺神经沟有关。

在肘部水平，RN 沿着关节掌侧穿过外侧肌间隔。在外上髁的正前方，RN 分为深运动支和浅感觉支。深运动支穿过旋后肌的浅头和深头，穿过 Frohes 弓（肱肌和肱桡肌之间的先天性纤维粘连，存在于 30%～50% 的人群中），进入前臂的后室。离开旋后肌后，深运动支被称为 PIN。在轴位图像上，RN 表现为圆形结构，位于肱肌和肱桡肌之间，通常在所有序列上与肌肉等信号。PIN 可以从穿过旋后肌的远端和后部辨认。

肘部解剖结构的变化可能导致 RN 或 PIN 受压。由此产生的神经病变分别称为桡管综合征和 PIN 综合征。在 PIN 综合征中，对应神经可表现出 T_2 异常高信号，而最常见的压迫部位是 Frohes 弓，其有时表现为旋后肌近端边缘的低信号带。多数情况下，影像学不能确定造成压迫的病因，尽管可以通过描述肌肉去神经支配改变的特征性分布间接诊断。

综合征和其他

MR 阅片者应注意肱骨内上髁内侧淋巴结，在 fsPDW 或 fsT_2W 图像上可能显示高信号，虽然是正常结构，但当肿大时应怀疑病理性可能，例如猫抓病、结核、淋巴增生性疾病，骨髓瘤或转移性相对少见（图 69）。增大的肱骨内上髁内侧淋巴结通常表现为椭圆形、不均匀强化，并伴软组织水肿或与其他淋巴结聚集，此时要怀疑出现炎症 / 感染（图 70）。

外翻伸展过载综合征是一种与肘关节紊乱相关的疾病，由慢性 UCL 功能不全（主要是前束，可能减弱或缺失）引起，易在外翻应力时反复发生肱桡关节压缩。通过外翻伸展负荷试验和影像学检查进

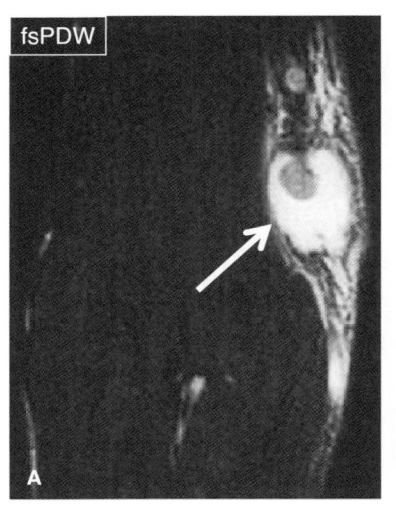 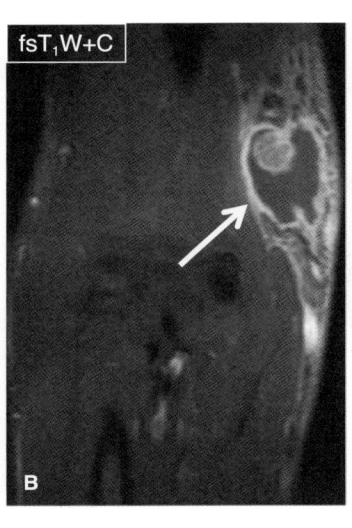 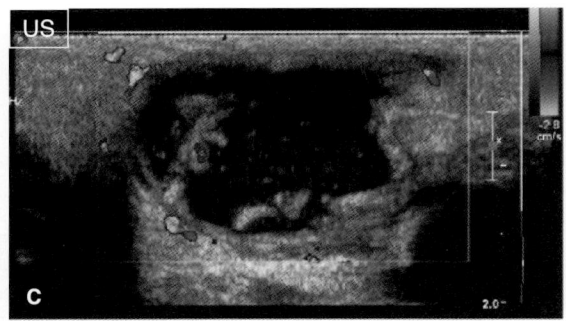

图 69 猫抓病。A、B：冠状位显示增大的肱骨内上髁内侧淋巴结伴中央坏死（箭）。C：坏死性淋巴结炎的内部形态在相应的超声图像中详细显示

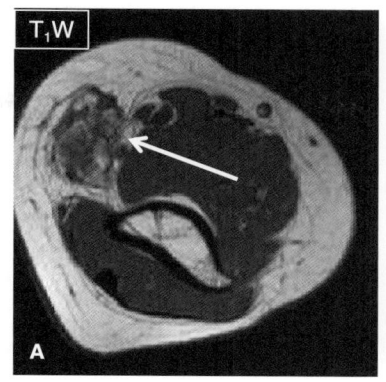
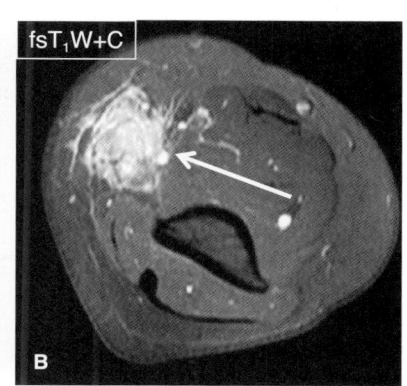

图 70　木村（Kimura）病。一例罕见的病因不明的慢性炎症性疾病，肱骨远端轴位图像（A、B）显示边界不清的皮下 T_2 高信号淋巴结病变（箭），代表血管增生和纤维化（Kyung Jin Suh 博士提供）

行临床评估，表现为骨髓水肿、硬化、OCLs 进展、肱尺关节骨赘形成、游离体以及罕见的鹰嘴应力性骨折。慢性病例可能会导致肘后内侧撞击，导致尺骨鹰嘴窝内骨和软组织的机械接合点疼痛。影像学表现包括鹰嘴窝内侧骨赘形成、软骨缺损、瘢痕和继发性尺神经病变（图 71）。后外侧撞击是另一种已认识的疾病，可能是由于后外侧关节隐窝的滑膜增厚（皱襞增厚超过 2～3 mm 或后外侧皱襞增厚超过 3～4 mm），伴有骨髓水肿和 OCLs。这些患者表现为与外上髁炎无关的后外侧疼痛和压痛。

术后表现

我们应该了解在肘部不同部位对各种结构进行的常见外科手术，以及它们的正常和异常影像表现。重建的肌腱和韧带通常应遵循其正常走行，具有解剖连续性，并且无液体样信号。在 US 引导下，无论是否输注富含血浆的蛋白质，肌腱都会随着时间的推移愈合并愈合到更低的信号。轻微的信号改变或增厚是术后常见的正常现象，应在术后数月内随着肌腱 / 韧带的愈合和成熟逐渐消失。然而，在某些情况下，例如屈肌总腱或伸肌总腱，即使在恢复正常信号后，也可能会保持长时间增厚，类似慢性肌腱炎。这些手术用于顽固性内或外上髁炎，以防止前臂伸肌力量丧失，缓解疼痛，恢复握力。肱三头肌和肱二头肌肌腱可以用自体移植物（来自同侧掌长肌腱）或同种异体移植物进行手术修复或重建（图 72）。内上髁炎采用保守治疗。对于内上髁撕脱骨折，如果有骨片移位或嵌插，或有复发性外翻不稳，则需要手术治疗。

OCLs 可以通过微磨损、骨软骨植入（OCI）或自体软骨植入（ACI）治疗。一般情况下，对于潜在的不稳定或有症状的病变建议进行治疗。与膝关节类似，OCDs 术后影像学评价是基于软骨修复组织磁共振观察（MOCART）评分量表。在分析方面，最重要的特征评估如下。

- 再生软骨的质量（透明 / 纤维软骨、萎缩、肥厚或与原生软骨表面齐平）
- 再生软骨与原生软骨在边缘区融合

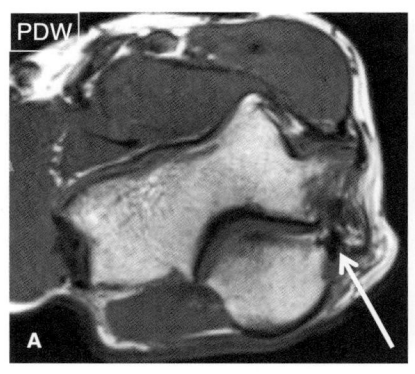
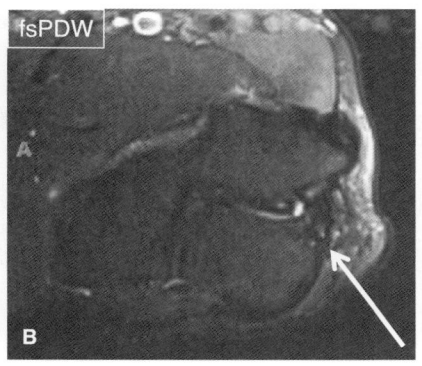
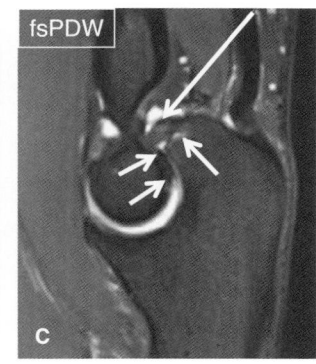

图 71　慢性后内侧撞击。轴位（A、B）和矢状位（C）图像显示肘关节后内侧瘢痕（箭）。注意后内侧肱尺关节骨赘和软骨缺损相关的软骨下囊肿

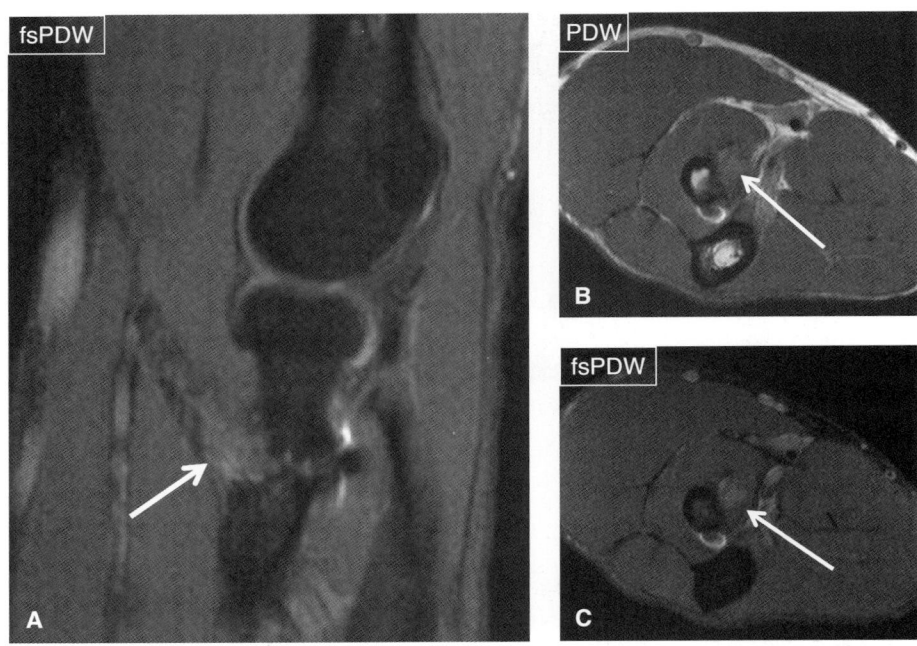

图 72 手术修复的肱二头肌腱再次撕裂。矢状位（A）和轴位（B、C）图像显示手术修复的肱二头肌肌腱部分撕裂（Ⅱ级扭伤）（箭）。注意在桡骨粗隆处放置螺钉修复时产生的磁敏感伪影

- 再生软骨与软骨下骨板（软骨下表面的裸露区）的融合
- 存在软骨下骨反应（水肿、囊肿或软骨骨赘）
- 存在关节积液和（或）滑膜炎

UCL 重建时，正常完整移植物表现为增厚，特别是在肱骨附着处，纤维明显，在所有脉冲序列上均显示为低至中等信号强度（图 73、图 74）。移植物应绷紧；否则，它可能会被撕裂或无法提供足够的稳定性，特别是在屈曲时。在某些情况下，作为一种预防措施，UN 可能会被移至前方。在积液的情况下，关节液通常会在移植物远端和高耸结节之间延伸并形成 T 字征，这是由于移植物远端附着的韧带与原生韧带不同，单纯看到此征象不应再认为是撕裂。移植物变性时，移植物明显增厚，纤维分辨不清，T_1W 呈弥漫性信号增高，T_2W 呈轻度高信号。移植物较大撕裂时，T_2W 图像显示移植物内的纤维明显中断和（或）出现液体信号（图 75）。除非采用关节造影术，否则很难发现小的撕裂。

肘管综合征 UN 手术减压方法包括原位松解和神经松解，并可辅以尺神经皮下前置或肌肉下前置。

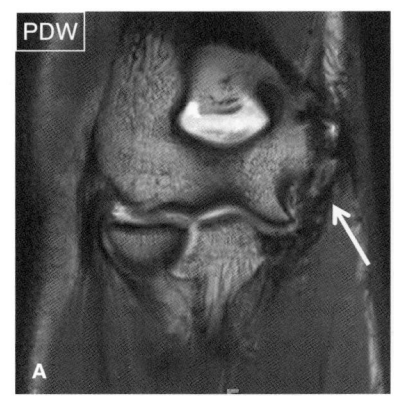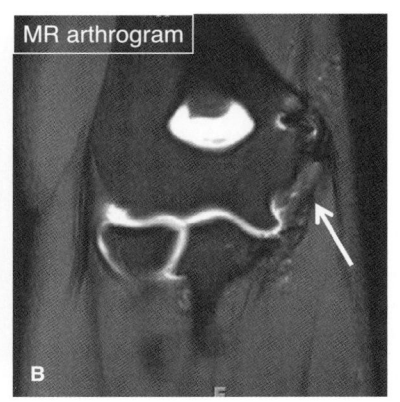

图 73 尺侧副韧带手术修复。冠状位图像（A、B）显示手术修复的增厚但完整的尺侧副韧带（箭）

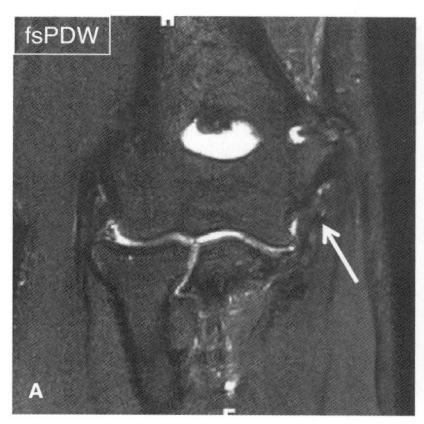
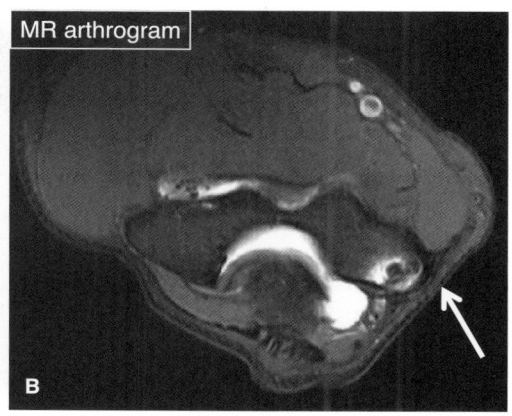

图 74　尺侧副韧带手术修复。冠状位（A）和轴位（B）图像显示手术修复的完整尺侧副韧带（箭）

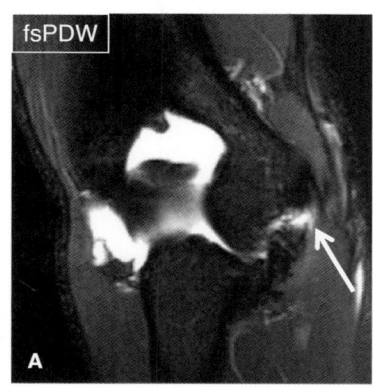
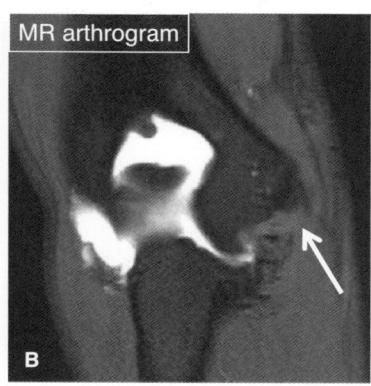
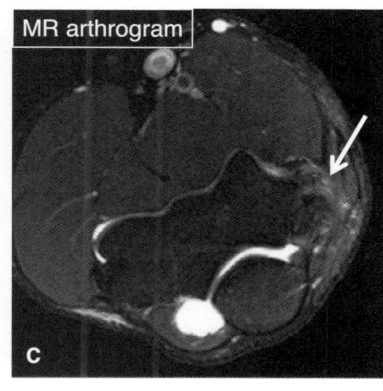

图 75　尺侧副韧带手术修复后再撕裂。冠状位常规（A）、冠状位（B）和轴位（C）增强图像显示尺侧副韧带重度、接近完全撕裂的外表面部分撕裂（箭）。未见造影剂外渗

桡管综合征或旋前圆肌综合征的治疗类似，可采用神经松解术分别切除或不切除旋后肌和旋前圆肌的浅头。神经松解术后 4~6 周，神经的大小、信号和神经束形态应减小或减低，在某些情况下，可恢复接近正常。神经 T_2 高信号持续或增高，伴增大、破坏或神经束缺失，和（或）邻近或环绕神经的 T_1 低信号纤维组织提示神经再次卡压。继发性局部肌肉去神经改变可能仍然很明显。还需报告的内容包括可能的神经成角或走行异常、介入相关的神经瘤形成。

（Avneesh Chhabra, Majid Chalian, Theodoros Soldatos 著
郎　宁译　于静红审校）

推荐文献

Andreisek G, Crook DW, Burg D, et al. Peripheral neuropathies of the median, radial, and ulnar nerves: MR imaging features. *Radiographics.* 2006;26(5):1267–1287.

Frick MA, Murthy NS. Imaging of the elbow: Muscle and tendon injuries. *Semin Musculoskelet Radiol.* 2010;14(4):430–437.

Hayter CL, Giuffre BM. Overuse and traumatic injuries of the elbow. *Magn Reson Imaging Clin N Am.* 2009;17(4):617–638.

Jeon IH, Micic ID, Yamamoto N, et al. Osborne-Cotterill lesion: An osseous defect of the capitellum associated with instability of the elbow. *AJR Am J Roentgenol.* 2008;191(3):727–729.

Kaplan LJ, Potter HG. MR imaging of ligament injuries to the elbow. *Radiol Clin North Am.* 2006;44(4):583–594.

Levine WN, Prickett WD, Prymka M, et al. Treatment of the athlete with multidirectional shoulder instability. *Orthop Clin North Am.* 2001;32(3):475–484.

Miller TT, Reinus WR. Nerve entrapment syndromes of the elbow, forearm, and wrist. *AJR Am J Roentgenol.* 2010;195(3):585–594.

Miller TT, Shapiro MA, Schultz E, et al. Comparison of sonography and MRI for diagnosing epicondylitis. *J Clin Ultrasound.* 2002;30(4):193–202.

O'Driscoll SW. Classification and evaluation of recurrent instability of the elbow. *Clin Orthop Relat Res.* 2000;(370):34–43.

Pasternack I, Tuovinen EM, Lohman M, et al. MR findings in humeral epicondylitis. A systematic review. *Acta Radiol.* 2001;42(5):434–440.

Rosenberg ZS, Beltran J, Cheung YY. Pseudodefect of the capitellum: Potential MR imaging pitfall. *Radiology.* 1994;191(3):821–823.

Sampaio ML, Schweitzer ME. Elbow magnetic resonance imaging variants and pitfalls. *Magn Reson Imaging Clin N Am.* 2010;18(4):633–642.

Simonson S, Lott K, Major NM. Magnetic resonance imaging of the elbow. *Semin Roentgenol.* 2010;45(3):180–193.

Singh RK, Pooley J. Complete rupture of the triceps brachii muscle. *Br J Sports Med.* 2002;36(6):467–469.

Stein JM, Cook TS, Simonson S, et al. Normal and variant anatomy of the elbow on magnetic resonance imaging. *Magn Reson Imaging Clin N Am.* 2011;19(3):609–619.

Stevens KJ. Magnetic resonance imaging of the elbow. *J Magn Reson Imaging.* 2010;31(5):1036–1053.

Stroyan M, Wilk KE. The functional anatomy of the elbow complex. *J Orthop Sports Phys Ther.* 1993;17(6):279–288.

Thornton R, Riley GM, Steinbach LS. Magnetic resonance imaging of sports injuries of the elbow. *Top Magn Reson Imaging.* 2003;14(1):69–86.

Walz DM, Newman JS, Konin GP, et al. Epicondylitis: Pathogenesis, imaging, and treatment. *Radiographics.* 2010;30(1):167–184.

Waseem M, Nuhmani S, Ram CS, et al. Lateral epicondylitis: A review of the literature. *J Back Musculoskelet Rehabil.* 2012;25(2):131–142.

附录1：完整的结构化报告样本。肘关节：正常

检查项目：肘关节MR[〈伴〉或〈不伴〉]增强扫描

病史：[ ]岁[〈患者性别〉]和[〈检查的原因〉]

技术：成像[〈无静脉注射对比剂〉〈静脉注射对比剂前和静脉注射对比剂后〉〈关节内注射对比剂后〉]。在[1.5或3.0]T磁共振获取[〈右侧/左侧〉]肘关节的多平面、多序列MR图像

对比检查：[〈无〉]

影像学表现：
对位：[〈正常〉]
关节积液：[〈无〉]
关节游离体：[〈无〉]
内侧结构：
　尺侧副韧带：[〈完好〉]
　屈肌总腱：[〈正常〉]
　内上髁：[〈正常〉]
外侧结构：
　桡侧副韧带：[〈完好〉]
　外侧尺骨韧带：[〈完好〉]
　环状韧带：[〈完好〉]
　伸肌总腱：[〈正常〉]
　外上髁：[〈正常〉]
后部结构：
　肱三头肌：[〈正常〉]
　鹰嘴滑囊：[〈正常〉]
　鹰嘴：[〈正常〉]
前部结构：
　肱二头肌：[〈正常〉]
　肱肌：[〈正常〉]
　肱二头肌桡侧滑囊：[〈正常〉]
关节：
　肱桡关节：[〈正常〉]
　肱尺关节：[〈正常〉]
　桡尺近侧关节：[〈正常〉]
骨骼：[〈正常〉]
肌肉：[〈正常〉]
血管：[〈正常〉]
神经：[〈正常〉]
其他：[〈无〉]

诊断印象：
1. [〈 〉]

附录 2：完整的结构化报告样本。肘关节：异常

检查项目：肘关节 MR 不伴增强扫描

病史：[30 岁男性，肘关节外侧疼痛和不稳定]

技术：成像 [〈无〉] 静脉注射对比剂。在 [3.0] T 磁共振获取 [〈右侧〉] 肘关节的多平面、多序列 MR 图像

对比检查：[〈2014 年 11 月 11 日 X 线平片〉]

影像学表现：
对位：[〈后外侧关节间隙不均匀增宽〉]
关节积液：[〈少量积液伴轻度滑膜增厚〉]
关节游离体：[〈无〉]
内侧结构：
　尺侧副韧带：[〈完好〉]
　屈肌总腱：[〈轻度肌腱变性〉]
　内上髁：[〈轻度骨刺形成〉]
外侧结构：
　桡侧副韧带：[〈Ⅲ级扭伤〉]
　外侧尺骨韧带：[〈Ⅲ级扭伤〉]
　环状韧带：[〈完好〉]
　伸肌总腱：[〈重度部分撕裂〉]
　外上髁：[〈中度骨刺形成伴邻近骨髓水肿〉]
后部结构：
　肱三头肌：[〈轻度肌腱变性伴骨刺形成〉]
　鹰嘴滑囊：[〈正常〉]
　鹰嘴：[〈正常〉]
前部结构：
　肱二头肌：[〈正常〉]
　肱肌：[〈正常〉]
　肱二头肌桡侧滑囊：[〈正常〉]
关节：
　肱桡关节：[〈轻度弥漫性软骨变薄。肱骨小头软骨下小囊肿〉]
　肱尺关节：[〈轻度肱尺后骨刺〉]
　桡尺近侧关节：[〈正常〉]
骨骼：[〈其余正常〉]
肌肉：[〈ECRB I 级扭伤〉]
血管：[〈正常〉]
神经：[〈肘管尺神经轻度非特异性高信号〉]
其他：[〈关节囊损伤引起的后外侧筋膜水肿和积液〉]

诊断印象：
1. 慢性外上髁炎的急性表现伴关节后外侧不稳定，如上所述。
2. 肱桡关节退行性变等，如上所述。
3. 尺神经轻度非特异性高信号，与临床相关。

第 8 章 腕关节

腕关节是由多块骨、韧带、软骨构成的复杂结构。连接手和前臂，允许相当程度的生理活动。由于是进行大部分日常活动的主要结构，腕部是肌骨系统最常见的损伤部位之一。腕部主要由以下结构组成。

- 腕骨，由 8 块骨组成，排列成两排，并且相互间以三维结合的方式连接，构成中腕和腕间关节
- 桡腕关节和尺腕关节
- 桡尺远侧关节（distal radioulnar joint, DRUJ）间室，远端的桡骨及邻近的尺骨构成关节
- 5 个腕掌（carpometacarpal, CMC）关节，连接对应的腕骨和掌骨

虽然腕掌关节可以与中腕关节和腕间关节相通，但是桡腕关节和桡尺远侧关节是紧密而独立的关节间室。

腕部固有的不稳定结构由多根内在韧带（腕间）和外在韧带（连接前臂和腕骨）来维持平衡。多种病变可累及上述韧带，从而造成腕关节失衡、力传导扭曲，导致永久性的生物力学改变、软骨磨损和退行性改变。一份系统的影像学分析和结构化报告对于腕关节的最优化诊断评估非常必要，本章主要讨论腕关节的影像学评估方法，并讲述如何填写结构化报告（框 1）。相关的 MR 物理学和成像方案的概念细节在 MR 方案优化章节中进行讨论。

图像评估

以下逐步的讲解只是一种实践指南，腕关节的所有结构都应在多个平面上进行观察以得到最佳评估。这也帮助读者了解这些结构在哪个特定的平面能得到最佳的观察/评估。

1. 列出同一平面的脂肪饱和抑制（fat-saturated, fs）和非 fs 图像并同步进行评估。
2. 从冠状位图像开始，检查腕关节和桡尺远侧关节积液，在质子密度加权（proton density-weighted, PDW）像上，检查舟月骨（scapholunate, SL）和月三角骨（lunotriquetral, LT）间的间隙、尺骨变异、三条 Gilula 弧线、腕骨间的间隙（寻找可能存在的腕骨联合，Ⅱ型月骨小关节的钩月骨软骨软化），舟大小多角骨（scaphotrapeziotrapezoid, STT）关节、桡腕关节、腕掌和掌指（metacarpophalangeal, MGP）关节。在 fsPDW 图像上，可以寻找骨髓水肿、骨囊肿或软组织囊肿，并评估舟月骨和月三角骨韧带膜部、三角纤维软骨复合体（triangular fibrocartilage complex, TFCC）、桡侧副韧带和尺侧副韧带（ulnar collateral ligaments, UCLs），同时结合非 fsPDW 图像观察。
3. 在矢状位图像上，观察桡月骨和月骨头状骨的对位情况，当舟月骨韧带撕裂时，可以叠加能够描绘舟状骨轴线和月骨轴线的矢状位图像来测量舟月骨角，因为这两块骨不在同一平面上。矢状位图像也能很好地评估背侧腕间韧带［背侧腕间（dorsal intercarpal, DIC）韧带和桡腕韧带］和掌外侧韧带（桡舟头韧带、桡月三角韧带或长桡月韧带）、短桡月韧带、TFCC 关节盘、附着在 TFCC 的尺月韧带和尺三角韧带。矢状位也可以作为评估屈肌/伸肌腱鞘炎、肌腱撕裂或回缩以及腱鞘囊肿的次要平面。
4. 继续在轴位图像上评估，评估屈肌腱和伸肌腱有无肌腱变性、撕裂和腱鞘炎。轴位图像也最适合用来评估舟月骨和月三角骨韧带的掌侧束和背侧束（影像表现可以结合冠状位图像）、神经血管束、腕管、腕尺管和大鱼际肌、小鱼际肌、骨间肌。随后评估豆三角（pisotriquetral, PT）关节和桡尺远侧关节、掌侧桡月韧带、背侧桡月韧带；最后，评估肿块病变，以及其他偶然的发现，如茎突骨、尺骨茎突副骨，等等。

框 1：结构化报告：腕关节

腕关节 MR 成像的结构化报告检查表。在每一条目中，"正常"是默认选项，其余选项为影像学评估中可能遇到的各种病理情况。正常和异常检查结果的报告样本见本章末尾的附录 1 和附录 2。

检查：腕关节 MRI
影像学表现：
对位：[〈正常 / 异常〉]
尺骨变异：[〈中性〉〈负向〉〈正向〉]
下桡尺关节：[〈无脱位〉〈半脱位〉]
舟月骨分离：[〈不存在 / 存在〉〈嵌体背伸不稳 / 嵌体掌屈不稳 / 中腕关节不稳〉]
积液：
腕关节积液：[〈无〉〈少量 / 中量 / 大量〉]
下桡尺关节积液：[〈无〉〈少量 / 中量 / 大量〉]
内部韧带：
舟月韧带：[〈完好〉〈增粗〉〈急性扭伤（〈背侧束 / 膜部 / 掌侧束〉）〉]
月三角韧带：[〈完好〉〈增粗〉〈急性扭伤〈背侧束 / 膜部 / 掌侧束〉〉]
尺侧：
三角纤维软骨韧带：[〈完好〉〈退变〉〈急性损伤（中央 / 外周）〉]
月骨小关节面：[〈存在〉〈不存在〉]
钩月关节：[〈正常〉〈软骨炎〉〈骨关节炎〉]
尺骨腕部撞击：[〈无〉〈尺 - 月骨〉〈尺 - 三角骨〉]
伸肌间室：
Ⅰ：[〈正常〉〈腱鞘炎 / 肌腱变性 / 撕裂〉]
Ⅱ：[〈正常〉〈腱鞘炎 / 肌腱变性 / 撕裂〉]
Ⅲ：[〈正常〉〈腱鞘炎 / 肌腱变性 / 撕裂〉]
Ⅳ：[〈正常〉〈腱鞘炎 / 肌腱变性 / 撕裂〉]
Ⅴ：[〈正常〉〈腱鞘炎 / 肌腱变性 / 撕裂〉]
Ⅵ：[〈正常〉〈腱鞘炎 / 肌腱变性 / 撕裂〉]
屈肌间室：
屈肌支持带：[〈正常〉〈增厚 / 弯曲 / 断裂〉]
屈肌腱：[〈正常〉〈腱鞘炎 / 肌腱病 / 撕裂〉]
腕管：[〈正常〉〈深层脂肪垫消失〉]
正中神经：[〈正常〉〈信号增高〉〈近端增粗伴远端扁平〉]
腕尺管：[〈正常〉〈尺神经信号增高〉]
关节：
拇指 - 腕掌关节 / 掌指关节：[〈正常〉〈骨关节炎〉]
舟大多角小多角骨关节：[〈正常〉〈骨关节炎〉]
豆 - 三角骨关节：[〈正常〉〈积液〉〈腱鞘囊肿〉]
外部韧带：
桡侧副韧带 / 尺侧副韧带：[〈正常〉〈退变〉〈急性扭伤〉]
腕间背侧韧带 / 掌外韧带：[〈正常〉〈急性扭伤〉]
骨骼：[〈正常〉〈其余正常〉]
肌肉：[〈正常〉]
血管：[〈正常〉]
其他：[〈无〉]

诊断印象：
[〈按轻重缓急排列〉]

如何填写结构化报告

对位：[〈正常/异常〉]
尺骨变异：[〈中性〉〈负向〉〈正向〉]
桡尺远侧关节：[〈无脱位〉〈半脱位〉]
舟月骨分离：[〈不存在/存在〉〈嵌体背伸不稳/嵌体掌屈不稳/中腕关节不稳〉]

腕骨及其对位情况在非 fs 图像上能够得到最佳评估。正常对位指的是在桡尺远侧关节、桡腕关节和腕间关节（图1~图3）的关节面相连贯（关节面的凸面与对应的关节面凹面相吻合）。与 X 线片一样，在 MRI 的冠状位图像上，Gilula A、B、C 线（三条线分别沿着近排腕骨的近侧缘、近排腕骨的远侧缘、头钩关节的近侧缘）应该是光滑无中断塌陷的弧线；且在轴位图像上，舟状骨不应该突出于舟状骨和月骨背侧缘的连线（图4）。腕关节不稳定的患者会出现一种或多种症状，例如疼痛、肿胀，体格检查时出现弹响声或有撞击感。这种病变可仅累及单块骨，例如：豌豆骨半脱位；更常见的是累及多块骨。在 X 线透视、MRI 运动成像或 4D CT 下进行运动评估能更早、更准确地发现腕骨的动态不稳及运动轨迹异常。对于更晚期的静态腕关节对位异常病例，常规的 MRI 可以观察到解剖结构的异常。

尺骨变异指尺骨远端关节面相对于桡骨远端关节面的长度改变。根据尺骨远端关节面和桡骨远端关节面是否一致，或尺骨远端高于桡骨远端 2 mm 以上，或尺骨远端低于桡骨远端超过 2 mm，分别称为中性变异、正向变异、负向变异（图5、图6）。目前认为尺骨负向变异与月骨缺血性坏死（Kienböck 病）有关，尺骨正向变异与尺腕骨邻接和 TFCC 撕裂有关，然而，应该注意的是，在尺骨中性变异或负向变异的情况下也可见到尺腕骨邻接综合征。有多种方法可用于评估 DRUJ 对合，最方便的且可重复

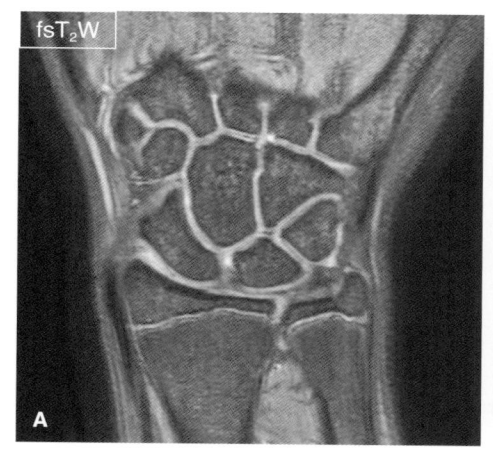
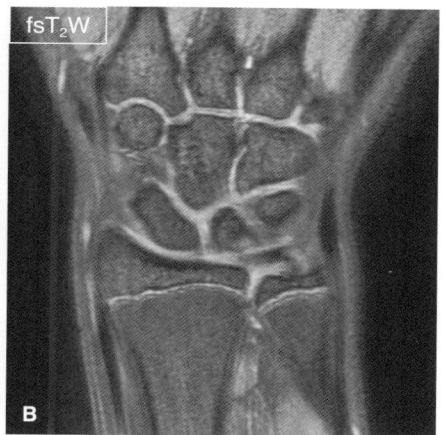

图1 正常的腕关节解剖，冠状位的梯度回波图像（A、B）显示了桡尺远侧关节、桡腕关节、腕间关节的关节面协调一致

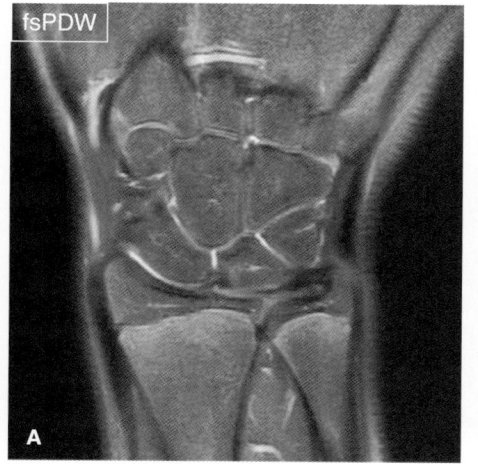
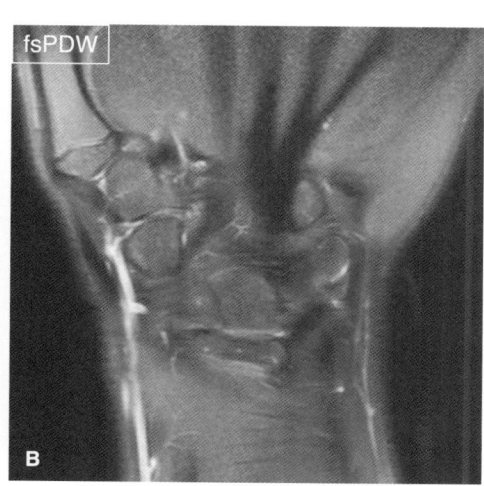

图2 正常的腕关节解剖。冠状位的自旋回波图像（A、B）显示了在桡尺远侧关节、桡腕关节、腕间关节关节面的协调一致

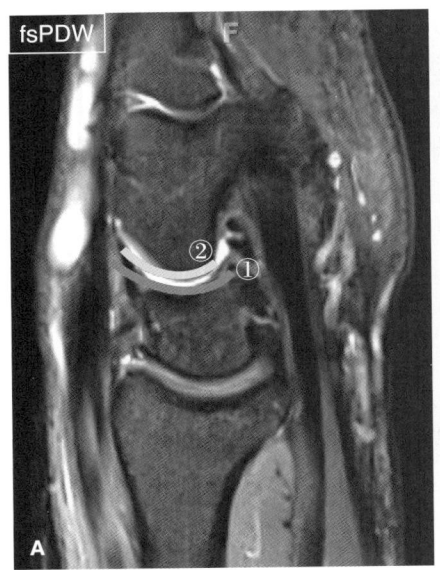
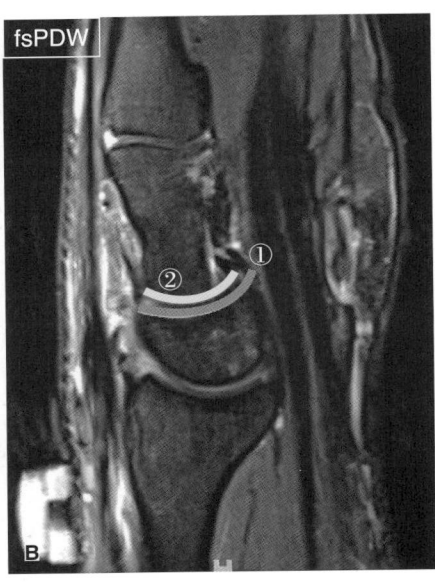

图3 正常的腕关节对位。**A**：中立位矢状位图像显示月骨的凹面和头状骨的凸面相对应（分别为线①和线②）。**B**：注意在伸展位也有类似的对位关系

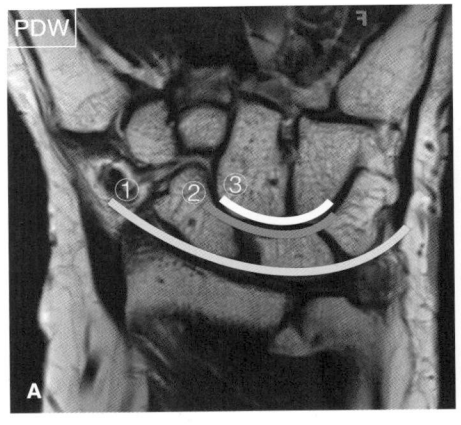
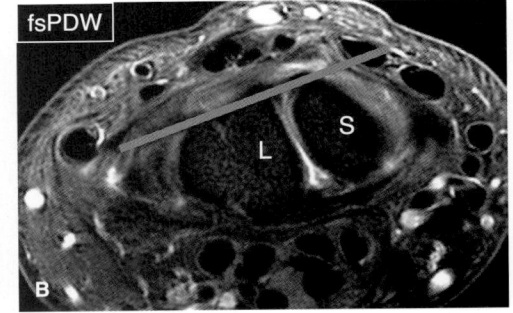

图4 Gilula 线。**A**：冠状位图像上显示了三条互相平行的 Gilula 线（线①②③）。**B**：轴位图像上显示了舟月（scapholunate，SL）间隙的关节面一致，舟骨（S）没有从背侧突出

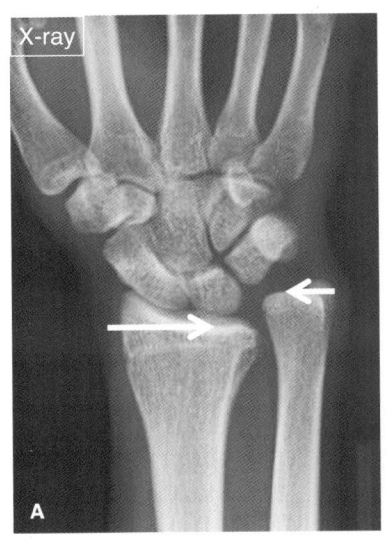
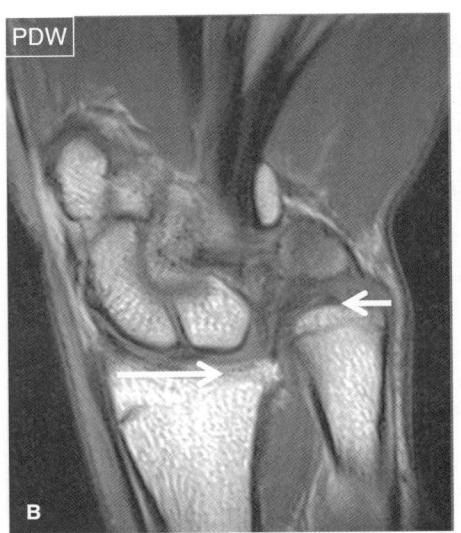
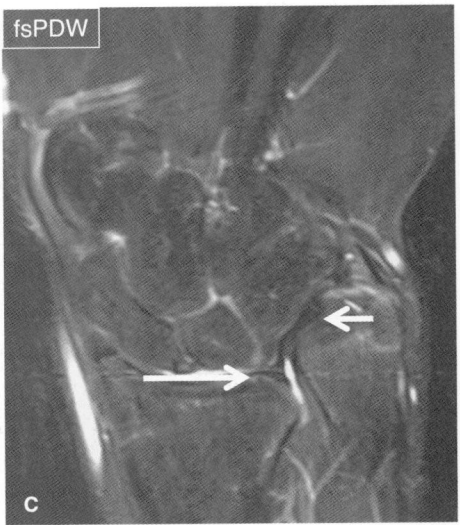

图5 尺骨正向变异。在 X 线前后位（**A**）和 MRI 冠状位图像（**B**、**C**）上，尺骨远端关节面（短箭）高于桡骨远端关节面（长箭）＞2 mm

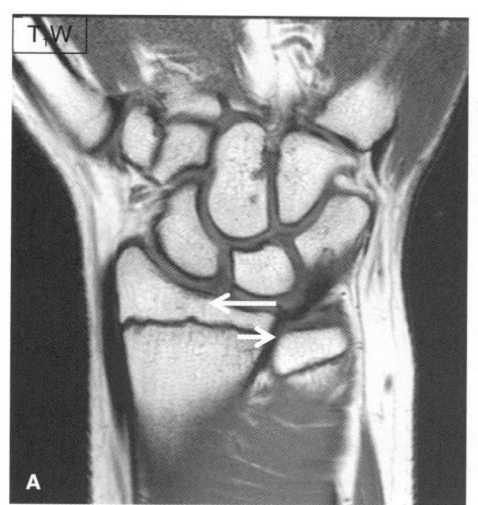
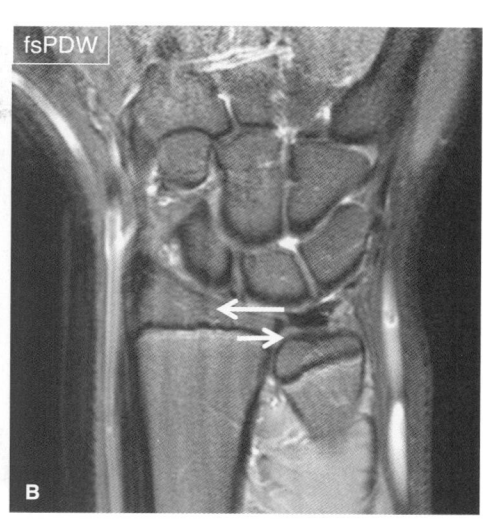

图6 尺骨负向变异。在MRI冠状位图像（A、B）上，尺骨远端关节面（短箭）低于桡骨远端关节面（长箭）>2 mm

的方式有：①对合方式，可简单观察乙状切迹弧线与尺骨头顶部凸面之间的吻合；② Mino法，在远端桡骨乙状切迹水平分别过背侧和掌侧做两条线，不包括Lister结节。正常情况下尺骨远端应该位于这两条线之间或在这些线10%~20%的范围内，否则存在桡尺远侧关节的背侧或掌侧半脱位（图7）。掌侧和背侧桡尺韧带的慢性机能不全和急性撕裂的发现有助于临床对桡尺远侧关节掌侧和背侧不稳的诊断。如果有不稳，和对侧腕关节对比也有助于诊断。在桡尺远侧关节的水平，在轴位平面上尺骨茎突的位置代表着腕关节的位置，当腕关节旋前、旋后、中立位时，尺骨茎突分别位于掌侧、背侧、中间。

其他可能提示桡尺远侧关节不稳的病因包括：乙状缘骨折、乙状切迹发育不全、桡骨复杂性骨折、尺骨茎突骨折（特别是累及基底部）和由于先前的损伤和部分切除导致尺骨头异常。在冠状位图像上，提示DRUJ半脱位的影像学表现包括：桡骨缩短，DRUJ间隙增宽，尺骨负向变异超过5 mm。

近排腕骨（舟骨、月骨、三角骨）作为腕部的一个嵌入体活动，有多条韧带维持其稳定。这一节段无肌肉附着，它随着远排腕骨和前臂骨的运动而运动。因此，嵌体不稳指的是近排腕骨和远排腕骨运动不一致。嵌体不稳也被分为：分离型、非分离型、适应型。分离型不稳指的是同排腕骨间的不协调所致的不稳（提示内部韧带损伤），而非分离型不稳提示与嵌体不协调有关的不稳（提示外部韧带的损伤），适应型不稳指的是与先前的外伤有关的不稳，如桡骨骨折。

在ST或LT分离情况下可能会出现腕部嵌体完整性的中断。在冠状位图像上，正常情况下SL间隙<3 mm，且在矢状位图像上，SL角的正常值在30°~60°之间，60°~80°被认为是正常临界值。在SL分离时，SL间隙分离≥3 mm（图8），舟骨向掌侧偏屈（旋转性半脱位）以及伴桡舟间隙狭窄的背侧移位，使三角骨牵拉月骨背屈，由此产生的畸形被称为嵌体背伸不稳（dorsal intercalated segmental instability, DISI），其特征是SL角增大（>80°），头月角增大（>30°），桡月角增大（>15°~20°），月骨向桡背侧移位且失去了头月间隙的对应性。临床上，用Watson试验来评估SL不稳。检查者一手拇

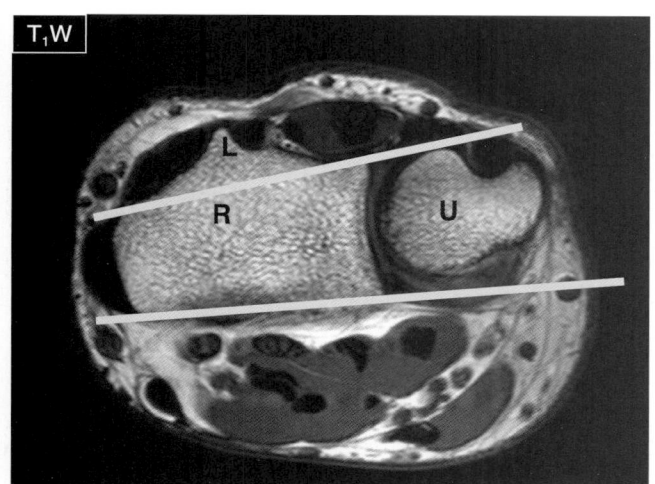

图7 正常的桡尺远侧关节对位。在乙状切迹水平分别过桡骨（R）远端的背侧和掌侧作两条线，不包括Lister结节（L）。正常情况下尺骨（U）远端应该位于这两条线之间或不超出这个界限10%~20%的范围，否则存在桡尺远侧关节的背侧或掌侧半脱位

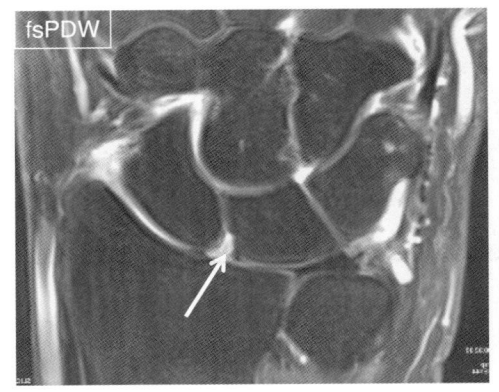
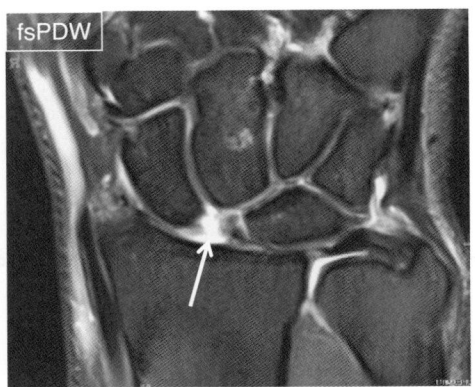

图8 舟月骨分离和 SLAC。来自不同患者的冠状位图像显示了舟月韧带的完全撕裂（箭头）。在（**A**）中，舟月间隙增宽符合舟月骨分离，而在（**B**）中，头状骨向近端移位符合腕关节的 SLAC

指放在患者的舟骨结节上，向背侧加压，然后腕部从尺侧向桡侧偏移。出现疼痛性弹响表明 SL 不稳试验阳性。如果有 X 线检查，则与另一侧的对比相当有用。继发的影像学表现包括：后前位平片显示月骨重叠在头状骨上，舟骨处于更加垂直的位置。DISI 常包括 SL 韧带撕裂伴外部韧带（最常见的为桡舟头韧带）损伤。这一病变也可以发生在舟骨腰部不稳定骨折的情况下，舟骨远端可向近端和掌侧移位，而舟骨近端附着并随月骨向背侧倾斜。其他影像征象包括舟骨缩短（皮质环征）和三角形样月骨（由于旋转）。SL 不稳晚期，近端头状骨可移至舟骨和月骨之间，迫使两块骨分离更远，这一形态被称为舟月进行性塌陷（SL advanced collapse, SLAC）（图8）。这一疾病最常由创伤（与创伤相关的其他影像学表现）所致，或焦磷酸盐关节病（与腕骨的软骨钙质沉着症和退行性囊变有关）。另一相关的疾病是舟骨骨不连性进行性塌陷（scaphoid nonunion advanced collapse, SNAC），该病也显示了与 SLAC 类似的头状骨向近端移位，然而，其主要发生在舟骨骨折不愈合的情况下。

在 LT 分离中，月骨和舟骨向掌侧倾斜，头状骨向背侧倾斜，这样一种畸形被称为嵌体掌屈不稳（volar intercalated segmental instability, VISI），表现为 SL 角减小（＜30°）和头月角增大（＞30°）（图9）。VISI 包括 LT 韧带和掌侧的桡月三角韧带断裂，以及背侧的桡月三角韧带（DIC ligament，背侧腕间韧带）附着处变细或断裂，这一病变可能由创伤所致，与类风湿关节炎和 Kienböck 病有关（图10）。临床上使用撞击试验（Ballottement 试验）和加压试验来评估月三角不稳定。撞击试验通过用一

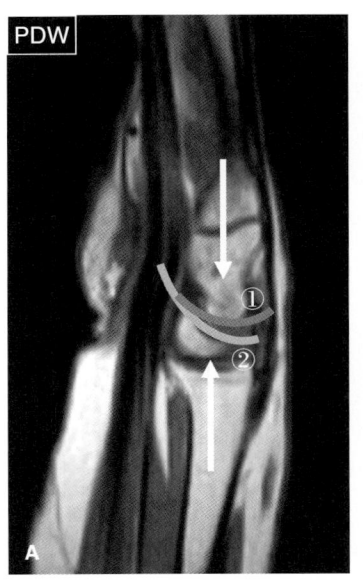
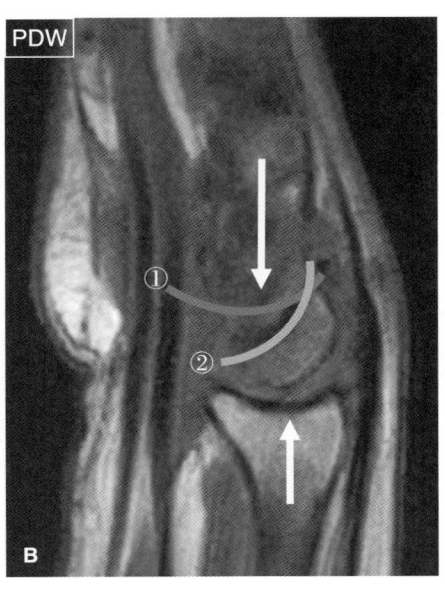

图9 DISI vs. VISI。**A**：嵌体背伸不稳。矢状位图像显示了月骨、头状骨失去了共线性（线①和线②），桡骨和头状骨对位正常（箭）。头月角增大和测得的舟月角为88°。**B**：类风湿关节炎伴嵌体掌屈不稳。矢状位图像显示了头状骨和月骨（线①和线②）失去了共线性，伴月骨掌侧倾斜。注意桡骨和头状骨仍保持共线（箭）。测得的舟月角和头月角分别为 10°和 50°

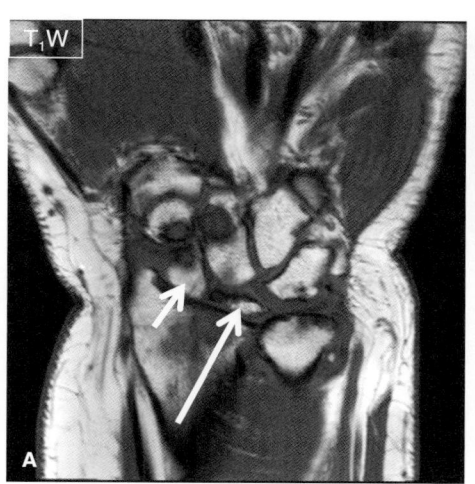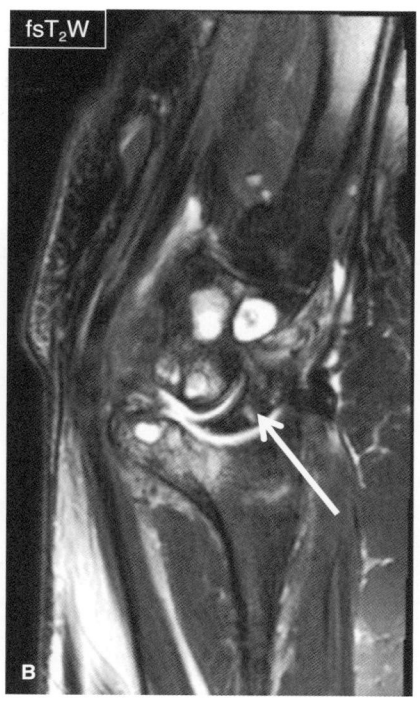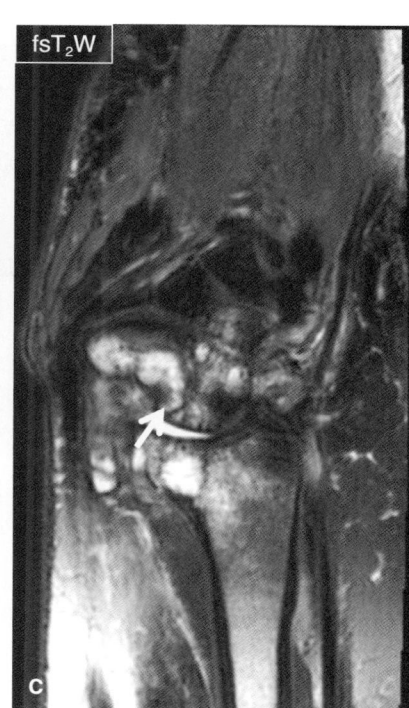

图 10 类风湿关节炎伴嵌体掌屈不稳。冠状位（A）和矢状位（B、C）图像显示腕骨散在的囊样侵蚀性改变。注意腕部 SLAC（A）、舟骨（短箭）和月骨（长箭）向掌侧倾斜（B、C），舟月角和头月角分别为 9° 和 76°

手的拇指和示指固定豌豆骨、三角骨和另一手固定月骨，然后在 LT 关节的掌侧和背侧加压。该试验阳性指征是三角骨移位增大，伴有痛性摩擦音。加压试验阳性是指当桡侧和尺侧偏移时三角骨向尺侧疼痛性移位。在 VISI 的病变中，应该查寻有无 DRUJ 或 TFCC 损伤，因为嵌体掌屈不稳（VISI）常伴有 TFCC 损伤。双侧的 VISI 畸形应该怀疑是否有马方综合征。

不稳主要出现在月骨周围，而桡骨和月骨间仍有共线性。月骨周围不稳主要从 SL 和头月关节发展到 LT 关节，约 25% 的月骨周围不稳在最初报告时被漏诊，表现类似腕管综合征。基于严重程度，其分期如下：

- I 期：SL 韧带和掌侧桡舟头韧带损伤，伴舟骨不稳。
- II 期：头状骨相对于月骨向背侧半脱位，伴 Poirier 间隙开放（由掌侧腕部韧带在腕掌部形成的 V 形薄弱区）
- III 期：桡三角（长桡月和短桡月）韧带损伤和三角骨脱位
- IV 期：桡腕韧带（桡头韧带、桡三角韧带）和 DIC 韧带的损伤使月骨从桡月窝中脱出。

中腕关节不稳定指的是腕中间隙不一致和 Gilula B 线、C 线的断裂、塌陷。由于腕三角韧带（弓状韧带和掌中韧带）和偶发的掌侧外部的桡舟头韧带机能不全，该病表现为月骨过度向背侧倾斜，头月关节中的头状骨向背侧半脱位。因此桡骨与头状骨失去了正常的对位关系。另一改变是由于腕三角韧带和偶尔的长桡月韧带机能不全，使钩骨三角骨不对应。通常来说，SL 不稳定比中腕关节不稳定更为常见，而后者也比 LT 不稳更常见。

腕骨移位可以发生在任何方向，以尺侧最常见。在后一种情况下，月骨向桡腕关节的尺侧移位，并表现为从桡月窝中移位大于 50% 的半脱位。最常见的疾病是类风湿关节炎（腕骨可整体移位）和创伤（舟状骨可无移位或腕骨整体移位），但作者也见到过其他特发性的腕骨移位，并同时累及两个手腕。

积液：

腕关节积液：[〈无〉〈少量 / 中量 / 大量〉]

桡尺远侧关节积液：[〈无〉〈少量 / 中量 / 大量〉]

冠状位图像最有助于评估桡腕关节积液和 DRUJ 关节积液，并且轴位图像适合评估 PT 关节积液。这些关节表面有薄的内衬滑膜，正常情况下有少量液

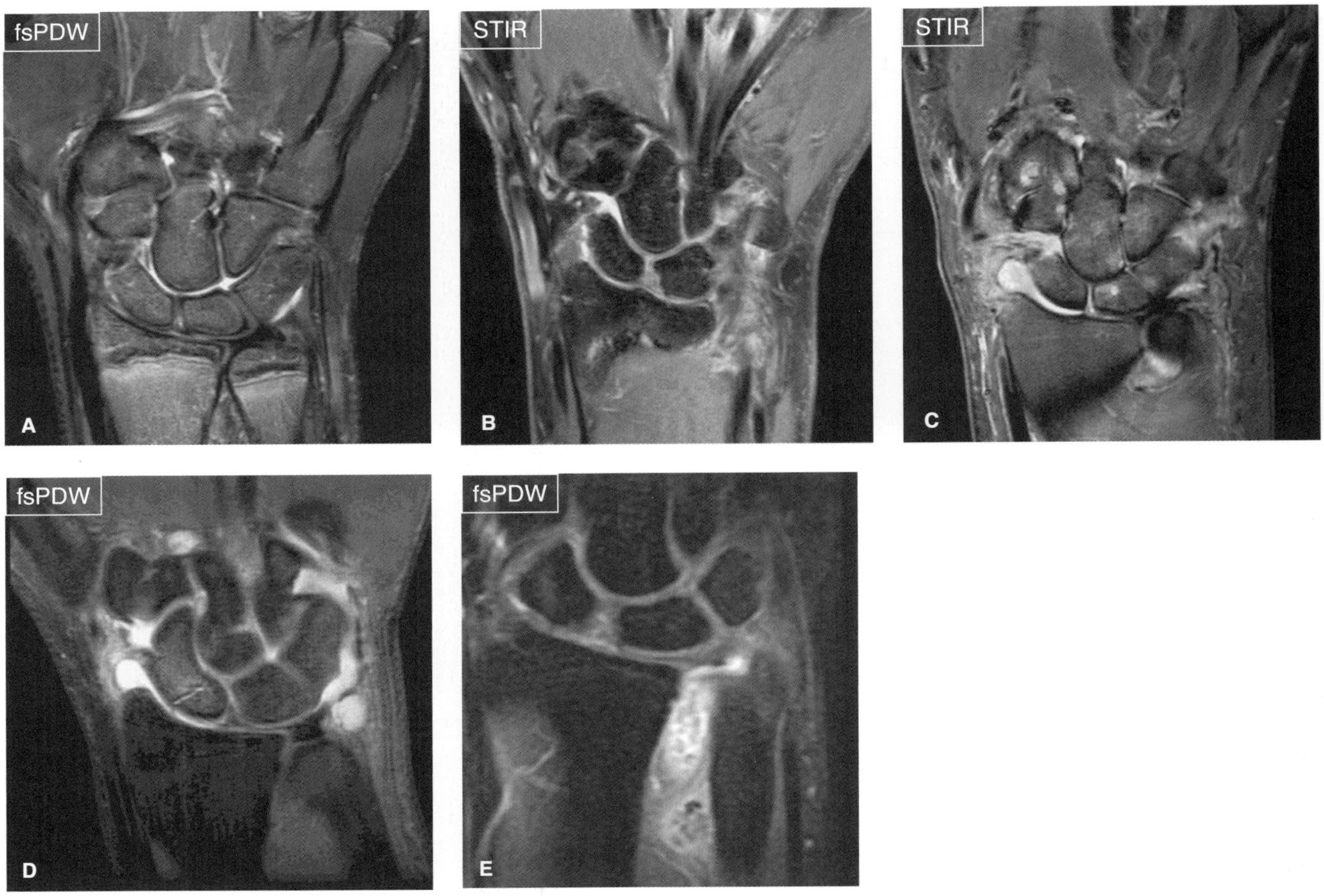

图11 正常和异常的关节积液。不同病例的冠状位图像显示了腕关节正常的关节腔内液体（A）及少量（B）、中量（C）、大量（D）的积液。在（E）中，桡尺关节间有大量积液伴滑膜软骨瘤病

体起营养和润滑作用。当过多的液体导致关节囊膨胀时，可发现关节腔积液（图11）。如发现滑膜增厚、关节内碎片、游离体、滑膜憩室和腱鞘囊肿这些影像表现都应该报告，它们可能与潜在的内部结构紊乱和（或）损伤有关（图12、图13）。关节囊损伤可能发生于最近或之前的损伤，并表现为关节囊的不规则、变薄和（或）增厚。滑膜憩室（与关节间隙广泛沟通的单腔室）常见于关节的PT隐窝和桡舟关节的掌侧。腱鞘囊肿（有狭颈或无颈的单房或多房囊肿）提示为慢性病程，尽管这些病变很小，也可引起疼痛，腱鞘囊肿的颈有助于阅片者去识别它的起源部位，且有助于识别潜在的滑囊和韧带损伤（图14）。常见的累及部位和相关的损伤包括DIC韧带、SL掌侧束、TFCC周围撕裂。

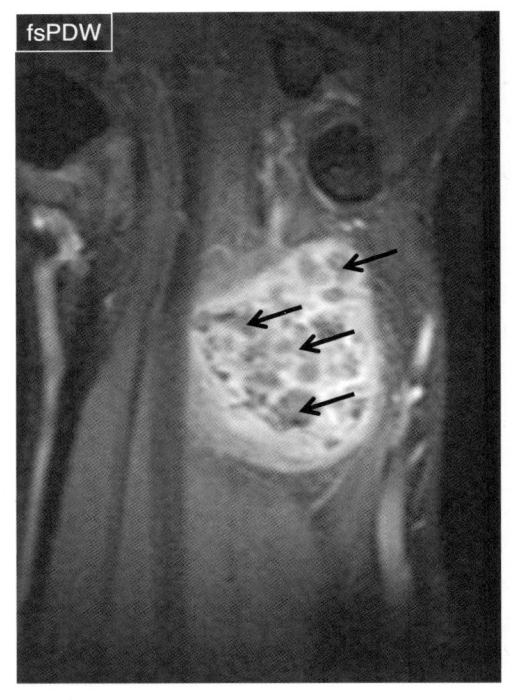

图12 原发性滑膜骨软骨瘤病。冠状位图像显示了桡尺远侧关节有大量积液，内可见多发的中等信号结节病变（箭）

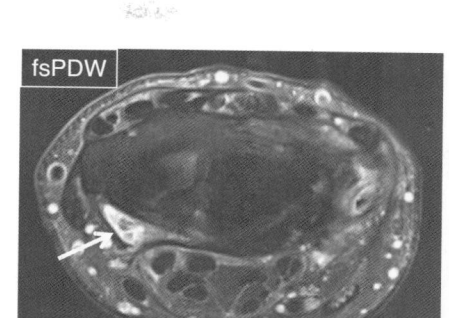
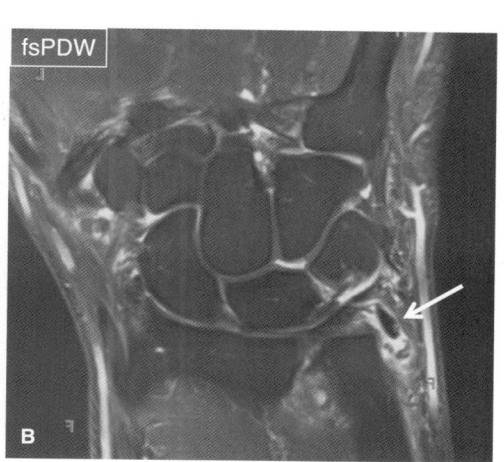

图13 关节内游离体。来自不同患者的轴位（A）和冠状位（B）图像分别显示了位于桡腕关节和尺腕关节内的游离体（箭）

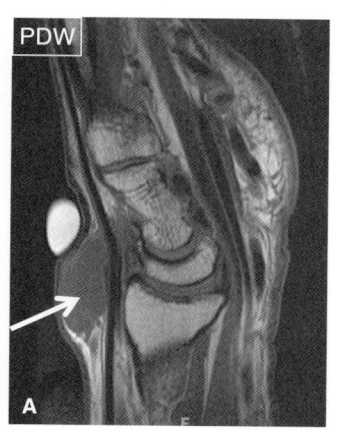
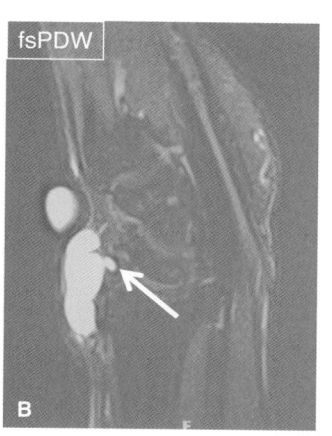
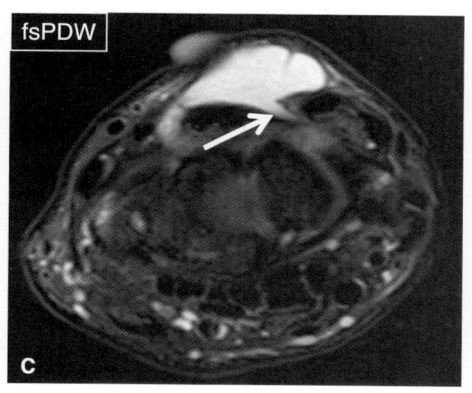
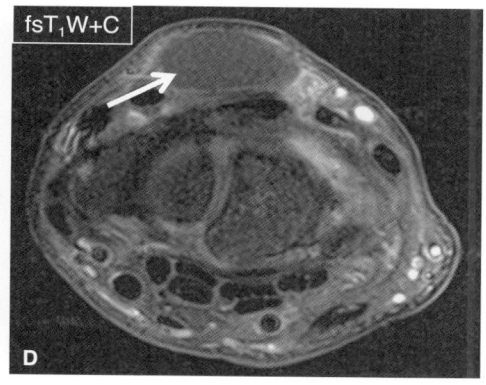

图14 腱鞘囊肿。矢状位（A、B）和轴位（C、D）图像显示了腱鞘囊肿（A中箭），颈部延伸至背侧腕间韧带下方（B、C中箭）。注意囊肿边缘轻度强化（D中箭），证实了肿块病变为囊性灶

内部韧带：

舟月韧带：[〈完好〉〈增粗〉〈急性扭伤（〈背侧束/膜部/掌侧束〉〉〉]

月三角韧带：[〈完好〉〈增粗〉〈急性扭伤（〈背侧束/膜部/掌侧束〉〉〉]

SL 韧带和 LT 韧带在临床和生物力学上对于维持腕部稳定非常重要，连接着近排腕骨。它们都具有背侧束、掌侧束和一个薄的膜性中心部分（近端），这一组合在桡腕关节间隙和中腕关节间隙间形成了不透水的密闭结构。

SL 韧带能够稳定舟骨的掌侧旋转力而对抗月骨的背侧旋转力，其大约有 18 mm 长和 2～3 mm 厚。掌侧束主要由薄的斜行纤维组成，为最薄弱、最容易撕裂的部位，特别是舟骨附着处。背侧束是这条韧带中最厚、最强韧，且具有重要功能的部分。掌侧束和背侧束在轴位图像上能得到最佳评估，在轴位图像上表现类似条带状的结构，前者具有均匀的信号强度，后者表现为略微信号不均匀的条纹形态，

膜部最适合在冠状位图像上观察，在这表现为不均匀信号，背侧面呈带状结构，中心部分呈三角形，掌侧面呈梯形（图15、图16）。

LT韧带维持了月骨和三角骨的对位关系，当尺侧偏移时可使三角骨从近端移向远端。与SL韧带相比，LT韧带的背侧束相对较薄，而掌侧部分更厚、更强韧、功能上更重要，并且与头月韧带的纵行纤维交叉走行。与SL韧带类似，最适合在轴位图像上观察掌侧束和背侧束，膜性部分最适合在冠状位上观察。该韧带呈三角形，比较少见的是线形或条状，正常情况下表现为均匀一致的低信号。正常变异包括韧带体部内的线样信号增高影，但没有完全贯穿全层。

SL韧带和LT韧带撕裂可分为完全撕裂或不完全撕裂，主要基于是否累及该韧带的全部或仅累及部分；根据是否延伸到韧带全层或保留部分完整，将其分为全层撕裂或部分撕裂。邻近筋膜水肿、积液，或近期的损伤征象提示撕裂的程度。SL韧带损伤（扭伤）主要征象包括类似于积液的信号或在fsPDW或fsT$_2$加权像（fsT$_2$-weighted，T$_2$W）上的韧带断裂、形态扭曲伴有磨损、不规则、增厚和（或）变细，整条韧带缺失（图8、图17～图20）。有助于识别韧带损伤的继发性征象包括：在骨附着部位与附着部位牵拉相关的撕脱性囊性变/末端病，SL分离（SL间隙＞3 mm），与关节囊损伤或韧带退行性改变有关的软组织腱鞘囊肿，腕部弧线（Gilula弧线）中断。区分韧带的撕裂类型在临床上非常重要，因为部分撕裂可以自行恢复且不引起腕部不稳，而全层撕裂和完全断裂常导致腕部不稳定。掌侧束和背侧束的完全中断提示外伤或可能与类风湿关节炎有关，然而膜性部分的单发的穿孔常与自然的、无症状的韧带退变有关。相邻的掌侧外部韧带（桡舟头韧带）伴发损伤可导致腕部静态型不稳（旋转半脱位或DISI）。

LT韧带撕裂较SL韧带撕裂少见得多，通常发生率仅为SL韧带撕裂的1/6。退变性穿孔常常无症状，并且常伴有尺腕部邻接（见下文）。它们一般累及LT韧带的膜性部分，掌侧和背侧部分仍保持完整。再者，应该寻找继发性征象，例如在骨附着处与牵拉相关的撕脱性囊性变或末端病，LT弧线的塌

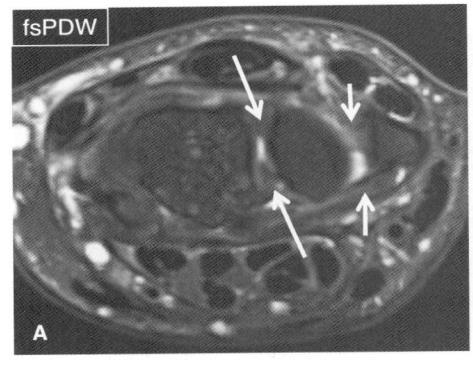
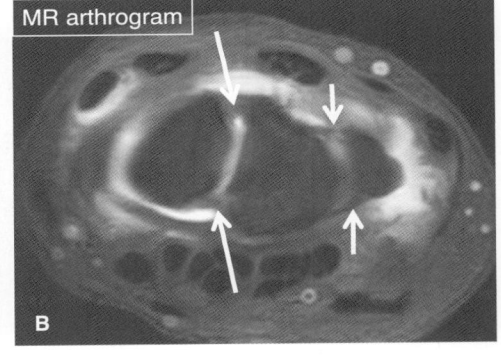

图15 正常的内部韧带。平扫轴位（A）和关节造影（B）图像显示了舟月韧带（长箭）、月三角韧带（短箭）正常的背侧束和掌侧束

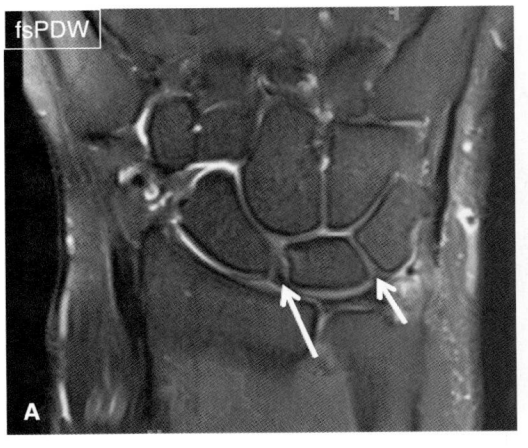
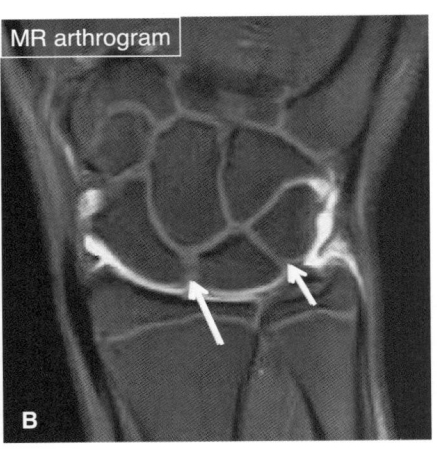

图16 正常的内部韧带。平扫冠状位（A）和关节造影（B）图像显示了舟月韧带（长箭）、月三角韧带（短箭）正常的膜性部分

第8章 腕关节 255

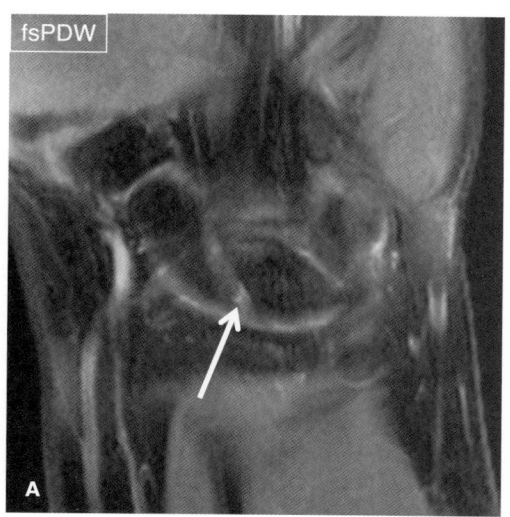

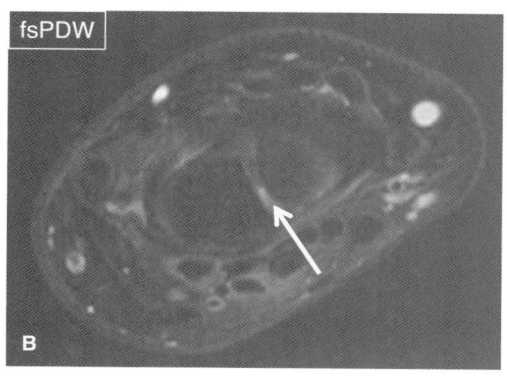

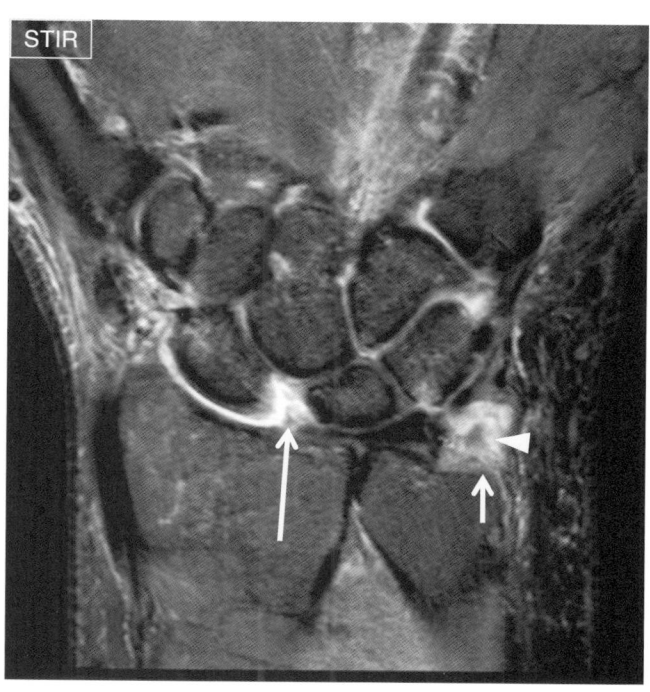

图 18　完全性舟月韧带损伤。冠状位图像显示了舟月韧带的完全撕裂（长箭）伴舟月骨分离。也显示了三角纤维软骨茎突附着部（箭头）和中央凹附着部（短箭）的撕裂

图 17　舟月韧带不完全性损伤。冠状位（A）和轴位（B）图像显示了舟月韧带掌侧束的全层撕裂（箭）

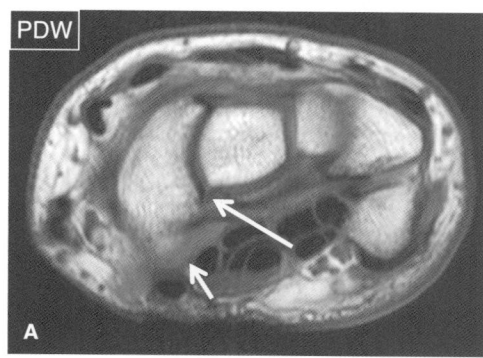

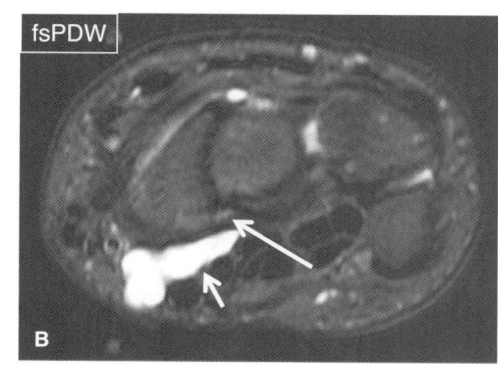

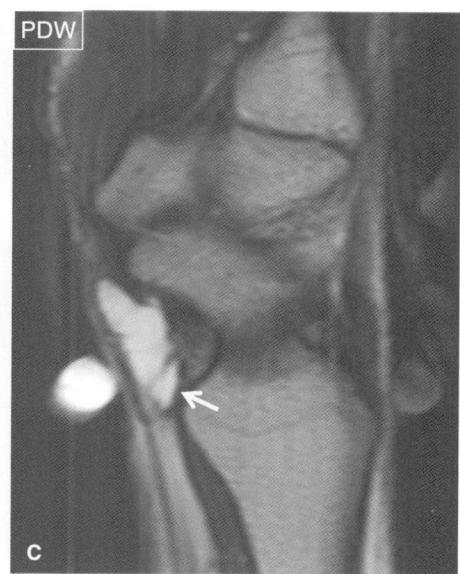

图 19　舟月韧带损伤伴腱鞘囊肿形成。轴位（A、B）和矢状位（C）图像显示了舟月韧带掌侧束的部分撕裂（长箭），伴相关的腱鞘囊肿（短箭）

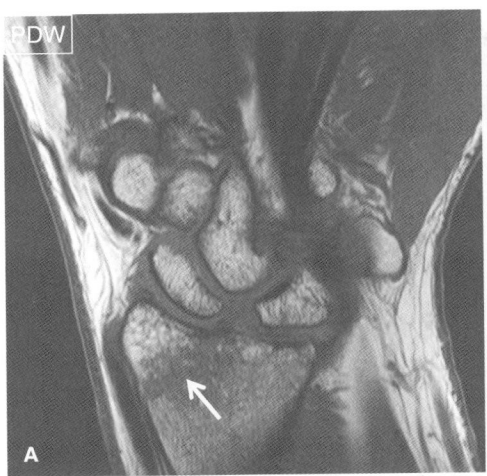
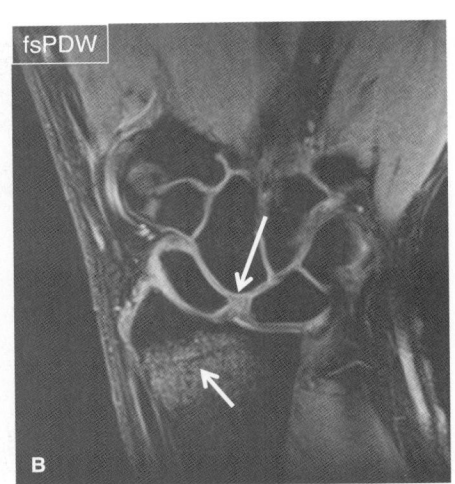

图20 急性完全性舟月韧带损伤。冠状位图像（A、B）显示了舟月韧带完全撕裂（长箭）所致的舟月骨间隙增宽。也显示了桡骨远端骨骺的急性骨折（短箭）

陷，与关节囊损伤或韧带退变有关的软组织腱鞘囊肿（图21、图22）。相关的 LT 间隙的增宽比较明显。LT 韧带的完全撕裂通常不会发生静态型的腕部塌陷或 VISI。常伴有关节囊和外部韧带损伤（DIC 韧带）。基于严重程度，尺侧的月骨周围不稳的分期如下：

- Ⅰ期：表现为 LT 韧带的部分或完全撕裂（无 VISI）
- Ⅱ期：指 LT 韧带的完全撕裂伴掌侧 LT 韧带的断裂（动态型 VISI）
- Ⅲ期：指 LT 韧带的完全撕裂，掌侧 LT 韧带和桡月韧带背侧断裂（静态型 VISI）

最后，多条韧带的变性或撕裂在炎性关节病晚期并不少见，例如类风湿关节炎（图23）。

尺侧：

三角纤维软骨韧带：[〈完好〉〈退行性改变〉〈急性扭伤（〈中央/外周〉）〉]

月骨小关节面：[〈存在/不存在〉]

钩骨－月骨关节：[〈正常/软骨炎/骨关节炎〉]

尺骨腕部撞击：[〈无/尺-月骨/尺-三角骨〉]

三角纤维软骨复合体（triangular fibrocartilage complex，TFCC）位于尺腕间隙，由纤维软骨和韧带结构组成。它允许力量从腕部传递到尺骨，在腕部尺侧偏移时对尺骨中央凹和月骨缓冲，并维持桡尺

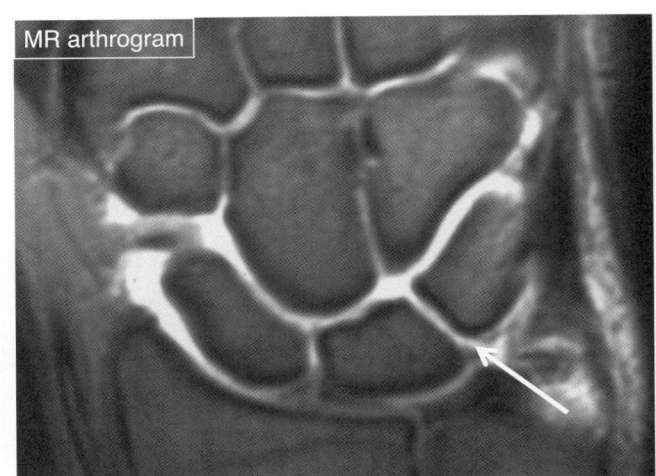

图21 月三角韧带损伤。冠状位图像显示了月三角韧带的膜性部分穿孔（箭）。伴有 Gilula A 线的塌陷（白线和灰线），也显示了无移位的桡骨远端骨折

图22 月三角韧带损伤。冠状位图像显示了月三角韧带的膜性部分穿孔（箭），伴有对比剂由桡腕关节延伸至中腕间隙。注意关节造影图像上显示了 Gilula A 线的塌陷

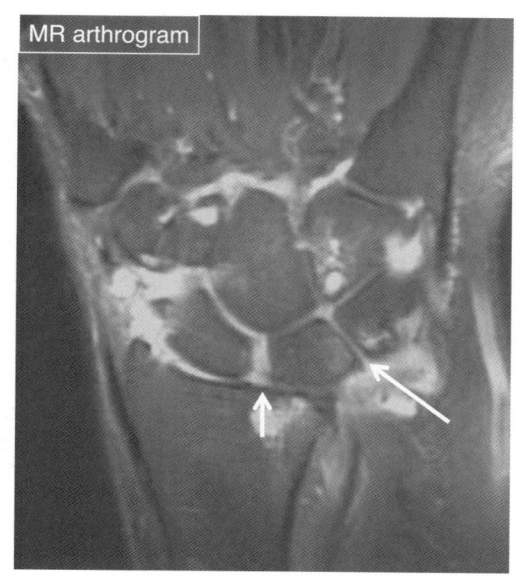

图23 舟月韧带和月三角韧带损伤。冠状位图像显示了舟月韧带完全性撕裂（短箭）及月三角韧带膜部穿孔（长箭）。注意类风湿关节炎患者在该关节造影图像中 Gilula A 线的塌陷

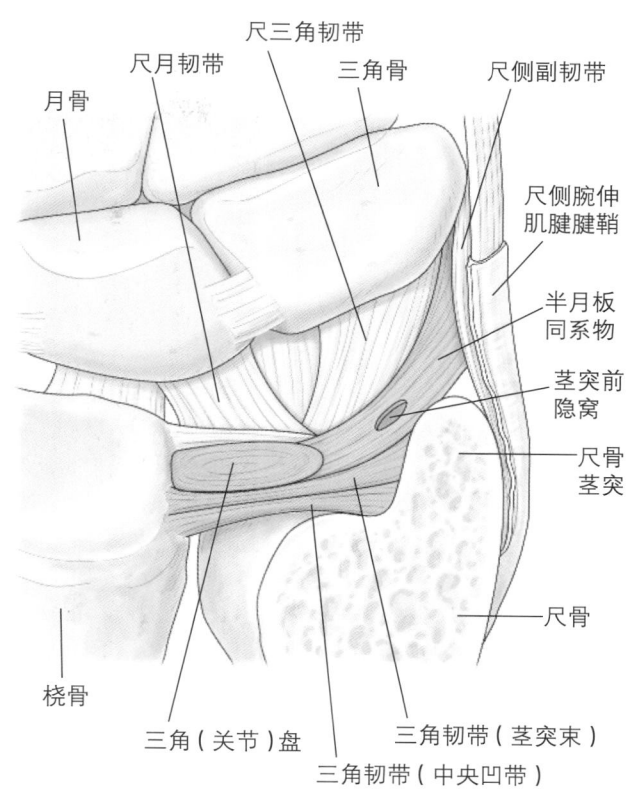

图24 三角纤维软骨复合体（TFCC）各组成部分

远侧关节（distal radioulnar joint, DRUJ）和尺腕部稳定性。它由多种结构组成，包括三角纤维软骨盘、尺侧副韧带（ulna collateral ligament, UCL）、半月板同系物、尺腕部（尺月和尺三角）韧带、尺侧腕伸肌（extensor carpi ulnaris, ECU）腱鞘、掌侧和背侧的桡尺韧带以及 DRUJ 关节囊（图24）。

蝴蝶结状的关节盘固定在桡骨远端的尺骨侧，并分别以两条束带附着在尺骨茎突和尺骨中央凹上，同时远端附着在钩骨、三角骨和第5掌骨基底部。该关节盘在冠状位图像上显示最好，并且通常在所有脉冲序列上呈均匀的低信号，但在梯度回波图像上偶尔会呈稍亮信号（图25）。两条尺骨嵌入物由纤维脂肪和血管化结缔组织组成，因此通常表现为横纹结构，这在1.5T和3T MR图像上特别明显。两个嵌入物之间的腔隙由血管化的结缔组织填充，也称为动脉韧带。后者通常具有中等信号强度，不应将其误认为是撕裂。透明软骨位于 TFCC 与桡骨连接的外侧部分下方，通常表现出中等信号强度，不应误认为桡侧撕裂（图26）。关节盘的厚度与尺骨变异

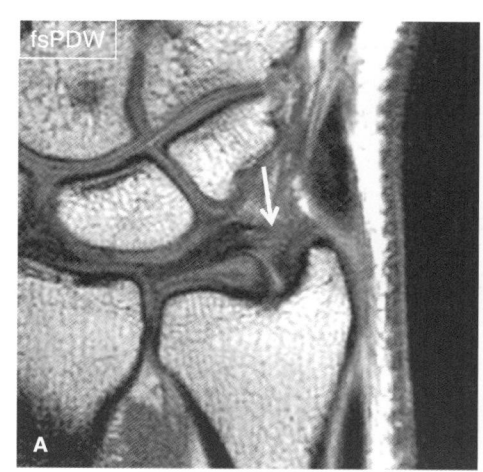
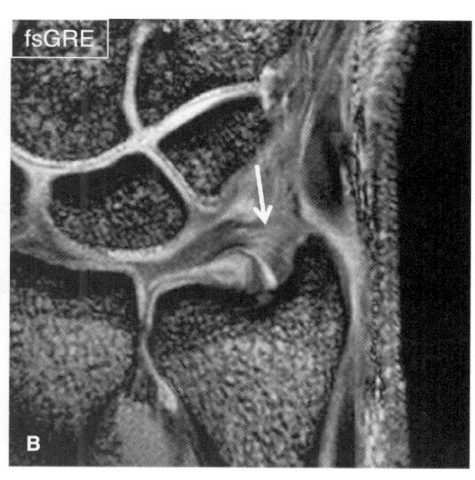

图25 三角纤维软骨复合体（TFCC）在冠状位（A、B）不同序列上的表现。注意与常规自旋回波序列相比，GRE 序列（箭）的亮度稍亮，这是正常的改变

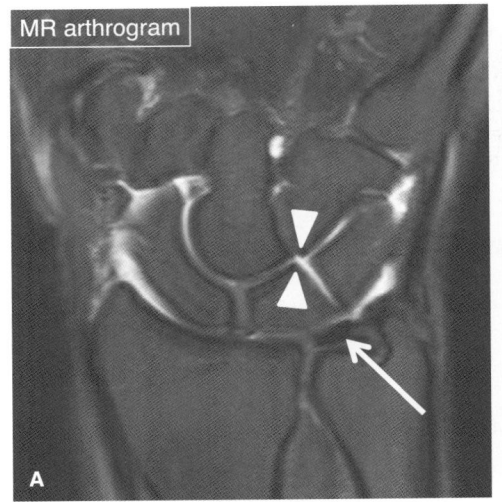
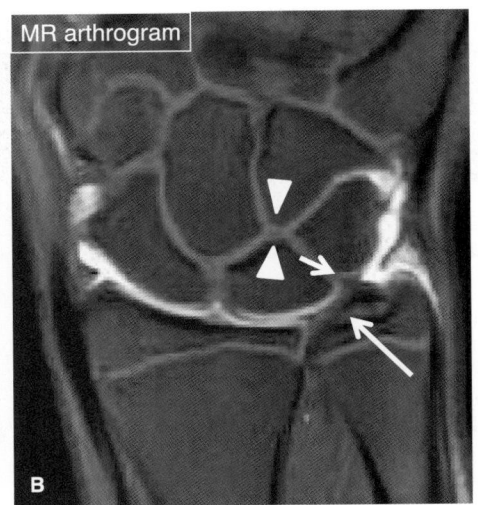
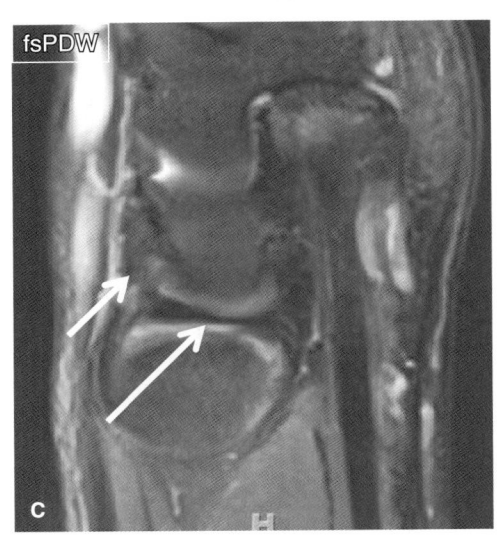

图 26 正常 TFCC。A、B：冠状位关节造影图像显示正常的三角纤维软骨盘（长箭）和尺月韧带（短箭）。还要注意 I 型（A 中的箭头）和 II 型（B 中的箭头）的月骨小关节面。注意正常软骨切入 TFCC 的外侧桡骨附着处。C：矢状位图像显示正常的尺月韧带（短箭）将关节盘连接到月骨背侧面

的程度成反比。在中性变异的情况下，它在尺骨侧大约 5 mm 厚，在桡骨侧 2 mm 厚；但在尺骨负向变异的个体中变厚，而在尺骨正向变异的个体中变薄（因此变弱），这可能解释了后者更容易发生 TFCC 退变性撕裂和磨损。尺月韧带和尺三角韧带在冠状位和矢状位图像上评估（图 27）。背侧和掌侧桡尺骨韧带将骨与骨相连，而 TFCC 则将尺骨与桡骨软骨相连。这些韧带在轴位和冠状位图像上观察最佳。

TFCC 关节盘的退行性变通常被视为无症状的病变，在 T_1 加权图像（T_1W）和 PDW 图像上表现为实质内中等信号，在 fsPDW/fsT_2W 图像上不会表现为液体样信号。信号改变可能与关节盘变厚、变薄或边缘磨损有关。该信号在尺骨正向变异的患者中可能更明显，并且可能反映尺腕邻接关系的紊乱。

TFCC 关节盘撕裂可以是无症状或有症状的，这些病变表现为桡侧或尺侧关节盘附着处的分离，或关节盘边缘的类似液体信号/间隙，一个或全部关节面的破坏（表面撕裂）（图 28 ~ 图 36）。TFCC 撕裂可向中央凹面或腕部发生，并且根据病变的位置，手术方法可能从关节镜到开放式手术。传统上把撕裂分为外周撕裂（位于中央凹或茎突附着处）、中央撕裂（位于关节盘中间时，通常更靠近桡侧）或桡侧撕裂（当关节盘的桡侧附着处撕脱）。

TFCC 撕裂的相关发现包括关节盘形态异常、变薄和（或）不连续，尺骨茎突或中央凹附着处的撕脱性骨髓囊性改变和水肿，以及积液和（或）水肿沿尺骨远端内侧缘延伸、近端到达茎突基底部。TFCC 关节盘撕裂也可能与 UCL 从尺骨剥离、正常三角形半月板同系物的形态异常、尺腕（尺月和尺三角）韧带扭伤、茎突尖端或基底部撕脱（PDW 图像上最明

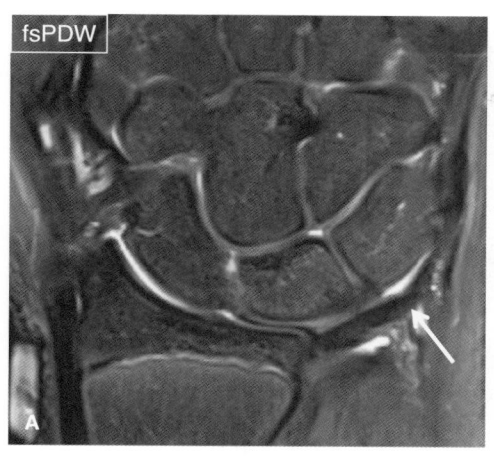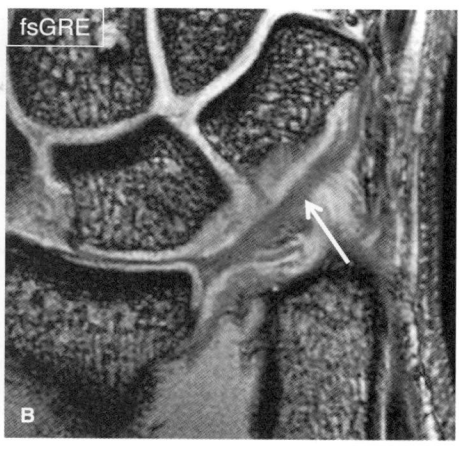

图 27 TFCC 复合体。冠状位图像（A、B）显示尺三角韧带（箭）

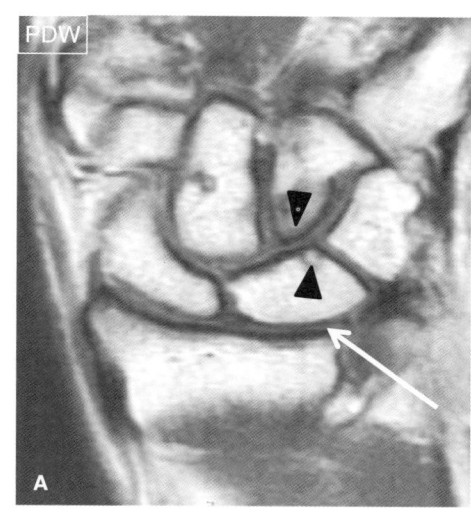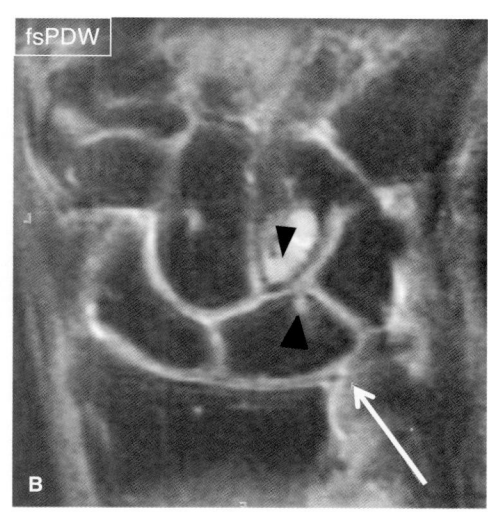

图 28 三角纤维软骨盘穿孔。冠状位图像（A、B）显示三角纤维软骨盘的中心穿孔（箭）。还要注意 II 型月骨与相关的钩 - 月骨关节炎（箭头）

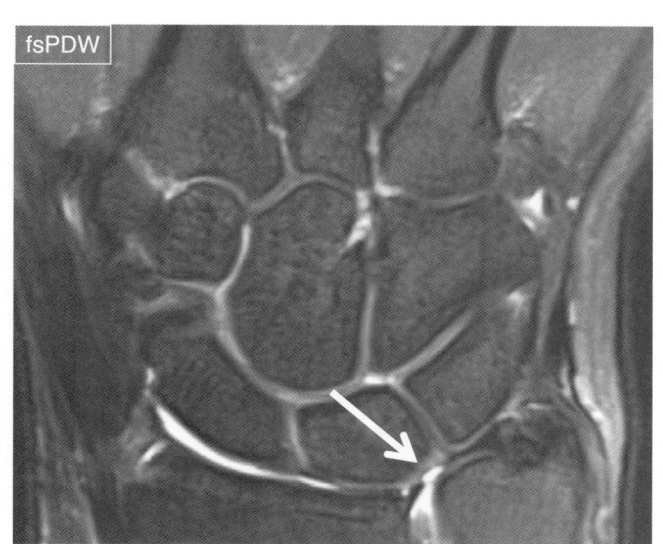

图 29 三角纤维软骨盘损伤。冠状位图像显示三角纤维软骨盘的中心穿孔（箭头）。注意 II 型月骨小关节面伴有钩 - 月骨软骨炎

显）、肌腱变性、撕裂、腱鞘炎或 ECU 肌腱半脱位（伴有伸肌支持带或鞘下损伤，在轴位图像上最清楚），以及软组织或骨内腱鞘囊肿形成有关。TFCC 关节盘穿孔通常根据 DRUJ 积液来确定，但后者是非特异的，因为它也可能单独出现在关节炎或关节的炎性病变中。报告 TFCC 撕裂的横向位置对于患者治疗非常重要。TFCC 的尺侧血管丰富；因此，如果撕裂的边缘保持紧密接触或通过手术修复，外周撕裂有望愈合。修复的适应证包括大的撕裂、不稳定撕裂或有症状的撕裂。如果有症状，中央穿孔用清创术治疗。桡侧撕裂的治疗取决于是否存在 DRUJ 韧带撕裂或伴不稳定。TFCC 的创伤性和退变性撕裂根据 Palmer 分类（表 1）进行分级，其中同时伴有 LT 韧带病理改变会让 TFCC 损伤分期升级，治疗方案也随之改变。

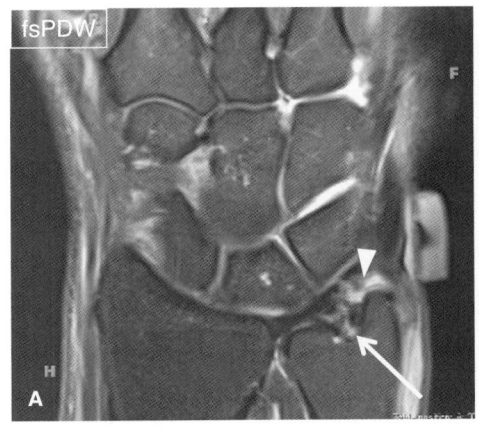
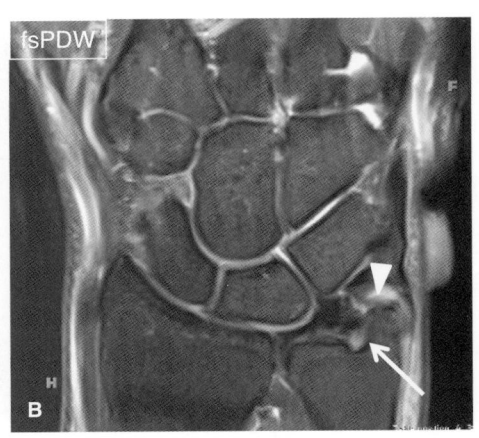

图 30 三角纤维软骨盘的 II 级扭伤。连续冠状位图像（A、B）显示三角纤维软骨盘的中央凹（箭）和茎突（箭头）附着处的部分撕裂。注意关节盘中心凹附着处的皮质下囊肿

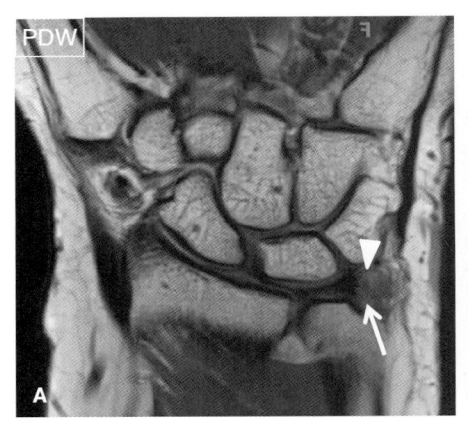
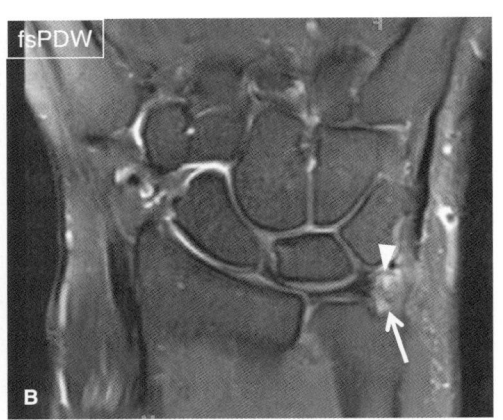

图 31 三角纤维软骨盘损伤。冠状位图像（A、B）显示三角纤维软骨盘的中央凹（箭）和茎突（箭头）附着处几乎完全撕裂

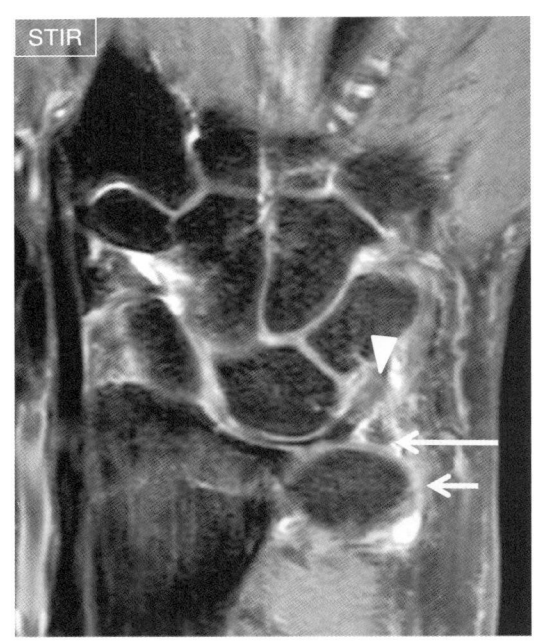

图 32 TFCC 损伤。冠状位图像显示三角纤维软骨盘的中央凹（长箭）和茎突（箭头）附着处完全撕裂。同时注意尺侧副韧带撕裂（短箭）和尺侧副韧带增厚（箭头）

半月板（腕关节尺侧半月板）同系物是一种表现不一致的纤维软骨结构。它起于 TFCC 的尺背侧部分，由 UCL 的纤维连接，并插入月骨、三角骨、钩骨、第五掌骨基底部和 LT 韧带。它为尺骨提供承重垫，也可作为 PT 关节的稳定器。它在冠状位图像上显示最佳，呈三角形，且在所有脉冲序列上具有中等信号强度（图 37）。半月板同系物的液体样信号部分或完全中断提示撕裂，可能与腕部尺侧疼痛有关。更常见的是，在慢性 TFCC 撕裂的情况下看到变细或侵蚀的同系物。

尺腕韧带与 TFCC 紧密相连，在保持 TFCC 张力的同时充当月骨和 LT 关节的稳定器。这一组韧带包括：①尺月韧带，它起源于关节盘的掌侧缘，走行平行于桡月短韧带，止于月骨；②尺三角韧带，起自尺月韧带内侧，止于三角骨，呈不同角度倾斜，几乎平行于三角骨（图 27）。这两条韧带在冠状位和矢状位图像上都能够很好地显示，并且在大小上表现出很大的差异。损伤的征象包括信号强度增加和

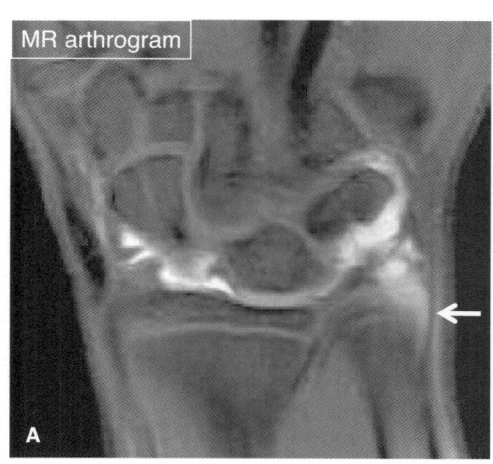 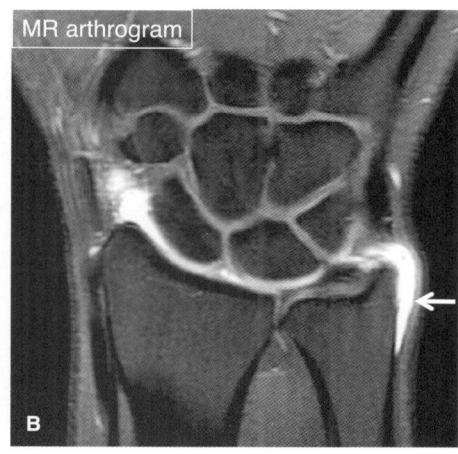

图 33 TFCC 外周撕裂。两个不同病例的冠状位关节造影（**A**、**B**）图像显示对比剂延伸到尺骨内侧（箭），近端到达茎突基底部，证实了 TFCC 外周撕裂

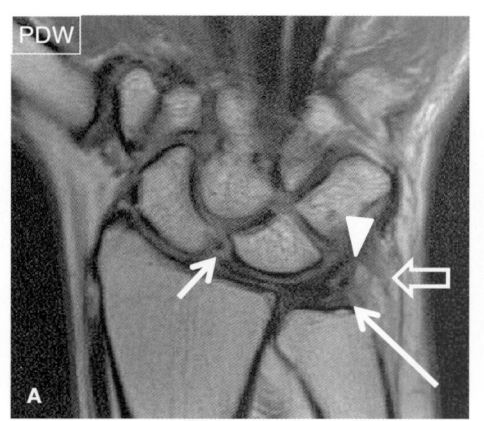 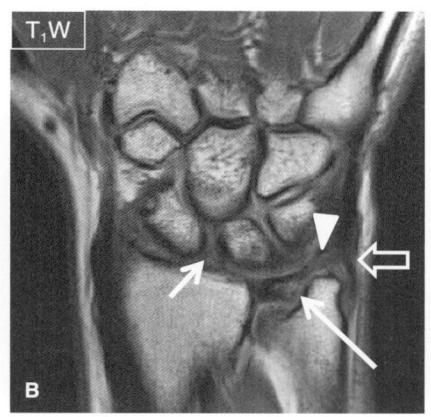 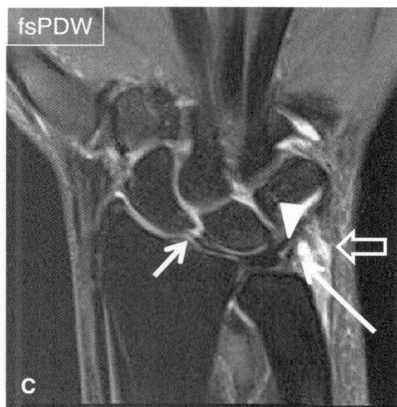

图 34 TFCC 和 SL 韧带损伤。冠状位图像（**A~C**）显示三角纤维软骨盘的中央凹（长箭）和茎突（箭头）附着处完全撕裂，以及尺侧副韧带的尺骨侧撕脱（空箭）。舟月韧带掌侧束也有全层撕裂（短箭）。注意桡舟关节间隙软骨轻度变薄

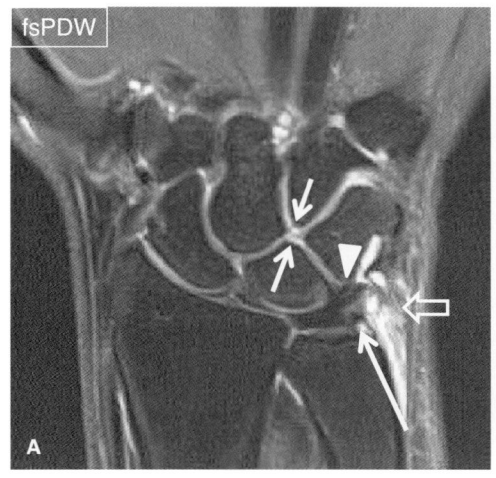 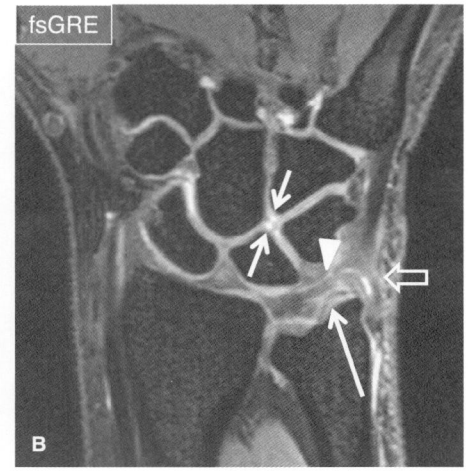

图 35 多发性腕部韧带损伤。冠状自旋回波（**A**）和梯度回波（**B**）图像显示三角纤维软骨盘的中央凹（长箭）和茎突（箭头）附着处几乎完全撕裂，以及尺侧副韧带近全层撕裂伴尺骨侧撕脱（空箭）。还要注意 Ⅱ 型月骨伴关节面的软骨炎形成（短箭）

（或）不连续，以及撕脱，可见于 TFCC 的严重创伤性损伤导致尺腕关节不稳定和（或）月骨或三角骨掌侧移位（图 36）。

表 1　TFCC 异常的 Palmer 分类

第一类：创伤性
A. 中央凹穿孔
B. 尺骨撕脱伴或不伴尺骨远端骨折
C. 远端撕脱（尺腕韧带）
D. 桡骨撕脱伴或不伴乙状切迹骨折
第二类：退行性变（尺腕邻接综合征）
A. TFCC 磨损
B. TFCC 磨损伴月骨和（或）尺骨软骨软化
C. TFCC 穿孔伴月骨和（或）尺骨软骨软化
D. TFCC 穿孔伴月骨和（或）尺骨软骨软化和 LT 韧带穿孔
E. TFCC 穿孔伴月骨和（或）尺骨软骨软化、LT 韧带穿孔和尺腕关节炎

茎突前隐窝是一个衬有滑膜的囊袋，远端以半月板同系物为界，近端为 TFCC 尺骨茎突附着处，桡侧为 TFCC 关节盘的中央。它在冠状位图像上显示最佳，表现为囊状、管状或圆锥形，正常情况下有少量液体，不应将其误解为 TFCC 外周撕裂（图 38）。在 TFCC 外周撕裂中，可以看到液体从这个隐窝沿尺骨干骺端一侧漏出。在注射对比剂后隐窝轻度增强是正常的，但显著的强化和间隙内滑膜绒毛的突出提示滑膜炎。在前臂旋转过程中，茎突前隐窝可作为 TFCC 的缓冲垫。

最后，应寻找月骨与钩骨形成的额外的小关节面（Ⅱ型月骨），这是一种常见的（44%～73%）解剖变异，与钩月关节软骨炎或骨关节病（软骨缺失、骨髓水肿或囊性改变）相关（图 26、图 28、图 29、图 35）。这可能是导致尺侧腕部疼痛的原因，如果这

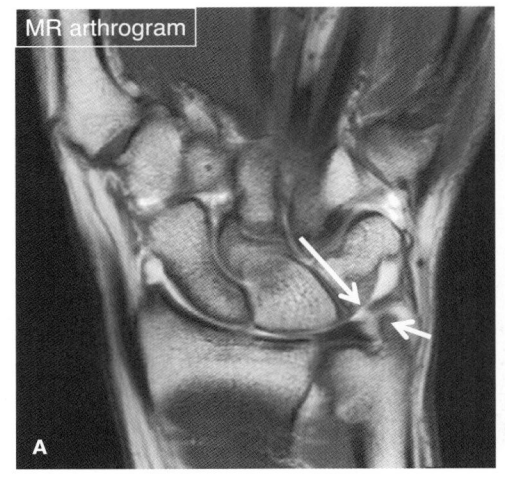
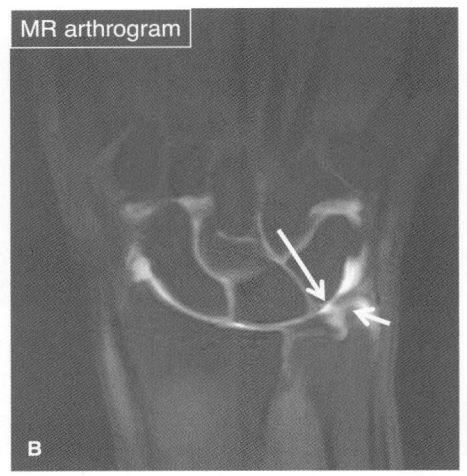

图 36　三角纤维软骨复合体损伤。冠状位关节造影图像（A、B）显示三角纤维软骨（短箭）茎突附着处和尺三角韧带（长箭）的撕裂

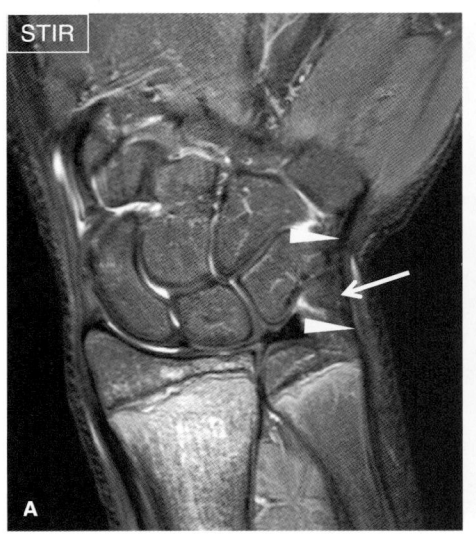
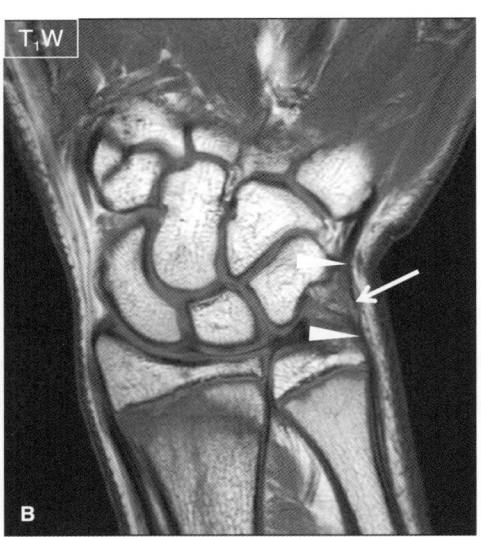

图 37　正常半月板同系物和尺侧副韧带。冠状位图像（A、B）显示正常的中等信号的三角形半月板同系物（箭），以及表面的尺侧副韧带（箭头）

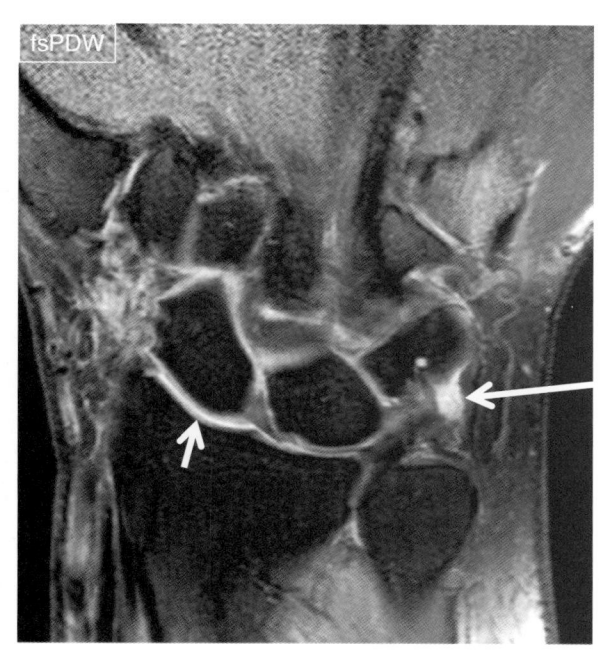

图38 茎突前隐窝。冠状位图像显示了茎突前隐窝（长箭），位于尺侧副韧带深部。注意桡腕关节间隙软骨轻度变薄（短箭）

是尺侧腕部疼痛的唯一病因，则可以切除该关节面。值得注意的是，Ⅱ型的小关节在 SL 韧带撕裂的情况下提供稳定性。

尺腕邻接（也称为尺骨撞击综合征）是指尺骨头对月骨和三角骨的慢性反复撞击，导致撞击骨的软骨退行性变和软骨下骨发生变化（图39～图41）。该病变与尺骨正向变异、桡骨远端骨折畸形愈合、既往桡骨头切除术以及导致尺腕部过度负荷的日常活动有关。应该注意的是，尺腕邻接也可以发生在中性或负向尺骨变异。MR 成像研究显示了 Palmar 分类中描述的两类病变的范围（表1）。在早期（平片可能无法显示），MR 成像显示骨髓水肿、软骨软化和囊变。软骨炎加重后期，发展为软骨下硬化，表现为所有序列上软骨下区域的低信号。出于治疗目的，区分 LT 韧带撕裂是创伤性的还是尺腕邻接的一部分十分重要，因为前者采用稳定 LT 关节治疗，后者采用尺骨缩短治疗。尺骨茎突过长或茎突骨折不愈合畸形也可能撞击三角骨近端而导致撞击骨的

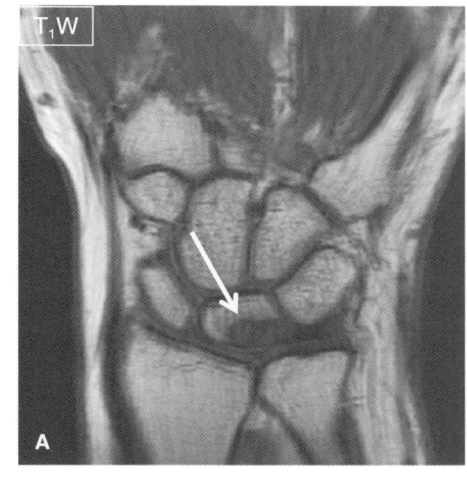
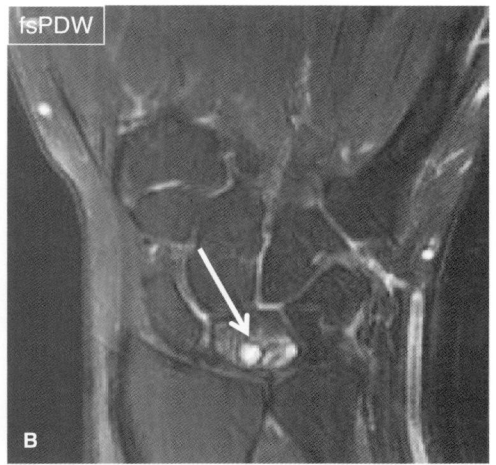

图39 尺腕邻接。冠状位图像（A、B）显示与尺骨关节面相对的月骨软骨下囊肿和骨髓水肿（箭）。注意轻微的尺骨正向变异

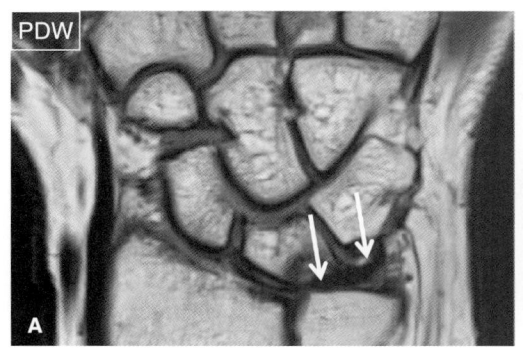
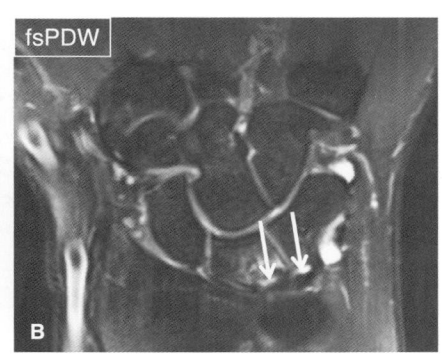

图40 尺腕邻接。冠状位图像（A、B）显示与尺骨关节面相对的月骨和三角骨软骨下囊肿及轻度骨髓水肿（箭）。注意轻微的尺骨正向变异

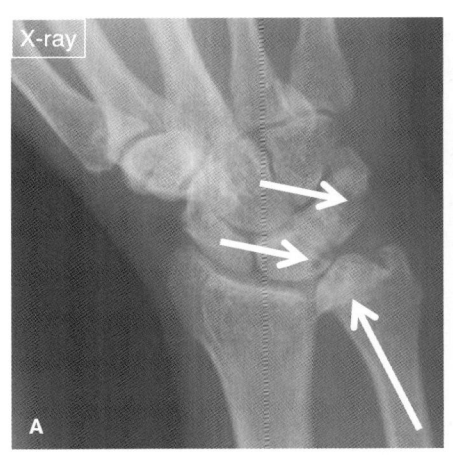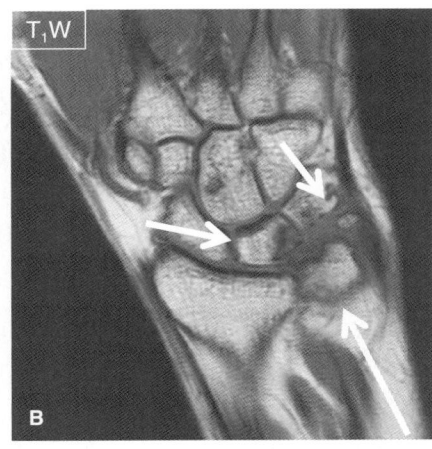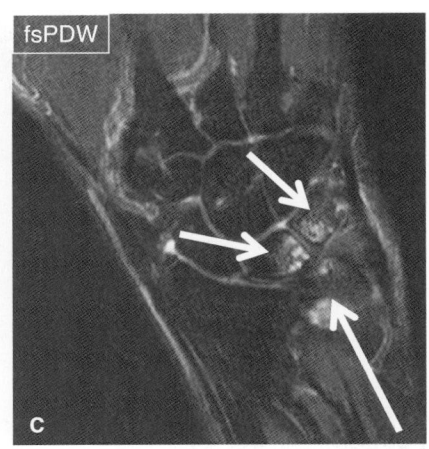

图 41 尺腕邻接。正位 X 线片（A）和冠状位 MR 图像（B、C）显示软骨下囊变伴骨髓水肿和月骨、三角骨（短箭）及尺骨（大箭）的囊变。尺骨茎突也有陈旧性骨折

软骨软化和软骨下囊变，并可能导致 LT 关节不稳定（尺骨茎突撞击综合征）。最后，（先天性或医源性）缩短的尺骨可能撞击接近乙状切迹的桡骨远端而形成疼痛性假关节病，并因旋前和旋后而加重。该疾病被称为尺骨撞击综合征。在退行性硬化和肥大性骨质增生变化之前，磁共振成像可以通过显示骨髓水肿和囊变来帮助早期诊断（图 42）。

伸肌间室：

Ⅰ：[〈正常〉〈腱鞘炎〉〈肌腱变性〉〈撕裂〉]
Ⅱ：[〈正常〉〈腱鞘炎〉〈肌腱变性〉〈撕裂〉]
Ⅲ：[〈正常〉〈腱鞘炎〉〈肌腱变性〉〈撕裂〉]
Ⅳ：[〈正常〉〈腱鞘炎〉〈肌腱变性〉〈撕裂〉]
Ⅴ：[〈正常〉〈腱鞘炎〉〈肌腱变性〉〈撕裂〉]
Ⅵ：[〈正常〉〈腱鞘炎〉〈肌腱变性〉〈撕裂〉]

伸肌支持带附着于尺骨茎突、豌豆骨和三角骨的内侧边缘，以及桡骨外侧边缘。从桡侧到尺侧，伸肌腱在伸肌支持带下方排列成 6 个伸肌间室（图 43）。

- Ⅰ 伸肌间室——拇长展肌（APL）和拇短伸肌（EPB）肌腱
- Ⅱ 伸肌间室——桡侧腕长、短伸肌腱
- Ⅲ 伸肌间室——拇长伸肌（EPL）肌腱
- Ⅳ 伸肌间室——指伸肌腱和示指伸肌腱
- Ⅴ 伸肌间室——小指伸肌腱
- Ⅵ 伸肌间室——ECU 肌腱

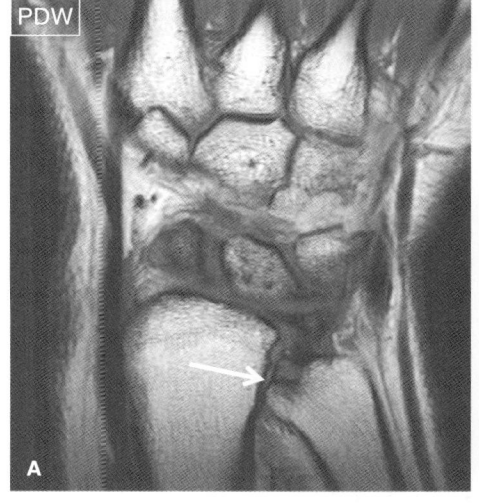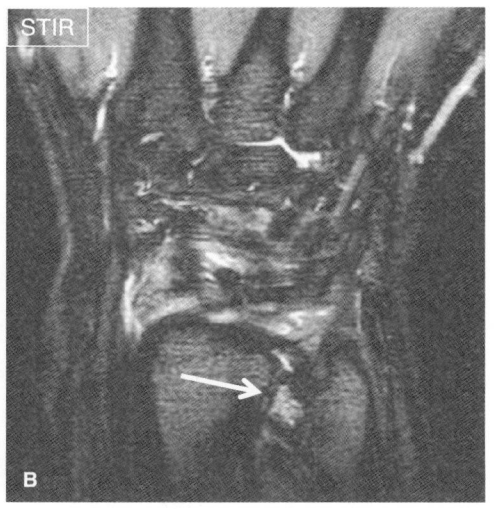

图 42 尺骨撞击综合征。冠状位图像（A、B）显示短缩的尺骨发生慢性尺骨撞击改变和中央凹皮质下囊变（箭）

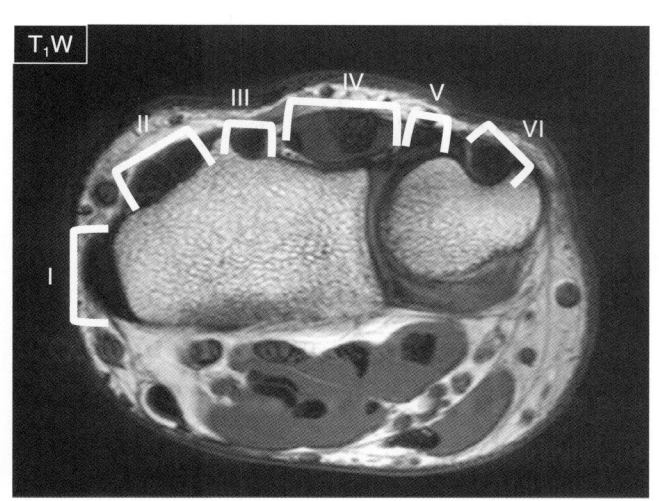

图 43 正常伸肌腱。轴位图像显示伸肌腱，按伸肌间室的编号分组

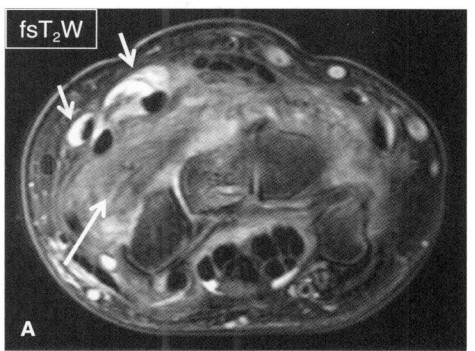

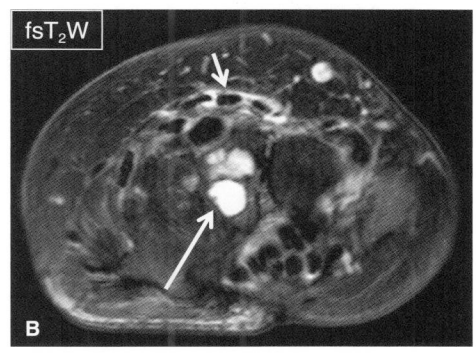

图 44 伸肌腱鞘炎。轴位图像显示第Ⅱ和Ⅲ伸肌间室（A 中的短箭）和Ⅳ伸肌间室（B 中的短箭）的腱鞘内液体增加。在该类风湿关节炎病例中，注意背侧腕间韧带下广泛的血管翳形成（A 中的长箭）和骨间囊变（B 中的长箭）

APL 起源于尺骨和桡骨背侧，止于第一掌骨基底部和大多角骨。EPB 起自桡骨中份背侧，止于拇指近节指骨基底部。EPL 起源于尺骨背侧并止于拇指远节指骨的基底部。

示指伸肌起自尺骨背侧和骨间膜，止于示指的伸肌帽上。桡侧腕长伸肌和腕短伸肌起自外上髁，分别止于第二和第三掌骨的桡侧背侧。指伸肌起自外上髁，止于示指、中指、环指和小指的中节和远节指骨。小指伸肌起自外上髁，止于小指近节指骨的伸肌帽。ECU 起自外上髁，止于第五掌骨基底部的背侧。上述肌肉由桡神经及其骨间后支支配。

伸肌腱变性表现为肌腱内中等信号，伴或不伴相应肌腱增粗。伸肌腱变性最常见的是第Ⅵ伸肌间室。容易误诊的因素有：①在高分辨率轴位图像上，伸肌腱内多个实质中的分支或间室内肌腱间的分隔都是正常的表现，不应该被误认为是纵向撕裂；②由于尺骨沟水平的 ECU 肌腱和桡骨背侧结节（Lister 结节）水平的 EPL 肌腱的魔角伪影而造成信号增高。在长回波时间图像（fsPDW/fsT$_2$W）上可以使伪影最小化。纵向撕裂和全层肌腱撕裂（空腱鞘）在轴位图像上显示最佳，而纵向矢状位和冠状位图像可用于区分肌腱间隙和明确肌腱回缩。

肌腱鞘中的微量供养性液体是正常的表现，但肌腱周围的环状积液提示腱鞘炎（图44～图50）。如果存在中度或重度的腱鞘扩张、伴有分隔的滑膜增厚和分叶样积液（狭窄性腱鞘炎），或者伴有筋膜水肿、肌腱撕裂或腱下骨髓水肿，则该疾病常出现症状。腱鞘炎最常累及第Ⅵ和第Ⅰ伸肌间室。

在慢性纤维化腱鞘炎中，与液体敏感序列 fsPD 或 fsT$_2$W 图像相比，PDW 和 T$_1$W 图像的影像学表现更为突出。当累及第Ⅰ间室时，该病变也称为 De Quervain 腱鞘炎（或综合征），通常由慢性重复运动引起（图47、图48）。感染性腱鞘炎表现为受累腱鞘的增厚和增强强化，腱鞘扩张伴混杂液体，表现出与脓液、气体、血液和（或）碎片有关的各种信号。各肌腱边界不清、增厚，并显示中等信号，周围软组织通常有水肿和强化（图49）。在大多数情况下，仅根据影像学特征无法准确确定腱鞘炎的病因，因为长期的机械性腱鞘炎也可能表现为滑膜增厚，与炎症性腱鞘炎相似（图45）。感染和相关软组织水肿、筋膜积液和水肿、和（或）脓肿形成的临床表现提示感染原因。双侧腱鞘炎通常倾向于（血清阳性或血清阴性）炎症起源，尤其是伴有囊性或侵蚀性骨髓改变以及滑膜增厚或增强强化时（图46）。单侧腱鞘炎可以是机械性的或结核性的（典型或非典型）。其他特征性腱鞘炎综合征包括：①交叉综合征，指位于前臂远端，距桡骨背侧结节（Lister 结节）近端

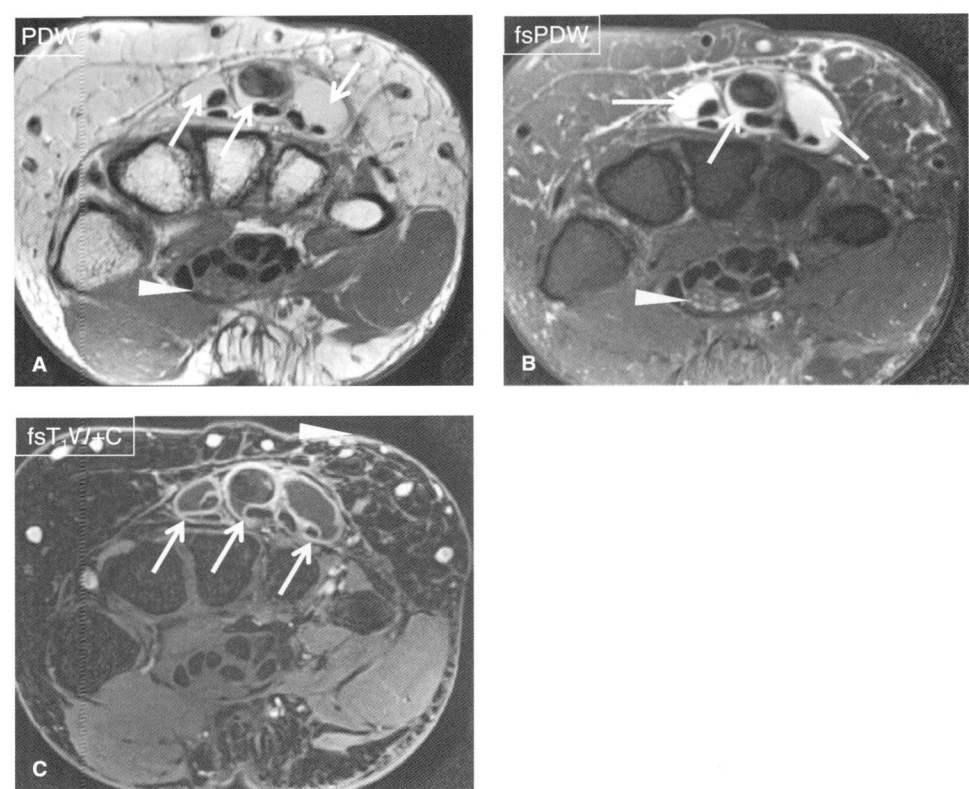

图 45 机械性腱鞘炎。轴位图像 **A、B**：中等量滑膜液使第Ⅳ伸肌间室的腱鞘扩张（箭），符合腱鞘炎。**C**：腱鞘（箭）的强化表明存在充血和炎症。多年来，液体膨胀逐渐增加。注意突出的正中神经及束状改变（箭头），以及偶然发现的腕管综合征表现

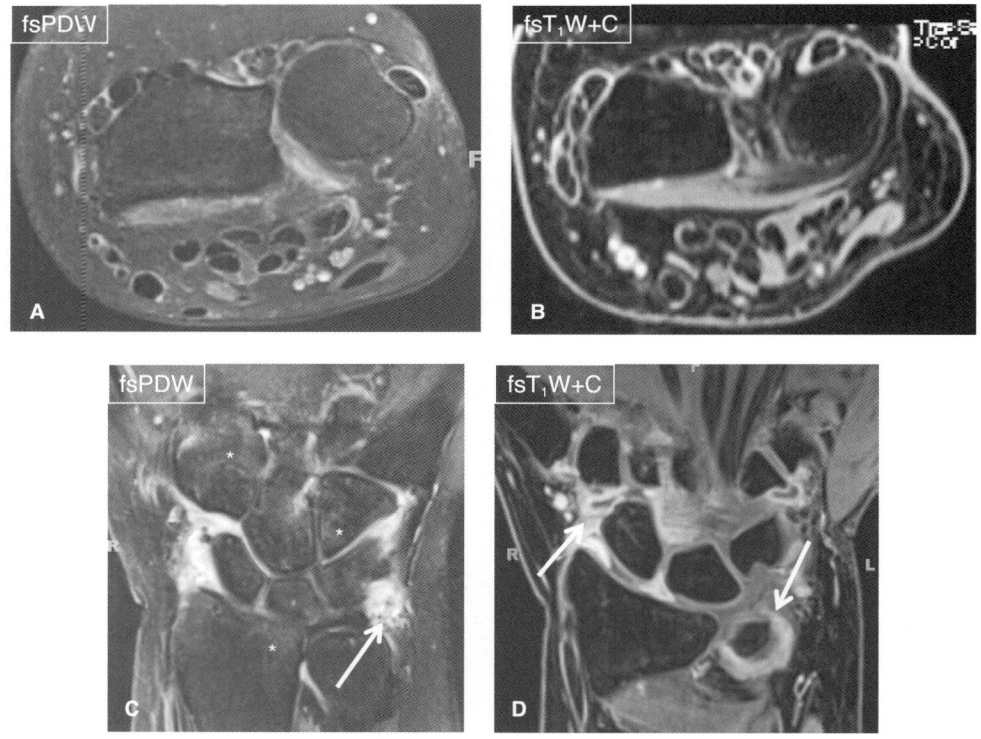

图 46 系统性红斑狼疮相关性腱鞘炎。**A、B**：该狼疮性腱鞘炎病例的轴位图像显示极少量的腱鞘环形积液和增强强化，表明所有伸肌间室的腱鞘充血。**C、D**：冠状位图像分别显示了滑膜炎（箭），以及散在的轻度局灶性骨髓水肿（星号）

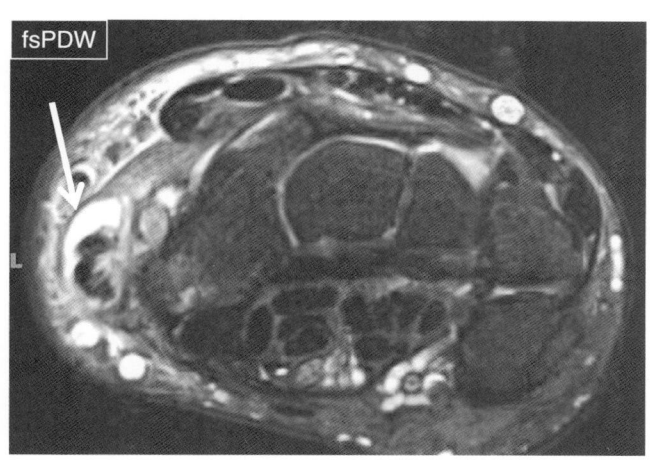

图47 桡骨茎突狭窄性（De Quervain）腱鞘炎。轴位图像显示第Ⅰ伸肌间室的腱鞘内异常的液体量（箭）

表现相似但更常见，它累及腕部水平的第Ⅱ和第Ⅲ伸肌间室肌腱（图50、图51）。由于上述区域的解剖结构狭窄，偶然会发现少量滑膜液，这是正常的表现，类似于足部的Henry结节。应该寻找相关的筋膜或软组织水肿、大量的分叶样积液和肌腱异常，这些变化可能与临床症状更相关。

ECU肌腱穿过尺骨远端尺侧的凹槽，并被一条胶原纤维带固定在该位置，被称为ECU下层腱鞘。下层腱鞘长1.5～2 cm，位于TFCC尺骨起点尺侧附近。除非有积液，否则ECU腱鞘在MR图像上不明显。当下层腱鞘断裂，ECU肌腱在中立位和旋前时位于其凹槽内，旋后时半脱位（图52）。尺骨茎突的微小高位表现可以是正常或无症状的变异。症状性半脱位和脱位常见于尺骨茎突骨折、邻近筋膜水肿、潜在的ECU肌腱异常、腱鞘炎和TFCC外周撕裂。应牢记另一种正常变异，以避免过度诊断ECU病理性改变。ECU肌腱的两个头部（肱骨和尺骨）在腕部有一个小间隙，可能会类似撕裂或肌腱变性。

4～8 cm处的第Ⅰ和第Ⅱ伸肌间室肌腱交叉处的局灶性肌腱撕裂、肌腱变性或腱鞘炎（多常见于背侧桡骨嵴突出的个体）；②远端交叉或十字交叉综合征，

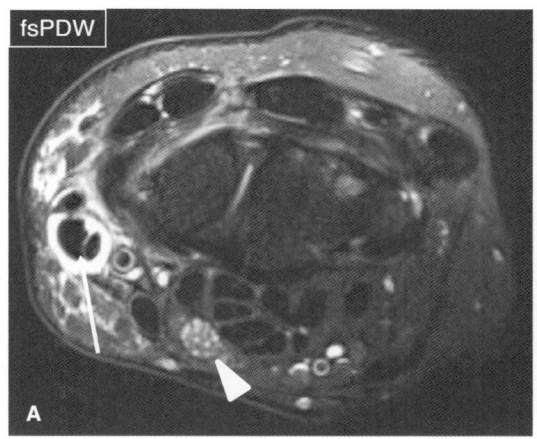

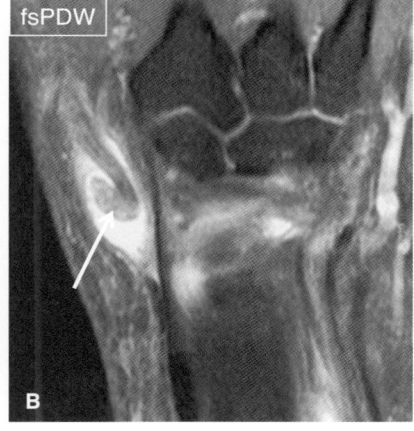

图48 伸肌腱鞘炎伴肌腱撕裂。A：轴位图像显示第Ⅰ伸肌间室的腱鞘内液体量异常，APL分离样撕裂（箭）。还要注意异常高信号的正中神经（箭头），其特征为束状增粗。B：冠状位图像显示全层EPL撕裂伴有腱鞘炎和肌腱回缩（箭）

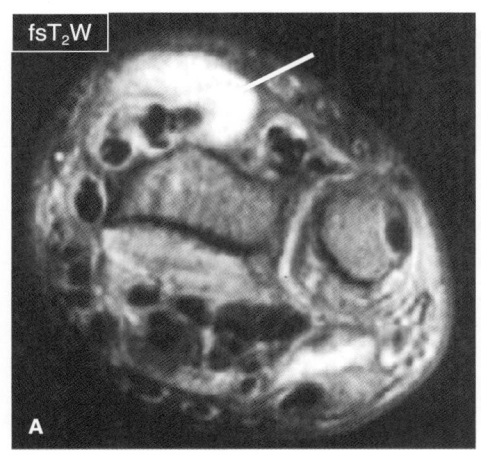

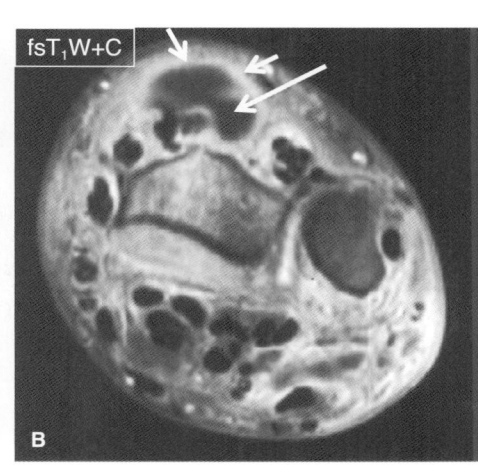

图49 感染性（葡萄球菌）伸肌腱鞘炎。轴位图像（A、B）显示在第Ⅱ伸肌间室的滑膜腱鞘内有大量液体（长箭），以及腱鞘的增厚和增强强化（短箭）。注意周围的筋膜水肿和蜂窝织炎，以及第Ⅰ和第Ⅳ伸肌间室轻度的腱鞘炎，提示存在感染

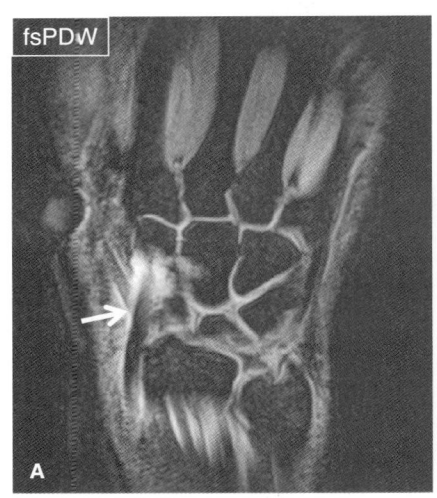
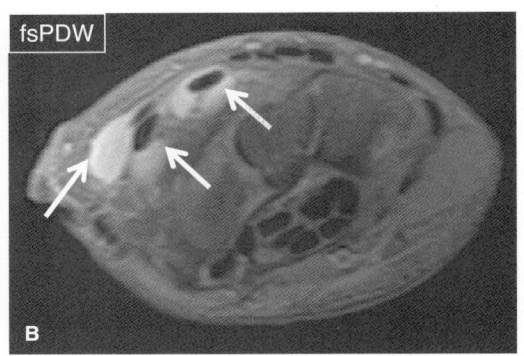

图 50 远端交叉（十字交叉）综合征。冠状位（**A**）和轴位（**B**）图像显示第Ⅱ和第Ⅲ伸肌间室（箭）在彼此交叉的水平处发生的腱鞘炎

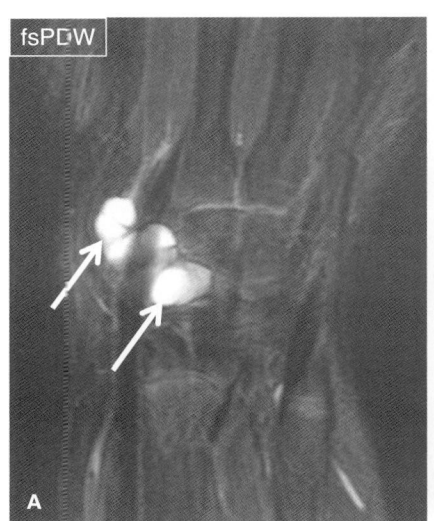
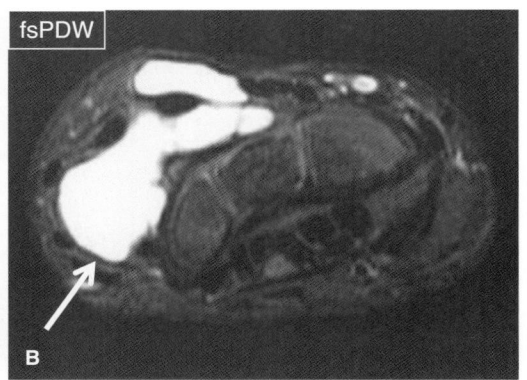

图 51 远端交叉（十字交叉）综合征。冠状位（**A**）和轴位（**B**）图像显示大的腱鞘囊肿（箭）突出于第Ⅱ和第Ⅲ伸肌间室的伸肌腱之间和周围，可能是慢性摩擦而形成

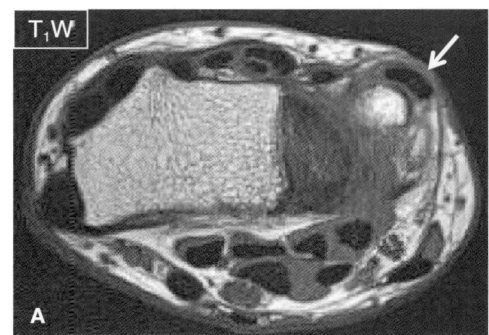
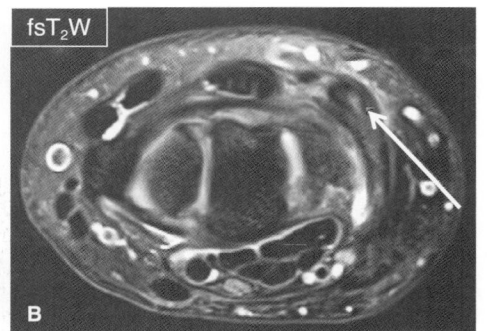

图 52 尺侧腕伸肌腱病变。不同病例的轴位图像。**A**：尺侧腕伸肌腱（箭）从尺骨凹脱出（高位肌腱）。可无症状或有症状。**B**：尺侧腕伸肌腱明显的纵行撕裂（箭）

屈肌侧间室：
屈肌支持带：[〈正常〉〈增厚/弯曲/断裂〉]
屈肌腱：[〈正常〉〈腱鞘炎/肌腱病/撕裂〉]
腕管：[〈正常〉〈深层脂肪垫消失〉]
正中神经：[〈正常〉〈高信号〉〈近端增大伴远端扁平〉]
Guyon 管：[〈正常〉〈尺神经信号增高〉]

与伸肌腱类似，屈肌腱起源于前臂，在屈肌支持带的下方或其附近穿过手腕，并插入到手部的小骨上。该结构在轴位图像上评估最佳，通常表现为均匀的低信号和腱鞘内的微量液体。屈肌支持带附着于豌豆骨、钩骨钩、舟骨结节和大多角骨嵴，通常是扁平的或向掌侧轻微隆起。共有 9 根肌腱穿过腕管（穿过屈肌支持带及其表面增厚处，即腕横韧带），包括 4 个指深屈肌（FDP）腱，4 个指浅屈肌（FDS）腱和拇长屈肌（FPL）腱（图 53）。

指深屈肌腱起自尺骨近端，止于示指、中指、环指和小指远节指骨基底部。指浅屈肌腱起自内上髁和尺骨冠突，止于示指、中指、环指和小指中节指骨。拇长屈肌腱起自桡骨近端、冠突和骨间膜，止于拇指远节指骨基底部。旋前方肌起自尺骨内侧远端掌侧，止于桡骨外侧远端背侧。桡侧腕屈肌起自内上髁，止于第 2、3 掌骨基底部。掌长肌起自内上髁，止于掌侧屈肌支持带和掌腱膜。尺侧腕屈肌起自内上髁，止于豌豆骨，向远侧延续为豆钩韧带和豆掌韧带。以上肌肉受正中神经及其骨间前支支配。

腕管综合征可表现为支持带的异常弯曲。支持带增厚或不连续表明曾经受过损伤或有手术史。应该寻找屈肌腱鞘炎、肌腱病或肌腱撕裂，更常见于桡侧腕屈肌（位于桡动脉附近）、掌长肌（位于皮下组织中央下方）和尺侧腕屈肌（位于尺动脉附近）肌腱（图 54、图 55）。尺侧滑囊包裹着指浅屈肌腱鞘和指深屈肌腱鞘而桡侧滑囊包裹着拇长屈肌腱鞘。上述滑囊出现在屈肌支持带近端约 2.5 cm 处并延伸到手指，从而限制疾病的蔓延，如在各自间隙中聚集或感染。前臂和手可见马蹄形脓肿。因为拇长屈肌的屈肌腱鞘和小指的指深屈肌腱延伸到前臂远端

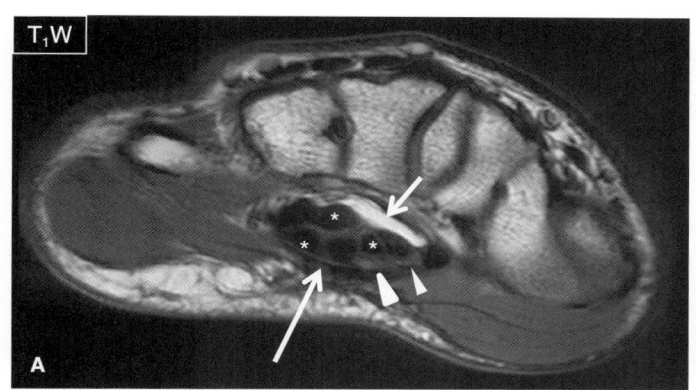
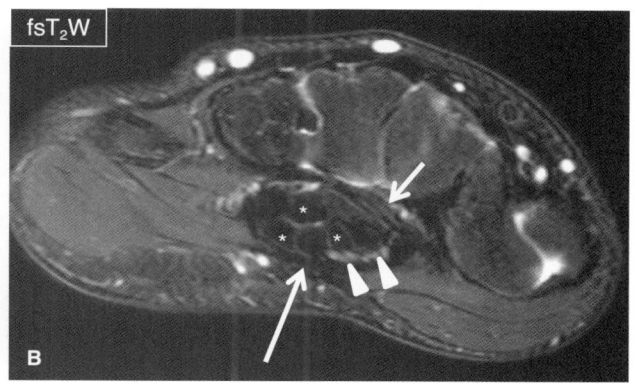

图 53 腕部屈肌腕管水平的正常结构。轴位图像（A、B）显示屈肌腱（其中一些用星号标记）、屈肌支持带（长箭）、腕管顶部的脂肪垫（短箭）和先天性正中神经分叉（箭头）

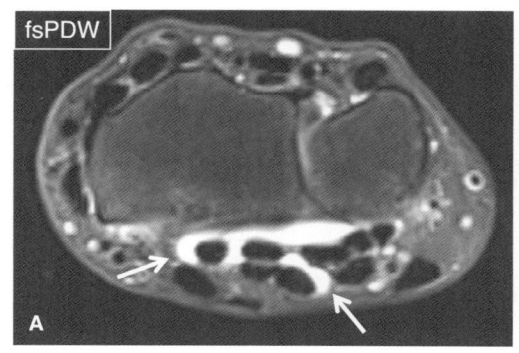
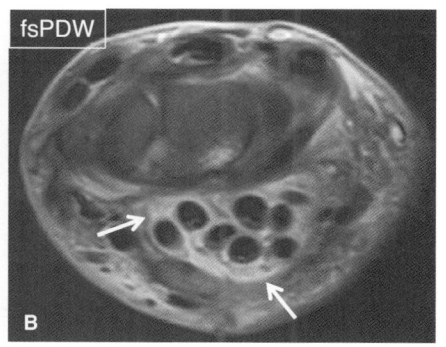

图 54 屈肌腱鞘炎。轴位图像显示屈肌腱鞘内中等量（A 中箭）和大量（B 中箭）液体，分别与之相对应的是中度和重度腱鞘炎。病例（A）是机械性腱鞘炎，病例（B）是类风湿性关节炎

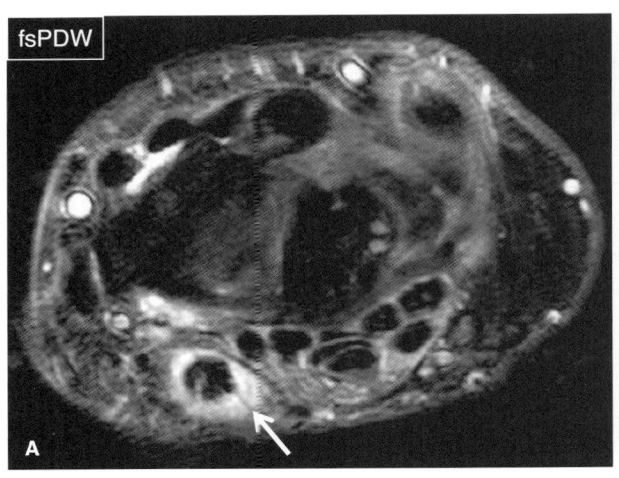
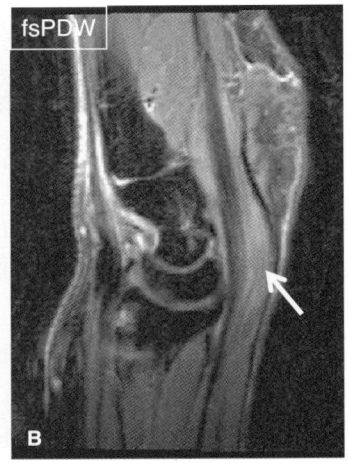

图 55 拇长屈肌腱腱鞘炎。轴位图像（A）和矢状位图像（B）显示类风湿性关节炎拇长屈肌腱中度腱鞘炎，伴有滑膜增厚（箭），其内部呈稍低信号。还需注意常见屈肌和第二间室腱鞘炎，进而明确全身性炎症反应过程

水平，在 Parona 间隙中破裂并沟通形成马蹄形脓肿。这需要积极清创，包括手指和 Parona 间隙。屈肌腱可直接或间接出现损伤和肌腱病，其撕裂的表现与其他肌腱相似。罕见的是，钙化性肌腱炎伴有受累肌腱的邻近部分撕裂（图 56）。

脂肪垫通常位于豌豆骨水平的腕管背侧（图 57）。正中神经在拇长屈肌腱和指浅屈肌腱之间，并在旋后（位于浅表面）和旋前（位于屈肌腱后方的腕管深处）时改变其在腕管的位置。6% 的腕部神经在腕管近端分叉，18% 在腕管内分叉，其余在腕管远端分叉。罕见情况下，可能在腕管内分为三叉。大鱼际肌包括拇短展肌（APB，近端和外侧）、拇对掌肌（APB 深部）、拇短屈肌（APB 内侧和远端）、拇内收肌（APB 更内侧和更远端）。正中神经支配大鱼际肌，而尺神经支配拇内收肌和手的所有固有肌肉。在无症状者中，正中神经可呈轻度非特异性 T_2 高信号。此外，其可呈先天性分叉变异或在屈肌腱间走行（图 58）。11% ~ 20% 的腕管内可出现永存正中动脉（图 57）。

当正中神经在下尺桡关节水平增粗并在腕管内

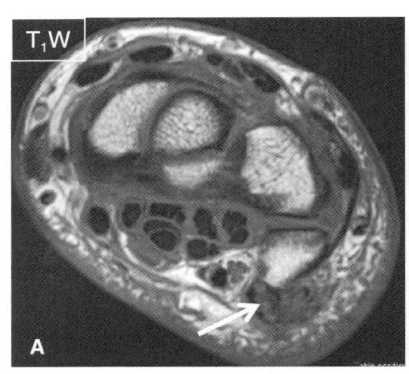
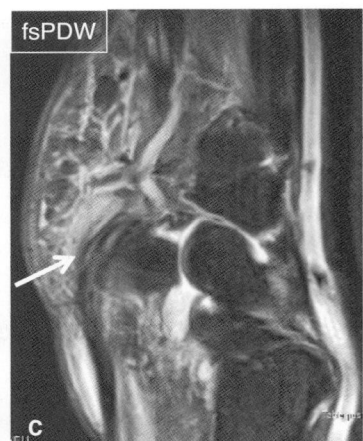
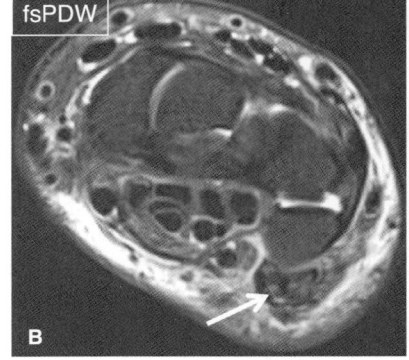
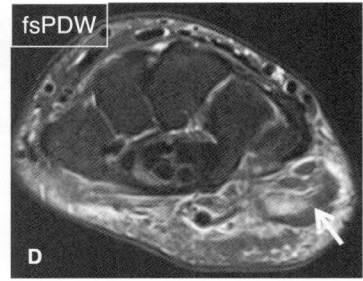

图 56 钙化性肌腱炎伴肌腱病和尺侧腕屈肌撕裂。轴位图像（A、B）和矢状位图像（C）显示尺侧腕屈肌腱（箭）增粗且不均匀，与平片上局部钙化有关（未显示）。D：轴位图像显示小指屈肌远侧部分撕裂和邻近筋膜水肿（箭）

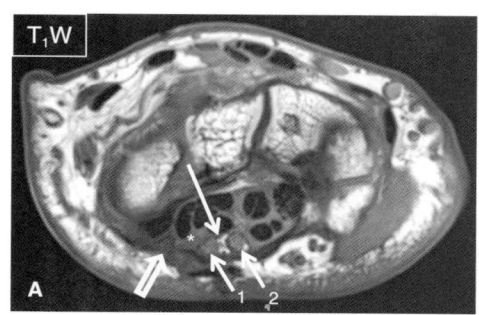
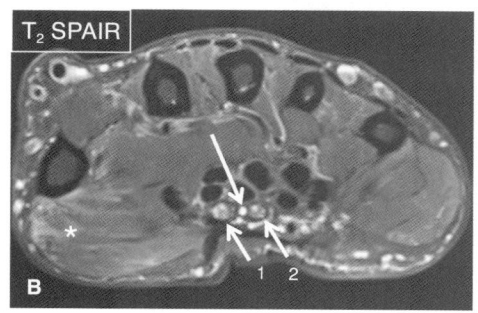
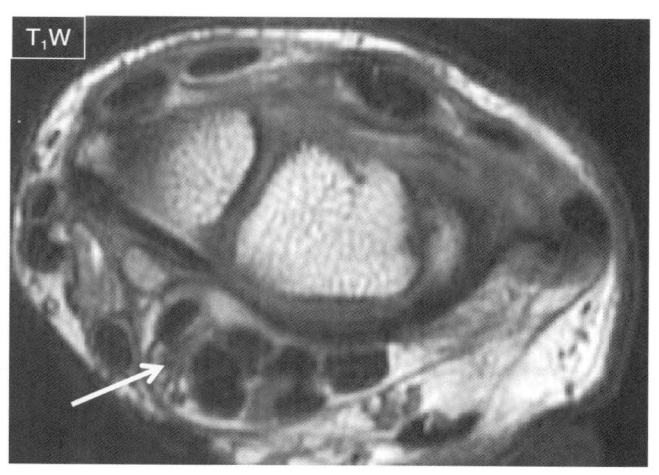

图 58 正中神经的腱间走行。轴位图像显示正中神经（箭）在屈肌腱间走行，属正常变异

图 57 正中神经分叉变异。轴位图像显示正中神经分叉（短箭 1 和 2），以及两条神经束之间的永存正中动脉（长箭）。患者接受了部分腕管松解术（空箭），术后纤维组织（A 中星号）紧贴桡侧神经束（短箭 1），其特征是比尺侧神经束更大，表明再卡压性神经病变。大鱼际肌明显去神经水肿（B 中星号）。腕横韧带松解术后，屈肌腱深层脂肪垫重新出现（图 A）

变平，同时伴有异常的束状增粗和（或）接近血管结构平面时呈 T_2 高信号，可提示腕管综合征（图 59、图 60）。如果异常信号纵向延伸到正中神经分支，即信号改变的纵向范围增加，则为特异性征象。继

发征象包括大鱼际肌去神经支配、近端腕管内豌豆骨水平深层脂肪垫消失、屈肌支持带异常弯曲以及屈肌腱鞘炎或其他任何占位性病变，如永存正中动脉伴或不伴正中神经分叉、骨痂、腱鞘囊肿和腕管深部蚓状肌的起点更靠近端（22% 患病率）等。

在正中神经损伤的情况下，报告神经连续 / 中断或连续性神经瘤的形成是很重要的，因为无论是否对其进行减压、神经松解或神经移植，治疗方法都各不相同。虽然拉伸性损伤或牵拉性神经病变会导致神经异常高信号，伴或不伴神经束的弥漫性扩大和突出，但其横径和信号仍保持均匀一致且维持束状结构。急性腕管综合征属于牵拉性神经病变

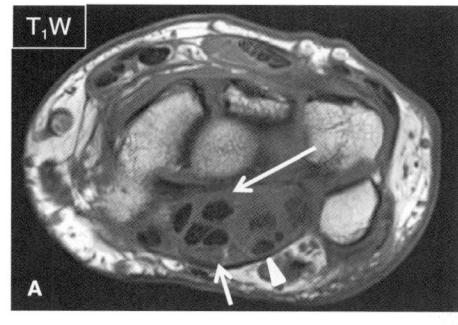
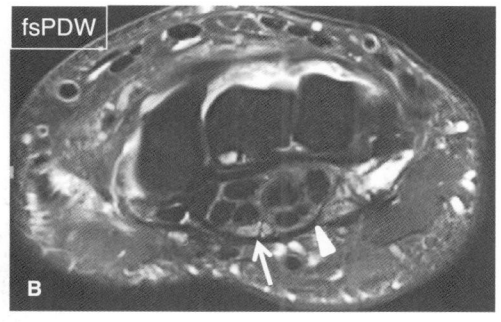
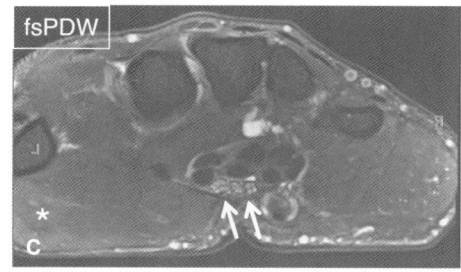

图 59 腕管综合征。轴位图像（A、B）：正中神经分叉（短箭）伴腕横韧带弯曲增加（箭头）和腕管顶部深层脂肪垫消失（A 中长箭）。C：远端图像显示正中神经分支（箭）呈束状增粗和异常高信号，反映神经病变。还需注意大鱼际肌的轻度去神经水肿样信号（星号）

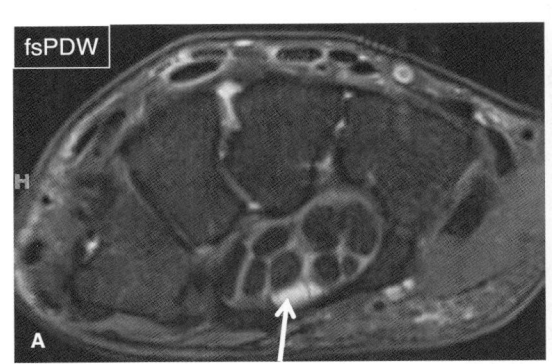
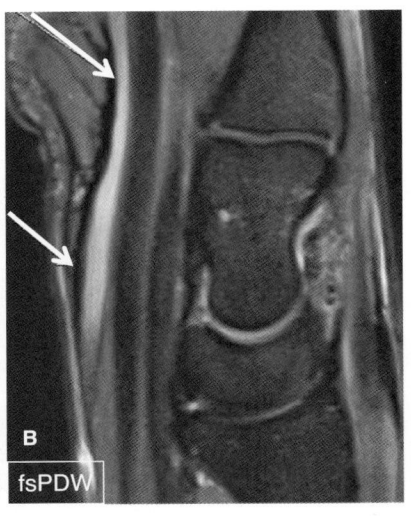

图60 腕挫伤后急性腕管综合征。轴位（A）和矢状位（B）图像显示腕部直接损伤后正中神经水肿呈弥漫性异常高信号，并伴有神经束消失（箭）

（图60）。连续性神经瘤表现为局部神经增粗和信号不均匀，这是由于神经外膜纤维化伴神经束消失或中断所致（图61）。在神经中断的情况下，如有可能，应报告神经间隙的大小（图62）。最后，与正中神经连续的肿块性病变可能是神经鞘瘤，尤其是存在典型影像学征象时，如尾征、束征、靶征、脂肪分裂征。与无明显增强的连续性神经瘤相比，神经鞘瘤异常增强。正中神经鞘瘤比神经纤维瘤更常见，且通常有囊性改变、钙化和内出血。其他典型的病变包括神经内腱鞘囊肿，表现为多房囊性病变；脂肪瘤，具有均匀的脂肪信号；肥大性纤维脂肪瘤，表现为神经纤维脂肪增多，并伴有明显束状外观（轴位图像似"轴索"，纵向图像似"意大利面条"），后者通常累及正中神经，可单独发生或伴有脂瘤性营养异常性巨大发育。血肿很少压迫正中神经（图63）。

腕尺管（Guyon管）是一个狭窄的解剖空间，包含尺神经。该管的内侧缘由豌豆骨和钩骨钩构成，顶部由腕掌韧带、掌筋膜和掌短肌构成，底部由指深屈肌腱、腕横韧带、豆钩韧带、豆掌韧带和小指对掌肌构成。该管内，血管分别走行于腕掌侧韧带的浅表和尺神经深层，而尺神经在管内的分支如下：

- 浅支——首选为运动支，支配掌短肌（位于皮下浅筋膜内），其次为感觉支，支配手掌尺侧、环指和整个小指。
- 深支——走行更深，邻近钩骨钩内侧，支配拇内收肌、拇短屈肌（深头）和小鱼际肌，以及环指和小指的骨间肌和蚓状肌。

小鱼际肌包括小指展肌（abductor digitiminimi，ADM，大部分位于内侧）、小指短屈肌（ADM的外侧和远端）和小指对掌肌（ADM的深部和外侧）。根据卡压部位的不同，可能出现感觉障碍、运动障碍或两者兼有。

各种功能性原因，如反复骑自行车或敲击键盘，都可能导致尺神经病变。应寻找腕尺管（Guyon管）内的占位性病变，如腱鞘囊肿、脂肪性腱鞘囊肿、脂肪瘤、滑膜囊肿、尺动脉瘤、副小指展肌等

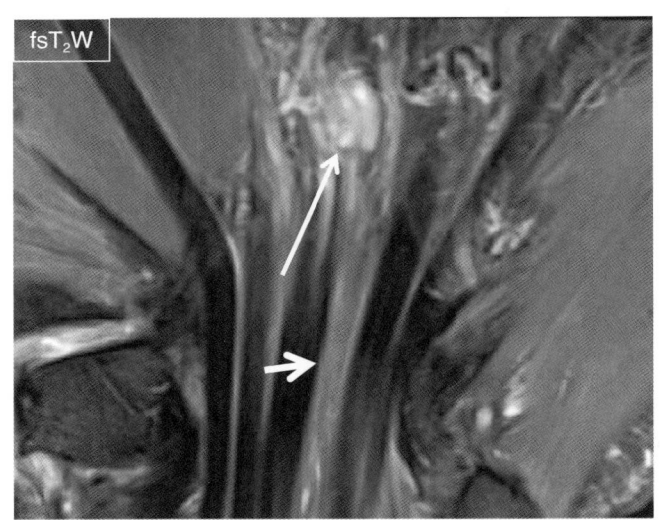

图61 创伤后正中神经分支神经瘤。冠状位图像显示不均匀局灶性球状肿胀，与手掌正中神经（短箭）分支的连续性神经瘤（长箭）一致

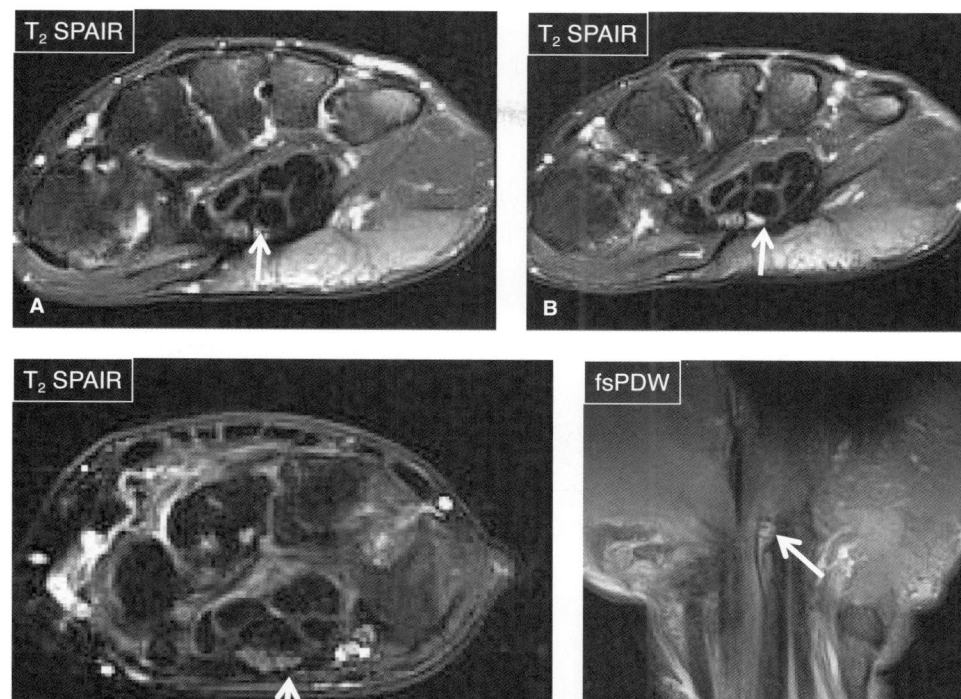

图62 正中神经尺侧束损伤。最近这位年轻女性接受了腕管松解术，现中指和环指麻木。A～C：连续横断位图像显示正中神经分叉变异伴尺侧束末端球状神经瘤（A箭），术后横断位可见液体间隙（B箭），正常尺侧束远端存在1.1 cm 的间隙（C箭）。D：冠状位图像显示末端球状神经瘤（箭）

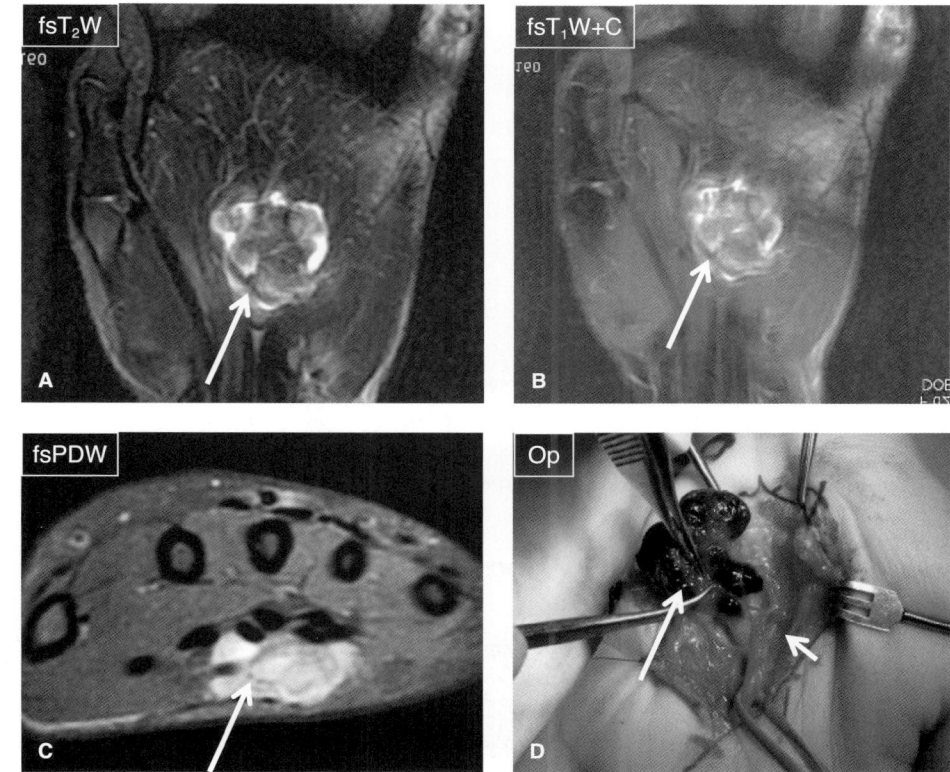

图63 血肿压迫正中神经。20岁女性，手掌肿块数月，手指刺痛。冠状位（A、B）和轴位（C）图像显示肿块呈分叶状、不均匀周边强化并嵌入远端腕管。D：术中图片示血肿（长箭）和正中神经（短箭）（病例提供者 Dr Kyung Jin Suh, MD）

（图64）。症状取决于运动支、感觉支或两个分支的受累情况。尺神经病变的影像学表现包括尺神经粗细异常（豌豆骨水平正常直径=3~4 mm）、水肿、破坏或消失的异常神经束和接近邻近血管信号强度的异常神经高信号。魔角伪影所致的高信号常见于神经进入腕尺管（Guyon管）的部位和尺神经深支斜行于背侧屈肌腱的部位。真正的异常信号会延伸更长的距离，即使神经走行平直，并与上述其他表现相关。次要征象包括局部小鱼际肌去神经支配改变（尤其是第一骨间肌）。

关节：
拇指-腕掌关节/掌指关节：[〈正常〉〈骨关节炎〉]
舟大多角小多角骨关节：[〈正常〉〈骨关节炎〉]
豆-三角关节：[〈正常〉〈积液〉〈腱鞘囊肿〉]

应在腕部小关节和其他关节，如拇指-腕掌关节、掌指关节、舟大多角小多角骨（三角）关节和豆-三角关节，寻找骨质增生、软骨变薄、囊性或侵蚀性改变和关节积液。最常见的病变是骨关节炎，主要累及桡腕关节、第一腕掌关节、舟大多角小多角骨关节和第一掌指关节，表现为骨质增生、软骨变薄和缺损、软骨下硬化和软骨下囊肿（图38）。在腕部，骨关节炎通常累及不稳定的部位，例如常见的舟月不稳和背伸型不稳，骨关节炎开始于桡舟关节，进展至月头关节，最后累及桡月关节（图34）。

类风湿关节炎通常对称性累及双侧腕部，其特点主要累及腕骨间关节、豆-三角关节和掌指关节以及尺骨茎突。与弥漫性滑膜增厚、复杂性积液、滑膜炎及米粒体形成有关。晚期，韧带撕裂导致腕部不稳定，如舟月分离、掌屈型不稳和尺侧腕骨易位（图10、图23、图44、图54、图55、图65）。MRI的作用是发现X线片上不明显的软组织和早期骨的病变，从而与其他疾病鉴别，如色素沉着绒毛结节性滑膜炎（pigmented villonodularsynovitis, PVNS）或滑膜软骨瘤病；以及评估免疫治疗的疗效。严重时类风湿结节多形成于皮下组织，而滑囊、关节、肌腱或韧带则少见。结节在T_1WI图像上与肌肉一致呈等信号，T_2WI呈低或高信号，实性结节呈均匀强化，囊性结节呈环形强化。

焦磷酸钙沉积病（calcium pyrophosphate depositional, CPPD）与多发性边界清楚的骨内囊肿、桡腕和头月关节间隙狭窄、掌腕关节受累和TFCC软骨钙质沉着有关。平片有助于最终诊断。色素沉着绒毛结节性滑膜炎与关节积液、结节性低信号肿块样滑膜增厚、含铁血黄素沉积（梯度回波上似开花样改变）、腕关节偏心性侵蚀和（或）骨髓水肿有关（图66）。淀粉样变性类似于类风湿关节炎或色素沉着绒毛结节性滑膜炎，也可表现为低信号滑膜增厚或肿块伴囊性骨改变。淀粉样变性与潜在的慢性疾病有关，如骨髓瘤或慢性肾功能不全（图67）。幼年特发性关节炎见于儿童，伴有软组织肿胀、大关节受累、加速成熟、腕骨增大且边缘不规则和关节强直。与身体其他部位一样，化脓性关节炎表现复杂，通常表现为大关节积液伴相关的滑膜炎（滑膜增厚和明显增强）、滑膜周围筋膜水肿和（或）积液（图68）。

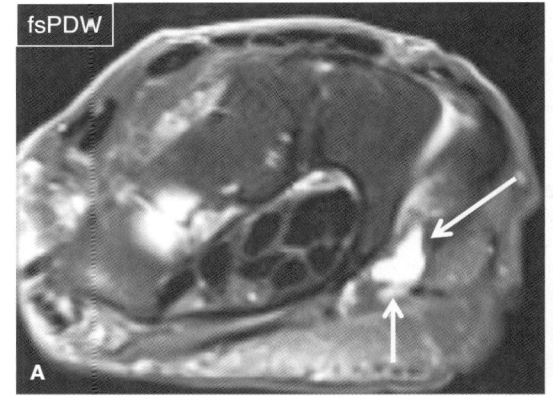
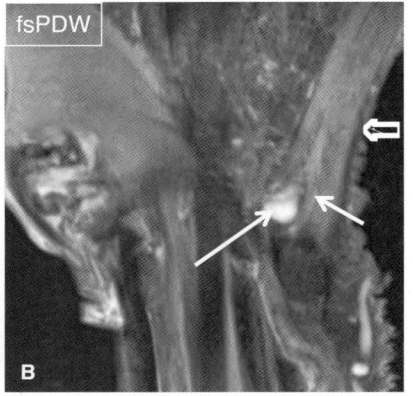

图64 尺神经病变。轴位（**A**）和冠状位（**B**）图像显示腱鞘囊肿（长箭）压迫尺神经，使之变平（短箭），呈异常高信号，反映压迫性神经病变。还要注意小鱼际肌轻度去神经水肿样信号（**B**中空箭）

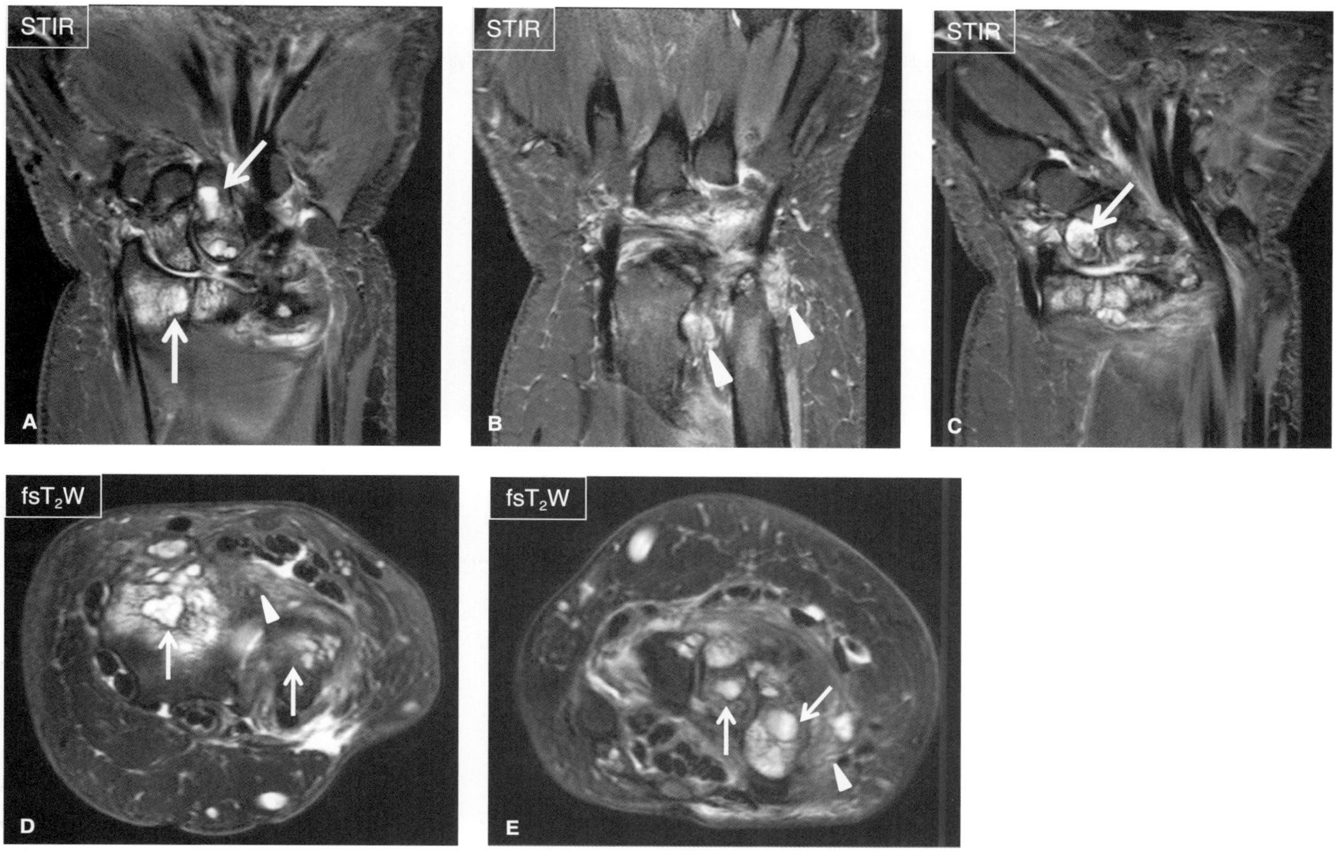

图 65 腕关节类风湿关节炎。冠状位（A～C）和轴位（D、E）图像显示重度终末期类风湿关节炎伴大量囊性侵蚀性改变（箭）以及轻度腱鞘炎和中度滑膜增生（箭头）

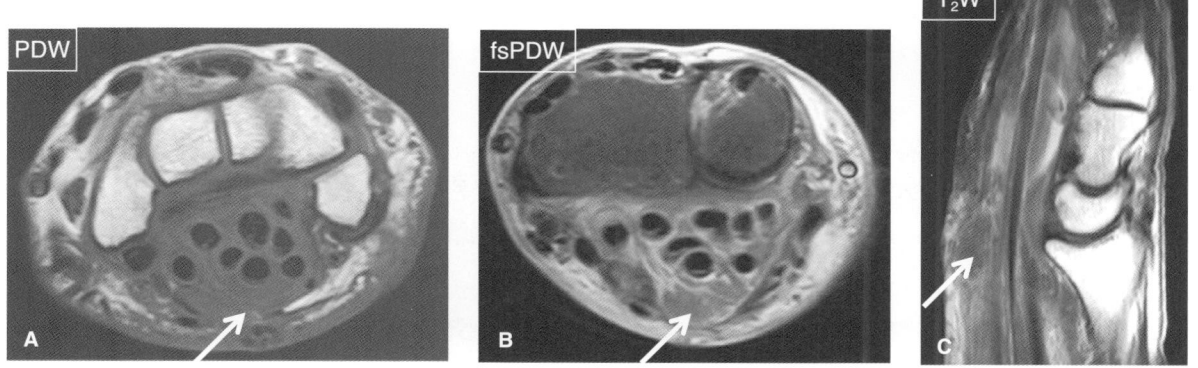

图 66 色素沉着绒毛结节性滑膜炎。轴位（A、B）和矢状位（C）图像显示长屈肌腱鞘炎。经活检证实的单关节 PVNS 病例中，还需注意腕管掌侧局灶性低信号结节性肿块（箭）

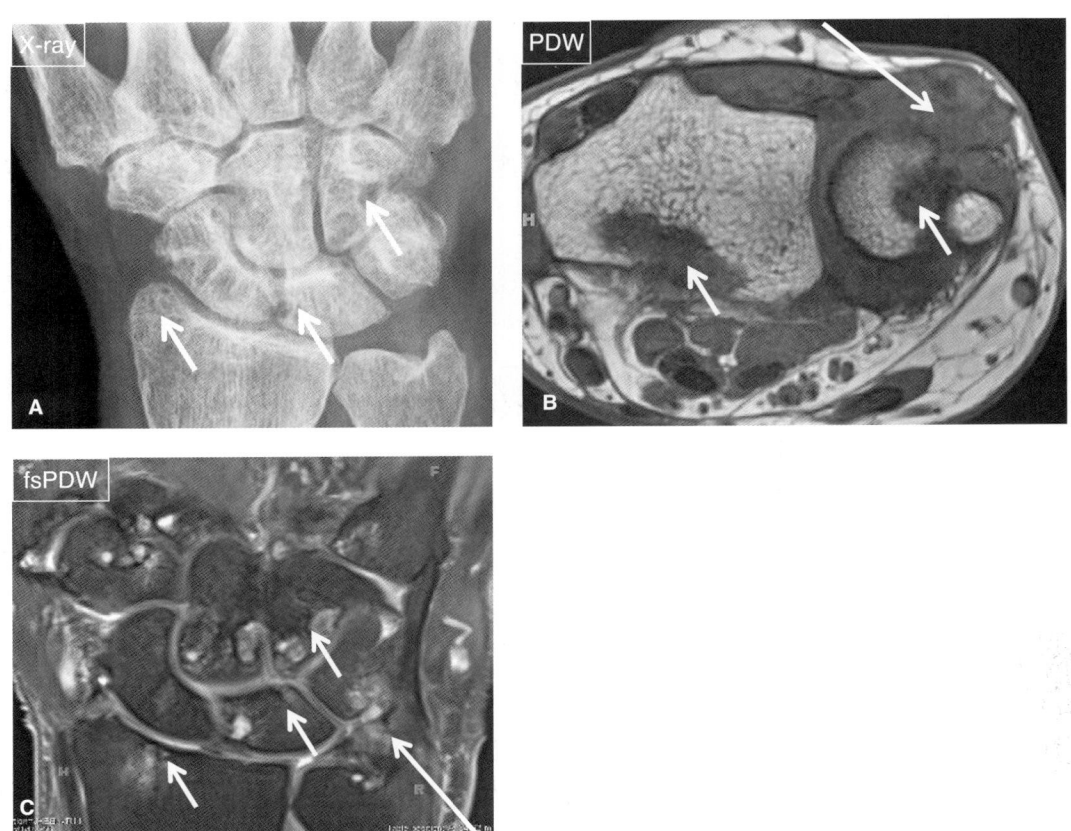

图 67 淀粉样腕关节病变。正位 X 线片（**A**）及轴位（**B**）、冠状位（**C**）MR 图像显示桡骨、尺骨、腕骨、掌骨呈多发关节面下囊性变，其内部呈低信号（短箭），伴尺骨周围不均匀中-低信号组织（**B**、**C** 长箭）。患者有潜在的慢性肾功能不全，病变可能表现为淀粉样物质沉积

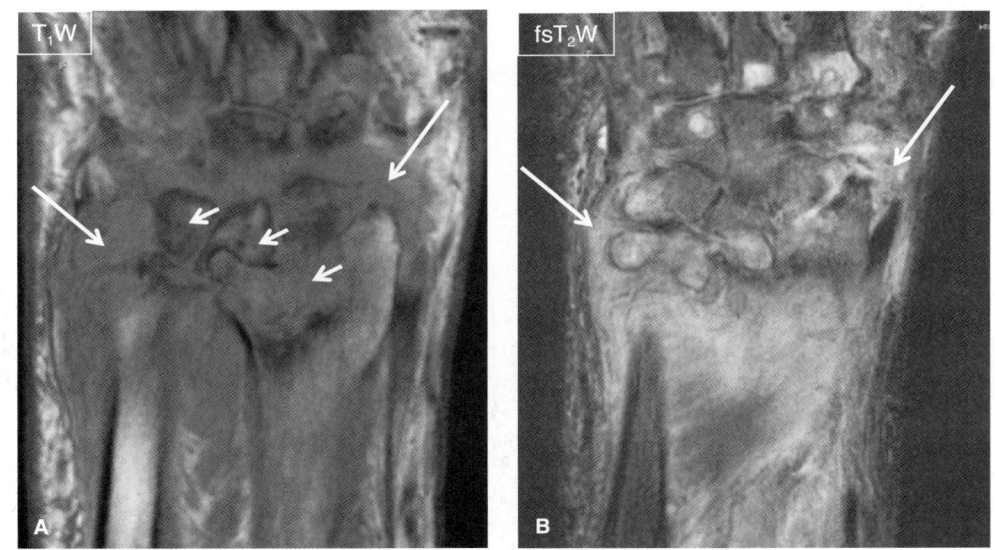

图 68 化脓性关节炎。冠状位图像（**A**、**B**）显示不均匀中度腕关节积液（长箭）。受累骨髓呈 T_1 低信号伴骨皮质受侵（短箭），提示骨髓炎。还需注意弥漫性蜂窝织炎和肌炎与本例病变广泛感染时的影像学表现一致

关节囊外韧带：

桡侧副韧带/尺侧副韧带：[〈正常〉〈退变〉〈急性扭伤〉]

腕间背侧韧带/掌外韧带：[〈正常〉〈急性扭伤〉]

背侧和掌侧尺桡韧带起自桡骨乙状切迹背侧和掌侧远端边缘，向尺骨走行并分为浅、深两部分。浅支附着于尺骨茎突中部，深支附着于尺骨凹。最好在轴位图像对尺桡韧带进行评估，在所有脉冲序列上，其通常表现为均匀低信号（图69）。如上所述，下尺桡关节的对线最好在轴位图像进行评估。尺骨旋后掌侧半脱位，旋前背侧半脱位伴下尺桡关节不稳定时，需寻找韧带的急性扭伤或既往损伤所致的缺损、退变或增厚。掌侧尺桡韧带在下尺桡关节背侧半脱位时显示不明显，反之亦然。MRI有利于描述静态对线不良，而目前的4D CT（图70）和未来的MRI运动成像（图71）将有助于动态描述这些病变。

尺侧副韧带和桡侧副韧带分别是尺侧和桡侧腕关节囊增厚的部分。尺侧副韧带起自尺骨茎突，插入三角骨和豌豆骨，限制腕部桡偏。桡侧副韧带起自桡骨茎突，有两个分支插入舟骨腰部和大多角骨，限制腕部尺偏（图72）。两者在冠状位图像上显示最清，其次是轴位图像，表现为腕关节囊暗带样增厚。

在跌倒时，桡侧副韧带常受损，在这种情况下，力施加在伸展的手部，并与舟月韧带撕裂有关，而尺侧副韧带损伤通常与三角纤维软骨复合体损伤有关。韧带损伤分为Ⅰ、Ⅱ、Ⅲ级；从近端或远端附着点部分或完全剥离。其他表现包括韧带附着点撕脱性囊变，伴或不伴韧带增厚、退变或缺损，甚至腱鞘囊肿形成（图34、图35、图73、图74）。X线片上可能将舟骨腰部桡侧副韧带附着处的小撕脱碎片误认为严重的舟骨骨折，而MR图像可显示韧带损伤，并证实此类骨折的性质。

腕部掌侧和背侧有多条额外韧带，这些韧带的名称不同，关于其命名和临床意义仍存在争议。然而，人们普遍认为至少这些韧带的部分损伤会导致

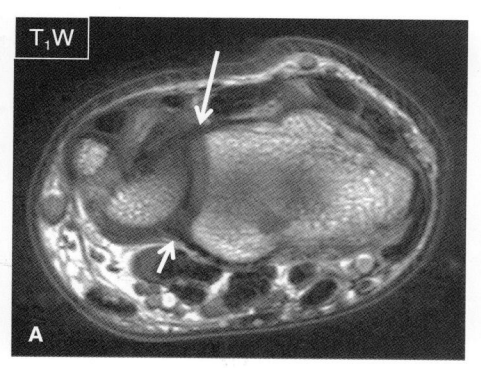
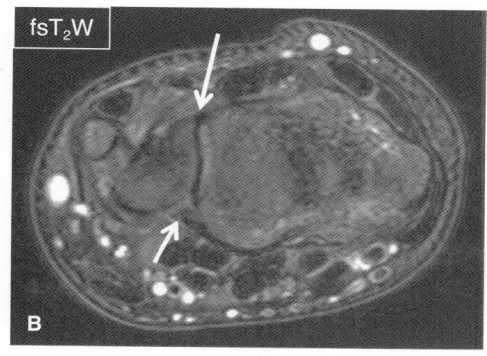

图69 正常下尺桡韧带。轴位图像（A、B）显示背侧（长箭）和掌侧（短箭）尺桡韧带附着于骨间

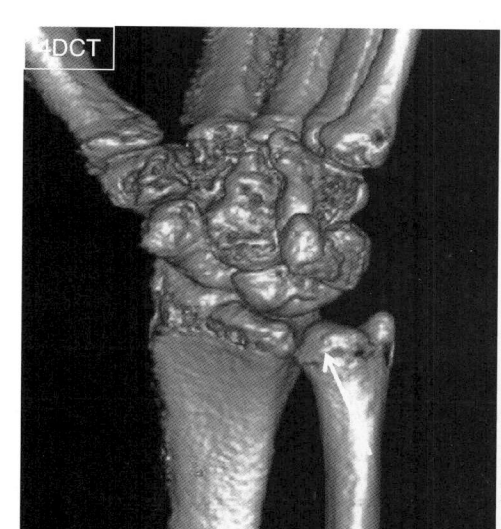
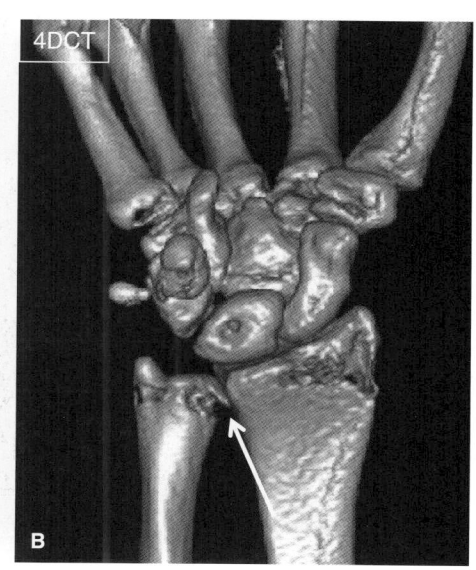

图70 腕部4D CT显示下尺桡关节半脱位。320层4D CT运动成像采集的冠状三维像（A、B）显示右腕旋前时下尺桡关节背侧尺骨半脱位（A中箭），左侧下尺桡关节正常（B）

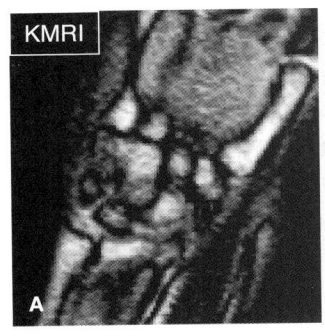
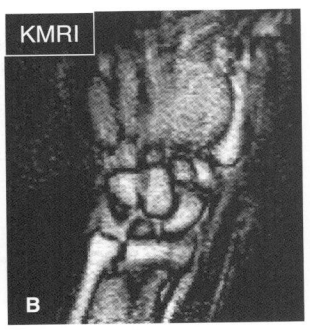
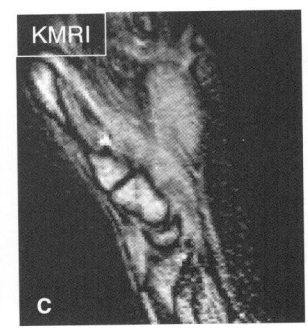

图 71 MRI 运动成像。1.5T 实时 MRI 运动成像多次采集显示腕部在桡尺偏移（**A**、**B**）和屈 - 伸（**C**）时的各种位置

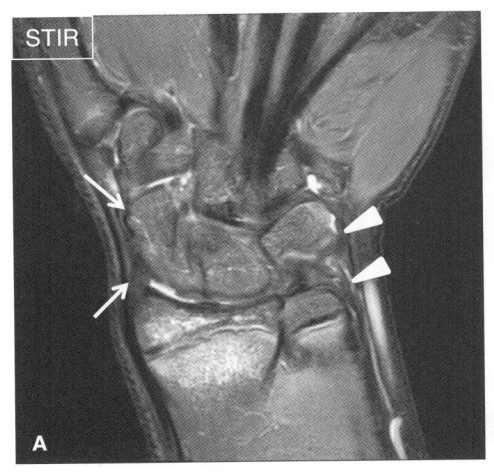
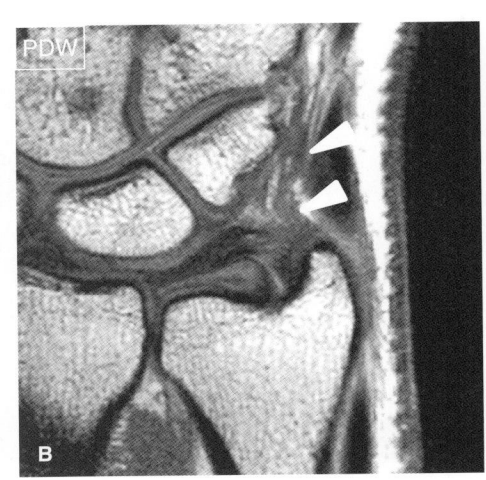

图 72 腕侧副韧带。冠状位图像显示桡侧（箭）和尺侧（箭头）副韧带

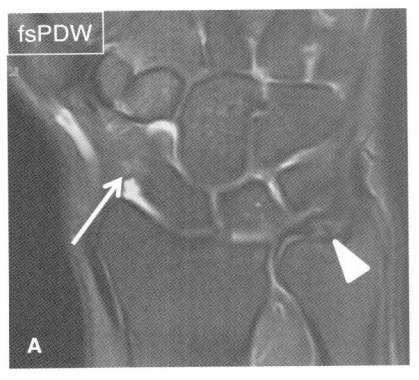
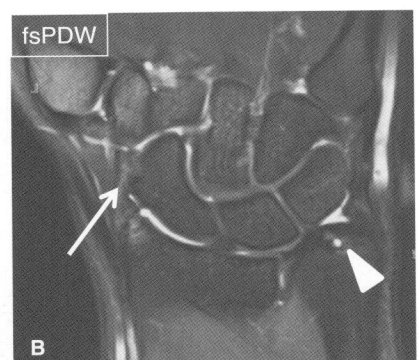
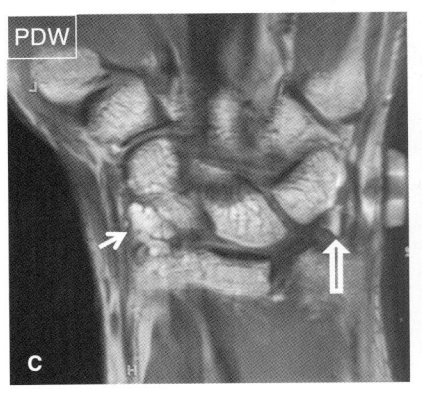
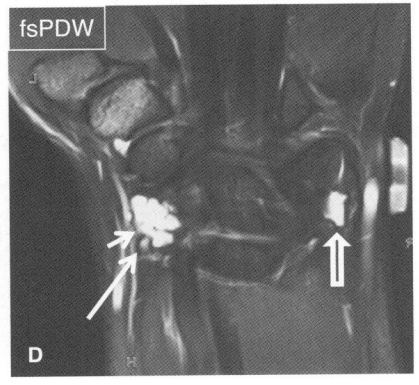

图 73 桡侧副韧带损伤。冠状位图像（**A~D**）显示桡侧副韧带（长箭）和三角纤维软骨中央盘（箭头）部分撕裂伴囊性变，还存在桡侧（短箭）和尺侧（空箭）副韧带腱鞘囊肿形成

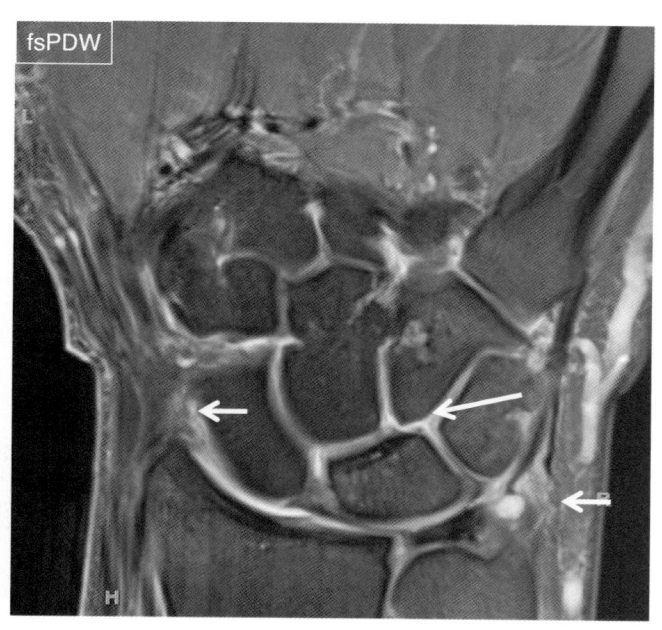

图74 桡侧和尺侧副韧带慢性损伤。冠状位图像显示桡侧和尺侧副韧带退变（短箭），还需注意偶发钩骨-月骨软骨软化（长箭）和与外周三角纤维软骨复合体损伤相关的小腱鞘囊肿

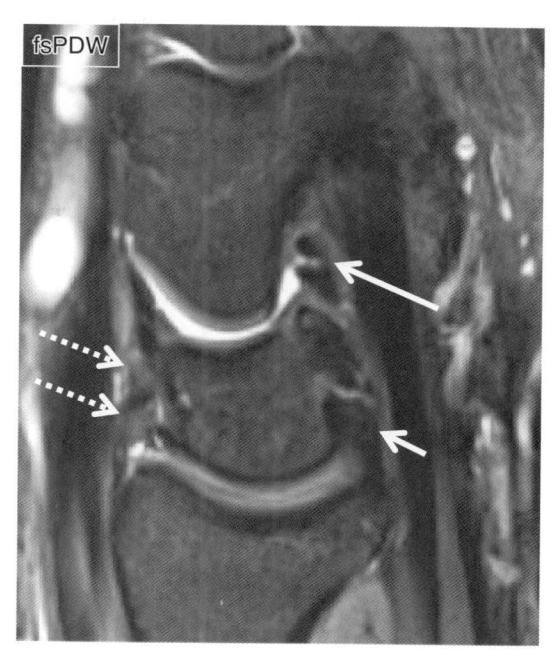

图75 正常囊内韧带。矢状位图像显示正常的短桡月韧带（小箭）和长桡月韧带（长箭）以及背侧腕间韧带（虚线箭）

动态性腕关节不稳，而其全层断裂会导致静态腕关节不稳。根据大多数作者认为，掌外韧带复合体包括桡舟头韧带、长桡月韧带（桡月三角韧带）和短桡月韧带。这些韧带连接桡骨远端掌侧和腕骨，分别在舟骨和月骨水平的矢状位图像上显示最清（图75）。桡舟月神经血管束沿掌外韧带复合体走行。背外侧韧带复合体（dorsal extrinsic ligament, DIC）由桡三角韧带、腕骨间背侧韧带和尺腕韧带组成，是防止掌侧不稳的重要结构，其与伸肌支持带相连，伸肌腱位于后者和 DIC 之间。DIC 在矢状位和轴位图像上显示最好，表现为腕背侧关节囊增厚。在有或无脂肪抑制的 PDW 图像上，正常掌侧和背外侧韧带都呈均匀低信号，根据腕部的位置可呈波浪状轮廓（图76）。与体内其他韧带相似，这些韧带损伤也分为Ⅰ、Ⅱ、Ⅲ级（图77）。更常见的是，由于先前部分韧带和并存相邻滑膜的损伤，在骨附着点或腱鞘囊肿处会有与这些韧带相关的撕脱性囊性变（图78～图80）。

骨：〈正常/其他正常〉

偶尔会遇到先天性骨变异，如月-三角骨联合（最常见）或头-钩状骨联合（图81、图82）。马德

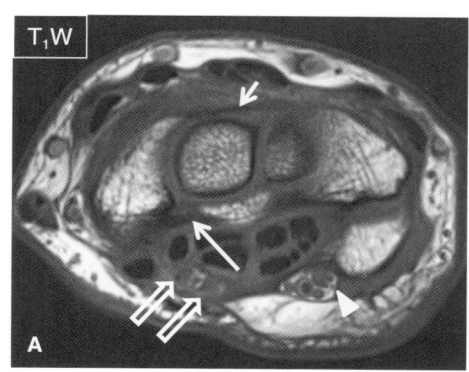
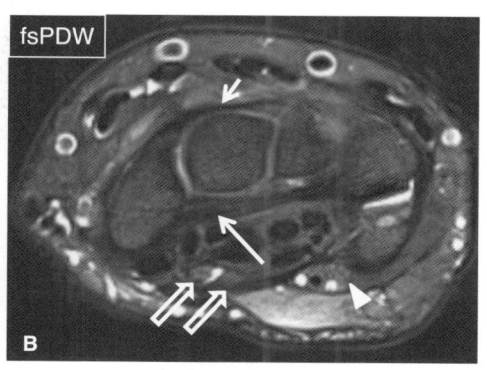

图76 正常囊外韧带。轴位图像（A、B）显示正常背侧腕间韧带（短箭）和掌侧腕间韧带（长箭）。正常的尺神经（箭头）和正中神经分叉变异（空箭）伴永存正中动脉

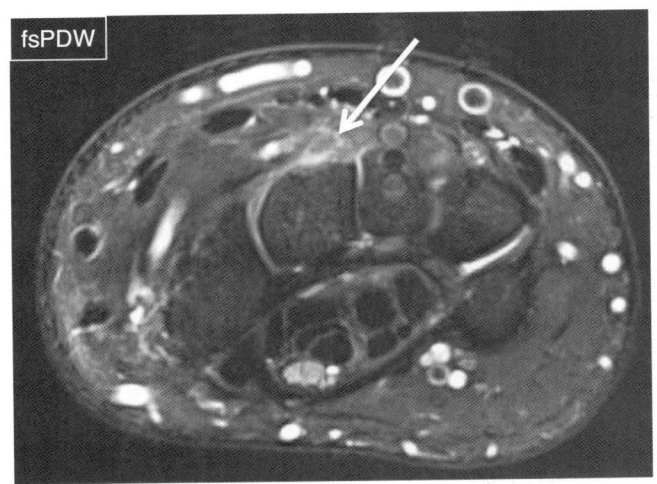

图 77 腕骨间背侧韧带损伤。轴扫图像显示腕骨间背侧韧带的亚急性全层撕裂(箭)伴邻近滑膜肥厚

隆畸形指的是桡骨骨骺缩小,桡骨缩短,并伴有尺骨变长,尺骨头增大并向背侧半脱位。腕骨典型表现呈三角形,顶端为月骨。该畸形可为先天性(真性马德隆畸形)或后天性(假性马德隆畸形,可能是原发性的,也可能与 Turner-Leri–Weill 综合征、既往创伤或桡骨骨骺感染以及多发性遗传性外生骨疣有关)(图 83)。在这种情况下,应在多个平面上评估韧带的完整性,避免因骨和软组织改变而导致撕裂的错误诊断(图 84)。

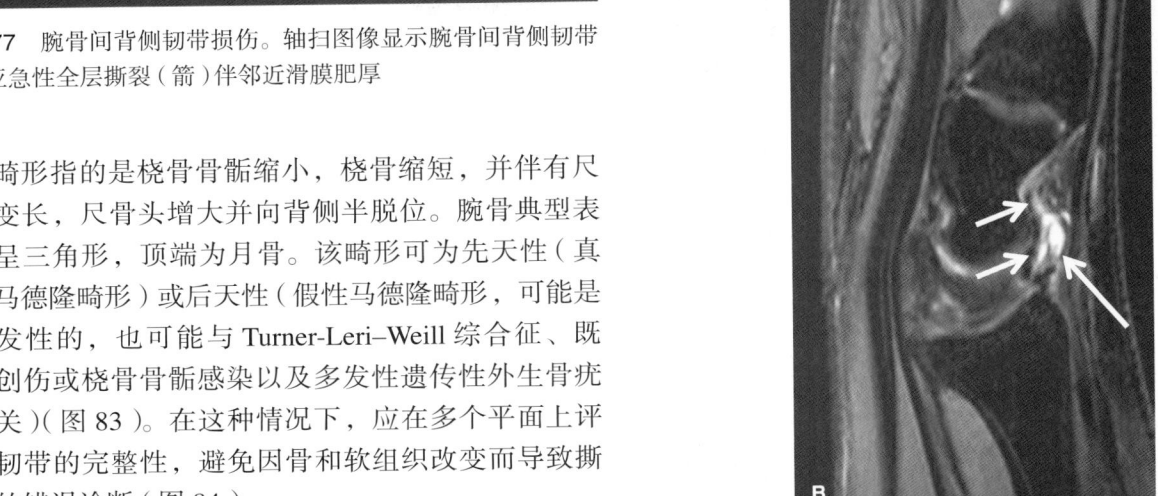

图 78 腕骨间背侧韧带腱鞘囊肿。轴位(A)和矢状位(B)图像显示包裹在腕骨间背侧韧带(短箭)周围的囊性病变(长箭)

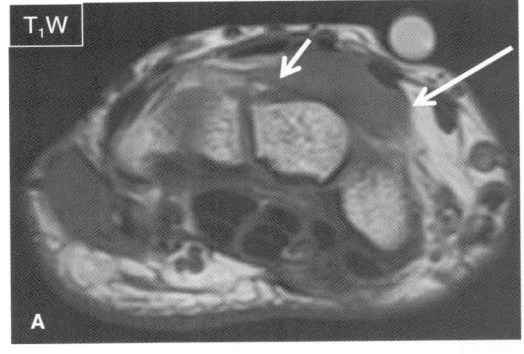

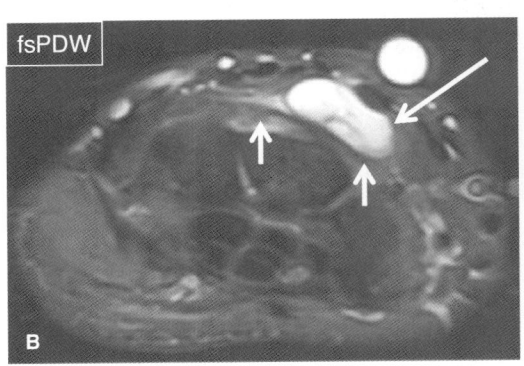

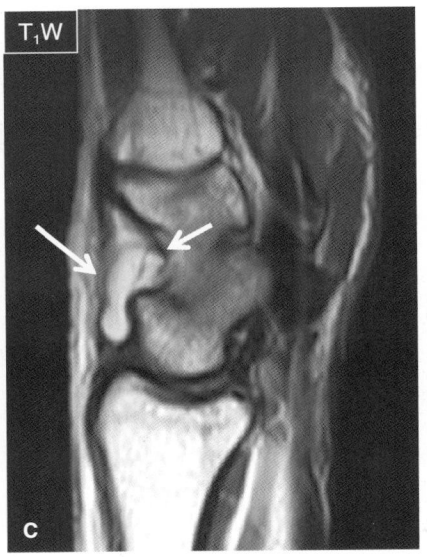

图 79 腕骨间背侧韧带腱鞘囊肿。轴位(A、B)和矢状位(C)图像显示腕骨间背侧韧带(短箭)桡侧面的囊性病变(长箭)伴中度增厚

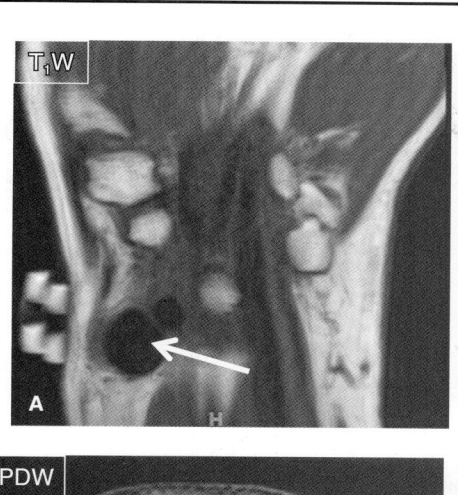
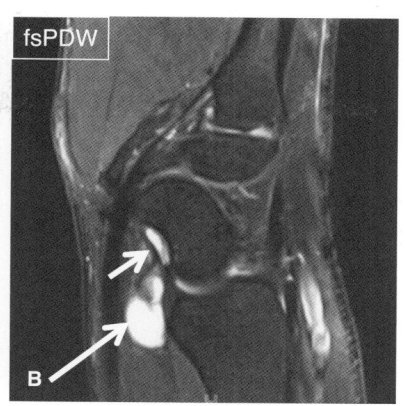
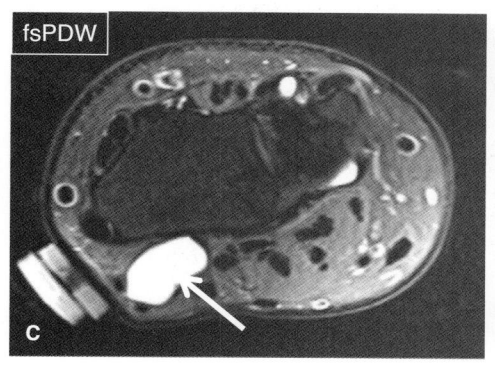
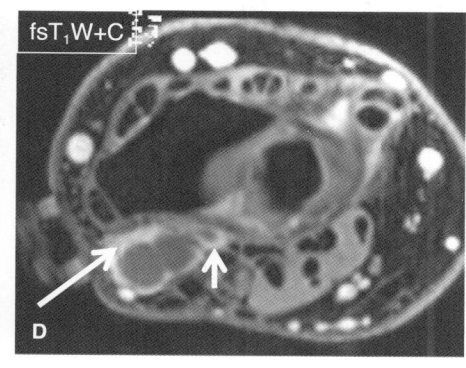

图80 掌侧腕骨间韧带腱鞘囊肿。冠状位（A）、矢状位（B）和轴位（C、D）图像显示一囊性病变（长箭），其颈部与掌侧腕骨间韧带（短箭）相邻

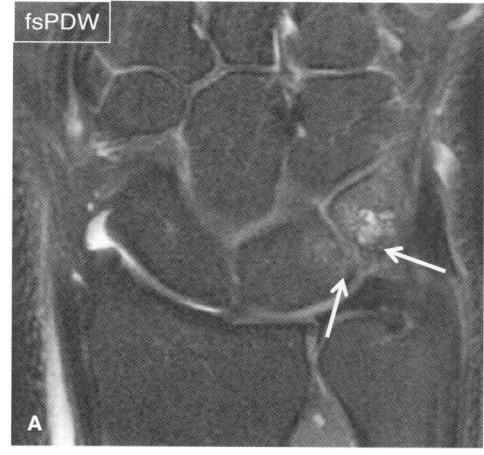
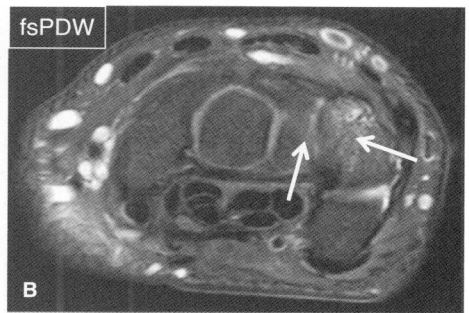

图81 月-三角骨纤维性连接。冠状位（A）和轴位（B）图像显示由于月-三角关节纤维性连接导致慢性应力性相关的囊变和水肿（箭）

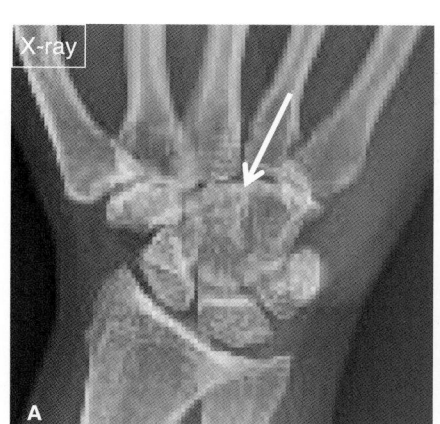
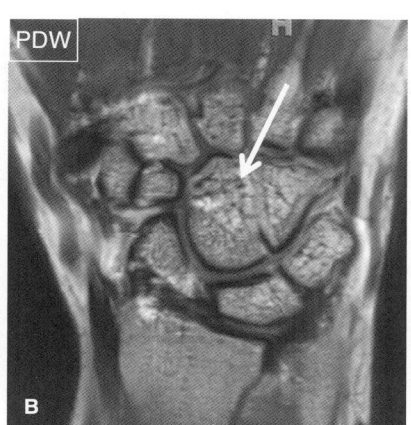
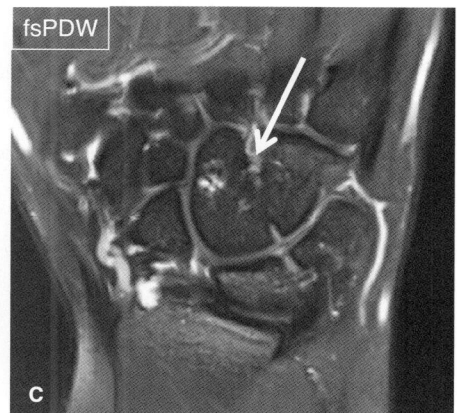

图82 头状骨-钩状骨纤维骨性联合。前后位X线片（A）和冠状位MR图像（B、C）显示头状骨-钩状骨关节纤维骨性联合处的慢性压力相关囊性改变（箭）

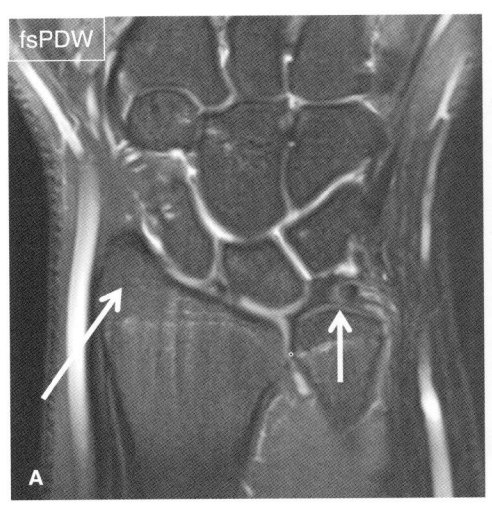
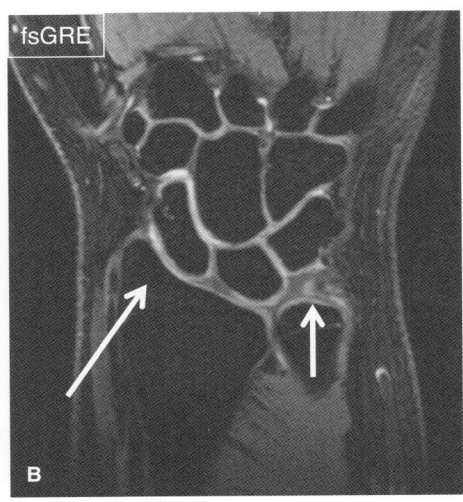
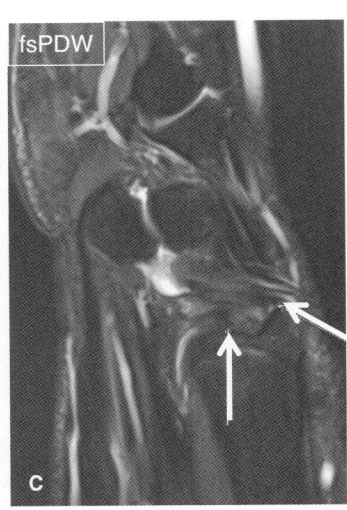

图 83 假性马德隆畸形。冠状位自旋回波（**A**）和梯度回波（**B**）图像示桡骨骨骺发育不良（长箭），先前的 Salter 损伤可导致类似马德隆畸形。三角纤维软骨板发生旋转，内部信号增高（**A**、**B** 短箭），类似撕裂伤。该情况下，应于矢状位（**C**）评估纤维板的完整性，该患者纤维板完好（箭）。其他腕骨散在的纤维囊性改变较少或无临床意义

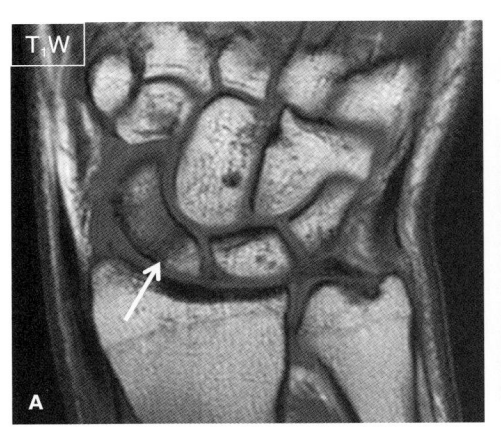
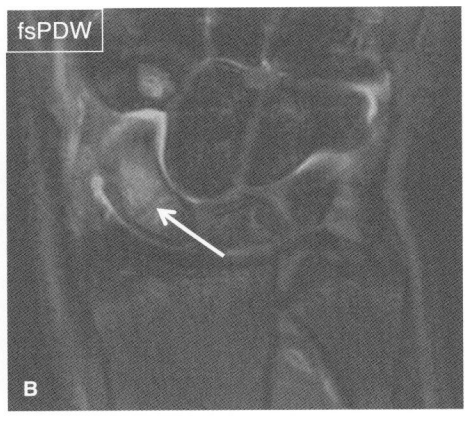

图 84 影像学隐性舟骨骨折。冠状位图像（**A**、**B**）显示一条锐利的低信号线（箭）横穿舟骨，周围骨髓水肿。骨折在相应的 X 片上不可见（未显示）

在非抑脂图像上，成骨性改变较为明显，而骨髓水肿和囊性病变在质子密度加权抑脂/T_2加权抑脂图像中可显示。非抑脂图像有助于区分感染、软骨下囊肿、梗死和骨折（其特点为受累部位在 T_1 加权/质子密度加权图像上骨髓呈大量低信号），其周围有反应性骨髓水肿（仅在抑脂液体敏感序列上，受累部位骨髓呈模糊中等信号，在 T_1 加权或质子密度加权抑脂图像上无明显低信号）（图 84）。在腕骨 MR 图像中多发纤维囊性改变通常很明显，尤其在小的腕骨间韧带的附着处。在报告中，这些病变描述为"腕骨散在的纤维囊性改变，几乎没有临床意义，"这表明这些征象不太可能有临床意义（图 83）。另一方面，如果出现其他伴随征象，例如滑膜增厚、筋膜水肿、骨髓水肿等，这些病变不仅明显，而且可能

需与"腕骨囊性改变"相关的病变鉴别。这些疾病包括结节病、痛风、色素沉着绒毛结节性滑膜炎、结核、非典型分歧杆菌感染、类风湿关节炎、淀粉样变（图 65、图 67）。临床和其他影像学表现可有助于区分这些病变。结节病常见于青年或中年女性，常累及掌骨和指骨并以掌指关节积液为特征，同时骨质伴有囊性改变，在平片上呈网状改变。

其他的表现包括对称性纵隔淋巴结肿大和血清乙酰胆碱酯酶水平升高。痛风常见于老年男性，平片上特征性表现为偏心性骨侵蚀并硬化边，通常下肢受累，T_2 图像上的特征为软组织呈低信号并可见痛风石。色素沉着绒毛结节性滑膜炎常见于年轻男性，典型表现为单关节受累，并以偏心性骨质侵蚀和富含含铁血黄素的滑膜增厚为特征，在梯度回波

序列上表现为开花效应。结核通常累及免疫功能低下或营养不良的个体，以单关节受累，伴有积液、腱鞘炎、骨质破坏、关节间隙消失、关节强直以及冷脓肿形成为特征。类风湿关节炎通常累及年轻及中年女性，主要呈双侧和对称性累及腕关节、掌指关节和近端指间关节。影像学表现包括腱鞘炎、侵蚀性囊性骨质改变、积液以及与活动性滑膜炎和血管翳相关的关节周围强化。淀粉样变性通常好发于患有慢性长期系统性疾病（如多发性骨髓瘤和慢性肾衰竭）的老年患者，病变在T_2像上呈低信号。

如果病变不在关节内，最常见的骨质病变包括损伤、感染和肿瘤。我们应当认真寻找非移位性骨折，影像学上可能为隐匿性骨折。常见位置包括舟骨、月骨、头状骨、大多角骨、三角骨背侧、豌豆骨和钩骨。影像学检查在评估舟骨隐匿性骨折时尤为有益，除非固定，否则可能会导致脱位、缺血坏死（avascular necrosis, AVN）、SNAC或者近端舟骨骨折不愈合。舟骨骨折越靠近近端，发生缺血坏死的可能性就越大。在磁共振图像上，腕骨和邻近骨的急性骨折在冠状位图像上显示最好，这些骨折表现为锐利的低信号带，周围可见骨髓水肿（图84～图88）。随着病变愈合，可出现不同程度的骨髓水肿。舟骨骨折中有50%的病例出现骨折不愈合，表现为高信号的裂隙，骨折边缘伴有硬化和囊性改变。有时，在X线片上，舟骨腰部的外侧面可看到小骨片或者微小的皮质不完整。这在磁共振图像上，通常对应桡侧副韧带附着处的孤立性撕脱性损伤，可能伴有撕脱性囊性改变或骨髓水肿。这些属于次要征象。骺（生长）板骨折在桡骨和尺骨远端很常见，尤其是儿童和青少年。为便于预后和治疗评估，这些损伤根据Salter-Harris分类法分类，损伤分度越高或骨折移位需要更积极的外科手术治疗（表2）。

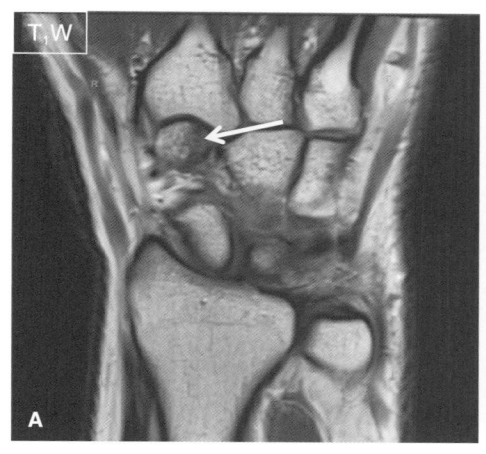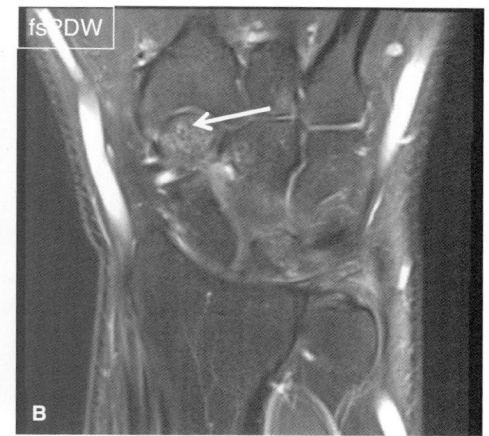

图85 手腕部骨小梁骨折。冠状位图像（A、B）显示非移位的小多角骨骨折（箭），这在平片上不可见。注意与撞击相关的月骨和头状骨的挫伤

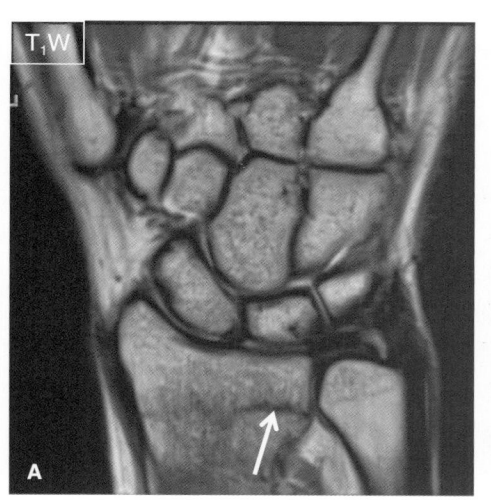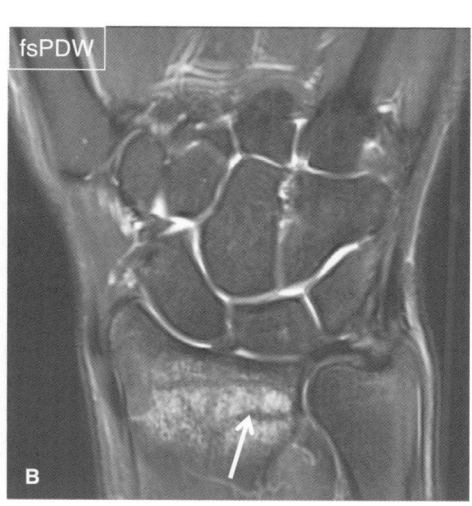

图86 急性桡骨骨折。冠状位图像（A、B）显示一清晰的低信号线（箭），横穿桡骨远端骨骺，周围广泛骨髓水肿

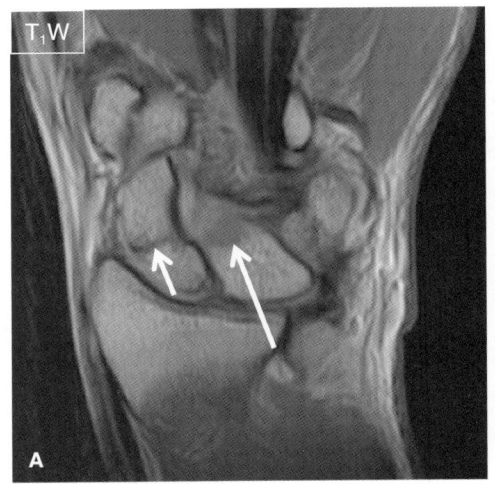
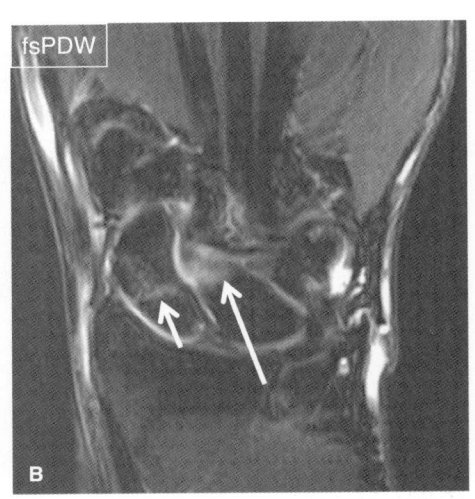

图87 多发性腕骨骨折。冠状位图像（**A**、**B**）显示腕舟骨腰部（短箭）和月骨远端（长箭）均存在骨折。同时注意头状骨近端的小梁间骨折

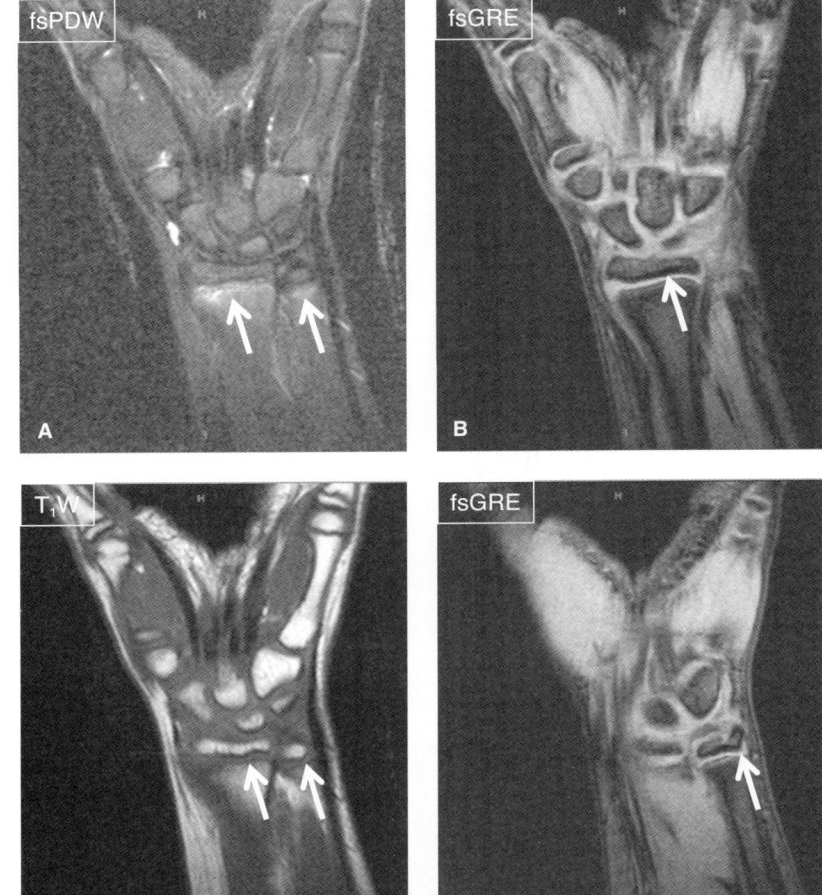

图88 Salter-Harris Ⅰ型损伤（体操运动员损伤）。冠状位的自旋回波（**A**、**C**）和梯度回波（**B**、**D**）图像显示桡骨和尺骨远端生长板（箭）增宽，伴有邻近骨髓水肿（**A**中箭，典型的体操运动员手腕）

特发缺血坏死最常累及月骨（Kienböck病）和舟骨（Preiser病）。以诊断和治疗为目的，依据影像学表现该病可分成四个阶段。Ⅰ期，X线显示正常，在MRI上，T_1加权图像显示骨髓呈局灶性或弥漫中等强度信号，T_2加权脂肪抑制图像上呈水样高信号。此阶段建议保守治疗。Ⅱ期，平片显示骨质硬化或破坏。在MRI上，骨髓信号从T_1加权图像上的中等-低信号逐渐变为T_2加权脂肪抑制图像上的不同程度高信号。一般来说，在T_1加权图像上的低信号高度提示缺血坏死。在T_2加权图像上局灶性高信号区通

表 2　针对骺板损伤 Salter-Harris 分型

分型	特征	预后
Ⅰ	骨折横行穿过骺板肥大细胞层/骺板增宽并伴有周围骨髓水肿	良好/快速愈合，通常在 2~3 周内
Ⅱ	骨折穿过骺板和干骺端/骨骺不受累	良好/快速愈合/生长不受影响
Ⅲ	骨折穿过骺板和骨骺	差，除非有早期精确复位
Ⅳ	骨折穿过骨骺、骺板及干骺端	注意观察；即使完美复位，生长也会被影响
Ⅴ	骺板的压迫或挤压伤/无骨骺或干骺端骨折	差/通常没有生长可能

常为反应性骨髓水肿，但如果此征象与明显 T_1 低信号或稍低信号相对应，则应使用动态对比增强 MR（CEMR）成像进一步评估，以除外缺血坏死。

在动态对比增强 MR 上，强化的骨髓区域代表有血供和存活的骨组织，未强化的区域相当于缺血或坏死的组织（图 89）。对比 CT 图像，动态对比增强 MR 更有效，因为在 CT 上骨质硬化并不总是等同于缺血坏死。缺血坏死的治疗是外科手术，包括病变骨的血管重建或者在晚期纠正桡骨和尺骨间长度差异。Ⅲ期以进行性关节面塌陷和受累骨的碎裂，并伴有 T_1 和 T_2 信号的降低为特征（图 90），Ⅳ期腕关节表现为其他全身性关节炎的改变。在后两期，病变认为是不可逆转，而且治疗方案包括骨切除术/置换术或腕骨融合术。

在腕部骨肿瘤、肿瘤样病变和感染并不少见，且表现出与身体其他部位类似的影像学表现（图 91、图 92）。

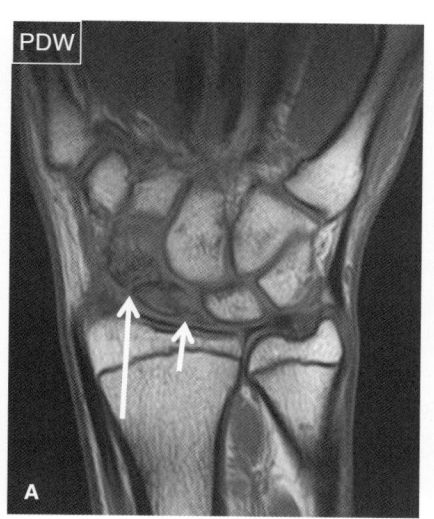
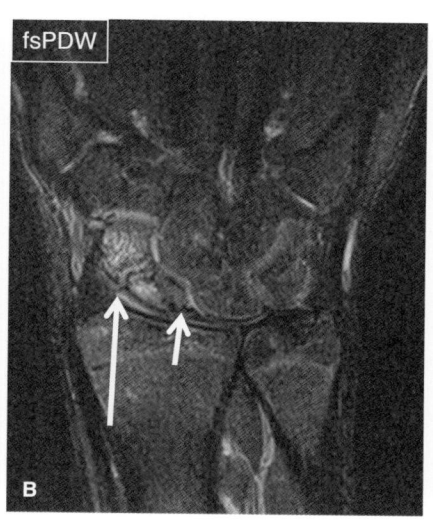
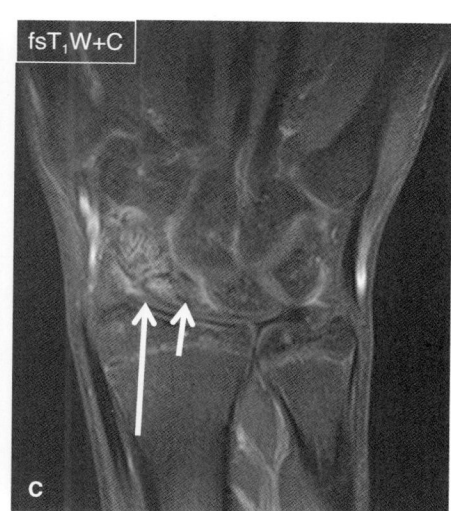

图 89　缺血坏死与正常愈合。冠状位图像（A~C）显示舟骨腰部骨折处（长箭）的纤维愈合，伴有之前损伤后的残余水肿。增强图像（C）显示骨折处周围充血反应。舟骨近端强化程度最低，因为相对于正常骨质（短箭）而言，此处血供较为缺乏。因此，增强有助于区别正常骨与缺血坏死，缺血坏死灶邻近的存活骨质呈轻度强化

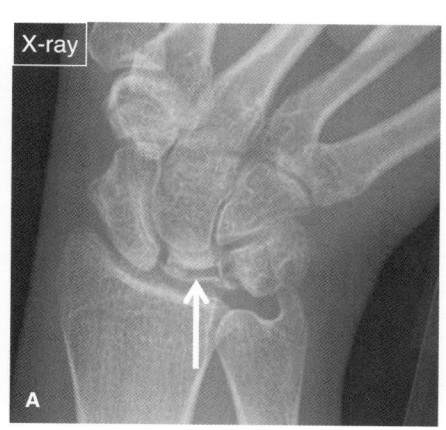
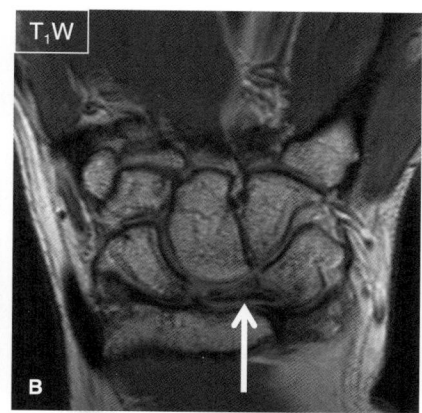
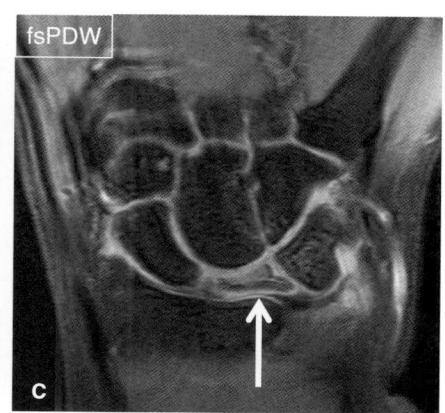

图 90　Kienböck 病。前后位 X 线片（A）和冠状位 MR 图像（B、C）显示月骨塌陷（箭头），与Ⅲ期缺血坏死一致

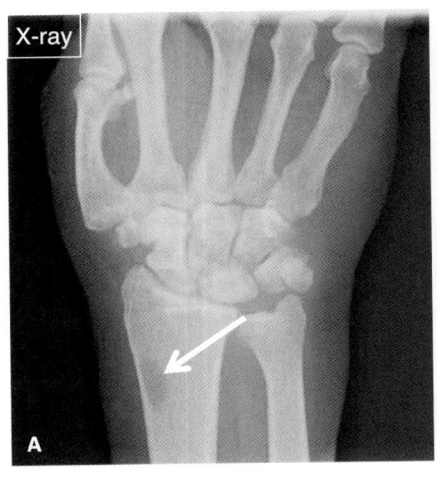
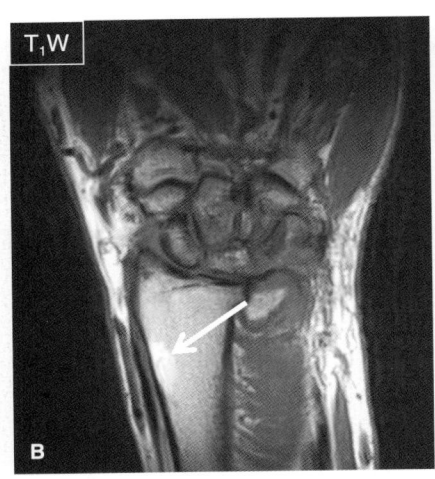
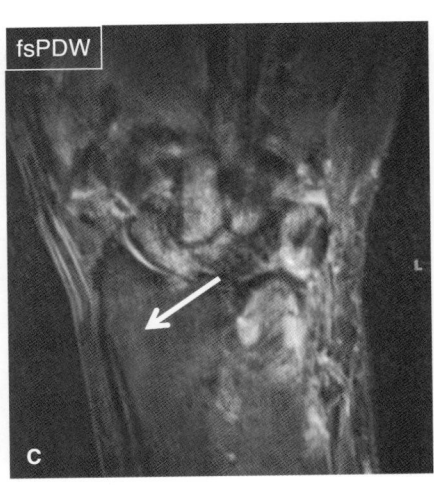

图91 髓腔内良性脂肪病变。**A**：前后位X线片显示在桡骨远端一边界清晰的透亮灶（箭），伴有短且狭窄的过渡带。**B**、**C**：在相应的冠状位MR图像上，病变（箭）的信号类似于脂肪，代表陈旧性可愈合的树胶样病变，类似于脂肪瘤。也要注意继发于慢性梅毒感染导致的腕关节炎性改变

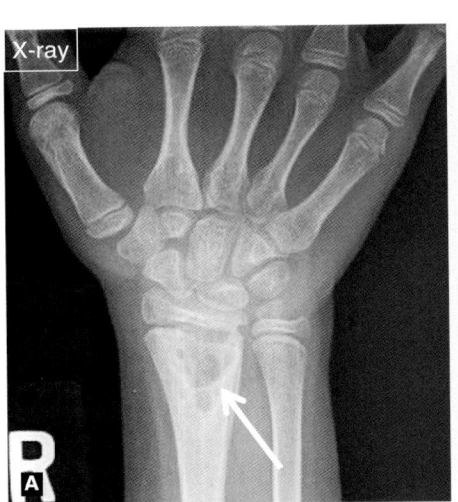
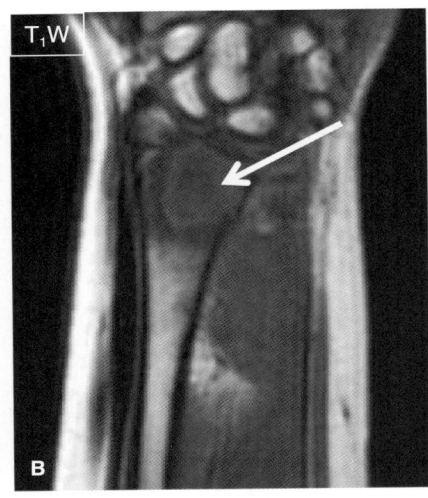
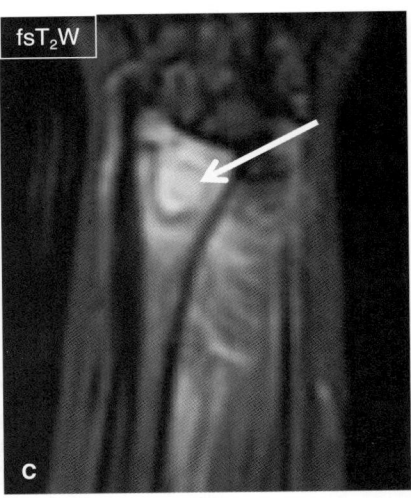

图92 骨髓炎。**A**：前后位X线片显示桡骨远端干骺端一边界相对不清楚的溶骨性病变，周围稍有硬化（箭）。**B**、**C**：在冠状位MR图像上，相应病变（箭）表现为多层，T_1低信号，并伴有弥漫性骨髓和筋膜对比增强。该病例被证实为Brodie脓肿

肌肉：[〈正常〉]

除了大鱼际和小鱼际肌肉的去神经化，我们还应注意与创伤或者感染相关的肌炎。在质子密度加权像或T_1加权图像上，脂肪浸润和肌肉萎缩显示最好，在质子密度加权脂肪抑制图像上显示水肿样信号（图93）。在肌肉扭伤、肌肉病变和肌炎的情况下，影像学改变通常是局灶性的，累及一个或多个肌肉，病变并不局限于特定神经分布的区域，并且通常伴有邻近筋膜水肿。在去神经化中，病变通常是弥漫性的，局限于特定神经分布区域，病变发生于神经末端，邻近筋膜无水肿（图94）。

副肌常见于腕部，偶尔可见，或者表现为软组织肿块，可导致压迫性神经病变。包括：①副掌长肌，位于屈肌腱掌侧和桡侧腕屈肌内侧；②指短伸肌（1%~3%），位于掌骨深部；③副桡侧腕伸肌；④副外展小指肌（24%）（图95）。

血管：[〈正常〉]

尺动脉或桡动脉血栓形成或动脉瘤偶尔会发生（图96、图97）。小鱼际锤击综合征主要是指由于慢性重复性创伤引起的邻近钩骨钩部尺动脉的血栓形成、痉挛或动脉瘤形成。动脉瘤可能会压迫邻近

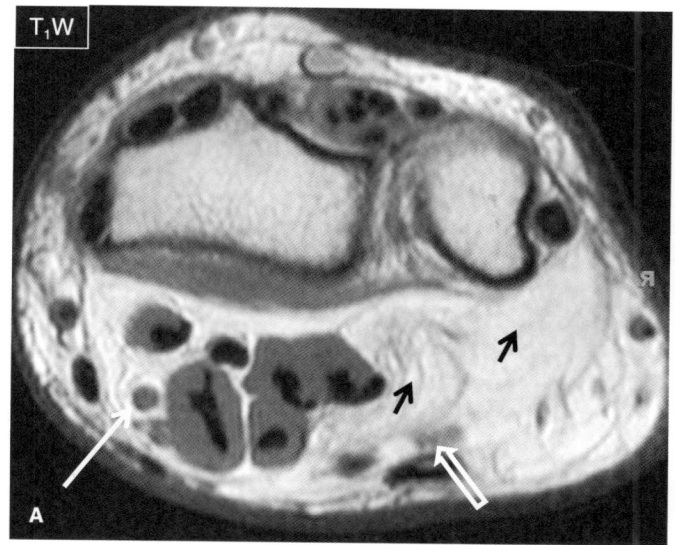
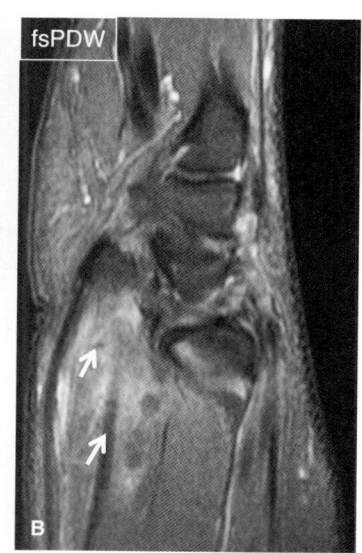

图 93 慢性脊髓灰质炎。轴位（**A**）和矢状位（**B**）图像显示腕关节周围屈肌不同程度脂肪浸润、萎缩及水肿样信号（短箭）。还应注意正中神经（长箭）和尺神经（空箭）的轻微萎缩

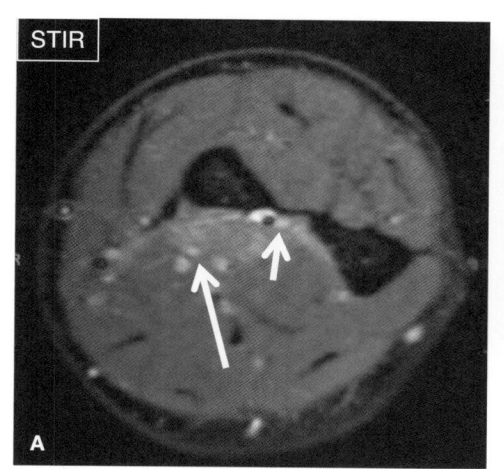
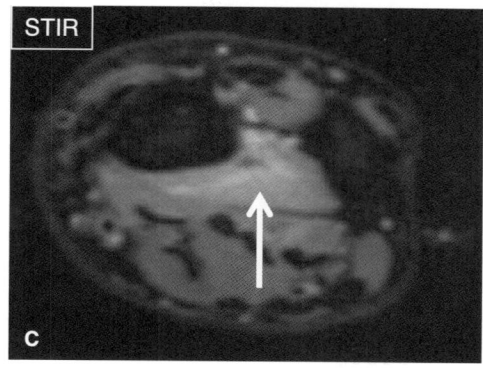
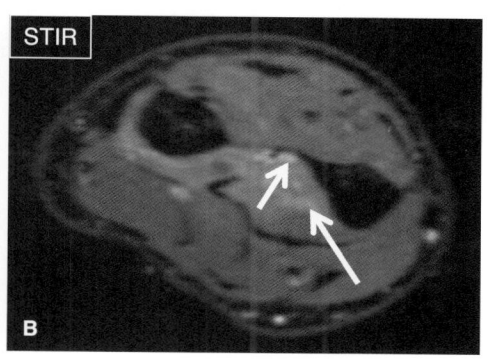

图 94 骨间前神经综合征。轴位图像（**A~C**）。骨间前神经（**A**、**B** 短箭）表现为以异常的 T_2 高信号为特征，反映神经病变。指深屈肌（**B** 中长箭）、拇长屈肌（**A** 中长箭）和旋前方肌的水肿样信号（**C** 中长箭）反映肌肉去神经化

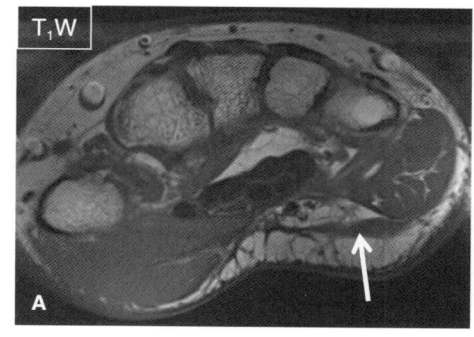
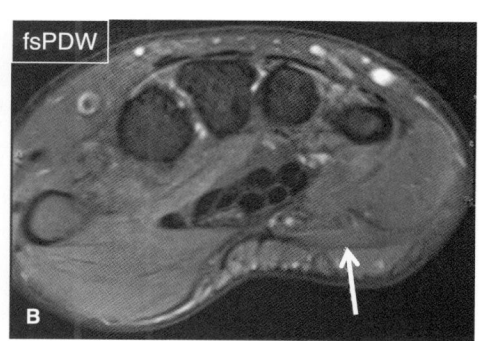

图 95 副外展小指肌。轴位图像（**A**、**B**）显示副肌（箭），位于手腕的掌侧面

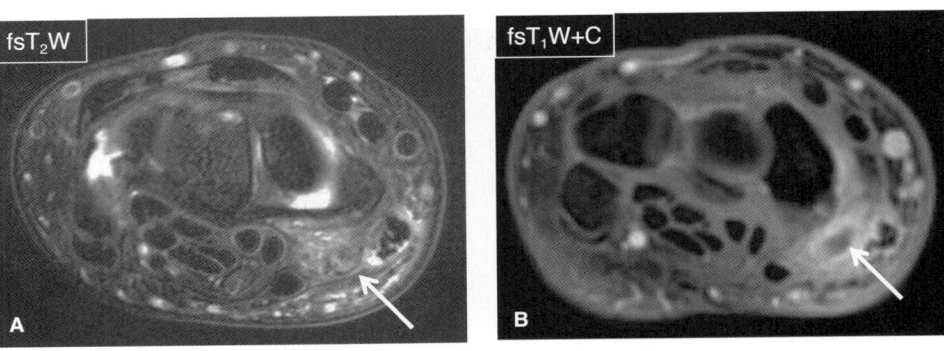

图 96 桡动脉血栓形成。轴位图像。A：桡动脉无流空（箭），表明血栓形成。注意周围软组织的异常 T_2 高信号，与反应性水肿一致。B：仅在图像（A）远端，静脉对比增强图像上存在腔内充盈缺损（箭），与血栓相对应

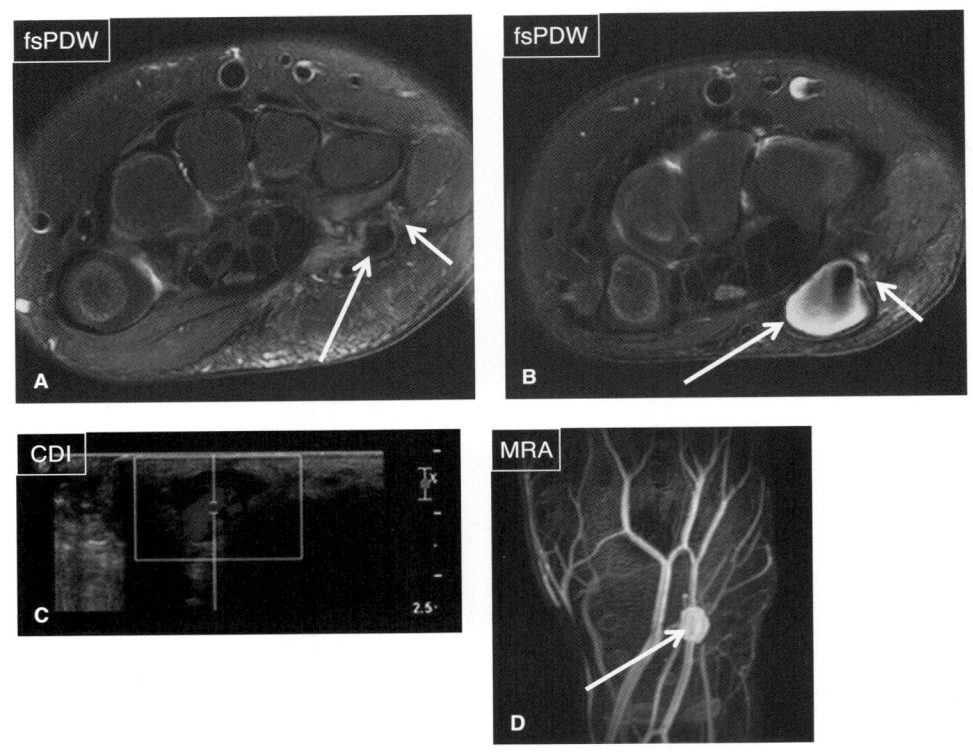

图 97 尺动脉瘤。A、B：连续轴位图像显示腕部尺动脉瘤（长箭）。尺神经因病变（短箭）向背侧和内侧移位。C：多普勒超声显示在病变血管内动脉血流紊乱。D：冠状位磁共振血管造影图像可很好地显示动脉瘤（箭）

的尺神经。这可能与潜在的纤维肌性发育不良有关。罕见的大鱼际锤击综合征也可偶尔发生，与累及桡动脉浅支有相似的过程。大多数患者在置入移植物后，动脉血流搏动恢复效果良好。对于掌弓完整且仅累及桡动脉或尺动脉的患者，可以在不重建的情况下进行动脉结扎，以防止进一步栓塞。

对比增强可发现并鉴别各种类型的血管畸形，尤其是时间分辨动态成像价值更大。静脉畸形在成人中最常见（图 98），表现为边界清楚的 T_2 高信号团块影，有或没有静脉石和搏动伪影，病变周围无水肿，动态增强晚期强化，动脉期无静脉分流显示。动静脉畸形（arteriovenous malformation, AVM）表现为血管增粗，其特征为快速血流形成流空的管腔，但无软组织肿块分离。早期通常可行动静脉分流术。病灶可由单一动脉（简单 AVM）或者多支动脉供血（复杂/血管球 AVM）。淋巴畸形表现为无增强或者

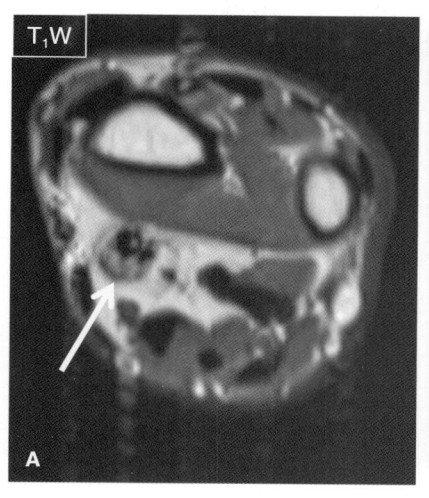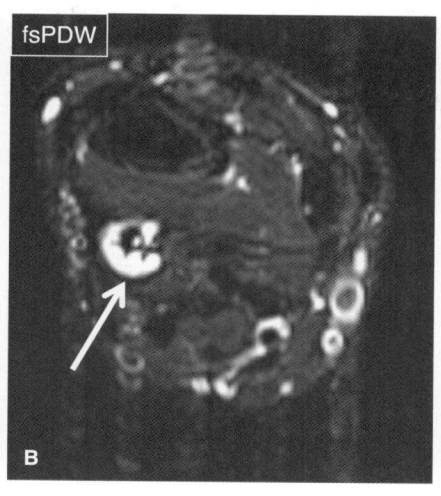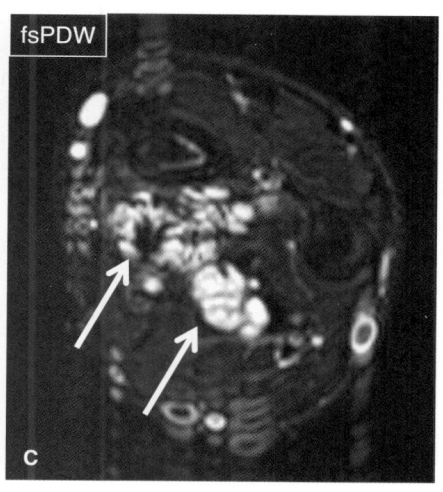

图 98 静脉畸形。轴位图像显示成簇增粗的血管（箭），伴有该层面前臂远端的缓慢血流畸形血管团。注意明显的搏动伪影

边缘强化的分隔性囊肿，可出现液 - 液平面或血液 - 液体平面。Klippel–Trénaunay–Weber 综合征可见于增粗的淋巴管或海绵状淋巴管畸形，该综合征也与某一肢体或一侧身体的骨和软组织肥大相关。毛细血管畸形的典型表现为皮肤增厚和（或）皮肤异常血管，没有明显的深部血管。血管瘤是一种先天性病变，表现为软组织肿块的强化且可包绕动脉分支。通常在 1~2 岁或大部分在 8~10 岁时消失。因此，成人最常见的血管畸形是静脉畸形，而儿童最常见的是血管瘤。最后，由于深静脉血栓形成或者静脉功能不全，可能会出现皮下静脉的扩张，这些不应被误认为静脉畸形，因为其治疗方法不同（静脉畸形行栓塞或硬化治疗 vs. 深静脉血栓行抗凝或支架治疗）。还需报告血管畸形其他的重要特征，包括是否具有浸润性表现、局灶性或者多灶性、是否存在深静脉发育不良，以及肌肉、骨骼或关节受累情况。

其他：[〈无〉]

最后，应注意观察偶发性软组织肿块。腱鞘囊肿通常表现为单房或多房的圆形或椭圆形肿块，位于关节、腱鞘或韧带附近，T_2 图像上呈液体样信号。在 T_1 加权图像上通常为低信号，在 T_1 加权脂肪抑制图像上很少表现为等或高信号，这反映了其蛋白质含量或出血性内容物。增强后，可看到薄壁或内部分隔的轻度增强（图 64、图 73、图 78~图 80、图 99）。对于腱鞘囊肿，应仔细观察其颈部和邻近结构，尤其是韧带，以发现潜在的撕裂。大的腱鞘囊肿可侵蚀邻近骨皮质。

腱鞘巨细胞瘤（关节外色素沉着绒毛结节性滑膜炎）是一种良性病变，通常发生在前三指的掌侧面，很少累及手腕部。通常情况下，病变位于肌腱附近或包裹肌腱，表现为一边界清晰的肿块，在所有序列均为低信号，并有可变性，但最常见的是均匀增强。由于含铁血黄素沉积，与关节内色素沉着绒毛结节性滑膜炎类似，在梯度回波序列上，开花样伪影可能会很明显。

Dupuytren 挛缩又称手掌纤维瘤病，是指手掌腱膜及其延伸部分的纤维增生和胶原沉积，通常导致手掌和手指的进行性和退行性屈曲挛缩。磁共振图像显示多发的结节状或条索状，起源于掌腱膜，向远端和浅表延伸，并且平行于屈肌肌腱，并以细条状终止于掌骨远端皮下组织。一般来说，在 T_1 加权和 T_2 加权图像上，与肌肉相比，结节呈等信号，条索状结构呈低信号。

脂肪瘤通常在 T_1 加权和 T_2 加权图像上呈高信号，在脂肪抑制图像上呈低信号。常难以发现，尤其是其与正常皮下脂肪混在一起时。由于正常肌纤维和脂肪小叶的交错，肌内脂肪瘤信号更不均匀。尽管内部薄层纤维血管间隔并不少见，但其缺乏结节状强化。可遵循一简单规则，即如果脂肪瘤看起来比皮下脂肪"更脏"或更狭长，可诊断为非典型脂肪瘤病变，这是一个广义的术语，包括非典型的脂肪瘤和分化良好的脂肪肉瘤，上述两种病变有相似的临床表现，仅需定期随访评估其稳定性。另一方面，如果病变呈结节状强化，应行活组织学检查以除外脂肪肉瘤。

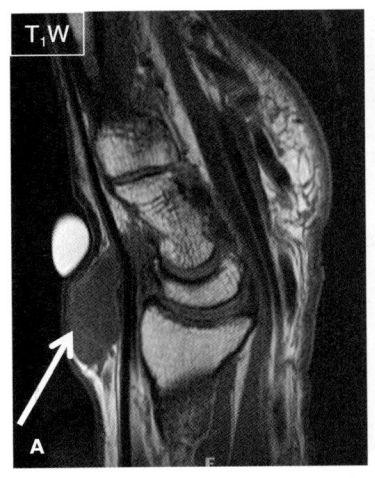
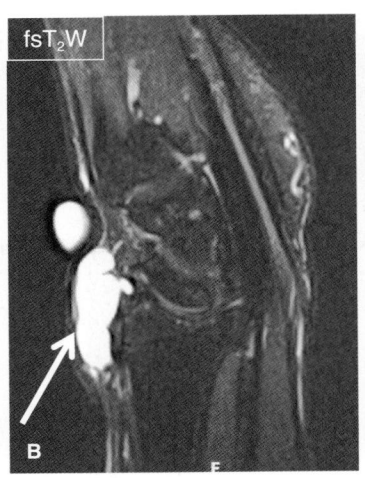
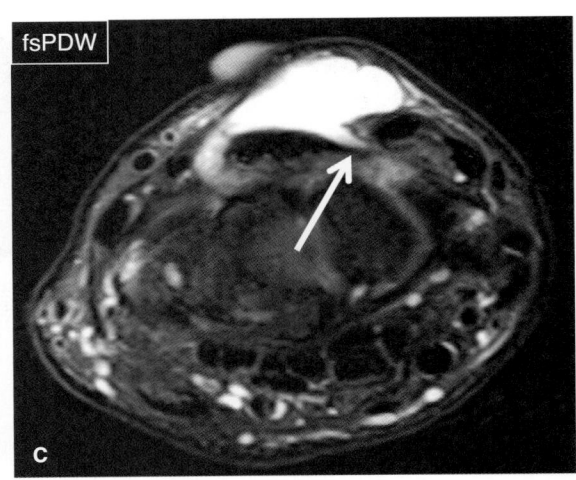
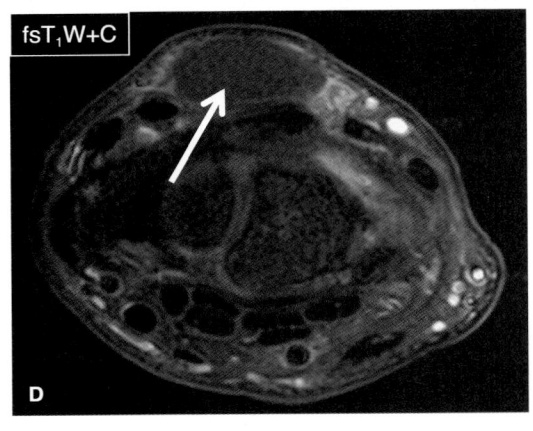

图99　腱鞘囊肿。A、B：矢状位图像显示腕部背侧面的囊性肿块（箭）。C、D：轴位图像显示病变颈部可延伸至背侧腕间（C中箭），并伴有周围组织的强化（D中箭），证实病变为囊性

其他偶发的骨块包括茎突骨和副舟骨。茎突骨更常见，表现为大小不等且可触及的副骨，位于第二和第三掌骨基底部水平背侧（图100）。虽然通常无症状，但由于反复的创伤，退变性改变，或桡侧腕长伸肌和腕短伸肌腱的反复性摩擦和滑脱（腕凸综合征；图101），可能导致手腕部疼痛和运动受限。影像学检查显示一小骨块影，与头状骨和小多角骨之间形成假关节。在有症状的病例中，有骨髓水肿、骨性关节炎改变、关节积液和（或）伸肌腱异常。副舟骨与舟骨背侧面毗邻，这可能会与舟骨骨折相混淆。清楚的皮质边界有助于将这种变异与急性骨折区分开，急性骨折可显示骨髓和筋膜水肿，以及骨碎片皮质边界不清。最后，桡骨茎突撞击综合征是一少见疾病，表现为疼痛综合征。正常大小或延长的桡骨茎突可能撞击舟骨，导致撞击相关的软组织或骨髓水肿和（或）骨质的囊性变（图102）。据报道，

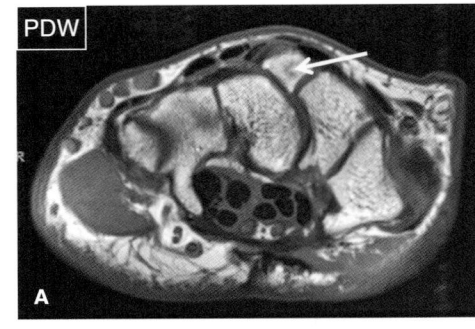
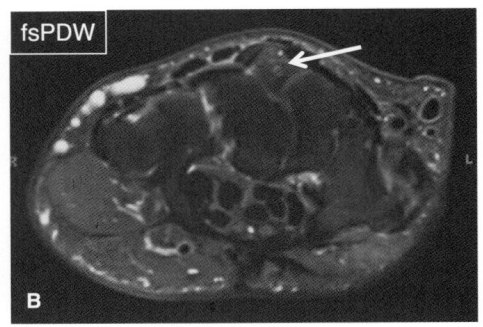

图100　茎突骨。轴位图像（A、B）显示偶然发现的副骨（箭），位于第二和第三掌骨基底部水平背侧

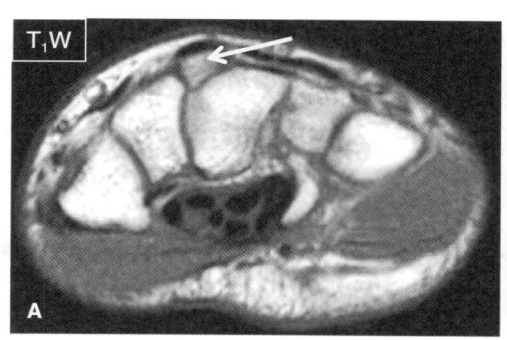
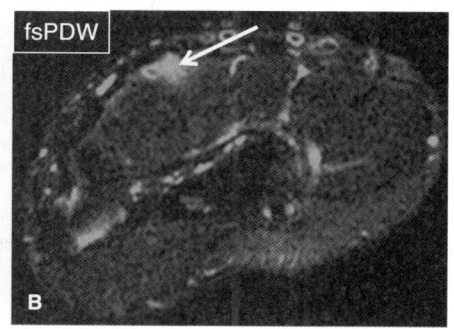

图 101　腕凸综合征。轴位图像（A、B）显示在有症状患者中茎突（箭）内骨髓水肿

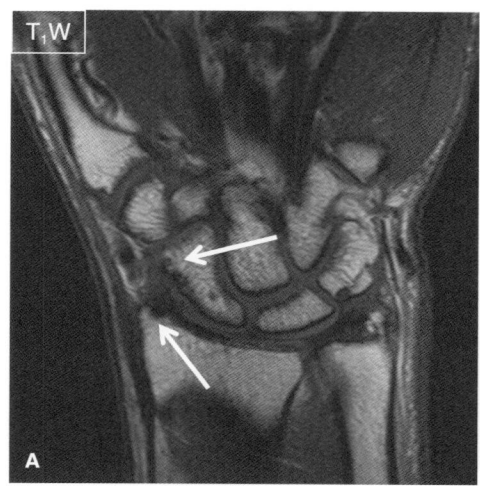
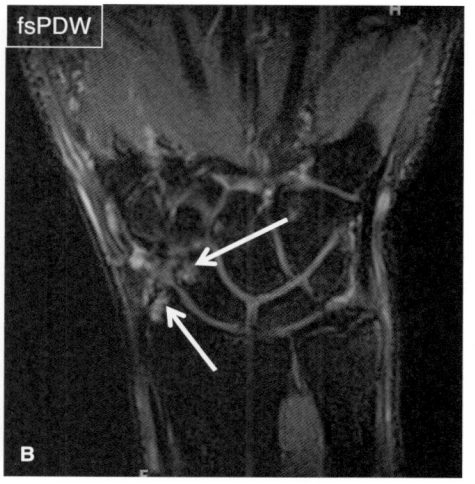

图 102　桡骨茎突撞击。冠状位图像（A、B）显示桡骨茎突和邻近舟骨（箭）相对面下的软骨下骨质硬化和囊肿

更普遍的情况为近排腕骨切除术或舟骨、大小多角骨关节融合术的结果。在这种情况下，可预防性地切除桡骨茎突，以防止撞击综合征的发生或舟骨腰部继发性骨赘的形成。

总而言之，腕关节包括许多小的骨和韧带结构，对其进行系统的评估对于报告质量至关重要。

（Avneesh Chhabra, Shadpour Demehri, Theodoros Soldatos 著
程晓光　何　波译　龚向阳审校）

推荐文献

Buck FM, Gheno R, Nico MA, et al. Ulnomeniscal homologue of the wrist: Correlation of anatomic and MR imaging findings. *Radiology*. 2009;253(3):771–779.

Burns JE, Tanaka T, Ueno T, et al. Pitfalls that may mimic injuries of the triangular fibrocartilage and proximal intrinsic wrist ligaments at MR imaging. *Radiographics*. 2011;31(1):63–78.

Chhabra A, Soldatos T, Thawait GK, et al. Current perspectives on the advantages of 3-T MR imaging of the wrist. *Radiographics*. 2012;32(3):879–896.

Coggins CA. Imaging of ulnar-sided wrist pain. *Clin Sports Med*. 2006;25(3):505–526.

Cunningham PM. MR imaging of trauma: Elbow and wrist. *Semin Musculoskelet Radiol*. 2006;10(4):284–292.

Davis KW, Blankenbaker DG. Imaging the ligaments and tendons of the wrist. *Semin Roentgenol*. 2010;45(3):194–217.

Ergun T, Lakadamyali H, Derincek A, et al. Magnetic resonance imaging in the visualization of benign tumors and tumor-like lesions of hand and wrist. *Curr Probl Diagn Radiol*. 2010;39(1):1–16.

Nobauer-Huhmann IM, Pretterklieber M, Erhart J, et al. Anatomy and variants of the triangular fibrocartilage complex and its MR appearance at 3 and 7T. *Semin Musculoskelet Radiol*. 2012;16(2):93–103.

Shahabpour M, Van Overstraeten L, Ceuterick P, et al. Pathology of extrinsic ligaments: A pictorial essay. *Semin Musculoskelet Radiol*. 2012;16(2):115–128.

Taljanovic MS, Malan JJ, Sheppard JE. Normal anatomy of the extrinsic capsular wrist ligaments by 3-T MRI and high-resolution ultrasonography. *Semin Musculoskelet Radiol*. 2012;16(2):104–114.

Tanaka T, Ogino S, Yoshioka H. Ligamentous injuries of the wrist. *Semin Musculoskelet Radiol*. 2008;12(4):359–377.

Theumann NH, Pfirrmann CW, Antonio GE, et al. Extrinsic carpal ligaments: Normal MR arthrographic appearance in cadavers. *Radiology*. 2003;226(1):171–179.

Weber MA, von Stillfried F, Kloth JK, et al. Cartilage imaging of the hand and wrist using 3-T MRI. *Semin Musculoskelet Radiol*. 2012;16(2):71–87.

Weinberg EP, Hollenberg GM, Adams MJ, et al. High-resolution outpatient imaging of the wrist. *Semin Musculoskelet Radiol*. 2001;5(3):227–234.

Wilson D, Allen GM. Imaging of the carpal tunnel. *Semin Musculoskelet Radiol*. 2012;16(2):137–145.

附录 1：完整的结构化报告样本。腕关节：正常

检查项目：腕关节 MR [〈伴〉或〈不伴〉] 增强扫描

病史：[ ] 岁〈患者性别〉和〈检查的原因〉

技术：成像 [〈无静脉注射对比剂〉〈静脉注射对比剂前和静脉注射对比剂后〉〈关节内注射对比剂后〉]。在 [1.5 或 3.0] T 磁共振获取 [〈右侧 / 左侧〉] 腕关节的多平面、多序列 MR 图像。

对比检查：[〈无〉]

影像学表现：
对位：[〈正常〉]
尺骨变异：[〈中性〉]
下桡尺关节：[〈一致〉]
舟月骨分离：[〈不存在〉]

积液：
腕关节积液：[〈无〉]
下桡尺关节积液：[〈无〉]

固有韧带：
舟月韧带：[〈完好〉]
月三角韧带：[〈完好〉]

尺侧：
三角纤维软骨韧带：[〈完好〉]
月骨小关节面：[〈不存在〉]
钩月关节：[〈正常〉]
尺骨腕部撞击：[〈无〉]

伸肌间室：
Ⅰ：[〈正常〉]
Ⅱ：[〈正常〉]
Ⅲ：[〈正常〉]
Ⅳ：[〈正常〉]
Ⅴ：[〈正常〉]
Ⅵ：[〈正常〉]

屈肌间室：
屈肌支持带：[〈正常〉]
屈肌腱：[〈正常〉]
腕管：[〈正常〉]
正中神经：[〈正常〉]
腕尺管：[〈正常〉]

关节：
拇指 - 腕掌关节 / 掌指关节：[〈正常〉]
舟大多角小多角骨关节：[〈正常〉]
豆 - 三角骨关节：[〈正常〉]

外部韧带：
桡侧副韧带 / 尺侧副韧带：[〈完好〉]
腕间背侧韧带 / 掌外韧带：[〈完好〉]
骨骼：[〈正常〉]
肌肉：[〈正常〉]
血管：[〈正常〉]
其他：

诊断印象：
1. [〈 〉]

附录 2：完整的结构化报告样本。腕关节：异常

检查项目：腕关节 MR 增强扫描

病史：[25 岁男性，右腕疼痛]

技术：成像[〈关节内注射对比剂后〉]。在[〈1.5〉]T 磁共振获取[〈右侧〉]腕关节的多平面、多序列 MR 图像。

对比检查：[〈2014.11.9. X 线片〉]

影像学表现：
对位：[〈背侧交错节段不稳定畸形〉]
尺骨变异：[〈尺骨轻微负向变异〉]
下桡尺关节：[〈一致〉]
舟月骨分离：[〈存在〉]
积液：微量
腕关节积液：[〈关节内无增强〉]
下桡尺关节积液：[〈微量液体〉]
内部韧带：
舟月韧带：[〈完全撕裂，所有纤维束均受累。增强后强化范围从桡腕间隙延伸至腕中间隙〉]
月三角韧带：[〈完好〉]
尺侧：
三角纤维软骨韧带：[〈茎突周围的退行性信号和撕裂〉]
月骨小关节面：[〈存在〉]
钩月关节：[〈正常〉]
尺骨腕部撞击：[〈无〉]
伸肌间室：
Ⅰ：[〈轻度肌腱变性〉]
Ⅱ：[〈正常〉]
Ⅲ：[〈正常〉]
Ⅳ：[〈正常〉]
Ⅴ：[〈正常〉]
Ⅵ：[〈中度肌腱变性和轻度腱鞘炎〉]
屈肌间室：
屈肌支持带：[〈轻度屈曲〉]
屈肌腱：[〈轻度腱鞘炎〉]
腕管：[〈深层脂肪垫消失〉]
正中神经：[〈近端轻度肿大，腕管内轻度变平。呈中高信号强度，分支延伸走行〉]
腕尺管：[〈正常〉]
关节：
拇指-腕掌关节/掌指关节：[〈轻度骨性关节炎〉]
舟大多角小多角骨间关节：[〈正常〉]
豆-三角骨关节：[〈正常〉]
外部韧带：
桡侧副韧带/尺侧副韧带：[〈舟骨附着处皮质下囊性改变减轻〉]
腕间背侧韧带/掌外韧带：[〈与掌侧腕间韧带相关的腱鞘囊肿，大小 15 mm×4 mm〉]
骨骼：[〈其余正常〉]
肌：[〈正常〉]
血管：[〈正常〉]
其他：[〈无〉]

诊断印象：
1. 舟月韧带完全中断伴有舟月骨分离和背侧嵌入部分不稳改变。
2. 掌侧腕间韧带腱鞘囊肿。
3. 三角纤维软骨复合体轻度撕裂。
4. 腕关节少量积液。
5. 腕管综合征伴有屈肌腱轻度腱鞘炎。
6. 尺侧腕伸肌肌腱变性和腱鞘炎。

第 9 章　髋关节

髋关节（或髋股关节）是连接中轴骨和下肢的球窝关节。它是人体最大的关节之一，有助于在静态和动态姿势下保持平衡和支撑身体的重量。凹形髋臼与凸起的股骨头构成关节，关节间隙各处等宽但稍有偏差，以起到足够的润滑作用。这种匀称性使得股骨头围绕一个固定的轴旋转，该旋转运动与四组肌肉有关，使下肢内收、外展、屈曲和伸展。

与其他关节类似，各种创伤性、退行性、感染性以及代谢性的疾病可累及髋关节，系统性的影像分析和结构化报告对于髋关节结构的最佳诊断评估是必不可少的。在大多数情况下，因为视野较小且使用了专有的表面线圈，单侧髋关节成像可以提供更好的空间和对比度分辨率。在骨坏死、褥疮或寻找转移灶时，推荐双髋成像作为骨盆成像方案的一部分。静脉注射对比剂可用于确定骨坏死和疑似感染或肿瘤病例中的组织活性。直接 MR 关节造影传统上用于怀疑髋臼唇损伤、关节内游离体、骨软骨病变以及髋关节发育不良的术前评估，尤其是在低场磁共振上应用。另外，间接 MR 关节造影可以通过静脉注射钆对比剂（1 mmol/kg），然后进行 10~15 分钟轻微的运动，随后采集横轴位、冠状位及矢状位 T_1 加权（T_1WI）脂肪抑制图像。由于目前的 1.5T 或 3T 高分辨率成像，关节造影的适应证正在减少。多数情况下，MR 关节造影应用于需要诊断性或治疗性止痛注射的患者。本章讨论了影像学评估方法，并描述如何填写结构化报告（框 1）。相关的 MR 物理学和成像方案的概念细节已在 MR 方案优化这一章节中进行了讨论。

图像评估

以下逐步的讲解只是一种实践指南，髋关节的所有结构都应在多个平面上进行观察以得到最佳评估。这也帮助读者了解这些结构在哪个特定的平面能得到最佳的观察/评估。

1. 列出同一平面的脂肪饱和（fat-saturated, fs）和非 fs 图像并同步进行，评估 3 个平面所见的盆腔脏器、骶骨和脊柱，然后评估髋关节的重要病变或肿块病变。

2. 从冠状位图像开始，观察是否存在髋关节积液，关节囊扩张时将更加明显。评估骨骼的对位情况、股骨头颈部异常隆起情况、囊变、髋臼变浅、髋臼小骨以及检查骨髓是否有红骨髓化或其他信号异常。接下来，排除软骨或骨软骨游离体以及圆韧带病变，检查臀肌、腘绳肌和髂腰肌肌腱的连续性、撕裂或附着点异常（例如转子滑囊炎、止点病变、撕脱性囊变）。随后，评估外上髋臼唇和软骨连接处，并特别注意髋臼唇旁囊肿。最后检查关节软骨是否有骨关节炎改变或骨软骨病变。

3. 在矢状位，评估前上髋臼唇和后下髋臼唇以及相应的髋臼唇软骨连接处情况。此平面可很好地评估潜在的关节间隙狭窄、软骨缺损、裂缝和软骨下囊肿，特别是髋臼唇-软骨病变最常见于关节前上间室。最后，检查有无髂腰肌滑囊炎，如有臀肌、腘绳肌或股直肌内收肌腱膜撕裂，查看肌腱回缩情况。

4. 轴位最适于评估前后髋臼唇（再次检查是否存在髋臼唇旁囊肿）和髂腰肌滑囊，且能充分评估臀肌、腘绳肌和髂腰肌肌腱及其相关滑囊。轴位图像也最适于评估局部肌肉、血管和神经。

框 1：结构化报告：髋关节

髋关节 MRI 结构化报告检查表。在每一栏中，"正常"是默认选项，其余选项为影像学评估中可能遇到的各种病理情况。完整的正常和异常检查结果报告样本见本章末尾的附录 1 和附录 2。

髋关节检查：[〈左 / 右〉]髋关节 MRI [〈有 / 无〉]增强

影像学表现：
对位：[〈正常〉〈半脱位 / 脱位〉]
髋关节撞击相关的解剖：
钳夹型 / 髋臼：[〈正常〉〈后倾 / 过度覆盖 / 髋臼小骨〉]
凸轮型 / 股骨头 - 颈交界区：[〈正常股骨头 - 颈偏心距〉〈股骨颈囊性病变 / 股骨头和颈部隆起〉]
发育异常：[〈无〉〈髋臼变浅 / 髋臼唇肥大〉]
关节积液：[〈正常〉〈少量积液 / 中等量积液 / 大量积液〉〈滑膜增厚〉]
大转子滑囊炎：[〈正常 / 存在〉]
髋臼唇：[〈正常〉〈退行性磨损〉〈撕裂〉〈髋臼唇软骨分离〉〈唇旁囊肿〉〈髋臼唇骨化〉]
软骨：
股骨：[〈正常〉〈轻度变薄 / 重度变薄〉〈轻度缺损 / 重度缺损〉]
髋臼：[〈正常〉〈轻度变薄 / 重度变薄〉〈轻度缺损 / 重度缺损〉]
关节囊 / 韧带：[〈正常〉〈髂股韧带、坐股韧带或耻股韧带增厚或扭伤〉]
肌肉 / 肌腱：
臀肌：[〈正常〉〈扭伤〉〈肌腱病〉〈肌肉萎缩〉〈末端病〉]
内收肌：[〈正常〉〈扭伤〉〈萎缩〉]
髂腰肌：[〈正常〉〈扭伤〉]
外旋肌：[〈正常〉〈扭伤〉〈梨状肌不对称〉〈坐骨股骨撞击相关水肿和（或）股方肌脂肪浸润〉]
腘绳肌：[〈正常〉〈扭伤〉〈肌腱炎〉〈末端病〉]
骨骼：[〈除外正常〉]
血管：[〈正常 / 异常〉]
神经：[〈正常 / 异常〉]
内脏：[〈所见盆腔结构正常。无淋巴结肿大。盆腔内无明显游离液体 / 腹水〉]
其他：

诊断印象（结论）：
[〈按轻重缓急排列〉]

如何填写结构化报告

对位：[〈正常〉〈后半脱位〉〈脱位〉]
髋关节撞击相关的解剖：
钳夹型 / 髋臼：[〈正常〉〈后倾 / 过度覆盖 / 髋臼小骨〉]
凸轮型 / 股骨头 - 颈交界区：[〈正常股骨头 - 颈偏心距〉〈股骨颈囊性病变 / 股骨头和颈部隆起〉]

最好在非 fs 图像上评估骨结构和骨对位的情况，因为该图像可以更清晰地显示黄骨髓、骨皮质和骨赘。球形股骨头通常应位于髋臼窝的中心（图 1）。后半脱位 / 脱位时，股骨头位于髋臼外上方，并可能并发坐骨神经损伤。在不常见的前下半脱位 / 脱位中，股骨头位于髋臼前下方，可能合并股动脉和神经损伤相关。中央脱位时，股骨头突入盆腔，可并发盆腔内软组织损伤及出血。这些脱位通常与潜在的骨功能不全有关，诸如骨质疏松症、炎性关节病或骨软化症。当涉及股骨头骨折时，髋关节脱位可根据 Pipkin 分型进行分类，该分型的关键标准是骨折线位于股骨头凹上方还是下方（表 1）。脊柱裂可能与髋外翻有关（图 2）。

髋关节撞击综合征（femoroacetabular impingement，FAI）指股骨头 - 颈连接处与髋臼的慢性病理机械性接触，导致髋臼唇撕裂、关节软骨损伤，随后继发早期骨关节炎（OA）。FAI 可能是因为"髋臼过大或后旋（后倾）"，该结构导致髋臼过度覆盖股骨头整体及前外侧面。导致髋臼边缘与股骨头 - 颈交界处异常接触（FAI 钳夹型）。或者"股骨头过大"，即股骨头非球形或股骨头 - 颈偏心距不足，在髋关节屈曲、内收和内旋的过程中，导致髋臼唇软骨复合体

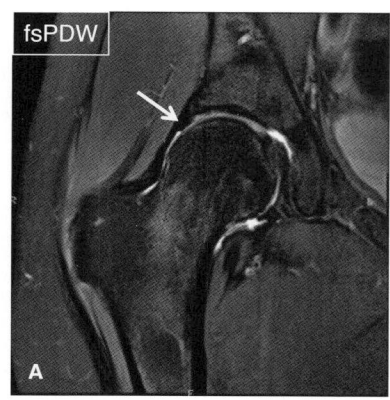

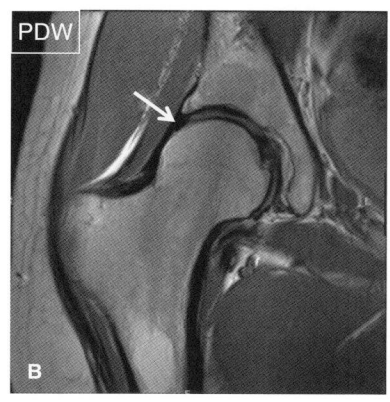

图1 髋关节对位正常。冠状位图像（A、B）显示位于髋臼窝中心的球形股骨头。注意髋臼唇正常的低信号外观

表1 合并髋关节脱位的股骨头骨折 Pipkin 分型

分型	特征
Ⅰ	髋关节后脱位伴股骨头凹下的股骨头骨折
Ⅱ	髋关节后脱位伴股骨头凹上的股骨头骨折
Ⅲ	Ⅰ型及Ⅱ型骨折伴有股骨颈骨折
Ⅳ	Ⅰ、Ⅱ或Ⅲ型骨折伴有髋臼骨折

与突出的股骨头-颈交界处之间的应力异常（FAI 凸轮型）。通常，这两种机制在 FAI 和（或）进展为 OA 中共同起作用。只有在疾病的早期，可以通过手术治疗预防不可逆的退行性关节改变；因此，及时发现和对疾病进行分型对改善患者预后至关重要。某些人群易于发生不同程度的髋关节撞击（动态 FAI），这取决于他们的运动类型和运动量（例如打高尔夫球、踢足球），对这些患者采取个性化治疗，相应的矫正手术的程度可能不同。应该注意的是，FAI 是一种临床诊断，最好描述解剖结构的改变，并在诊断印象中将其称为"FAI 相关解剖结构"合并髋臼唇软骨损伤。

钳夹（Princer）型 FAI 可能是先天性（例如，髋臼过深伴整体过度覆盖或髋臼后倾伴前外侧缘局部过度覆盖）或获得性的（例如，既往创伤、髋臼小骨和边缘骨赘）。在 X 线片上，如果髋臼边缘延伸到髂坐线内侧，则诊断为髋臼过深；在 MRI 上，如果中心-边缘夹角（CE 角）超过 39°（正常为 19°~39°），则诊断为髋臼过深。也可以在冠状位图像上绘制外侧中心-边缘（Wiberg）角，垂直线和斜线分别穿过股骨头中心和髋臼外侧缘。发育不良者角度小（<19°），过度覆盖者角度大（>39°）。另一种在 MRI 上诊断过度覆盖的方法是通过髋关节轴位中心层面，股骨头圆心位于前后缘髋臼唇基底部连线的内侧。最近的一项研究表明，这种表现在无症状受试者的 X 线片上很常见，因此它可能不是患 FAI 的易感因素。髋臼后倾是指髋臼面连线不是朝向正常的前外侧方向，而是向后倾斜。这种情况可能是复杂性发育不良中的一部分，也可能单独存在，在轴位图像上，当髋臼前壁边缘与后壁边缘相持平或位于后缘外侧时可以确诊，而正常髋关节前缘位于后缘内侧，这应该在髋关节近端可看到股骨头完整的形态的第 2~4 个层面进行评估。相关的 X 线表现呈"8"字征，即髋臼的前缘线和髋臼的后缘线产生的交叉（图 3）。目前的趋势是对 FAI 患者进行术前 CT 成像，以评估髋关节解剖，并在相同条件下测

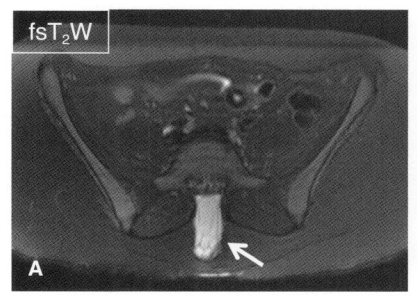
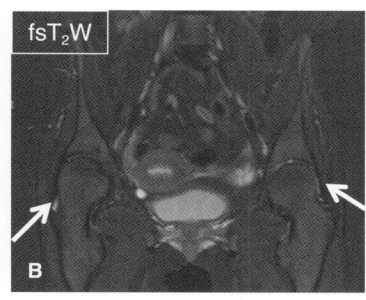
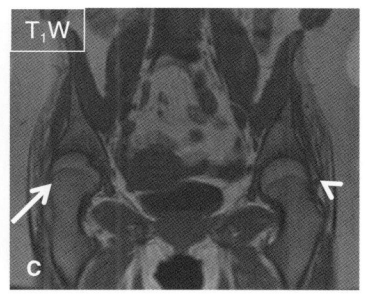

图2 髋关节对位异常。轴位（A）及冠状位（B、C）图像显示一例脊柱裂（A图中箭）伴有髋外翻（B、C图中箭）

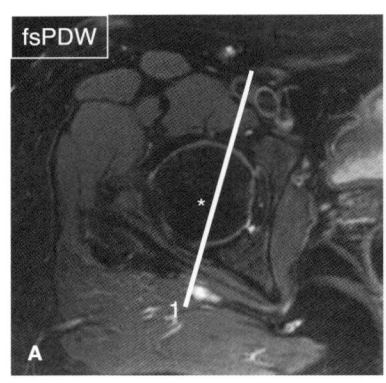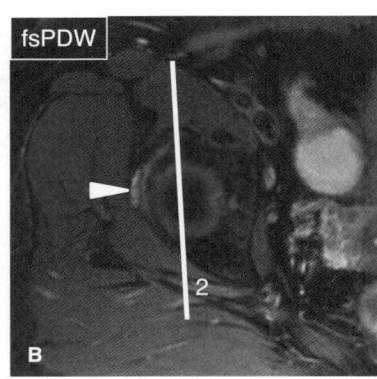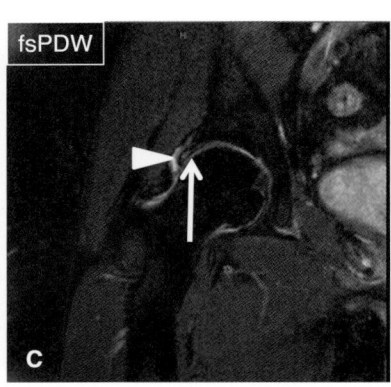

图3 钳夹型髋关节撞击综合征表现为髋部疼痛。轴位（**A**、**B**）和冠状位（**C**）图像。髋关节中心层面（**A**），股骨头中心（星号）位于前后髋臼唇连线（1）外侧，表示无髋臼过度覆盖。较上方层面轴位图像（**B**），可见髋臼前壁位于后壁外侧，直线（2）。可见上髋臼唇撕裂（**C**中箭）以及相应的唇旁囊肿（**B**、**C**中箭头）

量髋臼（前倾角）和股骨的扭转角。股骨扭转既可有保护作用（前倾使 CAM 畸形不易发生撞击），也可以使其更容易损伤（相对后倾使其更易撞击）。MRI 也可以做类似的成像，但需要更多的时间进行采集，因为线圈需要从髋部移动到膝关节。

钳夹型 FAI 的常见软组织影像表现包括较小的前上髋臼唇病变和较大的后下髋臼唇病变（退变、截断、肥大和撕裂伴/不伴唇旁囊肿），以及相关的髋臼关节软骨损伤和（或）软骨下囊肿形成。MRI 上无大范围的软骨异常或明显的关节炎是 FAI 患者预后良好的有效预测因素。其他骨质表现包括髋臼穹隆外缘和髋关节前缘的髋臼唇骨化、髋臼外缘骨折，以及较大髋臼唇的挤压作用使股骨颈脂肪沉积和凹陷，伴或不伴有骨质硬化。不同于常见的平行走向的髋臼小骨，髋臼缘骨折垂直朝向髋臼边缘。另外发现软骨覆盖的边缘，也支持髋臼边缘骨折的诊断。在 MR 钆增强延迟成像（dGEMRIC）上，可见软骨整体 T_1 信号的改变，反映弥漫性黏多糖丢失。术语"髋臼小骨"指的是髋臼旁的小骨，髋臼小骨的存在应高度怀疑髋臼唇病变，特别是在成年人。它们不应与髋臼唇骨化相混淆，后者骨髓信号延伸至髋臼唇内（图4）。

在凸轮（CAM）型 FAI 中，股骨头-颈交界处存在骨性凸起，造成正常的凹形偏移量不足（边缘变

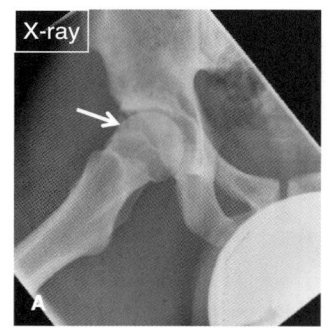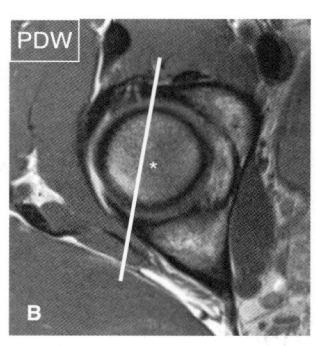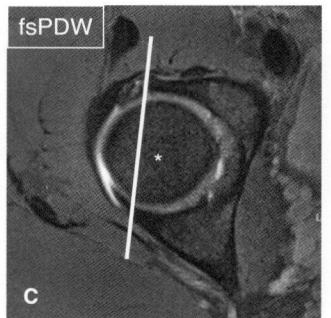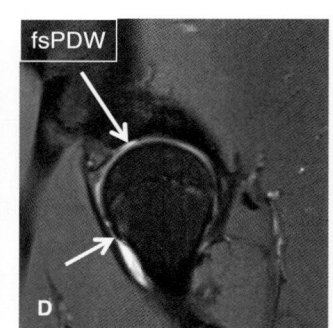

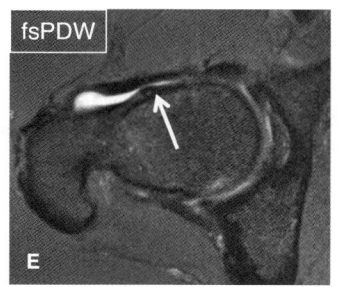

图4 混合型（钳夹及凸轮型）髋关节撞击综合征。**A**：正位 X 线片显示髋臼过度覆盖伴髋臼唇骨化（箭）。**B**、**C**：轴位图像上，股骨头的中心（星号）位于髋臼前后缘连线的内侧，表明过度覆盖会导致钳夹髋臼撞击。**D**：矢状位图像显示股骨头-颈交界处有一个凸起（短箭），提示凸轮型髋臼撞击。需要注意髋臼前上缘的重度软骨缺损（长箭）。**E**：轴位图像上也可确诊股骨头-颈交界处凸起（箭）

直或凸起），这可能是发育性的，也可能是既往股骨头骨骺滑脱（slipped capital femoral epiphysis, SCFE）所致。相关的囊变的大小可能从微小的几毫米（更常见）至＞1 cm（图5、图6）。其他获得性病因包括既往创伤和股骨头缺血坏死（AVN）。在斜轴位非fs图像上，当股骨头切线与股骨颈切线前后间距离减小（＜8 mm，正常＞11 mm）时，可以确诊。股骨前间距（anterior femoral distance, AFD）是股骨颈切线和股骨头-颈隆起切线之间的距离。AFD超过3.6 mm也确诊为CAM型撞击的解剖。另一个被广泛接受确诊异常的测量方法是α角。后者在斜轴位图像或经股骨头-颈的蛙式位测量，通过沿股骨颈长轴作一条经过股骨头中心的直线，按股骨头圆心及半径画圆，第二条直线经过股骨头中心及圆与股骨头前缘交点。正常的α角是42°，上限是55°（图7）。当角度大于65°时，通常会出现症状。根据股骨头-颈交界处骨质突出的程度，可报告股骨头-颈交界处凹形不足或股骨头-颈交界处隆起（图8）。髋臼与股骨头-颈交界前上隆起慢性撞击，可导致后者小的皮质缺损，滑膜组织可通过这些缺损疝入并产生T_2高信号的皮质下囊肿，称为囊变或疝凹（图5、图6、图8）。CAM型FAI的其他典型表现包括前上侧和外上

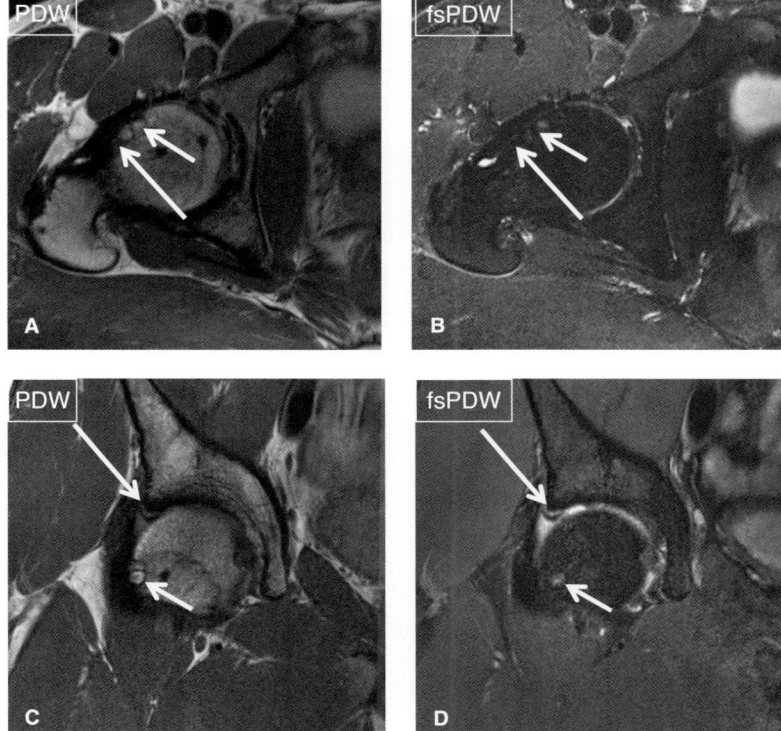

图5 凸轮型髋关节撞击综合征。A、B：髋关节中部的轴位图像显示股骨头-颈部偏移量不足（长箭），并伴有股骨头前部疝凹（短箭），部分呈囊性，部分为脂肪沉积。C、D：相应的冠状图像显示外上髋臼唇软骨分离（长箭）。再次注意股骨头-颈交界处的疝凹/纤维囊性变（短箭）和髋臼上外侧软骨全层缺损

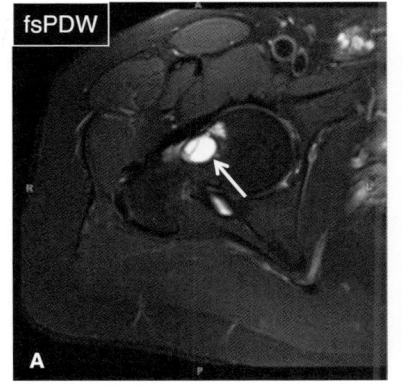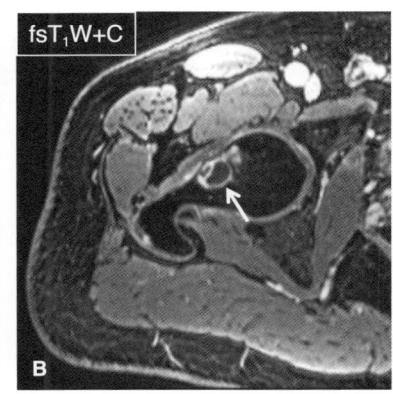

图6 巨大囊性病变。轴位图像（A、B）显示股骨头-颈交界处有一个大的囊性变（白箭），边缘强化，提示凸轮型FAI滑膜疝

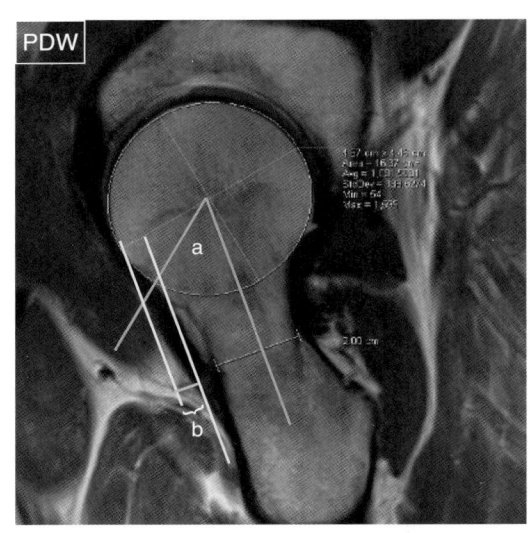

图 7 测量头 - 颈偏移量和 α 角。斜位图像显示股骨头 - 颈解剖关系全貌，同时显示了 α 角（a）和头 - 颈偏移量（距离 b）的测量方式

可能与股骨头 - 颈交界处皮质下骨髓水肿或 CT 上皮质下硬化有关，这基本上反映了早期 FAI 的改变，青春期儿童和青年人股骨头颈部在发生囊变前有可能被诊断出来。晚期 FAI 见多灶性重度全层软骨缺失（通常髋臼侧更重）、大的骨赘形成、股骨头凹旁骨赘、关节间隙狭窄、关节内滑膜增厚和（或）游离体（图 8、图 9）。

发现软骨异常并报告相当重要，因为髋臼唇撕裂实际上是 FAI 解剖重点，外科医生会希望在干预这些髋臼唇和骨质损伤之前了解软骨情况。应牢记一些诊断陷阱。股骨头 - 颈凸起和纤维囊性变可在前缘、外缘或外上缘，因此，建议在所有三个平面上仔细观察股骨头 - 颈交界处，最好是在 CT 三维成像或 MRI 上观察（图 9、图 10）。囊变根据形成时间和演变可有不同的液体、纤维组织或脂肪信号；因此，建议同时评估 fs 和非 fs 图像。各向同性三维成像的其他优势包括以相似分辨率在任意平面上显示病变、类似 CT 骨重建行术前标测，以及更清晰地显示髋臼唇和软骨裂隙（图 10 ~ 图 12）。最后，需要注意的是髋臼唇旁的正常髋臼唇隐窝（边缘光滑），在髂股韧带（髋臼唇旁沟）下方及横韧带在前下和后下髋臼唇附着处，这些不应被误认为撕裂（髋臼唇形状

侧髋臼唇撕裂（通常伴有髋臼唇软骨分离）、髋臼穿窿和（或）股骨头前上缘软骨缺失伴 / 不伴有软骨下囊肿、股骨颈骨赘形成、髂股韧带增厚，以及偶见髂股韧带下滑膜局部瘢痕形成，亦称软组织 CAM 损伤。软组织 CAM 损伤由纤维软骨和滑膜增生组成，

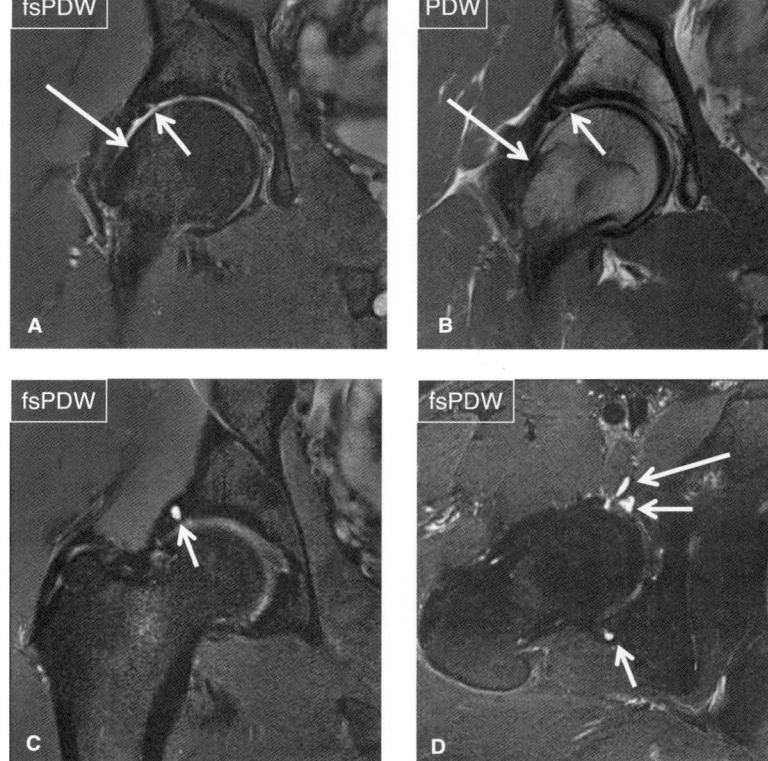

图 8 凸轮型髋关节撞击综合征。冠状位（A ~ C）和横断位（D）图像显示股骨头 - 颈偏移量不足（A、B 中长箭）和外上侧髋臼唇软骨分离（A、B 中短箭）。注意髋臼唇内囊肿（C、D 中短箭）、前下髋臼唇旁囊肿（D 中长箭）和外上髋臼软骨全层缺损伴软骨下硬化

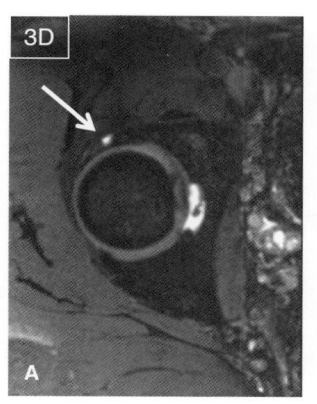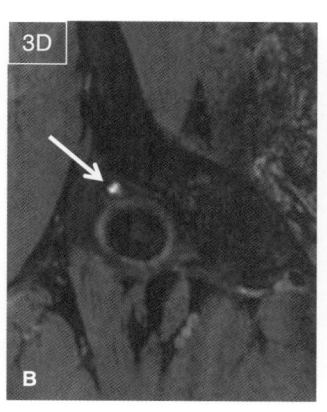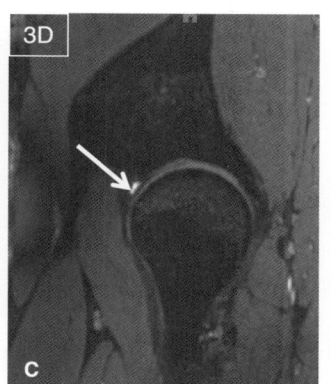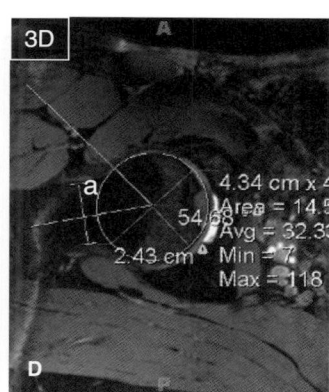

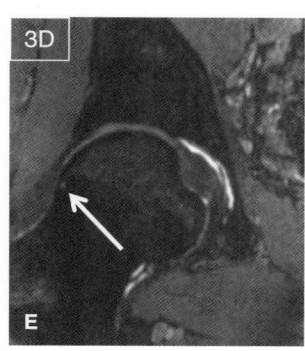

图9 混合型（凸轮型及钳夹型）髋关节撞击综合征。从三维各向同性的稳态序列中重建的轴位（A）、冠状位（B）及矢状位（C）示股骨头过度覆盖，并伴有前上髋臼唇内囊肿（箭）。斜轴位重建图（D）显示 α 角的测量（α = 55°）。另一冠状位重建图像（E）示股骨头-颈交界处囊变（箭）

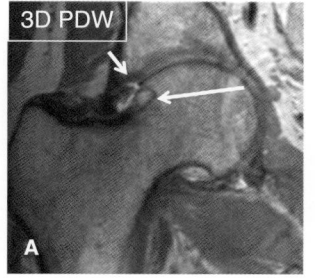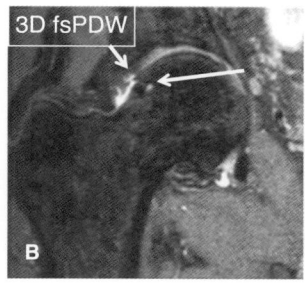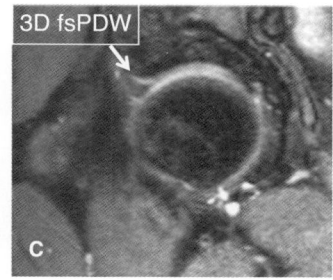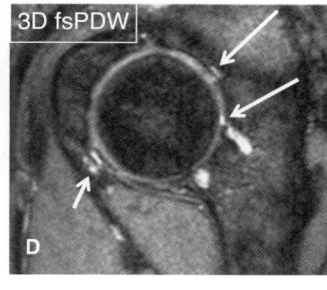

图10 混合型（凸轮型及钳夹型）髋关节撞击三维各向同性自旋回波 PDW 和 fsPDW 图像。在冠状位图像（A、B）中，清晰可见外上髋臼唇软骨分离（短箭）和囊变伴有凸起（长箭）。矢状位（C、D）显示另一前上髋臼唇软骨分离（C 中短箭）、前下髋臼唇软骨撕裂伴有髋臼唇内及唇旁囊肿（D 中短箭）以及软骨全层缺损（D 中长箭）伴有多发软骨下囊肿

不规则、内部信号改变、形态异常截断和/或唇旁囊肿）。

　　FAI 亚专业的外科医生可能会要求在 CT 或 MR 成像行其他测量。常见的有股骨颈干角、髋臼倾角和股骨扭转角。股骨颈干角是在经过股骨头中心的冠状面或厚层上，在股骨颈中心线与股骨干近端中心线间测量。颈干角通常为 120°～140°。髋臼倾角在轴位髋臼前后骨缘连线及双侧坐骨结节平面垂直线间测量。骨盆倾斜应予以矫正。在 1 点钟、2 点钟及 3 点钟方向正常的测量值分别是 5°、10° 及 15°。

轴位图像上，股骨扭转角在经股骨颈的线及水平线之间测量。接着在股骨（内外侧）后髁和水平面作线。膝关节外旋构成一个负角度。将两个角相加。

　　可行单一或复合手术来治疗 FAI，包括股骨头-颈部凸起切除术（截骨术）、髋臼唇清创术和（或）修复术、髋臼软骨成形术以及髋臼和（或）髂骨旋转截骨术。髋臼边缘骨折时，应行髋臼边缘螺钉固定以避免术后髋臼覆盖不足。凸轮型 FAI 切除术后表现为股骨颈明显凹陷，以及髂股韧带和关节囊的局灶性缺损。髋臼唇清创术后可显示游离缘截断和软

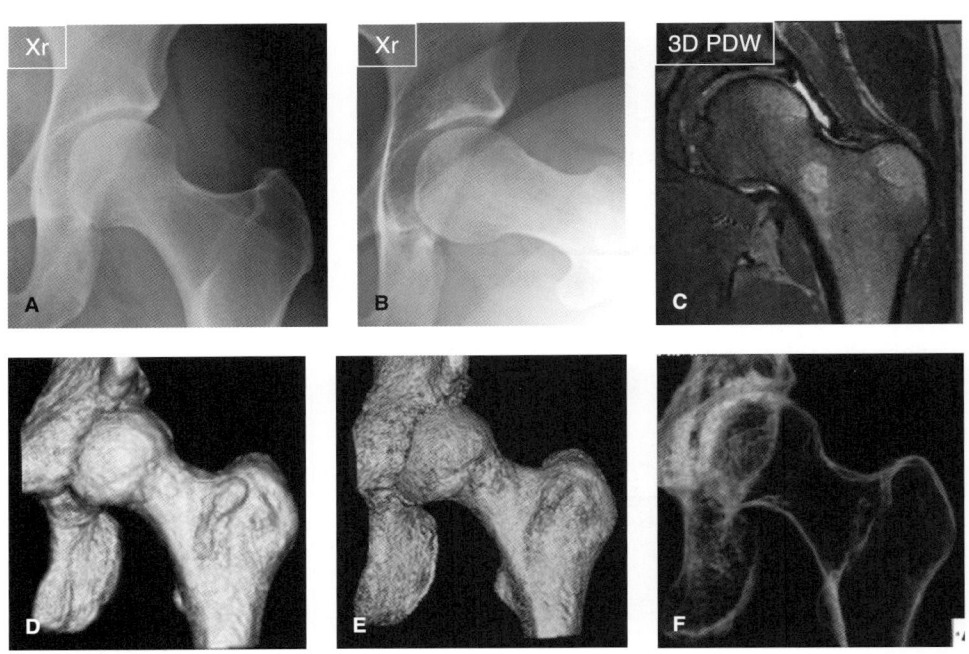

图11 X线片（A、B）、单侧的冠状位3D MR图像（C）和各向同性3D PDW序列生成的显示各种对比度渲染的3D骨骼模型，产生不透明和可透X线的模式图

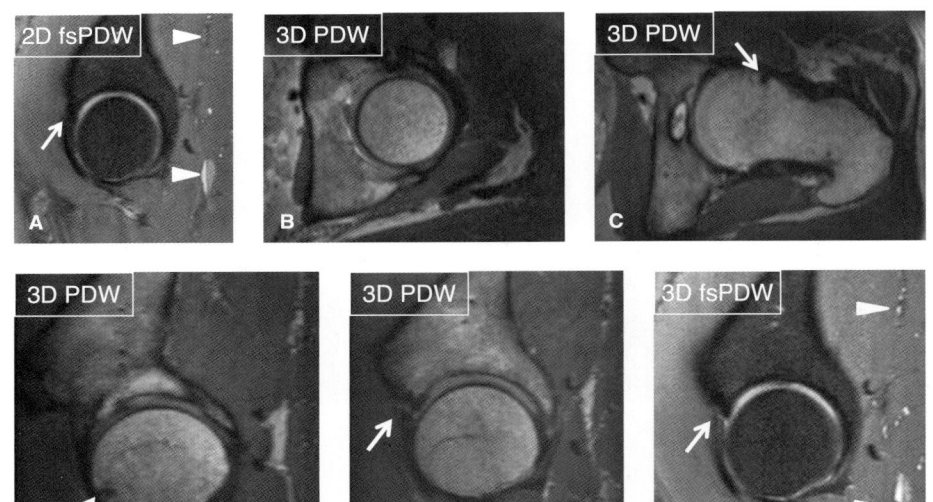

图12 MRI 2D与3D对比。2D冠状图像：未见髋臼唇撕裂。各向同性3D PDW（B~E）和3D fsPDW（F）重建图像显示无过度覆盖（B）、凸起囊变（C、D中箭）以及前上髋臼唇撕裂（E、F）。另注意，与2D图像（A）相比，3D图像（F）上的臀后静脉（箭头）更清晰

骨纤维形成（图13、图14）。MRI的作用是评估股骨颈部切除的充分性和残留的凸起情况，并检测出髋臼唇的再撕裂（fsPDW图像上的类液性信号、髋臼唇或髋臼唇软骨交界处钆剂流入、髋臼唇形态失常、术前正常的部位撕裂及软骨缺损加重或新发软骨缺损），以及新发并发症，包括感染和股骨颈或髋臼不全骨折。

发育异常：[＜无＞〈浅髋臼／髋臼唇肥大〉]

与X线片相似，在冠状位MR图像上可以通过测量外侧CE角（Wiberg）来诊断髋关节发育不良。当角度小于19°（临界值19°~25°）时，确诊为浅髋臼。还可画髋臼角，该角由双侧髋臼Y形软骨上方层面水平线（Hilgenreiner线）及髋臼上外侧骨缘线成角，其异常值为超过25°~30°。该角度应在非fs冠状位图像股骨头凹前方层面测量，此处可见闭孔

内肌和闭孔外肌，否则测量值可能偏低（图15）。在髋关节发育不良中，股骨头位于髋臼上份，髋臼顶的外侧面向上而非向下。股骨头通常80%被髋臼覆盖。如果股骨头外侧超出20%，就称为覆盖不足，符合髋关节发育不良。如果超出部分小于10%，则意味着过度覆盖（CE角大于39°），符合髋臼过深。为了代偿髋臼前部负荷增加以及改善股骨头覆盖率和维持关节润滑，髋臼唇常发生发育性肥大（偶见钙化或骨化和/或内翻），易发生髋臼与股骨头之间的撞击，导致进一步退变和撕裂。在透明软骨或髋臼窝枕部脂肪垫中可以看到异常软组织增厚。这导致关节早期退行性变和OA（骨关节炎）。

MRI可以检测到未怀疑的发育异常、髋臼唇肥大和（或）撕裂（图16）。在髋关节复位不成功的情况下，也可以明确导致复位不成功的软组织病变，例如异常的髋臼窝脂肪垫、髋臼唇嵌入、髂腰肌肌腱插入和透明软骨的情况。在预后方面，复发性半

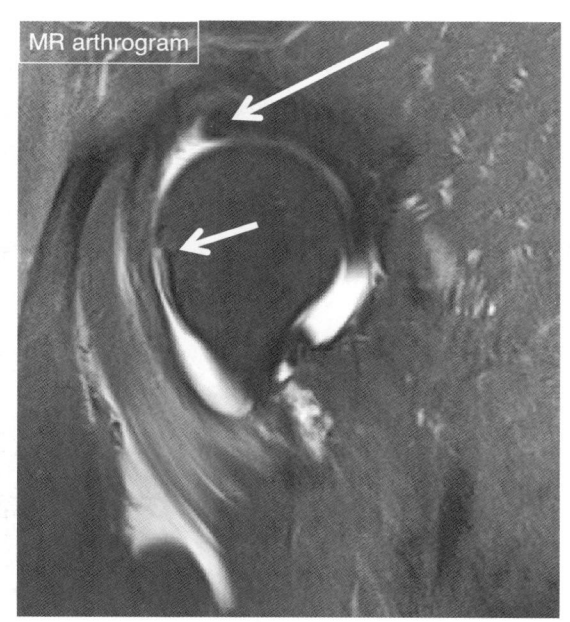

图13　FAI矫正术后表现。术后随访矢状MRA图像显示前上髋臼唇变薄（长箭）。还要注意股骨截骨部位的正常的术后表现（短箭）。关节造影图像上没有观察到对比剂进入髋臼唇

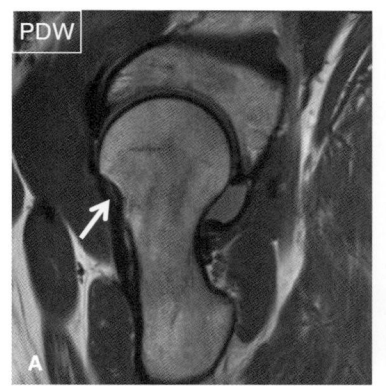 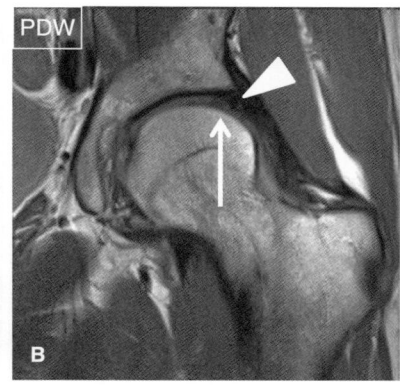 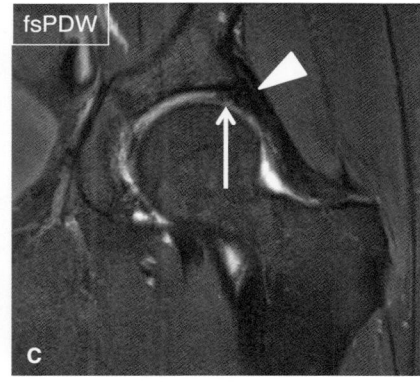

图14　正常的术后表现。FAI术后和外上髋臼唇修复术后。矢状面（A）图像显示股骨截骨部位（小箭）。冠状（B、C）图像显示髋臼唇完整修复（箭头）和髋臼外上侧纤维软骨形成（长箭）

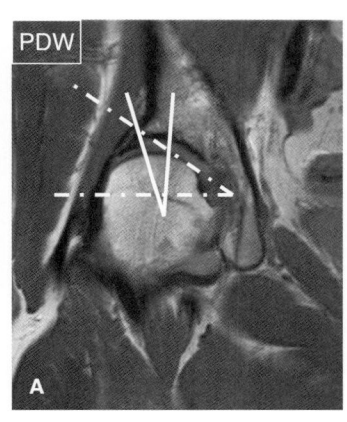 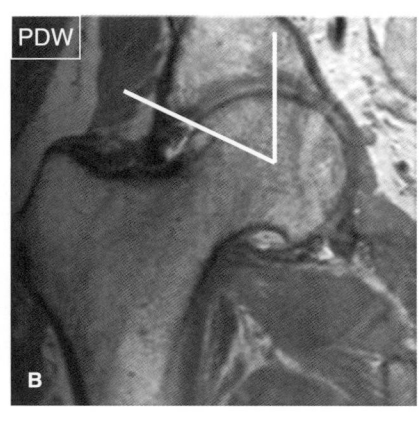

图15　外侧中心边缘（CE）角测量。髋关节发育不良（A）与过度覆盖（B）分别显示为16°和66°。注意37°异常增大的髋臼角（A中虚线）

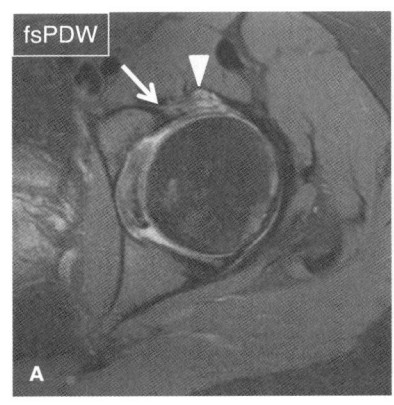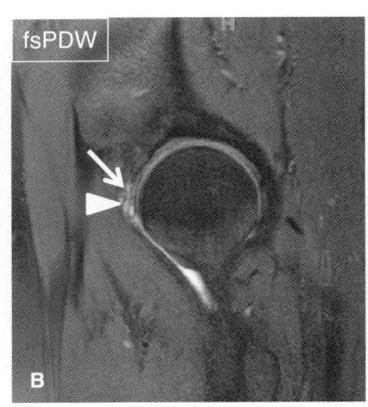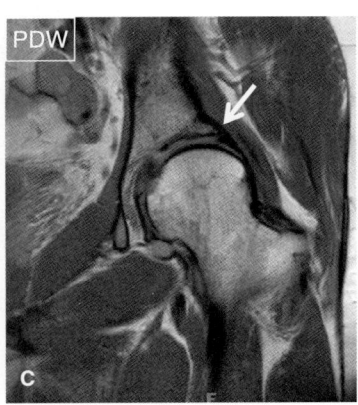

图 16　髋关节发育不良。轴位（A）、矢状位（B）和冠状位（C）图像显示髋臼唇弥漫性肥大（短箭）及前上方的髋臼唇内囊肿（箭）。注意隐匿性髋关节发育不良，股骨头前部覆盖不足

脱位、软骨磨损和 AVN（缺血坏死）随着股骨头外侧未覆盖（突出）程度的增加而恶化（图 17）。

积液：[〈正常〉〈少量积液 / 中量积液 / 大量积液〉〈滑膜增厚〉]

髋关节中通常存在少量滑液。当积液导致关节囊或其隐窝膨胀，使得骨骼到关节囊的距离超过 3 mm，或者当左右髋关节隐窝的大小不对称超过 2 mm 时，则诊断为关节积液。少量、中量或大量积液判断可以根据扩张隐窝（下、后或髂腰肌隐窝）的数量进行主观分级（图 18）。关节内条状或结节状中等信号提示滑膜增厚。应报告滑膜增厚、碎片、关节内软骨（中等信号）或骨软骨小体（低信号环伴或不伴内部黄骨髓信号）、滑膜憩室（E）和腱鞘囊肿，因为它们通常表明潜在的内部紊乱。游离体通常位于下、后或髂腰肌隐窝中。原发性滑膜骨软骨瘤病可见大量大小相似的游离体，继发性滑膜骨软骨瘤病可见少量大小不一的不规则小体。后者通常见于老年人，并与创伤或关节炎病史有关。

股骨大转子滑囊炎：[〈无 / 有〉]

大转子周围存在 3 个不同的滑囊：①臀中肌下

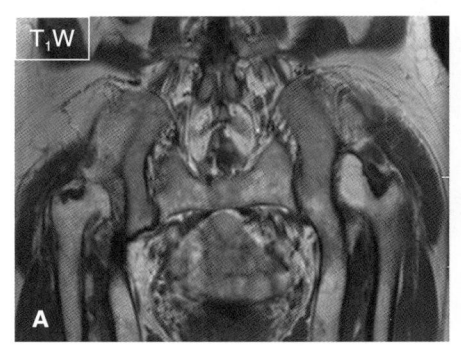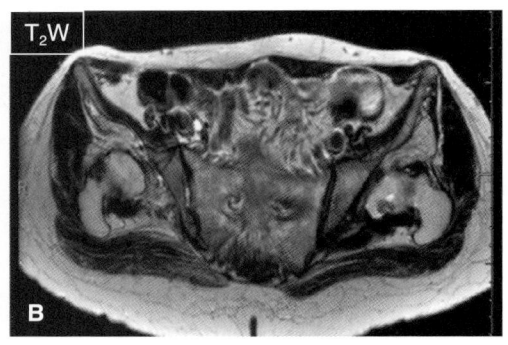

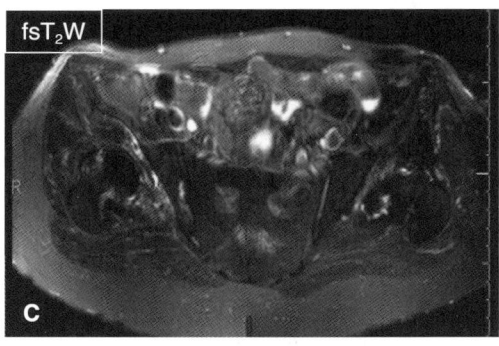

图 17　双侧髋关节发育不良。冠状位（A）和轴位（B、C）图像显示双侧浅髋臼和股骨头畸形，伴右髋关节脱位和左侧股骨半脱位

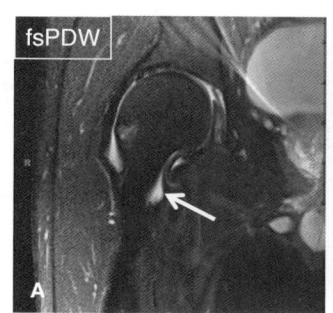 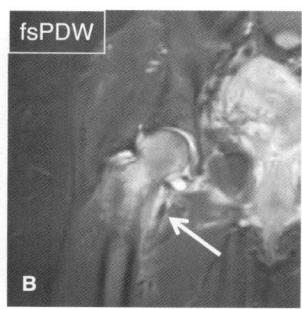 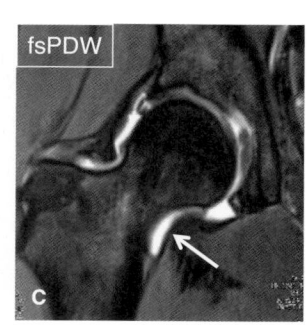

图 18 髋关节积液。冠状位图像显示关节囊扩大程度增加（箭），分别表示少量（A）、中量（B）和中到大量（C）积液

滑囊，位于大转子的外侧和上方，紧邻臀中肌肌腱的深处；②臀小肌下滑囊，位于大转子前内侧、臀小肌腱上方深部；③转子滑囊（或臀大肌下滑囊），位于大转子后外侧并覆盖臀中肌肌腱止点。反复摩擦运动、肌腱慢性微损伤或急性创伤时，上述滑囊中的一个或多个可能会受到刺激、发生炎症，并积液伴或不伴局部渗漏。滑囊炎在轴位或冠状位图像上显示最佳，表现为液体信号，呈边缘清晰的新月形，或因积液渗漏到相邻软组织中呈边界不清的羽毛状（图 19～图 22）。注射对比剂后，通常可见无症状患者的滑囊薄壁强化。大转子滑囊炎通常合并臀中肌和臀小肌肌腱变性和撕裂，最常见的是臀中肌止点外侧撕裂。应该寻找这些肌腱的撕裂或合并肌腱止点陈旧性撕脱骨折。大转子滑囊炎也可见于术后，特别是与微粒病、金属沉着病或假性肿瘤形成有关（图 23）。潜在的骨的异常包括大转子附着点病变、撕脱性骨髓水肿或大转子皮质下囊性变。大转子滑囊炎和（或）臀肌腱病可能是髋部外侧慢性疼痛的原因，这种疼痛称为大转子疼痛综合征。然而，高达 80% 的无症状患者发现有轻度大转子滑囊炎，以及大转子外侧软组织的 T_2 高信号（偶有强化），将它们归类于大转子疼痛综合征前应结合临床。另一

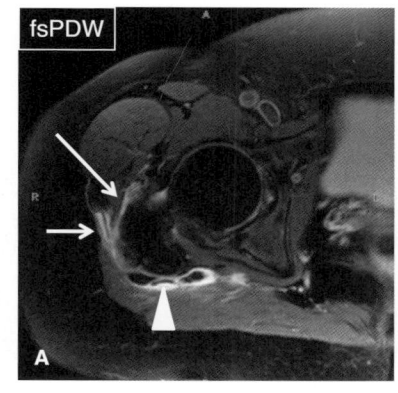 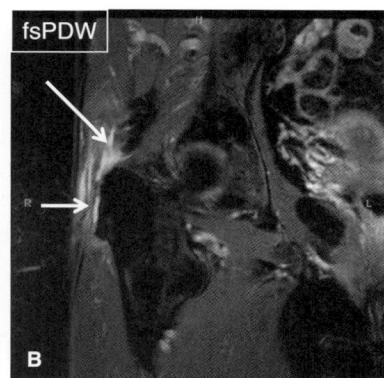

图 19 中度转子滑囊炎。轴位（A）和冠状位（B）图像显示臀小肌下（长箭）、臀中肌下（短箭）和臀大肌下（箭头）滑囊内积液

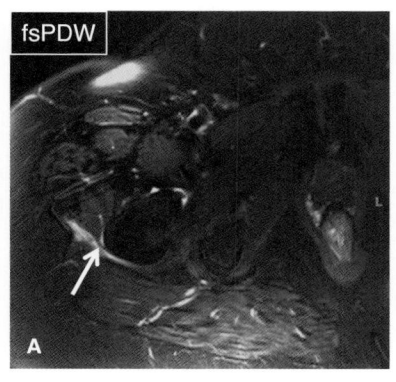 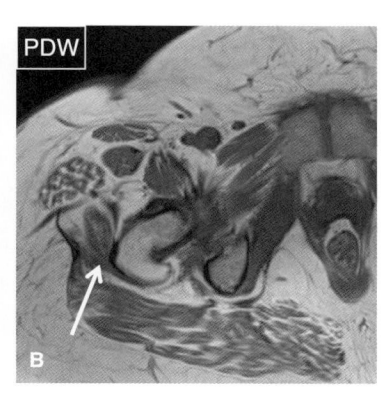

图 20 臀大肌下滑囊炎。轴位图像（A、B）显示臀下肌滑囊内的少量积液（白箭）

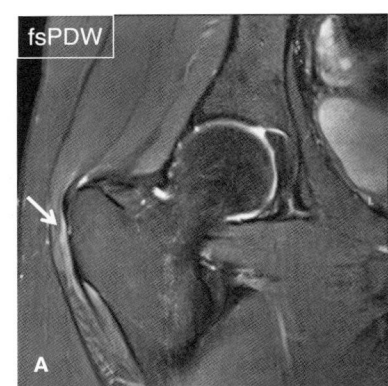
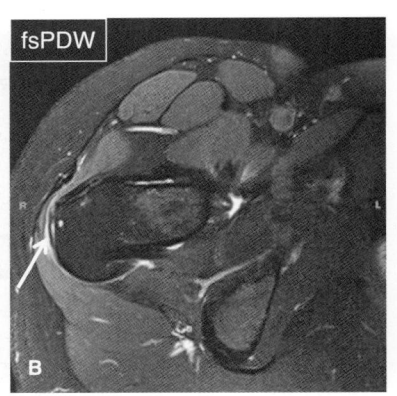

图21 臀中肌下滑囊炎。冠状位（A）和轴位（B）图像显示臀下肌滑囊内有极少量积液（白箭）

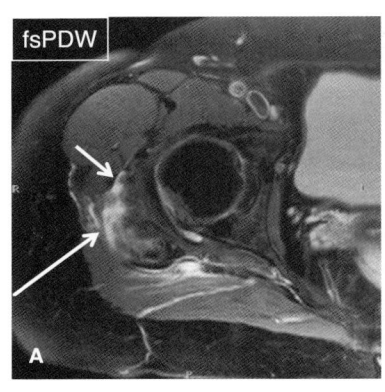
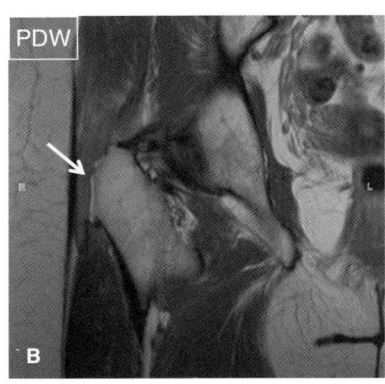

图22 臀中肌和臀小肌肌腱撕裂伴滑囊炎。轴位（A）和冠状位（B）图像显示臀中肌（长箭）和臀小肌（短箭）的部分撕裂伴中度转子滑囊炎。注意合并的大转子止点病（B 中箭）

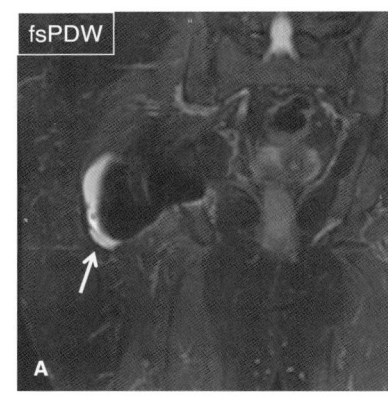
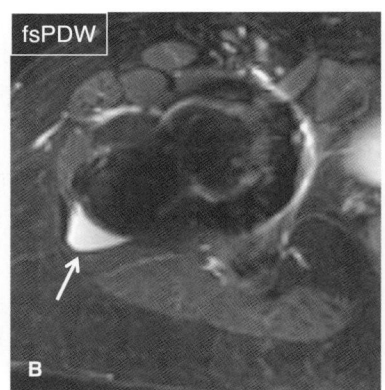

图23 术后粗隆滑囊炎。冠状位（A）和轴位（B）图像显示该患者在同侧髋关节置换术后转子滑囊内有中量积液（箭）

方面，有症状的患者 MRI 表现为臀肌肌腱病、臀小/中肌肌腱撕裂（所谓的髋袖）和一个或多个局部腱鞘旁骨髓水肿或筋膜水肿。

髋臼唇：[〈正常〉〈退行性磨损〉〈撕裂〉〈髋臼唇软骨分离〉〈唇旁囊肿〉〈髋臼唇骨化〉]

髋臼唇是纤维软骨，牢固地附着在髋臼骨性边缘并覆盖在其透明软骨上，既充当静态稳定器保持关节内负压，又使关节表面积增加约 20%。髋臼唇充当透明软骨保护层，将关节液保留在中央间室中，从而有助于关节软骨受力分布均匀。髋臼唇下缘与髋臼切迹边缘的横韧带融合，除了两个结构连接处形成的沟或隐窝区域，前后部均有少量液体（图24）。正常髋臼唇前部较薄后部较厚，在所有序列上均为均匀低信号。髋臼唇通常呈三角形，其次呈圆形或扁平形，尖端指向外侧。外上和前上部髋臼唇在冠状位图像上观察最佳，而前上和后下髋臼唇最好在矢状位图像上进行评估。轴位图像可充分评估

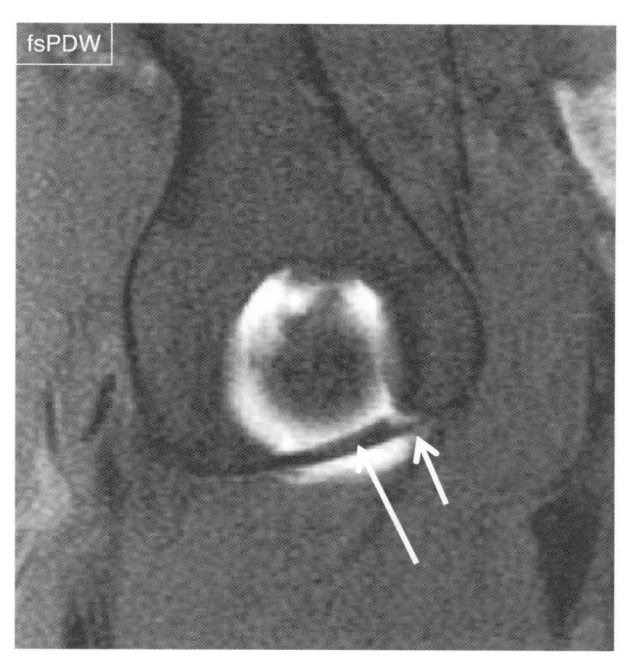

图24 正常横韧带。矢状位关节造影图像显示正常横韧带（长箭），连接前下盂唇和后下盂唇。注意横韧带和前下盂唇之间的正常滑膜隐窝（短箭）

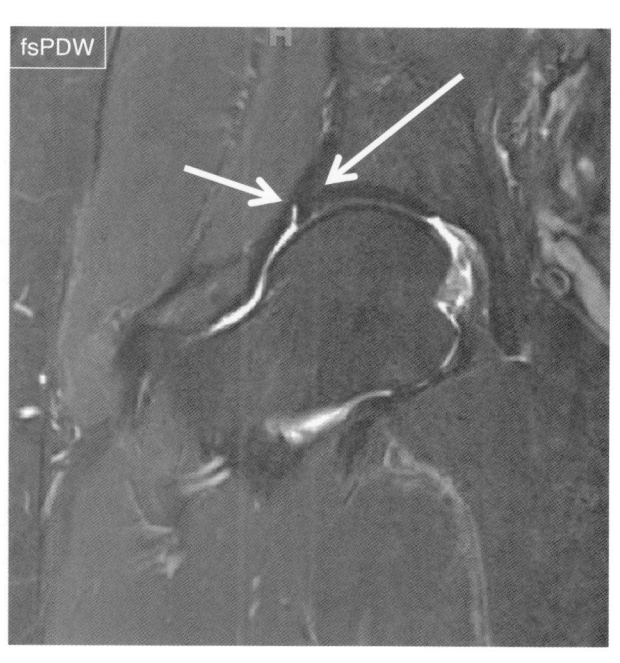

图25 正常的外上髋臼唇和唇旁隐窝。右髋关节正中冠状位图像显示边界清晰、三角形且均匀低信号的外上侧盂唇（长箭）。注意正常的唇旁隐窝（短箭）

前唇和后唇。正常隐窝应在所有平面进行观察，以免过度诊断为撕裂（图24～图27）。

髋臼唇退变表现为髋臼唇不规则磨损、变薄或髋臼唇内信号广泛增高未延及关节面，类似于半月板撕裂。有时退变与撕裂很难鉴别。髋臼唇撕裂可由急性创伤、FAI、退行性疾病或关节囊松弛引起。撕裂的位置可能不同，如位于前侧、后侧或上侧（外上侧）。绝大多数（>90%）撕裂累及前上髋臼唇，而后髋臼唇的撕裂则不常见，通常与后部不稳定、髋关节脱位、钳夹型FAI和潜在发育不良有关。髋臼唇撕裂可分为：①表面撕裂，表现为线状液性信号延伸至游离缘或关节面，或髋臼唇缘变钝（也称放射状撕裂）；②髋臼唇软骨分离，表现为髋臼唇与软骨局限性或延伸性分离（又称纵向边缘撕裂）。若撕裂纵向从前向后延伸，类似于肩关节SLAP撕裂，则在真正的冠状位图像上表现为局部线状高信号，其上下缘围有线状低信号（"反夹心饼干"征），撕裂也可移位表现为瓣状撕裂或桶柄状撕裂（图28、图29）。除了病变特征外，要报告的其他特征包括估计的撕裂长度（小还是大，例如小于或大于1 cm），撕裂位置描述所累及的象限（前上侧、后下侧、上外侧或前侧等）或使用钟面描述，描述相关的唇旁囊

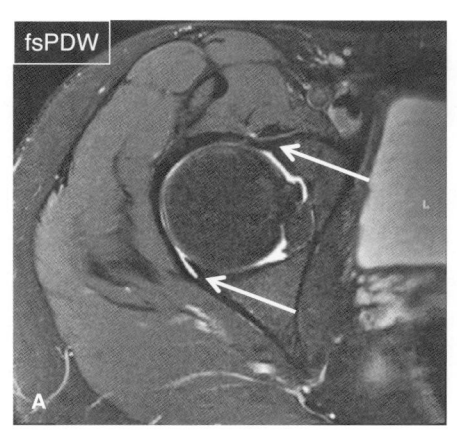
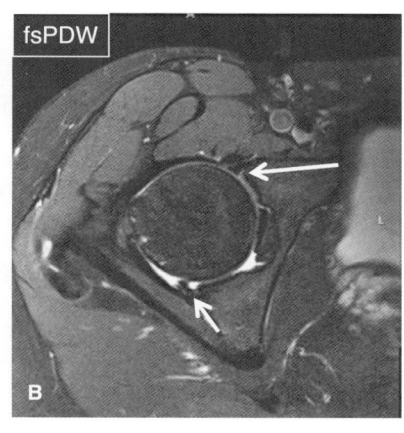

图26 正常的前后髋臼唇。髋关节中心轴位图像（A）显示边界清晰、三角形且呈均匀低信号的前后盂唇（长箭）。轴位图像（B）显示前盂唇一小撕裂口（长箭）。B图中的短箭显示后下盂唇与横韧带连接处的正常隐窝

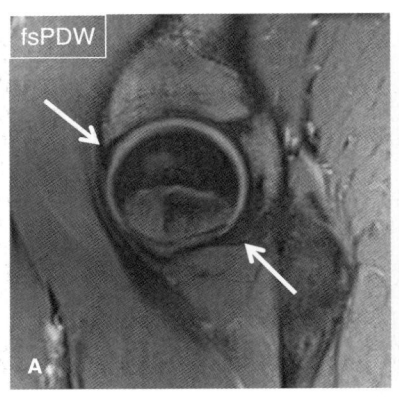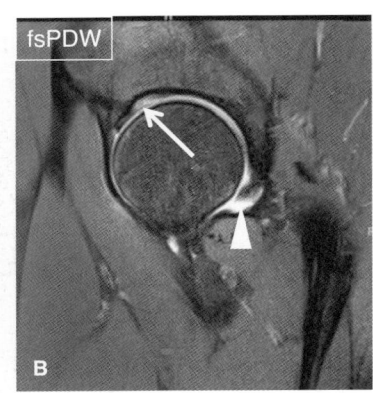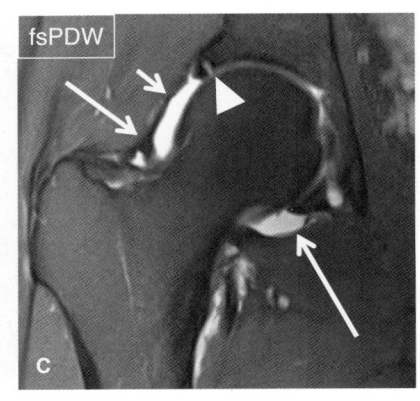

图 27　正常髋臼唇。矢状位（**A**、**B**）和冠状位（**C**）图像显示髂股韧带和坐股韧带下正常的前上和后下髋臼唇（**A** 中箭）、正常的后盂唇旁隐窝（**B** 中箭）和后上盂唇下隐窝（**C** 中箭）。注意髋臼唇基底部的正常软骨切迹分层表现（**B** 中箭）。**C** 图：注意正常的关节囊的厚度、髂股韧带（短箭）、轮匝带（中箭）和坐股韧带（长箭）

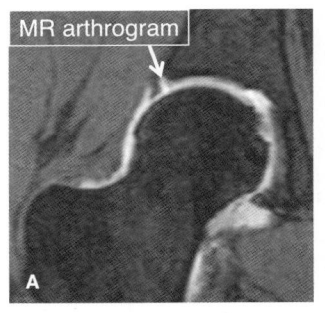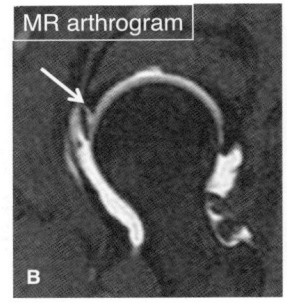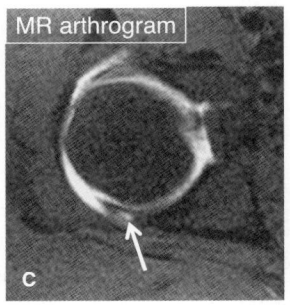

图 28　盂唇撕裂 MR 关节造影。不同病例的冠状位（**A**）、矢状位（**B**）和轴位（**C**）MRA 图像分别显示外上（**A** 中箭）和前上（**B** 中箭）软骨盂唇分离及后盂唇撕裂（**C** 中箭）

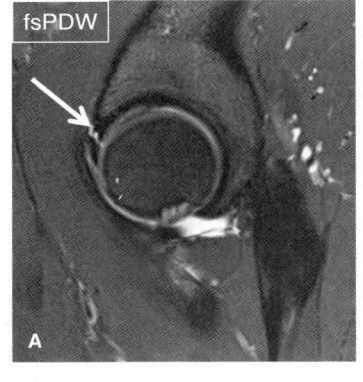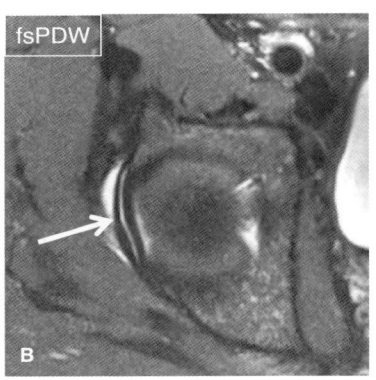

图 29　髋臼唇桶柄状撕裂。矢状位（**A**）（译者注，原文是冠状位，实际位矢状位）和轴位（**B**）图像显示上髋臼唇从前上部到后上部的纵向完全撕裂（箭），类似于肩关节的 SLAP 损伤，伴有轻微移位

肿，以及任何软骨和骨的改变，如软骨下骨折（图 30）。最后，描述任何分离或移位的碎片。

髋臼唇撕裂通常与盂唇内和唇旁囊肿有关。这些囊肿确定撕裂的存在，并表明撕裂已经存在了一段时间。有时与唇旁囊肿相邻的盂唇可能仅表现为退行性磨损、截断或部分骨化，而没有明显清晰的撕裂。这些病变表现为均匀的、界限清楚的圆形或椭圆形，通常为多房，在 T_1WI 和 T_2WI 上分别为等低信号和高信号。囊肿的大小可达 4～5 cm，并且因含胶冻状/黏液性物质、碎片或蛋白质产物，所以在 T_2WI 上可表现为少见的中等信号（图 3、图 8、图 31、图 32）。长期存在的唇旁囊肿可能侵蚀邻近骨质并形成皮质下囊肿。鉴别诊断包括与盂唇撕裂无关的腱鞘囊肿、滑膜憩室、沿相邻坐骨神经关节内支逆行的神经周围囊肿，或少见的股神经鞘瘤及髂腰肌滑囊炎。髂腰肌滑囊炎和盂唇撕裂之间的鉴别根据：①病变的位置，盂唇旁囊肿通常位于髂腰肌肌腱的外侧，而髂腰肌滑囊积液在髂腰肌肌腱的

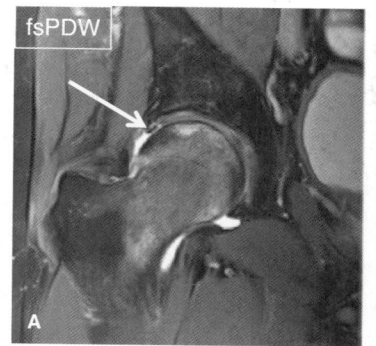
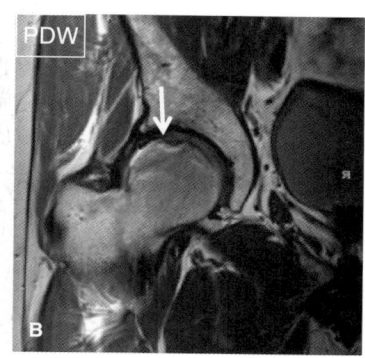
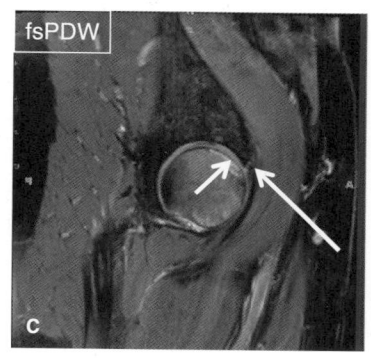
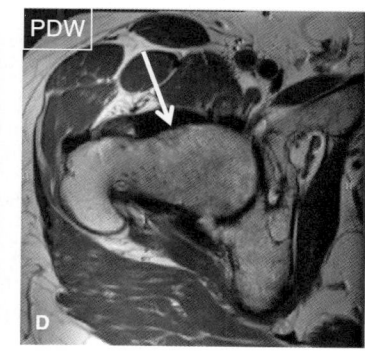

图30 FAI 和相关的髋关节异常。同一患者的冠状位（A、B）、矢状位（C）和轴位（D）图像显示外上髋臼唇和前上髋臼唇撕裂（A、C 中长箭），股骨头上缘软骨下功能不全骨折（B、C 中短箭），伴有股骨头-颈偏移量不足和囊变（D 中箭），与凸轮型髋关节撞击相关

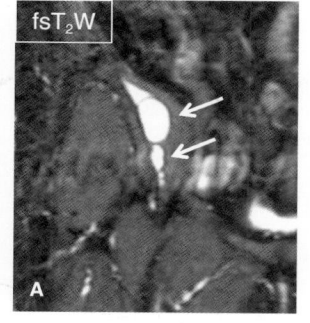
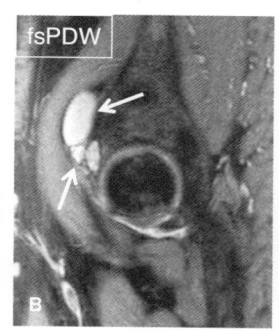
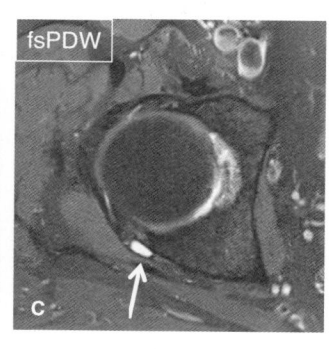

图31 唇旁囊肿。冠状位（A）、矢状位（B）和轴位（C）图像显示不同唇旁囊肿的典型病例（箭）

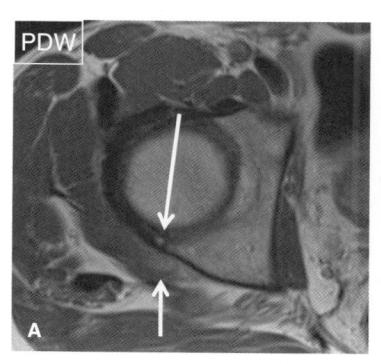
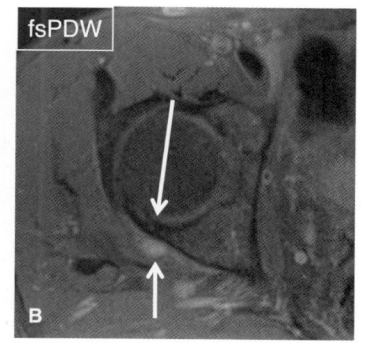
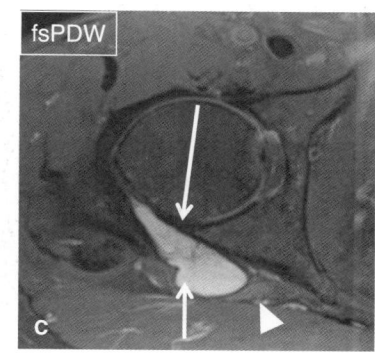
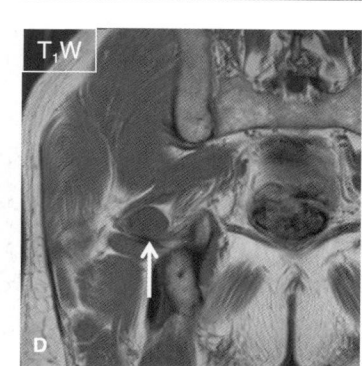

图32 较大唇旁囊肿，无症状。同一患者轴位（A~C）和冠状位（D）图像显示一个较大的唇旁囊肿（短箭），伴有盂唇轻度退行性变，没有明显的撕裂（长箭）。囊肿移位并压迫坐骨神经（箭头）。患者无髋后部症状，主诉腹股沟前部疼痛

内侧；②唇旁囊肿与髋臼唇撕裂或髋臼唇内囊肿直接相通，而髂腰肌滑囊炎与关节积液相通。值得注意的是，如果正确判断出盂唇旁囊肿，应始终高度怀疑潜在的盂唇撕裂。

诊断盂唇撕裂应避免以下几个陷阱：
- 正常的唇旁隐窝，位于关节囊和髋臼唇关节囊侧之间，在冠状位图像上最为明显（图25）。
- 髋臼唇下沟，多达18%的患者位于后上髋臼唇，可通过其形态与髋臼唇撕裂鉴别（髋臼唇下沟较浅、边缘清晰、线状、位于后上髋臼唇超过12点钟位置，与撕裂相比，后者往往更深、非线性且位于前上或上外侧盂唇）。
- 盂唇-横韧带隐窝，位于前下和后下盂唇与横韧带连接处（图26、图27）。
- 软骨下切迹是指髋臼唇-软骨交界处信号轻度增高，类似于肩部的盂唇-软骨交界，不应将其误解为撕裂，因为它具有均匀的中等信号，且几乎存在于所有序列（图27）。
- 髂腰肌腱-盂唇沟，由肌腱在轴位图像12点钟方向穿过髋臼唇前部时形成，并与盂唇形成线状高信号交界，类似撕裂。
- 滑膜损伤导致的滑膜憩室类似唇旁囊肿，因为滑膜憩室边缘光滑、位于髋臼唇滑囊连接处且呈单房型。
- 髋关节发育不良患者的盂唇增大或肥厚（图16）

软骨：

股骨：[〈正常〉〈轻度变薄 / 重度变薄〉〈轻度缺损/重度缺损〉]

髋臼：[〈正常〉〈轻度变薄 / 重度变薄〉〈轻度缺损/重度缺损〉]

髋臼的马蹄形关节面被透明软骨覆盖，除了①在髋臼窝处，从中央部分向下延伸至髋臼切迹，并充满脂肪组织，称为枕垫；②星状褶皱，一个小的骨性压迹，位于髋臼窝稍上方，有一韧带附着（图33）。同样，股骨头除了中心区域几乎完全被关节软骨覆盖，称为股骨头凹。股骨头关节软骨由外周向中心变厚；而髋臼的关节软骨从中心向周边变厚，尽管它们都非常薄，厚度仅为2 mm左右。上述股骨头凹的关节软骨和外侧髋臼顶的软骨主要在冠状位图像上评估，其次在矢状位图像上评估，而前后髋臼软骨最好在轴位图像上评估。

正常软骨在所有脉冲序列上表现出光滑的表面和均匀的中等信号强度（骨骼表面信号更低）。缺损表现为液体信号取代正常中等信号，在髋臼表面较股骨表面更常见（图4、图5、图34～图36）。在FAI中，前上部软骨或后下部软骨更常受累，如前所述。在髋关节骨关节炎中，存在多灶性或弥漫性软骨变薄或缺失，在髋臼顶和股骨头上表面更为显著。软骨分层可见骨软骨交界处液性信号（软骨与骨剥离），伴或不伴软骨卷曲。与其他关节类似，对软骨的评估应包括对软骨缺损的大小、位置和程度（轻

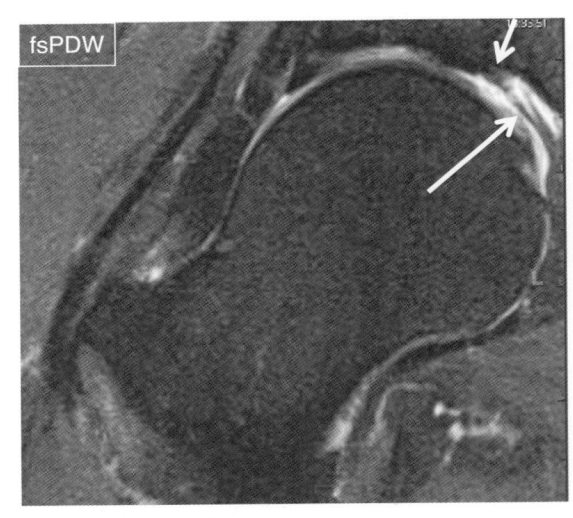

图33 星状褶皱。冠状位图像显示髋臼窝及韧带（长箭）和位于上方的星状褶皱（短箭）

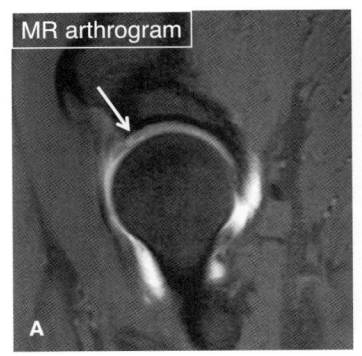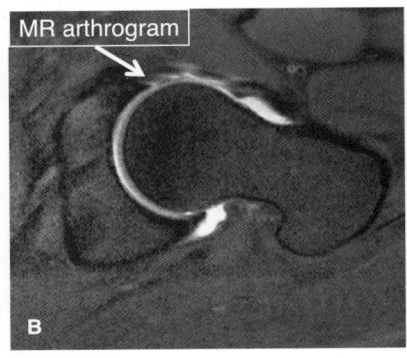

图34 髋臼软骨损伤。A：矢状位MRA图像显示髋臼前上方有重度软骨缺损（箭）。B：同一患者的斜轴位MRA图像显示相应的前髋臼唇撕裂（箭）

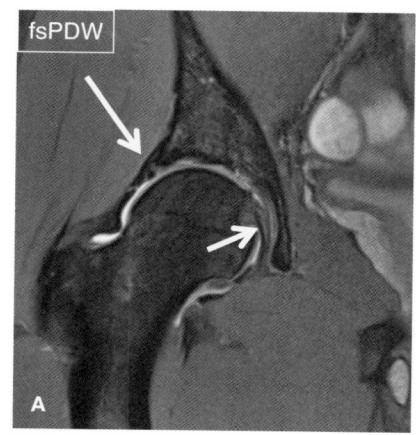

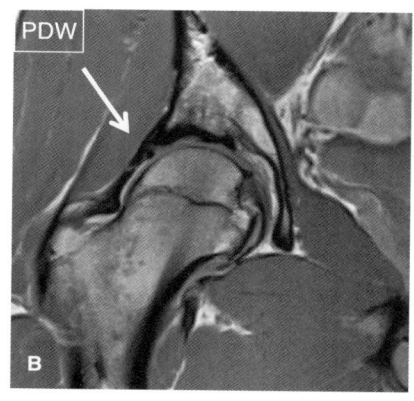

图35 髋臼唇软骨损伤。冠状位图像显示重度软骨缺损与相应的外上髋臼唇撕裂（长箭）。注意正常的圆韧带（短箭）

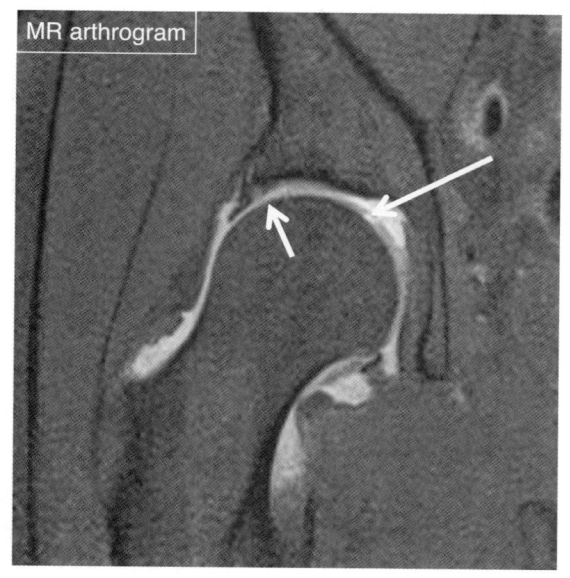

图36 髋关节软骨瓣。冠状位 MRA 图像显示股骨头的重度软骨瓣（长箭）。还要注意外上髋臼唇撕裂（短箭）

度或重度）的评估；软骨下骨面不规则；软骨下骨髓信号水肿、囊变和（或）硬化改变。

关节囊 / 韧带：[〈正常〉〈髂股韧带、坐股韧带、耻股韧带增粗或扭伤〉]

　　髋关节囊沿髋臼骨边缘向近端附着并插入盂唇底部附近，形成唇周隐窝。远端，它沿着股骨颈的前部附着在大转子的底部。加厚的关节囊层形成 3 条纵向韧带，稳定关节，尤其是在直立姿势或行走时。包括如下 3 条韧带。

- 三角形的髂股韧带是身体最强壮的韧带，从髂骨（髂前下棘至髋臼上缘间）延伸至股骨前方的转子间线，横轴位及斜轴位横向显示最佳，矢状位纵向显示最佳。
- 耻股韧带宽基底附着于髂耻隆起、耻骨上支、闭孔嵴及闭孔膜，向下外延伸至转子间线，在矢状位显示最清楚。
- 螺旋状的坐股韧带起自坐骨的下部并且附着于股骨颈，轴位和斜轴位显示最佳（图 27）。

　　无髋关节外伤性脱位的关节囊外韧带损伤很少报道。上述韧带的损伤经常合并髋关节脱位或轻微的半脱位（大部分发生在有身体接触的体育运动），表现为韧带扭伤和关节囊水肿（图 37）。髂股韧带损伤是 3 支韧带中最常见的。髂股韧带及坐股韧带增粗通常见于运动员及有症状的髋关节撞击综合征（FAI）患者，而且可以引起潜在的关节活动范围减小，类似于肩部粘连性关节炎。

　　轮匝带或环状韧带（横行于股骨长轴）也可使关节囊增厚，构成纤维关节囊的环状纤维层，并且突入关节内如"锁环"样环绕股骨颈，维持髋关节稳定性。髋关节造影图像显示轮匝带为股骨颈水平的充盈缺损。

　　圆韧带是由两支粗大束组成的强力的关节内韧带，起自股骨头凹，向上插入髋臼窝的边缘，且与横韧带融合。它的形状由近端圆形或卵圆形移行为远端近似梯形。它是髋关节的稳定装置，尤其是内收、屈曲、外旋时防止髋关节半脱位。MR 图像上它表现为一条相对均质的束带，轮廓光滑，且在所有脉冲序列为低信号（图 35），近股骨头凹处韧带信号正常情况下可轻微增高。圆韧带可发生：①部分撕裂，或完全撕裂（或断裂），通常由于髋关节半脱位或脱位，经常发生在近股骨头凹处。这些病变表现为部分或完全韧带不连续，分别伴随关节积液、皮质下水肿和（或）撕裂区域的囊性改变；②退行性变，圆韧带表现为弥漫的 T_1 和 T_2 高信号和不规则轮

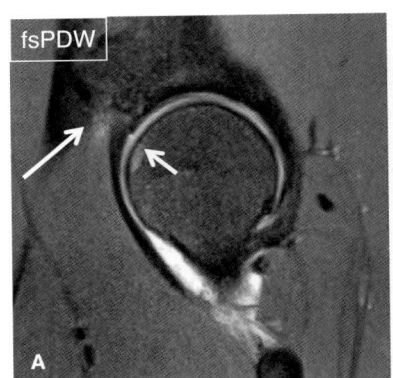
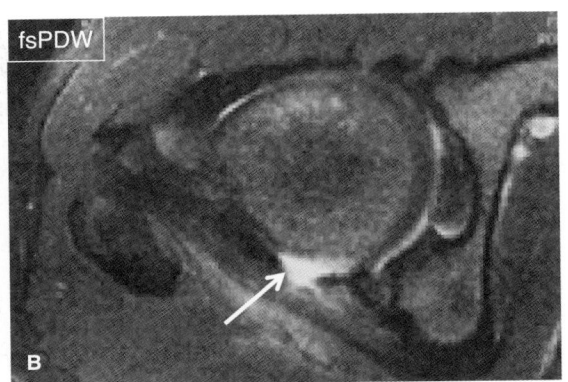
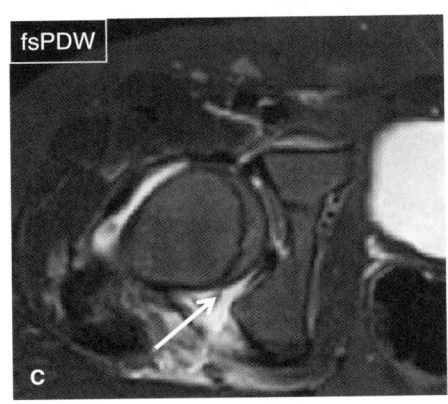

图37 髋关节韧带扭伤。矢状位图像（A）显示髂股韧带髂骨附着处局灶性高信号（长箭），符合Ⅰ级扭伤。同时发现最近外伤引起的股骨头下骨挫伤（短箭）。轴位图像（B、C）显示两名检查者的坐骨韧带的Ⅲ级扭伤，继发于最近的髋关节后脱位

廓，伴或不伴股骨头凹周围骨赘或腱鞘囊肿形成（图38）。髋关节发育不良的圆韧带可以增厚、肥大或变长。很少部分人，圆韧带先天缺失而且股骨头凹可能发育不良。

滑膜皱襞是滑膜的返折，可见于髋关节，尤其是存在髋关节积液时显示更清楚（图39、图40）。其他滑膜增厚包括最常见的Weitbrecht支持韧带，其走行于股骨颈滋养孔内侧，并且包绕旋股内侧动脉分支；髋关节内侧滑膜皱襞沿着股骨颈内侧面走行，插入关节囊。目前没有描述有症状的滑膜皱襞的形态学标准，但是它们仍有相关性，应避免将其误诊为粘连。另外，它们附着于股骨头环形骨赘处，这是导致牵拉性骨赘的原因。少数情况下，它们是引起弹响髋的原因（详情如下）。

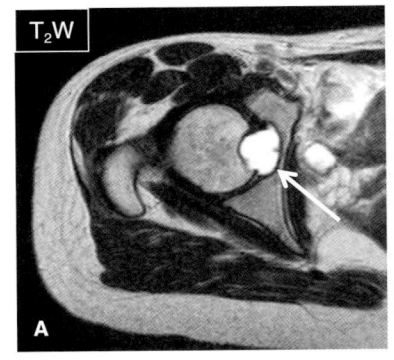
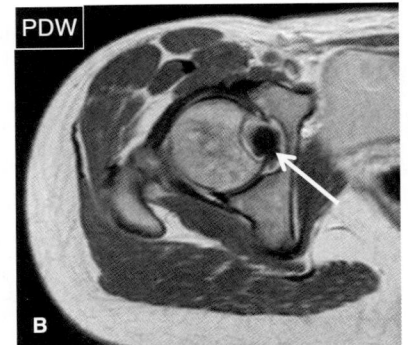
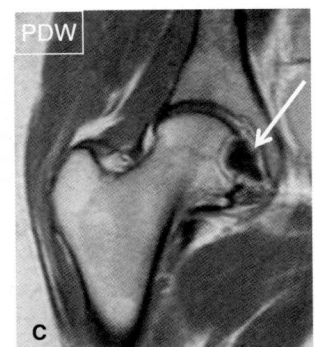

图38 圆韧带腱鞘囊肿。轴位（A、B）和冠状位（C）图像发现圆韧带解剖位置可见边界清楚的液体信号病变（A中箭）。（B、C中箭）显示增厚的韧带被腱鞘囊肿包绕

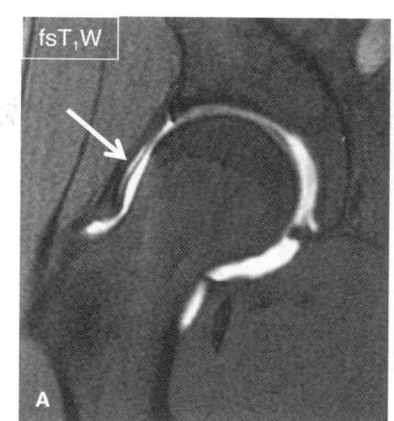 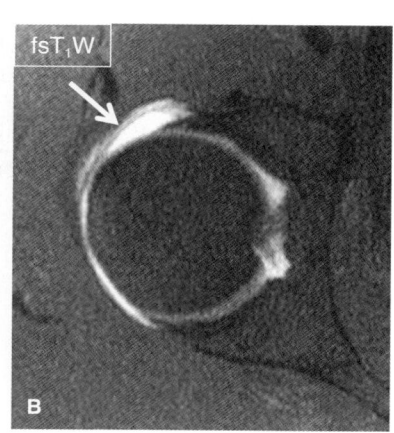

图 39　上外侧皱襞。冠状位（A）和轴位（B）关节造影图像显示了正常菲薄的上外侧皱襞

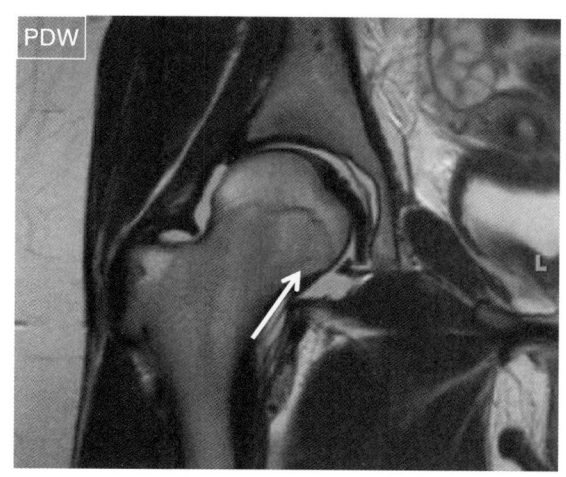

图 40　上内侧皱襞。冠状位图像显示正常菲薄的上内皱襞（长箭）。也显示上内皱襞沿着股骨颈走行，在退行性疾病或髋关节不稳中，这里会出现牵拉相关的股骨头环形骨赘

肌肉、肌腱

臀肌［〈正常〉〈扭伤〉〈肌腱病〉〈肌肉萎缩〉〈末端病〉］
内收肌群［〈正常〉〈扭伤〉〈萎缩〉］
髂腰肌［〈正常〉〈扭伤〉］
外旋肌群［〈正常〉〈扭伤〉〈梨状肌不对称〉〈坐骨股骨撞击相关水肿和（或）股方肌脂肪浸润〉］
腘绳肌［〈正常〉〈扭伤〉〈肌腱炎〉〈末端病〉］

臀肌包括臀小肌、臀中肌和臀大肌。臀小肌止于大转子的前侧。臀中肌有两个止点，较大的位于大转子后上方，较小的位于大转子后外侧面。与其他部位相似，扭伤分类如下。

- Ⅰ级：轻度损伤，表现为结构完整伴肌肉内羽毛状水肿
- Ⅱ级：肌腹或肌腱连接点部分撕裂，表现为肌肉纤维部分不连续伴内部积血
- Ⅲ级：肌肉-肌腱连接部完全断裂或附着点撕脱，伴或不伴断端回缩、撕裂结构松弛、肌肉内外积血及水肿（图 41、图 42）

臀肌肌腱可发生附着点肌腱变性，表现为肌腱内中等信号；部分撕裂，表现为肌腱纤维的部分不连续，最常累及臀中肌附着点外侧面；或者完全撕裂，表现为肌腱完全不连续伴断端回缩。臀肌肌腱病的间接征象为转子滑囊炎、骨末端病、大转子附着点的囊变或撕脱改变、臀肌的脂肪性萎缩。臀小肌及臀中肌的肌腱撕裂被称为"髋袖撕裂"，因为它们的功能和解剖类似于肩袖。钙化性肌腱炎可以累及臀大肌和臀中肌（较少见），相应区域平片可能有较好的显示（图 43、图 44）。

髋关节内收肌群包括长收肌、短收肌、大收肌、闭孔外肌、股方肌和耻骨肌、股薄肌。内收肌群可发生Ⅰ级扭伤（常见于体育活动中）、肌腱病、部分撕裂、完全撕裂（图 45）以及钙化性肌腱炎，虽然后者与外伤鉴别有挑战性。"夹板大腿"或称内收肌止点撕裂综合征是指内收肌肌腱止点轻微外伤引起的持续疼痛，与汇合于骨皮质的夏普纤维撕裂有关。影像表现包括内收肌附近骨膜内下方的薄环状 T_2 高信号、各肌腱的中等信号、筋膜水肿。最后，耻骨肌、长收肌、短收肌肌腱起点损伤可视为内收肌变异型运动性耻骨痛的一部分。运动性耻骨痛（又称运动疝）一般表现为三种类型。

- 耻骨骨炎表现为腹股沟、耻骨及下腹部疼痛。临床检查显示耻骨联合、耻骨上支和（或）内收肌近端触诊紧张。磁共振成像可显示耻骨联合关节盘突出、关节面不规则、软骨下囊肿、硬化和关节两侧的骨髓水肿（在耻骨的前上方更易出现或更明显）、副交感神经区的应力性或不全性骨折、耻

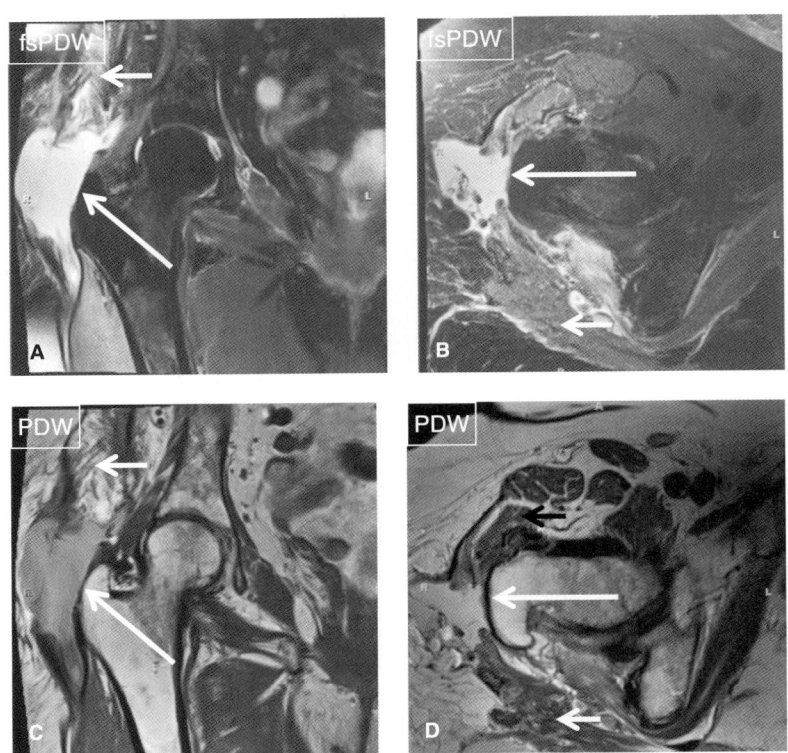

图 41　臀肌肌腱撕裂。冠状位图像（A、C）和轴位图像（B、D）显示臀肌肌腱从大转子完全撕脱（长箭），断端间隙内大量积液。注意相关肌肉萎缩（短箭）

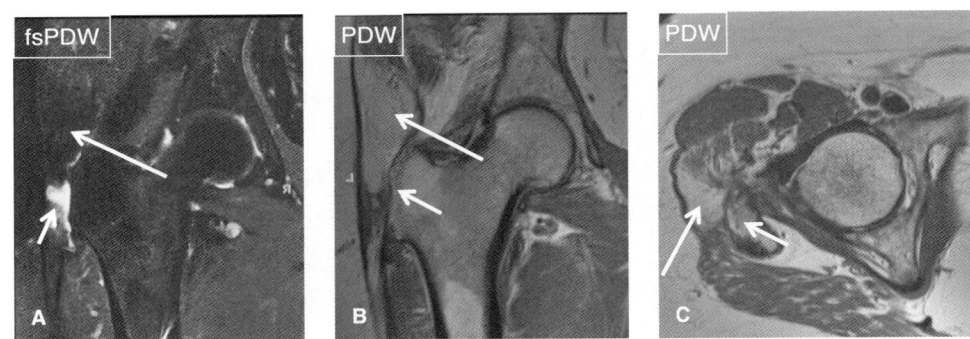

图 42　臀中肌撕裂。冠状位（A、B）及轴位（C）图像显示臀中肌肌腱完全撕裂及脂肪变性（长箭）。注意潜在的末端病（短箭）

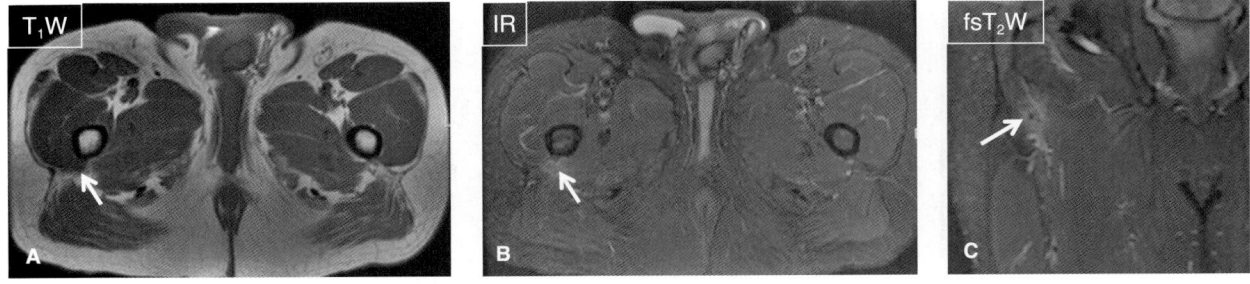

图 43　臀大肌钙化性肌腱炎。轴位（A、B）和冠状位（C）图像显示右臀大肌肌腱处有微小的低信号病灶（箭），符合钙化，周围有轻度软组织水肿

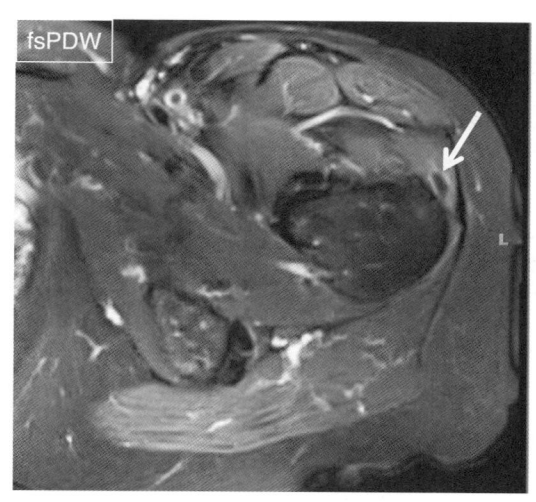

图44 钙化性肌腱炎。轴位图像显示，臀中肌肌腱附着点附近有一个低信号病灶（箭），并伴周围炎性水肿

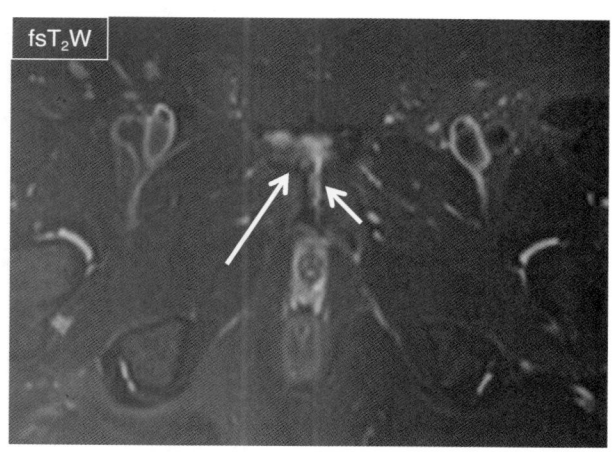

图46 内收肌变异型运动性耻骨痛和耻骨骨炎。轴位影像显示轻度耻骨联合增宽伴积液（短箭）。注意右内收肌总腱起点的重度撕脱（长箭）

骨联合积液、耻骨韧带（前或下）扭伤。偶尔，耻骨上缘可见骨赘状喙使膀胱底部凹陷。

- 内收肌变异型，指选择性内收肌部分或完全撕裂，伴有同侧耻骨骨髓或邻近筋膜信号改变（图46、图47）。在冠状位和轴位 STIR 或 fsT₂W/fsPDW 图像上，在耻骨联合的下缘可见线性液体信号结构，与耻骨联合的初级（中央）裂隙相连，称为

继发性裂隙征，它可能延伸到同侧内收肌附着体，在大多数情况下，它的出现侧对应于症状的一侧（图48）。

- 典型的运动性耻骨痛，相当于腹直肌撕裂（撕脱）或肌肉萎缩，并伴腹直肌-内收肌腱膜和内收肌肌腱撕裂。这些表现还可伴耻骨前韧带和下韧带扭伤以及上述耻骨和骨髓信号改变。在轴位或冠

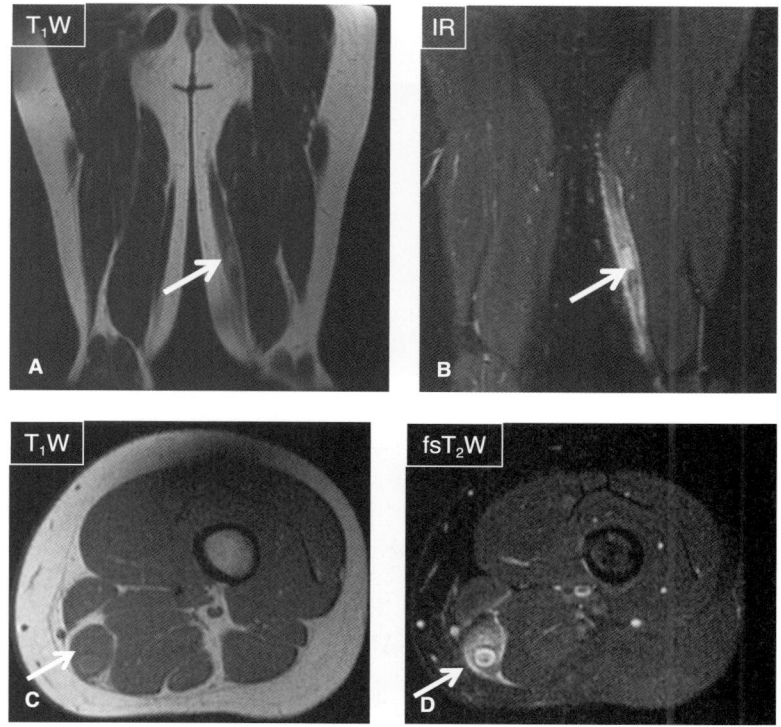

图45 股薄肌损伤。冠状位（A、B）和轴位（C、D）图像显示左侧股薄肌弥漫性水肿、肌周水肿以及肌内纤维不连续伴局部少量积液（箭），符合Ⅱ级扭伤

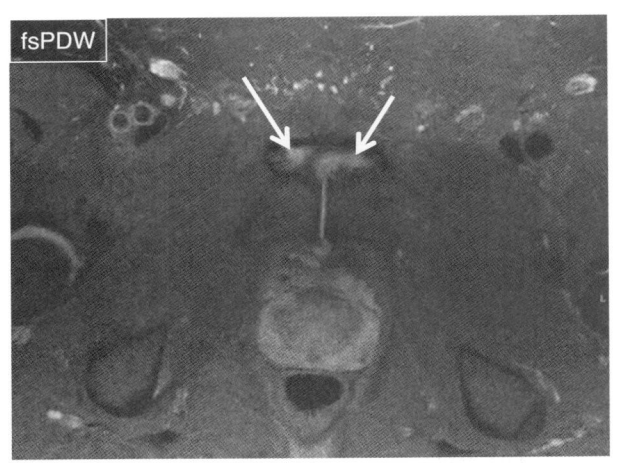

图47 双侧内收肌肌腱撕裂。轴位图像显示双侧内收肌肌腱附着处的液体信号（箭），符合重度撕裂

状位 T_1W 图像上应仔细观察腹直肌萎缩情况，腹直肌的外侧头比内侧头更多、更早受累（图49～图52）。

在这些类型中，典型的运动性耻骨痛通常需要手术治疗（改良 Bassini 术或盆底修复术），而其他类型通常采用物理疗法、局部麻醉剂和类固醇的保守治疗。无反应性内收肌变异型病例可能需要清创，而全层回缩（＞2 cm）的内收肌撕脱伤可能需要手术，尤其是在职业运动员中。术后继发性裂隙征是磁共振成像的正常表现。我们应该寻找其他类似腹股沟疼痛的并发症，如其他肌肉扭伤、耻骨应力骨折和感染（图53）。运动性耻骨痛的另一种类型包括大收肌变异型，可能表现为大收肌近端附着处慢

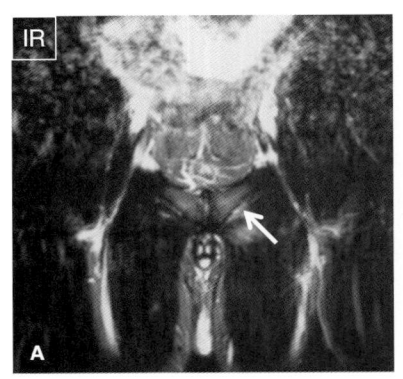
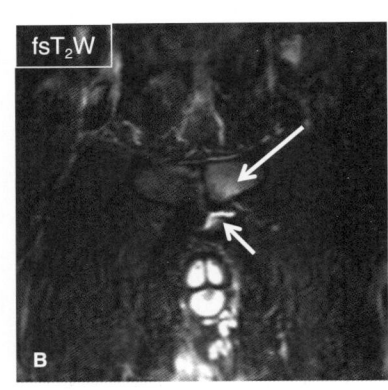

图48 运动性耻骨痛/内收肌变异型。冠状位图像。**A**：左长收肌起始处的液体信号（箭）提示部分撕裂。注意左长收肌水肿。**B**：与耻骨联合连续的曲线状液体（短箭），破坏耻骨插入结构，提示长收肌起点的撕脱，称为继发性裂隙征。还要注意同侧耻骨的骨髓水肿（长箭）

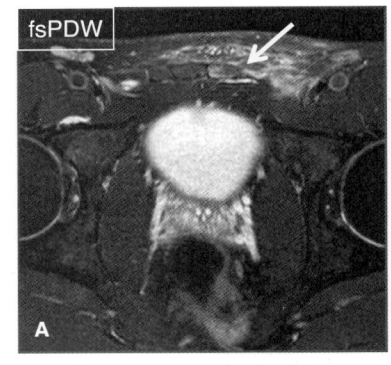
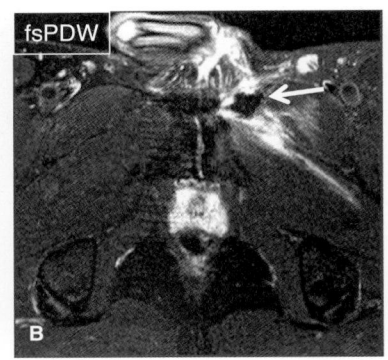

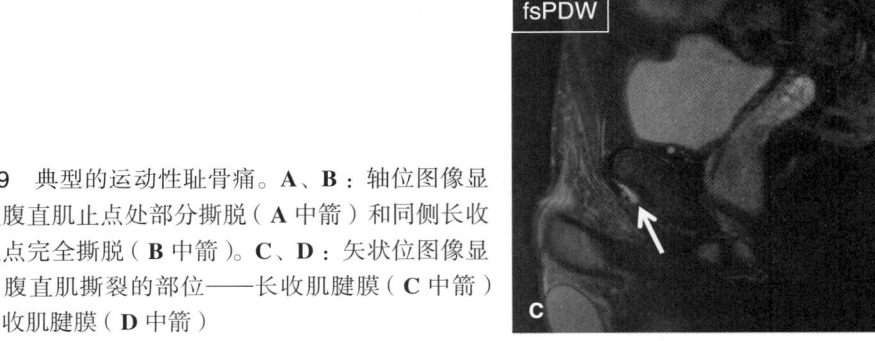
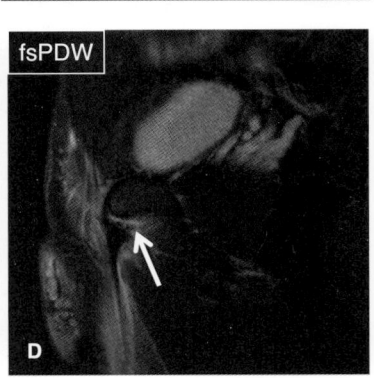

图49 典型的运动性耻骨痛。**A**、**B**：轴位图像显示左腹直肌止点处部分撕脱（**A**中箭）和同侧长收肌起点完全撕脱（**B**中箭）。**C**、**D**：矢状位图像显示了腹直肌撕裂的部位——长收肌腱膜（**C**中箭）和内收肌腱膜（**D**中箭）

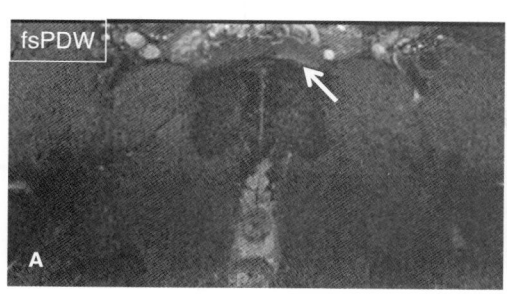 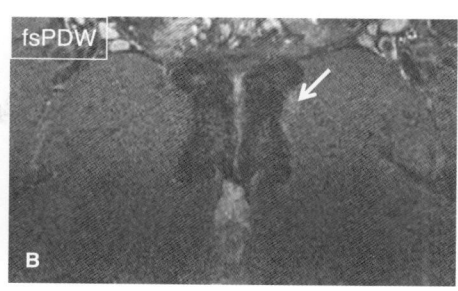 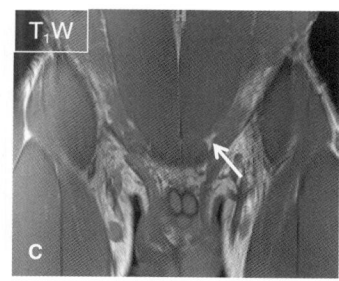

图 50 典型的慢性运动性耻骨痛急性发作。轴位（A、B）图像显示左腹直肌肌腱（A 中箭）和左内收肌起点（B 中箭）的 I 级扭伤。没有看到明显的撕脱，这些发现与夏普纤维损伤有关。注意冠状位 T_1W 图像上同侧腹直肌外侧头的轻度萎缩（C 中箭）

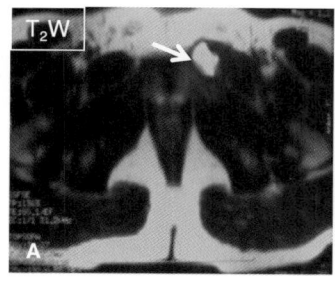 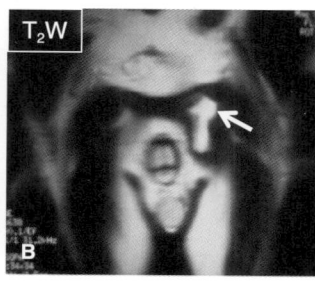 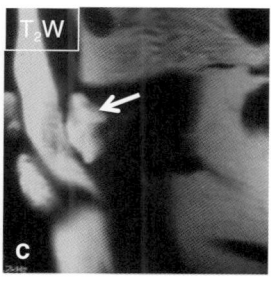

图 51 典型的亚急性运动性耻骨痛伴肌内囊肿。轴位（A）、冠状位（B）和矢状位（C）图像显示左侧腹直肌 - 内收肌腱膜内有一个肌内囊肿（箭）

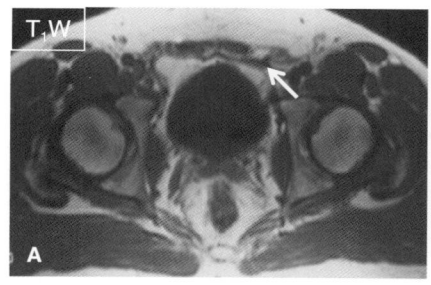 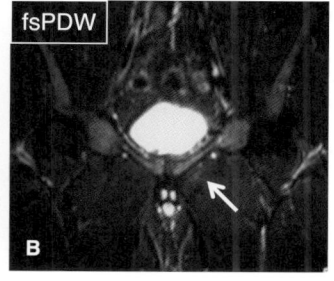

图 52 慢性运动性耻骨痛急性发作。轴位图像（A）显示左腹直肌外侧头脂肪性萎缩，反映了一个慢性过程。来自同一患者的冠状位图像（B）显示左侧内收肌（箭）轻度水肿，与急性 I 级扭伤的表现重叠

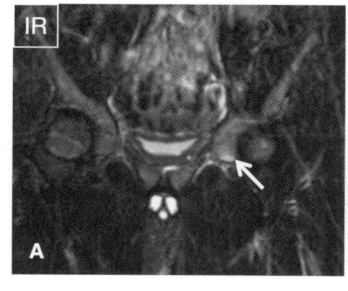 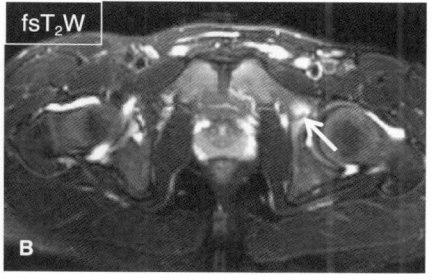

图 53 运动性耻骨痛手术的意外发现。冠状位（A）和轴位（B）图像显示左侧腹股沟疼痛的新原因——左侧坐骨耻骨支的应力性骨折（箭）

性萎缩和钙化。后者在公牛骑手（bull rider）中并不少见。最后，文献中描述了一种单独的综合征，称为棒球投手曲棍球守门员综合征（baseball pitcher hockey goalie syndrome，BPHGS），它是大腿近端长收肌肌外膜损伤的结果，随后出现肌肉疝，导致反复炎症和闭孔神经分支牵拉疼痛。在磁共振成像上，可以看到沿着长收肌的筋膜水肿，而疝本身很少见。值得注意的是，该病变在其他运动员中并不少见（图54、图55）。"运动性疝"一词实际并不恰当，因为大多数运动性耻骨痛与肌腱撕裂有关，唯一真正的疝是BPHGS和半月线疝。半月线疝基本上是由腹直肌和邻近筋膜在下腹壁血管水平以上的撕裂或变薄向上延伸引起的。半月线处有疼痛和减弱，这是腹外侧肌肉鞘融合形成外直肌鞘的线。除了标准的前盆底修复术和直肠松解术外，手术治疗还需要扩大修复半月线区域。磁共振表现包括腹直肌水肿或变薄，以及与该区域筋膜层减弱一致的半月线区隆起（图56）。腹股沟疝或股疝是运动性耻骨痛患者的罕见原因。最后，根据相关结构的肌腱或肌腱的种类命名其他类型，例如运动性耻骨痛的股直肌、股方肌、耻骨肌、股薄肌和闭孔外肌变异型（图45、图57～图60）。闭孔外肌也有一个滑囊，它与髋关节

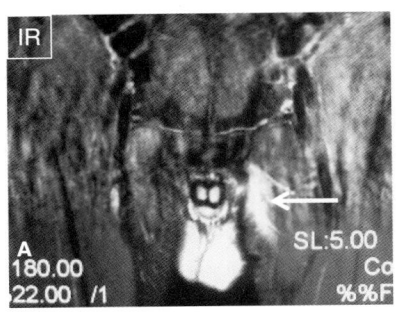 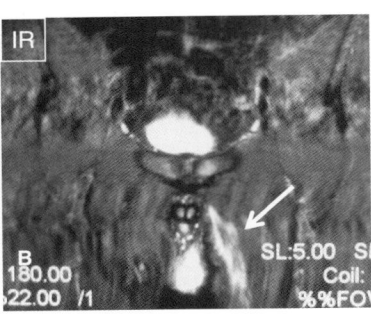 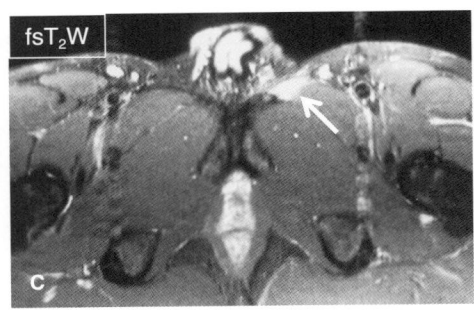

图54 BPHGS。冠状位（A、B）和轴位（C）图像显示了临床证实的长收肌疝和肌外膜损伤沿线的筋膜水肿（箭）。这是一名33岁的曲棍球运动员，他在5个月前的一场比赛中感到"砰"的一声，伴有慢性耻骨疼痛。他有压痛和可触及的索状疝，从耻骨联合延伸到腹部肌肉几英寸

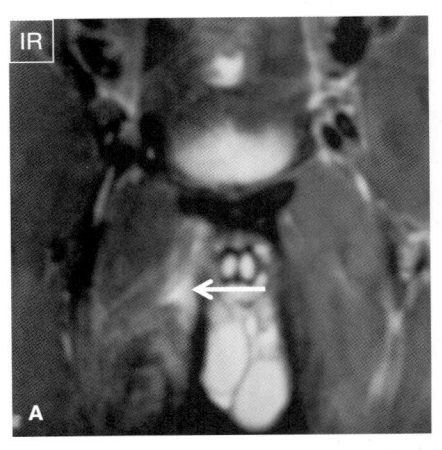 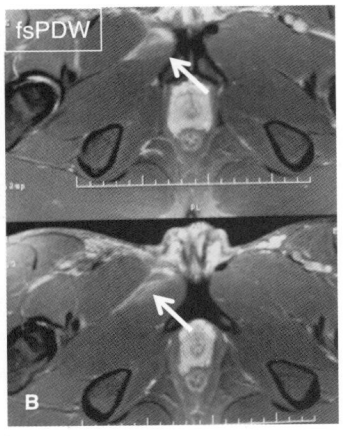

图55 BPHGS。冠状位（A）和轴位（B）图像显示了临床证实的长收肌疝和肌外膜损伤沿线的筋膜水肿（箭）。这是一名患有急性右腹股沟疼痛的28岁职业曲棍球运动员（守门员）。在耻骨联合下几英寸处，沿着长收肌索，长收肌与耻骨肌肌腹的交界处有压痛

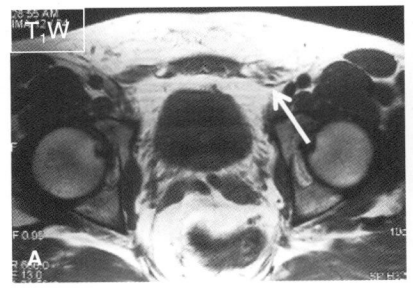 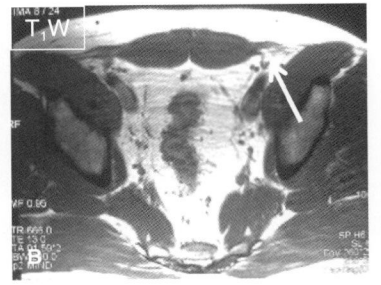

图56 半月线疝变异型。一名39岁强壮的空手道选手在过去3个月内出现全骨盆严重问题和半月线区疼痛。轴位MR图像显示左腹直肌外侧头纤维的变薄（A中箭）以及由此产生的左半月线区的隆起（B中箭）

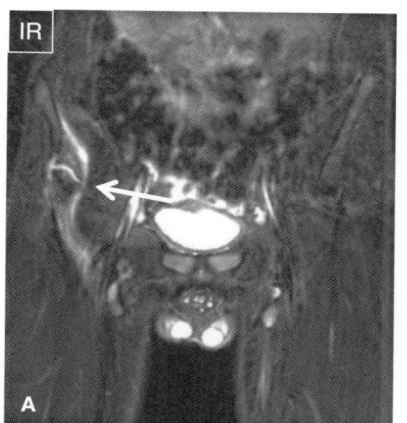
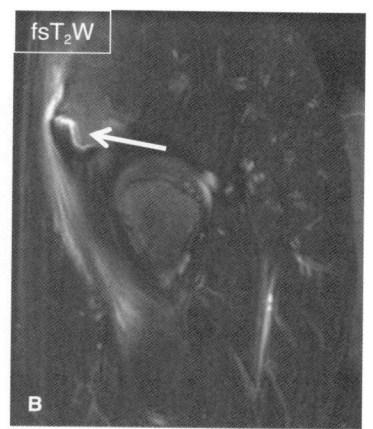
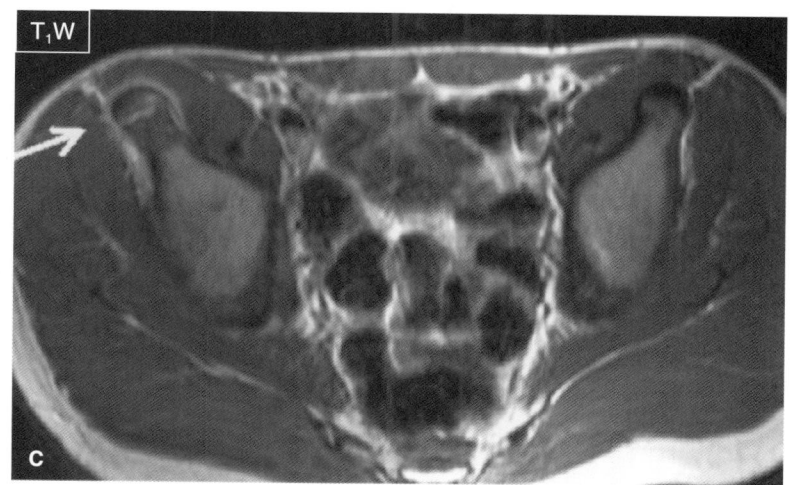

图57 一名患有右腹股沟急性疼痛的16岁跑步者。骨盆的矢状位（A）、冠状位（B）和轴位（C）图像显示，股直肌附着处的髂前上棘撕脱骨折（箭），伴有骨髓和筋膜水肿

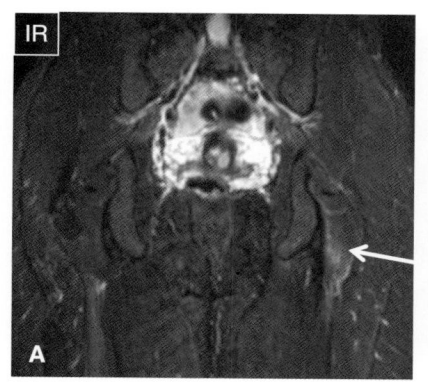
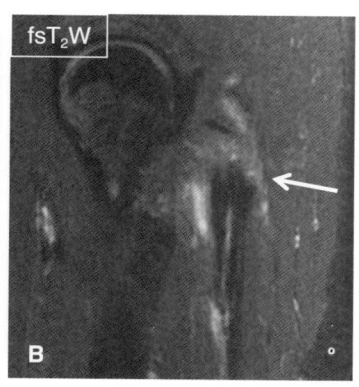

图58 股方肌综合征。一名15岁的马拉松运动员抱怨左腹股沟和臀部疼痛。冠状位（A）和矢状位（B）图像显示左侧股方肌（箭）水肿，符合Ⅰ级扭伤

后下方深部相通并延伸到闭孔外肌肌腱。与髂腰肌滑囊炎相似，闭孔外肌滑囊炎可能是有症状的，也可能受滑膜疾病的影响，例如滑膜骨软骨瘤病和色素沉着绒毛结节性滑膜炎。

在骨盆水平，髂肌和腰大肌汇聚形成髂腰肌，其肌腱的特点是两条平行的束带，在髋关节前延伸，由T_1高信号脂肪筋膜的薄裂隙隔开。它们分别止于股骨小转子和近端股骨干。髂腰肌肌腱有一个滑囊，位于肌腱和关节囊之间，在达15%的人群中它与髋关节相通。它是体内最大的滑囊，充满液体时平均大小为6 cm×3 cm，可呈双叶结构。当扩张时，它可以沿着髂腰肌腱鞘延伸到骨盆前外侧。髂腰肌滑囊炎可能与髂腰肌或肌腱扭伤一起发生。它发生在需要大量使用髋屈肌的活动中，包括足球、芭蕾舞、

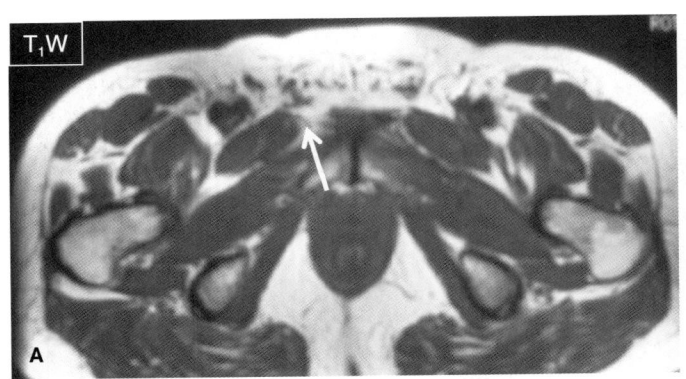
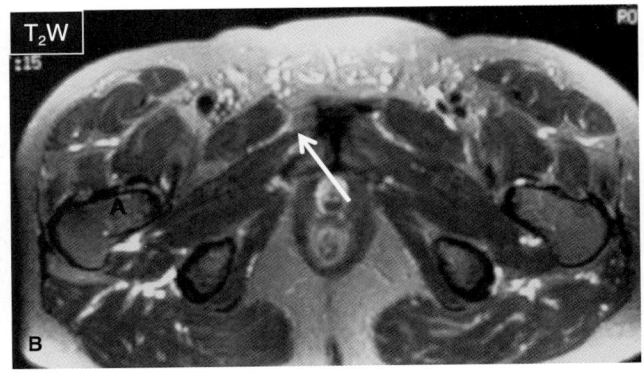

图 59 耻骨肌变异型。一名 66 岁的足球运动员，右侧腹股沟疼痛和右侧耻骨局部压痛数周。轴位图像（A、B）显示右侧耻骨肌腱的完全撕脱和回缩（箭）

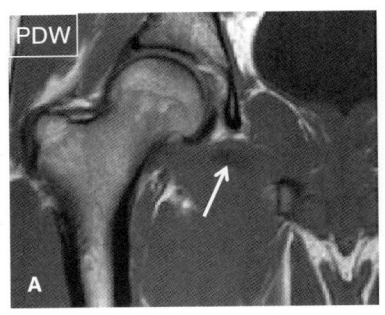
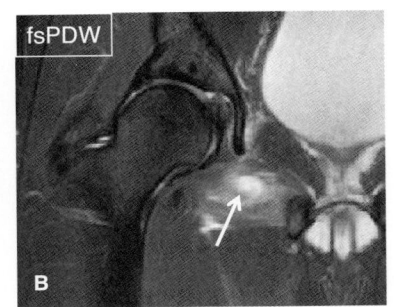

图 60 闭孔外肌损伤。冠状位图像显示闭孔外肌水肿以及肌内积液（箭），这表明肌肉纤维部分不连续，符合Ⅱ级扭伤

跑步、远足和跳跃。急性滑囊炎和（或）肌腱扭伤的临床表现基本相同，但存在一些差异。扭伤或肌腱炎引起的疼痛通常发生在抵抗髋关节屈曲或过伸时的肌腱交界处。髂腰肌滑囊炎的特征是腹股沟深部疼痛，有时会放射至髋关节或大腿前部，并常伴有弹响感（图 61、图 62）。部分撕裂最常累及小转子止点处，表现为肌腱内的局灶性液体（分裂撕裂）或肌腱纤维的局灶性不连续性。不太常见的是，整个肌肉可能会出现不连续区域的水肿（图 63）。与其他肌腱类似，髂腰肌肌腱病表现为沿其走行或止点处肌腱增厚或肌腱实质内信号增高。潜在的伴随表现包括腱周 T_2 高信号和髂腰肌囊扩张。完全撕裂时，肌腱完全不连续，撕裂的碎片有不同程度的回缩。髂腰肌滑囊炎的其他各种原因包括创伤、过度使用损伤、伴有微粒病的全髋关节置换术、OA（髋关节骨关节炎）、类风湿关节炎、色素沉着绒毛结节性滑膜炎、痛风、关节感染和股骨头 AVN（无菌性坏死）。

外旋肌群包括梨状肌、上孖肌、下孖肌和闭孔内肌，闭孔外肌和股方肌也可包含其中。梨状肌可引起坐骨神经撞击综合征，也称梨状肌综合征。患

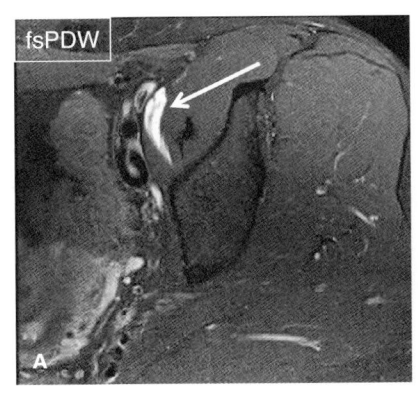
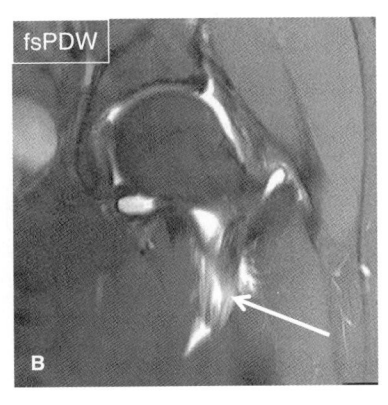

图 61 髂腰肌滑囊炎。轴位（A）和冠状位（B）图像显示髂腰肌滑囊内有少量积液（箭）

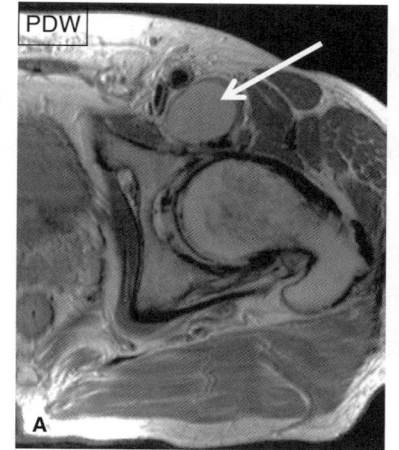
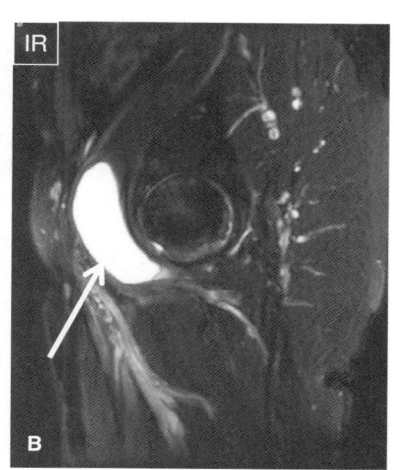

图 62 髂腰肌滑囊炎。一名 45 岁的跑步者,慢性左腹股沟疼痛和弹响感。左侧髂腰肌滑囊有积液。轴位(A)和矢状位(B)图像显示髂腰肌内中等量积液(箭)

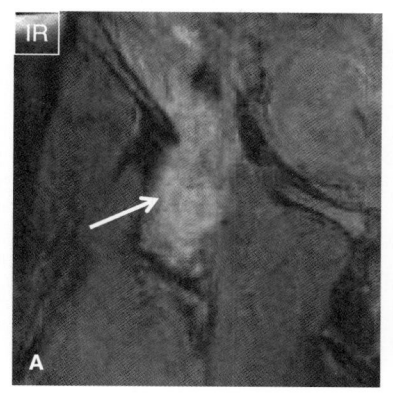
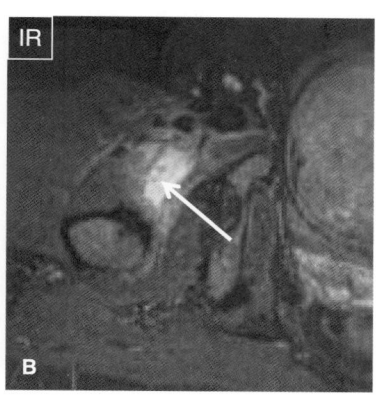

图 63 髂腰肌损伤。冠状位(A)和轴位(B)图像显示髂腰肌纤维部分不连续伴有弥漫性水肿(箭),符合 II 级扭伤

者表现为臀痛或麻木,肌肉可不对称肥大或萎缩。应该注意的是,梨状肌由许多肌腹组成,轻微的不对称并不罕见,可视为正常表现。此外,约 20% 的无症状患者可有分束的坐骨神经或肌肉内的坐骨神经,为正常变异。为明确梨状肌综合征的诊断,有臀部疼痛或麻木临床症状者,应检查坐骨切迹处坐骨神经异常高信号(接近相邻平面内静脉信号强度),有/无轮廓或直径变化(近端增粗、变平),除外肌肉变异或坐骨神经的解剖走行变异(图 64、图 65)。在神经肌肉解剖变异的基础上,还有其他可显示的病变可能会加剧梨状肌综合征。包括导致神经肿胀的腰骶丛病变和双重挤压综合征,即近端脊柱疾病

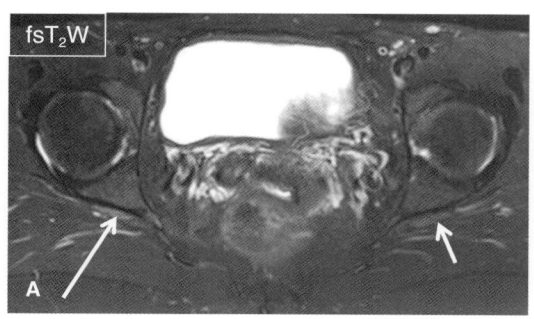
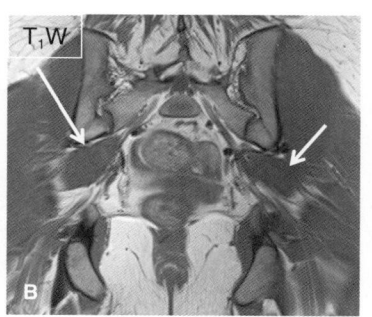
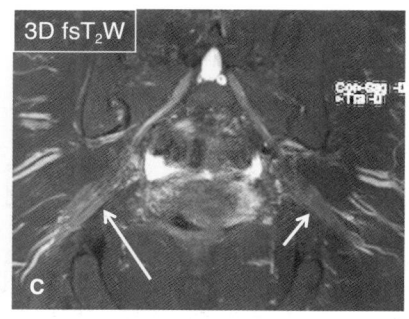

图 64 梨状肌综合征,一位 42 岁女性右臀痛患者的磁共振神经成像。轴位(A)和冠状位(B、C)图像显示相对于正常左侧坐骨神经(A、C 中短箭),右侧坐骨神经信号不对称增高(A、C 中长箭),且增粗(C 中长箭)。还要注意右梨状肌(B 中长箭)较正常左梨状肌(B 中短箭)肥大

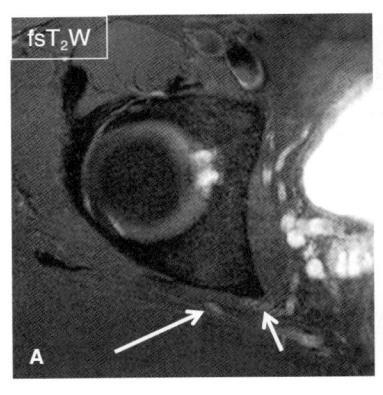 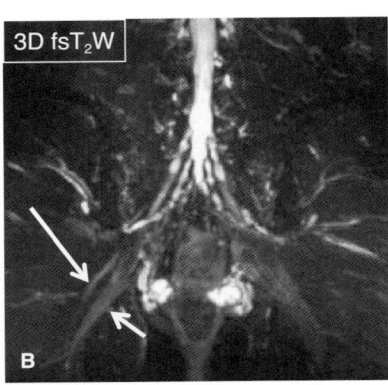

图 65 梨状肌综合征，磁共振神经成像上伴有坐骨神经分束。轴位（A）和 3D fsT₂W 冠状 MIP 重建图像（B）显示右侧坐骨神经分束，腓侧部分（长箭）稍高信号，胫侧部分正常（短箭）

影响构成坐骨神经下游的神经元。这些表现在 MR 神经造影（MRN）上观察最好；然而，如果仔细观察，也可能会注意到专用髋部 MR 成像上的解剖结构变异或神经信号变化。还应注意，由于魔角伪影，坐骨神经通常在坐骨神经切迹处略微高信号，或者由于脂肪抑制欠佳，可能会显得比另一侧信号高。因此，在报告异常时，不仅要谨慎比较神经的大小和信号的不对称性，还要考虑脂肪抑制的不均匀性。

坐骨结节和小转子之间间隙的先天性狭窄可导致其内走行的股方肌受到撞击。它可导致髋关节疼痛，尤其是在内收、伸展和外旋时，这种情况被称为坐骨股骨撞击。股方肌位于最大撞击部位的中央，MR 表现为水肿样信号改变。随着撞击严重程度的增加，水肿可能会变得更严重，并可伴肌肉内不同程度的萎缩和（或）脂肪浸润、外膜囊形成以及偶尔的轻度强化（图 66～图 68）。可以测量坐骨结节和小

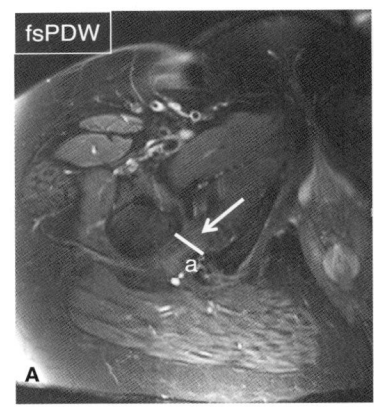 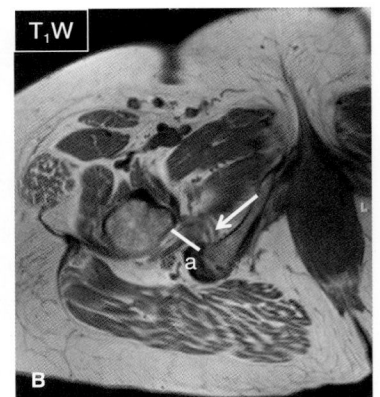

图 66 坐骨股骨撞击。轴位图像（A、B）显示坐骨股骨间隙（距离 a）变窄（12 mm），其内股方肌（箭）轻度水肿和中度脂肪萎缩

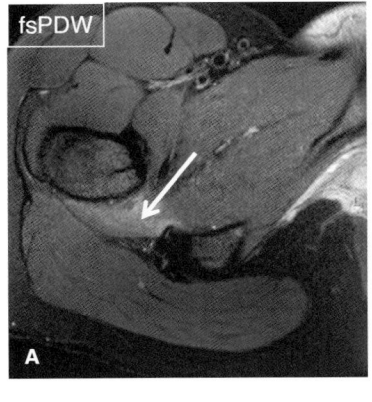 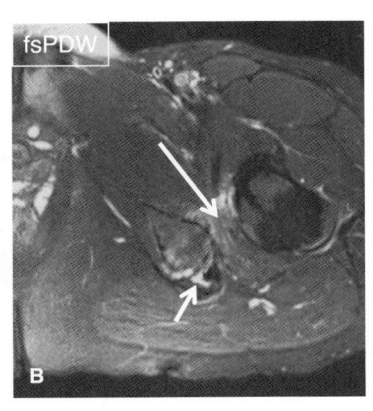

图 67 坐骨股骨撞击。来自两个不同患者的轴位图像显示股方肌水肿（长箭），一例间隙测量正常（A），另一例间隙测量小（B）。注意左侧腘绳肌腱起点的部分撕裂（短箭）

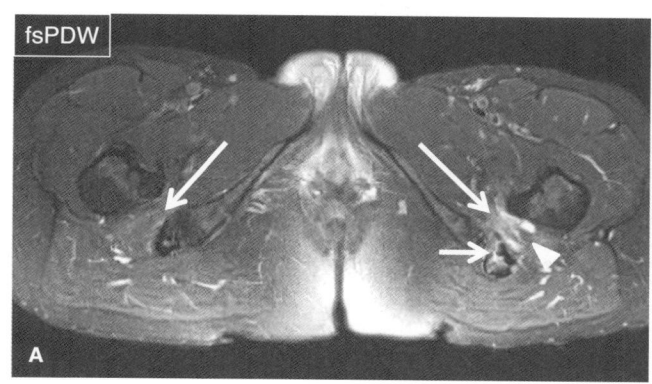
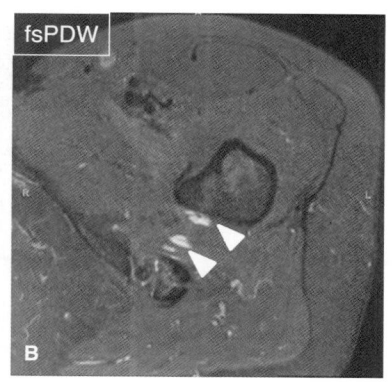

图 68 坐骨股骨撞击，术前（A）和术后（B）。A：轴位图像显示双侧坐骨股骨间隙内股方肌水肿（长箭），伴坐骨股骨间隙狭窄。左侧水肿最为突出，腘绳肌腱也有部分撕裂（短箭），伴外膜囊形成（箭头）。B：手术后的轴位图像显示肌肉水肿几乎完全消退，残留小的外膜囊（箭头）。注意坐骨股骨间隙的扩大和腘绳腱撕裂的愈合

转子之间的坐骨股骨间隙，或股方肌间隙（肌肉的横向宽度）。在非脂肪抑制图像上进行测量，当距离分别小于 15~16 mm 和 11~12 mm 时，视为异常。然而，由于该空间可以动态变窄，测量值并不总是异常小，但继发性异常软组织表现可指导诊断。在顽固性病例中，可能需要清除萎缩、有瘢痕的肌肉和（或）切除外膜囊来手术扩大间隙。应该注意的是，坐骨股骨撞击的 MR 影像学表现经常被偶然发现，这些表现的临床相关性至关重要。此外，腘绳肌腱周围炎在临床上可能与坐骨股骨撞击相似，或者两者可能同时存在。腱鞘周围炎的炎性水肿通常局限于肌腱周围和腘绳肌腱起点的潜在部分撕裂。坐骨结节末端病通常与这种病变有关（图 69）。少数情况下，我们可能会看到反向坐骨股骨撞击，即外旋髋关节的大转子与坐骨结节之间的撞击。这种情况见于过度的外翻髋，例如，在脑瘫患者中，可能导致坐骨神经撞击（图 70）。

弹响髋综合征，在女性芭蕾舞演员和跑步者中

图 69 腘绳肌腱周围炎。轴位（A）和冠状位（B）图像显示腘绳肌腱周围有中等程度的高信号（箭），而腘绳肌腱则完好

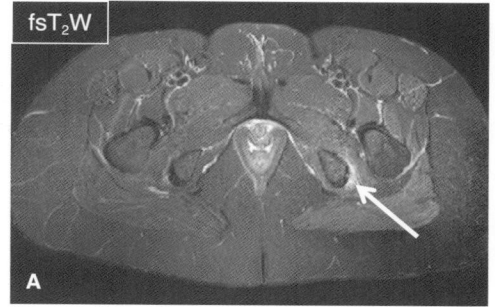
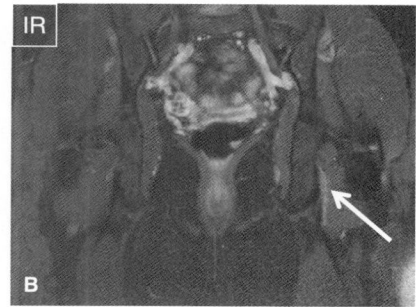

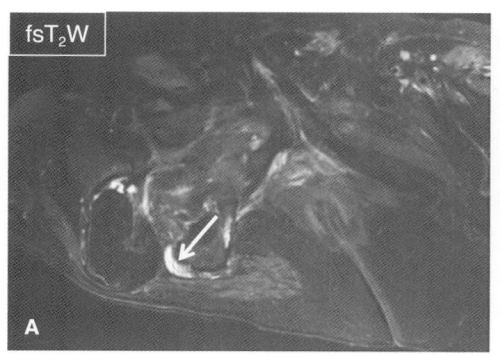
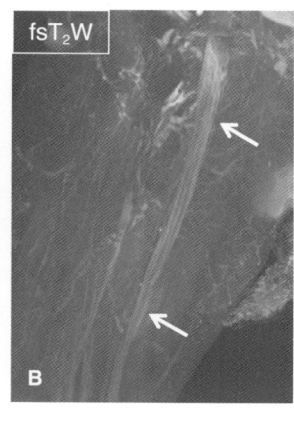

图 70 反向坐骨股骨撞击。轴位（A）和冠状位（B）图像显示坐骨神经高信号，且弥漫性增大（B 中箭），在大转子和坐骨结节之间发生坐骨股骨反向撞击（A 中箭）

更常见，是一种复杂的症状，其特征是伴随某些髋关节运动（通常是屈曲和伸展）可听到和（或）可触及弹响。该疾病可能由关节内或关节外原因引起。关节内原因包括盂唇撕裂、游离体、滑膜骨软骨瘤病、滑膜皱襞和骨折碎片。文献中描述了三种不同的关节外类型。

- 外部（外侧）弹响髋综合征——髂胫束或臀大肌前部摩擦大结节。由于大转子或臀大肌滑囊的炎症，患者可能会在大腿或臀部的外侧感到疼痛。
- 内部（内侧）弹响髋综合征——髋关节屈伸时髂腰肌腱在髂耻隆起、小转子、股骨或髂前下棘上的摩擦。可能伴有髂腰肌滑囊炎，导致腹股沟前部和髋部疼痛。副髂腰肌腱的滑脱（除外正常变异）和髂腰肌狭窄性腱鞘炎也可引起肌腱弹响。
- 后部弹响髋综合征——由于股二头肌长头腱在坐骨结节上的摩擦，或既往坐骨结节创伤，导致坐骨结节滑囊炎和坐骨股骨间隙水肿。

弹响髋是一种临床诊断，可以通过超声动态成像进行确诊；然而，MR成像可能有助于排除上述解剖原因和相关的肌腱异常。一线治疗包括肌肉拉伸、休息和避免症状。可能需要6～12个月症状才能消失。在保守治疗失败的情况下，根据病变的类型，治疗包括髂腰肌部分延长（内部）、IT带的Z形成形术或通过滑囊切除术扩大坐骨臀肌间隙（外部）和髋关节镜检查（关节内）。在许多情况下，在FAI手术期间，也可以对有腹股沟前部疼痛和内侧弹响综合征症状的患者进行髂腰肌松解术。是否在髂腰肌肌腱、肌腱连接处或肌肉本身进行松解目前尚未达成共识。弹响髋的复发率也不低，在术后1～2年的随访期间，复发率为20%～40%。

作为髋关节伸肌的腘绳肌又称联合肌腱，包括半膜肌（起源于坐骨结节的上外侧面）、半腱肌和股二头肌（它们共同起源于坐骨结节），位于半膜肌肌腱的内下方。大收肌最内侧起源于坐骨结节。腘绳肌肌腱可发生肌腱炎（在中老年人中相当常见，表现为肌腱内中等信号），并可能出现部分撕裂（通常表现为起始部位充满液体的裂隙）、骨撕脱（在儿童和老年人中）或完全撕裂（表现为肌腱完全不连续，伴随断端回缩）（图71～图74）。肌腱损伤可能伴随潜在的骨质改变，例如撕脱性水肿、囊变、末端病或明显的撕脱骨折，特别是在骨骼未成熟的患者中。大多数撕裂和撕脱会累及联合肌腱，至少存在半膜肌腱的部分撕裂。肌腱起点或周围的低信号灶代表钙化，提示慢性损伤。肌腱附着体周围通常存在突出的血管，不应误认为腘绳肌腱部分撕裂，因为前者表现为弯曲的分支结构。最后，慢性撕裂可能伴

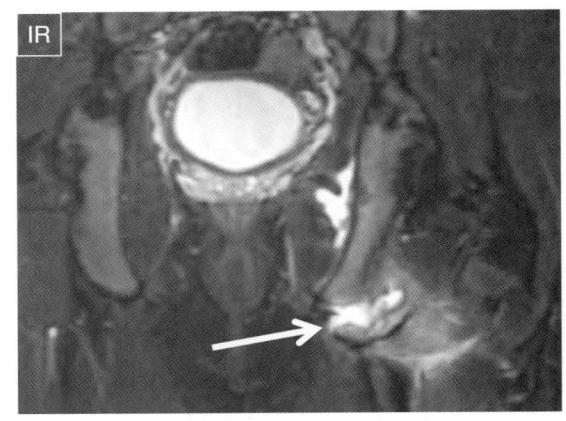

图72 腘绳肌骨突撕脱。冠状图像显示坐骨结节的骨突撕脱（箭），与青春期男孩的腘绳肌牵拉有关

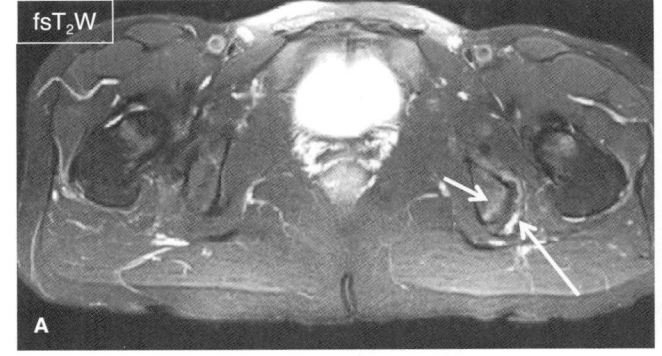
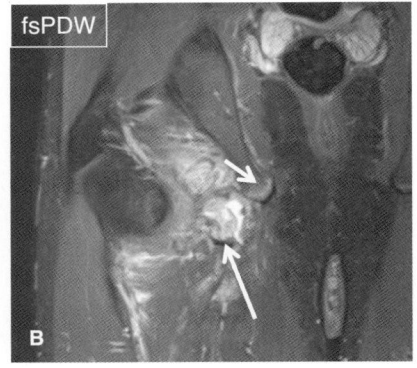

图71 腘绳肌撕脱。A：轴位图像显示腘绳肌总腱部分撕裂（长箭）。同时注意附着部位有轻微的腱下骨髓水肿（短箭）。B：另一位患者的冠状位图像显示，腘绳肌总腱完全撕脱，末端轻度回缩（长箭）。还应注意附着部位（短箭）轻度骨髓水肿和股方肌水肿

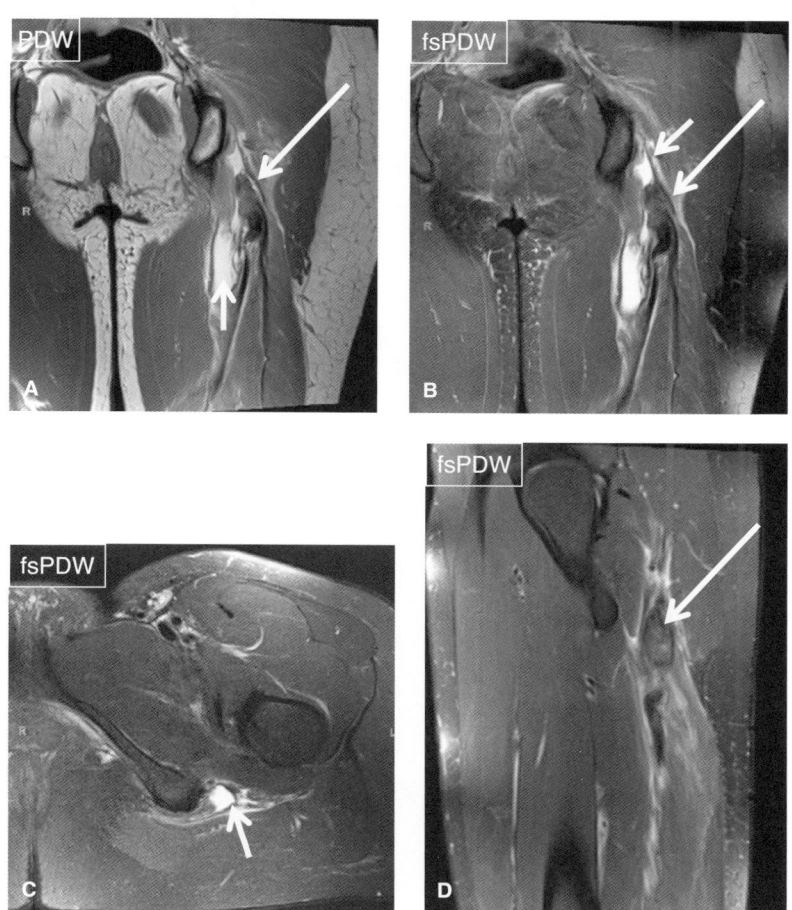

图 73 腘绳肌腱撕脱，手术案例。冠状位（A、B）和轴位（C）图像显示在腘绳肌起点的解剖位置处积液（小箭），肌腱末端回缩（长箭），这在矢状位图像（D）上得到证实

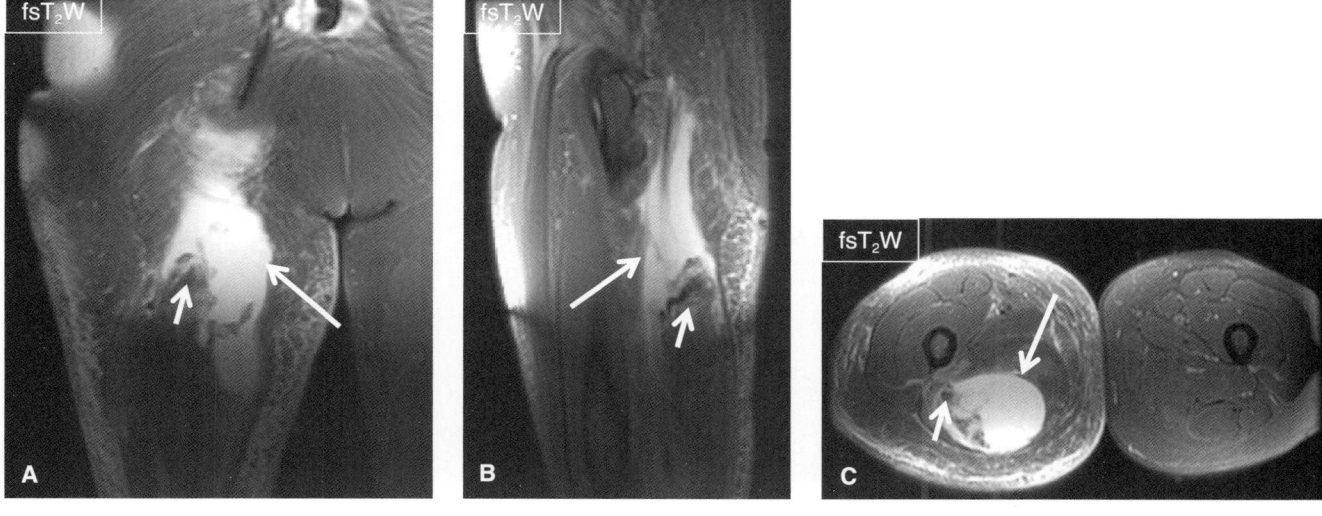

图 74 腘绳肌腱撕脱，手术案例。冠状位（A）、矢状位（B）和轴位（C）图像显示腘绳肌腱完全撕脱和远端回缩（短箭），间隙内积液（长箭）填充

肌肉瘢痕和显著的脂肪浸润，由于失用导致断裂处卷起并回缩成肿块样病变，类似于肿瘤。大多数腘绳肌损伤以保守的方式治疗，导致外伤后恢复延迟的因素包括坐骨神经周围的损伤和水肿程度。手术指征包括超过 2 cm 的肌腱回缩、明显的坐骨神经症状和超过 2 处肌腱撕脱。

与身体的其他部位类似，髋部周围的肌肉可能会受到多种炎症、感染和医源性异常的影响。无论是特发性的还是由各种原因引起的肌病，如皮肌炎、胶原血管疾病等，都会导致肌肉出现水肿样信号，伴有或不伴有脂肪替代，以及肢体多个部位的萎缩，通常是对称的（图 75、图 76）。在早期阶段，异位骨化可能看起来具有侵袭性，在肌肉及其相邻筋膜中出现斑片状水肿样信号。然而，近期的创伤史或抗凝史以及筋膜水肿或血液产物的存在（T_1W/T_2W 图像上的高信号和 GRE 图像上的晕染）有助于诊断。应该通过 X 线片或 CT 扫描来检查周围钙化，这些钙化会随着时间的推移而成熟并可能变成骨化（图 77）。虽然肌病变和神经病变会导致脂肪性萎缩，但在鉴别肌肉脂肪浸润或萎缩时，还应考虑潜在的运动神经元疾病和脊髓灰质炎（图 78）。感染性肌炎可根据毒血症、肌筋膜水肿的临床表现和明显强化来做出诊断（图 79）。在这种情况下，可以发现坏死或早期脓肿形成的非强化区域。脓肿表现为边界清楚的多层环状强化。最后，横纹肌溶解症或坏死性肌炎可表现为肌肉肿大、肌内出血、肌外膜隆起和肌肉水肿背景下增强扫描的无强化区域（图 80、图 81）。在这种情况下可能会出现室间隔综合征，并可能进一步加剧肌肉缺血、肿胀和坏死。这一诊断应结合临床，因为大多数急性肌肉疾病会导致一定程度的肌肉肿胀。肌肉内及周围软组织的血肿可能与软组织肉瘤相似。所有序列上均存在内部高信号，近期外伤史、抗凝史或手术史，增强图像上有孤立的周边强化，这些都有助于诊断良性血肿（图 82）。减影图像特别有助于排除肉瘤的中心强化或结节性增强，更好地显示 T_1 高信号肿块的强化模式。不确定的病变应随访至稳定或消退。然而，任何中央强化或结节性强化的病变都应怀疑肉瘤，应积极进行经皮活检或切除活检。

骨骼［〈除外正常〉］

与其他滑膜关节类似，各种类型关节炎都可以侵犯髋关节。其中骨性关节炎最为常见，表现为关节间隙变窄，上部负重区最为显著。其他征象包括股骨颈骨赘、股骨头凹周围骨赘和髋臼骨赘；髋臼盂唇的退变、多发撕裂或分离；软骨下骨质硬化、囊性变和骨髓水肿；以及非特异性关节积液，伴或不伴有滑膜增厚（图 83、图 84）。在晚期，由于骨量减少和骨强度减低，股骨头可能会突进髋臼内侧壁。一般来说，轻度骨性关节炎指的是关节囊或骨轻度增生，以及关节间隙轻度变窄。中度骨性关节炎是指软骨明显缺损，伴有软骨下骨髓水肿（边界

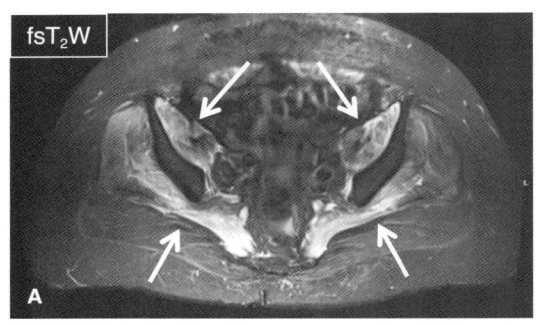

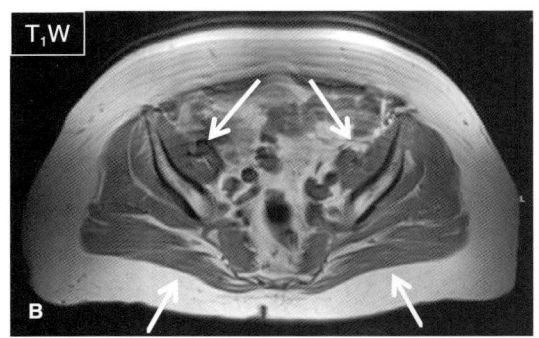

图 75 皮肌炎。轴位图像。**A**：臀小肌、臀中肌和髂腰肌有弥漫性、对称性水肿样信号（箭）。**B**：受累肌肉没有明显的萎缩或脂肪浸润（箭）

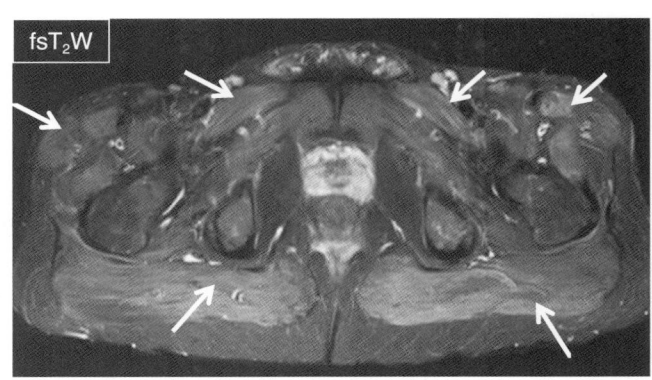

图 76 特发性肌炎。轴位图像显示骨盆周围所有骨骼肌（箭）轻度弥漫性和对称性水肿

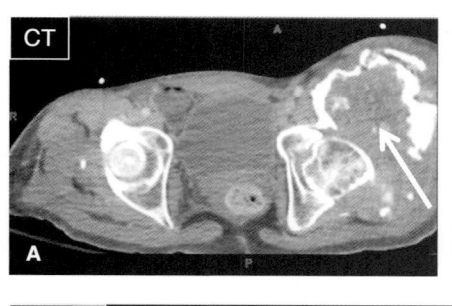
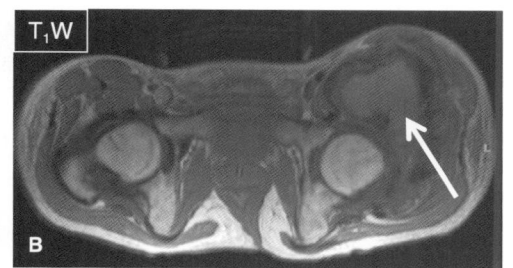
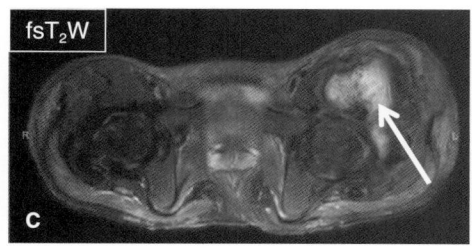
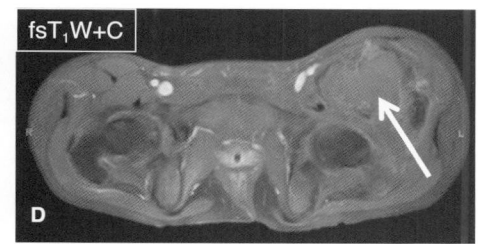
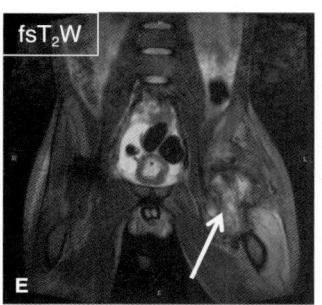
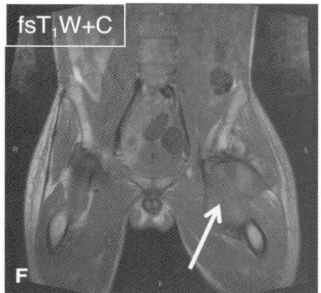
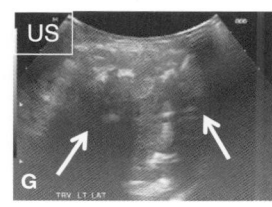

图77 异位骨化。轴位CT图像（A）显示大腿近端前外侧肌肉中的不均匀肿块样病变（箭），伴占位效应和外周广泛的成熟钙化。在相应的轴位（B～D）和冠状位（E、F）MR图像上，病变（箭）呈不均匀的T_1和T_2高信号，边缘低信号，且无明显强化。注意股四头肌附近的筋膜水肿。在超声图像（G）上，病变的钙化导致明显的声影（箭）

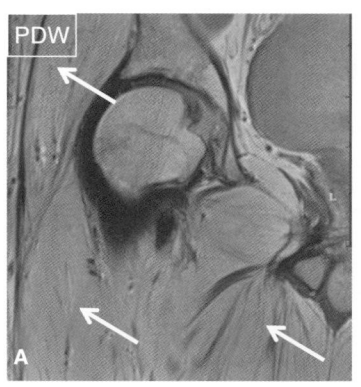
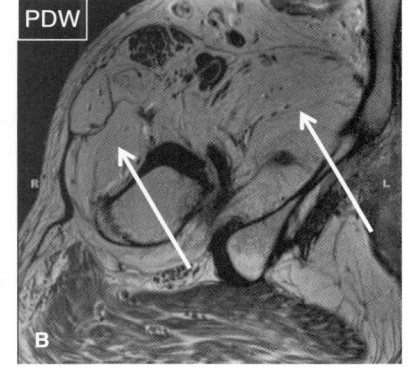
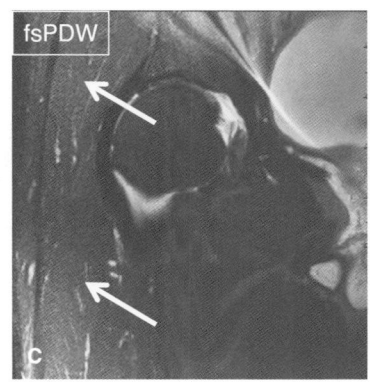
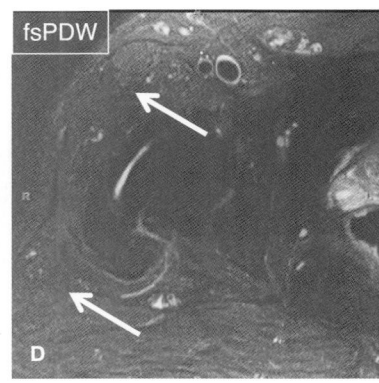

图78 脊髓灰质炎相关的肌肉脂肪替代。冠状位（A、C）和轴位（B、D）图像显示在这个已确诊的长期脊髓灰质炎病例中，髋关节周围骨骼肌（箭）的弥漫性脂肪浸润

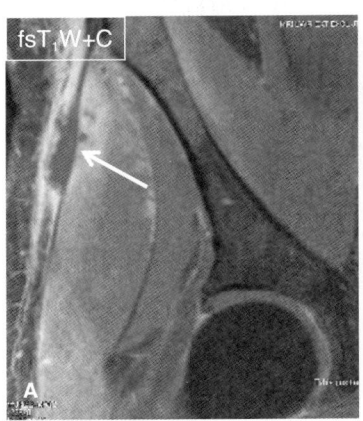
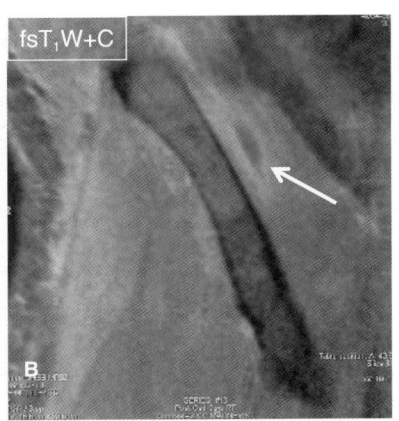

图79 感染性肌炎和肌腱炎。一名毒血症患者的冠状位图像显示阔筋膜张肌（**A**中箭）和髂腰肌（**B**中箭）肌腱中的局部积液伴外周强化。注意周围充血、筋膜炎和肌炎

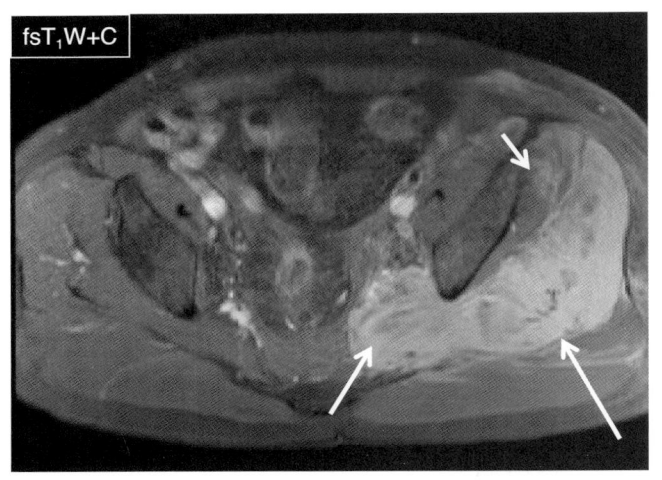

图80 坏死性肌炎。轴位图像显示左臀中肌（长箭）、部分小肌（短箭）和梨状肌（中箭）弥漫性肿大和明显强化，提示坏死性肌炎引起的筋膜室综合征。注意由于缺血导致肌肉中的小区域无强化

不清，fsPDWI上最易显示）、囊变（边界清楚，在PDWI和fsPDWI上均清晰可见）和骨质硬化（在所有序列上均为软骨下的低信号）。重度骨性关节炎是指明显的骨质增生、软骨广泛缺损或完全剥脱以及前述的软骨下骨反应性改变。软骨下大的囊变可能与恶性肿瘤相似；然而，OA的存在或其上覆软骨的缺损、病变延伸至软骨下骨板、病变形状细长或边缘成角、周围硬化、其他卫星囊变灶或多房外观，以及最终内部出现脂肪或气体是此类病变的诊断线索（图85~图87）。

滑膜软骨瘤病表现为多发软骨或骨软骨的结节，如果这些结节彼此融合并使滑膜呈"铸型"样改变，可能会变得难以辨别。股骨颈受压侵蚀发展迅速，可导致骨或关节畸形和应力性骨折。原发性软骨瘤病（来源不明的良性疾病）的结节数量多，且大小相

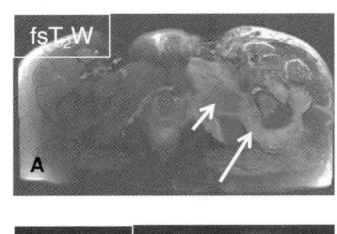
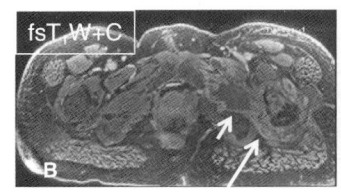
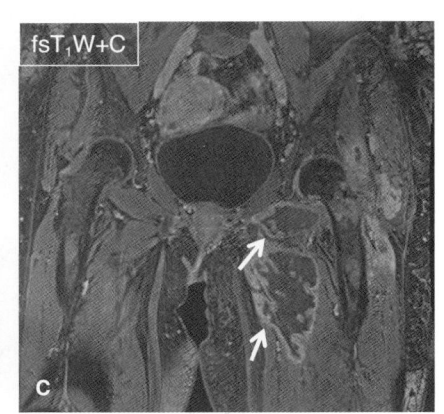

图81 泰诺诱导的肌坏死。轴位（**A**、**B**）和冠状位（**C**）图像显示左髋关节周围肌肉水肿和不均匀强化（长箭），提示炎症。注意多发无强化区域，提示肌坏死（短箭）

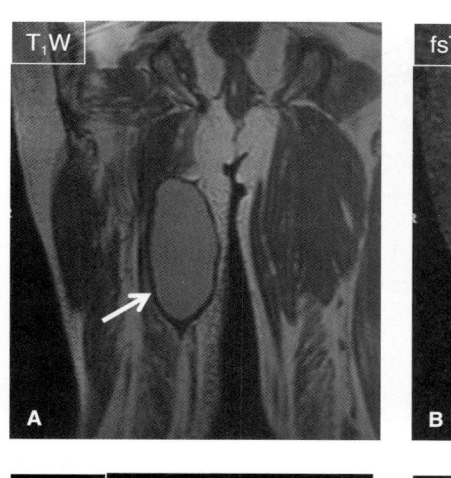
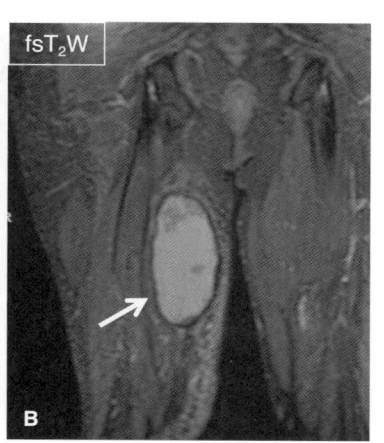
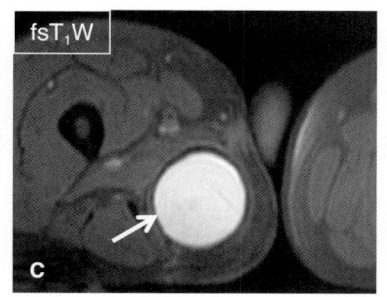
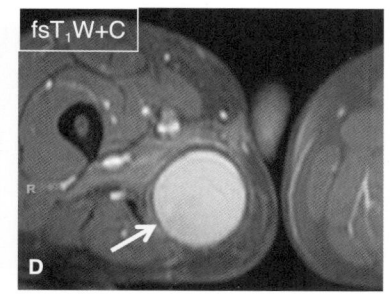

图 82　术后血肿。冠状位（A、B）和轴位（C、D）图像显示右大腿内侧有一个边界清楚的病变（箭），伴轻微的占位效应，内部均匀的高信号，与高铁血红蛋白相对应，伴光滑、薄且边界清楚的低信号壁，内衬含铁血黄素，增强扫描无强化

图 83　髋关节中度至重度骨性关节炎。冠状位图像（A、B）示右髋关节间隙缺失和弥漫性关节软骨侵蚀，髋臼和股骨头的软骨下囊变（短箭），以及髋臼的软骨下骨髓水肿（长箭）。可对比对侧正常的髋关节。请注意，囊变在两张图像上都能很好地显示，而水肿的边界相对模糊，在 fsPDWI 上显示更佳

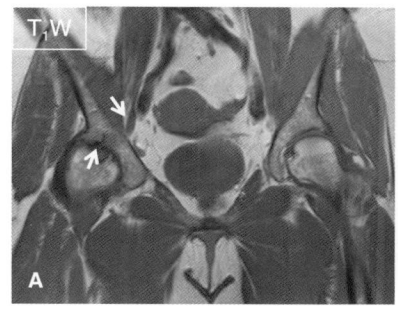
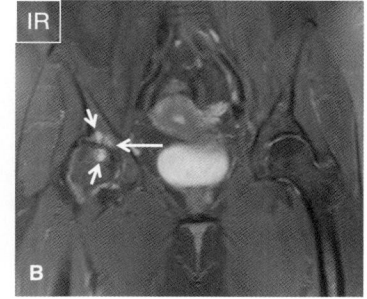

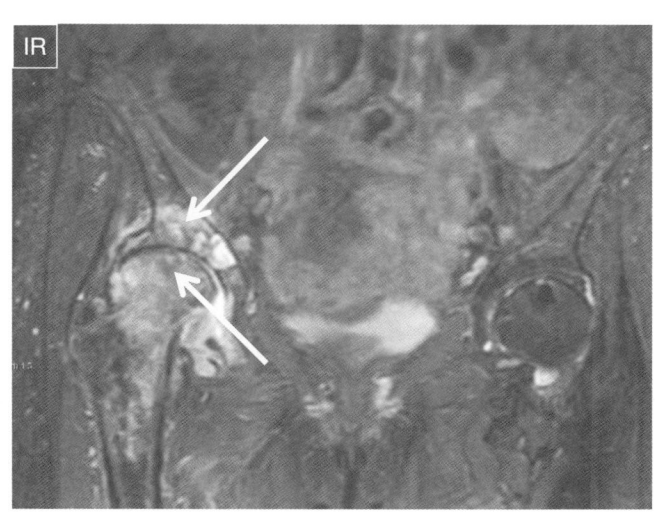

图 84　髋关节重度骨性关节炎。冠状位图像示右髋关节重度骨性关节炎，表现为广泛的软骨下骨髓水肿和囊肿形成，关节间隙和软骨（箭）完全消失。左髋关节也有关节软骨缺失和关节间隙变窄及小囊肿形成，符合中度骨性关节炎

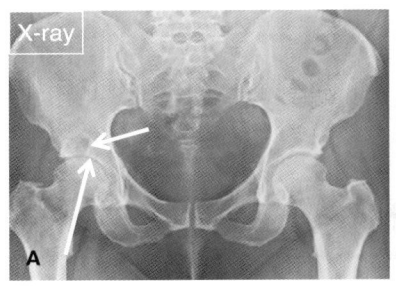
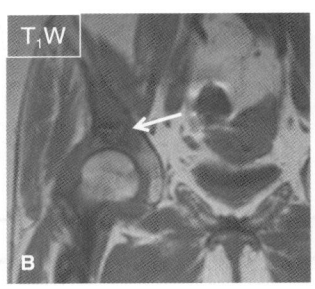
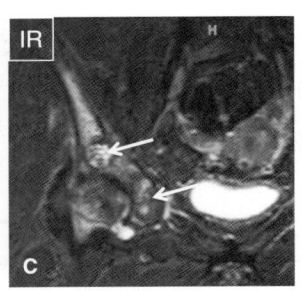

图 85 髋臼囊变。**A**：前后位 X 线片示右侧髋臼边界清楚的关节面下溶骨性病变，伴有周围硬化和边缘成角（短箭）。注意同侧髋关节与之相关的关节间隙变窄（长箭）。**B、C**：冠状位图像示病变呈液体信号、多房外观、低信号边缘和内部含少量脂肪。注意周围骨髓水肿以及髋臼内侧壁的另一类似病变（箭），后者由于明显水肿和早期囊肿形成，在 T_1WI 上看不太清

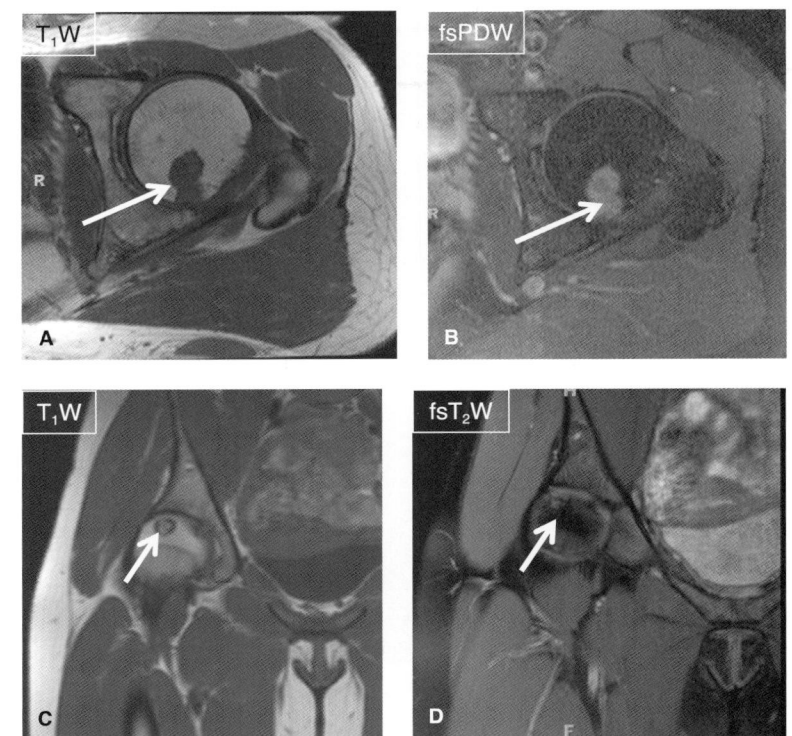

图 86 股骨头囊变。轴位（**A、B**）和冠状位（**C、D**）图像示边界清楚的股骨头关节面下病变（箭），呈液体信号，内部含脂肪，形状细长直达上覆软骨缺损处

似（图 88）；而继发性软骨瘤病（由于创伤、骨性关节炎、骨坏死或神经性关节病）的结节不仅数量少，大小也不同，常伴关节积液。

色素沉着绒毛结节性滑膜炎（PVNS）分为局灶结节型和弥漫型，前者在关节囊内表现为低到中等信号强度的软组织肿块（图 89），后者特征性地表现为低到中等信号强度的滑膜性肿块广泛填充于滑膜囊内。可伴有积液、边界清楚的骨侵蚀以及软骨缺损。有含铁血黄素沉积的滑膜组织在梯度回波图像上显示更为显著，因此当怀疑患者存在 PVNS 时，应加做梯度回波序列。罕见的是，病变也可能表现为 T_1 高信号。其他需要鉴别的低信号强度的滑膜病变包括：滑膜骨软骨瘤病、淀粉样变、血友病和类风湿关节炎的出血。通常，PVNS 是单关节受累，而且没有钙化。局灶型可通过切除治愈，但弥漫型难以治疗，且易复发。有丝分裂抑制剂（如伊马替尼）可用于弥漫型患者的治疗，以稳定病情。

类风湿关节炎表现为双侧几乎对称性受累、关节积液、显著的或结节状滑膜增厚，在 T_1WI 和 T_2WI 上分别呈低信号和高信号。在疾病活动期，增

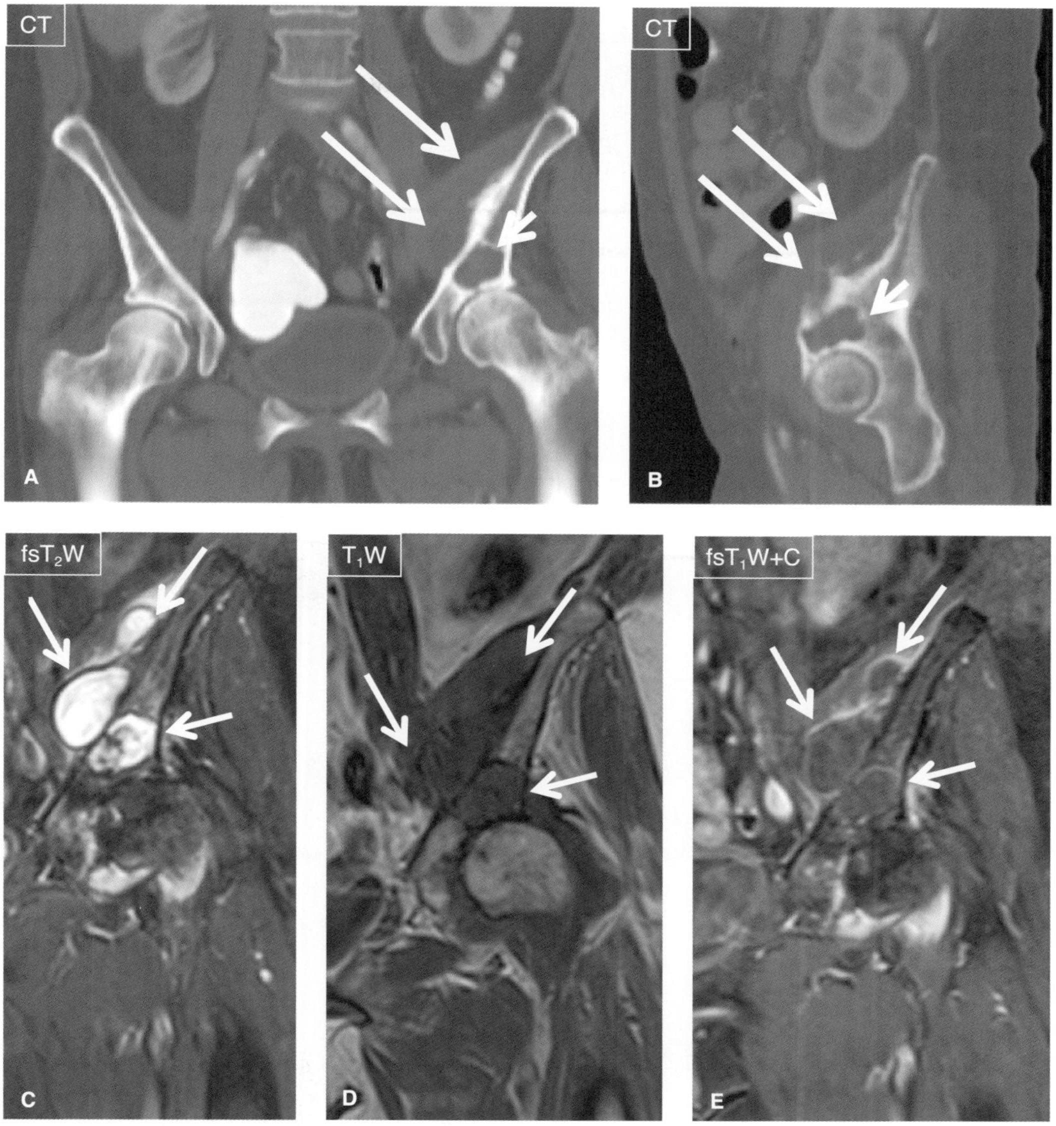

图 87 非典型髋臼囊变。**A**、**B**：CT 冠状位和矢状位重建图像示骨内关节面下溶骨性病变，伴有轻微硬化边（短箭），两个骨外低密度病变，以及髂骨骨膜反应，因此怀疑为恶性病变。**C ~ E**：在相应冠状位 MR 图像上，所有病变（箭）均为囊性，呈边缘强化，提示为髋臼囊变的骨外延伸。注意病灶自关节面的延伸以及内部的少许脂肪，这是判断为良性病变的有用线索

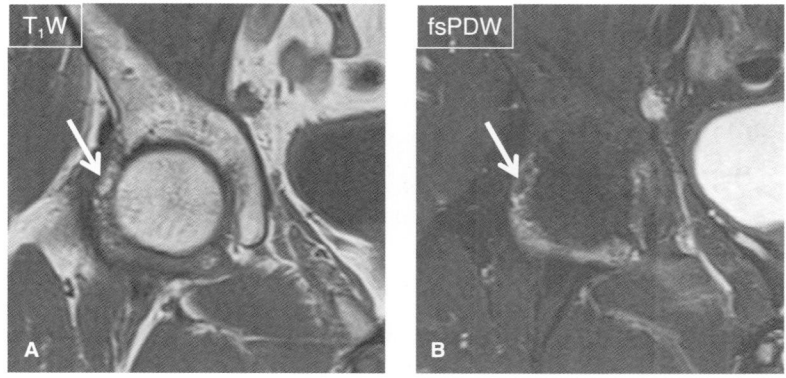

图 88 原发性滑膜软骨瘤病。冠状位图像（**A**、**B**）示髋关节内多发小游离体，伴少量积液。可能需要调整窗宽、窗位来识别上述低信号游离体，否则它们可能隐藏在积液肿胀的关节中而被忽略

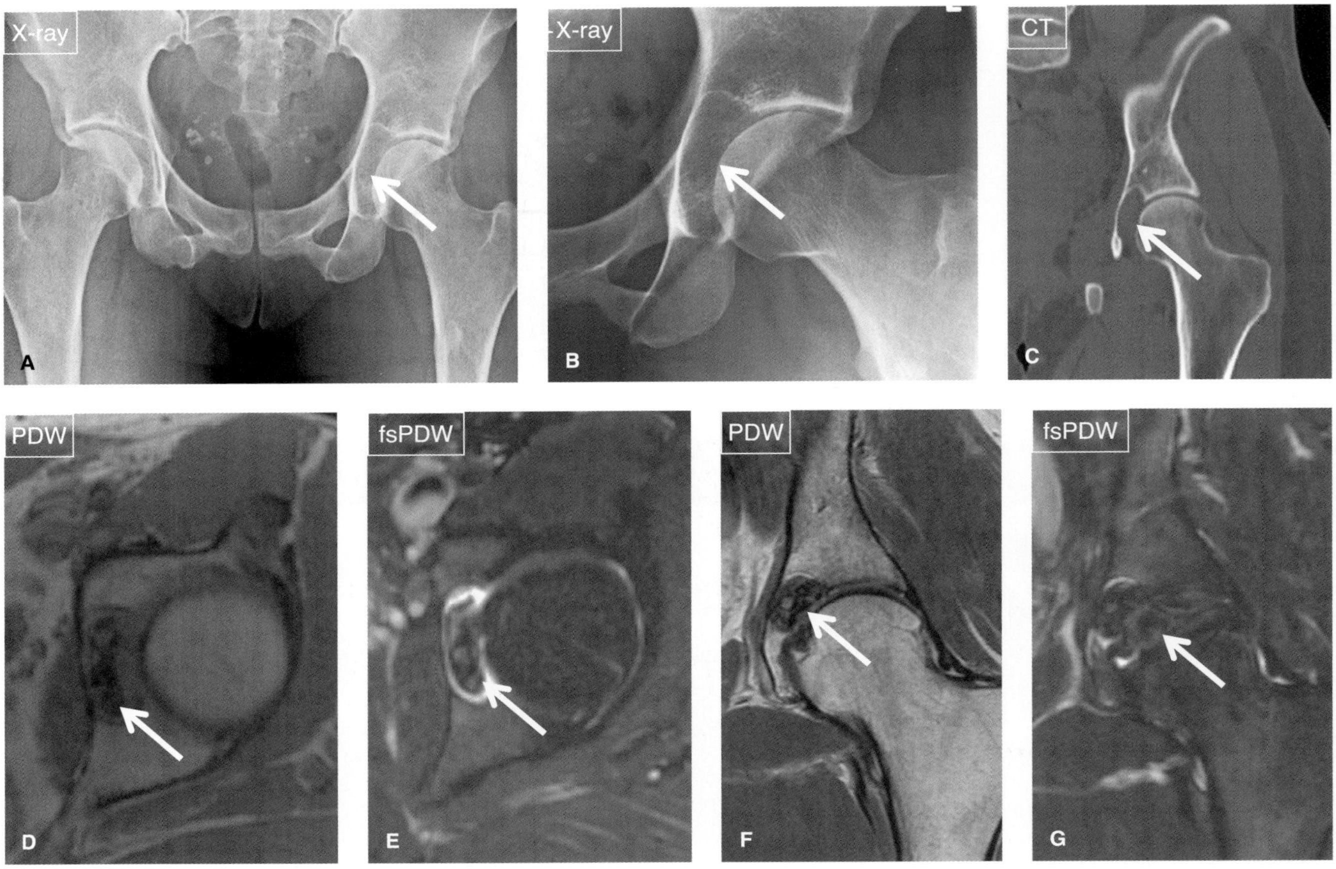

图 89　PVNS，局灶型。骨盆（A）和左髋（B）X 线片以及左髋关节 CT（C）可见边界清晰的髋臼骨质侵蚀（箭）。相应的轴位（D、E）和冠状位（F、G）MR 显示局灶结节性低信号肿物（箭），活检证实为局灶型 PVNS

强扫描血管翳（滑膜肿块）明显强化，而在慢性期，血管翳变为纤维性伴斑片状强化。偶尔，可能有含铁血黄素沉积，在所有序列上都呈低信号；或在关节积液中散在分布的低信号充盈缺损，即米粒体，直径几毫米，为血管翳的纤维性结节从滑膜脱落形成。由于弥漫性软骨缺失，股骨头可能向内上或轴向移位，这与 OA 时股骨头向外上方移位相反。其他征象可包括股骨头和髋臼中央部的侵蚀、软骨下水肿样信号和软骨下囊变（图 90）。

股骨头缺血坏死（AVN）是造成骨骼肌肉失能

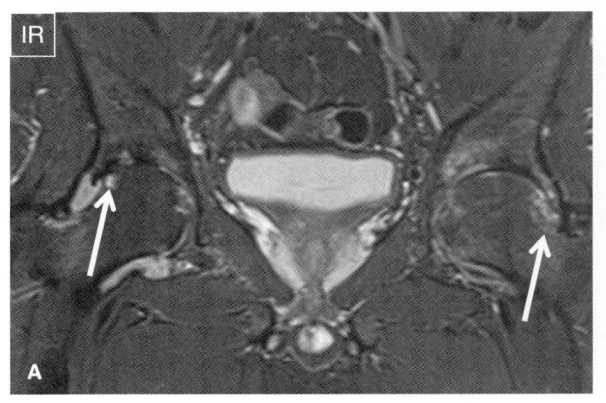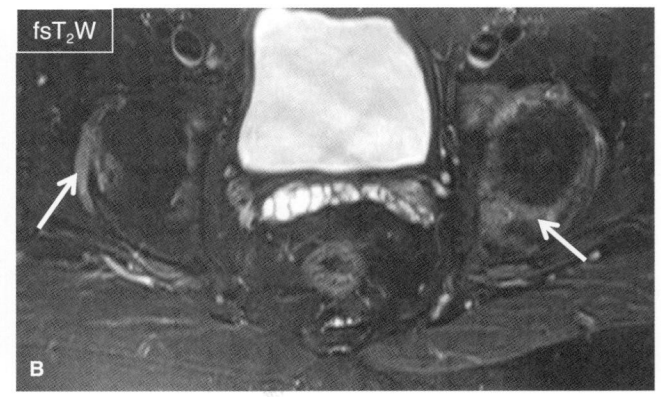

图 90　类风湿关节炎。冠状位（A）和轴位（B）图像显示双侧对称的弥漫性关节间隙变窄和软骨丢失、骨质侵蚀（A 中箭）和滑膜增厚（血管翳；B 中箭），这是已确诊的类风湿关节炎晚期病例

的常见原因，这与导致股骨头血供中断的疾病有关，如股骨颈骨折和镰状细胞贫血，也有一些其他原因，如皮质类固醇激素的治疗、酗酒、结缔组织疾病、镰状细胞病和骨髓疾病，其发病机制尚不清楚。磁共振成像可以早期发现病变，这对于保持股骨头完整性至关重要。在大多数AVN病例中，坏死位于股骨头近端负重区（通常是软骨下，10点钟到2点钟方位）的前上方，并且经常呈双凹、半月或平凹形地图样外观（图91~图94）。需要注意的是，骨髓水肿不是AVN的早期表现，阅片者不应把更为常见的应力性反应或软骨下机能不全骨折相关性水肿与AVN相混淆。另一方面，AVN几乎都有清楚的分界线，如果病变周围有水肿，则可能表明病变处于活动期。骨髓水肿的其他原因包括髋关节暂时性骨质疏松（为罕见病，诊断为排他性诊断）、感染或恶性肿瘤，如白血病或淋巴瘤。在AVN早期，如果静脉注射对比剂，可以看到强化减弱的区域。随着疾病进展，病灶与正常骨之间的边界变得更加清楚，大约80%的病例在fsT$_2$WI或fsPDWI上可见双线征，

即内部迂曲走行的高信号带和外部与之平行的低信号带（图91、图92）。病变中心的信号是可变的（图95），且可能发生在病程的任何时期，一些研究者也发现这种信号改变与临床症状相关（表2）（A类=较轻，D类=最严重）。根据我们的经验，中央呈脂肪信号通常是无症状的，代表AVN的慢性期，而其他阶段可能会出现不同的症状。在后期，软骨下可见一条类液性的T$_2$高信号线，与X线片中的新月征相对应。这一征象提示骨软骨表面即将塌陷，碎片可能成为关节游离体（图96）。在晚期，股骨头骨软骨碎裂，伴有继发性退行性骨关节病改变（图97、图98）。关节积液或滑膜炎也可出现在疾病的任何阶段，其程度与疼痛症状相关。在整个病程中，或直到治愈前，MR图像都可见阳性征象。基于MR影像表现，Ficat-Arlet改良分期被用来确定疾病的临床分期（表3）。放射科医生应报告坏死区的位置和范围，后者通常用股骨头关节面总面积的百分比来表示；软骨下塌陷也应被报告。就预后而言，小病变（小于关节面的1/3）和局限于股骨头内侧前上部分的病变，以及未达关节面的病变（通常不会塌陷），可以行保守治疗。无论病变大小，未达软骨下缘的AVN往往预后更好。累及股骨头承重关节面面积2/3以上的病变有很大的塌陷倾向。一般来说，Ⅱ期和Ⅱ期前的患者采取髓心减压术治疗，而Ⅲ期和Ⅲ期

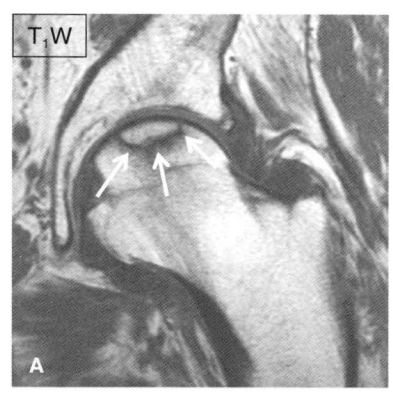
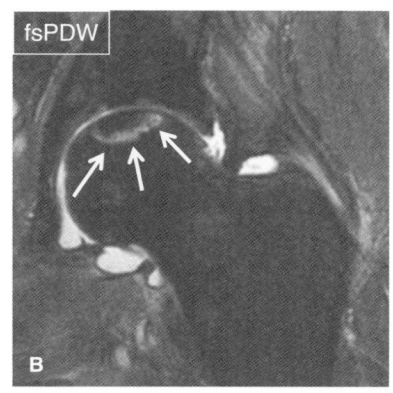

图91 缺血性坏死。冠状位图像（A、B）示股骨头内典型的半月形含脂肪病变，可见双环征，符合缺血性坏死（箭）。注意中等量积液

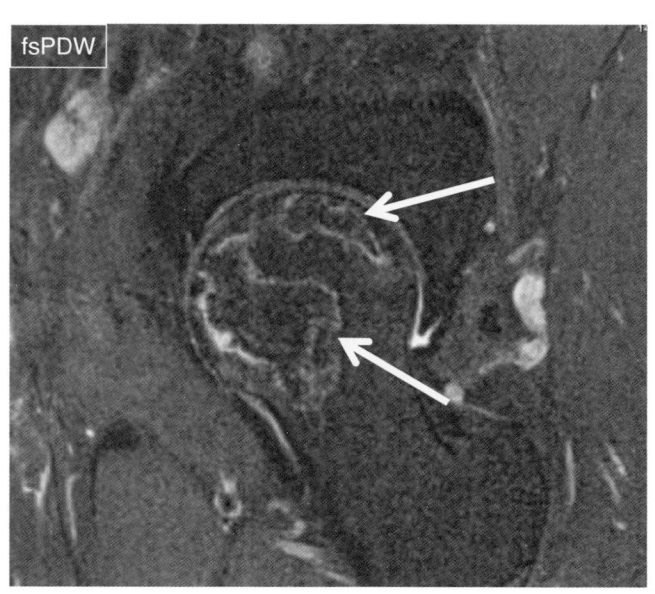

图92 股骨头慢性骨梗死。矢状位图像显示两个边界清楚的双环征（箭），可见地图样边缘和内部的脂肪信号，没有骨髓水肿、滑膜炎或积液。这些征象符合慢性缺血性坏死

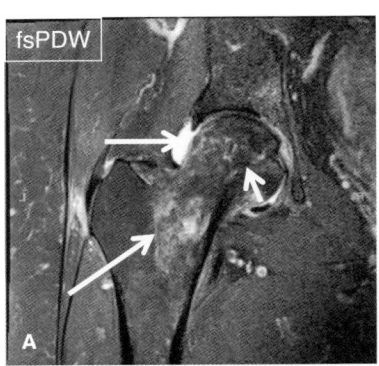
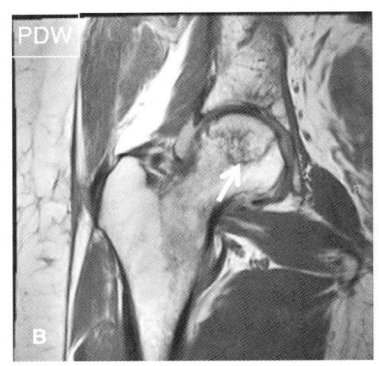
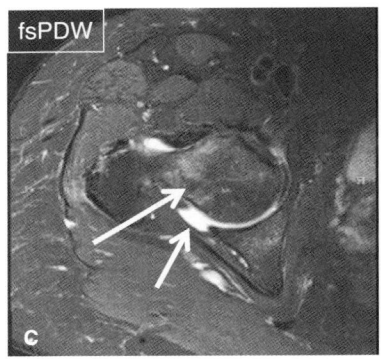
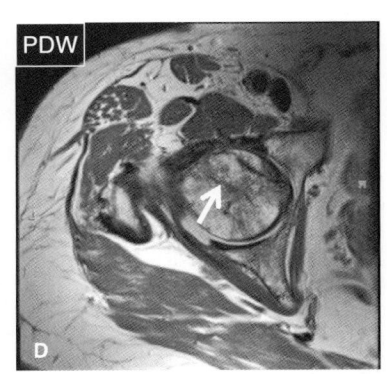

图93 活动性髋关节缺血坏死。冠状位（**A**、**B**）和轴位（**C**、**D**）图像显示股骨头-颈部轻度水肿（**A**、**C**中长箭），病灶边界清晰（**A**、**B**、**D**中短箭），股骨头上部可见地图样边缘和内部类脂肪样信号。同时可见关节少量积液（**A**、**C**中中箭）

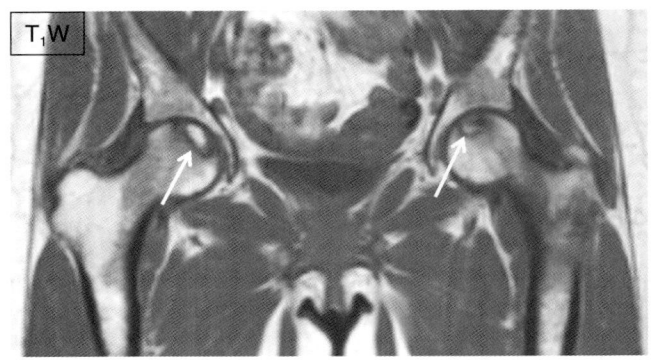

图94 HIV患者的双侧股骨头缺血坏死。病变（箭）内再次含有脂肪，符合慢性坏死

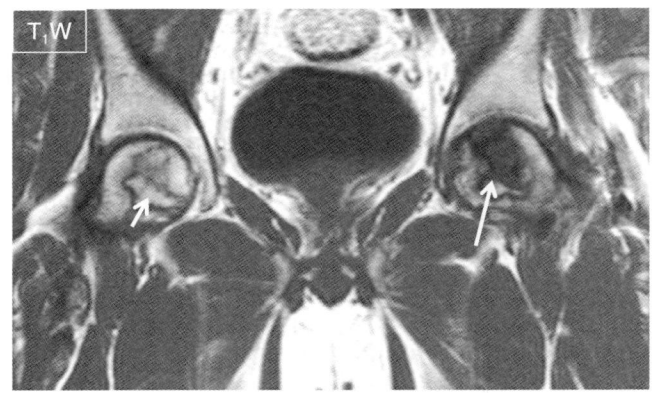

图95 双侧股骨头缺血坏死伴左侧早期软骨下塌陷。注意到右侧股骨病变（小箭）内主要为脂肪，左侧股骨病变（长箭）内为脂肪和纤维混合成分，同时伴有早期软骨下塌陷

表2 死骨信号特征的 Mitchell 分类

分类	T_1 信号	T_2 信号	物质成分
A	中等	高	脂肪
B	高	高	血液
C	低	高	液体
D	低	低	纤维组织

表3 基于MR影像学表现的股骨头AVN临床分期——Ficat-Arlet改良分期

分期	MR影像表现
0	T_2WI 和 fsPDWI，可见分隔带和（或）双线征（X线平片阴性）
1	T_2WI 和 fsPDWI 示双线征，T_1WI 呈单线征
2	分界性病变，骨髓水肿（从股骨头非缺血区延伸至股骨颈）
3	新月征或股骨头塌陷，关节间隙存在
4	股骨头进一步塌陷，关节软骨破坏，关节间隙变窄

后的患者需要采取姑息性治疗措施，如半关节置换术、表面或全髋关节置换术。关节积液、滑膜炎、筋膜和骨髓水肿通常与其活动性、疼痛症状和（或）活动范围受限相关。由于临床常见双侧AVN，因此还应评估对侧髋关节。在儿童（4~9岁），可以发生与 Legg–Calvé–Perthes 病（特发性）相关的AVN；在

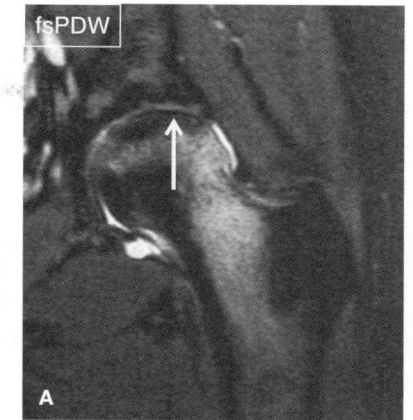
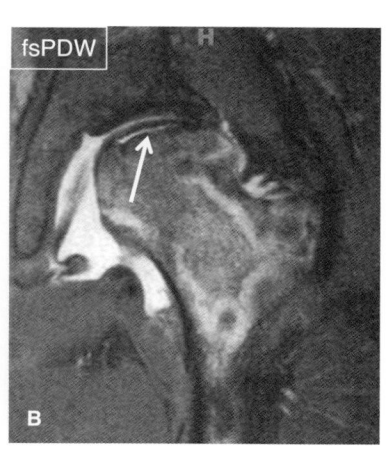

图96 MR 新月征。两位股骨头Ⅲ期缺血性坏死患者的冠状位图像，显示软骨下高信号新月征（箭），伴有关节面塌陷。两位患者均有反应性骨髓水肿、轻度内侧筋膜水肿和中至重度关节积液，表明处于活动期

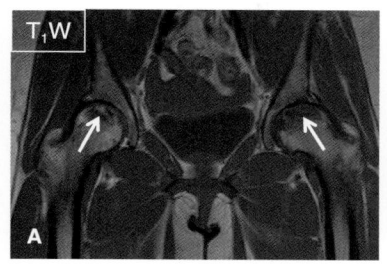
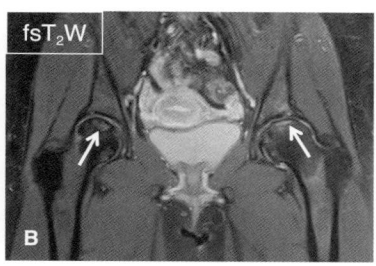

图97 股骨头慢性缺血性坏死伴中度退行性改变。冠状位图像（A、B）显示双侧边界清晰的地图样病变（箭），呈脂肪、纤维信号强度，无骨髓水肿。注意左侧软骨下塌陷伴中度骨性关节炎，右侧也有小的软骨缺损。双侧可见骨赘形成

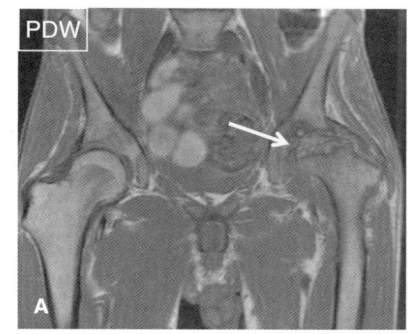
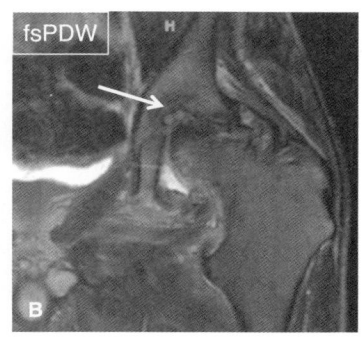

图98 股骨头慢性缺血性坏死伴晚期退行性改变。冠状位图像（A、B）示左股骨长期缺血性坏死的后遗症，可见软骨下塌陷和晚期骨性关节炎（箭）

青少年（9~15岁），AVN 可以作为股骨头骨骺滑脱（SCFE）的并发症发生（图99）。Perthes 病男孩好发，在女孩中则以双侧常见（图100）。它被认为是一种类似于髋关节发育不良（DDH）的多因素疾病，通常为排他性诊断。在诊断 Perthes 病前，需要排除 AVN 的其他病因，如镰状细胞病、类固醇激素等。该病病程从股骨头骨骺斑片状硬化和（或）透亮区（Ⅰ期），到部分塌陷（Ⅱ期，扁平髋），再到骨重建和重塑（Ⅲ期），最后发展到愈合期（Ⅳ期）。Perthes 病治愈后，股骨头外形可以正常，或在一些病例呈典型的蘑菇状（髋膨大），并伴有股骨颈短粗和内翻畸形（髋内翻）（图101、图102）。上述异常可能导致股骨颈发生应力性骨折（图103）。除了大龄和女性是预后较差的因素外，前后位 X 线片上的外侧柱高度（骨骺的外 1/3）常被认为是决定预后的关键因素。分期包括：A 期（外侧柱无高度损失）、B 期（高度损失小于50%）、B/C 期（高度损失约50%）和 D 期（高度损失大于50%）。然而，该分期只能用于前述的Ⅱ期及Ⅱ期后病变。近来，MR 灌注成像已被证实有助于该病的早期诊断和预后评估。外侧柱灌注的存在可能是一个预后良好的指标。如果患有全身系统性疾病，其他骨盆骨可能也会存在梗死灶，表现为相似的分隔带外观，周围有或没有骨髓水肿（图104）。

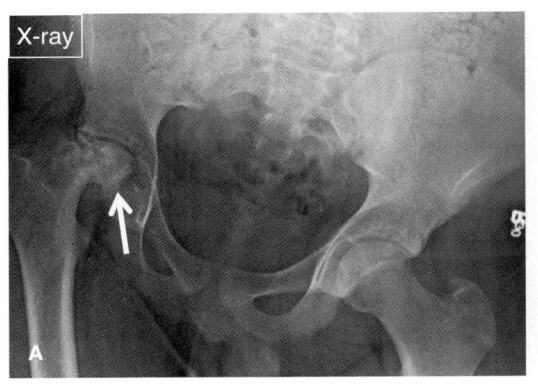
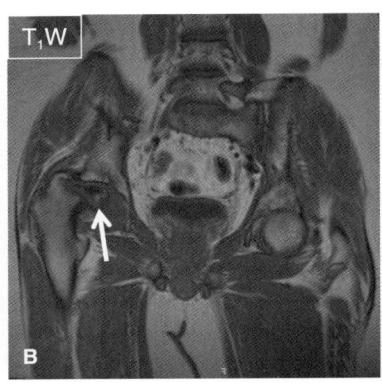
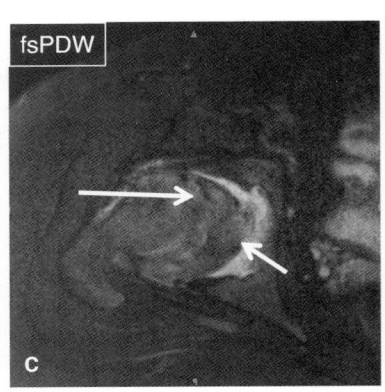

图 99 慢性股骨头骨骺滑脱引发的缺血性坏死。前后位 X 线片（A）显示部分塌陷的右侧股骨头骨骺明显畸形、后内侧移位和硬化（箭）。相应冠状位（B）和轴位（C）MR 图像显示股骨头 - 颈部弥漫性骨髓水肿（短箭）、骺板变宽（长箭）和少量关节积液

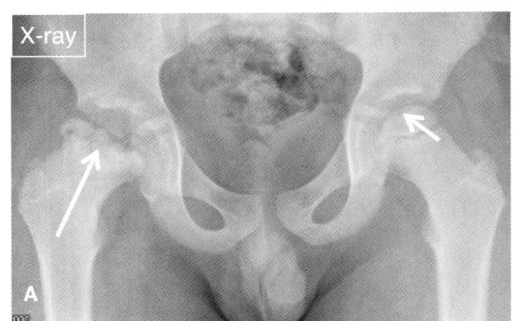
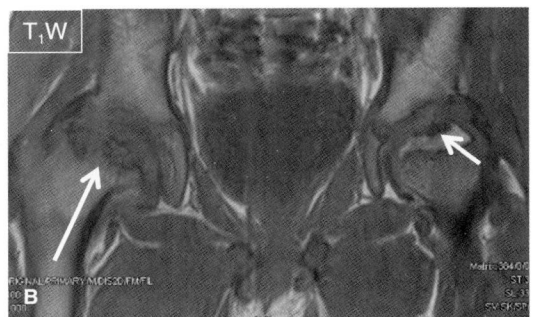
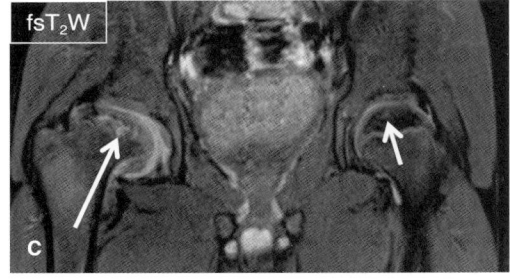

图 100 Perthes 病。一名 8 岁女孩的骨盆前后位 X 线片（A）和冠状位 MR 图像（B、C）显示右股骨头骨骺塌陷，可见囊变和水肿（长箭），左侧骨骺也有轻微上述改变（短箭）

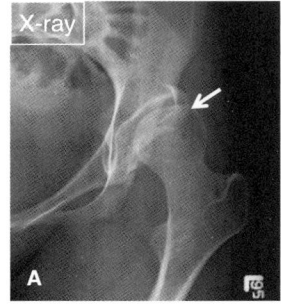
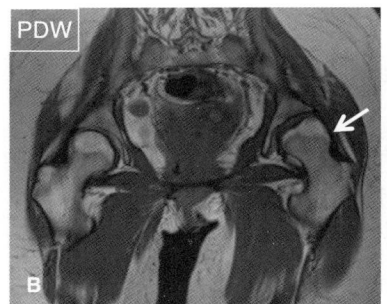
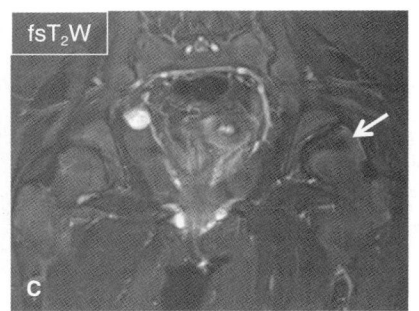

图 101 已治愈的陈旧 Perthes 病。一名 13 岁女孩的左髋关节前后位 X 线片（A）和骨盆冠状位 MR 图像（B、C），由于股骨颈短缩，左股骨头骨骺呈蘑菇状外观（箭）。另请注意相关的髋关节发育不良

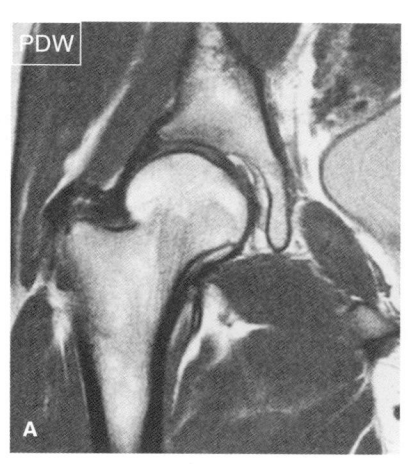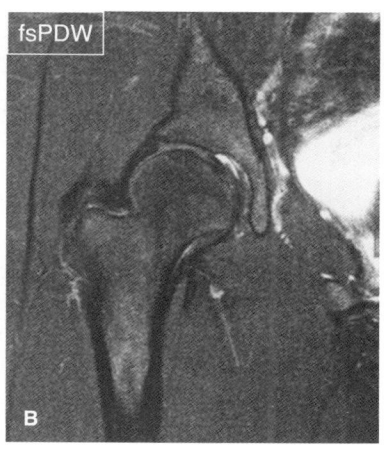

图 102　已治愈的陈旧 Perthes 病。青年男性骨盆的冠状位 MR 图像（A、B）显示股骨头呈蘑菇状外观（髋膨大），股骨颈短缩

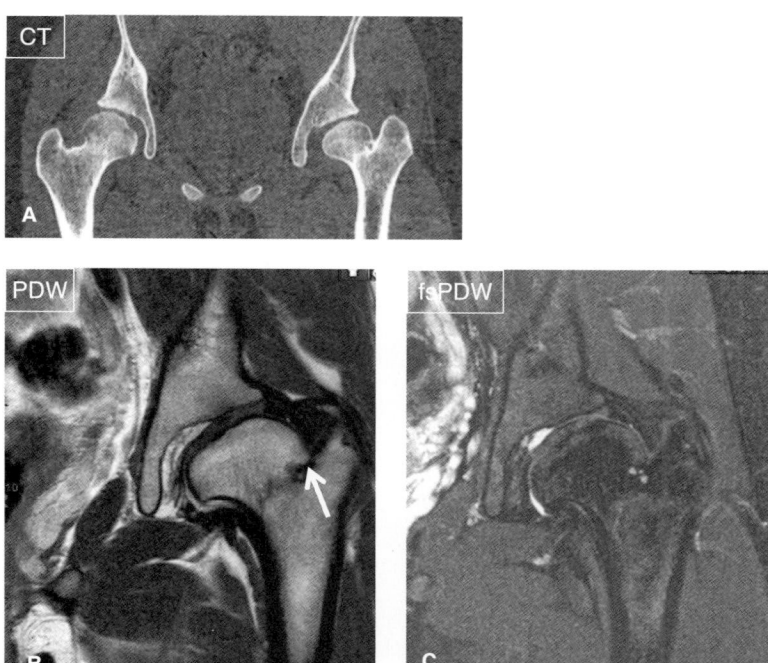

图 103　已治愈的陈旧 Perthes 病。一名青年男性骨盆的冠状位 CT（A）和 MR 图像（B、C）显示股骨头呈蘑菇状（髋膨大），双侧股骨颈短缩。CT 还可见双侧亚急性股骨颈应力性骨折。左股骨颈假关节处可见小囊肿形成（箭）

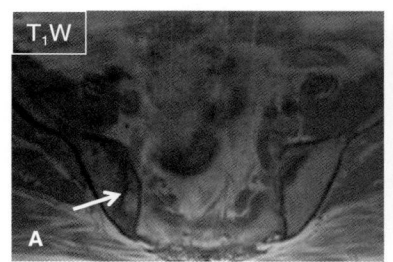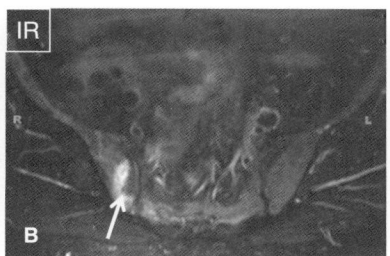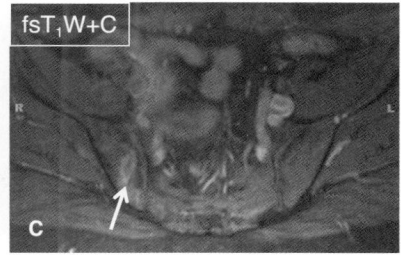

图 104　特发性髂骨缺血性坏死。轴位图像（A～C）显示右侧髂骨关节面下边界清晰的病变（箭），增强扫描呈较厚的边缘强化。病灶活检证实为骨梗死

评估 AVN 时要避免的陷阱包括以下几点。
- 股骨头凹位于股骨头内侧面，是圆韧带的附着部位。
- 软骨下囊变见于退行性骨关节病，呈圆形，边缘光滑、规则（而非迂曲走行），内部可见纤维脂肪组织。
- 与 AVN 相比，转换的红骨髓在 T_1WI 或 PDWI 上通常为双侧，且信号高于肌肉。
- 股骨髋臼撞击（FAI）的滑膜疝或纤维囊性改变，大小约 5 mm（可能在 5~15 mm 之间），呈椭圆形或圆形，位于股骨头-颈交界的前上方，与 FAI 的解剖因素相关。

髋关节暂时性骨质疏松症（又名骨髓水肿综合征）是一种罕见的病因不明的疾病，是排除上述引发骨髓水肿病因的一种排他性诊断。其特征是急性发作的失能性骨痛，在几个月内自发缓解好转，MR 表现为股骨头和股骨颈部的可逆性弥漫性骨髓水肿。成年男性常见，可能累及一侧或双侧股骨，并可能迁移到其他骨。与 AVN 相比，髋关节暂时性骨质疏松症的水肿更为显著和广泛，无分界带和双线征，也缺乏 AVN 的危险因素；AVN 在少数病例中也可累及髋关节周围的其他骨。需要注意的是，绝大多数弥漫性水肿的病例是软骨下机能不全骨折，为反应性骨髓水肿。软骨下机能不全损伤与过度应力作用在骨强度减低的骨骼有关，阅片者应在弥漫性骨髓水肿中找寻潜在其中的软骨下低信号骨折线。根据影像学表现，应力或机能不全损伤可分为 4 级，分别代表递增的损伤程度（图 105~图 108）。

- Ⅰ级损伤：在液体敏感脂肪抑制序列上，隐约可见轻微软骨下或骨膜下水肿。
- Ⅱ级损伤：在液体敏感脂肪抑制序列上，表现为特征性的更大和更局限的骨髓水肿；在 T_1WI 和 PDWI 上可能仅有细微变化。
- Ⅲ级损伤（小梁间骨折）：在所有图像上，都可见明显的骨髓水肿。
- Ⅳ级损伤：T_1WI 和 PDWI 上可见一条不连续的骨折线，通常呈线状位于关节面下，与主要骨小梁走行方向垂直，伴或不伴软骨下塌陷。

这些骨折通常与前上和外上髋臼唇撕裂有关，也与髋关节软骨缺损有关。除后者位置外，应力性

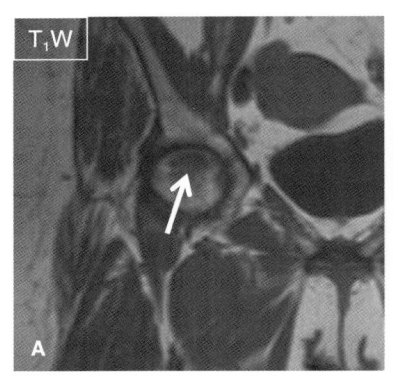
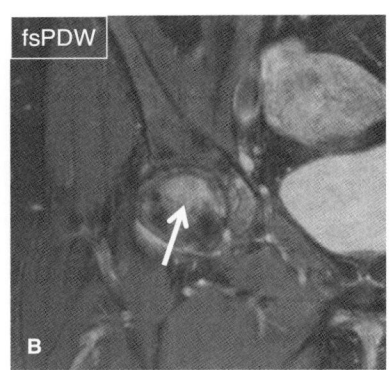

图 105　软骨下应力性损伤。冠状位图像（A、B）示股骨头上部软骨下骨髓水肿（箭），符合Ⅲ级应力损伤

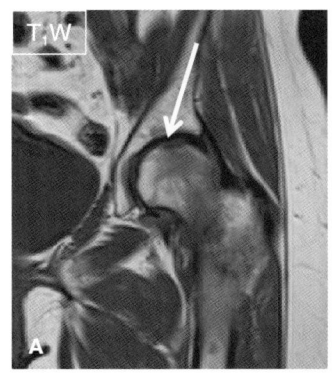
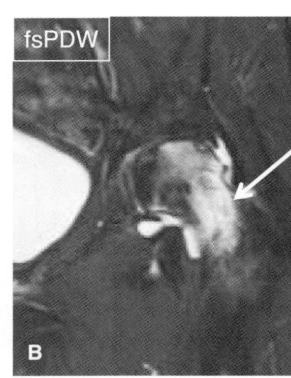
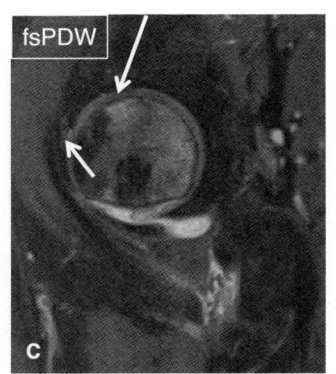

图 106　股骨头软骨下机能不全骨折。A：冠状位图像示右股骨头软骨下骨折（箭）。B：冠状位图像示广泛的应力相关的反应性骨髓水肿（箭）。C：矢状位图像示软骨下骨折（长箭）和前上盂唇撕裂（小箭）。同时注意中度的髋关节积液

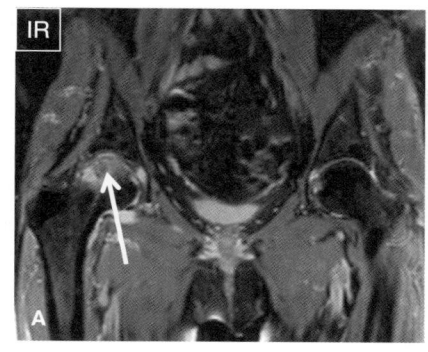
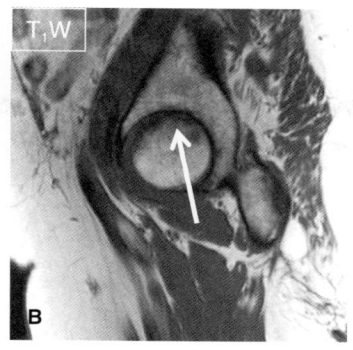
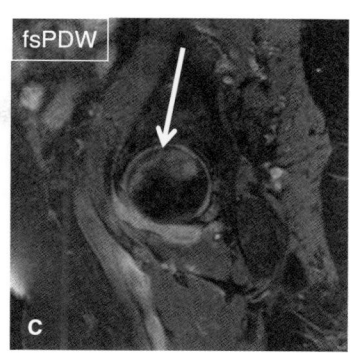

图 107　股骨头软骨下机能不全骨折。冠状位（A）和矢状位（B、C）图像显示小而多发的软骨下机能不全骨折线（箭），与股骨头关节下表面平行，伴骨髓水肿。注意冠状位（A）图像可见外上盂唇撕裂

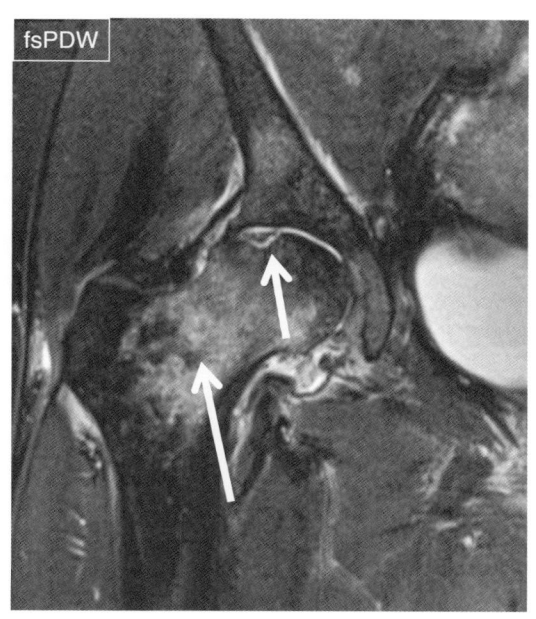

图 108　软骨下机能不全骨折伴不稳定骨碎片：冠状位图像显示股骨头 - 颈部骨髓水肿（长箭），以及股骨头上部的骨碎片（短箭），周围有液体裂隙环绕，这是一个不稳定的原位骨软骨体

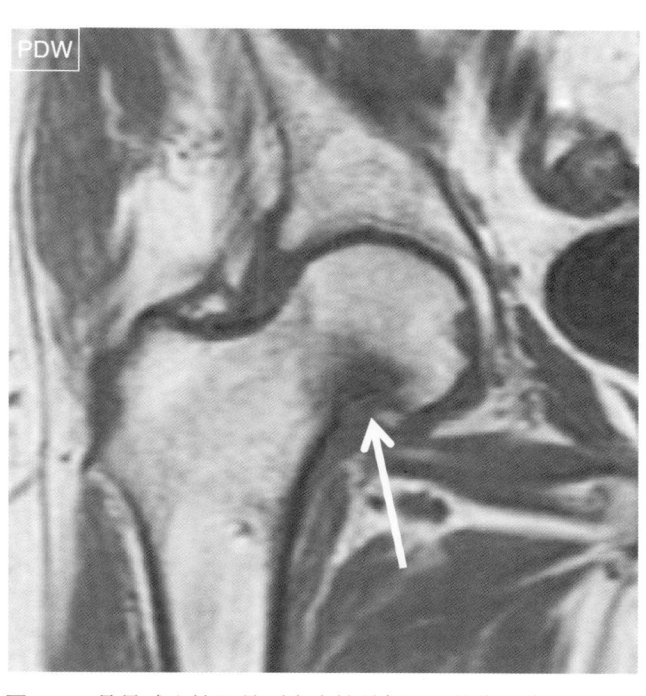

图 109　骨量减少性股骨颈应力性骨折。冠状位图像显示股骨颈局灶性骨髓水肿（箭）

骨折可能发生在股骨颈的内侧或凹面（典型的疲劳骨折 / 骨软化症的机能不全骨折，图 109），也可能发生在外侧或凸面（典型的机能不全骨折，Paget 病的香蕉样骨折）。除了明确骨折外，放射科医生还应评估骨折线累及的范围（不完全或完全），因为此范围会影响治疗。股骨颈凹面完全骨折和凸面不完全骨折需要手术固定。其他发生机能不全和应力性骨折的部位还包括骶骨、髋臼、耻骨和耻坐骨支（图 110～图 114）。

股骨发育异常的其他原因包括 SCFE、骨骺和干骺端发育不良。SCFE 是相对常见的疾病，影响骨骼发育不成熟个体的股骨近端生长板。其本质上是一种 I 型 Salter-Harris 损伤，通常见于青少年。易感因素包括肥胖、激素失衡和快速增长。如果这是出生损伤的一部分，那么股骨头骨化中心仍有可能矿化，最终导致髋关节发育不良。SCFE 最初表现为生长板弥漫性或球状增宽，其形态不规则和（或）边缘不清。然后骨骺向后内侧方向急性滑动。如果未经治疗，骨骺会发生硬化和骨坏死。许多病例会发展为钳夹型 FAI 形态，最终导致继发性 OA 的过早发生。因为 SCFE 通常双侧发病，所以 MR 成像应包括对侧髋关节（图 115）。磁共振成像有助于发现轻微的生

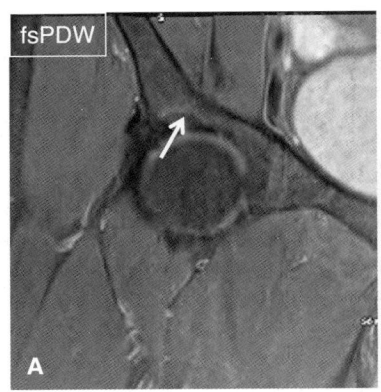 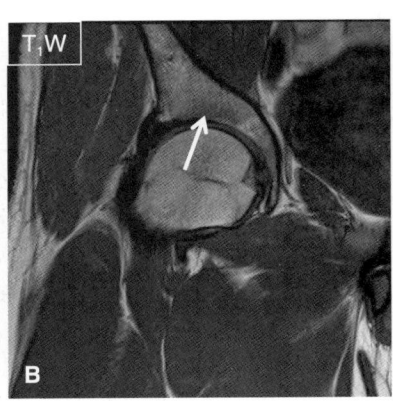

图 110 亚急性髋臼骨折。冠状位图像（A、B）显示一条平行于髋臼顶的骨折线（箭），骨髓水肿不明显

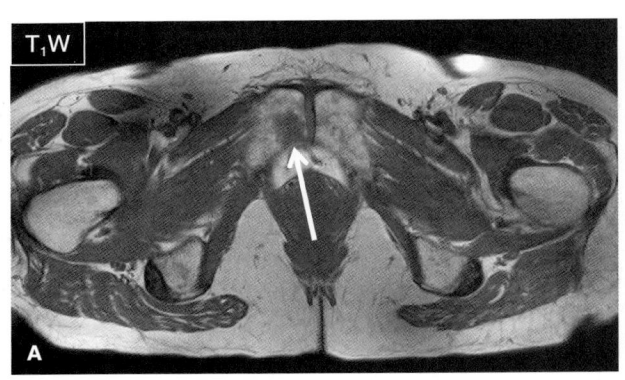 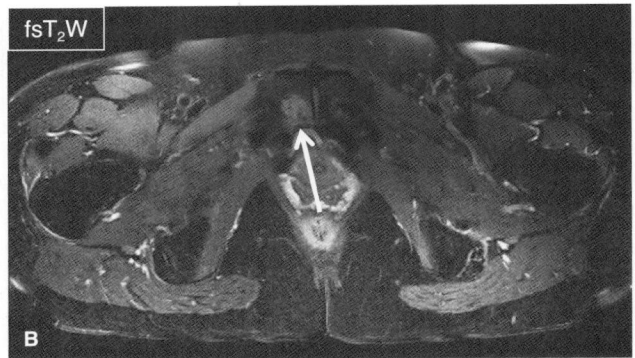

图 111 耻骨机能不全损伤。轴位图像（A、B）显示由于右耻骨机能不全损伤所致的骨髓水肿（箭）

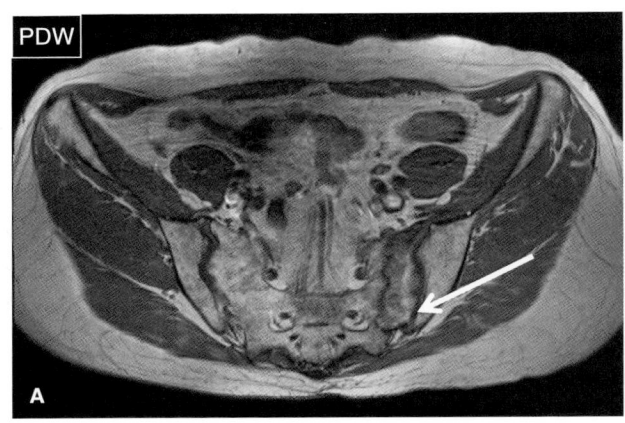 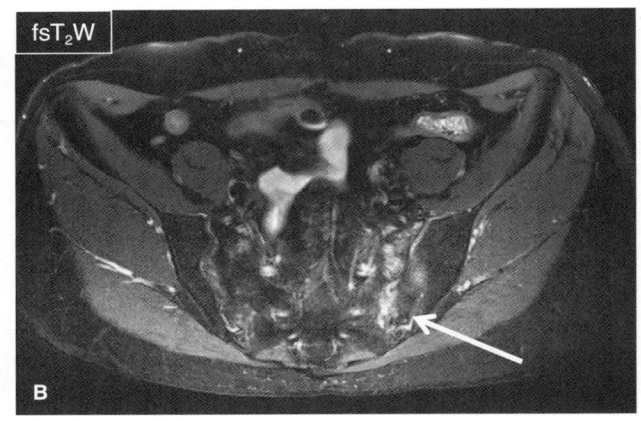

图 112 骶骨机能不全骨折。轴位图像（A、B）显示贯穿左骶骨翼的骨折线（箭），周围骨髓水肿。右骶骨和左髂骨也可见轻微损伤

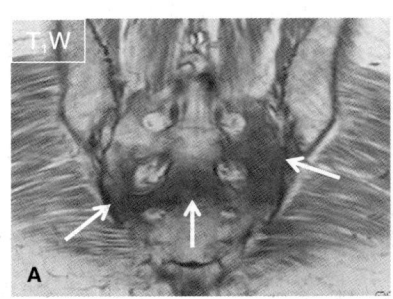 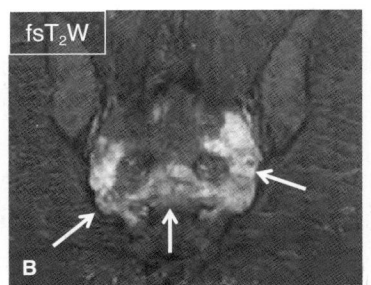 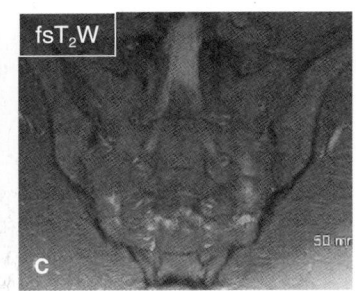

图 113 骶骨机能不全骨折。冠状位图像（A、B）显示广泛的骨髓水肿（"本田车标"征；箭）。C：6周后的随访扫描显示骨髓水肿几乎完全消退

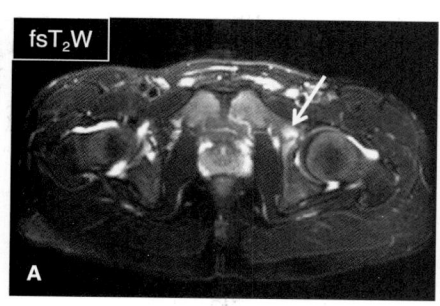
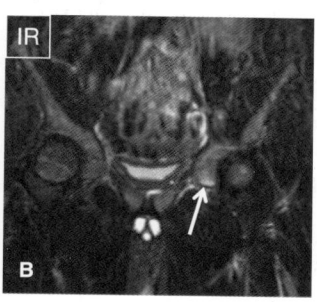

图114 耻坐骨支应力性骨折。轴位（A）和冠状位（B）图像显示耻坐骨支结合部骨髓水肿（箭）

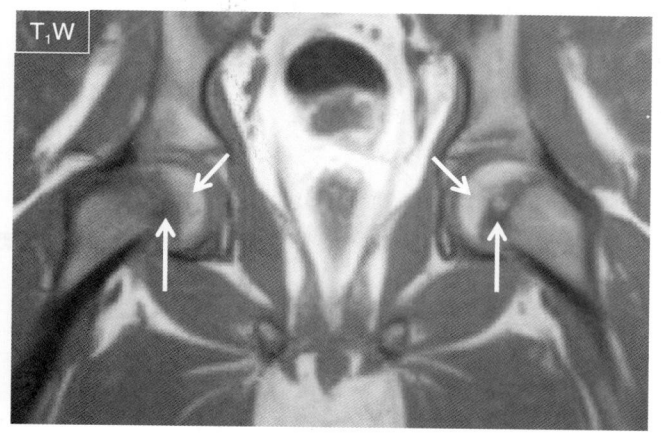

图115 双侧股骨头骨骺滑脱。冠状位图像显示双侧生长板变宽（短箭），其边缘模糊、不规则，股骨骨骺向下和向后内侧移位（长箭）

长板损伤和对侧髋部的异常，也有助于对治疗效果和并发症的评估，如AVN和骨关节炎（图99）。骨骺发育不良可能局限于骨骺，如点状软骨发育不良或多发性骨骺发育不良，也可能是脊椎骨骺发育不良的一部分（图116）。通常双侧骨骺受累，且几乎对称。该病导致肢体生长紊乱、盂唇撕裂、软骨缺失和过早发生退行性变。干骺端和骨干发育不良发生于骨骼的各个部分（图117）。

骨折可能与肿瘤或非肿瘤疾病相关（图118、图119）。鉴别非肿瘤性改变（如骨折、应激反应或红骨髓再转换）与肿瘤性骨折的一般原则包括：骨折边缘锐利、T_1WI上的信号高于肌肉、病变T_2高信号不明显、筋膜水肿和积液、存在骨折线、化学位移反相位成像信号降低超过20%、仅边缘强化或无强化以及无明显扩散受限（高ADC值，大于1.5×10^{-3} mm^2/s）。感染同样会导致明显的筋膜或肌肉水肿、关节积液、液体聚积、单关节受累（如单侧骶髂关节炎）、窦道或瘘管和边缘强化，以及相关的蜂窝织炎或肌炎的弥漫强化（图120）。骨盆周围骨是红骨髓再转换的常见部位（图121）。引发X线片上弥漫性骨质硬化的疾病（如骨硬化症、肾性骨营养不良、骨髓纤维化、氟中毒等），在MR所有序列上，骨髓信号都表现为弥漫性减低（图122）。股骨近端的常见肿瘤包括骨囊肿、骨样骨瘤（<1.5 cm）、骨母细胞瘤（>1.5 cm，组织学与骨样骨瘤相似，是伴有内部钙化的复杂成骨病变，转移少见）、骨纤维结构不良（信号混杂，主要呈T_2低信号边缘或内部

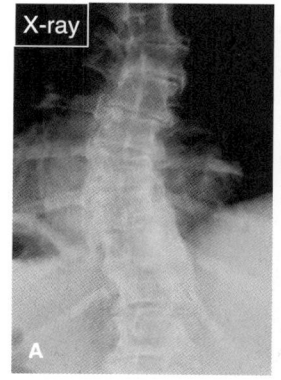
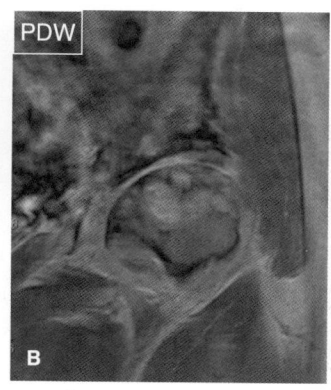
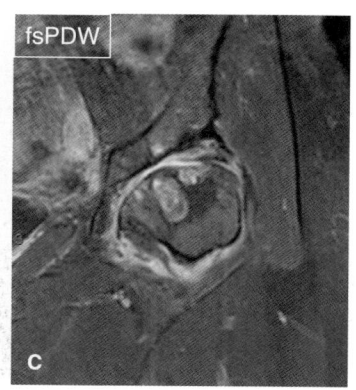

图116 脊椎骨骺发育不良。A：一青春期儿童，胸腰段前后位X线片显示多发椎体变扁和提前出现的退行性变。B、C：同一患者的左髋关节冠状位图像显示左髋关节重度骨性关节炎改变，伴有盂唇撕裂、少量积液和左股骨头骨骺变形

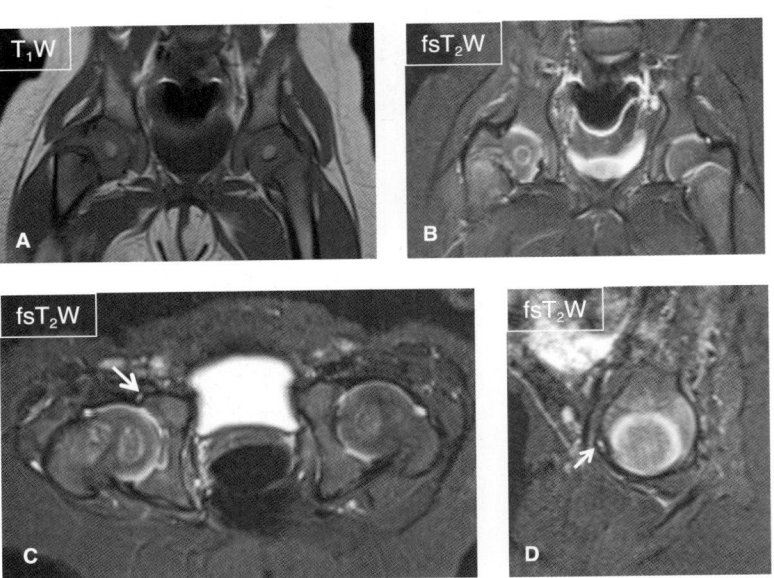

图 117 干骺端发育不良（Pyle 病）。冠状位（A、B）图像显示股骨颈短缩变形，股骨头骨骺正常。轴位（C）和矢状位（D）图像显示前和前上盂唇撕裂（箭），伴有唇内囊肿

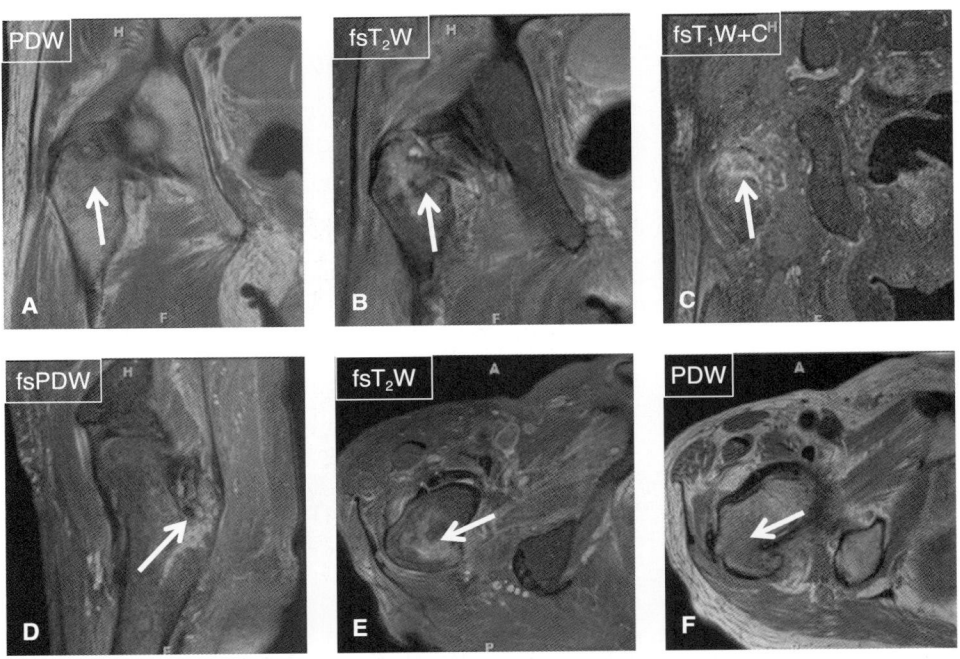

图 118 胰腺癌患者的良性大转子骨折。冠状位（A~C）、矢状位（D）和轴位（E、F）图像显示大转子基底部骨折（箭），未见软组织肿块。注意骨折部位，信号在非脂肪抑制序列图像未见明显减低（A）、可见筋膜水肿（B）和以周边为主的强化（C）。患者在保守治疗后症状改善，影像学表现在 3 个月的随访中有所好转

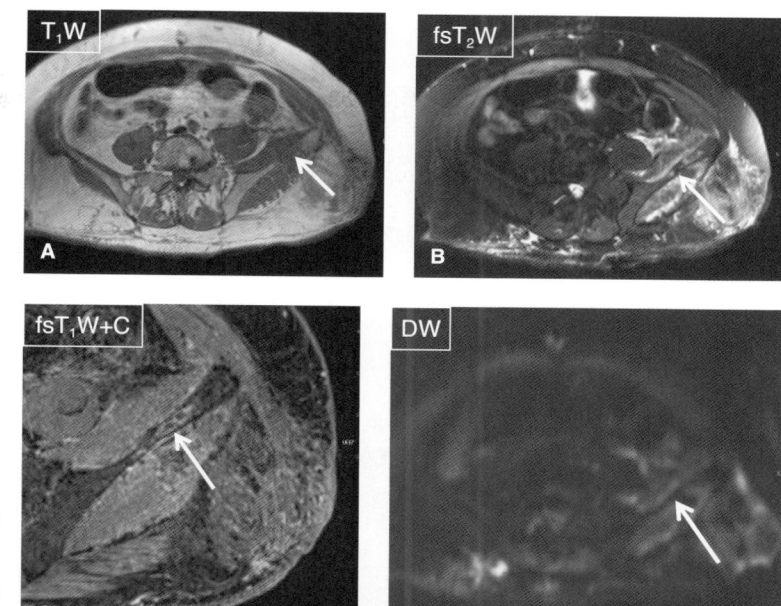

图119 髂骨非病理性骨折。轴位图像。A、B：左髂骨骨折（箭），伴软组织和筋膜明显水肿。C、D：此例为良性骨折，图示仅边缘强化，无弥散受限（箭）

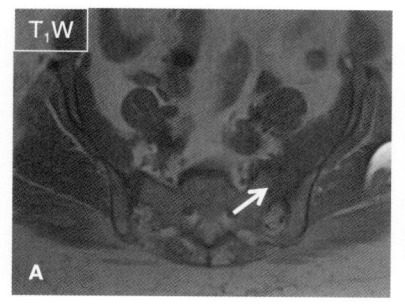
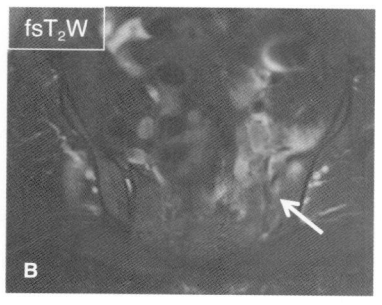

图120 感染性骶髂关节炎。轴位图像（A、B）显示左侧骶髂关节关节面下水肿（箭），周围筋膜和左侧髂腰肌水肿，本例为结核性关节炎

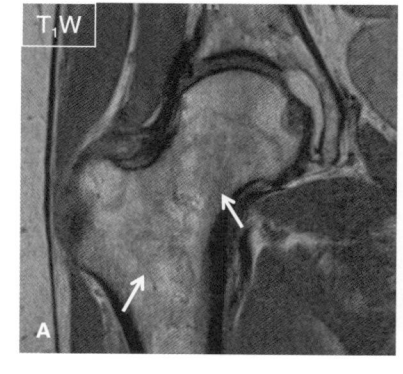
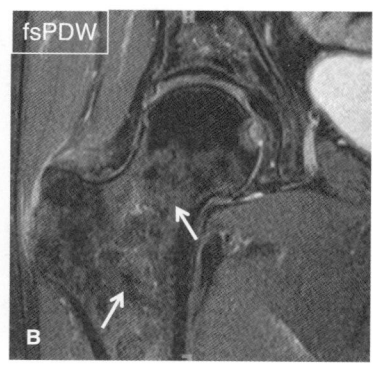

图121 红骨髓再转换。冠状位图像（A、B）示股骨干骺端和骨干斑片状 T_1 高信号（与肌肉比较）、T_2 稍高信号（箭）

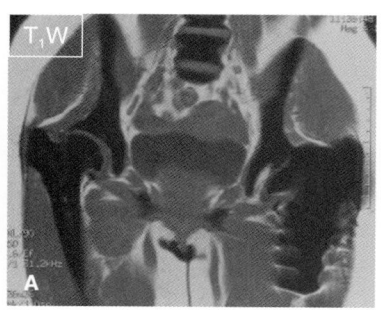
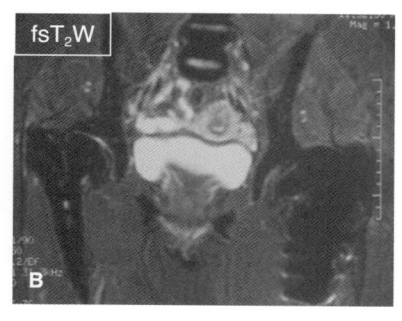

图122 骨硬化症。冠状位图像（A、B）显示骨盆和腰椎骨髓弥漫性低信号。左股骨的伪影与其骨折内固定手术有关

高信号，青少年多见，多发性骨纤维结构不良时呈小梁样骨髓）、软骨母细胞瘤（年轻患者，好发于骨骺或骨突，骨髓、骨膜和软组织明显水肿）、脂肪瘤（单纯的脂肪信号或有内部囊性变）、脂肪硬化性黏液纤维瘤（顾名思义，其信号混杂，可见脂肪、钙化和硬化，有恶变倾向）、软骨肉瘤（软骨基质、软组织肿块、骨皮质破坏或扇贝样改变超过其厚度的2/3、骨髓水肿、骨膜反应）、血管瘤（T_1/T_2高信号的骨小梁病变，周围无骨髓水肿，血管瘤病时可为多发病变）、白血病或淋巴瘤（可表现为骨髓水肿的浸润性骨病变，有已知的淋巴增生性病史）、尤因肉瘤（白种人男童或青年男性，骨干的浸润性病变，葱皮样骨膜反应，软组织肿块及其所致的骨皮质碟样破坏）、多发性骨髓瘤和转移瘤（老年患者，T_2高信号边缘，骨髓水肿，软组织肿块在骨髓瘤中更为常见）。对照X线平片可见更好的明确病变特征，MR成像则有助于进一步确定病变范围（图123~图139）。

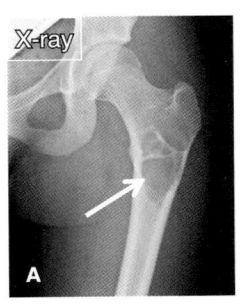
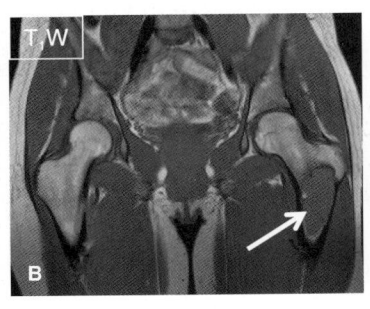
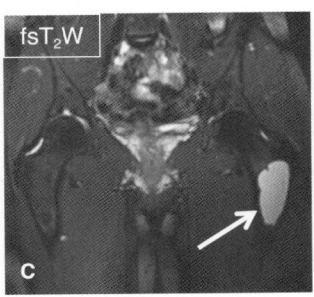
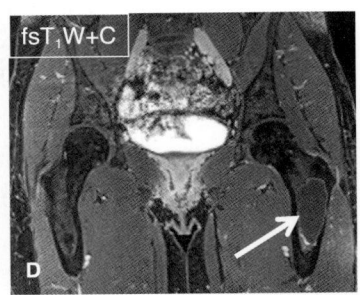

图123　单纯性骨囊肿。A：前后位X线片显示左股骨干骺端边界清楚的溶骨性病变（箭）。B~D：冠状位图像示病变（箭）在所有序列上都呈液性信号，边缘轻度强化

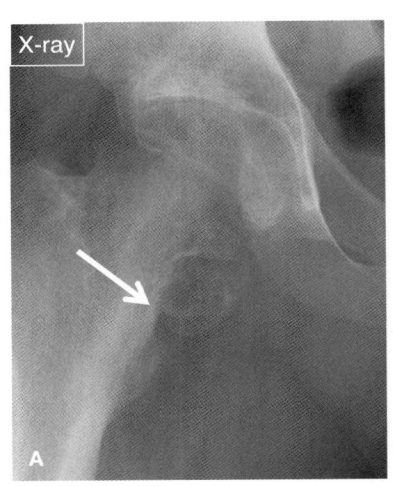
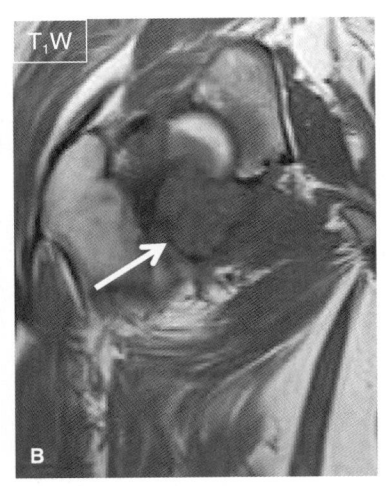
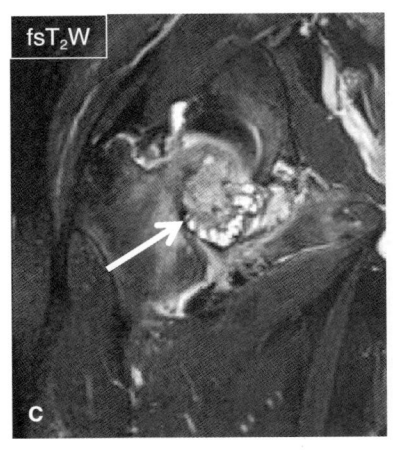
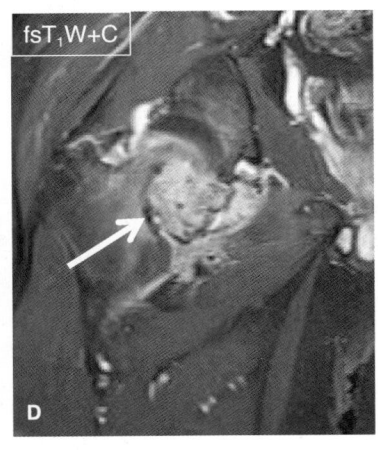

图124　骨母细胞瘤。一男孩右髋关节前后位X线片（A）和冠状位MR图像（B~D）示钙化、成骨性病变（>1.5 cm），伴骨髓水肿、软组织肿块和结节性强化。此图片由医学博士Kyung Jin Suh提供

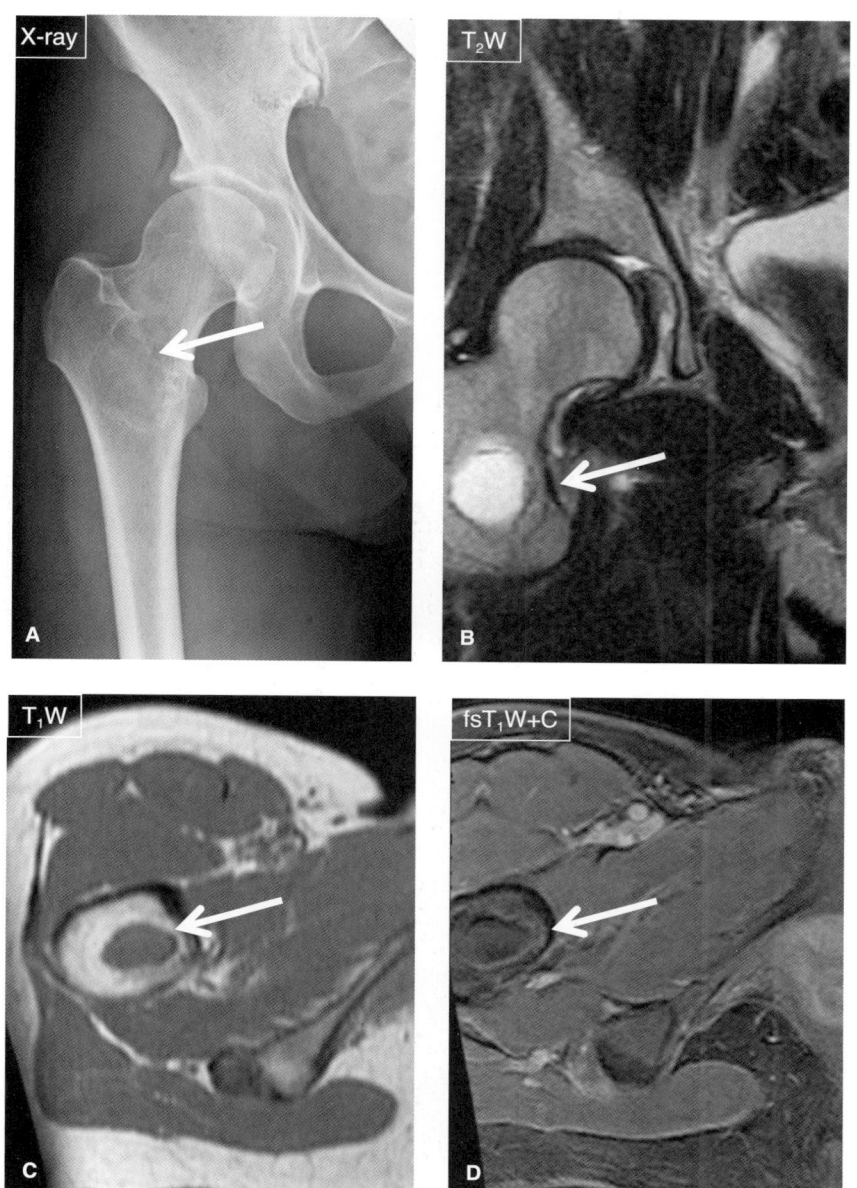

图 125 脂肪瘤伴囊性变。前后位 X 线片（A）显示股骨干骺端溶骨性病变（箭），边缘薄而清晰。冠状位（B）和轴位（C、D）图像示病变（箭）内部均匀的液性信号，周缘可见脂肪成分，病变未见明确强化

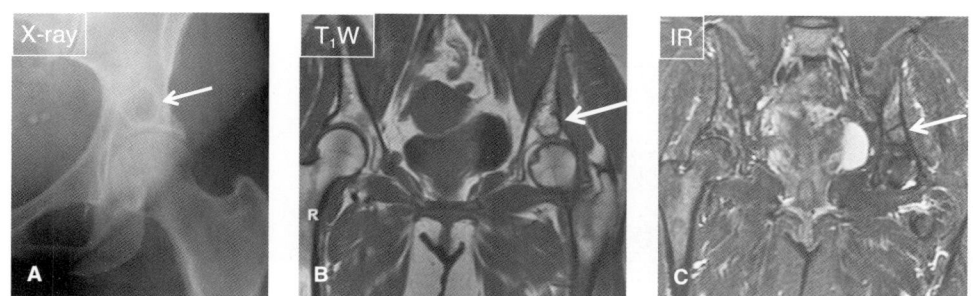

图 126 骨内脂肪瘤。A：前后位 X 线片显示左侧髋臼边界清楚的溶骨性病变（箭），边缘硬化。B、C：冠状位图像可见病变（箭）在所有序列上皆呈脂肪信号。髋臼关节面下发生脂肪变性的囊变灶可呈现类似外观，但可根据常伴有的髋关节退行性变和骨质疏松与骨内脂肪瘤鉴别

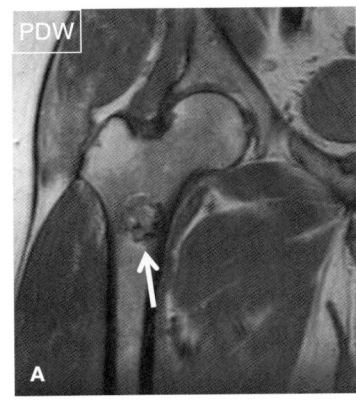
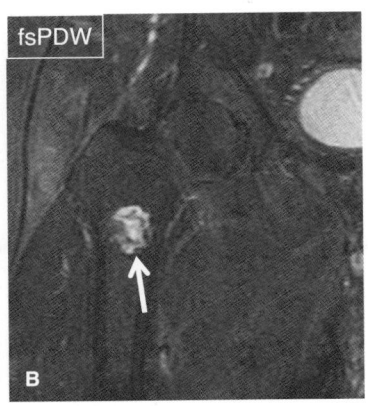

图127 内生软骨瘤。冠状位图像（A、B）显示非侵袭性髓内圆形病变（箭），边界清晰（爆米花状），内部软骨成分（T_2高信号）及环状和弧形钙化

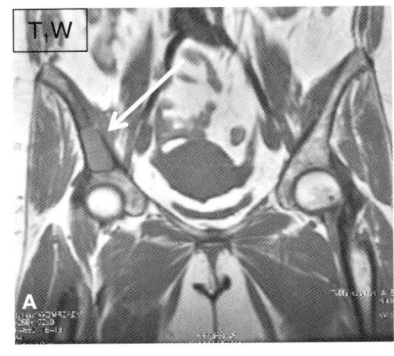
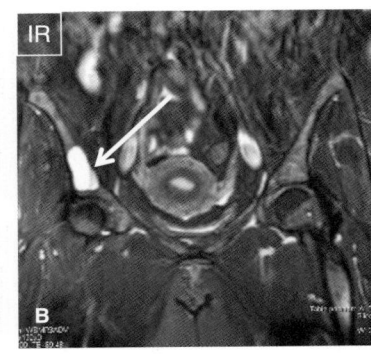
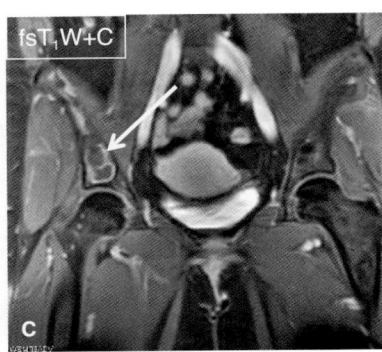

图128 单发性骨纤维结构不良。一名年轻女性冠状位图像（A～C）显示右髂骨边界清楚的病变（箭），局部轻度膨胀，可见低信号薄边和边缘强化

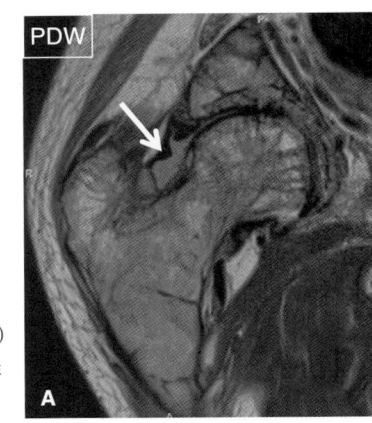
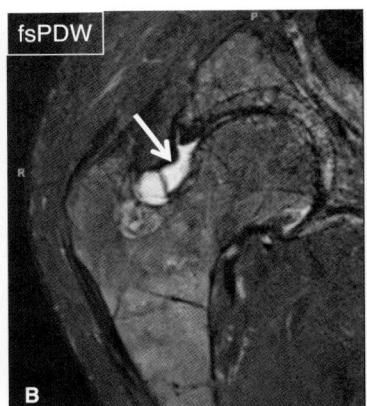

图129 多发性骨纤维发育不良。冠状位图像（A、B）显示股骨和髂骨轻度膨胀性病变，可见弥漫性小梁样骨髓。亦见中度关节积液（箭）

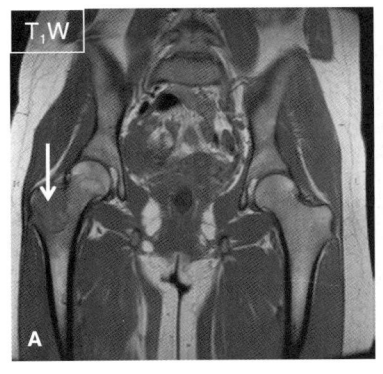
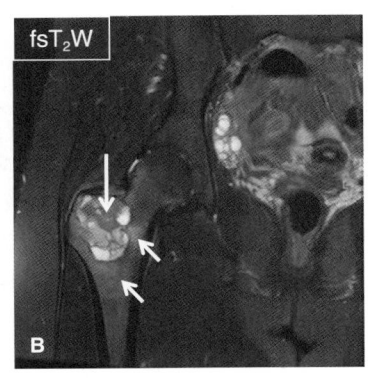

图130 软骨母细胞瘤伴动脉瘤样骨囊肿。冠状位图像（A、B）显示右侧大转子边界清晰的髓内病变（长箭），灶内可见特征性分隔，邻近骨髓水肿（短箭）

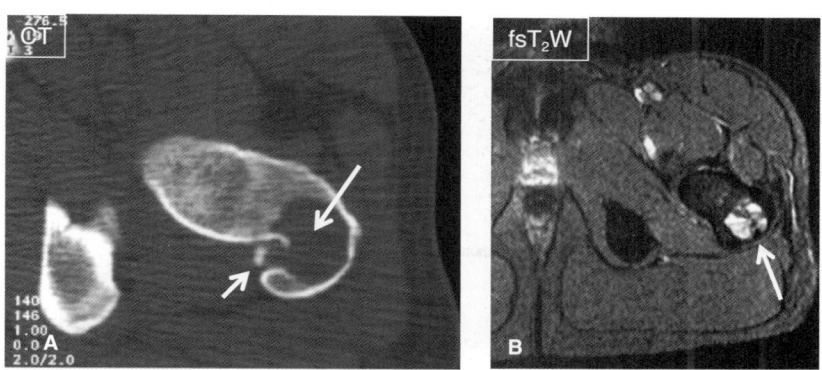

图 131 软骨母细胞瘤伴动脉瘤样骨囊肿。**A**：轴位 CT 图像示左侧大转子髓内溶骨性病变（长箭），局部骨皮质不连续（短箭）。**B**：轴位 MR 图像示病变边界清晰（箭），内部可见分隔和液 - 液平

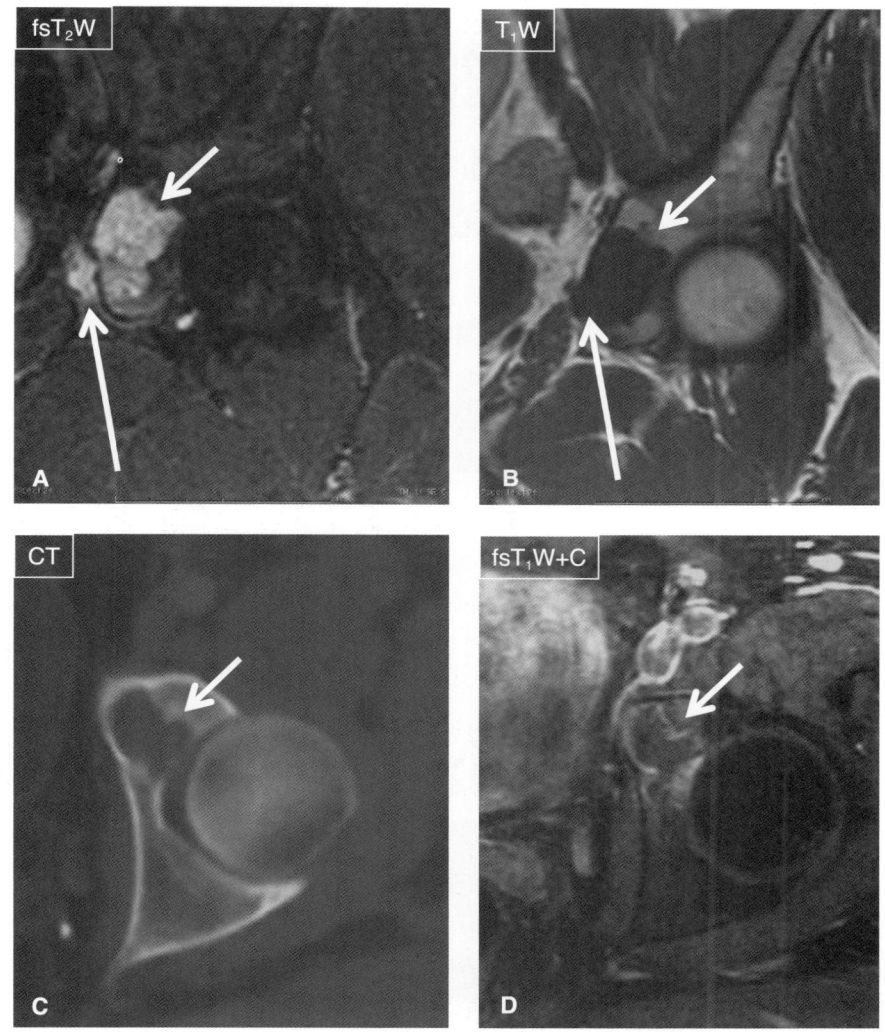

图 132 软骨肉瘤。轴位 MR（**A**、**B**、**D**）和 CT（**C**）图像显示左侧髋臼边界清晰的溶骨性病变（短箭），轻度边缘强化。此年轻患者骨外软组织肿块经活检证实为软骨肉瘤（长箭）。髋臼关节下囊变灶也有类似的征象，但该患者缺乏常伴有的髋关节退行性改变

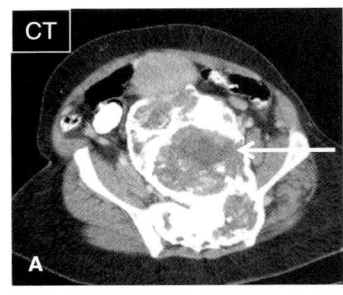 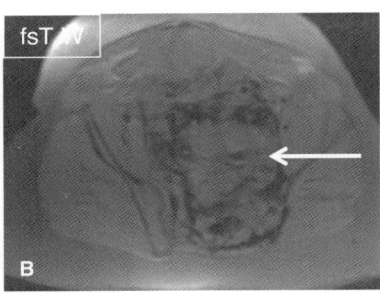 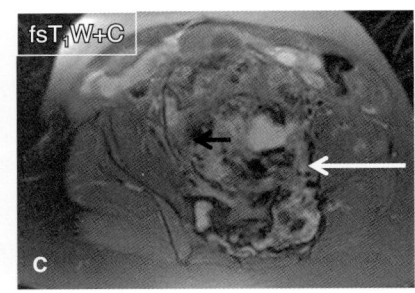

图 133 软骨肉瘤。轴位 CT（**A**）和 MR（**B**、**C**）图像显示一巨大软组织肿块（箭），密度/信号不均匀，可见多发钙化，该肿块源于骶骨，并向腹腔内突出

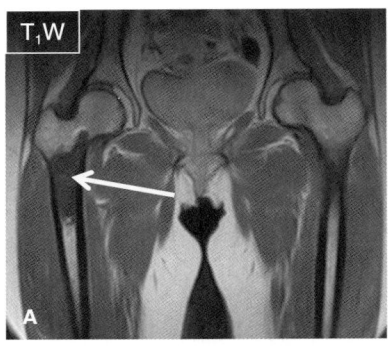 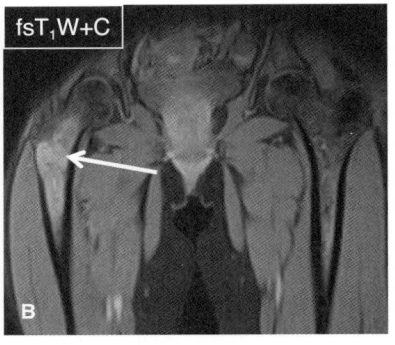

图 134 软骨肉瘤。冠状位图像（**A**、**B**）显示右侧股骨干骺端浸润性骨髓病变（箭），信号相对均匀，增强扫描明显强化，经活检证实为原发性软骨肉瘤

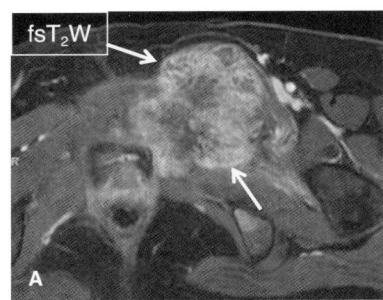 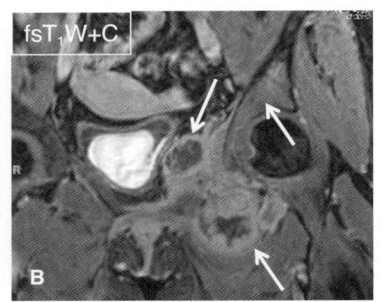

图 135 软骨母细胞型骨肉瘤。轴位（**A**）和冠状位（**B**）图像显示一大的骨和软组织病变（箭），病变信号不均，左侧内收肌受侵，增强扫描不均匀强化

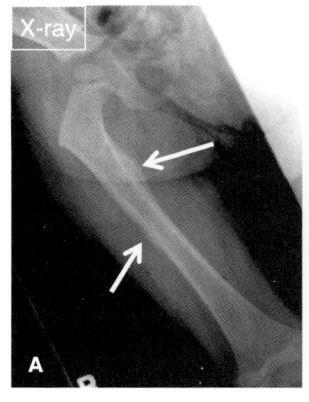 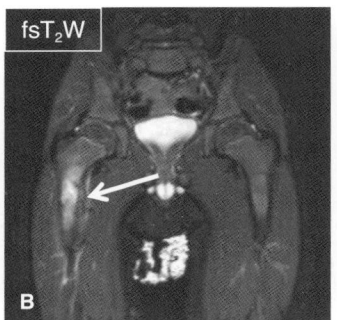 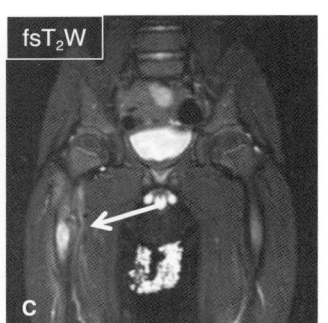

图 136 儿童尤因肉瘤。**A**：前后位 X 线片显示骨干近端侵袭性葱皮样骨膜反应（箭）。**B**、**C**：冠状位图像相应位置可见浸润性肿块（箭）

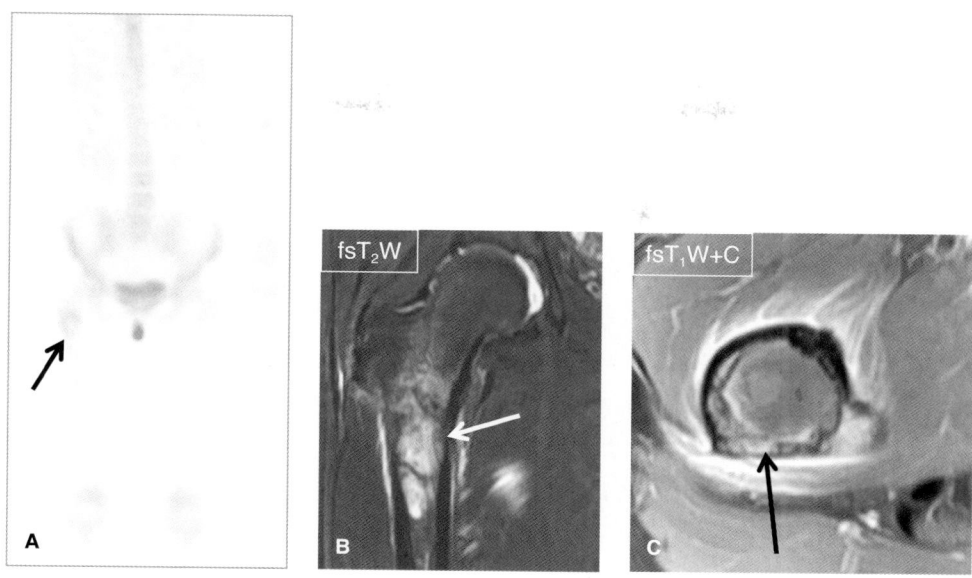

图137 白血病。Tc^{99m} MDP 骨扫描图像（A）显示右股骨干局灶性病变（箭）。MR 冠状位图像（B）示浸润性病变呈 T$_2$ 高信号，骨皮质受侵（箭），邻近筋膜水肿。轴位图像（C）证实骨内膜和骨皮质受侵蚀（箭）

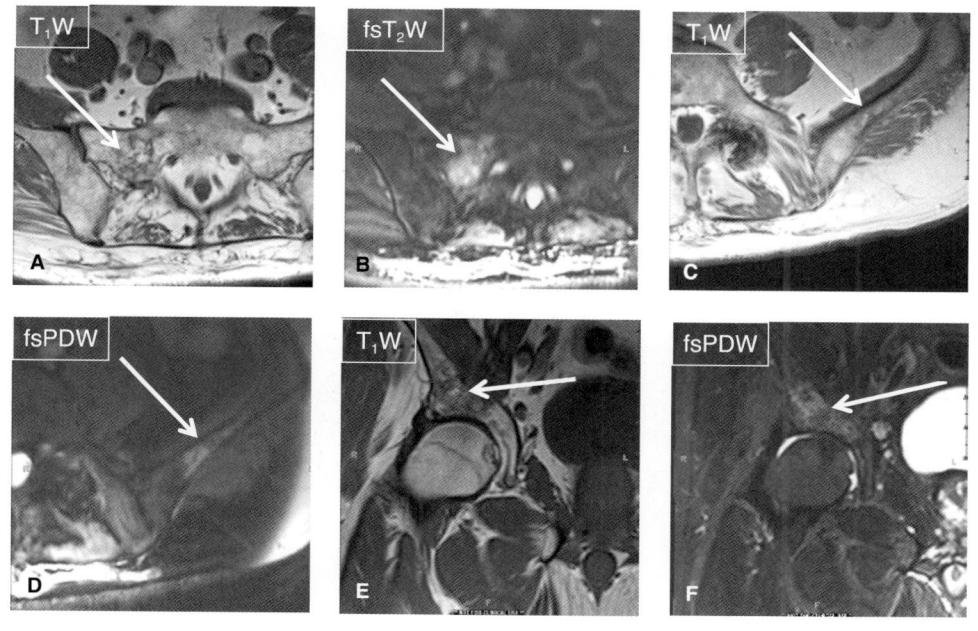

图138 骨血管瘤病。同一患者轴位（A～D）和冠状位（E、F）图像显示骶骨（A、B 中箭）、左髂骨（C、D 中箭）和右髂骨（E、F 中箭）血管瘤。病变 T$_1$、T$_2$ 皆呈高信号。注意病变内的骨小梁

微粒病是指关节置换术后假体磨损释放的微粒引起的骨质反应，可导致进行性骨质溶解，早期诊断和治疗至关重要。MR 最早期的表现是关节积液和滑膜炎，在后期表现为关节囊增厚，并可见关节内和周围低信号微粒影。在 MR 所有序列上，骨溶解病灶呈等信号，即与肌肉信号相似或略高于肌肉信号，而金属性的微粒在所有序列上信号降低（图140）。MR 金属敏感序列在诊断微粒病和相关假瘤（ALVAL，无菌性淋巴细胞为主型血管炎相关病变）上较 X 线片更为敏感，在金属假体表面更易发现金属微粒。一旦发现窦道周围液体聚积或有明显强化，尤其有毒血症的临床症状时，应活检取样除外感染。

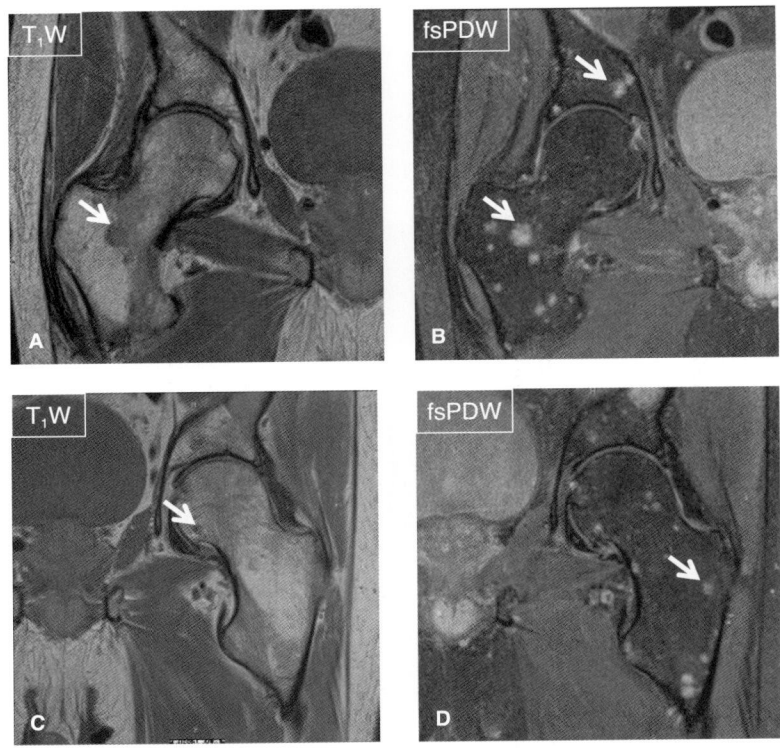

图139 转移瘤。冠状位图像（A~D）显示骨髓内多发异常信号（箭）。病变在液体敏感序列图像上尤其明显。该患者为黑色素瘤骨转移

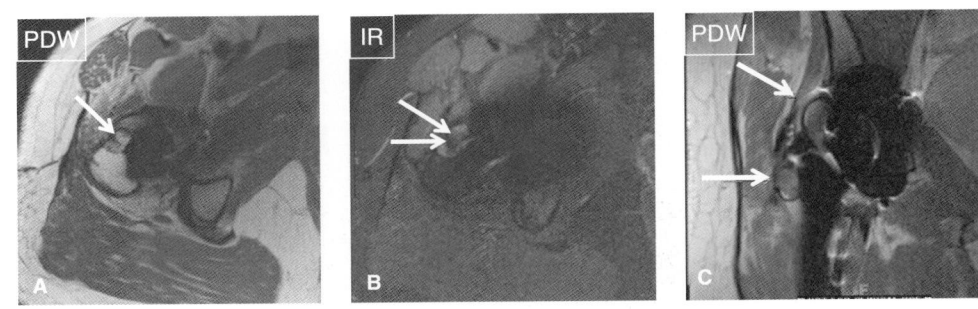

图140 微粒病。髋关节置换术后，轴位（A、B）和冠状位（C）图像显示高信号骨髓病变（箭），为假体微粒所致的肉芽肿性反应（ALVAL）

血管：[〈正常/异常〉]

股总动脉、股浅动脉和股深动脉通常表现为流空效应，在 fsPDWI 或 T_2WI 尤为如此。当静脉或慢性动脉血栓形成时，表现为流空效应的消失。阅片者可以诊断盆腔内外的静脉曲张（尤其是盆腔淤血综合征时）和血管畸形。如果流空效应消失，可能是流速较慢的血管畸形（图141、图142）。这可以通过时间分辨磁共振血管造影技术进一步证实，表现为缺乏动静脉分流的病变。此外，根据病变类型，注射对比剂后可能表现为延迟强化（静脉畸形）、逐渐填充的软组织肿块（血管瘤）、无强化或周围强化（淋巴管畸形）或上述病变的混合型（有关血管畸形的详细信息，请参阅第4章）。大隐静脉位于皮下组织中，发生浅静脉血栓时可被累及。影像发现盆腔淤血综合征很常见，但放射学诊断可能与临床症状无关。目前的诊断标准包括3条以上的盆腔静脉（每条大于3 mm）、大于7 mm 的性腺静脉、阴道周围和会阴静脉的曲张。

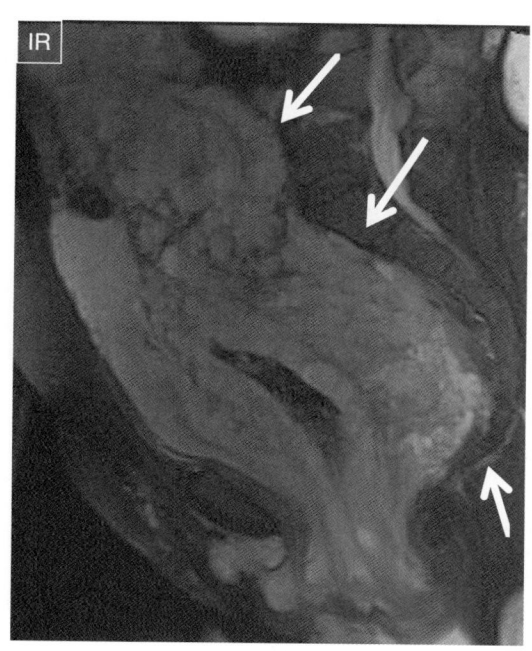

图141 大静脉畸形。矢状位图像显示一巨大的、有分叶和分隔的高信号盆腔肿块（箭），骶前间隙被填充，子宫和膀胱明显受压。病变未见血管流空，这是慢流速静脉畸形的典型表现。只有在这种情况下，才可能形成圆形或卵圆形的静脉石

神经：[〈正常/异常〉]

　　与肌肉信号相比，正常坐骨神经和股神经的盆腔段在 T_1WI 呈等信号，在 $fsT_2WI/fsPDWI$ 呈轻度高信号；腹股沟韧带下方的大腿段，在所有序列上呈等信号。此外，神经在骨盆内外走行时，周围环绕清晰的脂肪，因此可以显示其平滑的轮廓和均匀的大小。这些神经的走行、信号强度和（或）大小的改变，以及神经周围脂肪的消失，都是异常的放射学征象。系统性疾病可以累及神经，如慢性炎症性脱髓鞘性神经病变、糖尿病（肌萎缩）和遗传性神经病变，这些病变可能在髋关节阅片时偶然发现。虽然磁共振神经造影是显示上述病变最好的影像学检查方法，但如果在结构化评估期间认真评估神经血管结构，则可以发现孤立性神经病变（图143、图144）。髂腰肌筋膜间室内的股神经易受损伤，尤见于损伤（如肌肉撕裂、血肿）或肿块累及（如脓肿、肿瘤）（图145）。远端股神经（腹股沟区）由于各种医源性原因可能导致损伤，如疝修补术、静脉和动脉穿刺等。坐骨神经、闭孔神经、股神经和臀上神经容易受到医源性损伤，如全髋关节置换术或其他局部手术或检查操作（图146、图147）。神经病变的其他原因还包括骨盆骨折、梨状肌综合征、血肿、异位骨化和肿瘤。

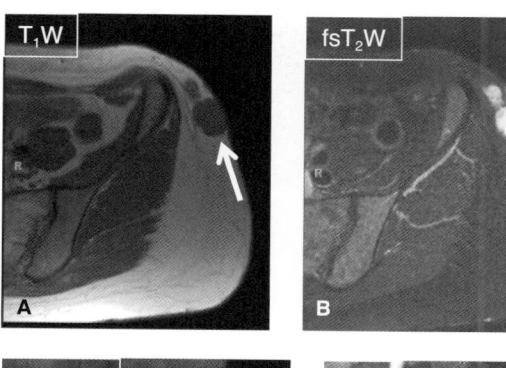
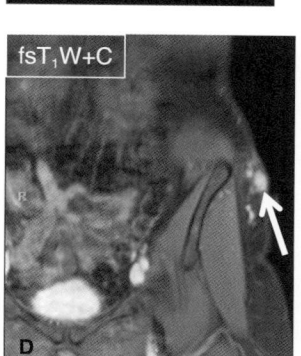
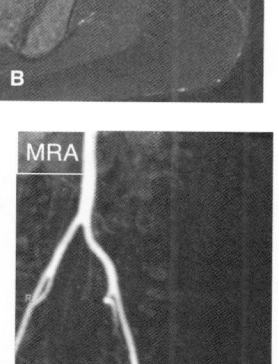
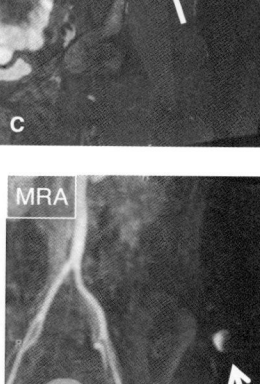

图142 静脉畸形。轴位（A、B）和冠状位（C、D）MR图像显示骨盆左侧皮下分叶状均匀强化的 T_2 高信号病变（箭）。MR血管造影图像（E、F）可见病变（F中箭）静脉期强化

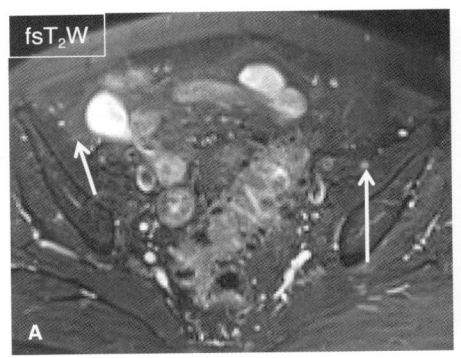
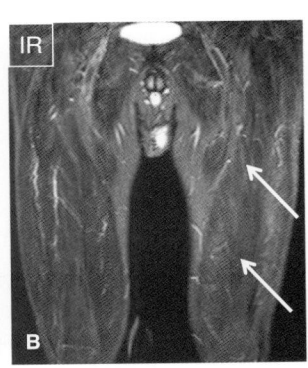

图143 糖尿病性股神经病变。**A**：轴位图像示右侧股神经正常（短箭），左侧股神经增粗、信号增高（长箭）。**B**：冠状位图像显示股四头肌弥漫性水肿样信号和萎缩（箭），符合亚急性去神经支配病变表现。该患者主诉左大腿疼痛和逐渐无力，神经肌肉病变为偶然发现

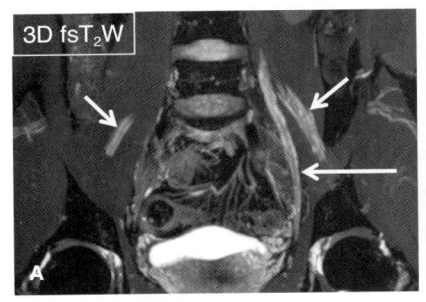
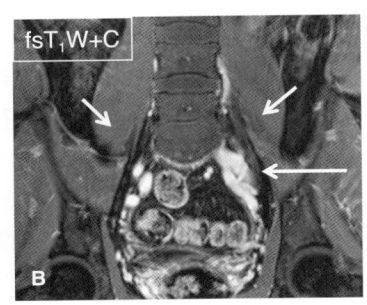

图144 慢性炎症性脱髓鞘性多发性神经病。MR冠状位最大强度投影神经造影图像（**A**、**B**）显示股神经（短箭）和左闭孔神经（长箭）弥漫均匀增粗和信号增高。**B**图示神经未见强化，排除了肿瘤可能，如淋巴瘤或神经束膜瘤

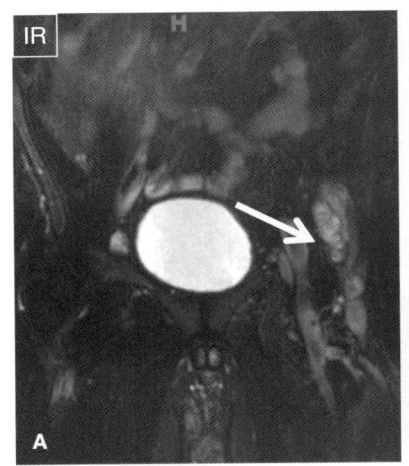
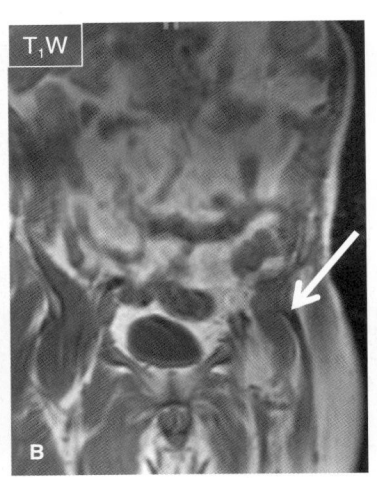
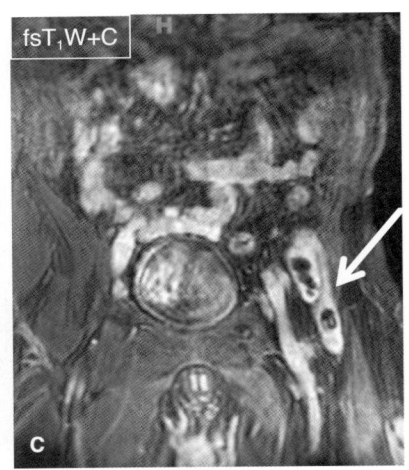

图145 恶性周围神经鞘瘤。冠状位图像（**A~C**）显示左侧股神经走行区细长强化的病变（箭），内部可见坏死灶

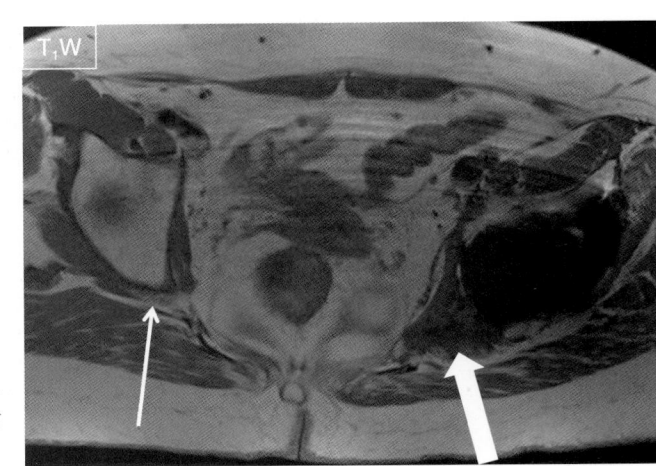

图146 坐骨神经纤维性包绕。患者既往行左髋关节置换术，轴位图像显示等信号的纤维组织（粗箭）包裹左侧坐骨神经。右侧坐骨神经正常（细箭）

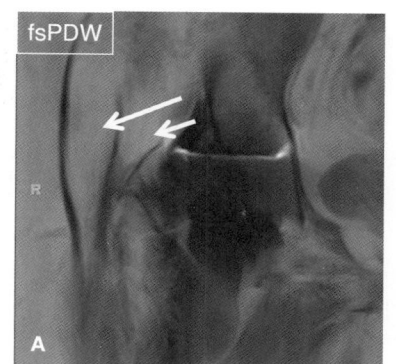
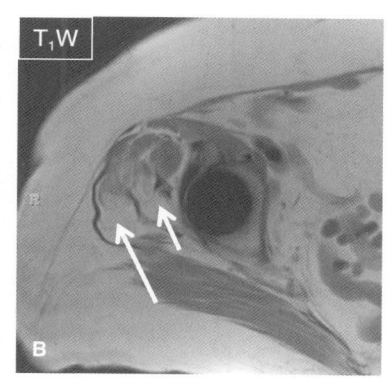

图 147 臀上神经病变。患者既往行右髋关节置换术，冠状位（A）和轴位（B）图像显示同侧臀小肌（短箭）和臀中肌（长箭）的脂肪浸润和萎缩，提示臀上神经损伤所致的慢性去神经支配改变

内脏：[〈所见盆腔结构正常。无淋巴结肿大。盆腔内无明显游离液体/腹水〉]

评估盆腔脏器是否异常增大非常重要，如前列腺或子宫增大，或是否有明显的肿瘤性病变。应报告横径大于 1 cm 的盆腔淋巴结。年轻女性真骨盆内常见少量生理性游离液体。应报告：假骨盆中的大量游离液体、复杂性积液或男性盆腔中的游离液体。子宫内膜异位囊肿可能表现为盆腔内外的成分多样的、有出血和纤维化的 T_2 低信号肿物（图148）。

其他：

其他偶然发现的病变包括撕脱骨折、应力性骨折或类似肿物的肌肉扭伤（图149、图150）。骨盆周围其他常见的软组织占位是含脂肪性肿瘤。应使用以下术语：

- 脂肪瘤：一种单纯的含脂肪病变，与周围皮下脂肪相似，有微小或无纤维血管分隔，无内部强化（图151）
- 非典型脂肪瘤性肿瘤：外观较皮下脂肪暗淡，散

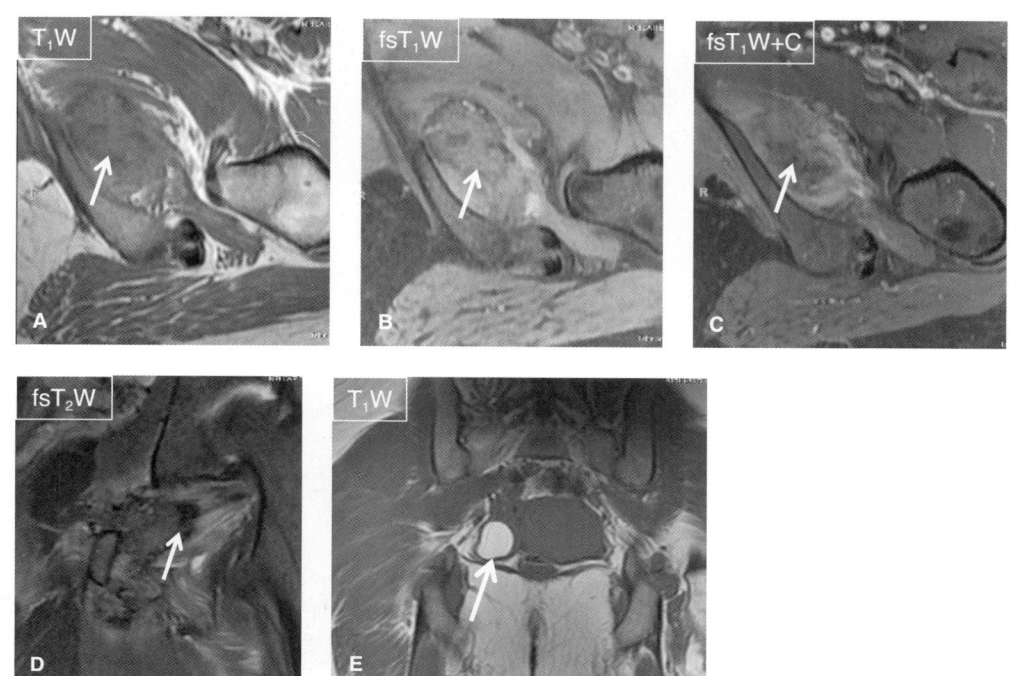

图 148 子宫内膜异位症。轴位（A～C）和冠状位（D）图像显示，左侧闭孔肌和内收肌内出血性肿块（箭），边界不清，呈不均匀等低信号，增强扫描不均匀强化。活检病理证实为子宫内膜异位囊肿。E：同一患者的另一幅冠状位图像显示对侧卵巢出血性病变（箭），表现同左侧

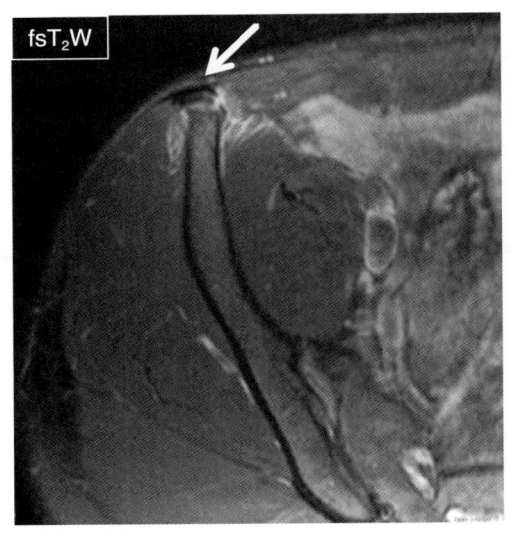

图149 髂前上棘（ASIS）撕脱骨折，疑似肿物。轴位图像显示髂前上棘部分撕脱（箭）。该老年患者由于可触及的局限性隆起，临床怀疑为肿瘤

在薄间隔，有微小的线状强化灶；以前也被称为非典型脂肪瘤和高分化脂肪肉瘤，两者病理上难以区分，并且临床行为、生长方式和预后相似

- 疑似脂肪肉瘤：结节状强化灶或较厚的强化间隔（图152）。

另一种罕见的含脂肪性病变是冬眠瘤，它也会出现流空征象，这可能有助于诊断（图153）。

综上所述，应采用结构化模板报告，以最佳方式评估髋关节周围的各种结构，并报告相应的异常。

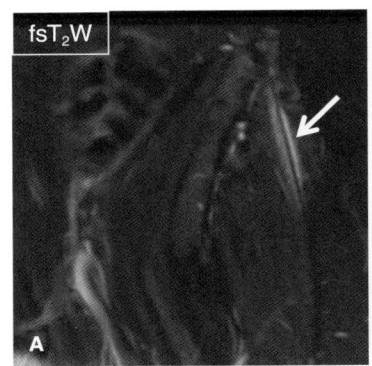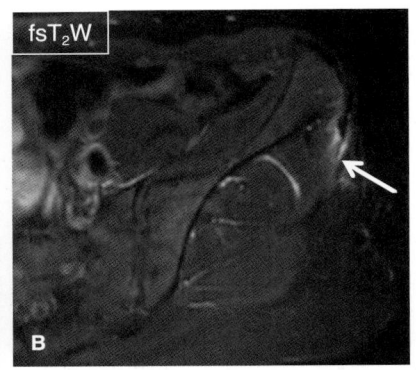

图150 髂胫束扭伤，患者自觉结节状隆起。冠状位（A）和轴位（B）图像显示髂胫束 I 度扭伤，伴轻度水肿（箭）

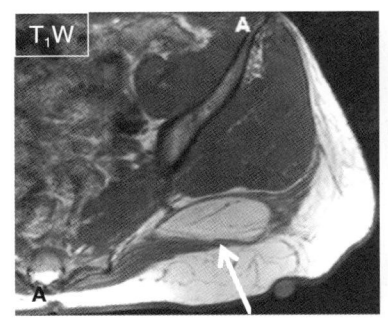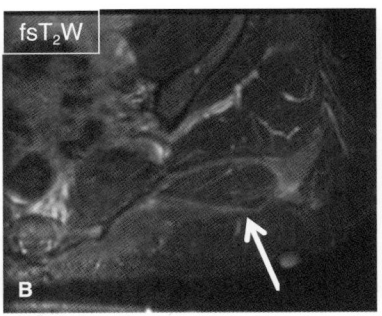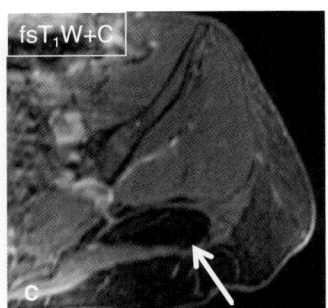

图151 脂肪瘤。轴位图像（A~C）显示左侧臀大肌内边界清楚的含脂性病变（箭），其信号同皮下脂肪，增强扫描内部无强化，此为单纯性脂肪瘤

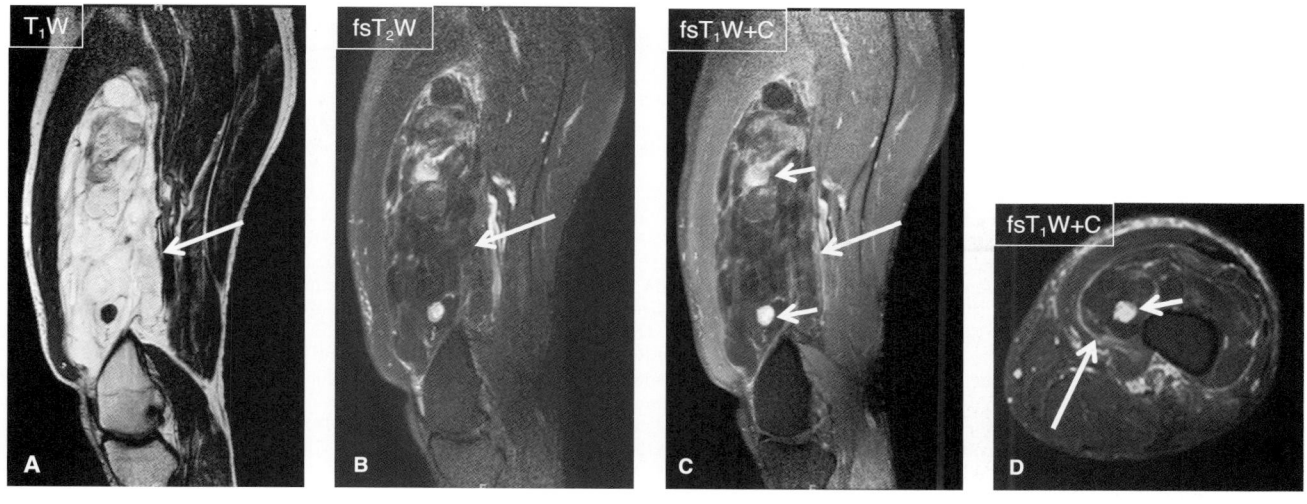

图 152 脂肪肉瘤。矢状位（A~C）和轴位（D）图像显示大腿巨大的含脂肪性病变（长箭），信号不均匀（大部分为脂肪样信号），可见结节样强化（短箭）

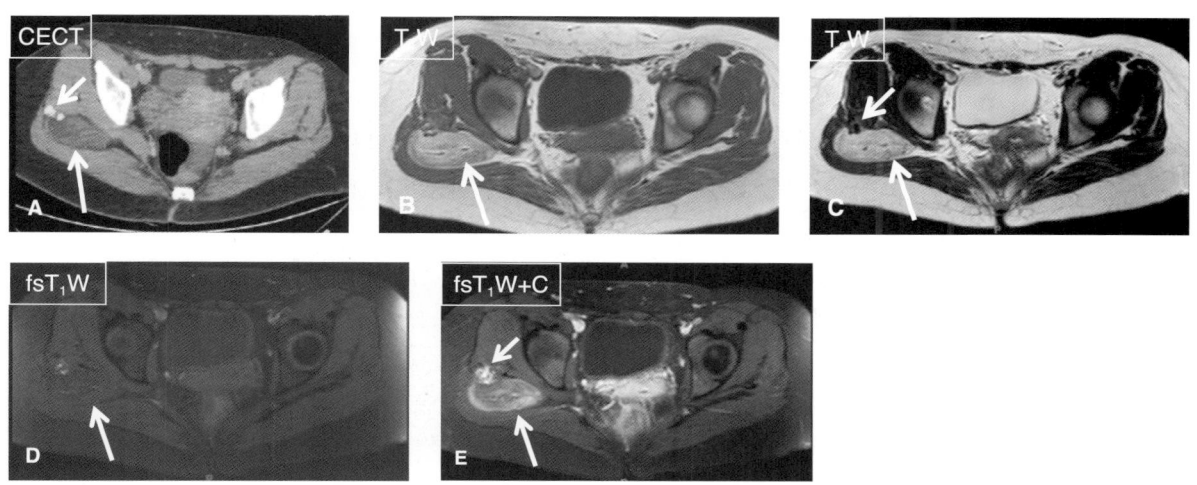

图 153 冬眠瘤。A：轴位 CT 图像显示，右侧臀大肌和臀中肌间边界清楚的软组织肿块（长箭），密度稍低于肌肉，周边可见少许粗大血管（短箭）。B~E：轴位 MR 图像示病变（长箭头）信号几乎与脂肪信号相同，增强扫描相对不均匀强化。亦可见周边增粗的血管（短箭）

（Avneesh Chhabra, Shivani Ahlawat, Theodoros Soldatos 著
常晓丹　陈　伟　闫　东译　牛金亮审校）

推荐文献

Anderson SE, Siebenrock KA, Mamisch TC, et al. Femoroacetabular impingement magnetic resonance imaging. *Top Magn Reson Imaging.* 2009;20(3):123–128.

Ansede G, English B, Healy JC. Groin pain: Clinical assessment and the role of MR imaging. *Semin Musculoskelet Radiol.* 2011;15(1):3–13.

Bancroft LW, Blankenbaker DG. Imaging of the tendons about the pelvis. *AJR Am J Roentgenol.* 2010;195(3):605–617.

Blankenbaker DG, Ullrick SR, Davis KW, et al. Correlation of MRI findings with clinical findings of trochanteric pain syndrome. *Skeletal Radiol.* 2008;37(10):903–909.

Bui KL, Ilaslan H, Recht M, et al. Iliopsoas injury: An MRI study of patterns and prevalence correlated with clinical findings. *Skeletal Radiol.* 2008;37(3):245–249.

Cerezal L, Kassarjian A, Canga A, et al. Anatomy, biomechanics, imaging, and management of ligamentum teres injuries. *Radiographics.* 2010;30(6):1637–1651.

Dillman JR, Hernandez RJ. MRI of Legg-Calve-Perthes disease. *AJR Am J Roentgenol.* 2009;193(5):1394–1407.

Gold SL, Burge AJ, Potter HG. MRI of hip cartilage: Joint morphology, structure, and composition. *Clin Orthop Relat Res.* 2012;470(12):3321–3331.

Hwang B, Fredericson M, Chung CB, et al. MRI findings of femoral diaphyseal stress injuries in athletes. *AJR Am J Roentgenol.* 2005;185(1):166–173.

MacMahon PJ, Hogan BA, Shelly MJ, et al. Imaging of groin pain. *Magn Reson Imaging Clin N Am.* 2009;17(4):655–666, vi.

Mamisch TC, Bittersohl B, Hughes T, et al. Magnetic resonance imaging of the hip at 3 Tesla: Clinical value in femoroacetabular impingement of the hip and current concepts. *Semin Musculoskelet Radiol.* 2008;12(3):212–222.

McMahon SE, Smith TO, Hing CB. A systematic review of imaging modalities in the diagnosis of greater trochanteric pain syndrome. *Musculoskeletal Care.* 2012;10(4):232–239.

Mengiardi B, Pfirrmann CW, Hodler J. Hip pain in adults: MR imaging appearance of common causes. *Eur Radiol.* 2007;17(7):1746–1762.

Parker BJ, Clifford PD. Acetabular labral tears. *Am J Orthop.* 2008;37(12):636–637.

Petchprapa CN, Rosenberg ZS, Sconfienza LM, et al. MR imaging of entrapment neuropathies of the lower extremity. Part 1. The pelvis and hip. *Radiographics.* 2010;30(4):983–1000.

Potter HG, Schachar J. High resolution noncontrast MRI of the hip. *J Magn Reson Imaging.* 2010;31(2):268–278.

Sutter R, Zanetti M, Pfirrmann CW. New developments in hip imaging. *Radiology.* 2012;264(3):651–667.

Torriani M, Souto SC, Thomas BJ, et al. Ischiofemoral impingement syndrome: An entity with hip pain and abnormalities of the quadratus femoris muscle. *AJR Am J Roentgenol.* 2009;193(1):186–190.

Wagner FV, Negrao JR, Campos J, et al. Capsular ligaments of the hip: Anatomic, histologic, and positional study in cadaveric specimens with MR arthrography. *Radiology.* 2012;263(1):189–198.

Zilkens C, Miese F, Jager M, et al. Magnetic resonance imaging of hip joint cartilage and labrum. *Orthop Rev (Pavia).* 2011;3(2):e9.

Zoga AC, Mullens FE, Meyers WC. The spectrum of MR imaging in athletic pubalgia. *Radiol Clin North Am.* 2010;48(6):1179–1197.

附录1：完整的结构化报告样本。髋关节：正常

检查项目：[〈右/左〉]髋关节 MRI [〈伴/不伴〉]增强扫描

病史：[ ]岁，[〈患者性别〉]和[〈检查原因〉]

技术：成像[〈无静脉注射对比剂〉〈静脉注射对比剂前和静脉注射对比剂后/关节内注射对比剂后〉]。在[1.5 或 3.0]T磁共振获取[〈右/左〉]髋关节的多平面、多序列 MR 图像。

对比检查：[〈无〉]
影像学表现：
对位：[〈正常〉]
股骨髋臼撞击相关解剖：
钳夹型（Pincer 型）：[〈正常〉]
凸轮型（Cam 型）：[〈正常股骨头-颈偏心距〉]
发育异常：[〈无〉]
关节积液：[〈正常〉]
大转子滑囊炎：[〈无〉]
髋臼唇：[〈正常〉]
软骨：
股骨：[〈正常〉]
髋臼：[〈正常〉]
关节囊/韧带：[〈正常〉]
所示肌肉/肌腱：
臀肌：[〈正常〉]
内收肌：[〈正常〉]
髂腰肌：[〈正常〉]
外旋肌：[〈正常〉]
腘绳肌：[〈正常〉]
骨：[〈正常〉]
血管：[〈正常〉]
神经：[〈正常〉]
软组织：[〈正常〉]
内脏：[〈所示骨盆结构正常。无淋巴结肿大。盆腔内无明显游离液体〉]
其他：
骶髂关节：[〈正常〉]
耻骨联合：[〈正常〉]

诊断印象：
1. [〈 〉]

附录 2：完整的结构化报告样本。髋关节：异常

检查项目：右髋关节 MRI 增强扫描

病史：[〈33 岁男性，右髋关节疼痛〉]

技术：成像[〈关节内注射对比剂后〉]，在[〈1.5〉]T 磁共振获取[〈右〉]髋关节的多平面、多序列 MR 图像。

对比检查：[〈2014 年 7 月 5 日的 X 线平片〉]

影像学表现：

对位：[〈正常〉]

股骨髋臼撞击相关解剖：

钳型（Pincer 型）：[〈有，存在后倾〉]

凸轮型（Cam 型）：[〈股骨头 - 颈交界隆起，伴纤维囊性改变〉]

发育异常：[〈无〉]

关节积液：[〈关节内对比剂，无游离体〉]

大转子滑囊炎：[〈轻度〉]

髋臼唇：[〈前上软骨 - 髋臼唇分离，后下髋臼唇磨损，无髋臼唇旁囊肿〉]

软骨：

股骨：[〈正常〉]

髋臼：[〈前上部明显变薄，大于 5×4mm〉]

关节囊/韧带：[〈正常〉]

所示肌肉/肌腱：

臀肌：[〈臀中肌大转子附着处轻度部分撕裂，肌腱附着处骨质增生〉]

内收肌：[〈正常〉]

髂腰肌：[〈正常〉]

外旋肌：[〈正常〉]

腘绳肌：[〈轻度肌腱变性，肌腱附着处骨质增生〉]

骨骼：[〈其余正常〉]

血管：[〈正常〉]

神经：[〈正常〉]

软组织：[〈正常〉]

内脏：[〈所示骨盆结构正常。无淋巴结肿大。盆腔内无明显游离液体〉]

其他：

骶髂关节：[〈正常〉]

耻骨联合：[〈正常〉]

诊断印象：

1. 右髋关节混合型撞击，伴前上软骨 - 髋臼唇分离和髋臼局部软骨损伤。
2. 臀中肌肌腱部分撕裂伴轻度大转子滑囊炎。

第10章　膝关节

膝关节是一个起着关键性作用的滑车关节，它连接着大腿和小腿的骨骼，可以屈伸和一定程度的内、外侧旋转，并通过韧带、肌腱和肌肉之间的复杂排列来实现其结构上的稳定性。

膝关节可以分为3个间室，其中股骨内侧髁和外侧髁分别与胫骨平台的相应关节面构成内侧间室和外侧间室，髌骨与股骨滑车构成髌股关节间室。这3个间室共用一个关节囊，它是包绕膝关节的较厚的纤维结构，外层由强大的纤维层组成，并局部增厚形成韧带，内层为薄的滑膜层。关节囊上方附着于股骨内、外侧髁的关节边缘，下方止于胫骨平台的软骨远端。在前面，滑膜与髌骨和髌下脂肪垫的后表面相连并与关节囊分离。滑膜通过关节间隙向后延伸并包绕两个交叉韧带，即滑膜外韧带。关节囊后方附着于股骨髁的软骨边缘。外侧髁处关节囊的缺损，使腘肌肌腱能够脱离关节。

图1~图6显示了膝关节重要结构的正常MR表现，一份系统的图像分析和结构化报告对于膝关节结构的最优化诊断评估非常必要。本章主要讨论膝关节的影像学评估方法，并讲述如何填写结构化报告（框1）。相关的MR物理学和成像方案的概念细节在MR方案优化章节中进行了讨论。

图像评估

以下逐步的讲解只是一种实践指南，膝关节的所有结构都应在多个平面上进行观察以得到最佳评估。这也帮助读者了解这些结构在哪个特定的平面能得到最佳的观察/评估。

1. 列出同一平面的脂肪饱和（fat-saturated, fs）和非fs图像并同步进行评估。
2. 从矢状位和轴位图像开始，寻找可能的膝关节积液或Baker囊肿。检查矢状位和冠状位图像是否有骨髓异常，如红骨髓再生、骨折、挫伤或肿块随后检查软骨或骨软骨体并评估骨对位情况。
3. 对于内部结构，使用冠状位和矢状位图像。冠状位图像可用于评估半月板体部的游离缘异常，评估半月板前后根部，并检测半月板撕裂的移位部分或半月板桶柄状撕裂。前交叉韧带（ACL）和后交叉韧带（PCL）也是在冠状位图像上观察效果最好，并且可以显示其不同纤维束。最前面的冠状位图像显示髌股关节软骨侵蚀相关的骨髓异常，而最后面的图像显示Baker囊肿破裂相关的液体渗漏和腘神经血管束。冠状位中间图像可用于评估内侧副韧带（medial collateral ligament, MCL）复合体和外侧副韧带（lateral collateral ligament, LCL）复合体。
4. 矢状位图像有助于对半月板前后角和半月板根部的二次观察。在这些图像上，正常的ACL应平行于髁间切迹的顶部（股骨髁间窝顶线）。所有的脂肪垫在矢状位和轴位图像上都得到很好的评估，包括髌下脂肪垫、股四头肌和股前脂肪垫。滑膜增厚、碎片、小体和皱襞异常也在这些图像上清晰可见。后关节囊、髌腱、股四头肌腱和半膜肌（特别是远端部）撕裂在矢状位图像上显示得很好。最后，矢状位图像对于评估髌骨高位和胫骨异常平移至关重要。
5. 轴位图像可用于评估髌股关节对位异常（倾斜和半脱位）。虽然冠状位和矢状位图像对评估胫股关节软骨（冠状位和矢状位都适用）和滑车软骨（矢状位图像）比较理想，但轴位图像是评估髌骨软骨和滑车沟顶部软骨的理想选择。膝关节前、后关节囊增厚（包括内侧和外侧支持带、内侧和外侧副韧带、后斜韧带、腘斜韧带和弓状韧带）在轴位图像上观察最好。最后，轴位图像最适于评估腓肠肌、腘肌、鹅足和半膜肌腱、肌肉，也是观察内侧和外侧副韧带、前后交叉韧带、局部肿块病变和评估神经血管束的第二选择。

框 1：结构化报告：膝关节

膝关节 MR 成像的结构化报告检查表。在每一条目中，"正常"是默认选项，其余选项为影像学评估中可能遇到的各种病理情况。正常和异常检查结果的报告样本见本章末尾的附录 1 和附录 2。

检查：[右 / 左] 膝关节 MRI [有 / 无] 增强
影像学表现：
积液：[〈正常〉〈少量积液〉〈中等量积液〉〈大量积液〉〈Baker 囊肿（完整 / 部分破裂）〉〈滑膜增厚〉〈软骨或骨软骨结节〉]
内侧间室：
内侧半月板：[〈正常〉〈退行性游离缘磨损〉〈不完全性或完全性放射状撕裂 / 斜行撕裂 / 水平撕裂 / 纵行撕裂 / 瓣状撕裂 / 移位的桶柄状撕裂〉]
内侧副韧带：[〈正常〉〈增粗〉〈急性扭伤〉]
股骨内侧髁软骨：[〈正常〉]
胫骨平台内侧软骨：[〈正常〉]
后内侧角：
半膜肌腱：[〈正常〉〈肌腱变性〉〈撕裂〉]
后斜韧带：[〈完好〉〈急性扭伤〉]
外侧间室：
外侧半月板：[〈正常〉〈退行性游离缘磨损〉〈不完全或完全性放射状撕裂 / 斜行撕裂 / 水平撕裂 / 纵行撕裂 / 瓣状撕裂 / 移位的桶柄状撕裂〉]
外侧副韧带：[〈正常〉〈增粗〉〈急性扭伤〉]
股骨外侧髁软骨：[〈正常〉]
胫骨平台外侧软骨：[〈正常〉]
后外侧角：
腘肌腱：[〈正常〉〈肌腱变性〉〈部分撕裂〉]
腘腓韧带：[〈完好〉〈急性扭伤〉]
弓状韧带：[〈完好〉〈急性扭伤〉]
近端胫腓关节：[〈正常〉〈骨关节炎〉〈积液〉]
前间室：
对位：[〈正常〉〈高位髌骨 / 低位髌骨〉〈髌骨倾斜〉〈外侧 / 内侧髌骨半脱位〉]
股四头肌腱：[〈正常〉〈肌腱变性〉〈撕裂〉〈末端病〉〈股四头肌脂肪垫水肿 / 股骨前脂肪垫水肿〉]
髌韧带：[〈正常〉〈肌腱变性〉〈撕裂〉〈末端病〉]
髌骨软骨：[〈正常〉]
滑车沟：[〈正常〉〈浅表〉〈外侧嵴隆起〉]
滑车软骨：[〈正常〉]
皱襞：[〈正常 / 增厚〉〈扭伤后韧带粘连〉]
Hoffa 脂肪垫：[〈正常〉〈上外侧水肿〉〈剪切损伤〉]
TT-TG 距离：[___] cm
髁间室：
前交叉韧带：[〈正常〉〈黏液变性〉〈扭伤〉]
后交叉韧带：[〈正常〉〈黏液变性〉〈扭伤〉]
骨骼：[〈正常〉]
肌肉：[〈正常〉]
血管：[〈正常〉]
神经：[〈正常〉]
其他：

诊断印象：

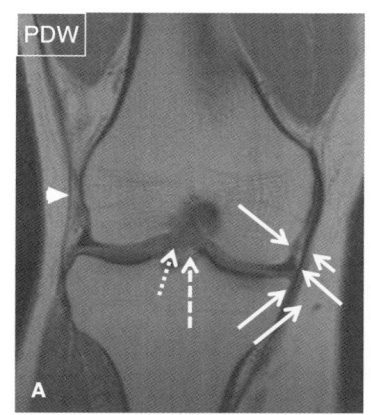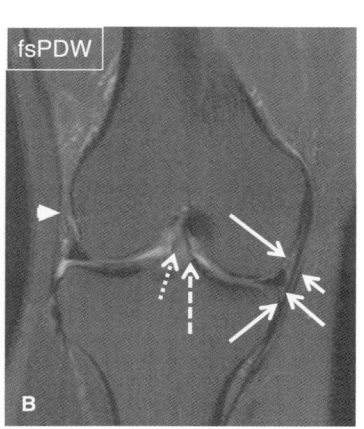

图1 正常膝关节MR解剖。前冠状位图像（A、B）显示髂胫束（箭头）、内侧副韧带第一层（短箭）、浅层（中箭）和深层（长箭），以及前交叉韧带分束的前内束（虚线箭）和后外束（虚点箭）

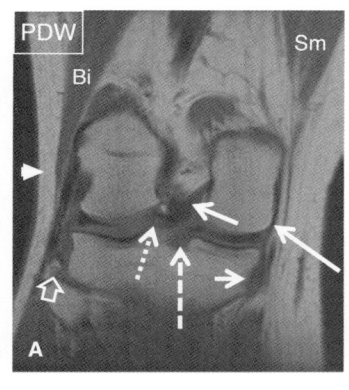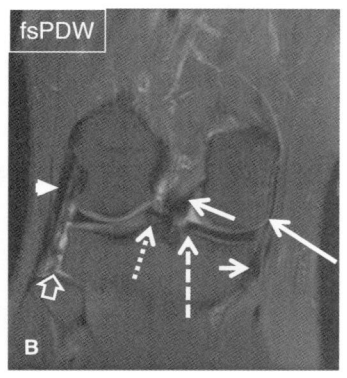

图2 正常膝关节MR解剖。后冠状位图像（A、B）显示外侧副韧带（箭头）、腘腓韧带（空箭）、后斜韧带（长箭）、后交叉韧带（中箭）、内侧肌腱后根（虚线箭）和外侧（虚点箭）半月板、半膜肌（Sm）、半膜肌（短箭）和股二头肌腱（Bi）

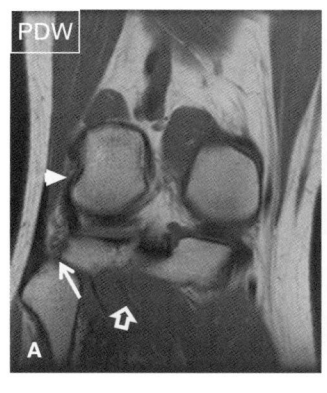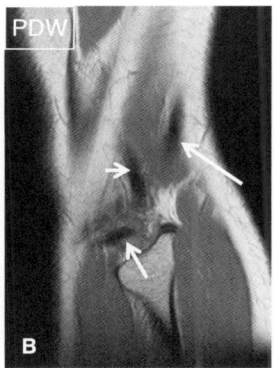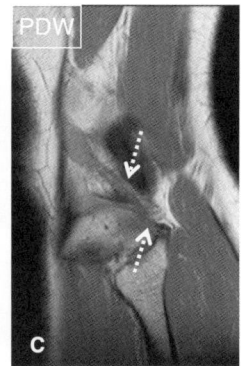

图3 正常膝关节MR解剖。后冠状位（A）和矢状位（B、C）图像显示腘肌腱（箭头）和肌腱连接处（空箭）、股二头肌肌腱（长箭）、腘腓肌韧带（中箭）、外侧副韧带（短箭）和起于茎突尖端的弓状韧带（虚点箭）

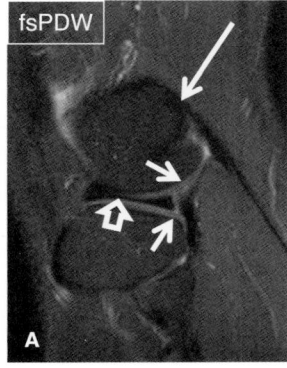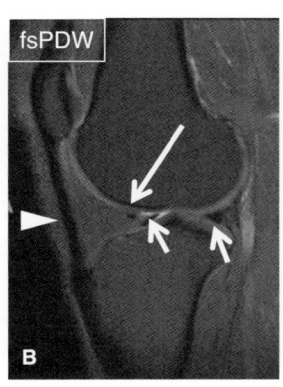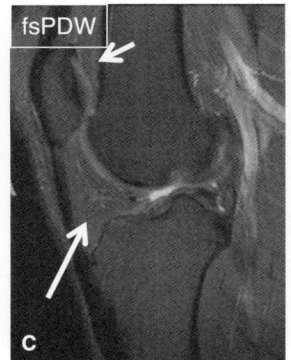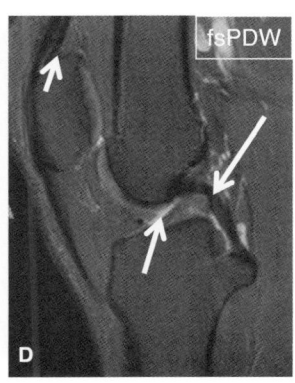

图4 正常膝关节MR解剖。连续的外侧矢状位图像。A：空箭，外侧半月板体部；短箭，上下腘筋膜束；长箭，腓肠肌外侧头的起点。B：短箭，外侧半月板的前角和后角；长箭，膝横韧带；箭头，髌韧带。C：长箭，髌下脂肪垫；短箭，股前脂肪垫。D：短箭，股四头肌脂肪垫；中箭，前交叉韧带；长箭，后交叉韧带

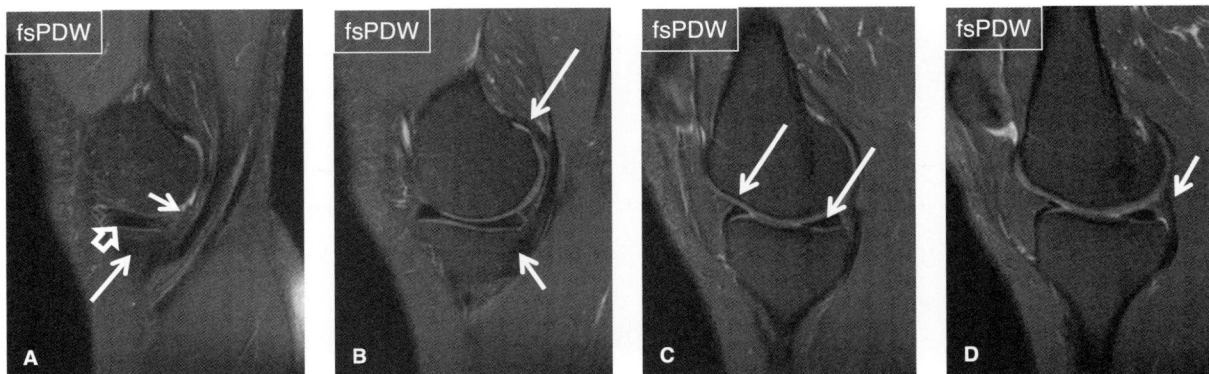

图5 正常膝关节MR解剖。连续的内侧矢状位图像。**A**：空箭，半月板体部；短箭，半月板被膜交界处；长箭，半膜肌腱的部分筋膜。**B**：短箭，半膜肌腱的远端；长箭，腓肠肌内侧头。**C**：箭，半月板的前后角。**D**：箭，后斜韧带和半膜肌腱囊状止点

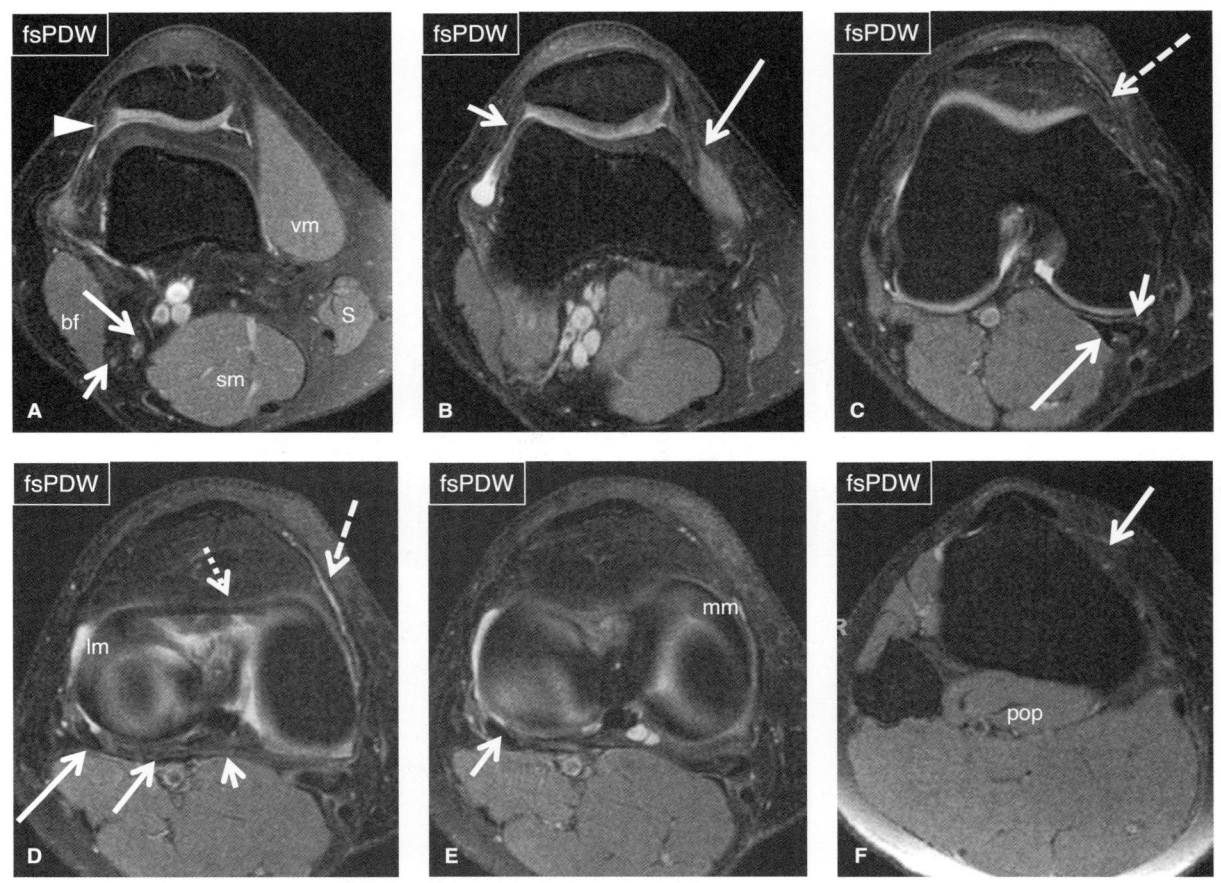

图6 正常膝关节MR解剖。连续轴位图像。**A**：箭头，股外侧肌；短箭，腓总神经；长箭，胫神经；vm，股内侧肌；S，缝匠肌；sm，半膜肌；bf，股二头肌。**B**：短箭，髌股外侧韧带；长箭，髌骨内侧支持带。**C**：虚线箭，髌股内侧韧带；短箭，半膜肌腱；长箭，腓肠肌肌腱内侧头。**D**：虚线箭，内侧髌半月板韧带；虚点箭，膝横韧带；lm，外侧半月板；短箭，腘斜韧带；中箭，弓状韧带内侧束；长箭，弓状韧带外侧束。**E**：箭，弓状韧带外侧束下方的腘肌腱；mm，内侧半月板。**F**：箭，内侧髌胫韧带；pop，腘肌

如何填写结构化报告

积液：[〈正常〉〈少量积液〉〈中等量积液〉〈大量积液〉〈Baker 囊肿（完整/部分破裂）〉〈滑膜增厚〉〈软骨或骨软骨结节〉]

通常，膝关节的积液首先积聚在髌上囊，这是一个潜在的空间，通常含有少量的液体。在矢状位图像上，当积液在髌上囊中线最宽处的前后径大于 5 mm 时或在轴位图像上侧隐窝最宽处横径超过 10 mm 时可诊断为关节积液（图 7）。关节积液可分为少量（最少程度超过所述标准）、中等量（前隐窝和后隐窝扩张）和大量（所有隐窝均明显扩张）三个等级。其他提示近期关节内骨折的成分，如脂液平面或血液平面，也应该加以识别（图 8、图 9）。正常的滑膜是一层薄而不易察觉的结构。随着无论是机械性的还是炎症性的内部病变的加重，都可能出现滑膜增厚，伴或不伴股前脂肪垫的纤维脂肪组织增生。滑膜增厚可分为轻度、中度和广泛增厚。滑膜树枝状脂肪瘤（绒毛状脂肪增生）最常发生的部位是髌上囊，这是一种罕见的病因不明的良性关节内

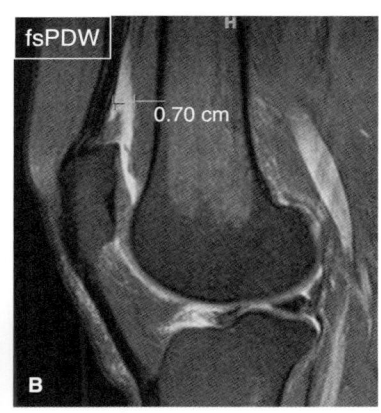

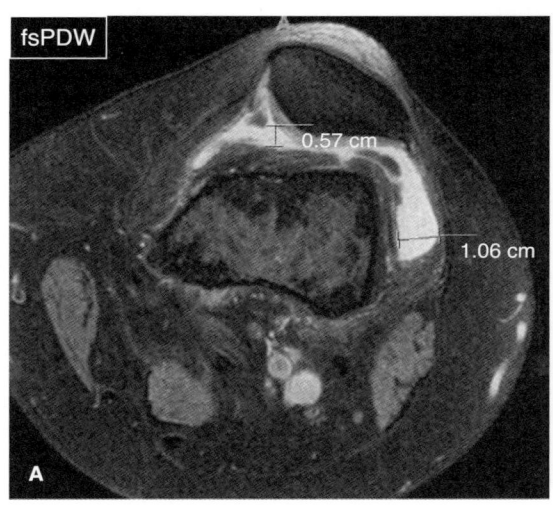

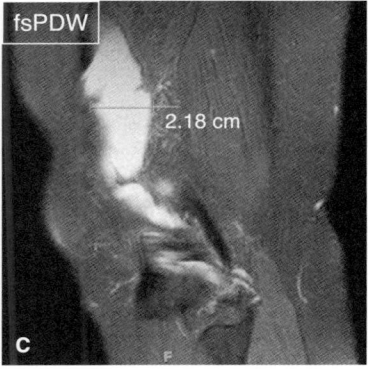

图 7 关节少量积液。在轴位（A）和中间矢状位（B）图像上，髌上囊中线积液最宽处的前后径超过 5 mm，侧隐窝处横径超过 10 mm。C：在远侧矢状位图像上，髌上囊外侧积液最宽处的前后径也超过了 10 mm

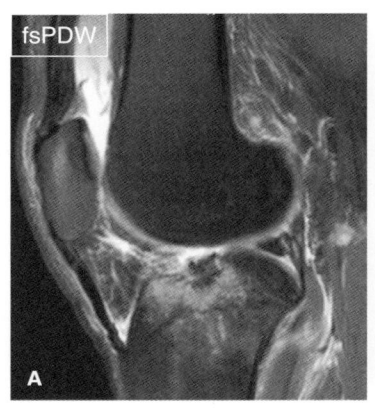
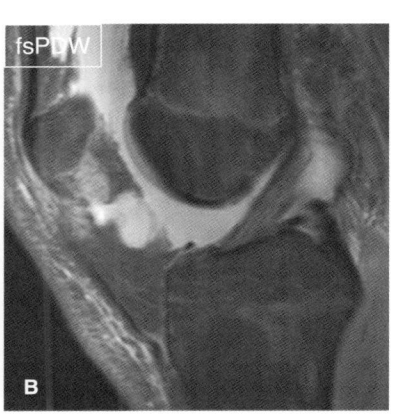

图 8 中等量和大量的膝关节积液。与图 7 相比，这些正中矢状位图像显示积液量增加，符合中等量（A）和大量（B）关节积液

病变，其特征是成熟脂肪细胞广泛取代滑膜下组织。在 MR 成像上，病灶表现为滑膜的叶状增生，所有序列上均表现为脂肪样信号。如果同时存在积液，则叶状结构的可视性将会得到提高。在梯度回波图像中，有时在脂肪 - 液体交界处可以很明显地看到化学位移伪影（图9、图10）。这种诊断应该在更年轻的患者中进行，他们可能从滑膜切除术中获益。在老年患者中，树枝状脂肪瘤累及部分（单间室）或双间室关节通常是内部紊乱加重的表现。

膝关节是色素沉着绒毛结节性滑膜炎（pigmented villonodular synovitis, PVNS）的常见部位，滑膜表现为局灶性或弥漫性增厚，由于含铁血黄素沉积，增厚滑膜在所有序列上均表现为结节状低信号（在梯度回波图像上因磁敏感伪影低信号更明显）。关节积液通常合并存在，其病灶常位于单侧，累及大关节，很少伴有骨质侵蚀（图 11 ~ 图 14）。与血友病性关节病较难鉴别，通常是基于临床病史诊断的（图 15）。关节出血的其他原因包括类风湿关节炎和既往关节镜检查。其他导致低信号滑膜增厚或损害的原因包括痛风和淀粉样变；然而，这些病变主要是在关节旁而不是关节内。应当彻底检查关节内的游离体。后者可能是①软骨成分，在 T_1WI

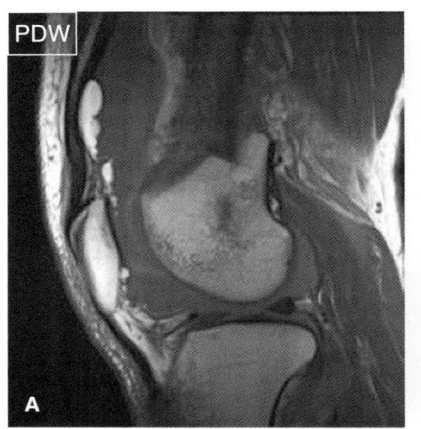
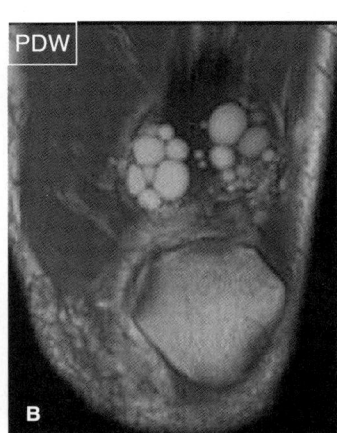
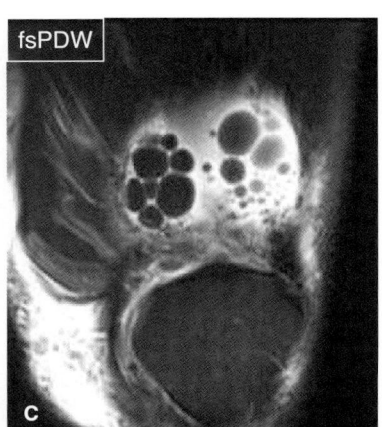

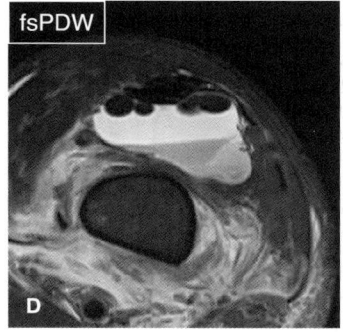

图9　膝关节中度积血积脂。在矢状位（A）、冠状位（B、C）和轴位（D）图像上，可以看到股骨骨折和髌上囊多发脂滴和积血

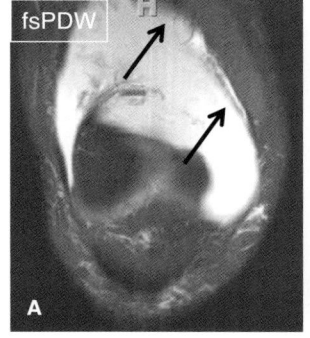
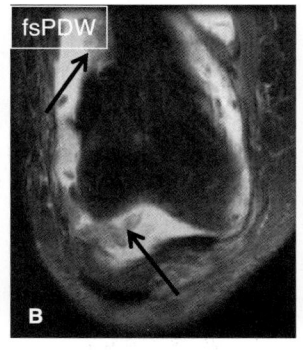
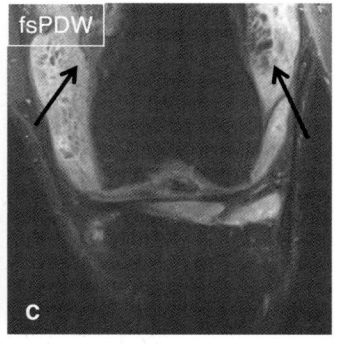

图10　滑膜增厚。不同病例的冠状位图像显示轻度（A）、中度（B）和重度（C）滑膜增厚（箭）。C 中滑膜的叶状突起称为树枝状脂肪瘤

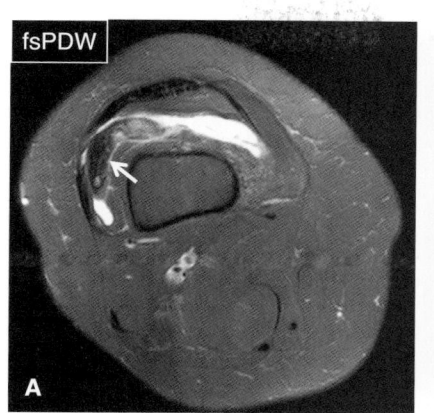
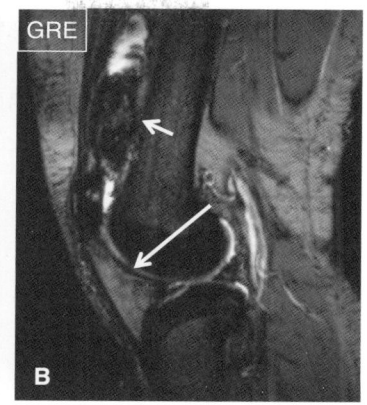

图 11　色素沉着绒毛结节性滑膜炎。来自同一患者的轴位自旋回波（A）和矢状位梯度回波（B）显示局灶性 PVNS（短箭），GRE 上可见出血引起的伪影。注意邻近滑膜含铁血黄素沉着导致的弥漫性低信号（长箭），这反映了之前有过反复出血

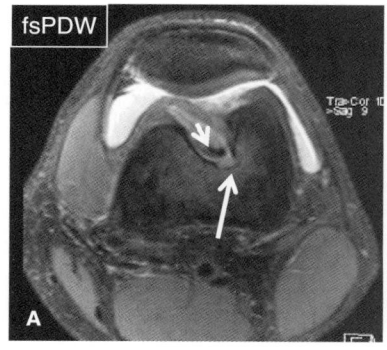
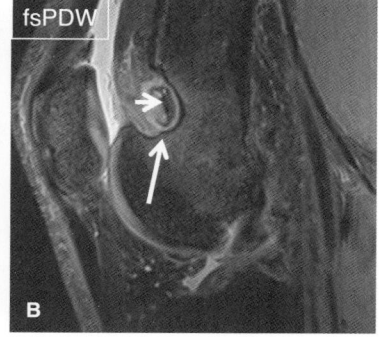

图 12　色素沉着绒毛结节性滑膜炎。轴位（A）和矢状位（B）图像显示股骨干骺端出现大面积骨质侵蚀（长箭），伴有骨髓水肿，增厚滑膜内伴有内部低信号（短箭），活检证实为局灶性 PVNS

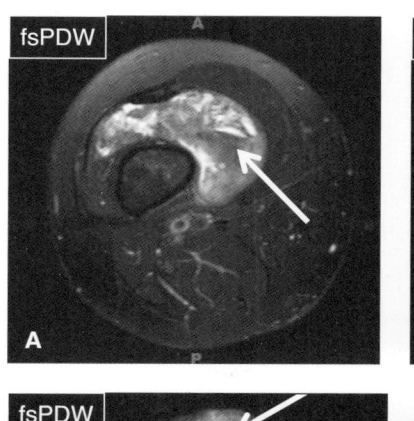
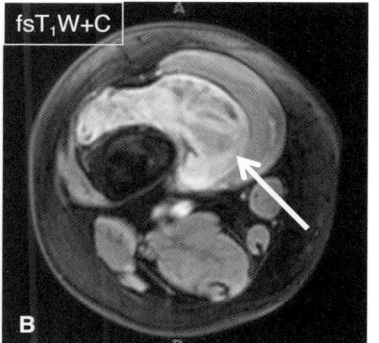
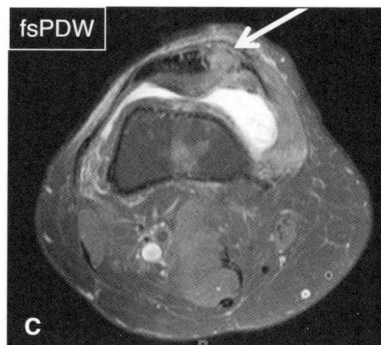
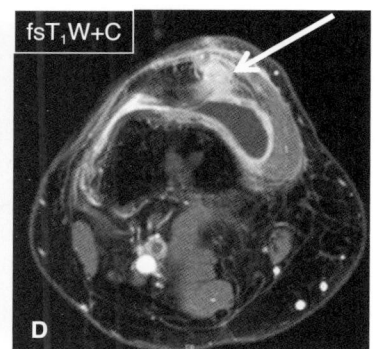

图 13　弥漫性色素沉着绒毛结节性滑膜炎。A、B：轴位图像显示弥漫性低信号滑膜增厚，增强后明显强化（箭）。C、D：滑膜切除术后的图像显示手术部位存在复发（箭）

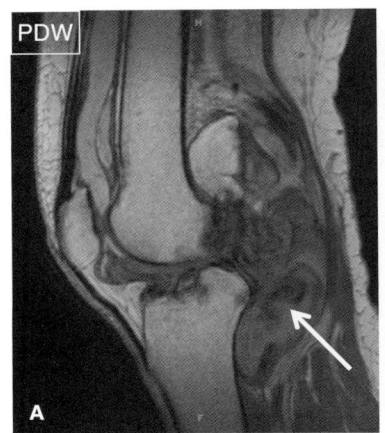
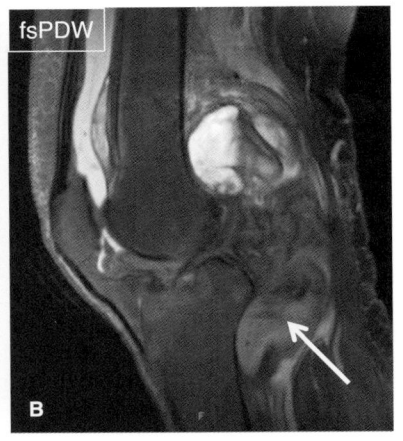

图 14　弥漫性色素沉着绒毛结节性滑膜炎。矢状位图像显示弥漫性低信号滑膜增厚（箭），活检证实为 PVNS

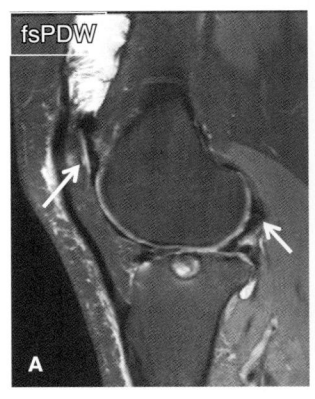
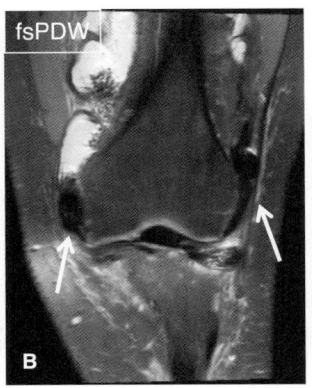
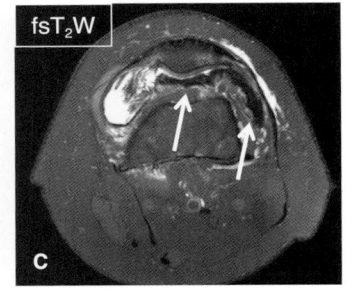

图 15　血友病性骨关节病。矢状位（**A**）、冠状位（**B**）和轴位（**C**）图像显示滑膜为弥漫性低信号（箭），反映了关节腔反复积血引起的含铁血黄素沉着

和 PDWI 图像上表现为中等信号，或②骨软骨成分，根据骨化程度显示不同的信号，但通常表现为外层结构低信号、内部骨髓信号。如果检测到一个或两个病灶，应检查关节面是否有潜在的缺损部位。原发性和继发性滑膜骨软骨瘤病中，膝关节内常见多发游离体（图 16、图 17）。在原发性滑膜骨软骨瘤病中，病灶数量众多且大小相似，没有明显的诱发病理因素或内部紊乱的情况。继发性滑膜骨软骨瘤病通常发生在有潜在诱因或内部结构紊乱的老年人，如创伤或关节炎，其病灶大小不一且数量较少。

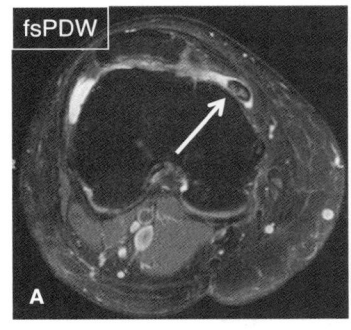
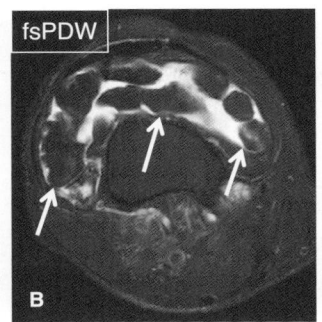
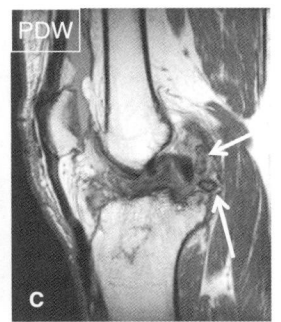

图 16　关节内游离体。轴位图像。**A**：股骨内侧髁前方可见单个骨软骨结节（箭）。**B**：在原发性骨软骨瘤病病例中，髌上囊内有多个大小相近的骨软骨结节（箭）。**C**：在继发性骨软骨瘤病病例中，关节间隙后方可见两个大小不同的骨软骨结节（箭）。注意既往 ACL 重建失败的改变

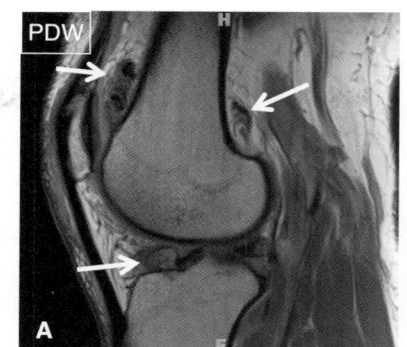
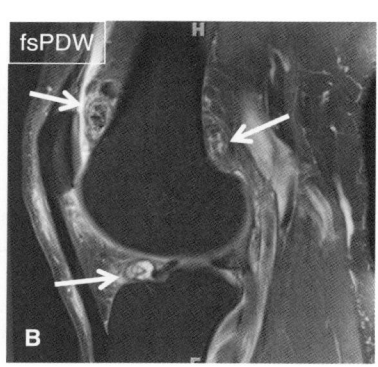

图 17 继发性骨软骨瘤病。矢状位图像（A、B）显示髌上囊、髁间切迹和腓肠肌隐窝内存在多个不同大小的关节内游离体（箭）

Baker（腘窝）囊肿是膝关节周围最常见的囊肿，被认为是内部紊乱或退行性疾病的征象。它位于关节的后内侧，指关节液在位于腓肠肌内侧头和半膜肌肌腱之间的正常滑囊内的异常积聚。一般情况下，单纯性 Baker 囊肿具有薄的低信号壁和均匀的 T_2WI 高信号，并沿肌间平面向内下延伸。囊肿根据长度分为小（<4 cm）、中（4~6 cm）和大（>6 cm）囊肿。矢状位图像显示囊肿的范围，后冠状位图像显示可能存在的淋巴结肿大，而轴位图像显示囊肿颈部，这对诊断至关重要（图 18）。腘窝囊肿无症状，但可发生破裂并沿着邻近结构走行或进入邻近结构，类似临床上血栓性静脉炎的表现。囊肿破裂通常会导致周围筋膜和皮下脂肪水肿，液体沿着腓肠肌内侧平面向下渗漏（图 19）。囊内出血或富含蛋白质的滑膜液产生的血液产物可导致 T_1WI 图像信号增高，而且囊肿可沿膝关节延伸不同的距离；然而，根据囊肿颈部位置的识别，多房性囊性病变（通常是在多次破裂和慢性病程之后）和囊壁明显强化，可以与恶性的病变区分。罕见的是，腘窝囊肿包含骨赘、游离体（软骨或骨软骨）或色素沉着绒毛结节性滑膜炎（PVNS）（图 20）。

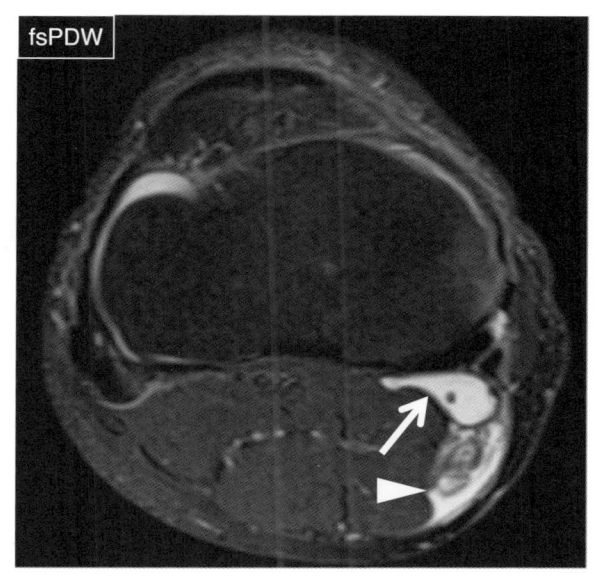

图 19 破裂的 Baker 囊肿。轴位图像显示一个小的 Baker 囊肿（箭），内有液体（箭头）向后延伸至囊肿边缘之外，并进入邻近的肌肉，表明最近发生了渗漏/破裂

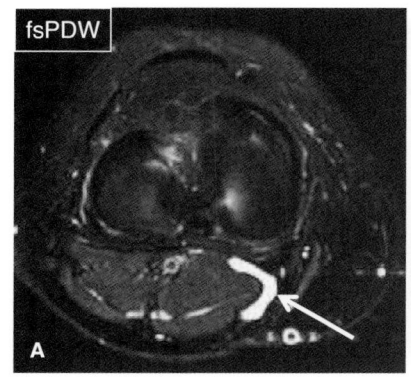
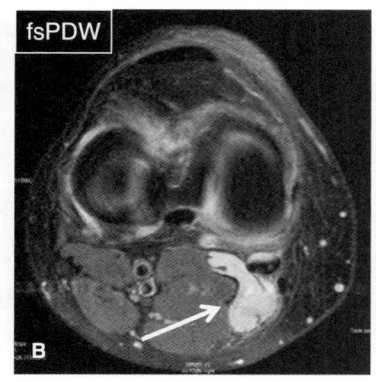
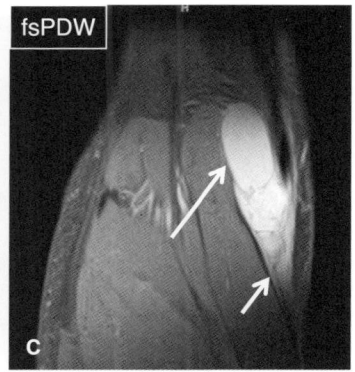

图 18 Baker 囊肿。轴位（A、B）和冠状位（C）图像分别显示小、中、大的 Baker 囊肿（箭）。注意 C（短箭）中囊肿周围筋膜水肿和与囊肿近期渗漏有关的积液

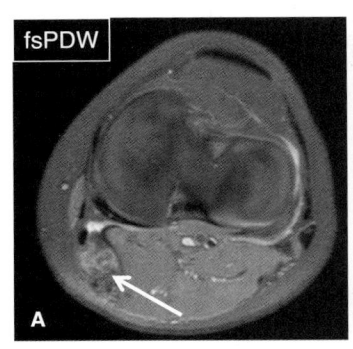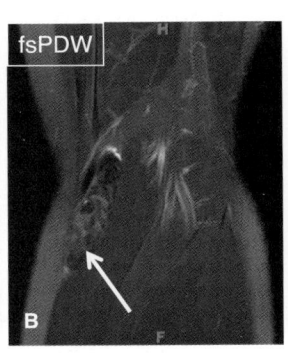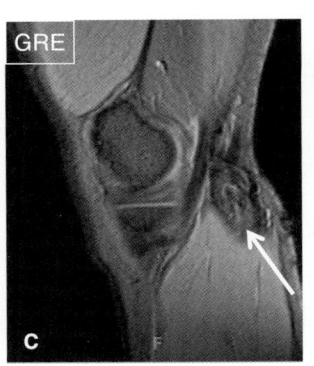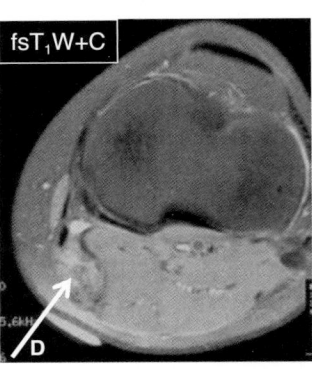

图20　PVNS 位于 Baker 囊肿中。轴位（A）、冠状位（B）和矢状位（C）图像显示活检证实的 PVNS 病例中，Baker 囊肿充满低信号物质（箭）。D：静脉注射钆对比剂增强后可见弥漫性强化（箭）

内侧间室：
内侧半月板：[〈正常〉〈退行性游离缘磨损〉〈不完全或完全性放射状撕裂/斜行撕裂/水平撕裂/纵行撕裂/皮瓣撕裂/移位的桶柄状撕裂〉]
内侧副韧带：[〈正常〉〈增粗〉〈急性扭伤〉]
股骨内侧髁软骨：[〈正常〉]
胫骨平台内侧软骨：[〈正常〉]

内侧半月板（medial meniscus, MM）和外侧半月板（lateral meniscus, LM）是位于股骨内、外侧髁和胫骨平台之间的 C 形纤维软骨结构。它们由 I 型胶原蛋白组成，含 65%~75% 的水。半月板承担 70% 的重量，并对关节起到稳定、润滑、软骨保护和减震的作用。每个半月板由前角、体部和后角组成，横截面呈三角形，边缘部较厚，由外向内逐渐变薄移行为半月板的游离缘。每个半月板由前、后根固定在胫骨平台的中央，前、后根分别来自前、后角的纤维。半月板在前面通过膝横韧带相连。内侧半月板（MM）沿其整个外周与内侧副韧带（medial collateral ligament, MCL）深层（又名半月板胫骨韧带或冠状韧带）紧密相连。斜半月板韧带是一种正常变异，起自一侧半月板前角，斜行止于对侧半月板后角。斜半月板韧带根据其前附着点的位置定义为内侧或外侧，患病率为 3%~4%（图21）。单侧半月板韧带也是一种已知的变异，它连接同一半月板的前、后角，可以形成所谓的环状半月板变异。

正常半月板在所有成像序列上均呈边缘光滑、均匀的低信号，但儿童和年轻人除外，其周围可能存在等或高信号，代表正常血管，不应视为异常。对半月板最好的评估是在非脂肪抑制质子密度加权（proton density-weighted, PDW）序列上。PDW 序列提供了高信噪比和更清晰的图像。但 fs-PDW 序列在半月板切除术后或半月板修复的病例中检测半月板撕裂方面具有更高的特异性。矢状位和冠状位的联合检查是必不可少的，正常的半月板边缘光滑、锐利。半月板横截面呈三角形，上表面凹，下表面平，游离缘凸，顶点指向髁间切迹。在矢状位 4 mm 或 5 mm 厚的层面上，最外侧的 2 帧图像显示半月板的主体，表现为一个蝴蝶结或细长的矩形，而中间 3

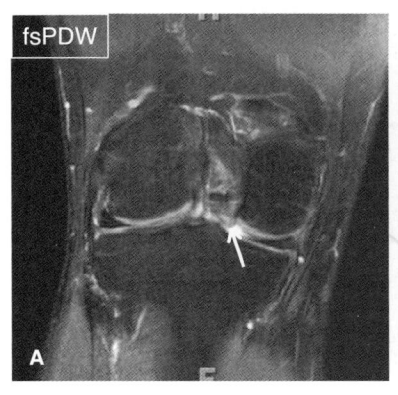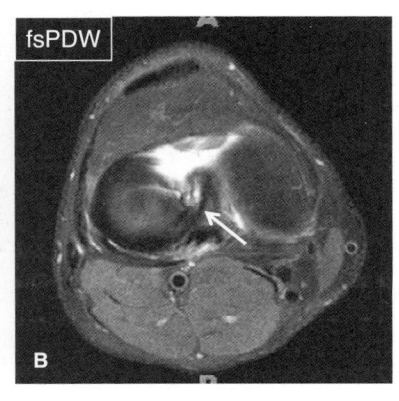

图21　内侧斜半月板韧带。冠状位（A）和轴位（B）图像显示内侧斜半月板韧带（箭），该韧带从内侧半月板的前角延伸到外侧半月板的后角。髁间窝有 3 个结构（除了正常的 ACL 和 PCL 之外）疑为桶柄状撕裂，该韧带与桶柄状撕裂表现相似

或 4 帧的图像显示前角和后角呈反三角形。MM 的后角比前角大。作为一项定则，前角永远不应该大于后角。

半月板撕裂在 10 岁以下的个体中并不常见。年轻人中半月板撕裂最常见的原因是扭伤，而在老年人中，半月板撕裂是由跌倒或突然下蹲引起的。MM 诊断退行性变和撕裂的标准与 LM 相似。临床上可能会出现疼痛（由于撕裂处周围的炎症）或交锁（与瓣状或桶柄状撕裂有关）和弹响症状。临床上通常通过沿关节线定位疼痛和骨擦音（最敏感的标志）评估可能存在的半月板撕裂。这些症状的触诊必须在膝关节屈曲 30° 时同时施加外翻或内翻应力。临床检查的阳性结果提示半月板撕裂或关节软骨瓣状撕裂。

最大程度屈曲时膝关节后部的刺激性疼痛通常提示半月板后角撕裂。McMurray 试验，也称为 McMurray 旋转试验，是将膝关节半月板置于完全屈曲的位置上，将手放在关节间线上，用于证明膝关节半月板撕裂的旋转试验。MM 的检查采用外旋外翻应力试验的方法，而 LM 的检查采用内旋内翻应力试验的方法。半月板撕裂可能会造成有蒂的半月板碎片卡在关节面之间，导致膝关节伸展时可触及或听见咔嚓声。深蹲时膝关节后部疼痛也提示半月板撕裂。

半月板退行性变的 MR 图像征象包括：①所有序列上的半月板均呈局灶性或弥漫性等信号，不累及关节面；②多处慢性放射状微撕裂导致游离缘磨损，在冠状位图像上显示最好。但是如果在脂肪抑制图像上出现液体样或近似液体样信号，就需要仔细观察半月板表面，因为在这种情况下，很可能会出现撕裂。若液体样或近似液体样信号相对明确，且伴半月板扩张，则称为半月板囊肿（图 22）。通过三维（3D）高分辨率（0.6~0.7 mm 的各向同性）成像，可以看到半月板内有许多微囊肿，而在二维（2D）图像上看起来像一个较大的半月板囊肿（图 23）。由于放射科医生试图帮助骨科医生决定是否进行手术，且半月板退行性变十分普遍，所以最重要的是应仔细识别半月板撕裂，而不是花太多时间去寻找或确定退行性变是否存在。

半月板撕裂表现为：①至少在一帧图像上，液体信号或锐利的等信号清晰地累及关节面，和（或）②半月板形态异常。后一标准可能不适用于有手术史的半月板。撕裂可累及半月板的前角（或根）、体部或后角（或根）。最近，国际关节镜学会、膝关节

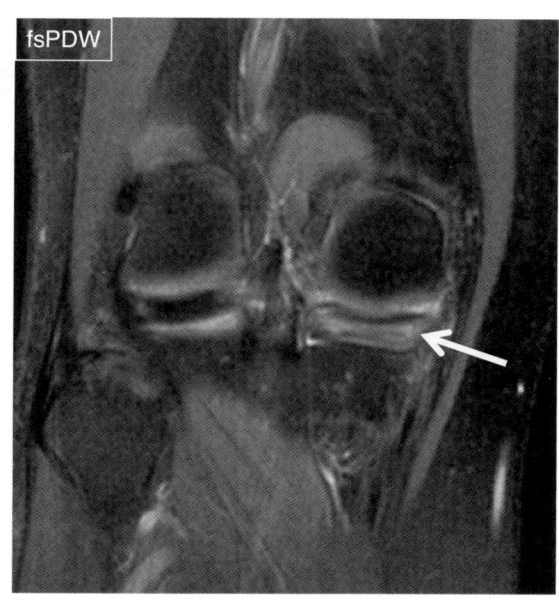

图 22　半月板囊肿。冠状位图像显示内侧半月板后角内可见清晰的近液体样信号（箭），并有微小扩张

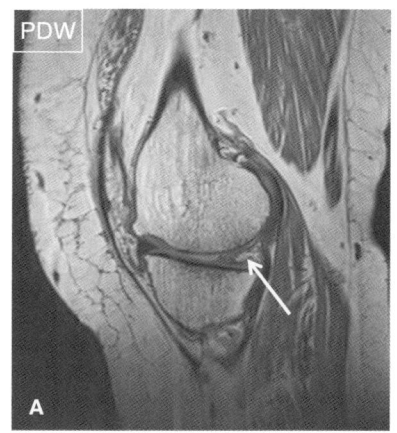

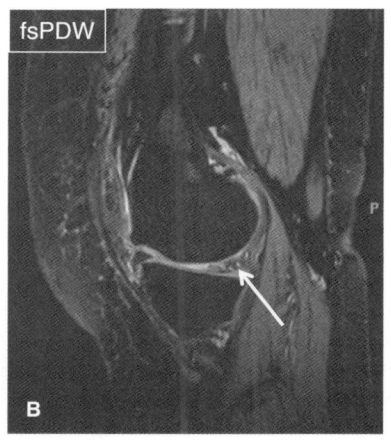

图 23　半月板微囊肿。矢状位图像（A、B）显示内侧半月板后角（箭）微囊肿

外科和运动医学学会（ISAKOS）推行对半月板撕裂的描述术语标准化。学会建议对不同类型的撕裂采用以下术语：放射状、纵向、水平、水平瓣状和垂直瓣状；对于一个半月板，其半月板部分称为A、B或C，而对于另一个半月板则称为D、E或F；最后，1、2或3用于描述半月板撕裂缘的宽度，即1区（半月板-关节囊连接部位撕裂，撕裂缘的宽度≤3 mm），2区（撕裂缘的宽度＞3 mm，＜5 mm），3区（撕裂缘的宽度≥5 mm）。不建议使用红-红、红-白、白-白等术语，因为半月板的血管供应是可变的（图24）。从概念上讲，撕裂分为简单撕裂、复合撕裂和复杂撕裂。简单撕裂按形状分为放射状撕裂、纵向撕裂、水平撕裂、水平瓣状撕裂和垂直瓣状撕裂。根据撕裂延伸到一个关节面（不完全）或两个半月板关节面（完全），可以进一步添加A和B作为限定符。最后，委员会不鼓励使用急性、亚急性和慢性撕裂作为术语。

放射状撕裂 从游离缘垂直延伸至半月板周围，在一个成像平面上表现为裂隙，在另一个成像平面上表现为游离缘的截断。根据其是贯穿半月板的一部分还是整个半月板，分为不完全或完全撕裂（图25）。尽管放射状撕裂可能很小，但其后果可能很严重：在急性放射状撕裂中，扭伤可能会导致软骨下机能不全骨折（图26）。另一方面，这是年轻人最常见的撕裂，易发生在半月板纤维减弱或方向改变的部位，也就是前角或后角与体部的交界处。随着年龄的增长，这些撕裂逐渐进展为斜行撕裂（又称鹦鹉嘴样或复合瓣状撕裂）（图27）。事实上，40～60岁的人中最常见的撕裂就是斜行撕裂。晚期可能进一步发展为内侧（冠状沟）或外侧沟的移位瓣状撕裂，导致对侧关节软骨随着时间的推移逐渐变薄（图28、图29）。最后，另一种类型的放射状撕裂是根部撕裂，最常涉及MM的后根和LM的前根。与根部撕裂相关的表现包括皮质下囊肿或脂肪变化（由

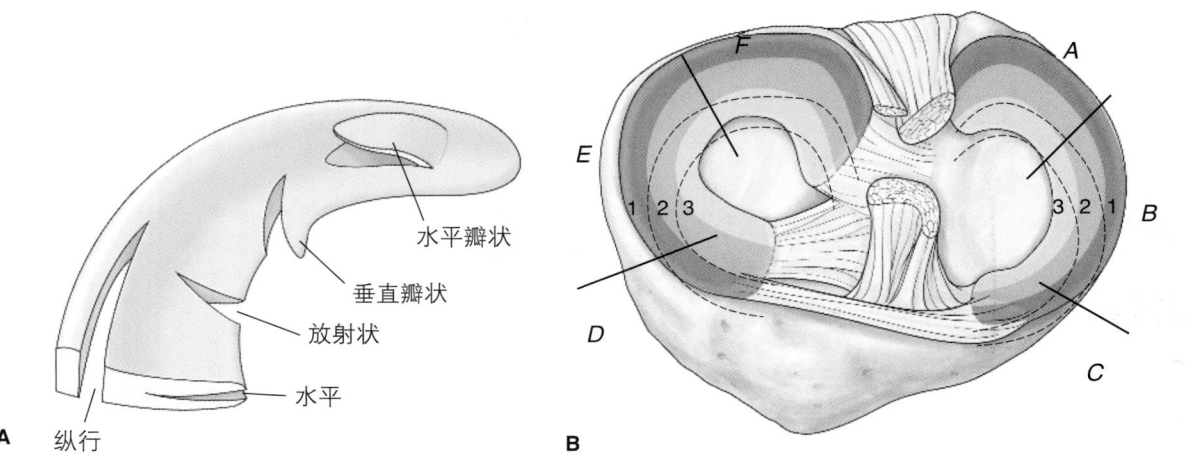

图24 国际关节镜学会、膝关节外科和运动医学学会（ISAKOS）的膝关节文献委员会制定的半月板撕裂分类。A：撕裂类型。B：位置。对于一个半月板，其半月板部分称为A、B或C，而另一个半月板则称为D、E或F；然后1、2和3用于半月板撕裂缘的宽度：分别为红色、粉色和白色区域

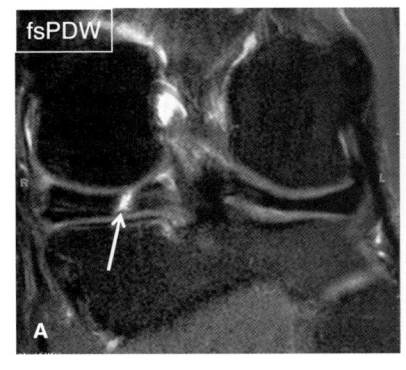
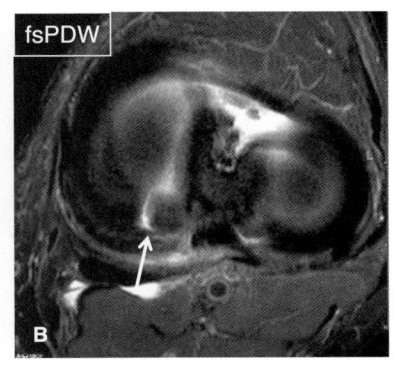

图25 半月板放射状撕裂。冠状位（A）和轴位（B）图像显示液体样信号（箭），该信号垂直于半月板圆周，并几乎贯穿整个半月板。涉及2区和3区

图 26 不完全放射状撕裂。冠状位图像（A、B）显示一个不完全放射状撕裂（长箭），表现为内侧半月板游离缘截断和半月板体部移位。同时注意胫骨平台内侧软骨下功能不全骨折（短箭）伴全层软骨缺损

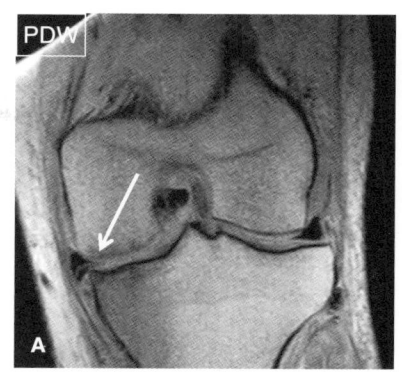
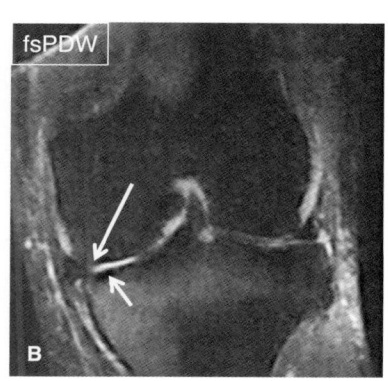

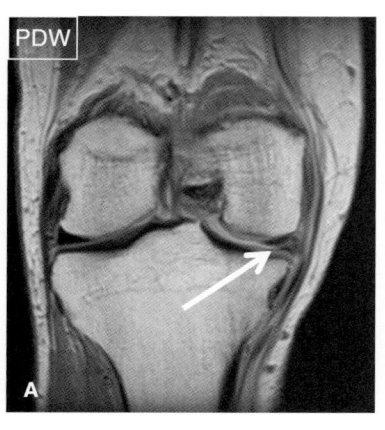
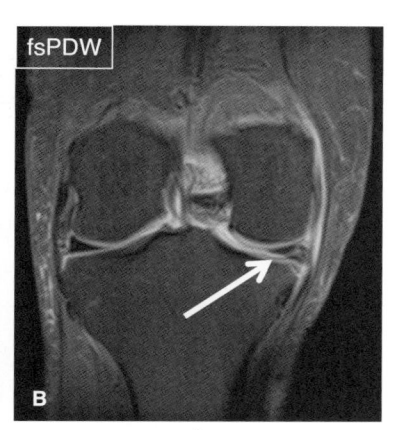

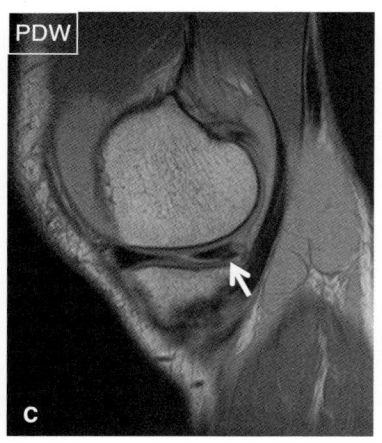
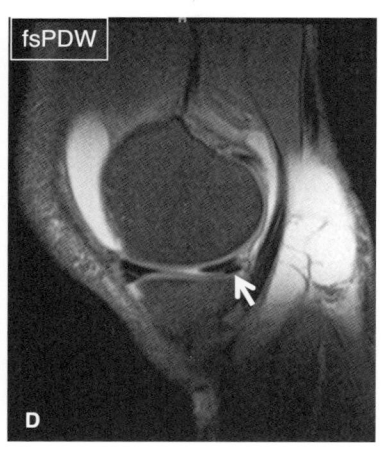

图 27 半月板斜行（又称鹦鹉嘴样/复合瓣状）撕裂。冠状位（A、B）和矢状位（C、D）图像显示在内侧半月板的体部和后角交界处的斜行撕裂（箭），是一个典型且常见的位置

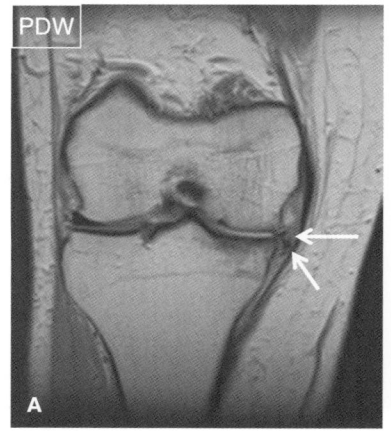
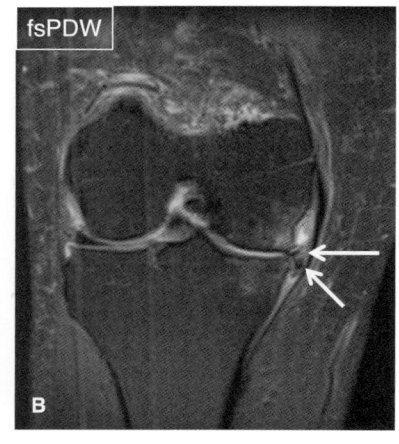

图 28 移位瓣状撕裂。冠状位图像（A、B）显示被挤出的半月板，半月板碎片（箭）移位到冠状隐窝内

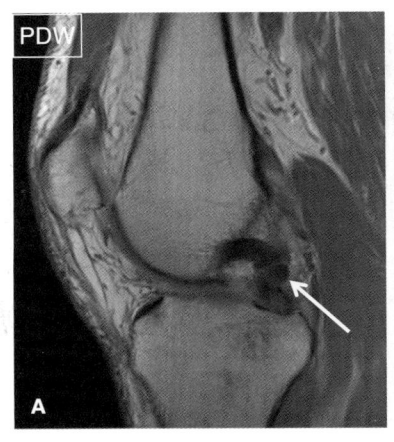
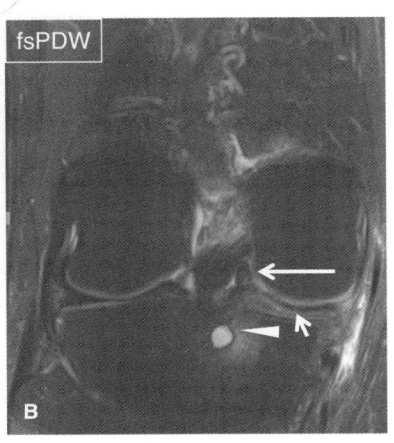

图29 移位瓣状撕裂。矢状位（A）和冠状位（B）图像显示内侧半月板后角上部移位的瓣状撕裂（长箭）。B：注意MM后根附着处的撕脱性囊变和骨髓水肿（箭头），是由于不完全放射状撕裂和额外的后角水平撕裂造成的（短箭）

于早前根部部分撕裂）、半月板根部的退行性改变和半月板内侧移位（图30）。较少见的是撕脱性皮质下线状或火焰状骨髓水肿、骨性附着点撕脱以及半月板根部部分或完全撕裂伴半月板内侧移位和（或）股骨或胫骨髁的不完全损伤（图31、图32）。在部分撕裂的情况下，通常是根部的前上1/3～2/3受到影响。根部撕裂在矢状位和冠状位图像上看得最清楚，而骨髓变化（囊肿和水肿）则在冠状位图像上看得最清楚。不应把这些误认为是PCL胫骨附着处的骨髓变化。大多数情况下，与PCL相关的撕脱性改变通常发生在股骨附着处。有时，半月板后根在胫骨附着处突出的血管也可能与这些囊肿表现相似；因此，在认定半月板根部异常之前，应该仔细观察根部。在不完全撕裂中，放射状撕裂是急性撕裂中最严重的类型之一，因为其导致半月板无法承受环周压力。最后，阅片者应该意识到解剖结构决定病理表现。由于MM和LM根部在解剖上不同，其撕裂的表现也不同。除了在高分辨率图像上可能出现明显的根

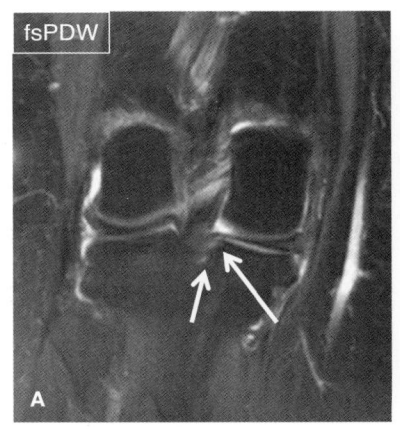
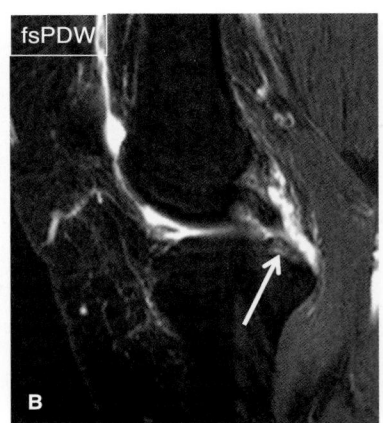

图30 不完全后根撕裂。冠状位（A）和矢状位（B）图像显示内侧半月板后根内的液体样信号（长箭），符合部分放射状/根部撕裂。还要注意邻近根部附着处的撕脱性囊变（短箭），表明其是亚急性。部分撕裂通常涉及后根的前上1/3～2/3

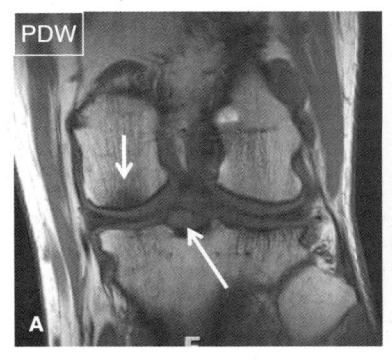
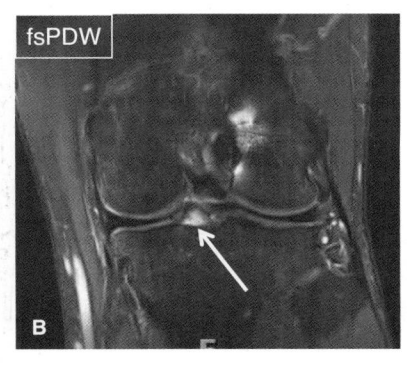

图31 后根骨性撕脱。冠状位图像（A、B）显示内侧半月板后根附着处撕脱（长箭）。注意既往ACL修复相关伪影和股骨内侧髁的不完全性损伤导致的软骨下骨质硬化（短箭）

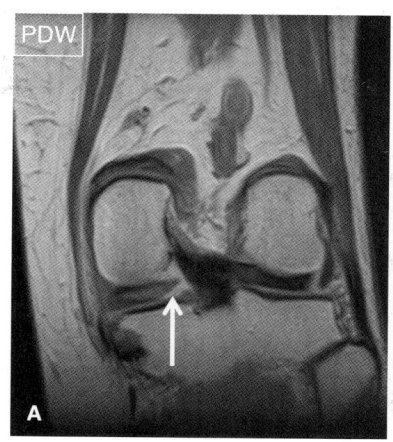
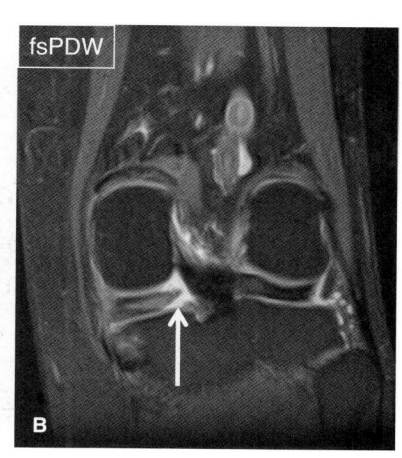

图 32 后根撕裂。冠状位图像（A、B）显示内侧半月板后根完全撕裂（箭）

部均匀斑点状表现，MM 前根和后根常表现为附着点处带状低信号。因此，很容易识别局部信号增高或继发性骨质改变，并完成撕裂的诊断。另一方面，LM 评估更具有挑战性，因为前根常见斑点状表现，而后根分别附着在胫骨外侧髁间嵴的两侧（图 33）。因此，在诊断为根部撕裂前，应该仔细观察每个独立的附着点和相关的骨质影像学表现。放射状撕裂的游离缘可以在手术中清除，而根部撕裂可能需要修复。

纵向撕裂有一条垂直轴，平行于半月板的 C 形外周。这种撕裂表现为半月板实质中央的一条垂直线，将半月板实质分为内侧和外侧部分，并保留了游离缘（图 34）。它们通常与旋转 - 平移损伤有关，如 ACL 损伤，并且通常累及半月板的外周 1/3（1 区）。阅片者可能会遇到这种情况，外科医生在 MM 后角的（完全或不完全）纵向撕裂部分愈合时选择重建 ACL。在这种情况下，纤维组织填充撕裂的半月板边缘之间的间隙，并表现为线样中等信号带。如果半月板撕裂不完全、短（长度 < 1 cm）以及在关节镜探查中显示移位 < 3 mm，则认为半月板撕裂是稳定的。在最近一项骨科研究中，这些损伤被命名为 "ramp 损伤"。研究发现，由于 ACL 损伤，2 年内这种损伤的患病率会增加，可能是由于潜在的膝关节不稳定，并且病变在年轻男性中更常见。在 ACL 重建时可能需要修复 ramp 损伤，但这些损伤可能会自行愈合。较大的撕裂更可能需要手术修复才能完全愈合。较小的或无位移的（稳定的）撕裂可以不经修复而愈合。内侧半月板移位进入关节腔内这种撕裂被称为桶柄状撕裂（图 35、图 36）。在矢状位图像上，桶柄状撕裂碎片可见于后交叉韧带（PCL）前方的带状低信号影。这个表现被称为"双 PCL"征（图 35）。需要注意的是上述征象也可以由前交叉韧带（ACL）完全撕裂产生。此外，移位的半月板碎片可见于正常前角的后方或正常后角的前方，该征象被称为"半月板翻转"或"前 / 后双三角"征（图 37、图 38）。这个征象在 LM 桶柄状撕裂中常见，因为 ACL 阻碍了撕裂的碎片向 PCL 下方移位。然而，如果在 LM 的桶柄状撕裂中出现双 PCL 征，

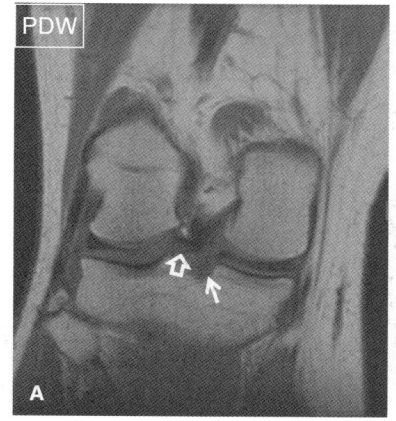
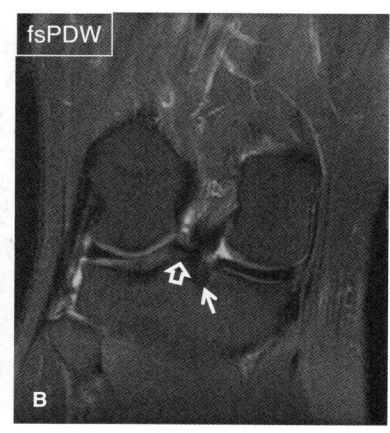

图 33 正常后根解剖。后冠状位图像（A、B）显示穿过胫骨外侧髁间嵴的外侧半月板后根的两处附着点（空心箭），内侧半月板后根呈较厚的带状低信号（实心箭）

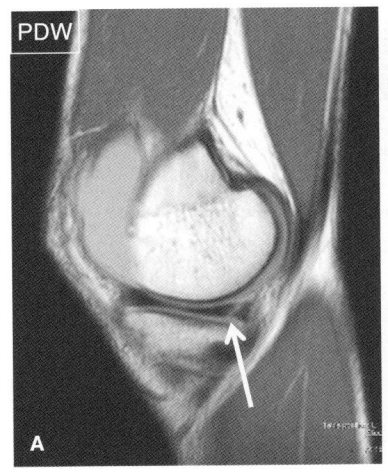
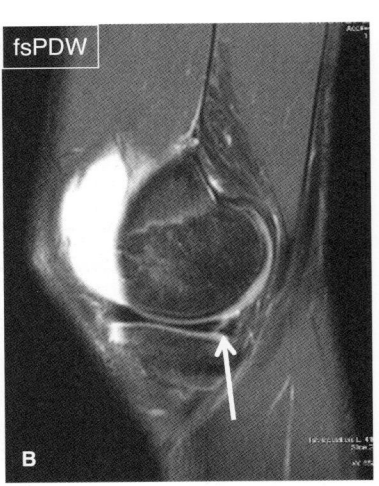

图 34 半月板纵行撕裂。矢状位图像（**A**、**B**）显示一个纵向的液体样信号（箭），通常位于半月板红色-粉色（外周-中央）区域

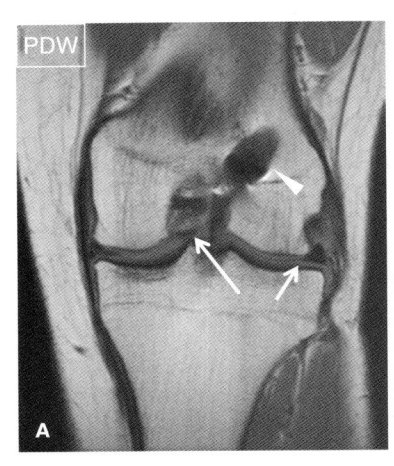
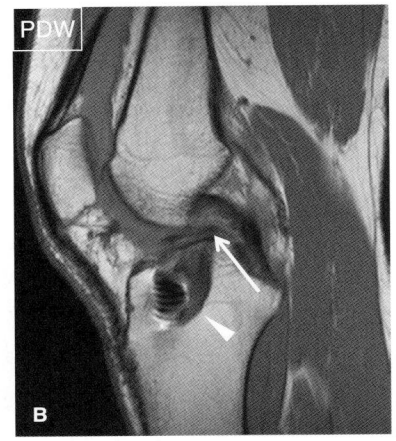

图 35 内侧半月板移位的桶柄状撕裂。冠状位（**A**）和矢状位（**B**）图像显示内侧半月板呈桶柄状撕裂，伴内侧部分（长箭）移位进入髁间窝。在 **B** 图中，移位的碎片突出于后交叉韧带的前方，形成"双 PCL"征。还要注意外侧半月板体部的不完全放射状撕裂（短箭），以及前交叉韧带重建术后改变（箭头）

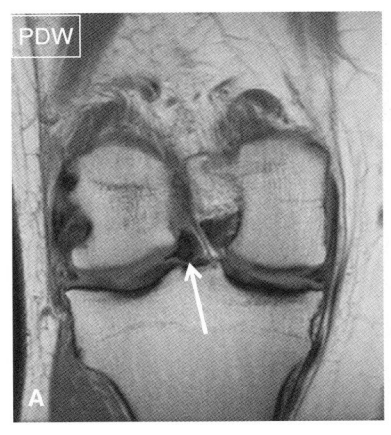
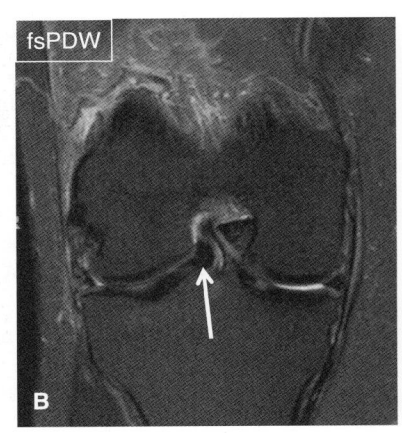

图 36 外侧半月板移位的桶柄状撕裂。冠状位图像（**A**、**B**）显示外侧半月板的桶柄状撕裂（箭）。注意移位的碎片被 ACL 阻挡

则 ACL 可能已经完全断裂。桶柄状撕裂可与瓣状撕裂区分，因为后者不像前者那样涉及半月板整个外周。最后，尽管在影像上看起来很严重，但大的移位的桶柄状撕裂可以很容易被修复并缝回至撕裂边缘。随后半月板可能在影像上表现正常，并且病变部位由于良好的局部血供可能愈合得很好。另一方面，伴不规则或移位碎片的复合桶柄状撕裂可能需要半月板大部切除术，以防止交锁和其他疼痛的膝关节症状。目前的手术理念是尽可能多地保留半月板以维持半月板减震能力来保护软骨。

水平撕裂平行于胫骨平台，呈水平样，将半月板分为上部和下部（图 39、图 40）。它们通常源于

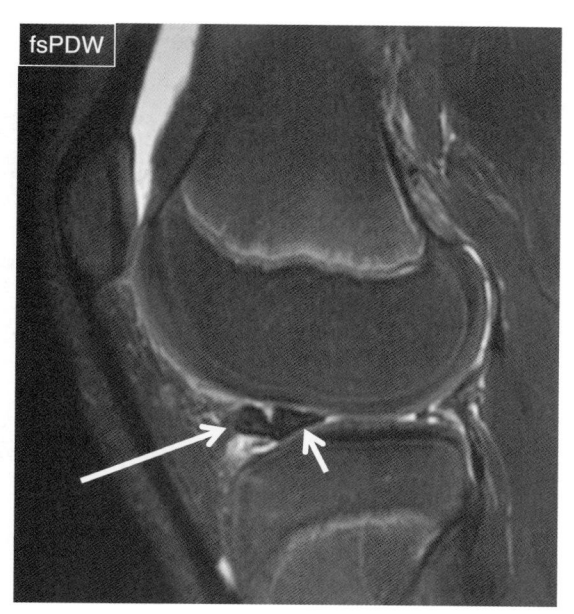

图37 外侧半月板移位的桶柄状撕裂。矢状位图像显示桶柄状撕裂碎片（短箭）位于正常前角（长箭）的后面，形成"半月板翻转"或"前双三角"征

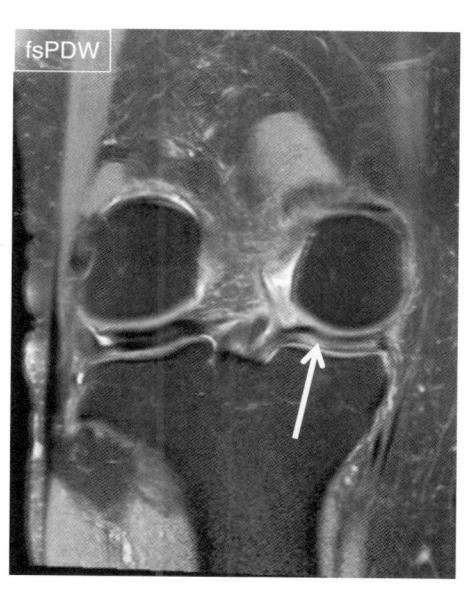

图39 半月板水平撕裂。冠状位图像显示水平的液体样信号（箭），其与半月板外周平行

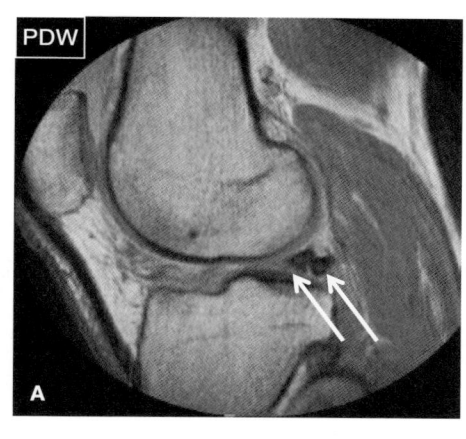

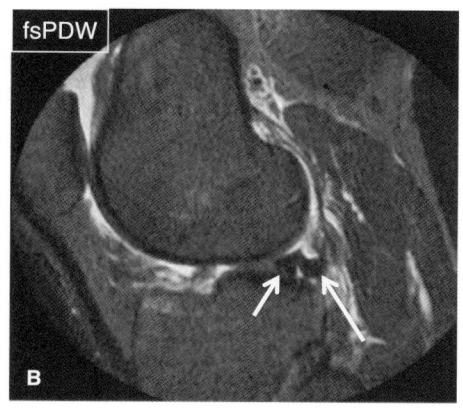

图38 外侧半月板移位的桶柄状撕裂。矢状位图像（A、B）显示桶柄状撕裂碎片（短箭）位于正常后角（长箭）的前面，产生"半月板翻转"或"后双三角"征

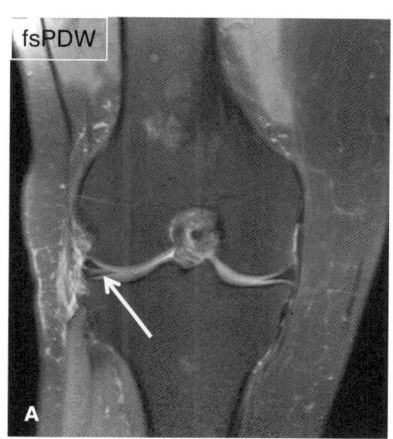

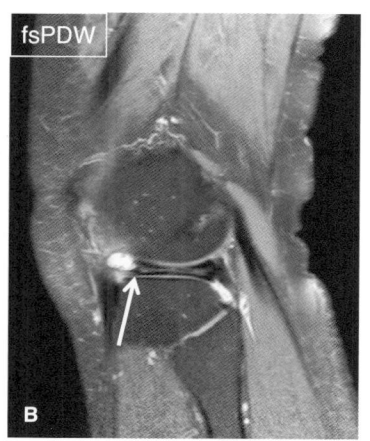

图40 半月板水平撕裂。冠状位（A）和矢状位（B）图像显示外侧半月板体部的线性液体样信号（箭），其平行于胫骨平台并将半月板分为上部和下部。注意矢状位图像上前方的半月板旁囊肿

退变且不常见。治疗为保守治疗（不干预）或手术清除。不要将斜行或瓣状撕裂错认为是水平撕裂。在矢状位图像上，水平撕裂从半月板顶端开口，类似于鱼嘴，而斜行或瓣状撕裂接触半月板的底面而不延伸至顶端。如果任何一部分移位进入髁间窝或外侧关节隐窝，这种撕裂则被称为瓣状撕裂。这些撕裂最常与半月板内和半月板旁的囊肿有关。一旦手术清除撕裂，半月板内和半月板旁的囊肿部分或完全减压进入关节或关节旁软组织。

复合撕裂 从概念上是指两个方向撕裂的结合。现在，我们已经了解了半月板撕裂的三种基本方向（放射状、纵向、水平）和这些半月板损伤的三种复合方向（放射状导致斜行或接合紧密的瓣；纵向导致桶柄状或垂直瓣；水平导致水平瓣）。根据 ISAKOS 分类，任何包含两个或两个以上方向的撕裂均为复杂撕裂（图 41）。在复杂撕裂中，出于治疗的目的，主要撕裂方向和任何全层的放射状撕裂或移位的碎片也应该加以描述。鹦鹉嘴样、桶柄状和瓣状（水平或纵向）撕裂被认为是不稳定的。其他不稳定的特征包括长度超过 10 mm 的撕裂和复杂撕裂。

慢性退行性撕裂可能导致半月板严重畸形（侵蚀）和缩小（截断）。这种表现常见于中到重度骨关节炎。除骨关节炎外，小型半月板的鉴别诊断包括半月板部分切除术后改变。在这种情况下，MR 阅片者应该查看相关病史记录或关节镜检查相关的 Hoffa 脂肪垫的瘢痕。通常，在半月板切除术后或修复后的病例中，半月板保持三角形且内部液体样信号消失。鉴别诊断还包括伴翻转碎片的半月板桶柄状撕裂，碎片可能位于髁间窝或前方、后方或半月板隐窝。

半月板突出是指半月板的一部分突出于胫骨平台的情况，通常在内侧 > 2~3 mm，在外侧 > 1 mm。这与慢性后根或前根退变、潜在骨关节炎以及放射状和纵行撕裂有关。其他与半月板撕裂有关的影像学表现包括筋膜水肿（在放射状和垂直撕裂中更常见，反映病灶的相关严重程度）、半月板内和半月板旁囊肿、上方软骨缺损、下方骨髓应激反应、机能不全骨折和最后积液进入相邻滑囊导致 MCL 滑囊炎、髂胫束（iliotibial band, ITB）滑囊炎、胫骨侧副韧带半膜肌滑囊炎或鹅足滑囊炎。每当注意到这些滑囊积液增多时，应仔细评估相邻半月板撕裂。很多时候，多个滑囊可因较大的半月板撕裂而扩张。

半月板旁囊肿是由液体通过（通常是水平或复杂）半月板撕裂处挤压而形成的积液。它们通常位于半月板 - 关节囊分界处，并伴半月板内囊肿（图 42 ~ 图 44）。它们被认为是半月板撕裂的有力标志，因此，一旦确定，应进行全面探查以寻找撕裂部位，通常表现为毗邻于囊肿并向半月板延伸。少数情况下，长期存在的大的半月板旁囊肿也会导致相邻骨质结构的侵蚀或扇形改变。

理论上，在每个半月板撕裂中，放射科医师都应该确定撕裂的位置、形状和大小，以及潜在的半月板组织特征（退行性改变）。报告下列表现也很重要：

- 撕裂是在外周（1/2 区）还是中心（3 区）。
- 可能在关节镜检查中无法被识别的半月板旁囊肿。
- 半月板突出，以及半月板碎片是否已经移位进入内侧或外侧滑囊隐窝。

在评估半月板撕裂中应避开以下陷阱：

- 连接两个前角并附着于半月板的膝横韧带，可在连续的矢状位图像中追踪。

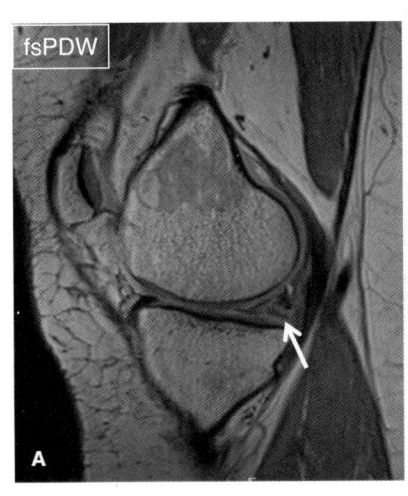
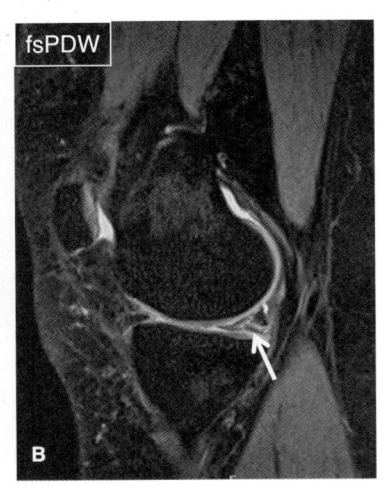

图 41 复杂半月板撕裂。矢状位图像显示内侧半月板后角的复杂撕裂（箭），包括纵行和斜行撕裂

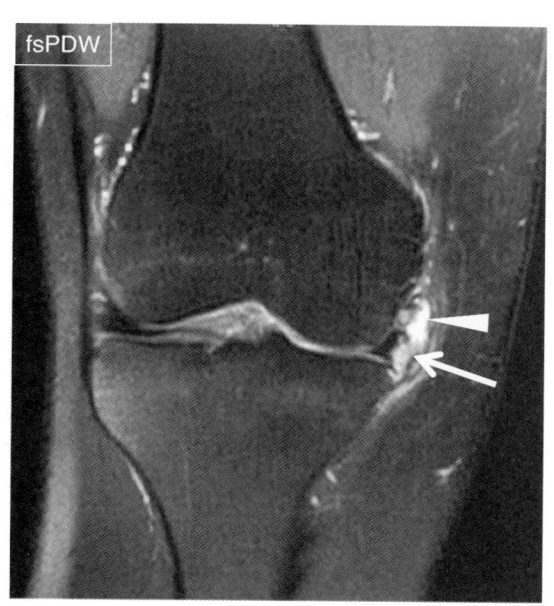

图 42　半月板旁囊肿。冠状位图像显示一个半月板旁囊肿（箭头），伴内侧半月板体部的水平撕裂和半月板内囊肿（箭）

- 在 LM 后角和股骨内侧髁（medial femoral condyle, MFC）之间走行并附着于 LM 的板股韧带，也可在连续的矢状位图像中追踪。
- 多发斑点状表现的 LM 前角，有时 MM 的后角也有。

- 腘肌腱假性撕裂，在矢状位图像中表现为相应肌腱穿过滑囊并与 LM 后角伴行。
- 腘动脉搏动伪影，可通过将相位和频率编码方向改变成从上到下而不是从前到后来确定。
- 魔角效应，可在 T_1WI 和 PDWI 上偶尔表现为 LM 后角的弥漫性模糊，但在 T_2WI 上消失。
- 前文所述的斜半月板韧带或单侧半月板韧带。
- 由于欠采样产生的 Gibbs 伪影可能出现和半月板边缘模糊一样的表现。

其他病理和解剖变异包括：

- 半月板小骨（患病率 0.15%）：它们通常被认为是创伤后来源的小骨化灶。它们通常出现在 MM 后角，与先前的半月板撕裂（通常是根部撕裂）有关。它们在所有序列中都呈骨髓信号。
- 裙边样半月板（患病率 0.2%～6%）：当膝关节屈曲 10° 时可出现半月板游离缘的短暂生理性变形/波浪形状，几乎 50% 的情况下当膝关节最大程度屈曲时会消失，当膝关节伸展时完全消失（图 45）。裙边样半月板的临床意义是冠状位图像上半月板表现为截断，类似撕裂或退变。裙边样也可以伴发偶然的半月板撕裂，但是它不会使半月板本身发生撕裂。

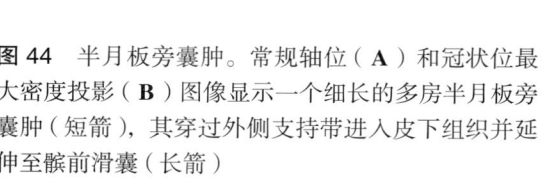

图 43　半月板旁囊肿渗漏并延伸至髂胫束滑囊。轴位（A）和冠状位（B）图像显示一个大的半月板旁囊肿（长箭），伴外侧半月板水平撕裂（箭头）并有渗漏表现（短箭）。注意内侧间室的高信号软骨病灶（空心箭）

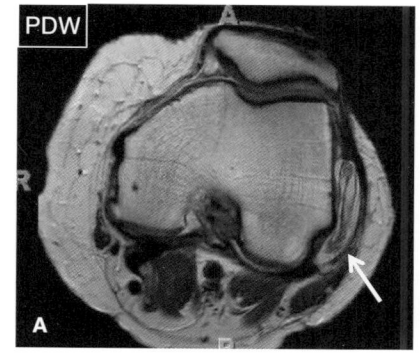
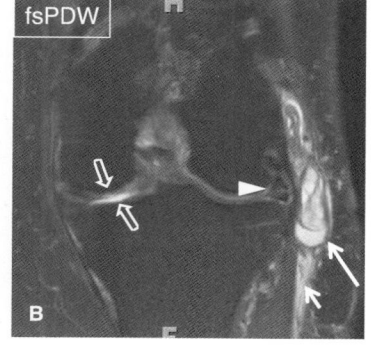

图 44　半月板旁囊肿。常规轴位（A）和冠状位最大密度投影（B）图像显示一个细长的多房半月板旁囊肿（短箭），其穿过外侧支持带进入皮下组织并延伸至髌前滑囊（长箭）

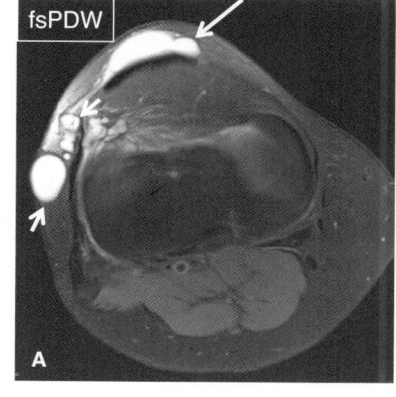
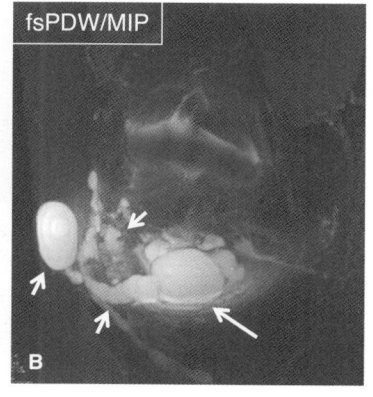

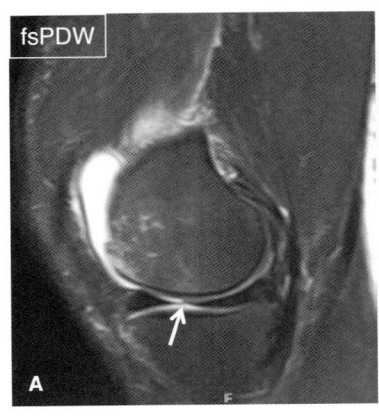
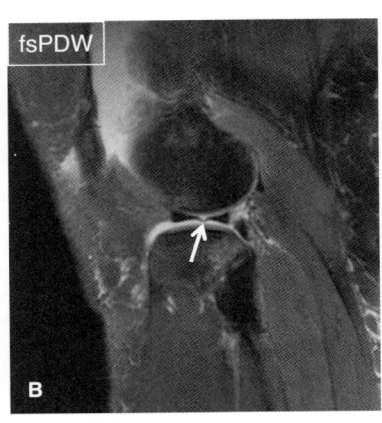

图45 裙边样半月板。不同病例的矢状位图像显示内侧半月板（A）和外侧半月板（B）的游离缘呈波浪状（箭）

- 半月板挫伤：相邻的骨挫伤可影响半月板，表现为接近半月板表面的弥漫性增高信号，这被称为挫伤或半月板挫伤（图46）。然而任何明显的信号异常或液体样裂隙都应该被称为撕裂。

MCL是膝关节最坚固、最重要的支撑结构。它是膝关节外翻30°时的主要制约因素，也是胫骨前移和外旋的次要制约因素。MCL是一个宽而平的膜状带，由以下部分组成：①浅筋膜层，是覆盖在股内侧肌和缝匠肌上的小腿筋膜的延伸；②MCL浅层，近端附着在内收肌结节下方股骨内侧髁的后方，远端附着在胫骨干骺端的内侧，距离胫骨关节线4~5 cm处；③深层，由关节囊增厚、板股和板胫韧带延伸组成，分别与半月板、股骨近端和胫骨连接。后两层被一个小的滑囊和极小的滑囊周围脂肪分开。MCL在冠状位图像上显示得最好，通常表现为一条细长、紧绷、轮廓清晰的条带影，在所有序列上都是均匀的低信号。沿着直上直下的方向，通常在一帧冠状位图像上可以看到完整的韧带。在冠状位和轴位图像上评估扭伤最好。

MCL损伤很常见，最常见的是Ⅱ级损伤。这些损伤发生在外翻力之后，并且最常见于股骨的附着处或其中间部分。损伤可通过"外翻应力试验"进行临床评估，该测试在0°和30°角进行。对于单纯性MCL损伤，该测试在膝关节屈曲30°的情况下测量内侧关节间隙张开程度。单手手指直接置于关节线上，以评估关节间隙的张开程度。关节间隙张开程度可以量化为0~5 mm，5~10 mm，以及大于1 cm，这大致与MR图像中MCL的Ⅰ级、Ⅱ级和Ⅲ级损伤相关。同样重要的是要认识到使用外翻应力试验或内翻应力试验（针对LCL）的稳定性测试需要与正常对侧膝关节进行比较。同样的测试，如果在0°时呈阳性，即在伸展时外侧关节间隙张开程度增加，则可能意味着存在MCL和ACL/PCL合并损伤。

对于原发性MCL损伤，可能不需要MR成像，因为临床诊断很容易，而且这些病例大多是使用支具进行非手术治疗。与身体其他韧带类似，影像学上MCL Ⅰ级损伤对应微小的撕裂或拉伸损伤，表现为完整的MCL周围软组织水肿，T₂WI信号增高，且具有正常厚度和完整的骨附着；Ⅱ级损伤对应部分撕裂，表现为MCL增厚和（或）部分断裂，伴周围软组织T₂WI信号增高，反映水肿和出血；Ⅲ级扭伤对应完全撕裂，表现为韧带呈波浪状完全断裂，伴周围软组织水肿和出血（图47）。撕脱性损伤通常伴有附着部位的轻微骨髓水肿。在慢性MCL

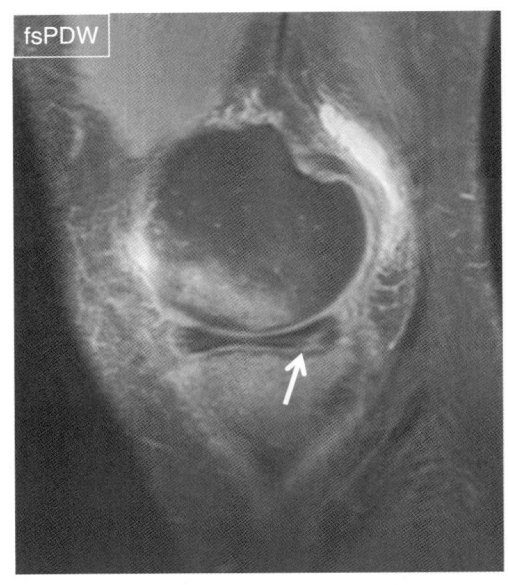

图46 近期MVA的患者的矢状位图像显示胫骨和股骨的骨挫伤。注意接近半月板表面的半月板弥漫性增高信号（箭），符合半月板挫伤表现

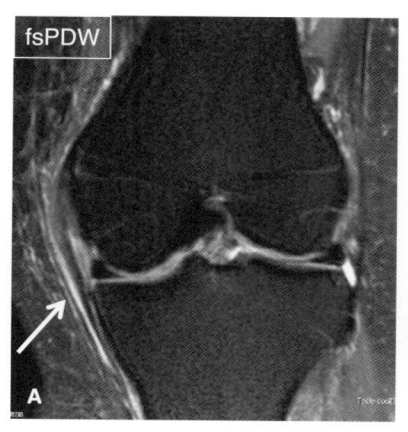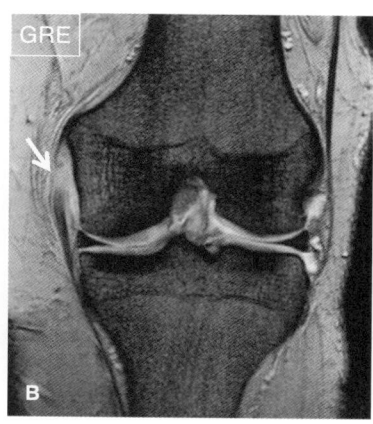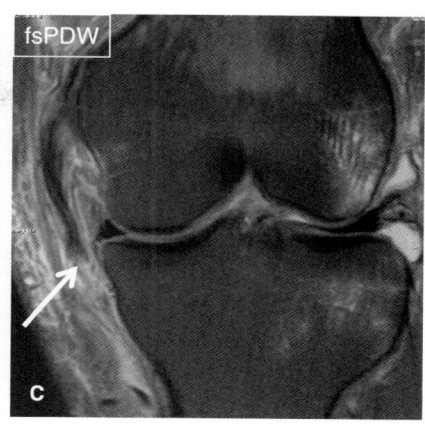

图 47　内侧副韧带损伤。冠状位图像。**A**：内侧副韧带表面及深部（其他部分完好）的软组织水肿（箭）提示是Ⅰ级损伤。**B**：内侧副韧带的部分不连续（箭）对应Ⅱ级损伤。**C**：内侧副韧带的完全断裂（箭）对应Ⅲ级损伤

撕裂中，韧带界线不清且增厚，在 T_1WI 和 T_2WI 图像上保持低信号，偶尔会在其股骨附着处出现骨化（Pellegrini-Stieda 病变，即内侧副韧带钙化）。然而，因为软组织水肿在膝关节内侧筋膜平面很常见，我们不应把仅仅是由于 Baker 囊肿破裂、半月板撕裂或骨挫伤/压力损伤所致软组织水肿过度诊断为 MCL 扭伤。经过保守治疗，通常在 2~6 周内恢复运动。对于 ACL 和 PCL 联合损伤，大多数人主张非手术治疗 MCL，当活动度恢复后重建 ACL，有意将 ACL 重建推迟 2~4 周可防止术后僵硬。有些人主张重建 ACL 并对 MCL 进行一期修复。对于 MCL 和 PCL 联合损伤，大多数人主张 MCL 进行一期修复和 PCL 进行重建。最近认识到的另一种 MCL 的病变被称为 MCL 的 Stener 样病变，类似于拇指第一掌指关节的 Stener 病变。这种病变表现为膝关节内侧副韧带浅层纤维断裂而深层纤维没有撕裂。因此，前浅层纤维可能移位到鹅足腱，并且可能危及胫骨附着部位的愈合。由于深层纤维是完好无损的，膝关节仅在屈曲 30° 时出现外翻松弛程度加重，且无明确的终点。临床表现复杂，可能显著表现为内侧肿胀和淤斑，且 MR 成像将显示胫骨后肌肌腱上方的短束状浅表 MCL。即使是单纯性部分 MCL 损伤，也可能需要手术来防止韧带松弛。

MCL 滑囊位于 MCL 的浅层和深层部分之间。MCL 滑囊炎是导致膝关节内侧疼痛的原因之一，在冠状位图像上显示为垂直延伸、界线明确的积液，延伸至邻近股骨和胫骨皮质（图 48）。在轴位图像上，滑囊的前缘位于 MCL 浅层的前缘附近，而其后缘由 MCL 的浅层和深层的交界处勾勒出来。上述

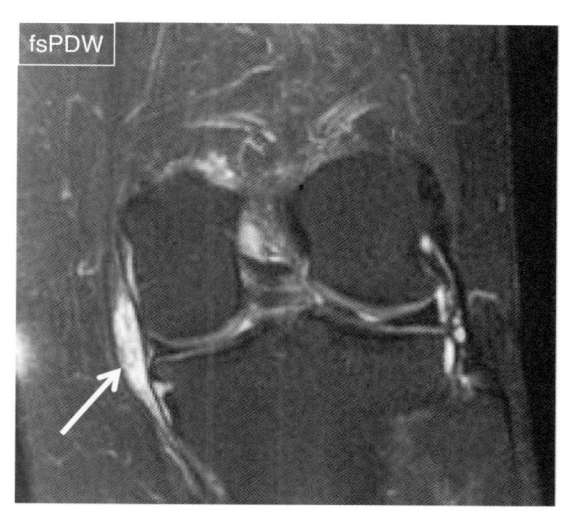

图 48　内侧副韧带滑囊炎。冠状位图像显示在 MCL 的浅层中可见垂直延伸、边界清晰的积液（箭）

描述有助于鉴别 MCL 滑囊炎和膝关节内侧的其他积液。鉴别诊断包括：

- 鹅足滑囊炎：扩张的滑囊位于关节线远端，深达鹅足肌腱，浅至 MCL（图 49）。
- 半月板关节囊分离：积液边界不清，位于 MM 后角附近。
- 与半月板撕裂有关的半月板旁囊肿：常有一个与撕裂处相通的柄或颈部，通常为圆形或椭圆形且多房。
- 腱鞘囊肿：通常有分隔和分叶，不太可能局限于 MCL 滑囊。

股骨髁和胫骨平台的关节软骨在矢状位和冠状位图像上分析。与其他关节相似，膝关节的关节软

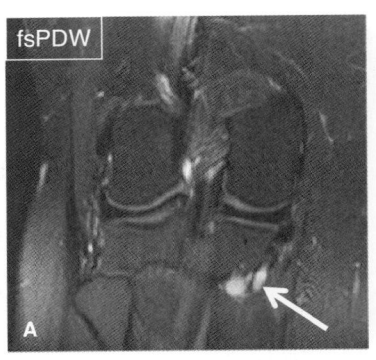
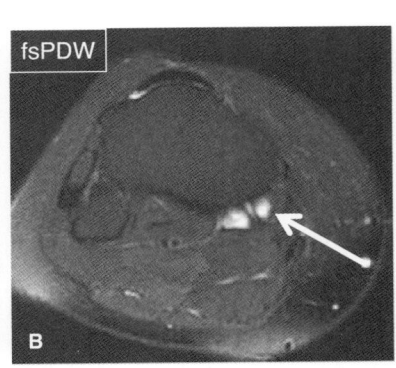

图49 鹅足滑囊炎。冠状位（A）和轴位（B）图像显示位于关节线的远端，深达鹅足肌腱有少量积液（箭）

骨通常厚度均匀，边缘光滑，在 fsPDW 图像上表现为高信号，其信号强度低于关节液（图50）。关节软骨信号分层，深层（放射带）信号低于浅表层（中间层和表层）。放射带主要集中在股骨和胫骨髁的中心负重部位。软骨病变可由急性创伤、退行性变或炎症性关节炎引起。软骨内无血管和神经分布，其营养来自滑液。软骨相关疼痛通常是由软骨病变周围的炎症组织、半月板病变附近的炎症或应力相关的骨髓水肿引起。典型的急性创伤性病变边缘锐利，垂直于骨表面，可发生于负重面或非负重面，并伴邻近骨髓水肿。退行性病变一般比较表浅，沿关节面呈水平分布，范围较宽，边缘较钝。一般位于关节的承重面，关节间隙不均匀狭窄。若病变延伸到骨质，可引起软骨下骨髓水肿、囊变或硬化。在炎症性关节炎中，软骨缺失表现为弥漫性、均一性、引起关节间隙对称性狭窄。软骨及其相关骨病变应同时在 PDW 和 fsPDW 图像上进行评估。软骨下应力性水肿在 fsPDW 图像上表现为不均匀的、边界模糊的高信号；软骨下囊肿边界清晰，PDW 上表现为均匀的中等信号，在 fsPDW 上为高信号；最后，以上病变引起的软骨下骨硬化及脂肪沉积需在 PDW 图像上观察。

软骨软化（肿胀、软化）是软骨损伤的早期阶段，表现为局灶性或弥漫性的 T_2 高信号区域上覆盖完整的最浅层软骨。软骨软化是一种非特异性表现，也可见于无症状患者（图51）。引起这种信号改变的原因主要为小的软骨裂隙引起的局灶性或弥漫性的液体积聚。在膝关节特定的区域，魔角效应伪影或关节软骨胶原走行可能会引起这种假阳性表现（如矢状位股骨髁前后远端）。与其并发的软骨下方的骨髓信号异常、T_2 mapping 和长 TE 图像异常信号仍然存在可提高诊断的特异性。软骨纤维化由软骨损伤的修复反应形成，相应软骨区域表现为低信号，在液体敏感性图像上信号强度与软骨退变及软骨钙化相似。软骨表面纤维化和糜烂是软骨退变的第二级，其特征是软骨关节面不光滑，厚度相对正常。弥漫性软骨变薄是由正常年龄相关的软骨退变或慢性/反复性软骨损伤导致，表现为软骨均匀变薄，无局灶性缺损。软骨裂隙表现为垂直或近垂直关节面的 T_2 高信号线（厚度 ≤ 2 mm），而不是水平走行。而软骨撕裂时，撕裂通常呈斜形，这与表面半分离软骨层的抬高有关。根据裂隙和撕裂是否累及软骨厚度的50%或以上（50%~99%），进一步将其细分为低

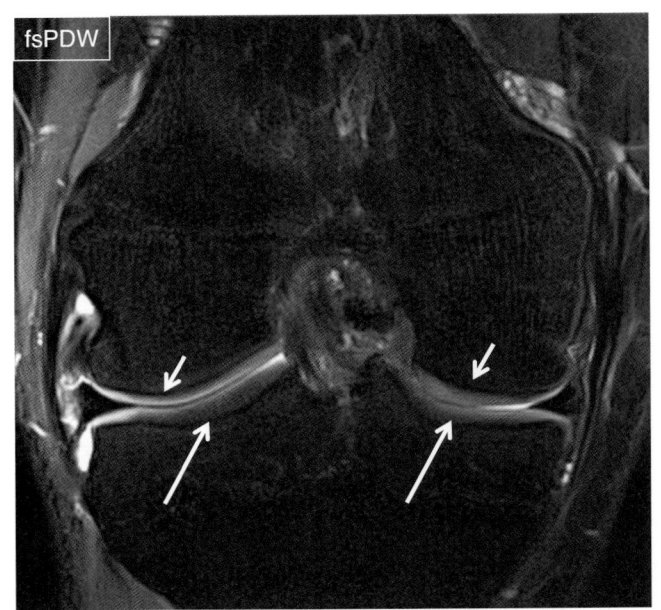

图50 正常关节软骨。冠状位图像显示股骨髁（短箭）和胫骨平台（长箭）正常的关节软骨，信号强度略低于关节液，厚度均匀，覆盖光滑的低信号边缘（最浅层软骨）。软骨各层间信号强度不同，深层（放射带）的信号低于浅表层（中间层和表层）。放射带主要集中在股骨和胫骨髁的中心负重部位

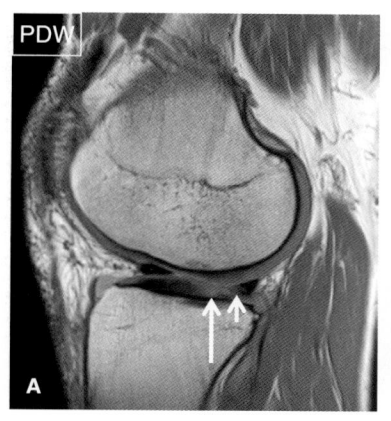 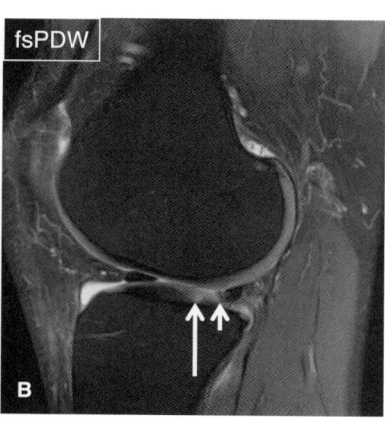

图 51 软骨软化。矢状位图像（A、B）显示胫骨平台软骨（长箭）局灶性 T_2 高信号，其上覆盖完整的最浅层软骨，符合软骨软化的影像学表现。还应注意外侧半月板后角的不完全性放射状撕裂（短箭）和对侧股骨髁关节面的局限性软骨纤维化

级别或高级别病变。软骨缺损表现为液体充填的高信号病变，宽度大于 2 mm，损伤分为高、低两级，与软骨裂隙分级相似（图 52）。在全层缺损中，软骨下骨（100%）暴露，伴或不伴骨髓水肿、囊变、硬化和关节表面不光整或凹陷。软骨分离的特征是软骨钙化放射层与软骨下骨分离（剥脱），可见液体夹层分隔或软骨下垂（图 53）。这是最严重的急性软骨病变之一，通常不会愈合。软骨剥脱是由急性和慢性进行性软骨完全丢失引起，表现为关节表面软骨完全缺失，骨表面裸露于关节液中（图 54）。同样，骨髓水肿、囊变、硬化和关节表面凹凸不平更为明显，如果病变存在于相对的关节面，则可能发生骨与骨对合导致的疼痛（图 55）。Outerbridge 分级系统是骨关节炎最常用的分级系统（表 1）。关于软骨成像的详细信息请参见第 5 章。

表 1 骨性关节炎的 Outerbridge 分级

分级	影像学表现
0	无异常
1	软骨软化
2	软骨浅表溃疡或水泡样肿胀
3	部分软骨纤维化或深部溃疡，尚未延伸至骨关节面
4	软骨下骨暴露

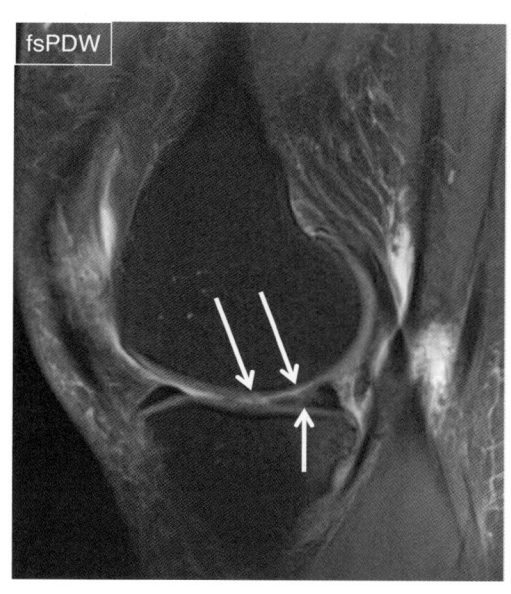

图 52 软骨缺损。矢状位图像显示股骨内侧髁中心高级别软骨缺损（长箭）。还应注意内侧半月板后角的复杂撕裂（短箭）

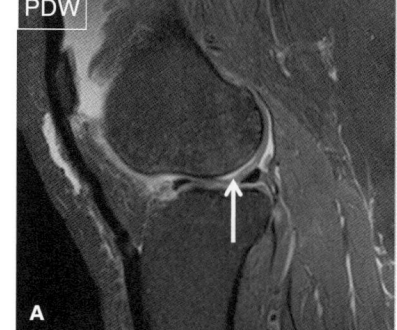 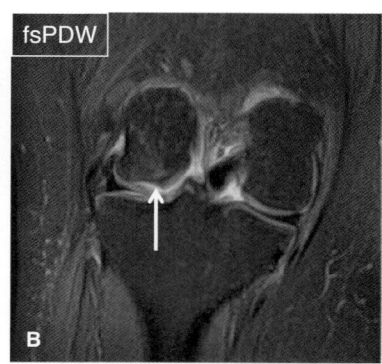

图 53 软骨分离。矢状位（A）和冠状位（B）图像显示股骨外侧髁软骨（箭）与软骨下骨分离（剥离）

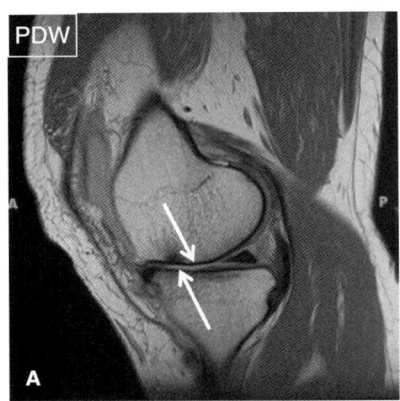
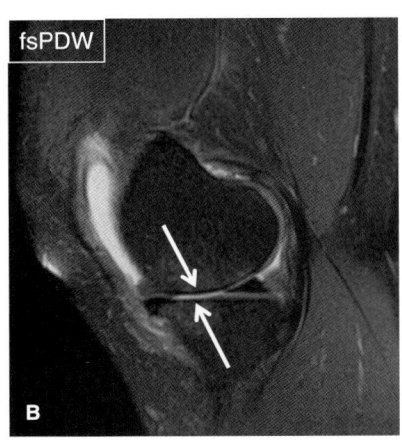

图 54 软骨剥脱。矢状位图像（A、B）显示股骨髁和胫骨平台负重部位软骨完全缺失（箭），伴有软骨下骨质水肿、囊肿和硬化

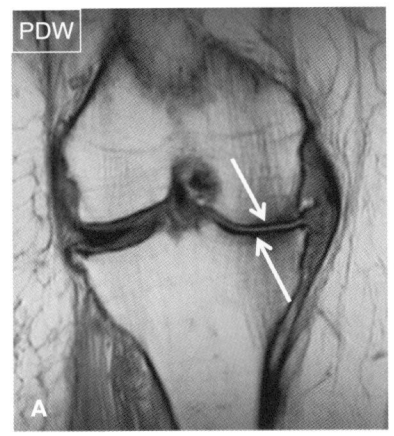
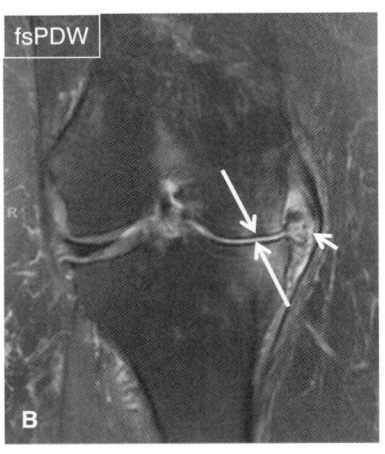

图 55 严重的骨关节炎。冠状位图像（A、B）显示关节内侧软骨完全缺失（长箭），关节间隙明显变窄，相对关节面硬化、囊变、骨髓水肿，相当于骨与骨之间连接，此外还可见内侧半月板受压脱出（短箭）

在骨软骨骨折中，软骨下骨内可见 T_1 低信号骨折线，伴周围广泛的骨髓水肿和邻近关节软骨侵蚀。根据 Anderson 分级可评估病变的严重程度（表 2）。剥脱性骨软骨炎发生于二次骨化中心，位于关节软骨下，其与位于干骺端和骨骺之间的初级骨化中心不同，剥脱性骨软骨炎青少年多见，属无菌性分离，骨软骨碎片逐步从关节表面分离。典型的骨软骨碎片呈半月形，上覆的关节软骨可能与正常软骨平齐或稍隆起，但也可出现裂隙、缺损或软骨纤维化。影像检查的目的是确定缺损是否存在潜在的不稳定性。提示不稳定的表现包括关节软骨的大面积缺损、伴有液体信号的骨软骨碎片从底部剥脱、骨软骨缺损伴有液体填充、软骨碎片大于 1cm，以及病变深部广泛的囊变。可以根据 ICRS 分类进行分级（表 3）。

半月板关节囊损伤指 MM 与关节囊的正常紧密附着处发生扭伤或明显断裂，包括 MCL、后斜韧带、腘斜韧带的损伤。在液体敏感的冠状位和矢状位图

表 2 骨软骨损伤的 Anderson 分级

分级	影像学表现
Ⅰ	骨髓水肿
Ⅱa	软骨下囊肿形成
Ⅱb	骨软骨碎片不完全分离
Ⅲ	未分离、未移位的骨软骨碎片周围液体包绕
Ⅳ	骨软骨碎片移位

表 3 剥脱性骨软骨炎的 ICRS 分级

分级	影像学表现
Ⅰ	骨软骨碎片上覆有完整软骨
Ⅱ	骨软骨碎片上的部分软骨不连续
Ⅲ	骨软骨碎片上的软骨完全不连续；碎片无移位
Ⅳ	未分离、未移位的骨软骨碎片周围可见液体包绕
Ⅴ	骨软骨碎片移位或游离体形成

像上显示最佳。在半月板关节囊扭伤中，MM 和关节囊界面水肿（T_2WI 高信号），但两者仍相互附着。在半月板关节囊分离中，MM 与关节囊之间存在液体分隔信号，轮廓不规则。其次，一些其他征象可辅助诊断，如 MM 相对于胫骨移位，周缘半月板撕裂延伸至 MM 的前、后角，MCL 在半月板股骨间或半月板胫骨间的延伸部撕裂并延伸至半月板周缘，MM 和 MCL 之间的距离增加，关节囊从胫骨附着处分离和半膜肌腱撕裂（图 56、图 57）。与半月板关节囊扭伤相比，半月板关节囊分离可能与半月板过度活动和周围血供减少有关，这可能具有重要的临床意义。

后内侧角：
半膜肌腱：[〈正常〉〈肌腱变性〉〈撕裂〉]
后斜韧带：[〈正常〉〈急性扭伤〉]

半膜肌腱远端向深部延伸至半腱肌和二头肌长头，并分别从远内侧胫骨平台近端（前支）、后内侧胫骨平台远端（远侧支）、腘斜韧带、后内侧关节囊和 MM 后角、后斜韧带（POL）、腘肌腱膜 6 个附着处呈扇形向外延伸。它主要完成膝关节的屈曲和内旋，和维持关节及其后内侧角的动态稳定性。在屈曲时，半膜肌腱将 MM 的后角从关节拉出，从而防止胫骨和股骨间的半月板发生撞击。与其他肌腱类似，半膜肌肌腱变性在 PDW 和 fsPDW 图像上表现为肌腱内中等信号，在部分层面和全部层面可表现为部分性或完全性撕裂，这可能与肌腱周围软组织水肿和（或）出血有关（T_2 高信号）。肌腱附着处撕脱时，在邻近的骨质中可观察到轻度骨髓水肿和（或）皮质下囊变，并伴有先前发生的部分撕裂所致的潜在末端病。半膜肌滑囊包裹在半膜肌腱远端，位于内侧副韧带深处、关节面远端，其内充满液体

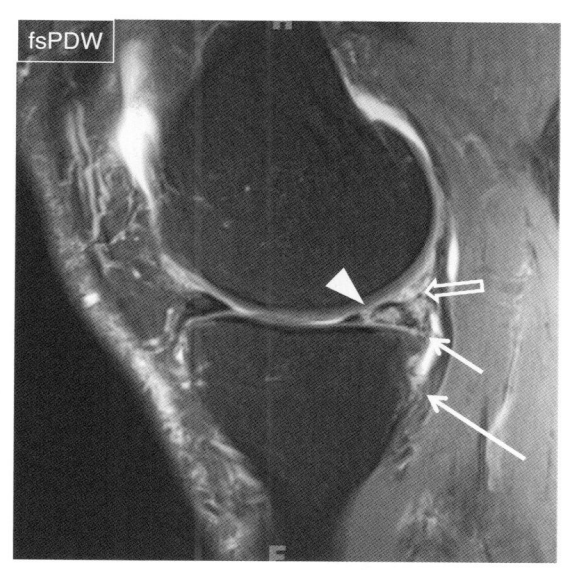

图 57　半月板关节囊扭伤。矢状位图像示关节囊从胫骨附着处分离（短箭），半膜肌远侧支部分撕裂（长箭），半月板关节囊界面水肿（空心箭）和内侧半月板后角的复杂撕裂（箭）

时呈逗号形或马蹄形（图 58）。该表现通常与内侧半月板撕裂有关，称为胫侧副韧带半膜肌滑囊炎。

在关节的后内侧，MCL 的浅层和深层融合在一起形成 POL，POL 附着于内收肌结节至胫骨近端的后部、MM 后部，与关节囊紧密连接。腘斜韧带起自半膜肌和 POL 关节囊支的内侧，沿关节囊上外侧走行，止于弓状韧带和腓肠肌外侧头，由此连接膝关节的后内侧和后外侧，与内、外侧支持带和副韧带形成环状结构增厚关节囊。

膝关节后内侧角区的损伤是由外翻和过伸引起的。其影像学表现可能包括以下一项或多项：POL 损伤（见下述）；半膜肌腱后方积液，应与破裂的 Baker 囊肿鉴别；MM 后 1/3 撕裂；于关节囊后部从胫骨后方分离；半膜肌腱撕裂。

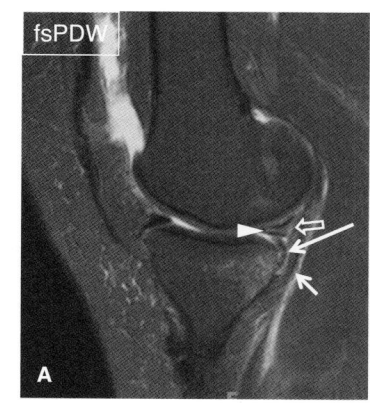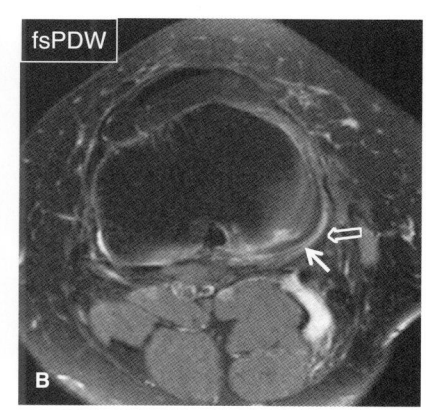

图 56　近期扭伤导致半月板关节囊扭伤。矢状位（A）和轴位（B）图像示关节囊从胫骨附着处分离（长箭），半月板关节囊界面水肿（空心箭），后斜韧带周围软组织水肿提示 I 级扭伤（短箭），以及内侧半月板后角的水平撕裂（箭）

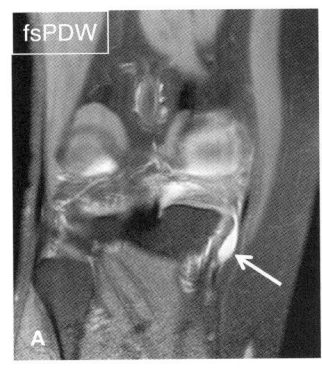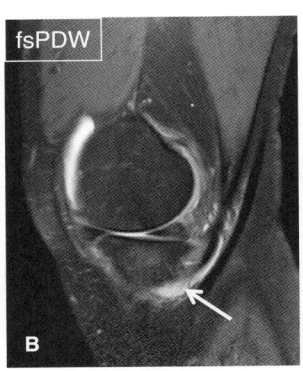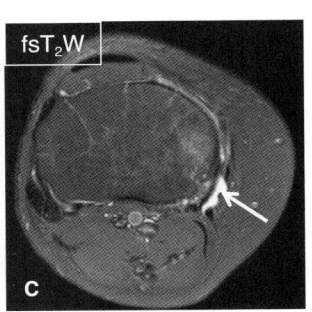

图 58　半膜肌滑囊炎。冠状位（A）、矢状位（B）和轴位（C）图像示清晰的逗号形积液（箭）环绕远端半膜肌腱

根据严重程度，POL 损伤可分为 I 级扭伤（显微镜下的撕裂），POL 完整且厚度正常，但可见邻近的关节囊外软组织水肿；II 级扭伤（部分撕裂），其特征是 POL 增厚，纤维部分断裂，以及周围明显的水肿 / 出血；III 级扭伤（完全撕裂 / 撕脱），POL 完全断裂，伴有广泛的周围水肿 / 出血（图 59、图 60）。少数情况下，POL 病变可表现为钙化性肌腱炎（图 61）。

外侧间室：

外侧半月板：[〈正常〉〈退行性游离缘磨损〉〈不完全或完全性放射状撕裂 / 斜行撕裂 / 水平撕裂 / 纵行撕裂 / 瓣状撕裂 / 移位的桶柄状撕裂〉]

外侧副韧带：[〈正常〉〈增厚〉〈急性损伤〉]

股骨外侧髁软骨：[〈正常〉]

胫骨平台外侧软骨：[〈正常〉]

外侧半月板（LM）的前角和后角大小相等。LM 通过上、下腘肌半月板纤维束或支柱附着于关节囊

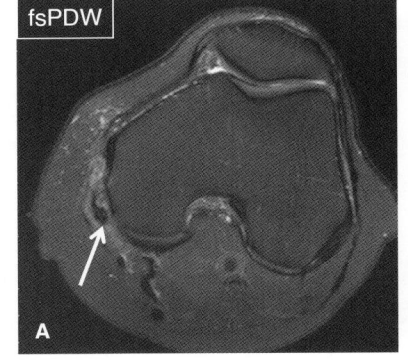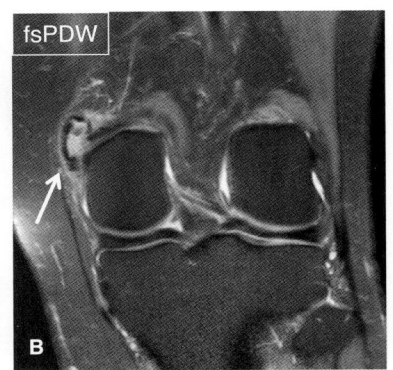

图 59　后斜韧带撕脱。轴位（A）和冠状位（B）图像示后斜韧带（箭）撕脱以及周围软组织轻度水肿

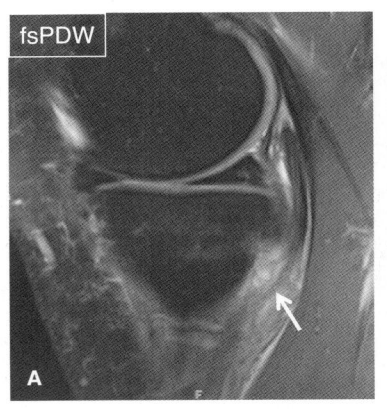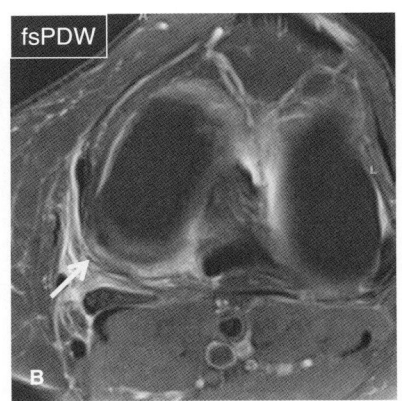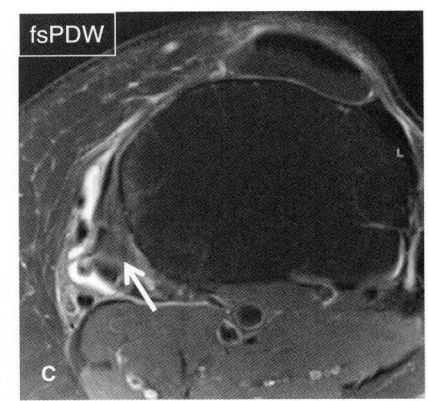

图 60　后内侧角损伤。矢状位（A）和轴位（B、C）图像示半膜肌腱远端（A、C 中箭）和后斜韧带（B 中箭）的 II 级损伤

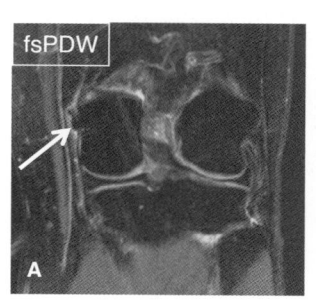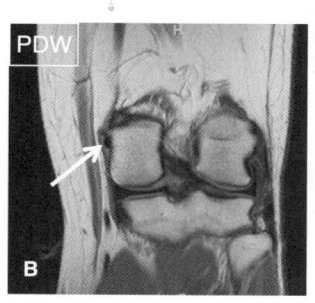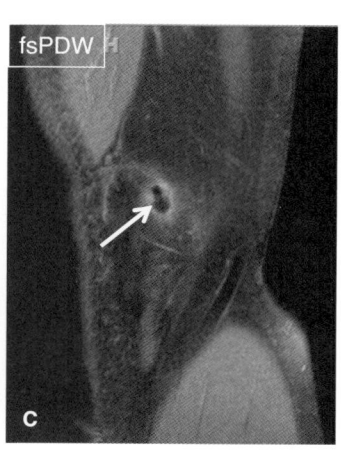

图 61　后斜韧带钙化性肌腱炎。冠状位（A、B）和矢状位（C）图像显示后斜韧带的卵圆形病变伴真空样信号（箭）和周围轻度炎性水肿

外，形成腘肌裂孔，腘肌腱穿过该腔隙。前、后半月板股骨韧带以不同形式存在，从髁间切迹内侧向 LM 后角延伸，分别位于后交叉韧带的前（Humphrey 韧带）或后（Wrisberg 韧带）。这些 PCL 附属结构，稳定了 LM 后角，并防止胫骨的后移。

盘状 LM 是一种正常变异，由于半月板中央盘部分未吸收，半月板体部大于正常，导致半月板形状似盘状、半月板不稳及功能障碍。在 4 mm 层厚的矢状面图像上，连续 3 层或 3 层以上出现半月板体部（领结）可疑该病，如果冠状图像上半月板最小宽度＞14 mm 时可确诊。盘状半月板依据半月板完全或部分覆盖外侧胫骨平台分为完全或不完全盘状半月板（图 62、图 63）。这种变异可能与外侧关节间隙增宽、外侧胫骨平台凹陷（通常是平坦或略微凸出）和（或）外侧股骨髁或胫骨棘发育不全有关。另一种盘状变异是 Wrisberg 型盘状 LM，该型半月板与关节囊或胫骨（半月板胫骨韧带）附着缺失，使得体积增大的半月板脱位进入关节腔引起关节交锁

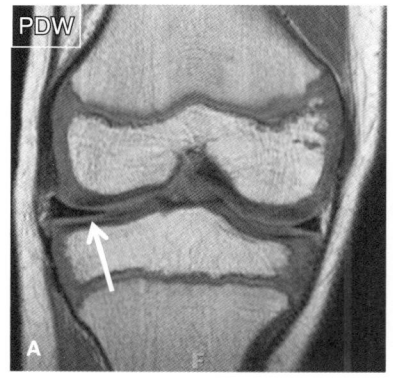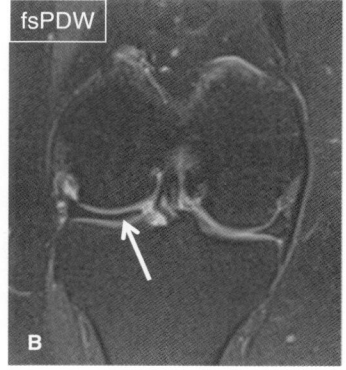

图 62　盘状半月板。不同病例的冠状位图像示外侧盘状半月板（箭），部分（A）和完全（B）覆盖同侧胫骨平台

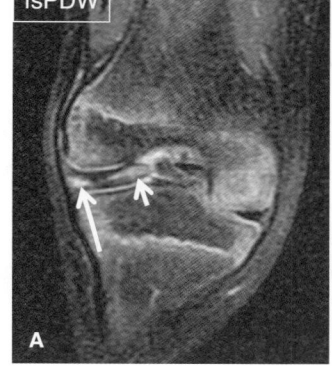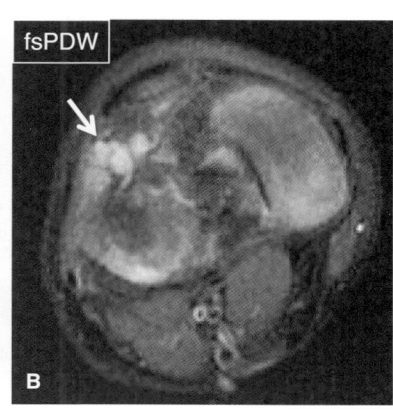

图 63　盘状半月板。冠状位（A）和轴位（B）图像示外侧完全盘状半月板（A 中短箭）和半月板内（A 中长箭）及半月板旁（B 中箭）囊肿

症状。如果腘绳肌和半月板胫骨韧带缺失，和（或）LM 后角与胫骨平台被积液分离并抬高超过 4 mm，应该怀疑该变异型。与盘状 LM（4%）相比，盘状内侧半月板（MM）很少见（<1%）（图 64）。在盘状半月板中，信号改变未延伸到关节面就可以诊断为撕裂。盘状半月板中广泛高信号提示有空洞形成。与盘状半月板表现类似情况包括关节间隙真空征和软骨钙质沉着症等（图 65、图 66）。LM 的前角和较少见的 MM 的后角在附着点处可见斑点状信号（图 67），不应将其误认为撕裂。MM 和 LM 撕裂和再撕裂的影像学分级相同。LM 前角根部的半月板旁囊肿与 ACL 的黏液变性很难区分，后者可导致半月板前角根部区域囊肿。半月板旁囊肿位于前角内及周围的位置，其下方的骨受累以及前角本身形态异常是分析半月板病变的有用指标，ACL 黏液样变性则少见。

LCL 复合体是膝关节屈曲 30° 和胫骨外旋时的内翻应力的主要约束因素。它由前方的 ITB、中间的 LCL 和后方的股二头肌腱组成。LCL 位于关节囊外，长 5～7 cm，起自股骨外上髁，向远端与股二头肌腱汇聚，形成联合肌腱，附着于腓骨头的前外侧（图 68）。与 MCL 相比，LCL 呈细圆形，缺乏半月板附着，由于其呈后斜方向走行，很少在一层冠状图像上完全显示。如果在一层图像上完整显示 LCL，则应该怀疑胫骨前移位和潜在的 ACL 撕裂。在矢状位上，LCL 和股二头肌腱形成 V 形结构。急性 LCL 撕裂可累及近端、中部或胫骨止点，由于纤维不连续（或腓骨头撕脱）引起韧带呈波状或韧带松弛，通常不伴有韧带增厚。此外，由于其位于关节囊外，LCL 撕裂不会导致大量关节液外渗，因此与周围软组织水肿引起的 T_2 高信号无关。当外侧副韧带完全撕裂时，在矢状位图像显示 V 形结构的臂缺失（图 69）。LCL 损伤常伴 ACL 和后外侧角（PL）损伤。部分撕裂在轴位和冠状位图像上更易显示，在 ACL 损伤中常见。LCL 单独损伤并不常见，可发生于意外跌倒、交通事故或摔跤受伤后。LCL Ⅰ级和Ⅱ级损伤采用保守治疗；但是，Ⅲ级损伤需要一期修补和重建。在 LCL 合并交叉韧带的损伤中，两个韧带都需要重建。在慢性微小撕裂中，外侧副韧带增粗，T_1WI 和 T_2WI 图像表现为低中信号。在膝关节退行性变中这种现象并不少见。膝关节外侧部的前方由 ITB 支撑，后方由股二头肌腱支撑。ITB 是阔筋膜的延续，止于 Gerdy 结节，位于胫骨前外侧表面。ITB

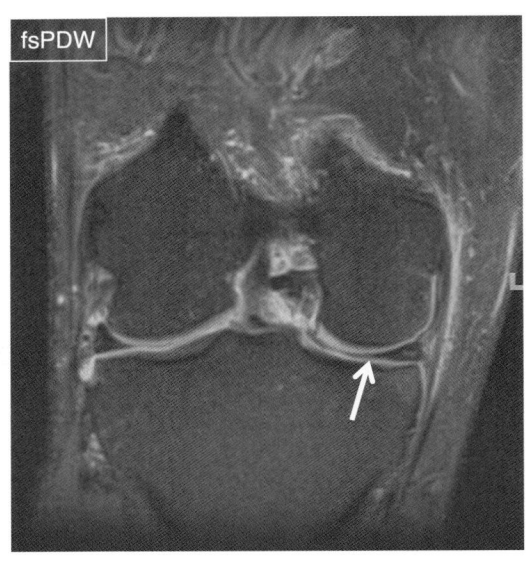

图 64 盘状内侧半月板。冠状位图像示内侧半月板体部的宽度增加（箭）

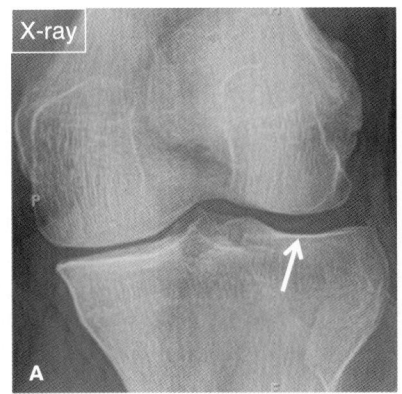 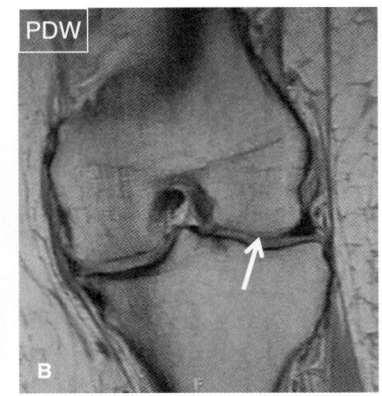 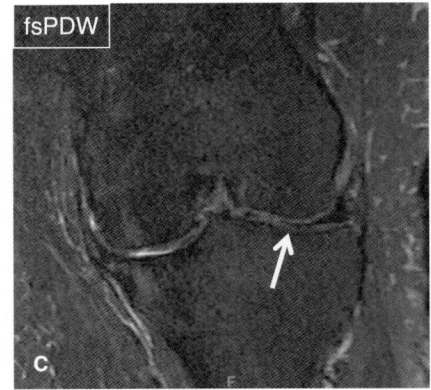

图 65 软骨钙质沉着症：前后位 X 线片（A）和冠状位 MR 图像（B、C）与不完全盘状半月板相似，软骨钙质沉着症是其假象（箭）

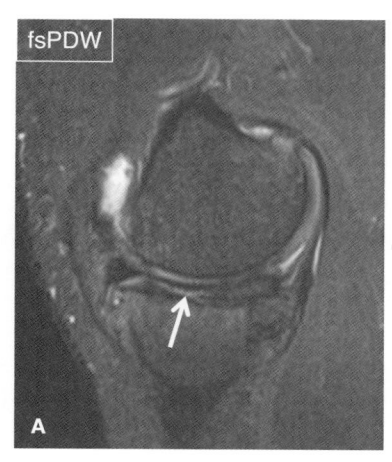 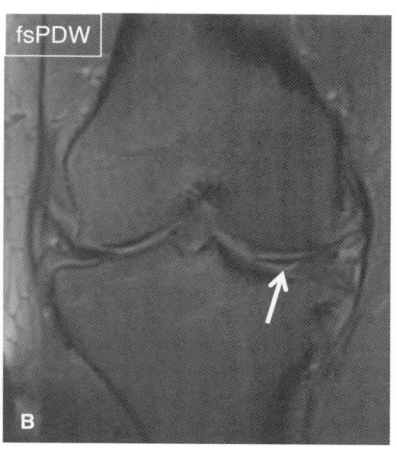

图 66 真空征。矢状位（A）和冠状位（B）图像与不完全盘状半月板相似，关节间隙中的真空征是其假象（箭）

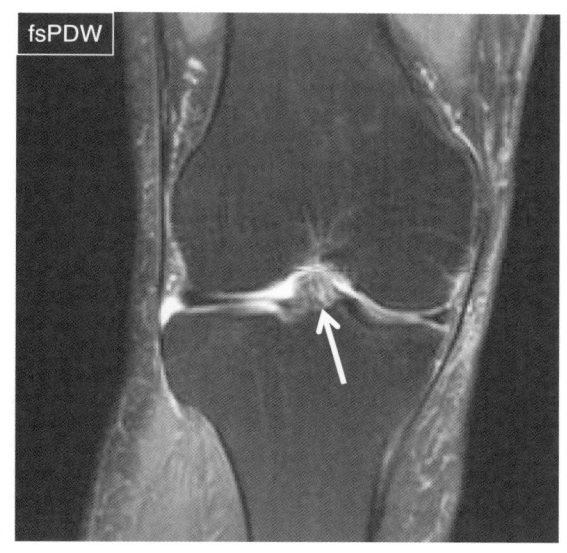

图 67 外侧半月板前角的斑点状信号。冠状位图像示外侧半月板前角附着点的斑点状外观（箭），比内侧半月板后角更明显

（摩擦）综合征是引起膝关节前外侧剧烈运动相关疼痛的常见原因，与膝关节反复屈伸活动有关，如自行车骑行者。这些活动会导致反复炎症，当紧密高张力的 ITB 向后移动并与股骨上髁摩擦，刺激外侧滑膜隐窝和（或）位于 ITB 与股骨外侧髁之间的 ITB 滑囊。影像表现包括 ITB 和股骨外侧髁之间的脂肪组织内可见边界模糊的 T_2 高信号（水肿）和（或）相同部位边界清晰的积液，代表原发性或继发性 ITB（偶发）滑囊炎。慢性病例的特征是 ITB 弥漫性增厚（图70、图 71）。ITB 撕裂很少单独发生，通常与膝关节多处韧带损伤有关，包括 ACL 和 LCL（图 72）。

股二头肌是膝关节强有力的屈肌，是后外侧肌群最主要的肌肉。长头为联合肌腱（与半腱肌一起）起于坐骨结节，短头起于股骨粗线，两个头结合形成长的总肌腱，止于腓骨头（与 LCL 汇合后，如上所述）、小腿筋膜和胫骨近端。股二头肌腱病变在 T_1WI 和 T_2WI 图像上表现为肌腱内的中等信号。与体内其他肌腱相似，股二头肌腱的损伤可分为Ⅰ级（腱鞘周围水肿）、Ⅱ级（部分撕裂）和Ⅲ级（完全撕裂）扭伤。在肌腱撕脱的病例中，肌腱附着部位可见轻度骨髓水肿（图 72）。

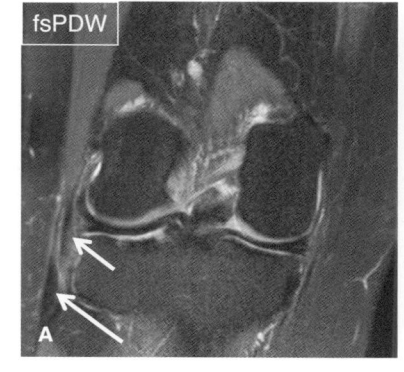 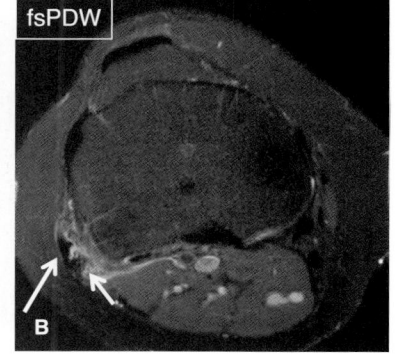

图 68 联合肌腱由外侧副韧带和股二头肌腱组成。冠状位（A）和轴位（B）图像显示外侧副韧带（长箭）覆盖在股二头肌腱近端（短箭），显示两者近端融合

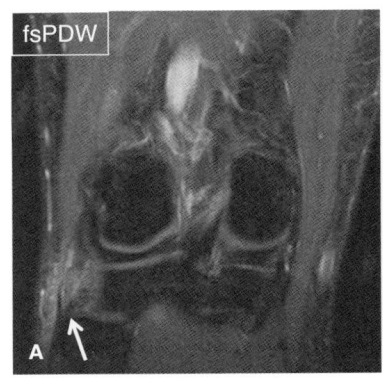
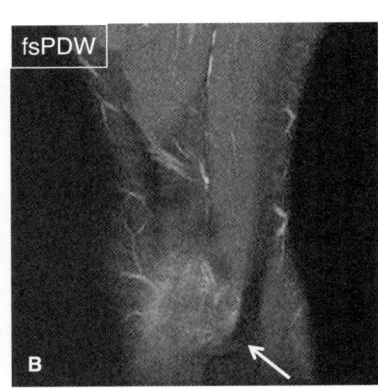

图 69　LCL 撕裂（Ⅲ级扭伤）。冠状位（A）和矢状位（B）图像显示联合肌腱（箭）止于腓骨头，V 形结构前臂（外侧副韧带）缺失

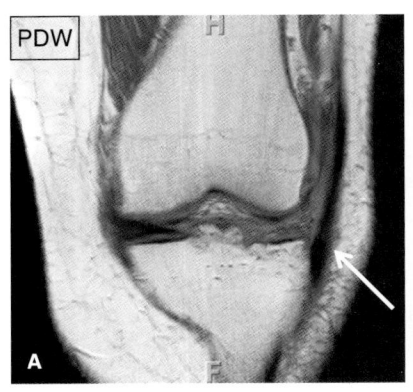
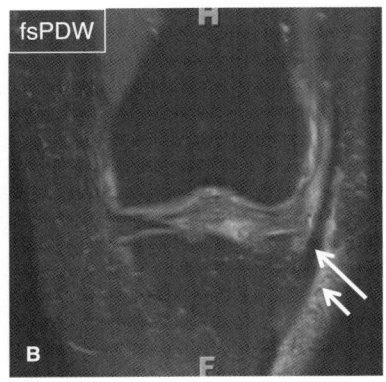

图 70　慢性髂胫束综合征急性发作。冠状位（A、B）图像显示髂胫束弥漫性增厚（长箭），提示慢性微创伤和炎症所致的重塑，此外可见周围软组织水肿（短箭），提示伴有急性炎症

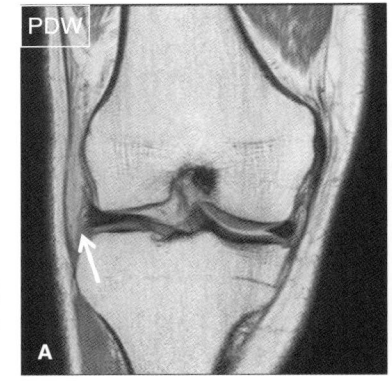
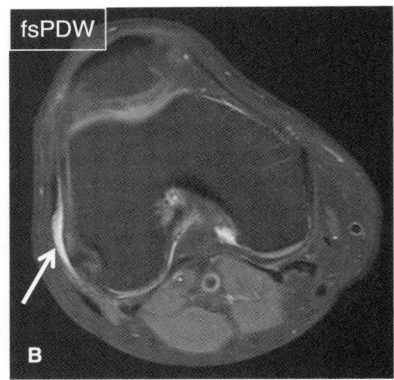

图 71　髂胫束滑囊炎。冠状位（A）和轴位（B）图像显示在髂胫束和股骨外侧髁之间可见边界清楚的积液影（箭），即髂胫束滑囊积液

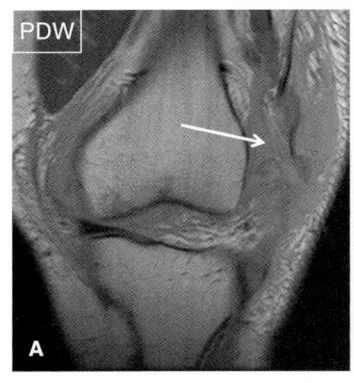
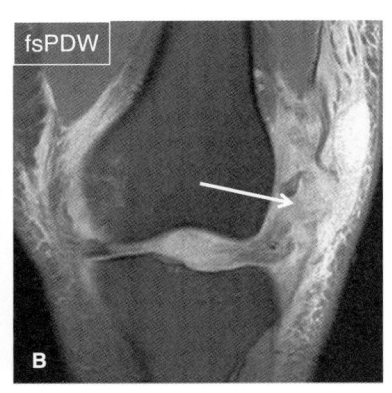

图 72　ITB 断裂：近期有 MVA 者，冠状位 MR 图像（A、B）显示邻近 Gerdy 结节的 ITB（箭）完全断裂。患者还有 ACL、LCL 和后外侧角的损伤（未显示）

后外侧角：

腘肌腱：[〈正常〉〈肌腱变性〉〈部分撕裂〉]

腘腓韧带：[〈完好〉〈急性扭伤〉]

弓状韧带：[〈完好〉〈急性扭伤〉]

胫腓关节近端：[〈正常〉〈骨关节炎〉〈积液〉]

膝关节后外侧（posterolateral，PL）角的稳定性是由关节囊和关节囊外结构完成，保持其静态和动态稳定作用，包括弓状韧带、腘肌、腘腓韧带、豆腓韧带及LCL。PL角损伤的漏诊可能会导致慢性膝关节不稳、交叉韧带重建失败及严重的创伤后骨关节炎。另外，如果后外侧复合体损伤漏诊，在损伤急性期行关节镜检查，注入关节的大量液体可能会渗入小腿软组织，易发展为骨筋膜室综合征。PL角损伤在临床上可以通过多种试验来判断。

- 在外旋反屈试验中，若观察到患侧膝关节过伸或反屈 +/– 内翻，表明韧带严重损伤。在PL角损伤和（或）ACL和PCL损伤的患者中，该试验通常呈阳性。在这项测试中，检查者用一只手稳定股骨远端，另一只手置于患者的踇趾或足部周围并将其抬离检查床。将过伸增加的相对量与健侧膝关节进行比较。

- 在内翻应力试验中，患者屈膝30°进行内翻应力。与健侧膝关节相比，膝关节外侧间隙大小分为轻度（0~5 mm）、中度（5~10 mm）、重度（>10 mm），通常表明至少有膝关节PL损伤和潜在的ACL和（或）PCL损伤。

- 在PL抽屉试验中，通过手指施加向后和向外旋转的力，评估胫骨相对于股骨移位。这项试验可确定PL角损伤的程度，即使是后交叉韧带完好，这个测试也可以呈明显阳性。

- 胫骨外旋试验可评估膝关节PL可能存在的损伤。其在屈膝30°或90°时进行。一只手固定股骨远端，另一只手向外旋转足部。与健侧膝关节相比，30°的胫骨外旋试验，外旋度增加（>15°），提示PL角损伤。如果在屈膝30°和90°的胫骨外旋试验阳性，表明膝关节除PL角损伤外，还存在PCL损伤。

在影像学上，PL角损伤缺乏特定的影像表现，其诊断基于典型的临床表现。然而，在膝关节后外侧筋膜水肿时，应仔细观察PL角各部分结构，尤其注意是否存在LCL、联合肌腱和腘肌腱的损伤。一旦确定，应在报告中写明，并建议给出潜在的后外侧结构不稳定的临床相关性。

弓状韧带使后外侧关节囊增厚，由POL的外侧缘构成。弓状韧带呈Y形，分为内侧支和外侧支，两者附着于腓骨茎突的顶部的远端，与联合肌腱相反，而联合肌腱则附着于腓骨茎突的一侧。在关节间隙水平的轴位图像是评估POL的最佳位置，表现为关节PL面的线性低信号带（图6D、E）。弓状韧带的损伤分级与POL损伤分级类似，分别为Ⅰ级、Ⅱ级和Ⅲ级扭伤（图73）。腓骨茎突弓形骨折（弧形新月形骨折）伴弓状韧带撕脱，合并有PL关节囊损伤（60%）、交叉韧带同时损伤（50%）和后交叉韧带（90%）损伤（图74）。

腘肌腱和腓肠肌外侧头肌腱是PL角的动态稳定结构。腘肌起自胫骨近端后内侧缘，向外上方延伸形成肌腱后，穿过腘肌腱裂孔延伸到关节。腘肌腱止于LFC的腘窝沟、LM后角和腓骨头。腘肌腱是外旋30°的主要限制因素，其在轴位和冠状面图像显示较好，分别表现为低信号和中等信号［图3、

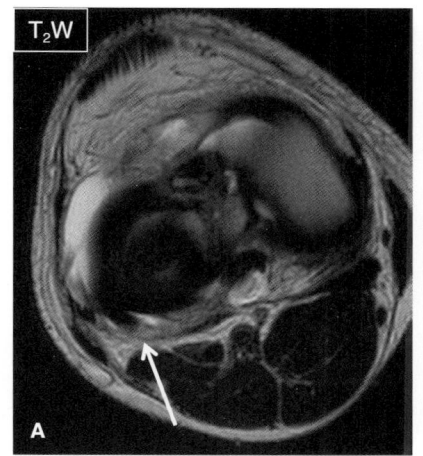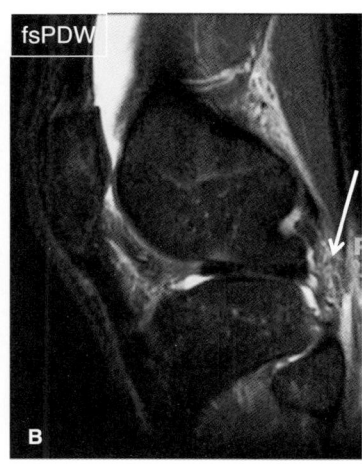

图73 弓状韧带Ⅱ级损伤。轴位（A）和矢状位（B）图像显示弓状韧带部分不连续（A中箭），伴周围软组织水肿（B中箭）。应该注意的是，后外侧筋膜水肿与腘窝囊肿破裂几乎无关

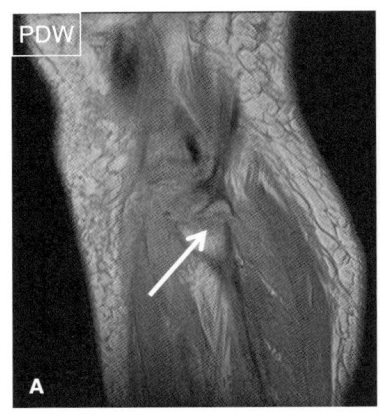
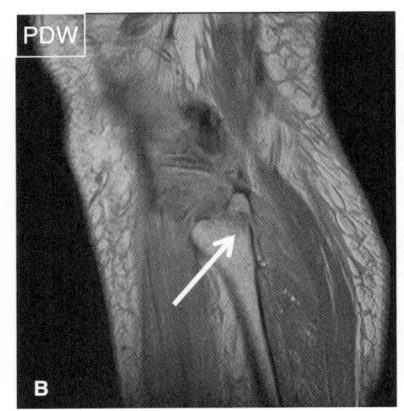
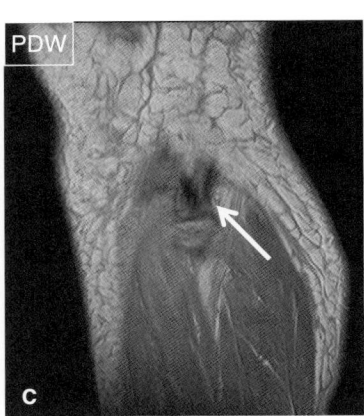

图74 弓状骨折。连续的矢状面图像（A、B）显示腓骨茎突弓状韧带附着处撕脱伴弓状骨折（箭）。相应的最外侧矢状面图像（C）显示结构完整的联合肌腱（箭）

图6（D、E）］。中等信号与斜向走行和魔角效应有关。异常信号包括肌腱变性，表现为肌腱增厚，在PDWI和fsPDWI图像上肌腱内可见中等信号；肌腱结合处部分撕裂，表现为肌腱和肌肉内不规则的T_2高信号，肌纤维明显断裂和（或）肌腹增粗；股骨附着处部分或完全撕脱，表现为腘肌腱松弛、回缩，偶尔伴有轻度骨髓水肿和（或）附着处囊变和末端病（图75、图76）。

腘腓韧带连接腘肌腱与腓骨头。腘腓韧带在冠状位和矢状位图像上表现为稳定的低信号结构（图2、图3）。损伤表现为韧带内信号增高、不连续或韧带从腓骨茎突处撕脱（图77）。

豆腓韧带起自腓骨茎突并附着至腓肠豆的后外侧面。腓肠豆是一种籽骨，位于腓肠肌外侧头肌腱

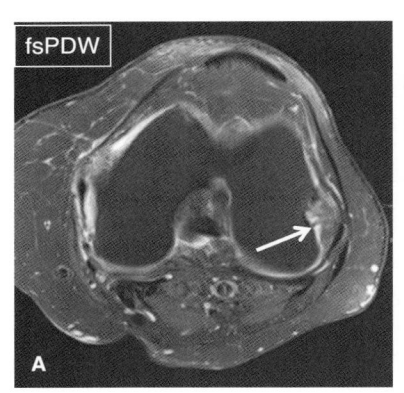
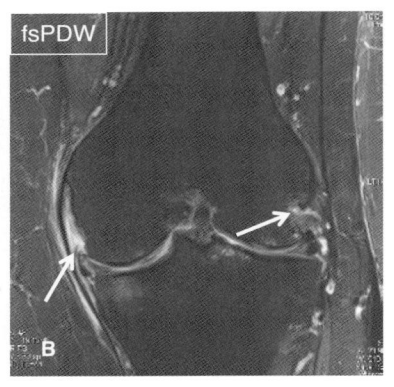

图75 亚急性腘肌腱部分撕裂。轴位（A）和冠状位（B）图像显示腘肌腱（箭）在股骨附着处部分撕脱，伴有骨皮质下囊变

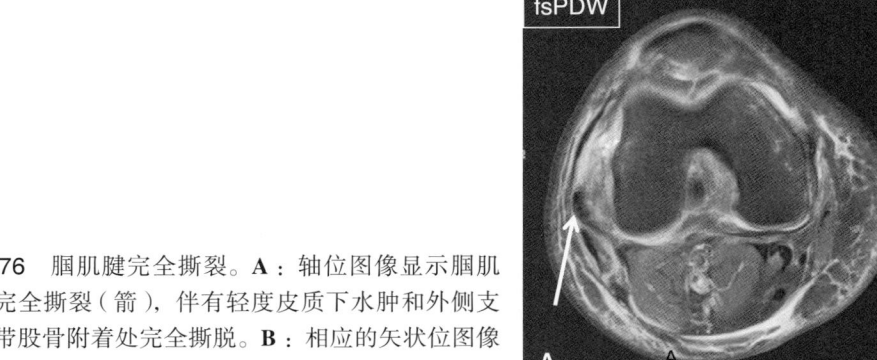
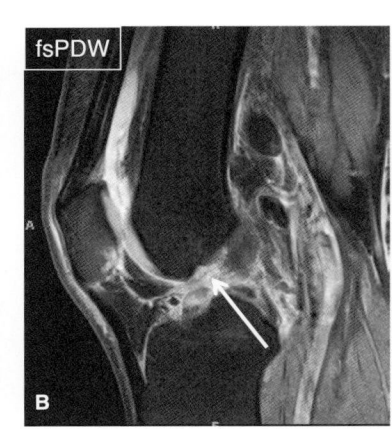

图76 腘肌腱完全撕裂。A：轴位图像显示腘肌腱完全撕裂（箭），伴有轻度皮质下水肿和外侧支持带股骨附着处完全撕脱。B：相应的矢状位图像显示前交叉韧带完全断裂（箭）

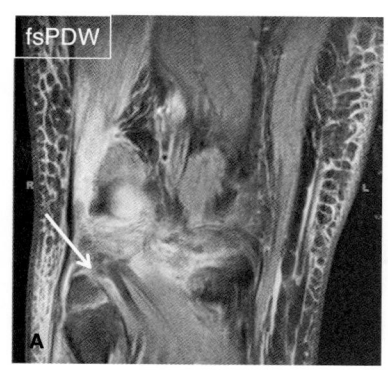
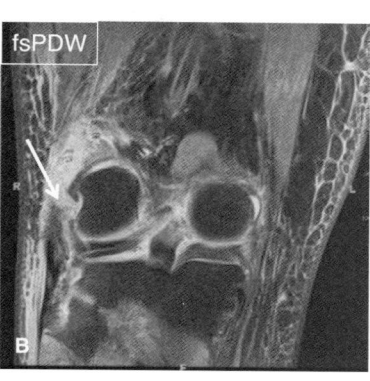

图 77 腘腓韧带损伤。A：冠状位图像显示腘腓韧带中部断裂（箭）。注意腓骨弓状骨折和后外侧筋膜水肿，这与膝关节后外侧角损伤的表现一致。B：自前向后连续的冠状位图像显示外侧副韧带和腘肌腱在股骨附着处完全断裂（箭）

内，发生率约为 25%。在冠状位图像上，豆腓韧带偶尔呈现为位于 LCL 后方的低信号结构。损伤的表现包括腓骨茎突远端撕脱，有时与股二头肌腱撕脱、增厚和信号强度增加有关。文献报道豆腓韧带的厚度与弓状韧带的厚度成反比。

"弓形征"或"弓状骨折"可由一条或多条附着韧带（弓状韧带、腘腓韧带、豆腓韧带）的损伤引起（图 74、图 77）。即使在没有明显骨折的情况下，腓骨茎突也可能水肿，提示腘腓韧带、豆腓韧带和（或）弓状韧带损伤；腓骨头外侧可能出现弥漫性水肿，提示 LCL 和（或）股二头肌腱损伤。对于 PL 角损伤，应仔细评估腓总神经是否损伤，例如牵张损伤（最常见）、连续性或间断性神经瘤（图 78）。

近端胫腓关节是膝关节外侧疼痛经常被忽视的部位。它的功能是分散小腿扭转应力和外侧胫骨弯曲力矩，以及在承重中传递轴向载荷。近端胫腓关节通常由低信号、菲薄的前上韧带和后上韧带连接，偶尔伴有少量关节液。前下韧带和后下韧带与骨间韧带一起构成踝关节联合韧带复合体的一部分。近端胫腓关节骨关节炎，表现为骨赘、软骨下囊肿、软骨下硬化、关节间隙狭窄；直接创伤可能包括骨折、脱位、韧带扭伤和撕裂，以及腓神经血管束损

伤；腱鞘囊肿（图 79），通常由近端胫腓关节退变引起，可沿关节内支逆行延伸至神经外或神经内，导致腓总神经慢性或反复受压（图 80）；或色素沉着绒毛结节性滑膜炎，其特征为肥厚的滑膜内可见体积较大类圆形低 T_1、低 T_2 信号。

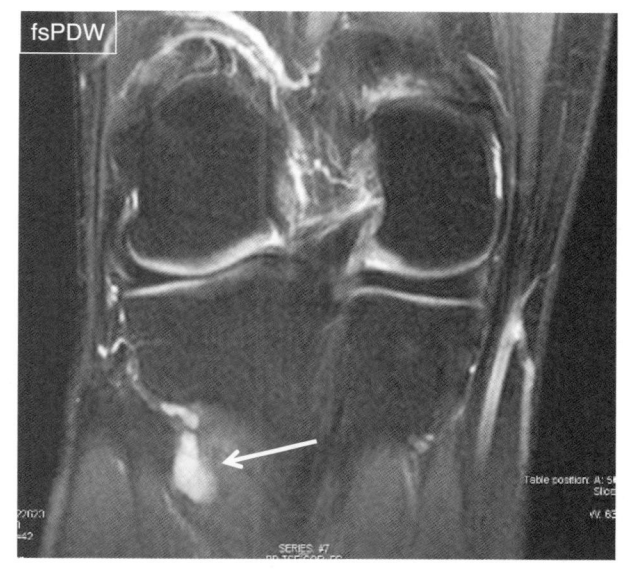

图 79 近端胫腓关节腱鞘囊肿。冠状位图像显示，邻近胫腓关节的滑液增多（箭），呈囊状，符合腱鞘囊肿的表现

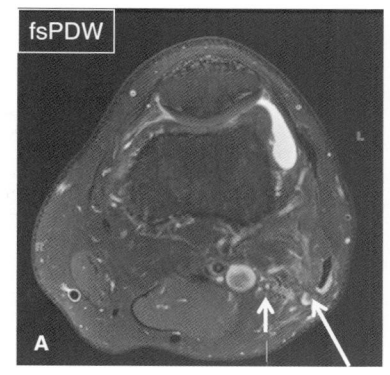
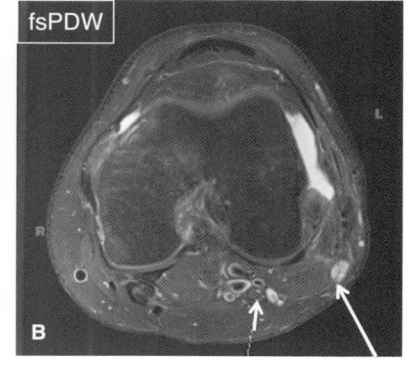

图 78 CPN 损伤。膝关节连续轴位 MR 图像（A、B）显示 ACL 和后外侧角损伤。注意 CPN（长箭）的直径不均匀增粗和信号增高，符合重度损伤后引起的神经瘤。胫神经信号轻度增高（短箭）符合轻度牵拉损伤

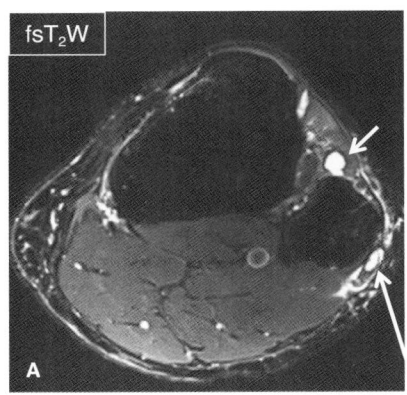

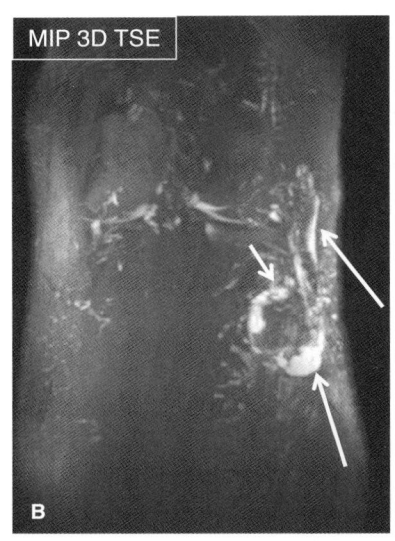

图 80 腓总神经腱鞘囊肿。轴向 fsT₂WI（A）和 3D TSE 序列的冠状位 MIP 图像（B）显示腱鞘囊肿经关节内支从胫腓关节近端逆行延伸（短箭），包裹并侵犯腓总神经近端（长箭）

前间室：

对位：[〈正常〉〈高位髌骨/低位髌骨〉〈髌骨倾斜〉〈外侧/内侧髌骨半脱位〉]

股四头肌腱：[〈正常〉〈肌腱变性〉〈撕裂〉〈末端病〉〈股四头肌脂肪垫水肿/股骨前脂肪垫水肿〉]

髌腱：[〈正常〉〈肌腱变性〉〈撕裂〉〈末端病〉]

髌骨软骨：[〈正常〉]

滑车沟：[〈正常〉〈浅表〉〈外侧嵴隆起〉]

滑车软骨：[〈正常〉]

皱襞：[〈正常/增厚〉〈扭伤后韧带粘连〉]

Hoffa 脂肪垫：[〈正常〉〈上外侧水肿〉〈剪切损伤〉]

TT-TG 距离：[＿＿＿] cm

髌骨位于股骨远端的滑车沟内，作为一个支点，在膝关节伸展时增加股四头肌肌力。固定髌骨位置因素包括：①股四头肌肌腱，它附着于髌骨上极，呈 3 层结构，浅层为股直肌，中层为股外侧肌和内侧肌，更深层为股中间肌；②髌腱（或韧带），从髌骨下极（顶点）延伸至胫骨结节，主要由在髌骨上方走行的股直肌纤维组成；③髌内侧和外侧支持带（medial patellar retinaculae, MPR；lateral patellar retinaculae, LPR），从髌骨内侧和外侧边缘斜向和横向延伸至股骨和胫骨。支持带有助于静态稳定性。动态稳定性由股外侧斜肌（vastus lateralis obliquus, VLO）和股内侧斜肌（vastus medialis obliquus, VMO）维持。髌内侧支持带由以下结构组成：①浅层，由股内斜肌筋膜和缝匠肌上的覆盖层组成；②中间层，由表面的 MCL 和髌股内侧韧带、髌半月板内侧韧带和髌胫内侧韧带组成，它们是关节囊的增厚层，根据其名称由上至下分别排列在股骨内侧髁、MM 和胫骨内侧平台水平（内侧髌股韧带是约束髌骨外侧脱位的主要因素）；③深层，由 MCL 的深部、板胫韧带和板股骨韧带构成。LPR 由①浅层：由股外侧斜肌筋膜和 ITB 形成；②深层，由外侧髌股韧带（或上髁髌韧带）、外侧髌半月板韧带（或横韧带）和外侧髌胫韧带组成。与髌内侧支持带类似，按其名称分别在股骨外侧髁、外侧半月板、胫骨外侧平台水平由上至下排列（图 6）。

临床上，对有髌骨外侧不稳的患者采用髌骨外侧恐惧试验检查。通过与对侧膝关节相比较，该试验可评价髌骨半脱位或全脱位。在该测试中，被检查者将膝关节屈曲约 45°，并尝试在滑车沟内由内向外移动髌骨。如果髌骨在滑车沟外侧，则认为是髌骨外侧半脱位。但在某些情况下，髌骨实际上可能已经发生全脱位。当患者表现出轻度的半脱位时，比较对侧膝关节的临床表现很重要。如果患者感觉髌骨即将脱位或表达疼痛和恐惧，即认为是髌骨外侧恐惧试验阳性。内侧髌骨恐惧试验应用于内侧不稳定的患者，常见于术后患者。膝关节开始完全伸展，然后屈曲至大约 0°～40°，将髌骨位于滑车沟内侧的顶部，当膝屈曲 35°～40° 后，髌骨回到滑车沟的范围内，再次出现明显的撞击声和（或）疼痛。

髌骨支持带损伤可能是由于髌骨脱位或直接碰撞所致。在绝大多数病例中，髌骨脱位发生在外侧，通常在足和膝关节屈曲位时旋转损伤导致。内侧脱位常发生于医源性，如过度外侧支持带松解术或内侧支持带折叠术。由于脱位几乎都能自行复位，故称为一过性髌骨脱位。碰撞损伤或骨折的典型区域包括股骨外侧髁（LFC）的前外侧和髌骨内极的下方。在大多数情况下，临床诊断明确。放射科医生的职能是确定支持带损伤的程度和范围，并发现潜在的骨软骨损伤和断裂的游离体。髌支持带损伤的分级方法与其他韧带损伤相同，即Ⅰ级（显微镜下撕裂，表现为韧带周围水肿）、Ⅱ级（部分撕裂，表现为韧带内和韧带周围水肿）和Ⅲ级（完全撕裂，表现为韧带完全断裂、松弛和回缩，同时伴有对侧髌骨脱位）。最常见的损伤累及内侧髌股韧带。部分损伤可能仅限于支持带的下部，如内侧髌半月板韧带和内侧髌胫韧带。撕脱伤时，附着处骨髓水肿明显。亚急性损伤表现为骨髓和筋膜水肿消退，软组织和支持带内血肿或腱鞘囊肿形成，支持带附着处骨性撕脱畸形，支持带沿其横向跨度增厚／变薄和重塑（图81～图83）。慢性损伤表现为以下一种或多种结果：支持带纤维化／增厚／变薄和（或）腱鞘囊肿形成；支持带附着处的骨性改变，尤其是髌骨内极下方轮廓不规则；支持带部分骨化；或慢性髌骨对位不良（异常倾斜和半脱位，如下所述）。通常，髌骨对位不良引起的慢性应力改变导致外侧支持带增厚，内侧支持带变薄。

通常在矢状位和轴位图像上评估髌骨相对于滑车的对位情况。在正中矢状位 T_1W 图像上，计算髌腱长度（髌骨下极至胫骨结节顶点上缘）与髌骨最大对角线长度的比值，正常值范围为 0.8～1.2（Insall-Salvatti 比值）。数值大于 1.2 表明髌骨位置异常高（高位髌骨），而数值小于 0.8 表明髌骨位置异常低（低位髌骨）（图84）。进一步采用轴位图像，通过髌骨内侧缘、股骨内侧髁最高点作垂线，测量二者之间的距离（图85）。上述距离通常一般为 2 mm，否则存在轻度（距离 3～5 mm）、中度（距离 5～10 mm）或重度（距离 >10 mm）髌骨半脱位。需要注意的是，关节积液本身可能引起或加重髌骨半脱位。还可以测量髌骨顶点与滑车沟凹面最低点之间的距离，正常情况下两者之间的距离应在 2 mm 以内。大多数髌股关节疼痛综合征通常与外侧半脱位有关而非内

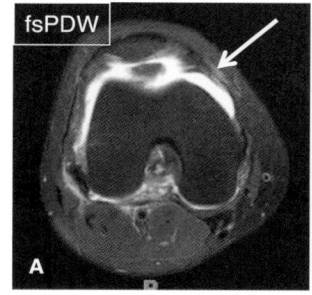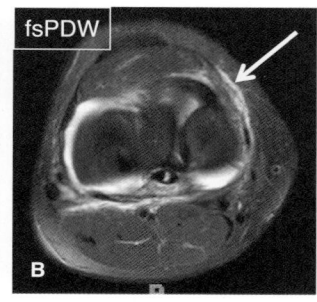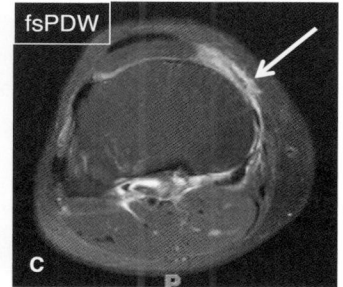

图81 慢性一过性髌骨脱位的急性发作。轴位滑车水平（A）、膝关节间隙水平（B）和胫腓关节水平（C）显示内侧支持带上部变薄（A中箭）和筋膜水肿（B、C中箭），髌内侧支持带的下部（内侧髌半月板和内侧髌胫韧带区域）最明显，符合慢性Ⅱ级扭伤的急性损伤

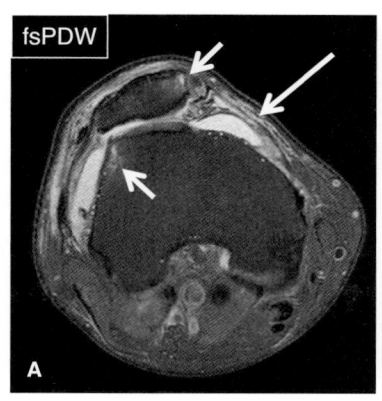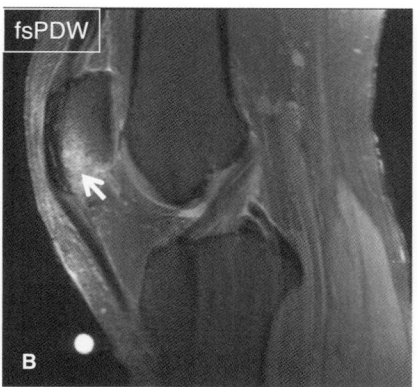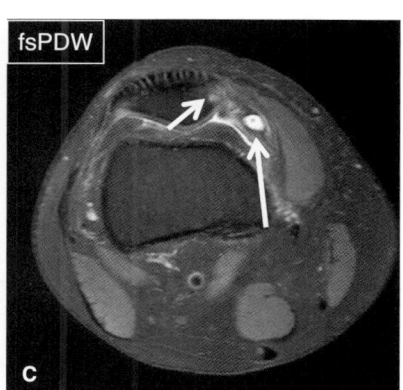

图82 髌骨一过性脱位。A：急性髌骨一过性脱位患者的轴位图像显示髌骨内侧关节面和股骨外侧髁处撞击后骨髓水肿（短箭），以及髌内侧支持带浅表的筋膜水肿（长箭），符合Ⅱ级扭伤。亚急性髌骨一过性脱位患者的矢状位（B）和轴位（C）图像显示髌骨内侧关节面（短箭）撞击后骨髓水肿，以及髌骨内侧支持带深处的血肿形成（长箭）

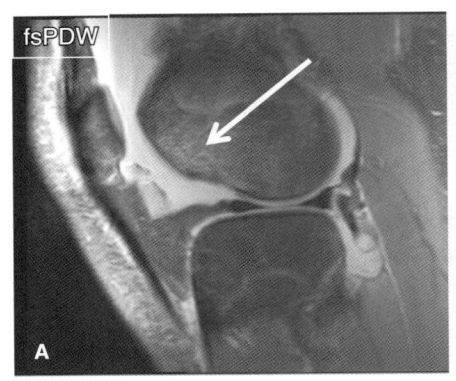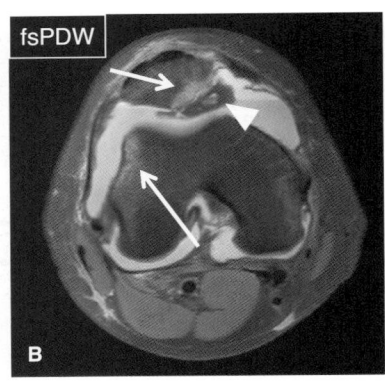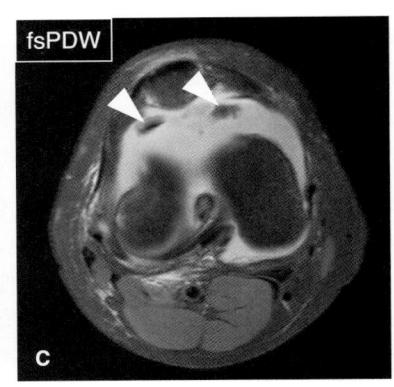

图 83　髌骨一过性脱位相关的骨软骨损伤。矢状位（A）和轴位（B、C）图像显示关节大量积血、Hoffa 脂肪垫破裂、股骨外侧髁骨软骨挫伤（长箭）、髌骨内极下方骨软骨损伤（典型位置，短箭）。注意前关节隐窝移位的骨软骨碎片（箭）和内侧支持带撕裂（内侧髌股韧带Ⅲ级扭伤）

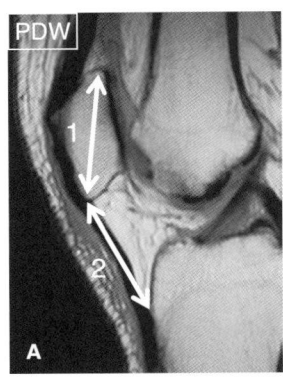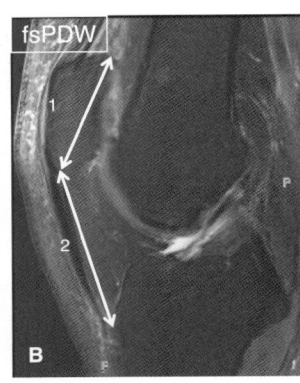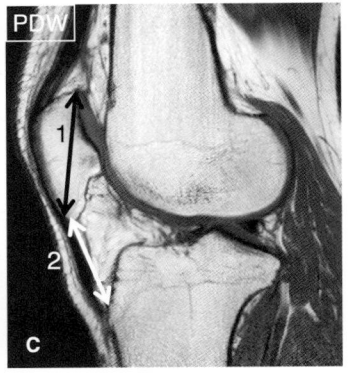

图 84　正常和异常的髌股对位。在正中矢状位图像上，A 图的髌腱长度（距离 2）与髌骨最大对角线长度（距离 1）的比值正常（0.8～1.2），B 图异常（超过 1.2，符合高位髌骨），C 图异常（小于 0.8，符合低位髌骨）

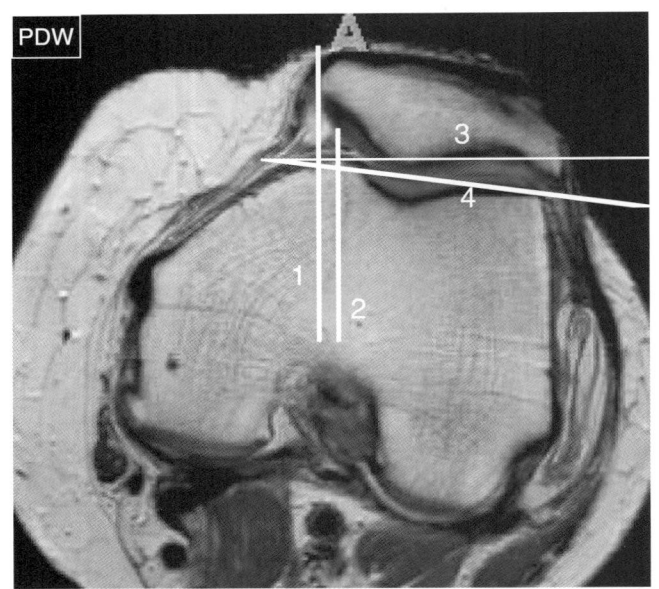

图 85　髌股对位正常。在滑车或最厚髌骨与滑车软骨水平，大约在股骨骨骺水平轴位图像显示髌骨内侧缘（线 1）到股骨内侧髁最前端（线 2）的垂线之间的正常距离（≤2 mm），沿骨性髌骨外侧关节面（线 3）绘制的线和与股骨前髁切线之间（线 4）形成的角度，正常向外侧开口（>8°）

侧髌骨半脱位。放射科医师应通过测量髌股角检查髌骨倾斜是否异常，该角度是股骨内、外侧髁前方最高点切线与髌骨外侧关节面延长线之间形成的夹角。一般情况下，髌股角大于 8° 并开向外侧。内侧开口或角度小于 8° 为异常倾斜（图 86）。另一种简单的格式塔方法是将髌骨体的切线与股骨后髁进行比较，它们通常应该是平行的。值得注意的是，无论是否存在髌骨脱位，都可能存在异常倾斜。后一种情况通常是由过紧的 LPR（称为外侧过度挤压综合征）引起的，这会导致髌骨外侧异常倾斜和髌股关节外侧压力过大。这可能与摩擦相关的上外侧 Hoffa 脂肪垫水肿、外侧股前脂肪垫水肿（外侧过度摩擦综合征，excessive lateral friction syndrome，ELFS）和早期髌股骨关节炎有关。由于过度 MPR 折叠、潜在的持续性滑车发育不良和既往 ACL 重建术中移植物导致的髌骨肌腱变性，也可能发生 ELFS。然而，T_2 图像上的水肿样信号常见于上外侧 Hoffa 脂肪垫、股前脂肪垫外侧和股四头肌脂肪垫，这些脂肪垫水肿

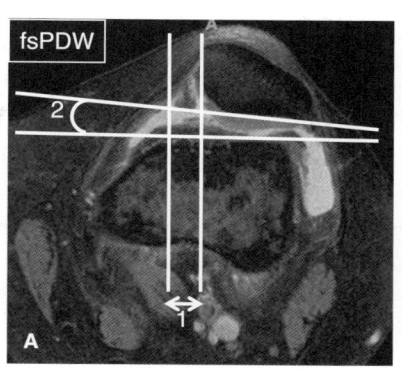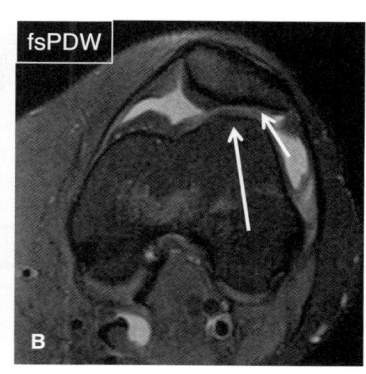

图86 髌骨移位和倾斜。轴位图像。**A**：经髌骨内侧缘与股骨内侧髁最高点的垂线距离增加（线1），表明髌骨移位。髌股角（角2）向内侧开口，符合倾斜。**B**：与A病例相似，由于股骨滑车外侧髁突出明显导致严重的髌骨倾斜（长箭），并伴有髌骨外侧关节面软骨重度变薄（短箭）

可能不会引起症状（图87）。脂肪垫过度水肿、滑膜囊形成和相关的髌股对位不良常伴有症状。

正常的股四头肌肌腱表现为较直的低信号带，在矢状位和冠状位图像上分别显示厚度约8 mm，宽度约35 mm。在矢状位图像上，表现为3层平行的层状结构（图87）。偶尔可表现为2层或4层；然而低信号的肌腱层之间均可见均匀的脂肪层。股四头肌肌腱变性表现为远端肌腱内边界欠清的中等信号改变，同时伴有层状结构的部分消失和（或）肌腱的增

厚。股四头肌肌腱撕裂最常累及髌骨上缘的肌腱－骨交界处。这些损伤常发生于离心收缩时（如足固定的半屈膝位），从坐位站立，或有既往手术史（如全膝关节置换术或髌外侧支持带的松解术）。股四头肌肌腱部分撕裂表现为肌腱纤维的部分不连续，并伴有前方软组织的水肿和出血（图88）。这些征象有助于与类似小的间隙性撕裂的丰富血管影相鉴别。股四头肌肌腱中出现任何局灶性无分支的液性T_2高信号，无论是否出现肌腱纤维的断裂及相关筋膜水肿，

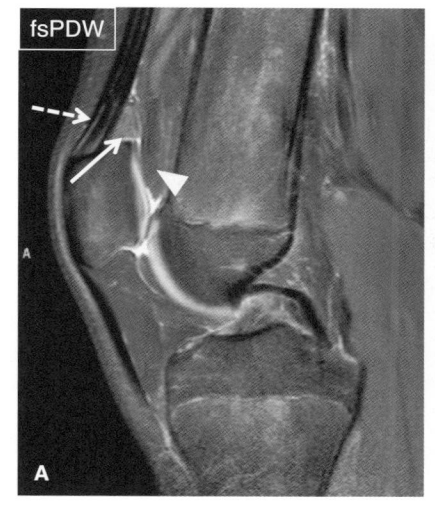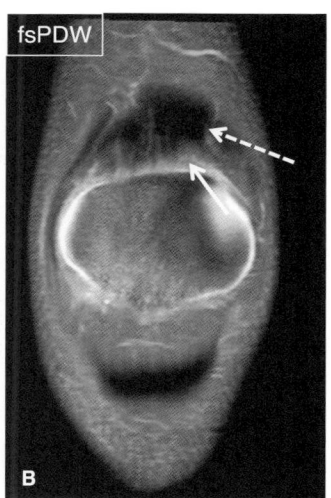

图87 3层层状结构的正常股四头肌肌腱。矢状位（**A**）和冠状位（**B**）图像显示了股四头肌肌腱远端的正常3层结构（虚线箭）。注意股四头肌脂肪垫的水肿，它是非特异性的且通常无临床症状（实线箭），图中股骨前脂肪垫正常（箭头）

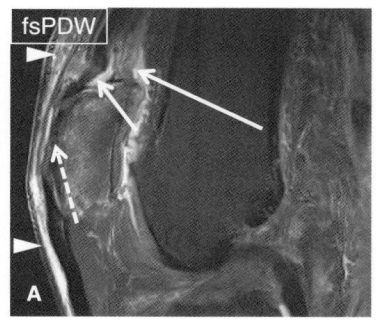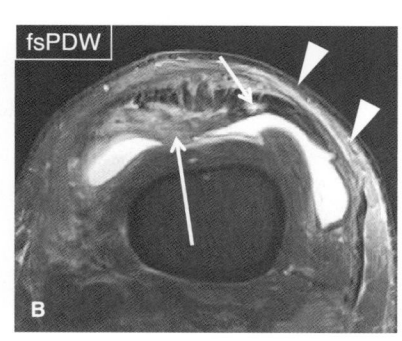

图88 股四头肌肌腱部分撕裂。矢状位（**A**）和轴位（**B**）图像显示了股四头肌肌腱远端轻度的小范围撕裂（短箭）以及周围皮下脂肪层（箭头）和髌上或股四头肌脂肪垫水肿（长箭）。注意髌骨前缘的末端病（虚线箭）

均提示撕裂（图 89）。完全撕裂表现为肌腱完全断裂、松弛和回缩，并可能导致低位髌骨。在某些病例中，股四头肌肌腱的牵拉可能导致髌上极撕脱骨折或与原先存在的骨突分离（图 90）。在 20% 的病例中，肌腱撕裂是双侧自发性的轻度损伤。潜在的病因可能是因痛风、胶原血管病、服用类固醇药物、肾功能不全等引起的肌腱变性。股四头肌肌腱末端病是指肌腱附着点的炎症，由反复的牵拉性损伤所致，表现为股四头肌-髌骨交界面处 T_2 高信号（水肿），伴或不伴前缘皮下组织的 T_2 高信号（图 91）。它不同于偶尔出现在髌骨前方丰富的血管影，慢性牵拉性损伤在肌腱与骨的附着处及髌骨前方形成骨突，在非抑脂图像或 X 线片上可以很好地显示。

髌腱从髌骨下极的前方延伸至胫骨结节。在矢

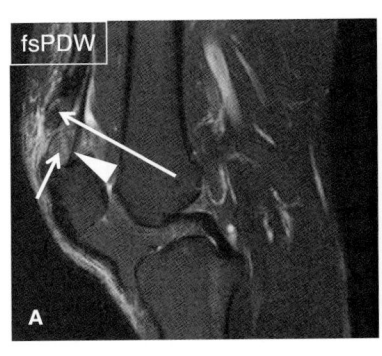
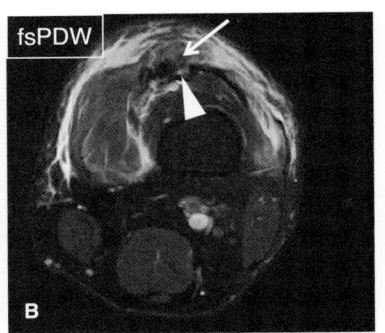

图 89 股四头肌肌腱几乎完全撕裂。矢状位（A）和轴位（B）图像显示了股四头肌肌腱附着处几乎完全撕裂（A、B 中短箭），伴有近端肌腱的挛缩和水肿（A 中长箭）。注意股中间肌肌腱显示完整（箭头）

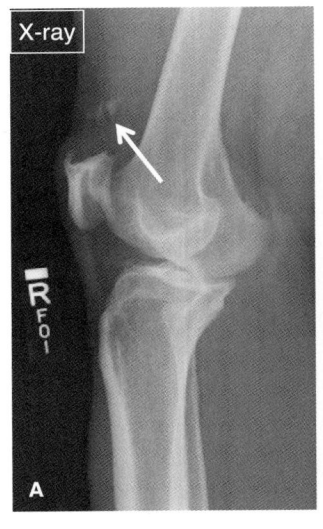
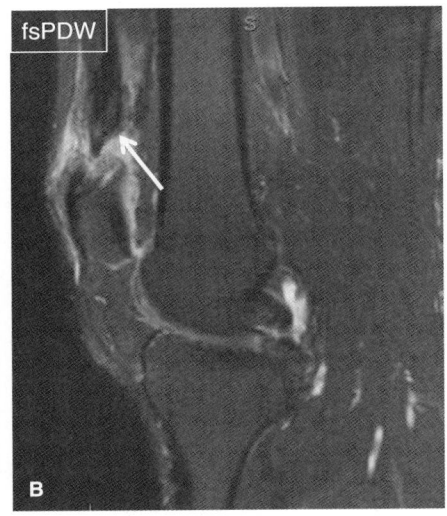

图 90 股四头肌肌腱完全撕裂。A：侧位 X 线片显示髌上极的撕脱骨折（箭），与相应的骨突分离。B：矢状位 MR 图像显示肌腱完全撕裂伴挛缩（箭）

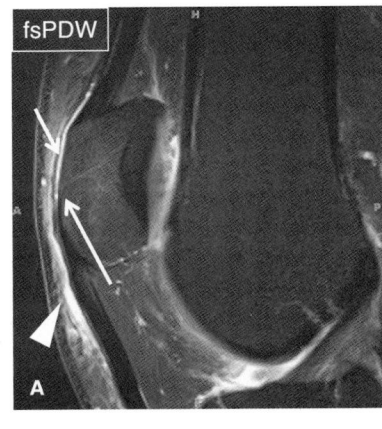
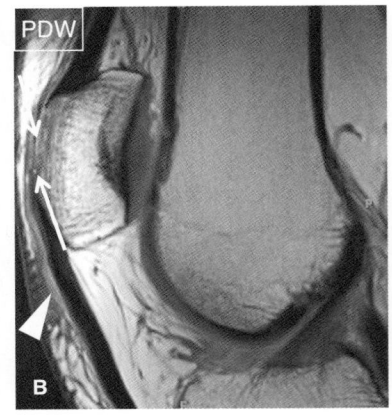

图 91 慢性股四头肌肌腱末端病的急性发作。矢状位图像显示了由于肌腱的轻微分离，股四头肌-髌骨界面出现高信号（短箭；急性期表现），并伴有前缘皮下组织的水肿（长箭）。注意髌骨前缘潜在的骨质变化（箭头，慢性期表现）

状位图像上可以更好地评估髌腱，正常髌腱厚度不超过 6 mm，且在所有序列表现为均匀的低信号，但由于散在的非肌腱纤维和魔角效应，其近端和远端附着的后缘偶尔会呈轻度的局灶性中等信号（图 4、图 92）。髌腱的几何形状介于半月形至半圆形之间，其特征是前缘凸起，后缘边界清晰。髌腱变性常表现为局部或弥漫性增厚（厚度大于 6 mm），且呈中等信号，偶有后缘边界不清，邻近髌下脂肪水肿。更严重的病例会累及整个肌腱。

然而，髌腱内任何液体样 T_2 高信号提示撕裂（图 93）。当病变长期存在时，髌腱上可发生骨化或形成肌腱内腱鞘囊肿（图 94、图 95）。创伤性髌腱部分或完全撕裂可同时出现邻近组织的水肿和出血，伴有或不伴支持带损伤。其损伤可能是由于直接暴力、间接拉力，或在既往前交叉韧带移植重建术及全膝关节置换术的情况下引起。在髌腱完全撕裂时，

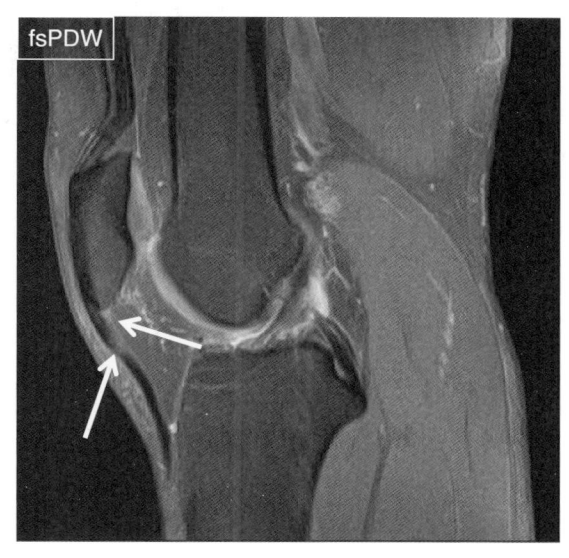

图 92 正常变异。矢状位图像显示了不伴肌腱增厚或周围软组织水肿的髌腱近端局灶性 T_2 高信号（箭），被认为是正常影像学表现，这是由于散在的非肌腱纤维和（或）魔角效应

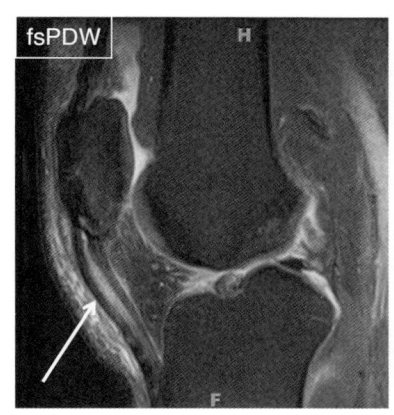 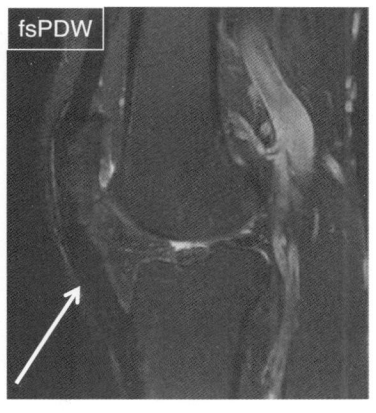

图 93 髌腱损伤。矢状位图像。**A**：在急性间隙性撕裂中，髌腱（箭）弥漫性增厚，呈高信号（箭），合并周围软组织高信号。这些表现常出现在特定的慢性疾病中，本病例为痛风患者。**B**：髌腱弥漫性增厚（箭），但无明显信号变化，符合慢性髌腱变性

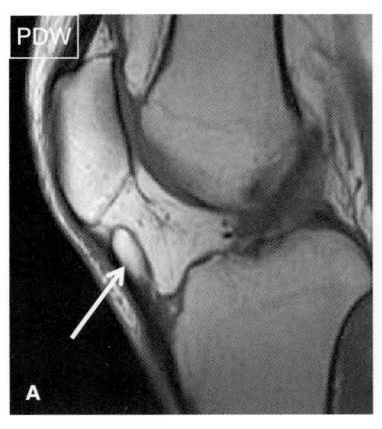 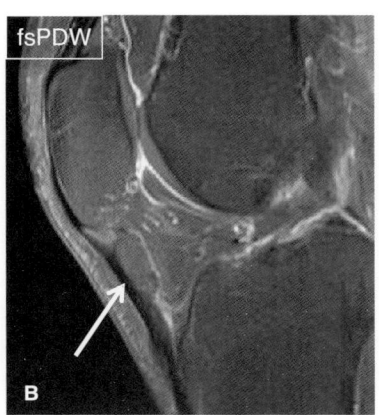 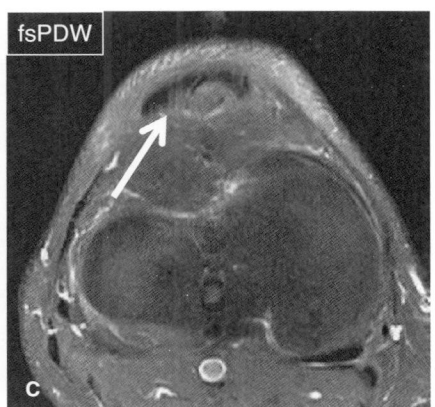

图 94 髌腱损伤。矢状位（**A**、**B**）和轴位图像（**C**）显示与髌腱相关的圆形骨片（箭），其为籽骨。陈旧性撕脱骨碎片经过慢性增生可有相似的表现

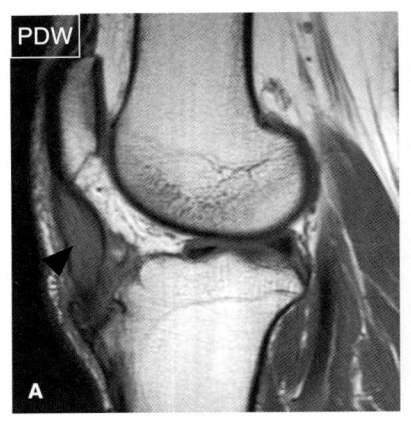 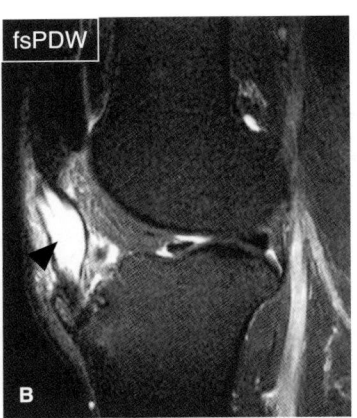

图 95 髌腱腱鞘囊肿。矢状位图像（A、B）显示髌腱内囊性积液（箭头）符合腱鞘囊肿，伴有胫骨结节的陈旧性撕脱改变和腱周筋膜的软组织水肿

髌骨高位的出现与否取决于支持带的完整性是否被破坏（图96）。"跳跃膝"是指髌腱近端中间1/3（和内侧1/3）纤维的附着处反复损伤的症状，常出现于髌骨下极。多见于跳跃性运动员（如篮球和排球运动员），也可见于类风湿关节炎、血清阴性关节病患者或接受外源性类固醇治疗的患者。在病变早期，MR图像表现为肌腱近端增厚且呈高信号（最常见于肌腱的中内1/3）。随着疾病的进展，病变累及肌腱的其他部分，肌腱的后缘逐渐受累（图97、图98）。

胫骨结节骨骺炎是发生在青春期或青春前期的一种由牵拉引起的损伤。它是由股四头肌反复收缩所造成的髌腱在发育不全的胫骨结节附着处的损伤。在急性期，MR图像显示髌腱下端增厚和水肿，累及病变区的中内1/3，同时有胫骨结节前的软组织肿胀，髌下脂肪垫后下缘界限欠清，伴或不伴髌下滑囊炎。在亚急性期，可见胫骨结节软骨损伤和二次骨化中心损伤。更严重的损伤可能会累及至胫骨骨骺，导致胫骨骨骺发生Salter III型骨折（图99~图101）。在慢性期，撕脱的骨片被向上牵拉、分离，形成游离的小骨。不过，较大间隙可能会一直存在，同时在髌腱内的撕脱骨片逐渐成熟形成了单独的骨块。髌骨骨折是引起急性伸肌功能障碍的另一个重要原因。髌骨骨折表现为横断（50%~60%）、星状（30%~35%）、纵行（12%~17%）或边缘（肌腱撕裂）骨折。也可以有骨膜袖套状撕脱骨折（发生在儿童或青少年期）和骨软骨骨折（发生在髌骨半脱位

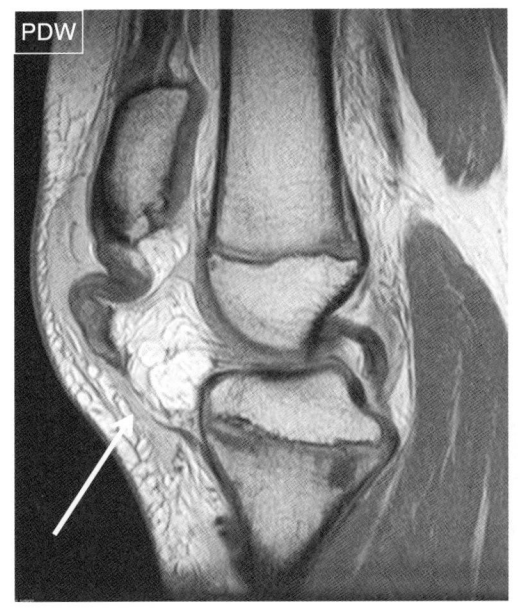

图 96 髌腱的完全撕裂。矢状位图像显示髌腱完全撕裂（箭），并伴有髌骨高位

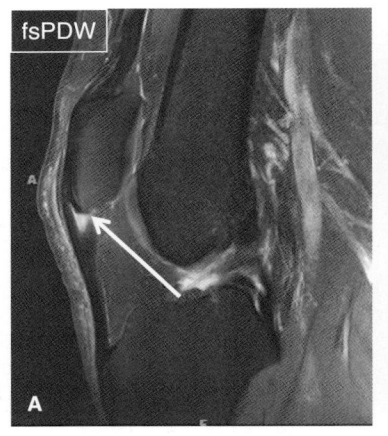 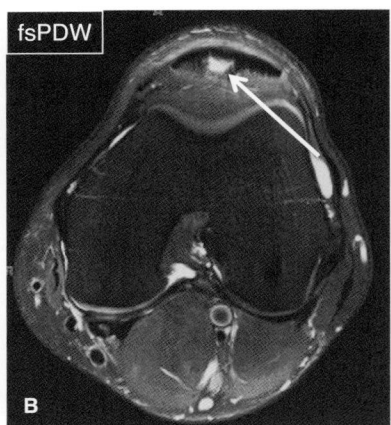

图 97 慢性跳跃膝急性发作。矢状位（A）和轴位（B）图像显示髌腱近端中后部可见局灶性T_2高信号（箭），表明髌腱的部分撕裂。注意髌腱近端存在的潜在增厚，提示慢性肌腱变性

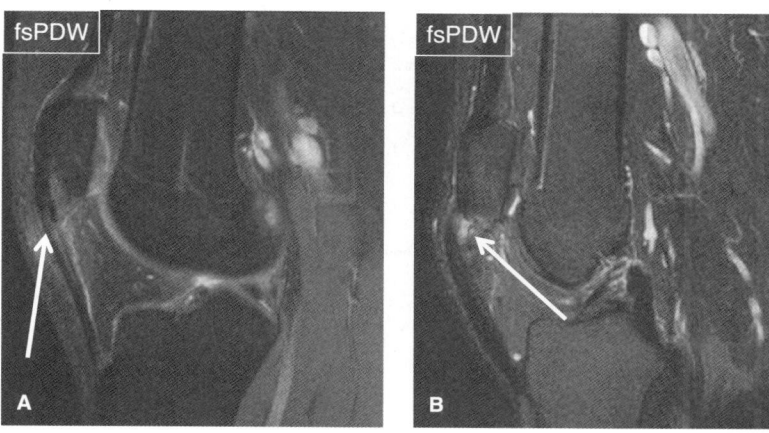

图 98 跳跃膝。矢状位图像。**A**：髌腱近端 1/3 的腱内及腱周水肿（箭），符合急性 - 亚急性期的肌腱变性。**B**：在髌腱近端的韧带附着处清晰显示了部分撕裂（箭），同时伴有弥漫性肌腱中度增厚，表明慢性损伤急性发作

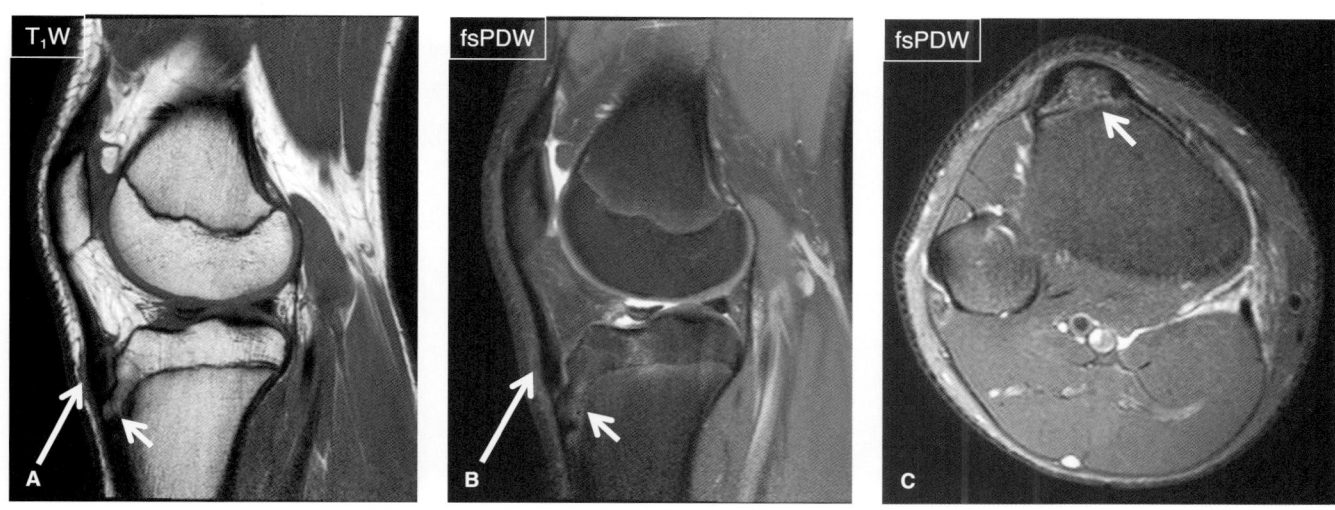

图 99 胫骨结节骨骺炎。矢状位（**A**、**B**）和轴位（**C**）图像显示髌腱远端肌腱内、腱周（长箭）及胫骨结节水肿（短箭）

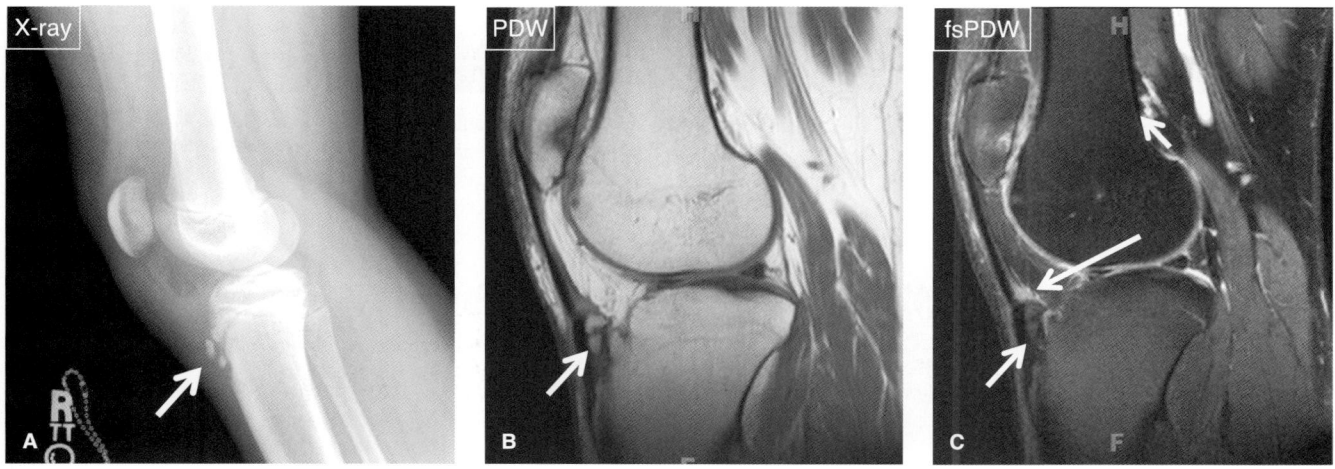

图 100 胫骨结节骨骺炎。**A**：侧位 X 线片显示胫骨结节的骨碎片及慢性撕脱骨折（箭）。**B**、**C**：相应的 MR 矢状位图像证实了平片所见（短箭），显示了邻近髌下深部滑囊的局灶性扩张（**C** 中长箭）

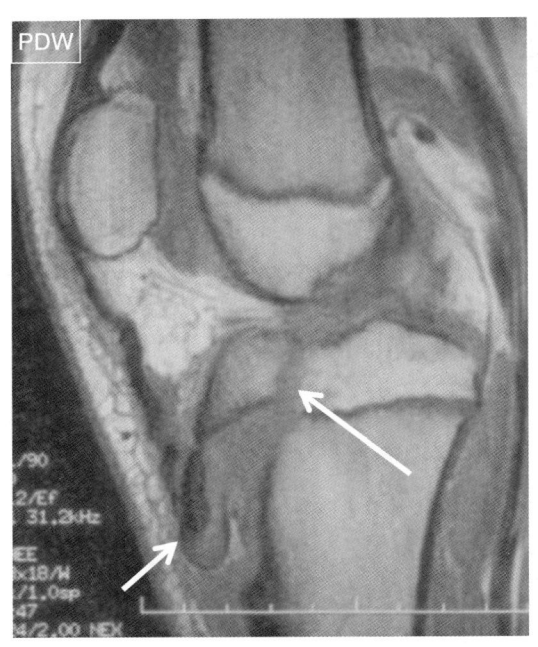

图 101 胫骨结节骨骺炎。矢状位图像显示胫骨结节的撕脱骨折（短箭）。骨折线（长箭）向上延伸穿过胫骨骨骺，导致 Salter-Harris Ⅲ 型损伤

或直接撞击伤，如前膝着地）（图83、图102）。在二分髌骨中，未融合的骨片和相连的软骨结合带位于主骨的下极、内侧或上外侧。其应与髌骨骨折相鉴别，髌骨骨折的骨片可以相互对合形成完整的髌骨（图103）。与肩关节的肩峰或踝关节的舟骨相似，应该观察二分髌骨有无应力性骨髓水肿、囊变或软骨连接处的断裂。

髌骨和滑车的关节软骨分别在轴位和矢状位图像上显示最佳，而滑车沟顶端区域的软骨最好在轴位上评估。评估髌骨病理学改变的标准与内、外侧关节间室软骨的标准一致（图104、图105）。

当怀疑存在滑车发育不全时，应测量滑车沟角和滑车深度。需在轴位测量滑车沟角度，测量位置大约在外侧胫骨平台上方3 cm处或在髌线水平，测量线平行于滑车前部骨皮质。在同一图像上测量滑车深度（通常在髌骨软骨最厚层面），即滑车沟最深点到内、外侧关节面前缘连线的最短距离（图106）。内、外侧关节面前缘连线应与股骨髁突后缘的连线

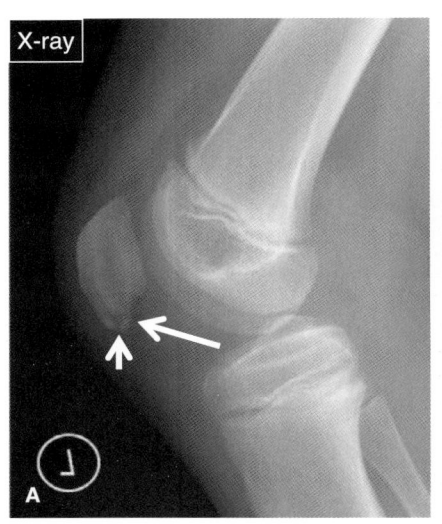
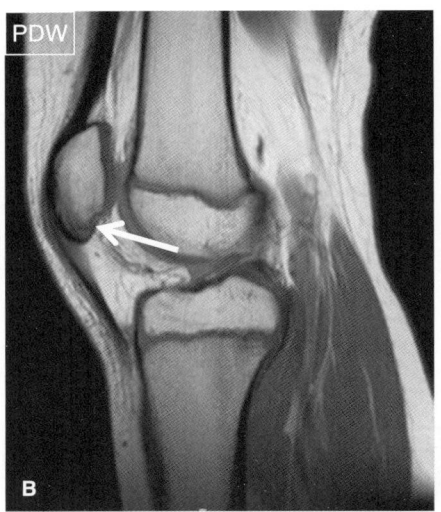
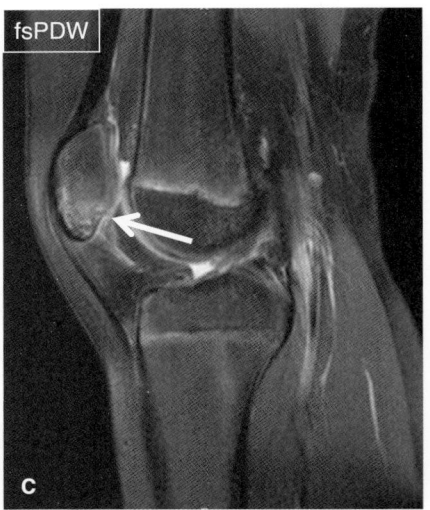

图 102 骨膜袖套状撕脱骨折。A：侧位X线片显示髌骨下骨膜隆起（长箭），伴有骨碎片（短箭）。B、C：矢状位图像显示骨膜隆起（B中箭）及髌骨下极的骨髓水肿（C中箭）

图 103 二分髌骨和骨折的对比。A：轴位平片显示髌骨上外侧骨折片（箭）。B：轴位MR图像显示裂隙边缘骨质轻度硬化（箭）。骨折断端彼此几乎完全吻合，这些表现与骨折未愈合相符

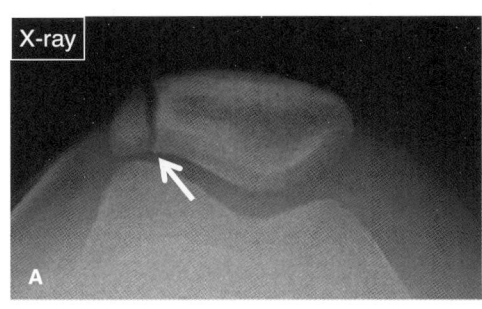
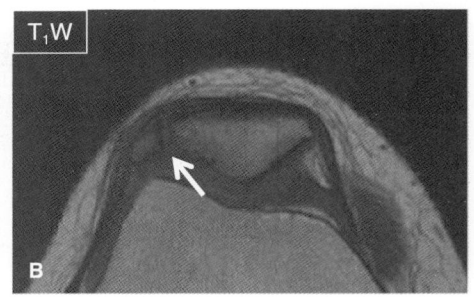

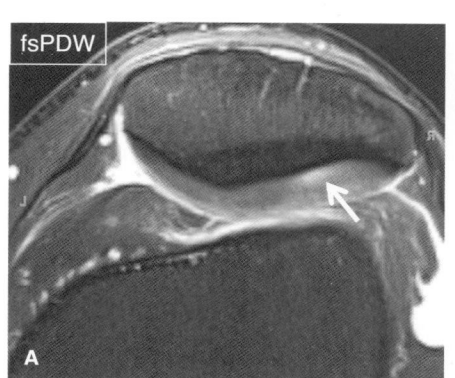 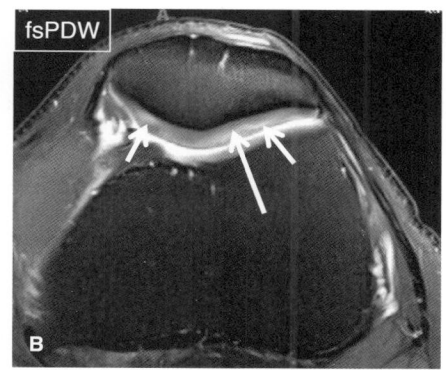
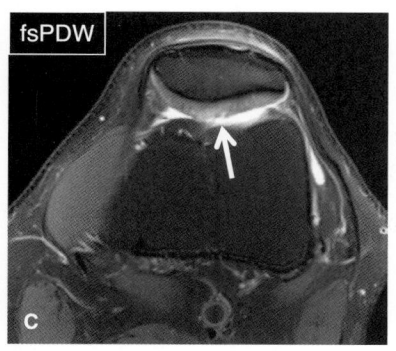 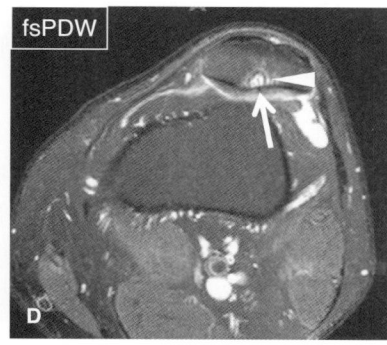 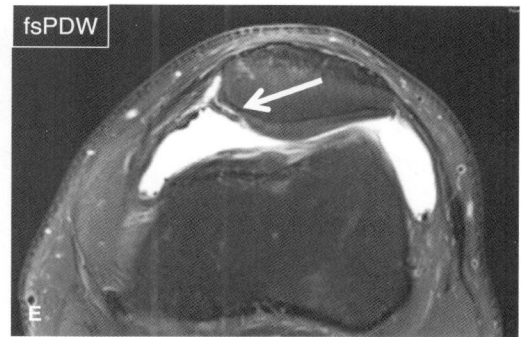

图 104 髌骨软骨病变。轴位图像。**A**、**B**：髌骨软骨局灶性（**A** 中箭）和多灶性/弥漫性高信号（**B** 中短箭）提示软骨软化。注意外侧关节面同时伴有低级别软骨缺损（**B** 中长箭）。**C**、**D**：髌骨软骨低级别裂隙（**C** 中箭）和高级别缺损（**D** 中箭）。**D** 中还可见软骨下囊变（箭头）和髌骨向外半脱位。**E**：髌骨内侧关节面软骨分层（箭）提示软骨从骨表面剥离

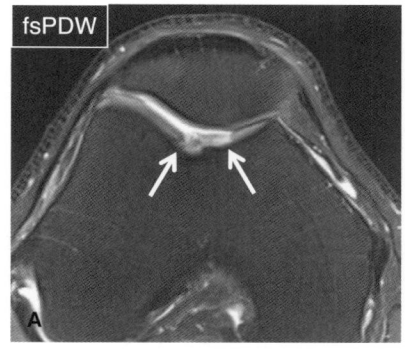 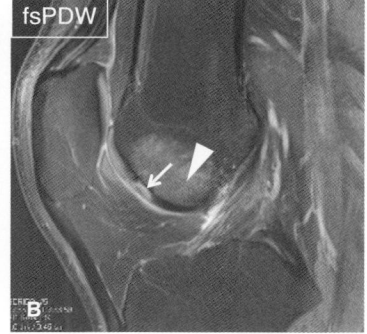

图 105 股骨滑车软骨病变。轴位（**A**）和矢状位（**B**）图像显示股骨滑车高级别软骨缺损（箭），内侧关节面的缺损裂隙累及全层。注意邻近骨髓水肿（**B** 中箭头）

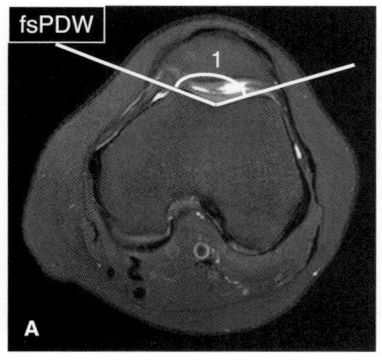 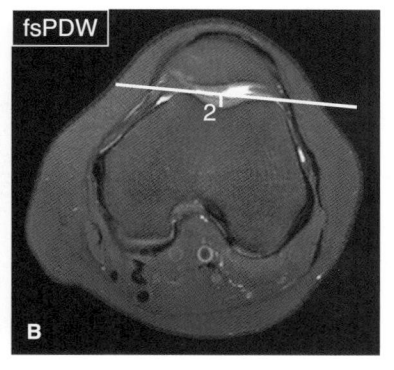

图 106 股骨滑车沟形态评估。关节线上方约 3 cm 的轴位图像显示了滑车沟角（角度 1）和滑车沟深度（距离 2）的测量

平行。若滑车沟角大于144°和（或）深度小于3～5 mm 表明滑车发育不全或发育异常。由于测量方法众多，可以得出不同的测量值，文献中描述了许多滑车发育异常的类型。临床工作中上述测量方法简便易行且结果可靠。如果滑车沟呈凸起而不是凹陷（发育异常面）以及滑车面有突出的侧嵴应在报告中描述出来（图 107）。

脂肪垫是有包膜的脂肪组织团块，可作为缓冲垫吸收来自关节的冲击力。髌下（Hoffa）脂肪垫位于关节囊内和滑膜外。其上界为髌骨，下界为胫骨和髌下滑囊，前界为髌腱和关节囊，后方以关节腔的滑膜为界。髌上脂肪垫（又名股四头肌脂肪垫）呈三角形，位于髌骨上方、股四头肌肌腱远端的后方。股骨前脂肪垫紧邻股骨前方。在髌下脂肪垫的剪切损伤中，常表现为脂肪垫后缘形态欠规则，常伴有半月板水平的线性积液（图 108）。该疾病通常与前交叉韧带的撕裂有关，也是出血性滑膜炎的征象。一般情况下，在无滑膜炎的单纯性关节积液中，髌下脂肪垫后缘形态光整。在亚急性及慢性期，由于纤维蛋白沉积或钙化，脂肪垫内可能出现低信号病灶，而脂肪垫形态可能会出现变形和（或）皱褶（图 109）。Hoffa 脂肪垫上外侧部分水肿与膝关节屈曲时

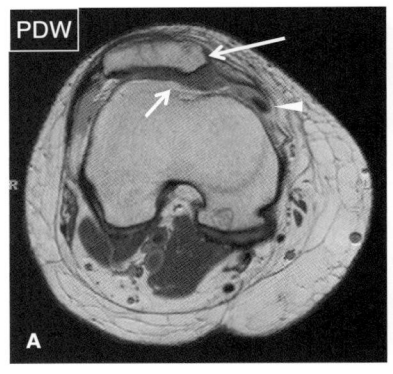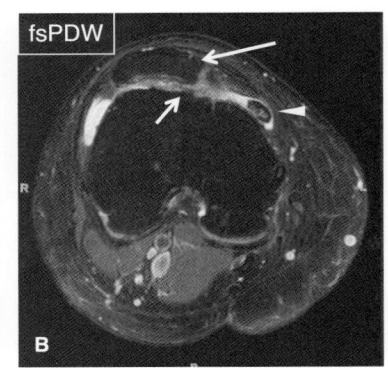

图 107 滑车沟发育异常。轴位图像显示滑车沟极浅、几乎难以看到，并可见一突出的侧嵴（短箭）。还可见关节内游离的骨软骨体（箭头），以及髌骨（长箭）外侧半脱位、关节面几乎变平并伴多发高级别软骨缺损

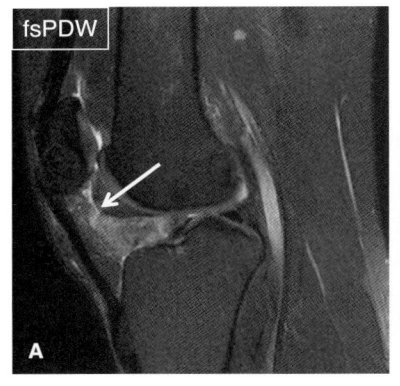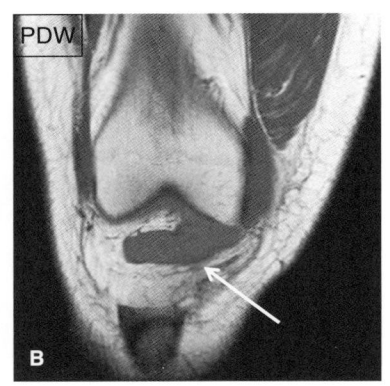

图 108 Hoffa 脂肪垫剪切伤。矢状位（A）和冠状位（B）图像显示 Hoffa 脂肪垫内不均质水肿和出血（箭）

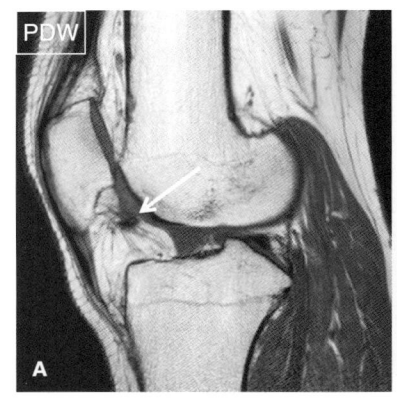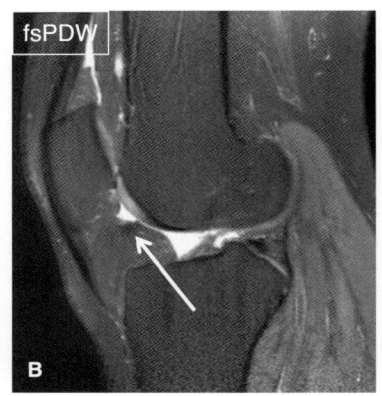

图 109 慢性 Hoffa 病。在矢状位图像上，显示 Hoffa 脂肪垫收缩、皱缩和中央纤维化特征（箭），反映了之前的剪切伤结果

由于潜在的髌骨排列不良或轨迹异常导致的髌腱撞击股骨髁有关。虽然这一发现在无症状受试者身上也能看到,但在这种情况下,应该仔细评估髌股关节软骨。Hoffa 脂肪垫在矢状位和轴位液体敏感图像上显示最好,在轴位图像上 Hoffa 脂肪垫也可能增大(轮廓凸出)并延伸到外侧沟(图 110)。髌上或股前脂肪垫外侧部的水肿通常也与髌股关节排列不良有关,反映了股四头肌肌腱外侧与股骨外侧髁反复摩擦(图 111、图 112)。单纯髌上脂肪垫水肿也是股四头肌肌腱炎的继发表现,阅片者发现大量水肿时应寻找隐匿的股四头肌间质撕裂。上述脂肪垫偶尔会由外膜囊形成局灶积液,并可能受滑膜病变的影响,如 PVNS 或滑膜骨软骨瘤病。

滑膜皱襞是胚胎正常滑膜折叠的残余部分。尽管如此,皱襞的大小和位置是可变的,4 个皱襞出现频率是不一样的,在轴位和矢状位图像上看得最清楚:上部(或髌上)皱襞是最常出现的,一般呈新月形位于髌骨上方 2 cm 处。内侧皱襞(滑膜皱襞)起于滑膜囊内侧壁或内侧支持带下方,沿平行于髌骨内侧缘的冠状面上走行,向远端插入髌下脂肪垫。它的大小形态可从小的嵴状隆起到板状或规则的索条状。下皱襞(髌下皱襞或黏膜韧带)起源于股骨髁间窝,在 ACL 正前方,然后略向上弯曲,附着于髌下脂肪垫或髌骨下极。外侧皱襞是所有皱襞中最

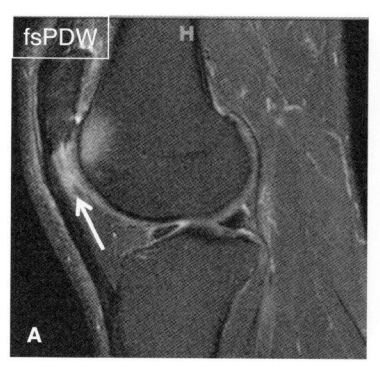
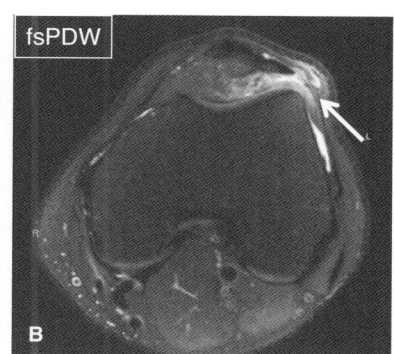
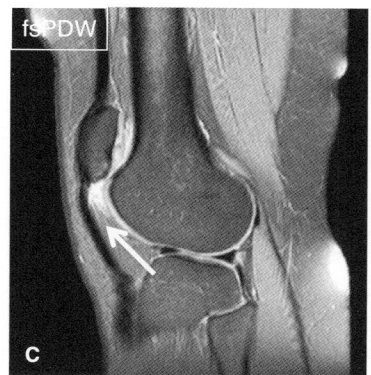
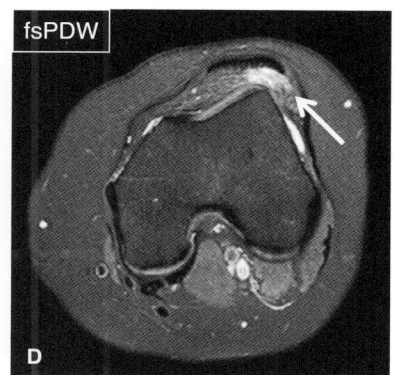

图 110 上外侧 Hoffa 脂肪垫水肿。一例膝前部疼痛患者的矢状位(A)和轴位(B)图像及另一例症状相似患者的图像(C、D)显示 Hoffa 脂肪垫上外侧部水肿(箭),伴随潜在髌骨排列不良的髌骨高位及髌腱外侧偏移。注意肥大的 Hoffa 脂肪垫伸入外侧沟

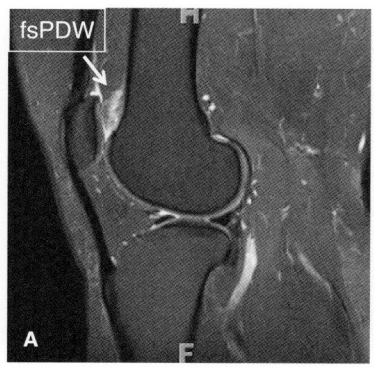
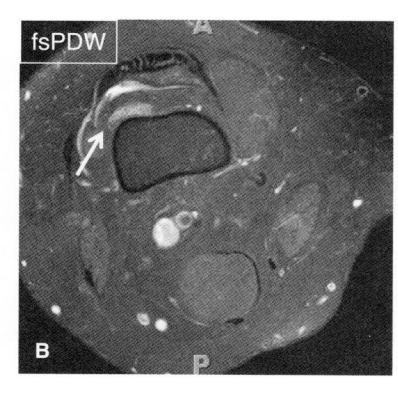

图 111 股前脂肪垫水肿。矢状位(A)和轴位(B)图像显示髌骨排列不良患者股前脂肪垫外侧面的灶状水肿(箭)

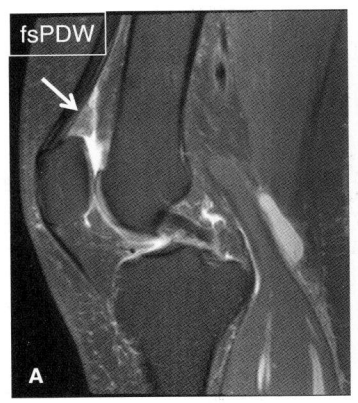
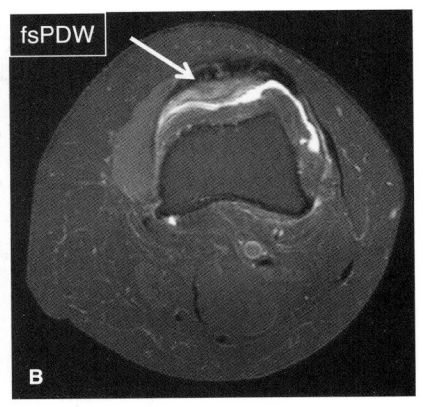

图112 股四头肌或髌上脂肪垫水肿。矢状位（A）和轴位（B）图像显示弥漫性高信号（箭），表明髌上脂肪垫水肿

少见的，位于髌股关节间隙的外侧，在髌外侧支持带下方。正常滑膜皱襞表现为均匀的低信号线状条带，厚度为 1～2 mm（图113）。沿下皱襞有微量液体是正常的，因为这些韧带被滑膜覆盖。然而，韧带周围或 Hoffa 脂肪垫后下或上部凹陷插入处不规则水肿表明黏膜韧带扭伤。皱襞厚度大于 2 mm 可出现症状，不管周围有或没有水肿。这可能与髌骨和滑车软骨的侵蚀或腱鞘囊肿的形成有关（图114～图116）。然而，需要注意的是，在手术后或关节镜检查后，皱襞增厚超过 2 mm 是正常的。

胫骨结节异常偏外被认为是髌骨不稳定的潜在原因。胫骨结节的位置可以通过测量胫骨结节到滑车沟（TT–TG）的距离来评估：在轴位图像上股骨髁融合处水平，通过滑车沟最深处画第一条线，这条线垂直于通过股骨髁背面的连线。在胫骨结节水平，通过胫骨结节或髌腱中心画第二条线，完全平行于滑车沟线（图117）。TT–TG 距离是上述两条线之间的距离，正常 ≤1.1 cm，当 >1.5 cm 考虑异常。无论何时怀疑髌骨轨迹异常，TT–TG 距离都应包含在报告中。它是 Q 角的替代标记

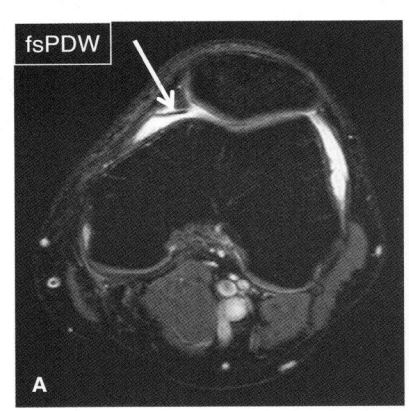
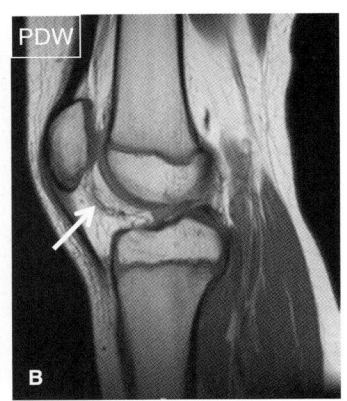
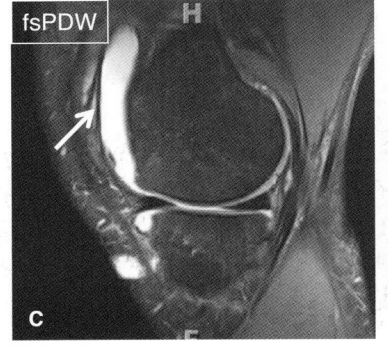
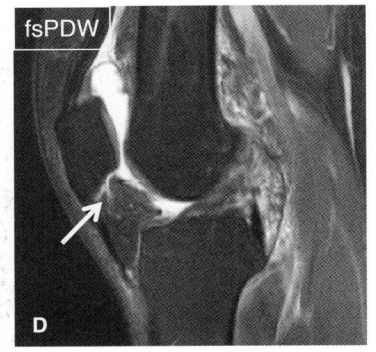

图113 正常和异常滑膜皱襞。轴位（A）矢状位（B）图像显示正常内侧（图 A 箭）和下部皱襞。C、D：不同的受试者矢状面图像显示较厚的内侧皱襞（图 C 箭）和下皱襞缺失伴 Hoffa 脂肪垫上面内陷（D 中箭），前下皱襞撕裂的特征性表现

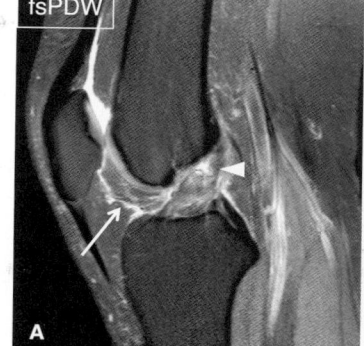
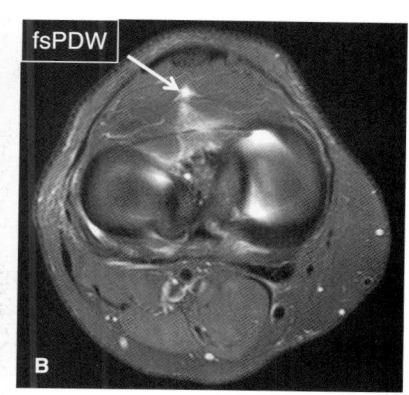

图114 急性髌下皱襞损伤。一个近期膝关节创伤患者矢状位（A）和轴位（B）图像显示沿髌下皱襞走行液体状信号（箭），表明黏膜韧带扭伤，旋转伤时这种情况并不少见。还请注意前交叉韧带近端几乎完全撕裂（箭头）

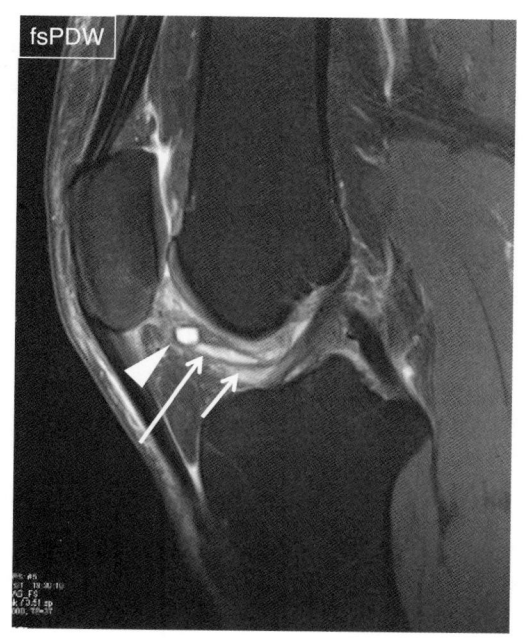

图115 黏膜韧带腱鞘囊肿。矢状位图像显示髌下皱襞的液体样增厚（长箭），伴邻近积液和软组织水肿（短箭），反映了慢性损伤急性发作和腱鞘囊肿形成（箭头）

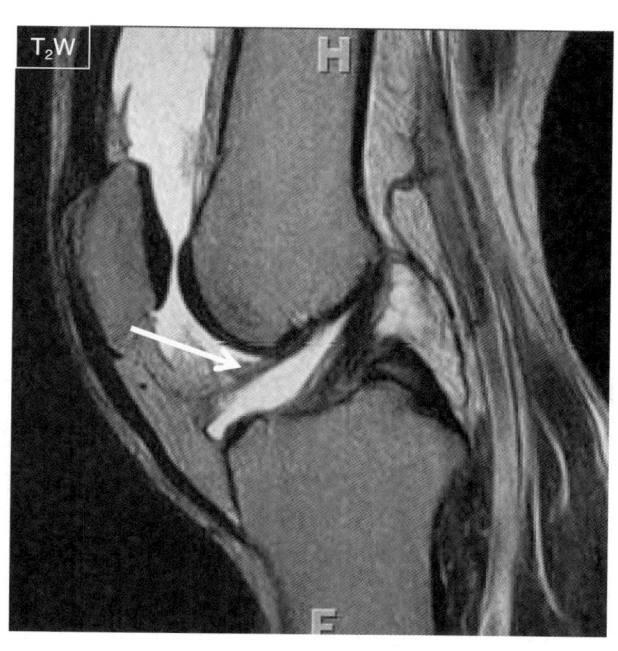

图116 术后皱襞增厚。矢状位图像显示髌下皱襞轻度增厚（箭）以及Hoffa脂肪垫轮廓不规则，这是术后正常表现

（临床上形成于连接髂前上棘、髌骨中心和胫骨结节的线之间）。通常，当TT-TG距离＞1.5~2 cm时，根据外科医生的偏好，可进行髌股关节排列不良矫正手术，如LPR松解、内侧支持带折叠/紧缩、胫骨结节内移或滑车成形术。需要注意的是，TT-TG距离随患者线圈定位（体线圈与膝关节线圈）、胫骨或股骨扭转（磁场里足趾朝上或朝侧面）以及膝关节弯曲程度而变化。进一步研究来建立标准化测量方法和阈值用于治疗髌股疼痛综合征是必要的。

髁间室：
前交叉韧带：[〈正常〉〈黏液变性〉〈扭伤〉]
后交叉韧带：[〈正常〉〈黏液变性〉〈扭伤〉]

交叉韧带是很强的韧带，它从胫骨平台延伸，像X形相互交叉，连接到股骨髁间窝。ACL从股骨内髁外侧壁的后部起源，向下、前、内侧方向延伸止于胫骨髁间隆起前部。它限制胫骨的前移和内旋。前交叉韧带由前内侧束和后外侧束组成，按照它们插入胫骨髁间嵴的相对位置命名。前内侧束控制平

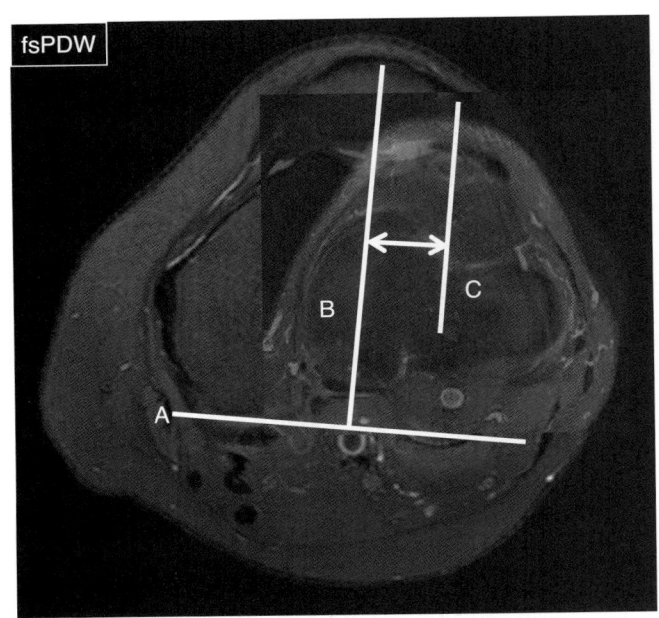

图 117 TT–TG 距离测量。通过滑车沟和胫骨粗隆轴位图像叠加显示测量垂直于 A 线的 B 线和 C 线之间 TT–TG 距离的正确方法，A 线与股骨髁后缘相切

移和屈曲，后外侧束控制旋转。PCL 起源于股骨内髁前外侧面，向下、后、外侧方向延伸止于胫骨平台后部远端，限制胫骨的后移和外旋。它也包括两束：前外侧束和后内侧束。

临床上，ACL 和 PCL 使用简单的"抽屉试验"测试。患者仰卧，屈髋 45°，屈膝 90°，把脚平放在检查桌上。这个姿势可以完全放松腘绳肌；否则，可能出现假阴性结果。轻轻抓紧胫骨近端，然后施加向前向后力量，与正常对侧膝比较。胫骨向前过度移位表明 ACL 缺陷，而过度的后移位表明 PCL 缺陷。"拉赫曼试验"是膝关节屈曲 30° 时的一种变化，是前交叉韧带损伤最敏感的试验。另一个常用的试验是轴移试验。它涉及对腿部施加外翻内旋力的基本原理。膝关节开始完全伸展，然后缓慢屈曲至约 30°~40°。在轴移试验呈阳性的患者中，开始关节在完全伸展时半脱位，然后当膝关节屈曲约 30° 时，通过髂胫束牵拉相对于股骨前外侧脱位的胫骨恢复其正常位置。该试验对 ACL 损伤最具有特异性。

前交叉韧带最好在矢状位和冠状位图像上进行评估。在矢状位，韧带呈现为直而绷紧的带状，特征是最多有 3~4 条条纹，走行平行于髁间窝顶部（Blumensaat 线），虽然可能正常存在极小的下垂下凸。冠状位图像最适合评估前交叉韧带，在胫骨前部附着处两束纤维相邻，在冠状面中部结合在一起，形成一个印第安问候语"双手合十"，最后在后冠状面图像上呈黑而厚的带状附着在股骨外侧髁的内侧缘。在轴位图像上，近端部分呈椭圆形，在接近胫骨止点时逐渐分裂成扇形束。在冠状位 T_1W 或 PDW 图像上，在 ACL 纤维之间通常夹杂线性脂肪条纹（图 1）。

前交叉韧带可能因急性旋转损伤或与膝关节不稳相关的慢性微创伤损伤而出现病变。在后一种情况下，可能会遇到前交叉韧带黏液样变性的早期或进展期表现。由于前交叉韧带位于滑膜外，与膝关节不稳定相关的反复轻微旋转损伤可导致滑膜微小撕裂和（或）前交叉韧带纤维轻微断裂。随后关节液渗漏进入 ACL 实质导致黏液样变性外观。液体可能在 ACL 实质内积聚到更大的比例，导致可见的实质内囊肿。同样过程进展表现包括邻近髁间窝处和（或）ACL 微撕脱的骨附着处的腱鞘囊肿。这些发现常见于中年或老年患者，女性多于男性。膝关节紊乱的患者由于潜在的不稳定性，如髌股关节排列不良或轨迹异常，可能表现出 ACL 和（或）PCL 黏液变性的年龄更低。ACL 黏液变性的早期影像学征象包括冠状位图像上 ACL 纤维束之间的正常脂肪部分或完全消失，伴/不伴骨附着部位牵引性囊肿。囊肿应与重要的血管区分开，它通常出现在 ACL 附着部位。随着黏液变性程度的加重，可以看到 ACL 的 T_2 信号增高，实质内囊肿形成条纹（芹菜茎或鼓槌外观），最后发展成髁间窝囊肿（图 118 ~ 图 120）。在少数病例中，也可能伴 PCL 黏液变性和（或）腱鞘囊肿（图 121）。这些表现会导致远端伸展限制，并需要通过清创或康复治疗。这些损伤不应被视为急性撕裂，因为这些损伤不需要进行修复或重建。急性或亚急性前交叉韧带部分或完全撕裂时，有近期扭伤史、髁间窝出血和水肿、后囊损伤、骨挫伤和韧带纤维不连续，并且没有 ACL 纤维增粗和骨内囊变，而这些在 ACL 黏液变性中很常见。

急性或亚急性 ACL 撕裂通常发生在青年或中年。全层撕裂比部分撕裂更常见。在前交叉韧带完全撕裂中，有与韧带本身损伤有关的直接影像学征象，以及反映相关结构损伤和关节紊乱的间接征象。即使没有间接征象，直接影像学征象在诊断 ACL 损伤方面提供了很高的准确性，包括以下内容：

- ACL 显示不清，常在韧带走行区出现界限不清的水肿和出血（图 122）。

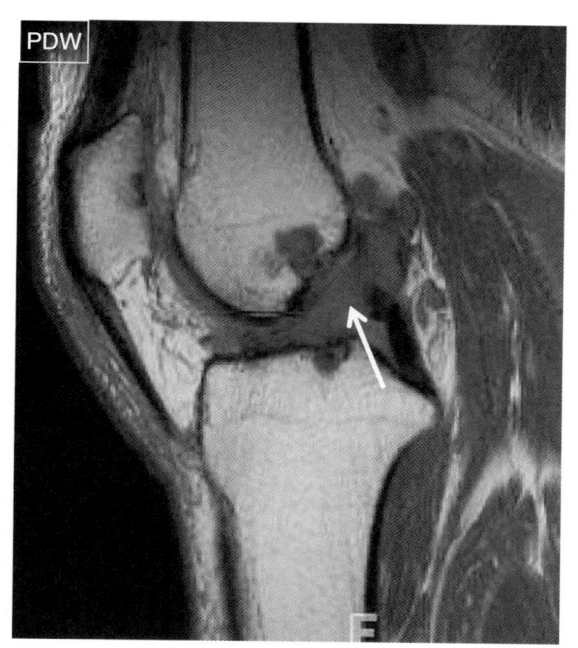

图118 前交叉韧带黏液变性。矢状位图像显示前交叉韧带扩张，与骨骼肌呈等信号，并显示实质内、髁间窝囊肿以及附着处骨囊肿

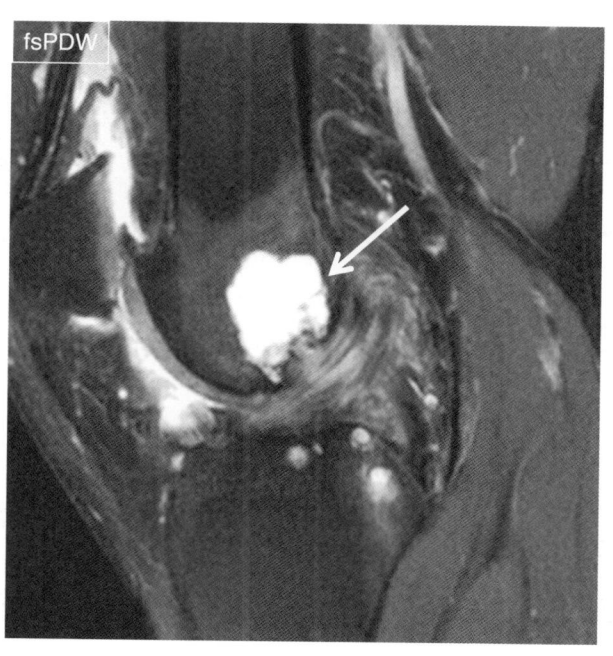

图119 前交叉韧带腱鞘囊肿。矢状位图像显示一个巨大的腱鞘囊肿（箭），源于前交叉韧带，侵蚀到股骨内。还要注意实质内腱鞘囊肿

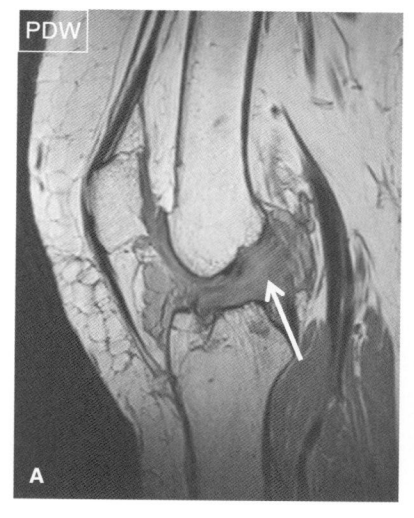
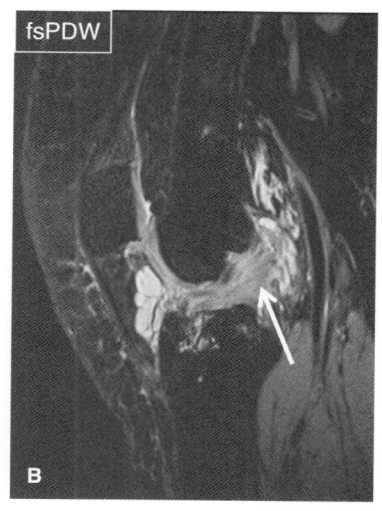

图120 前交叉韧带腱鞘囊肿。矢状位图像显示前交叉韧带弥漫性增大（箭），呈一个鼓槌状结构，伴实质内、髁间窝和骨内腱鞘囊肿

- ACL 中断，表现为 T_2 信号异常增高或止点撕脱（图123）。
- 前交叉韧带远端水平化（"ACL 下降"或"ACL 松弛"），在矢状位上发现 ACL 与髁间窝的顶部夹角超过15°或与胫骨平台夹角小于45°（图122、图124）。
- 前交叉韧带的亚急性撕裂和瘢痕表现为轮廓不规则、模糊、边界不清、增厚。
- 髁间窝内界限不清、信号异常的肿块。

在冠状位和轴位图像上，ACL 近端的线性低信号带可能减弱、碎裂，完全或部分被出血取代，或从髁间切迹的侧壁移位。当 ACL 撕裂时，上面描述的 ACL 从前到后的结构无法在冠状位图像上找到。在冠状位图像上，一束或两束可能在胫骨附近缺失，可能在中部没有交互（"没有双手合十"），或可能没有紧贴股骨髁近端和后部。没有贴紧股骨髁或与股骨髁部分分离是一个非常有用的征象，如果在冠状位或轴位图像上未识别，ACL 近端部分撕裂可能会

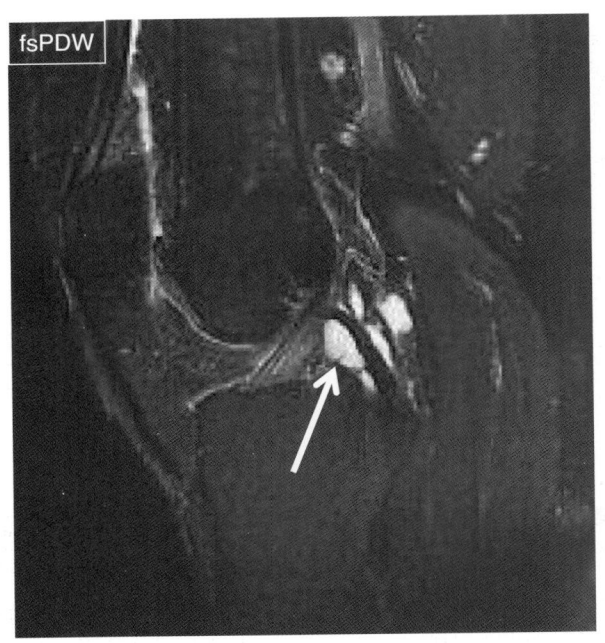

图121 髁间窝腱鞘囊肿和后交叉韧带腱鞘囊肿。矢状位图像显示多分隔腱鞘囊肿（箭），位于髁间窝后半部，与后交叉韧带囊肿相邻

被漏掉。

ACL 完全撕裂的诊断可通过间接征象得到支持，包括：

- "双 PCL"征，见于正中矢状位图像，为一条低信号带平行于 PCL 并在其前下部，鉴别诊断包括更常见的移位的半月板桶柄状撕裂（图 125）。
- "过度弯曲 PCL"征，在矢状位图像上当 PCL 的任何部分向后凹时，就会出现。
- 胫骨前移，在矢状位图像上，当通过股骨和胫骨后缘垂直切线之间的距离超过 5～7 mm 时（"MR 抽屉征"或"MR 拉赫曼征"）。移位结果是 LCL 整个从上到下的范围可能会在一张冠状位图像上看到，由于髌骨和胫骨粗隆之间的距离缩短，可以看到髌骨倾向于屈曲（图 126）。
- Segond 骨折是指外侧囊韧带中 1/3 胫骨止点处的皮质撕脱骨折。影像显示为一椭圆形、垂直的、高可达 10 mm 的骨折片。平行于胫骨外侧皮质，位于平台囊韧带下 3～4 mm 处（图 127）。其对诊

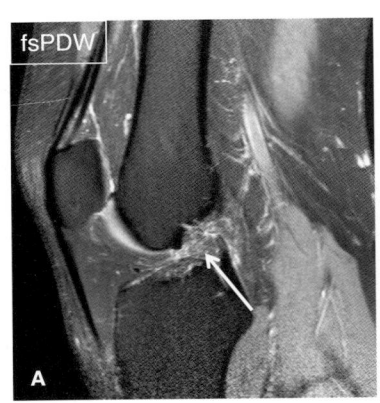
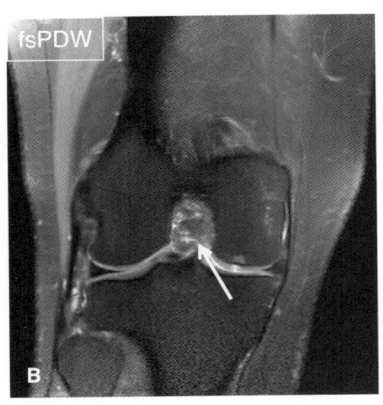

图122 前交叉韧带断裂和未显影。在矢状位（A）和冠状位（B）图像上，在其走行区（箭）未见 ACL。还要注意由于既往出血和后囊破裂形成的不规则的软组织

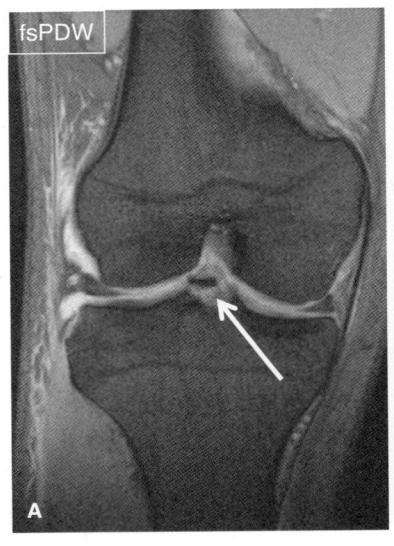
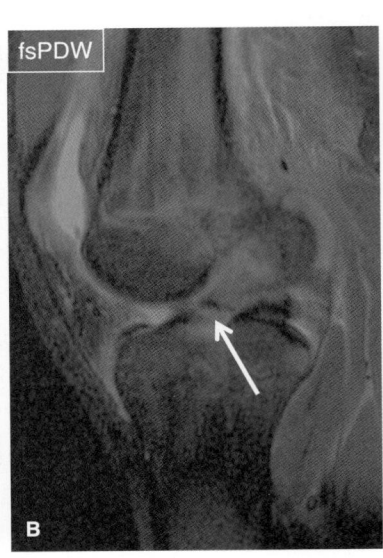

图 123 前交叉韧带止点完全撕脱。冠状面（A）和矢状面（B）图像显示前交叉韧带远端止点附着处几乎完全撕脱（箭）

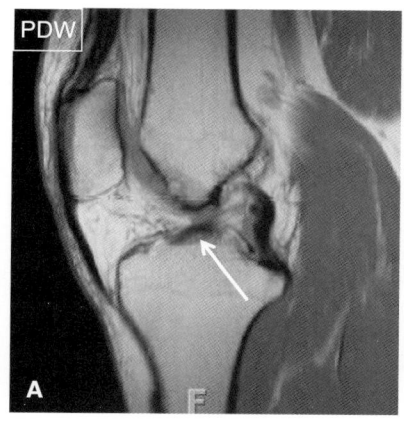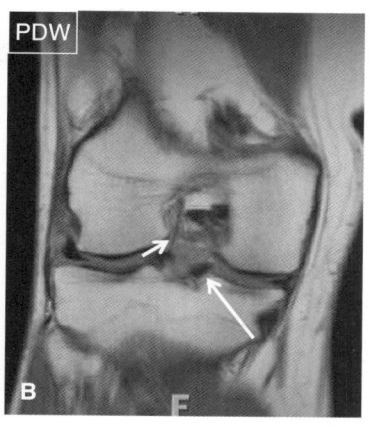

图 124 前交叉韧带下降征。**A**：矢状位图像显示前交叉韧带远端水平化（长箭）和近端缺失。**B**：冠状位图像证实前内侧束缺失（长箭）和弥漫变细的后外侧束，可能主要代表瘢痕组织（短箭）

图 125 双 PCL 征。矢状位（**A**）和冠状位（**B**）图像显示一条低信号带（箭），平行并位于后交叉韧带前下方，对应撕裂的前交叉韧带后外束的上部。注意 ACL 水平化和股骨附着处的中断。外侧半月板游离缘退变截断

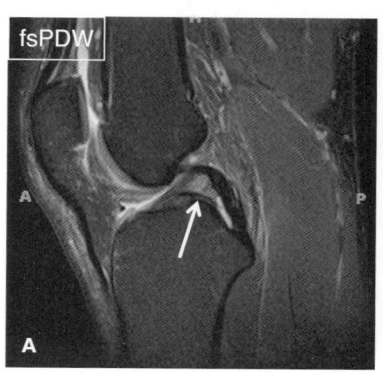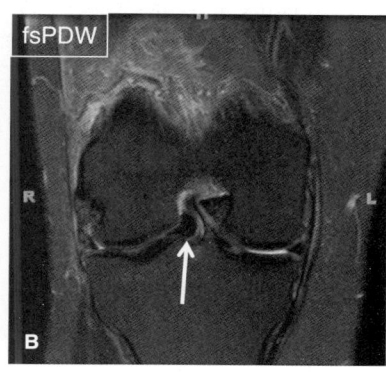

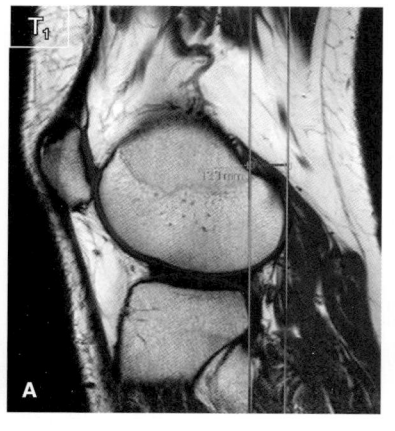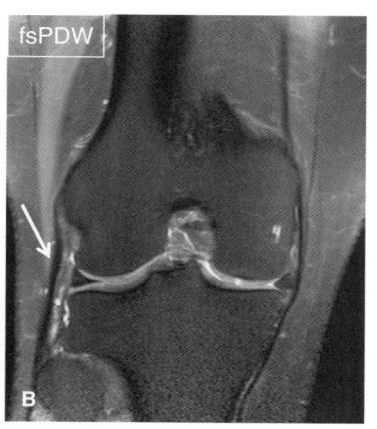

图 126 MR 抽屉征。**A**：在矢状面上，通过股骨和胫骨后缘垂直切线之间的距离为 13 mm，表明胫骨前移位。**B**：前移结果，腓侧副韧带（箭）整个从头到尾范围在一张冠状图像上显示。注意髁间窝未见 ACL

断前交叉韧带完全撕裂敏感性约为 70%。与 MRI 相比，在 X 线片上诊断此骨折更容易。
- 股骨和胫骨对吻骨挫伤（图 128），在 ACL 损伤期间发生的旋转平移事件（又称夹伤）中很常见。冲击挫伤的典型部位是胫骨后外侧平台和股骨外侧髁前部或中部，而反向挫伤发生在胫骨后内侧半膜肌骨附着处和股骨内髁中部。通常胫骨后外侧受影响最大，损伤可以从单纯性骨挫伤到小梁内骨折，再到伴有凹陷的骨软骨骨折而不同。

- 深沟征，为外侧髁-髌骨沟（又称终沟）的过度凹陷（>1.5 mm），由于股骨外侧髁与胫骨外侧平台后部的撞击所致。
- Wrisberg 撕裂，指 LM 后角上表面的纵向或斜行撕裂，从正常 Wrisberg 韧带附着处向远侧延伸（>12 mm）
  - LM 后角胫骨裸露
  - 并发 MCL 扭伤和 MM 撕裂，与 ACL 撕裂一起组成所谓的 O'Donoghue 三联征，不像之前

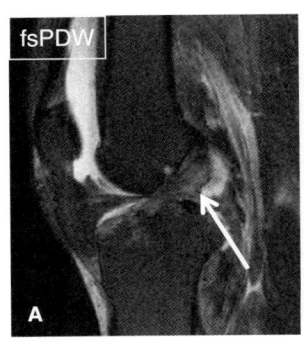
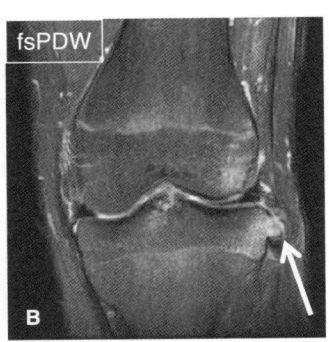
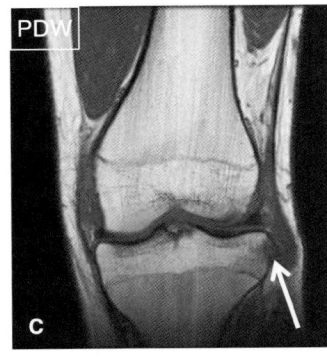
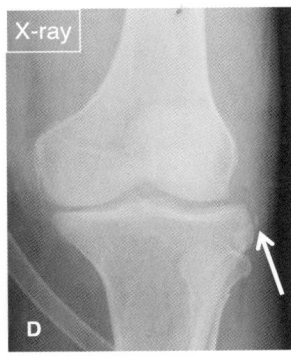

图 127 Segond 骨折。**A**：矢状位图像显示前交叉韧带撕裂伴有髁间窝出血和关节内积液积血平面（箭）。**B**、**C**：冠状位图像显示外侧囊韧带中 1/3 胫骨止点处局部皮质撕脱（箭），股骨外侧髁有对吻骨挫伤。**D**：前后位 X 线片上与 Segond 骨折位置一致的椭圆形骨碎片（箭）清晰可见

像特别有用。前内侧束为前交叉韧带提供最大（约 80%）的强度，并且在冠状位图像上评估必不可少。在以下情况下，应怀疑低级别部分撕裂：①冠状位图像上不完全连续，②前交叉韧带显示异常的信号灶、变薄或局灶增厚，③ ACL 完全撕裂的间接征象存在，但 ACL 看起来完好无损（图 131）。大多数Ⅰ级和Ⅱ级扭伤采用保守治疗，尤其是在临床稳定的情况下。止点撕脱是一种特别的情况，如果无移位，可能通过保守治疗治愈，如果有移位，可通过简单的钢钉固定治愈而不需要复杂的韧带重建（图 123）。

在慢性 ACL 损伤，可以看到 ACL 瘢痕片段或韧带完全消失，外侧髁间窝主要为脂肪信号（图 132）。如果 PCL 也同时损伤，被称为"空髁间窝征"。然而，在一些情况下，低信号成熟的瘢痕组织包裹着慢性非移位的 ACL 撕裂，这可能难以在影像上发现韧带撕裂，唯一确认撕裂的迹象是轻微的成角轮廓或 ACL 轴线变平。最后，ACL 损伤可能由隐含的韧带黏液样变性诱发，一次突然的扭伤可能使韧带彻底断裂（图 133）。

PCL 也包含两束，即前外侧束（较大，控制屈曲）和后内侧束（较小，控制伸展）。正常 PCL 为均匀的低信号且无正常 ACL 中观察到的条纹。在膝伸展或轻微弯曲时韧带后缘轻微凸出。在膝关节不同位置，轻微屈曲是正常的。最常见的损伤机制包括在屈膝、足弯曲固定时直接撞击胫骨前部（仪表板损伤），强制过伸（可能双交叉韧带损伤），或后旋转。ACL 和 PCL 合并损伤比单纯 PCL 损伤更常见。根据损伤机制不同，可能损伤 PCL 不同部位，例如仪表板损伤在胫骨附着处，过度伸展时损伤在股骨附着处，极度弯曲时损伤在韧带中部。前述的后抽屉试验是最敏感的试验。试验时，重要的是估计胫骨是否位于股骨远端前方（Ⅰ级）、与股骨远端一

描述的那样常见

- 出血性滑膜炎，表现为 Hoffa 脂肪垫的剪切伤、后部轮廓模糊和（或）黏膜韧带扭伤。Humphery 韧带损伤或半月板横韧带撕裂（半月板在各自韧带连接处撕裂）也可见于 ACL 损伤。

前交叉韧带撕裂也可能合并上述各节描述的后内侧或后外侧角损伤（图 129、图 130）。

在 MR 图像上区分 ACL 重度部分撕裂和完全撕裂有时具有挑战性。这种情况下冠状位和轴位图

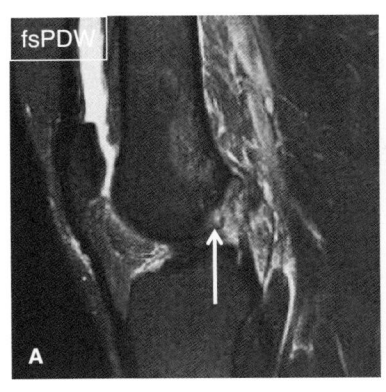
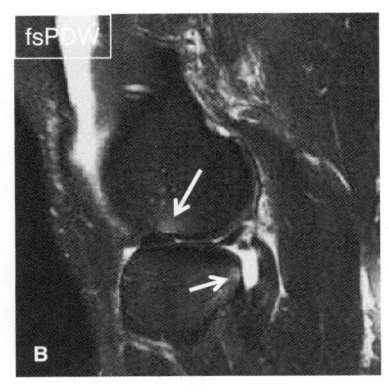

图 128 与前交叉韧带撕裂相关的对吻骨挫伤。矢状位图像显示前交叉韧带完全撕裂（**A** 中箭），以及股骨外侧髁和后外侧胫骨平台处的骨挫伤（**B** 中箭），这被认为是该损伤平移旋转后的典型表现

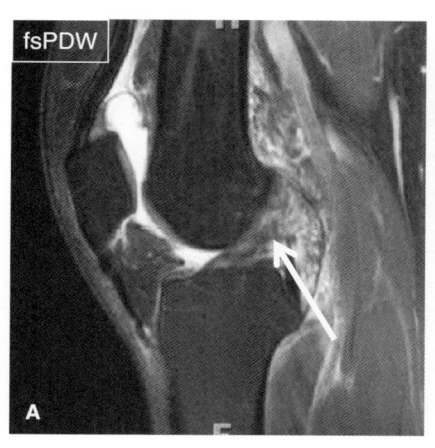 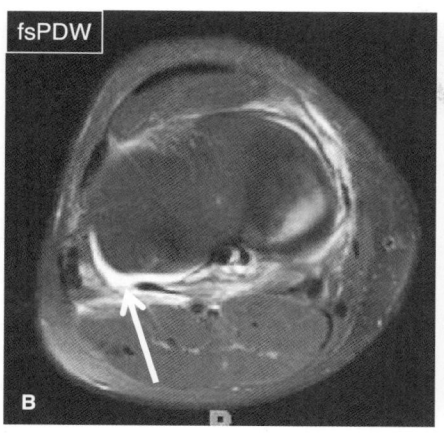 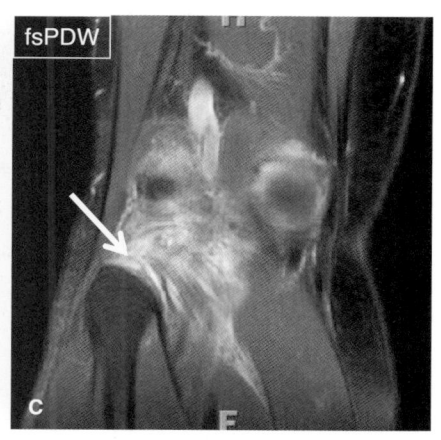

图 129　前交叉韧带撕裂合并后外侧角损伤。矢状位（A）、轴位（B）和冠状位（C）图像显示前交叉韧带完全撕裂（A 中箭），伴弓状韧带撕裂、腘腓韧带撕裂（B、C 中箭），与后外侧角损伤一致

图 130　前交叉韧带撕裂合并外侧副韧带撕裂。A：冠状位显示前交叉韧带中部的完全中断（长箭），外侧副韧带股骨附着处骨撕脱（短箭）和腘肌腱撕裂（部分显示）。B：前后位 X 线片证实骨皮质撕脱（箭）

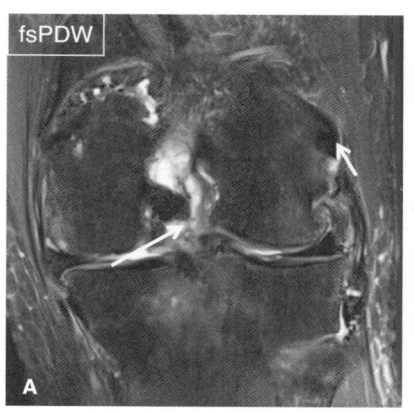 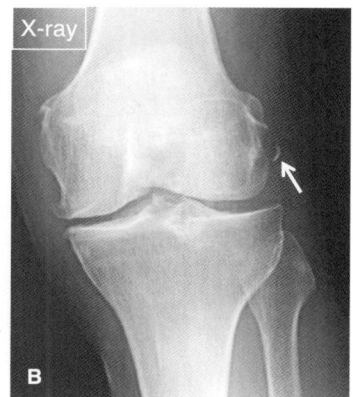

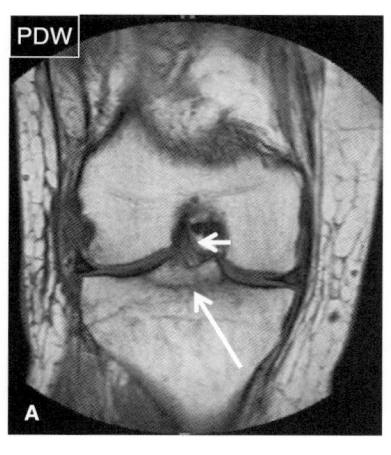 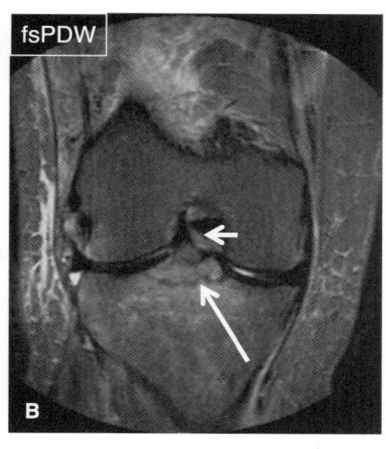

图 131　髁间窝牵拉相关的交叉韧带止点骨折。冠状位图像显示与前交叉韧带（短箭）牵拉相关的髁间隆突基底横行骨折（长箭）。注意前内侧束变细，它应该比后外侧束厚

图 132　慢性前交叉韧带损伤。在冠状位（A）和矢状位（B）图像上，前交叉韧带完全消失，在外侧髁间窝只有脂肪信号（箭）

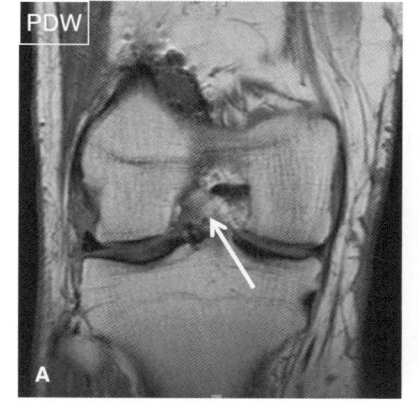 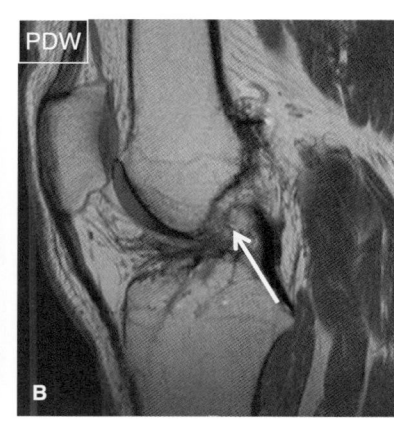

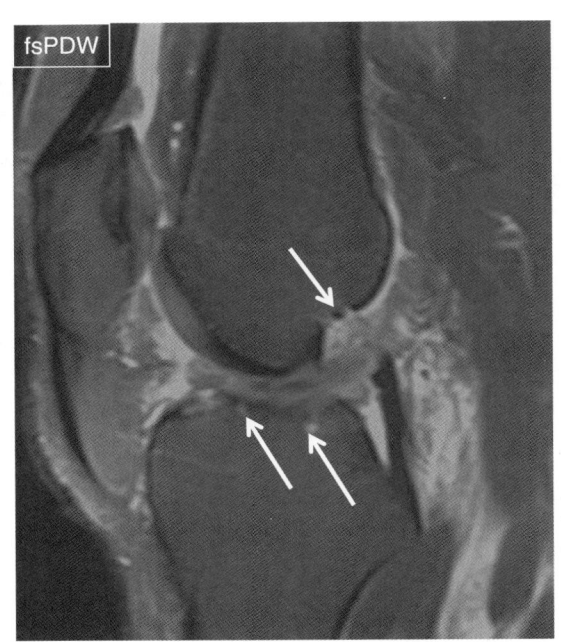

图 133　ACL 断裂伴潜在黏液变性。矢状位图像显示前交叉韧带完全断裂，后囊损伤和水肿。注意 ACL 附着处的囊变，撕裂 ACL 的增粗，提示潜在的慢性黏液变性

致（Ⅱ级）或移位到股骨远端后方（Ⅲ级 PCL 撕裂）。胫骨近端向后移位至股骨远端后方表明存在明显的后部不稳定，通常表示 PCL 和后外侧角合并损伤。"胫骨后沉或下垂试验"提供了一个静态视图，显示 PCL 撕裂的膝关节因重力引起的后移量。这个试验可以在大多数患者身上进行，因为通常不会引起疼痛。本试验中，屈膝 90°，从外侧面评估。正常膝关节，胫骨前部通常位于股骨髁前 1 cm 处。在 PCL 撕裂的膝关节，胫骨后移位，失去正常的胫骨平台前部轮廓。最后，股四头肌收缩试验是一项动态试验，有助于评估 PCL 部分和完全撕裂。试验的起始位置是胫骨后沉试验，让患者尝试伸直腿收缩股四头肌。如果胫骨与正常相比向后半脱位，股四头肌收缩将在胫骨近端产生向前复位力。股四头肌收缩试验阳性表明至少部分 PCL 撕裂。

PCL 退变和部分撕裂通常累及韧带的中央纤维而韧带连续性没有完全丧失（图 134）。在滑膜鞘完整的高级别和完全撕裂中，韧带通常作为单一结构保持连续性，但显示明显增厚（垂直部分的前后直径大于 7 mm）以及 PDW 和 T_2W 图像上的高信号（图 135）。如果 PCL 完全撕裂且滑膜鞘撕裂，图像上显示明显的完全中断（图 136、图 137）。在 PCL 撕脱伤时，韧带纤维局部中断，韧带轮廓改变，偶尔出现撕脱骨碎片（图 138）。慢性 PCL 撕裂，韧带可能因瘢痕形成而保持部分连续性，但可以看到韧带变细、增厚和（或）轮廓弯曲。除非 PCL 完全断裂或者是高水平运动员多韧带损伤的一部分，否则通常不会进行 PCL 修补，因为半月板股骨韧带是膝关节后部的二级稳定装置，且修补并不能阻止骨关节炎的进展。胫骨或股骨附着部位的撕脱伤，使用内固定器进行固定，中段全层撕裂进行重建。通常情况下，完全伸展时内翻或外翻松弛提示联合性韧带损伤（交叉韧带和侧副韧带）。这种情况下神经血管损伤很常见。涉及 3 个或 3 个以上韧带的双交叉韧带损伤或多韧带损伤应考虑自发复位的膝关节脱位。

骨骼：[〈正常或异常〉]

应检查骨骼是否存在皮质和骨髓异常，如红骨髓再转化、良性和恶性骨髓浸润过程、皮质和软骨下骨折、骨软骨损伤、梗死和肿瘤。T_1W 图像最适合评估骨髓，并且在每个骨关节磁共振成像方案中至少包含一个平面成像。在 T_1W 和 PDW 图像上，

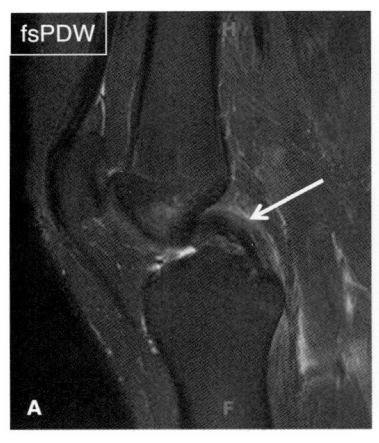
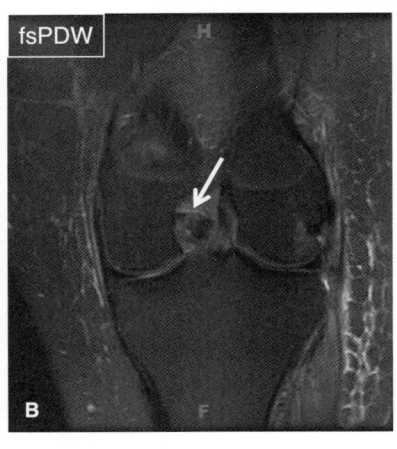

图 134　后交叉韧带低级别部分撕裂。矢状位（A）和冠状位（B）图像显示连续的后交叉韧带背侧内部高信号，提示间质内撕裂

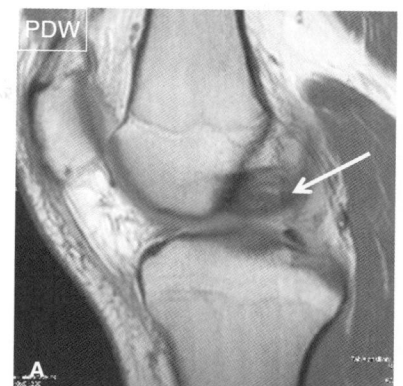
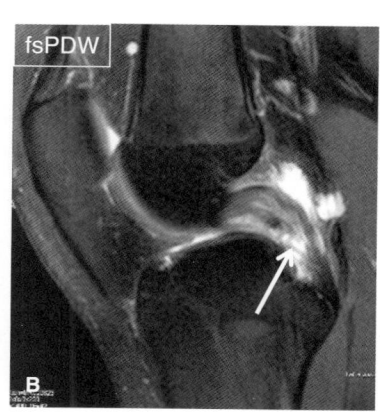

图135 后交叉韧带高级别部分、近全层撕裂。在矢状位图像上，韧带广泛增厚，呈不均匀高信号，纤维几乎完全中断

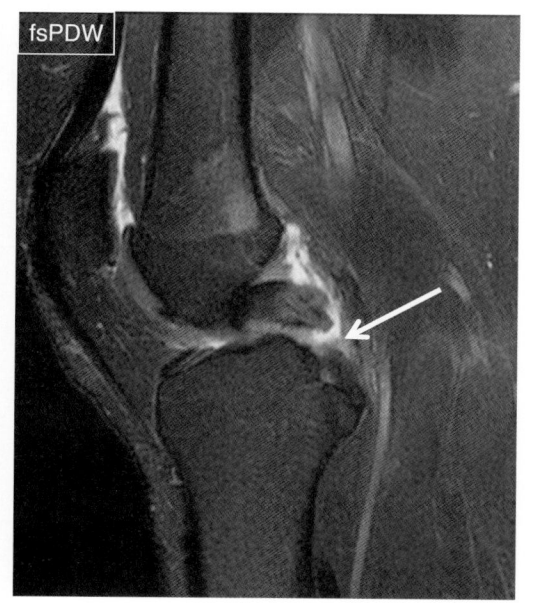

图136 后交叉韧带完全断裂。矢状位图像显示后交叉韧带远侧部完全中断（箭）及亚急性损伤后不规则的后关节囊

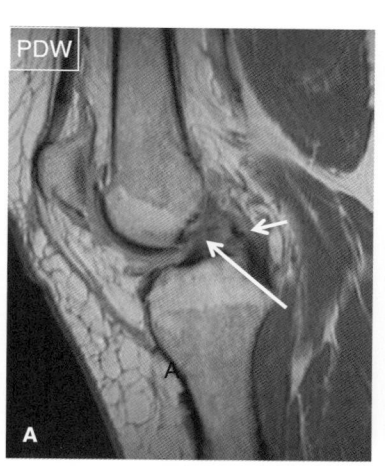
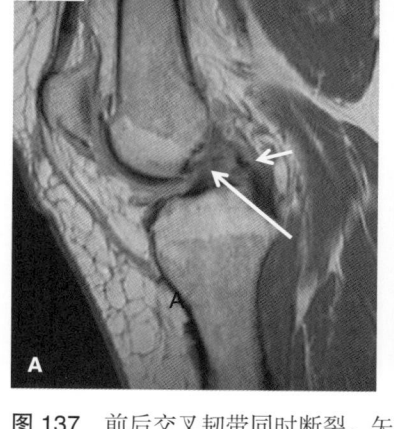

图137 前后交叉韧带同时断裂。矢状位图像显示前交叉韧带（长箭）和后交叉韧带（短箭）同时完全撕裂。注意股骨远端干骺端的小片软骨，在骺板痕迹附近并不少见

图138 后交叉韧带止点撕脱。矢状位图像显示后交叉韧带胫骨附着处撕脱伴有（撕脱性）骨髓水肿（箭）和后关节囊撕裂

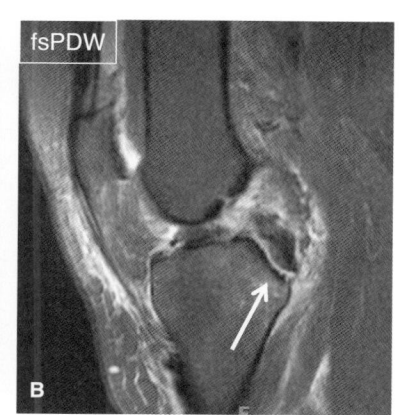

红骨髓的再转化过程信号轻微高于肌肉，且通常不累及骨骺和骨突。除了正常软骨下红骨髓区，骨骺更深部受累，可能需要相关放射摄影和（或）补充化学位移成像。反相位图像上信号强度减低超过20%表明病变内存在微观脂肪，可能是良性的，如红骨髓再转化。在临床实践中，化学位移成像只是偶尔需要，因为在大多数情况下，T_1W成像上骨髓信号超过骨骼肌就足以证明它是红骨髓再转化（图139、图140）。其他骨髓浸润或替代过程包括Erdheim-Chester病（组织细胞浸润，全身症状包括尿崩症、

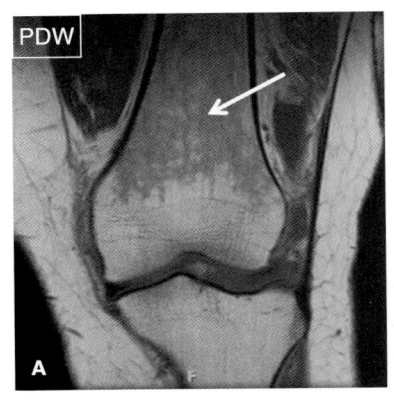
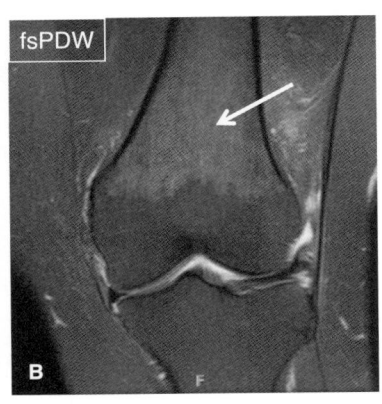

图139 红骨髓再转化。冠状位图像显示股骨干和干骺端骨髓（箭）高于邻近肌肉的弥漫中等T_1信号改变和稍高的T_2信号，与红骨髓再转化一致

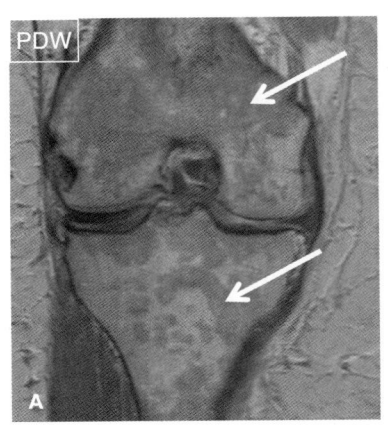
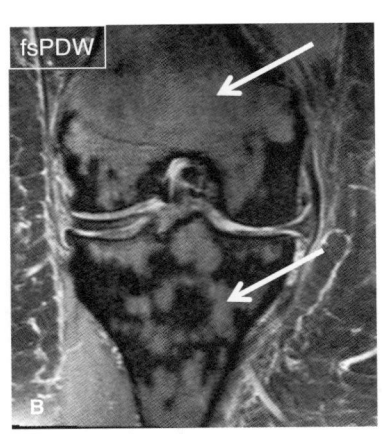
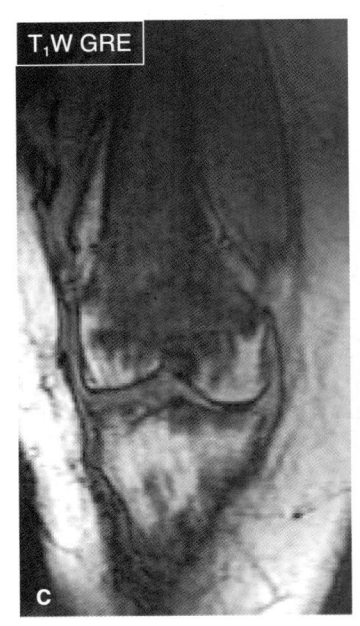
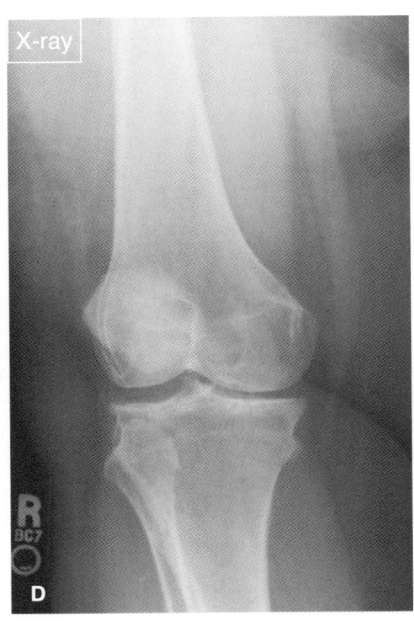

图140 红骨髓再转化。冠状位图像（**A**、**B**）显示股骨和胫骨的多灶性中等信号区（箭），与局部肌肉相比为高信号。这些区域由于细胞内含脂质在反相图像（**C**）上表现为信号减低，与红骨髓再转化的散在病灶相一致。相应的前后位X线片（**D**）正常

X线片上的骨硬化、双侧几乎对称的混合弥漫性浸润性骨髓信号改变表现）、白血病和淋巴瘤（外周涂片异常、潜在的已知淋巴增生性疾病、斑片状或弥漫性 T_1 等信号或低信号的骨髓浸润、皮质穿透、软组织肿块、局部或全身淋巴结病）、血液系统疾病如镰状细胞贫血、血友病、慢性肾功能不全和骨髓增生异常综合征（已知疾病、遗传易感性、红骨髓再转化和含铁血黄素沉着症）、结节病（已知结节病、T_2 等信号或低信号的多灶性斑点或网状骨髓浸润病变，女性），最后是骨髓瘤和转移（已知的原发性肿瘤、高钙血症、贫血、电泳异常、X线片上的骨病变、局灶性、多灶性或弥漫性骨髓浸润、骨内扇贝样变、皮质糜烂、病灶周围骨髓水肿伴转移以及软组织肿块，尤其是骨髓瘤）（图 141、图 142）。

膝关节软骨下不全骨折（以前称膝关节自发性骨坏死）大多数发生于老年人和骨质疏松症患者，表现为无严重外伤史而出现突发性疼痛。该病通常单侧发病，常累及股骨内侧髁，股骨外侧髁少见，亦可累及胫骨外侧髁。在 T_1W 或 PDW 图像上，表现为关节面下的低信号病灶，在 fsT_2W 或 fsPDW 图像上，伴有股骨髁广泛（通常＞2 cm）骨髓水肿。应寻找常见伴随的潜在半月板撕裂，尤其是体部/后角游离缘或后根部的放射状撕裂（图 143）。骨软骨损伤常被认为是偶然或有症状时发现（图 144~图 146），第 5 章对其进行了详细讨论。在大多数年龄段这些可能与既往创伤有关，但青少年除外，青少年中被认为继发性骨骺（临时钙化带）疾病。潜在不稳定的迹象包括病变范围较大（＞1.5 cm），病变基底部范围广及囊性变，原位体上高级别软骨裂隙或缺失，以及清晰的液体信号，X线片上的透亮影或关节内钆进入病变内。病变可自发愈合，有症状者可能需要手术干预。治愈后，骨髓水肿和（或）囊变表现为脂肪变性或硬化。因此，有必要同时联合使用 PDW 和 fsPDW 图像检查这些病变（图 146）。

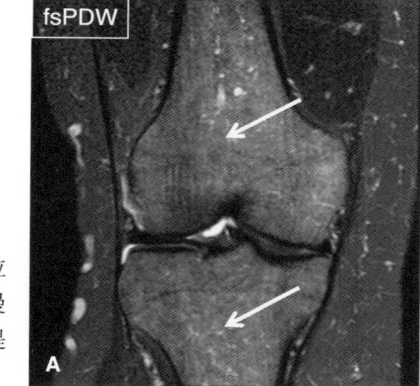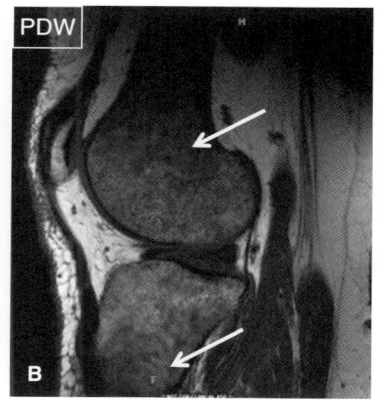

图 141 Erdheim–Chester 病。冠状（A）和矢状位（B）图像显示包括骨骺在内的所有骨髓区域弥漫性不均匀低信号，与邻近肌肉呈等信号（箭），提示 Erdheim–Chester 病的组织细胞浸润

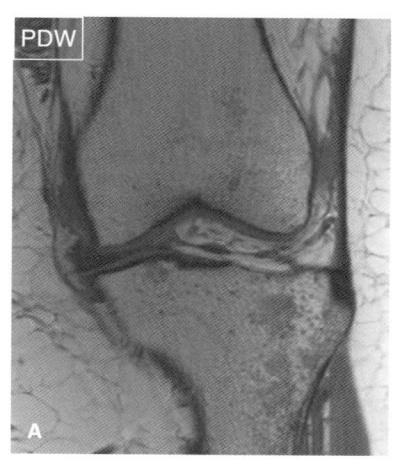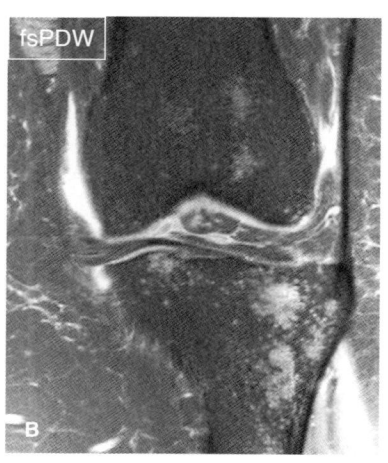

图 142 结节性关节病。冠状位图像（A、B）表现为少量积液和多灶性斑点状骨髓浸润性改变，活检证实为骨结节病

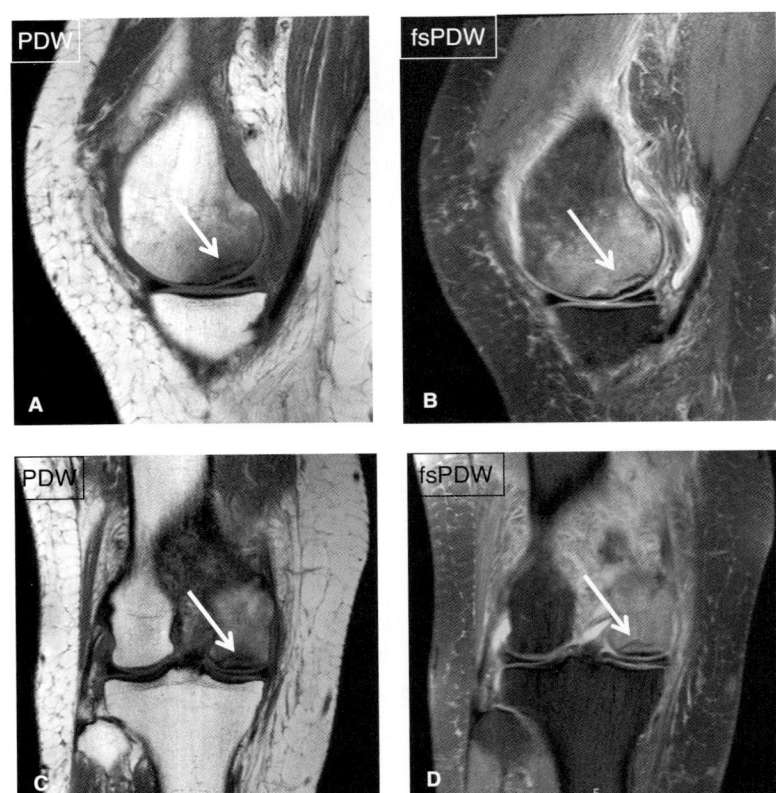

图143 软骨下不全骨折。矢状（A、B）和冠状位（C、D）图像显示软骨下平行于股骨内侧髁关节面的低信号骨折线（箭）。注意广泛（>2 cm）的骨髓水肿和半月板后角游离缘小的放射状撕裂

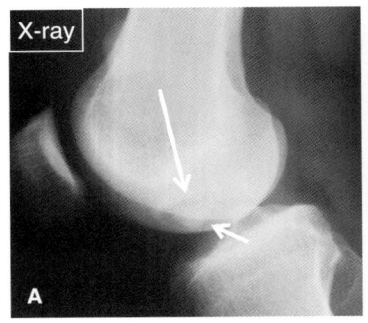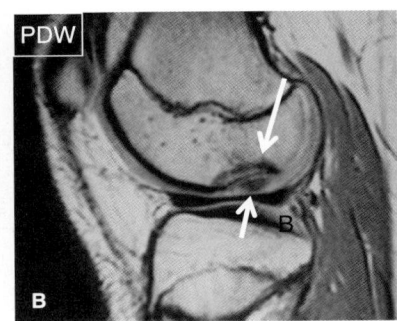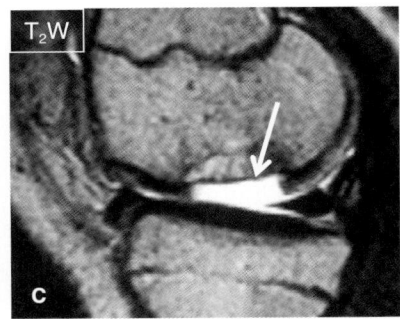

图144 骨软骨损伤（OCL）。A：侧位片显示股骨髁OCL（长箭），原位骨折片周围透亮影（短箭）。B：矢状位MR图像证实OCL（长箭）和原位体（短箭）。C：另一例OCL原位骨折片脱落后伴全层软骨缺损（箭）

图145 骨软骨损伤。矢状位图像显示股骨外侧髁较大范围的OCL（长箭）伴邻近骨质囊变。与正常软骨相比，表面软骨轻度肥厚（短箭）

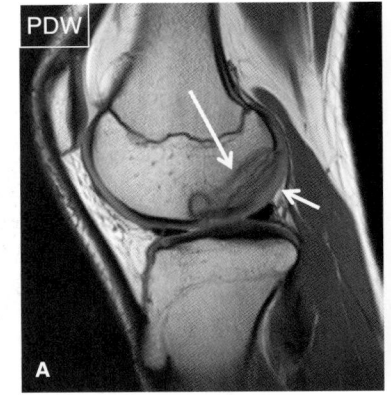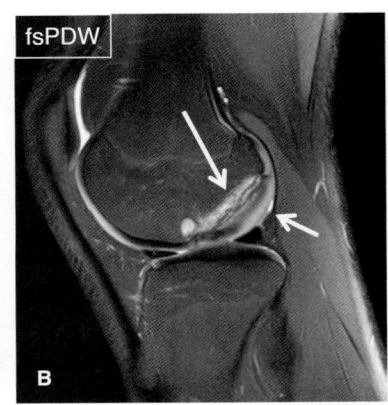

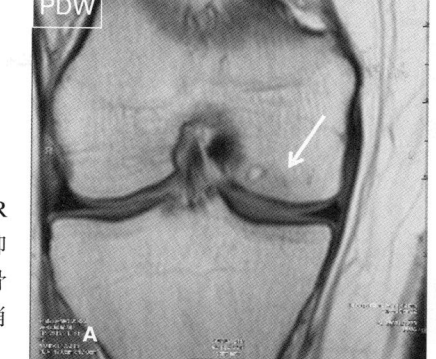
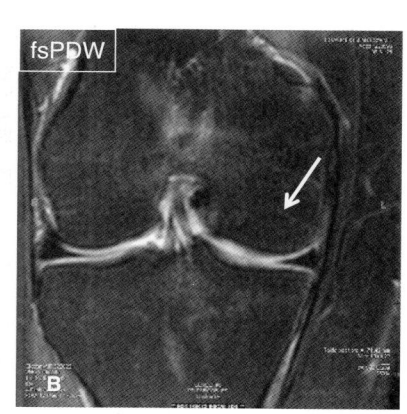

图 146 慢性骨软骨损伤的膝关节冠状面 MR 图像。由于囊性病变的脂肪变性，在非脂肪抑制 PDW 图像（A）上可以更好地观察到，股骨内侧髁可见骨软骨病变（箭）。周围骨髓水肿消失表明病变已慢性愈合

　　膝关节可能因应力损伤或者直接或间接的创伤而骨折。应力损伤常见于胫骨，而不全损伤常见于股骨。无论何时，观察到广泛的骨髓水肿（＞2 cm 区域），应寻找与骨折线对应的黑线（图 147、图 148）。大多数情况下，骨髓水肿在受伤 3 个月后消退，即使骨折愈合良好，也可能需要 3 个月以上才能消退（虽然不常见）。然而，筋膜水肿在 2～4 周内迅速消退，可能出现骨膜炎，提示病变处于亚急性期（图 148、图 149）。Salter-Harris 损伤是指儿童骨骺板骨折。基于累及骺板、干骺端和骨骺的范围分类是很重要的，因为它会影响患者的治疗，并为可能的远期并发症提供线索（表 4）。Ⅲ/Ⅳ型骨折需要切开复位内固定。Ⅴ型骨折通常诊断较晚。应检查是否存在可能阻止愈合的骨膜或副韧带的卡压病变（图 150、图 151）。这些病变很重要，因为它们可能导致生长改变，或更常见的是骺板过早闭合，随后肢体短缩和异常生长（图 152）。过早愈合形成的骨桥常见于胫骨和股骨远端，由于骨桥穿过具有骺软骨的骺板，可以在 3D MR 或 CT 图像上更好地观察到。伤者年龄越小，畸形的角度越大，导致下肢不等长的概率越高，可能需要手术。与上肢病变、髋关节周围病变、外翻畸形和屈曲损伤相比，下肢病变、股骨和胫骨远端病变、内翻畸形和伸展损伤的耐受性较差。内翻或外翻角度超过 5°或后倾角超过 10°～20°通常需要干预。如果腿长差异大于 1 cm 或小于 4 cm，可在患侧切除骨桥和（或）在对侧正常侧钻孔或缝合，以尝试过早闭合并平衡肢体长度。骨桥或骨棒的位置可能决定骨的生长，例如：股骨远端的内侧骨棒将导致外侧过度生长和膝内翻畸形。超过 4 cm 的差异可能需要切除和同种异体移植以延长肢体。

　　膝关节周围的肿瘤和肿瘤样病变很常见，因为这些骨骼的血供丰富，灵活的关节容易受伤，以及常见残留的红骨髓岛。病变分为良性或惰性病变（不需干预的病变或可安全随访的病变）、恶性或侵袭性病变（恶性肿瘤），以及未证实的不确定性病变（需要 6～12 周短期随访或活检）。只要可能的情况下，磁共振成像结果都应与平片相结合。良性病变包括

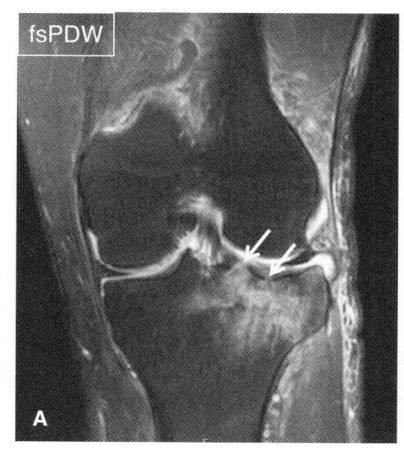
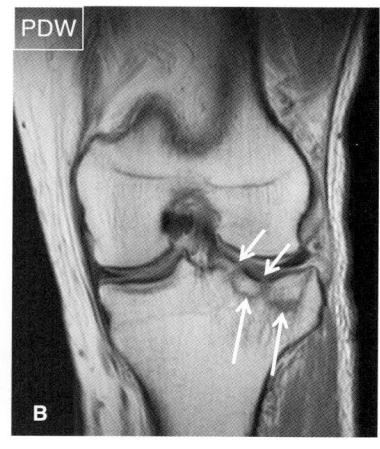

图 147 机动车事故导致的胫骨平台压缩性骨折。冠状位图像（A、B）显示外侧胫骨平台凹陷和局部皮质中断（短箭），广泛的骨髓水肿内可见低信号骨折线（长箭），邻近筋膜水肿

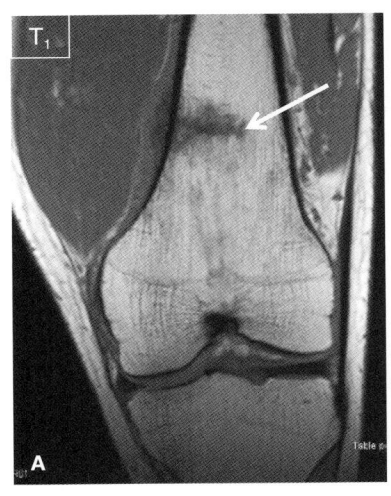 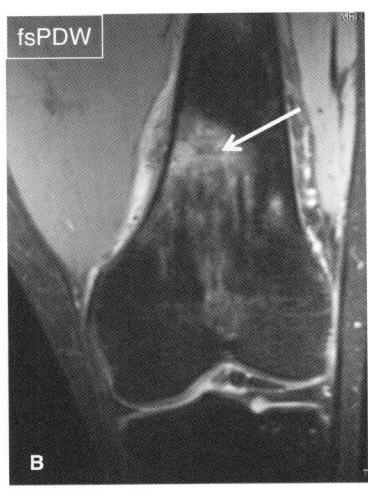

图148　股骨干骨折。冠状位图像（**A**、**B**）显示股骨干远端的横向低信号的不全骨折线（箭），伴周围骨髓水肿和骨膜炎。该患者因骨质疏松发生亚急性不全骨折

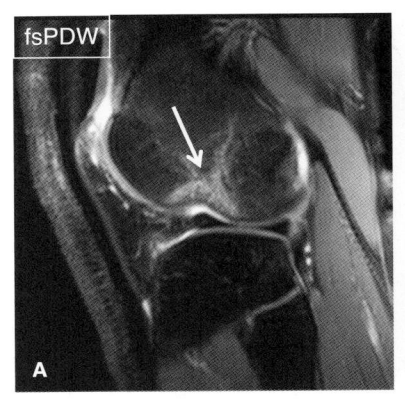 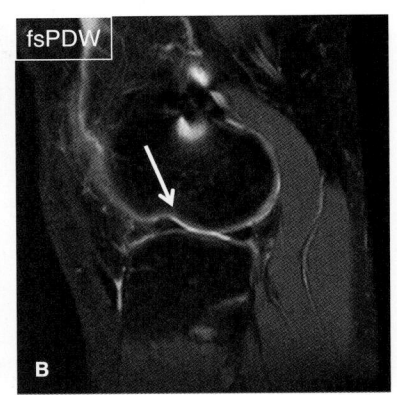

图149　股骨外侧髁压缩性骨折。矢状位图像。**A**：股骨前外侧髁处可见明显压缩性骨折（箭），周围有骨髓水肿。**B**：几个月后，骨髓水肿完全消退，表明骨折愈合（箭），骨折处的骨皮质凹陷仍然很明显

表4　Salter–Harris 损伤分型

损伤类型	特征
Ⅰ	穿过骺板的横向骨折，骺板宽度增加
Ⅱ	骨折穿过骺板和干骺端，未累及骨骺
Ⅲ	骨折穿过骺板和骨骺
Ⅳ	骨折穿过骨骺、骺板和干骺端
Ⅴ	骺板压缩或挤压伤，无骨骺或干骺端骨折

皮质硬纤维瘤（肌腱或韧带附着端牵拉病变）、纤维骨皮质缺损（＜1.5 cm，皮质 - 皮质下病变伴有周围骨质硬化）、非骨化性纤维瘤（＞1.5 cm，皮质 - 皮质下病变伴有周围骨质增厚硬化，可能包含囊性区域，骨髓水肿不常见）、骨梗死（双环征或界限清楚的分界区）、骨膜下血肿（近期外伤，部位，筋膜或

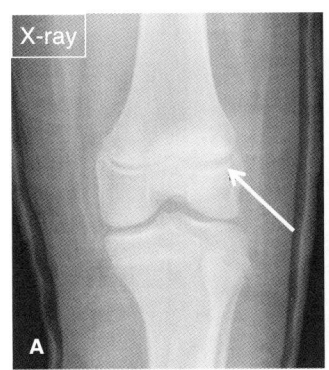 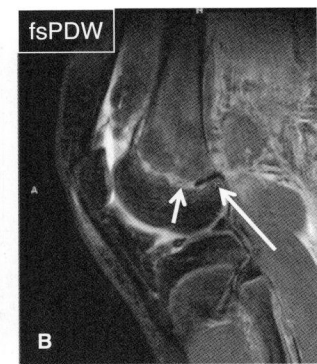 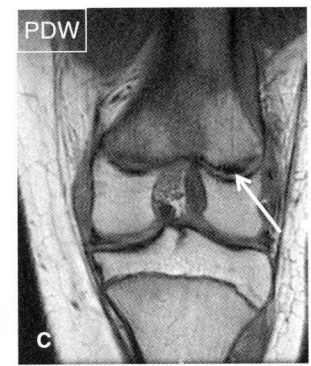

图150　Salter-Harris Ⅰ型损伤伴骨膜陷落。**A**：前后位 X 线片显示股骨远端外侧骺板增宽（箭）。相应的矢状位（**B**）、冠状位（**C**）磁共振图像证实了骺板轻度增宽、骺板处液体信号（**B** 中短箭）以及外侧骺板的线性低信号（长箭头），提示同侧股骨干骺端移位的骨膜陷落在骺板内

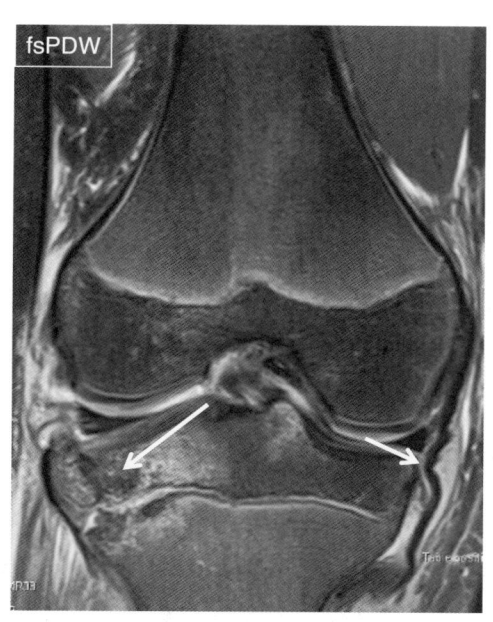

骨髓水肿，骨膜下不均匀液体信号伴周围强化）、软骨母细胞瘤（广泛水肿，骨骺端，骨膜炎，青年人，周围硬化，继发性 ABC 可同时存在液 - 液平面）、腱鞘囊肿（病变 T_2 高信号伴周围强化，颈部内衬滑膜组织）、动脉瘤样骨囊肿（干骺端，液 - 液平面）、骨样骨瘤（骨髓水肿、筋膜水肿及皮质增厚，瘤巢强化，动脉期灌注增加）、内生软骨瘤（软骨基质 T_2 高信号及内部矿化，骨内扇形边，靠近骨骺板）、骨软骨瘤（骨髓及皮质与母骨相连续，软骨帽＜1.5 cm）、骨巨细胞瘤（关节下位置，T_2 低信号区）等（图153～图162）。恶性或侵袭性病变表现为骨皮质破坏、侵袭性骨膜炎、累及范围广和多部位受累，如骨肉瘤、尤因肉瘤、骨髓瘤、转移瘤、淋巴瘤等（图163、图164）。不确定性病变表现为混杂 MR 图像特征。例如，T_1 等信号骨髓替代，或内生软骨瘤伴有超过一半的皮质骨内膜的扇形边，或病变伴有骨髓水肿。在这些情况下，可进行短期随访

图151 Salter-Harris Ⅳ型损伤。冠状位图像显示累及骨骺和干骺端的骺板骨折（长箭）。注意内侧副韧带（短箭）因其远端附着点撕脱而呈波浪状

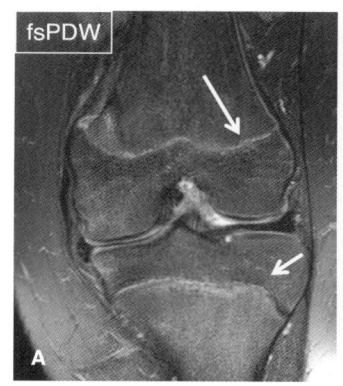 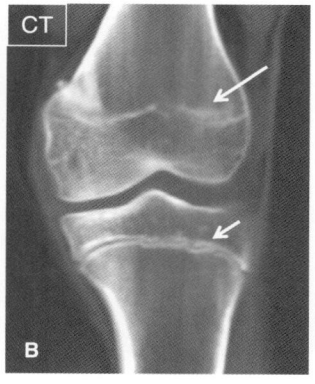 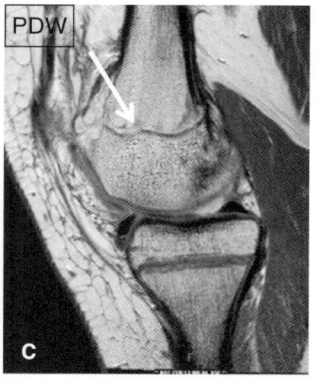

图152 Salter-Harris 损伤愈合伴骺板融合。冠状位脂肪抑制图像显示胫骨外侧平台骺板（**A** 中短箭）融合，在 CT 图像上（**B** 中短箭）显示更好。股骨骺板融合（长箭）在 CT 和非脂肪抑制图像（**C**）上也能更好地显示

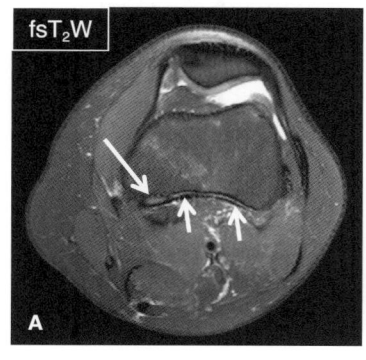 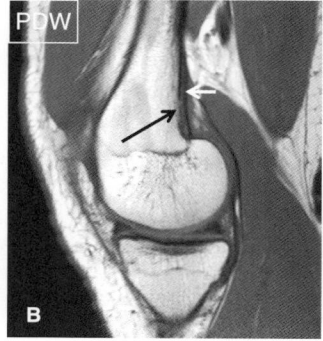 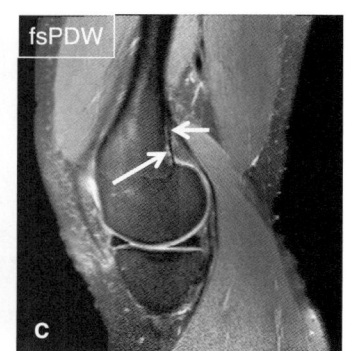

图153 皮质硬纤维瘤。轴位（**A**）和矢状位（**B**、**C**）图像显示股骨远端干骺端后内侧面的皮质病变（长箭），基本表现为腓肠肌起点处的皮质撕脱变形。注意沿整个股骨后部分布的伴随的干骺端条纹（短箭）

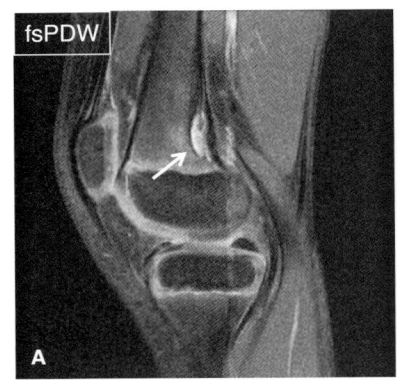
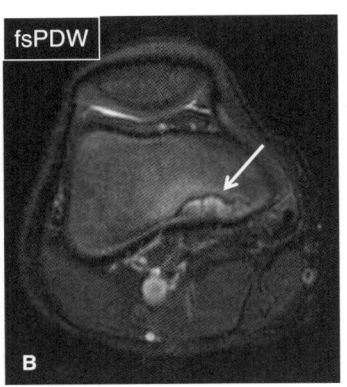

图 154 非骨化性纤维瘤。一名儿童的矢状位（A）和轴位（B）图像显示界限清楚的皮质 - 皮质下高信号病变（箭），其特征是边缘呈低信号，周围有轻微的骨髓水肿。这些表现实际上是病变确诊的特征。根据定义，小于 1.5 cm 的病变称为纤维骨皮质缺损，而大于 1.5 ~ 2 cm 的病变称为非骨化性纤维瘤

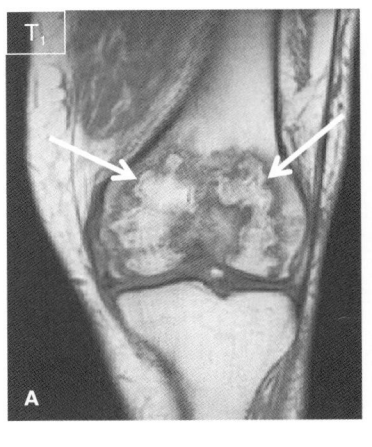
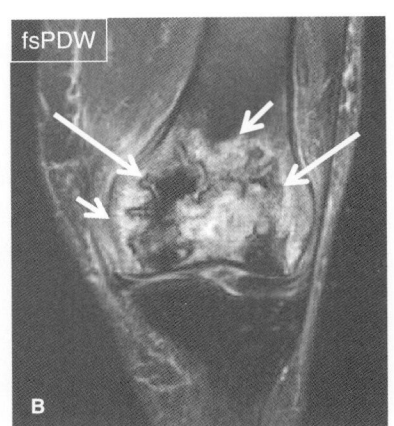

图 155 骨梗死。冠状位图像（A、B）显示双侧股骨髁边界清楚的髓质病变（长箭），呈地图样，其内信号与骨髓脂肪组织相似，边缘呈双环征。注意病灶周围的骨髓水肿和筋膜水肿（短箭），提示病变处于活动期

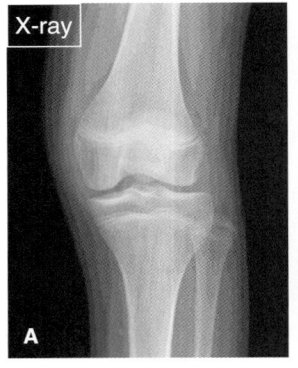
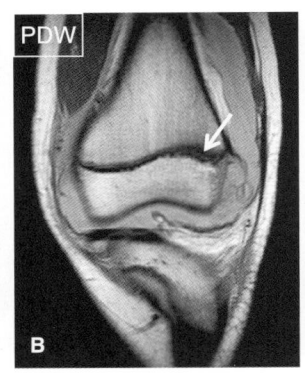
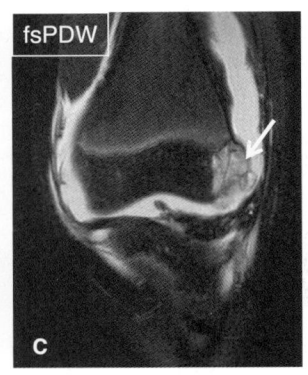

图 156 骨膜下血肿。前后位 X 线片（A）和冠状位（B、C）MR 图像显示骨膜下液体积聚（箭），由于骨皮质剪切伤，在非脂肪抑制图像上股骨外侧髁的骨膜骨皮质低信号轻度升高。注意膝关节中度积液

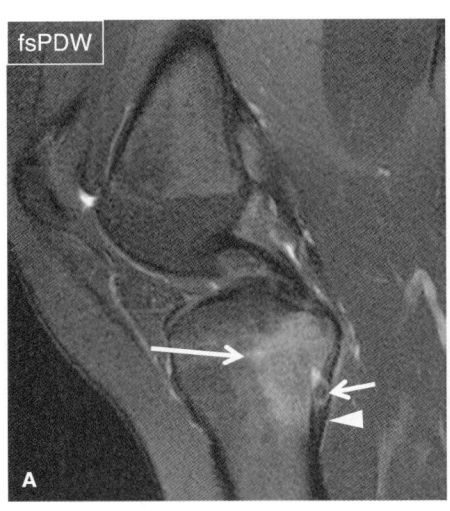
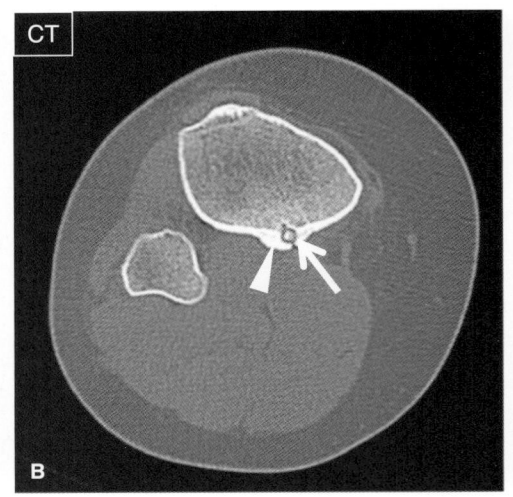

图 157 骨样骨瘤。A：矢状位 MR 图像显示胫骨骨骺和干骺端边界清楚的骨髓水肿区（长箭）。注意其后方骨皮质增厚（箭头），皮质内的卵圆形高信号病变伴内部局灶性低信号（短箭）。B：CT 轴位图像证实皮质增厚和硬化（箭头），并显示边界清楚的圆形病灶，瘤巢部分钙化（箭）

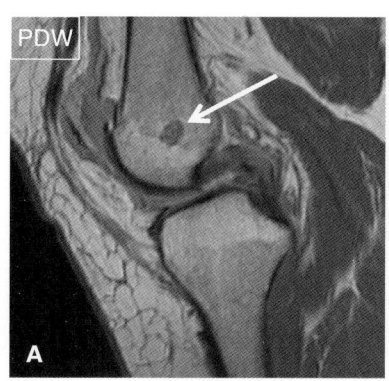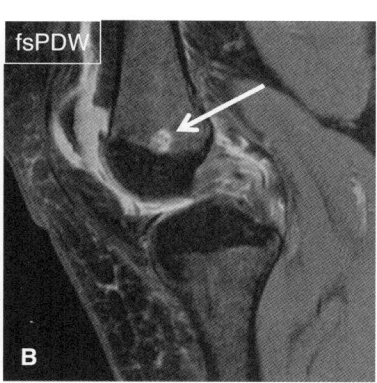

图158 内生软骨瘤。T_1等信号和T_2高信号（箭）的邻近骨骺边缘小的病灶，这是软骨存留（<1 cm）和内生软骨瘤（>1 cm和/或内部矿化）的典型位置。无侵袭特征，如骨髓水肿、骨膜反应、皮质破坏、软组织肿块或范围较大，可确定为良性病变

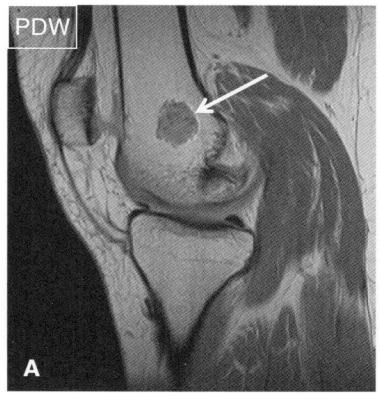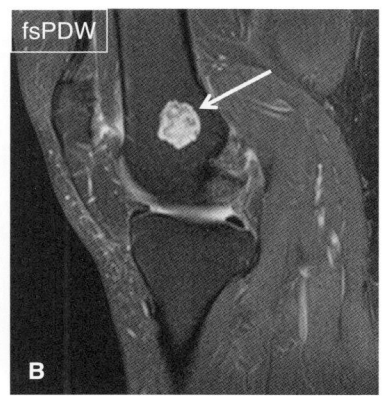

图159 内生软骨瘤。矢状位图像显示边界清楚的分叶状T_2高信号病变（箭），病灶内有提示软骨基质钙化的信号减低区

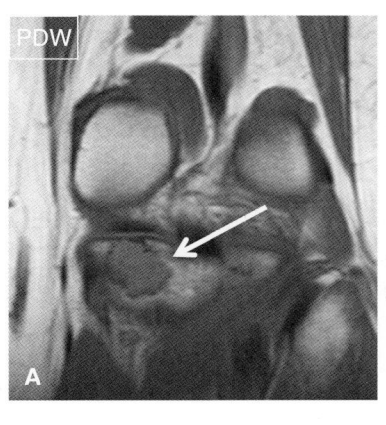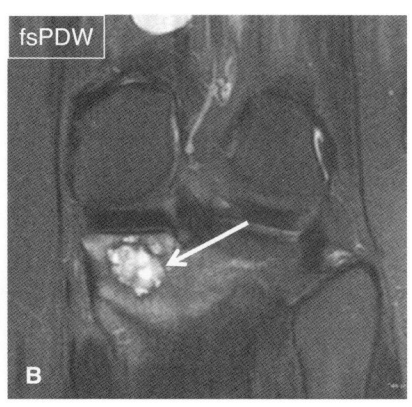

图160 软骨母细胞瘤。冠状位图像。骨骺内局灶性分叶状T_2高信号病变（箭），伴有病灶周围广泛的骨髓水肿，活检证实为软骨母细胞瘤

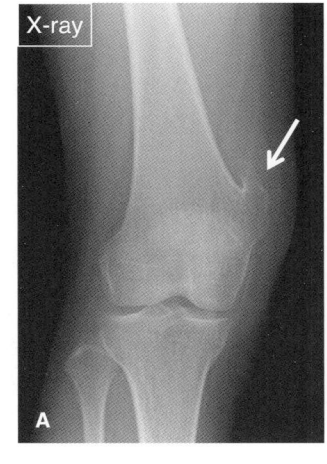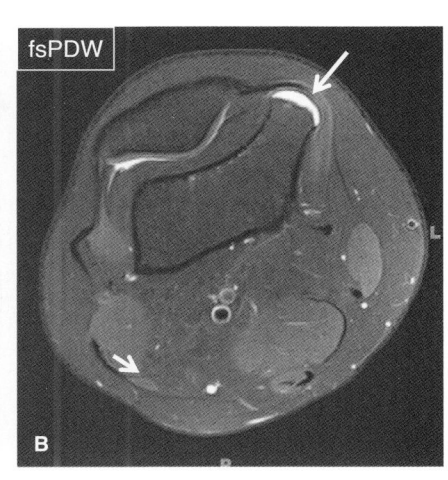

图161 骨软骨瘤。A：正位X线片显示宽基底骨病变（箭），通常起源于干骺端并背向骨骺突出。B：轴位MR图像可评估软骨帽厚度并排除恶变，软骨帽薄且边界清楚提示良性病变（箭）

图 162 骨巨细胞瘤。A：侧位 X 线片显示边界清楚的溶骨性病变，无硬化边（箭），邻近关节面，累及闭合的生长板。在冠状位（B）和矢状位（C）MR 图像上，病变表现为不均匀 T_2 高信号，边缘呈低信号（箭），可见中低信号的实性区（白色星号）和明显高信号的囊性区（黑色星号）

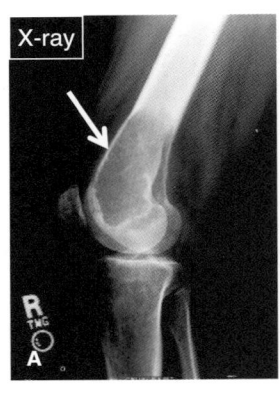
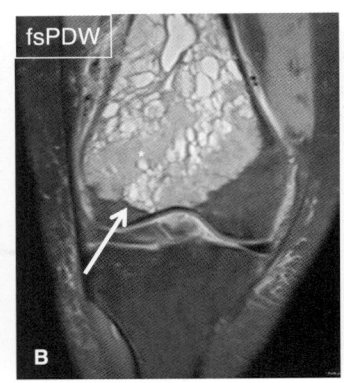
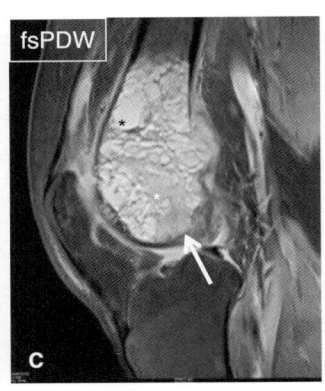

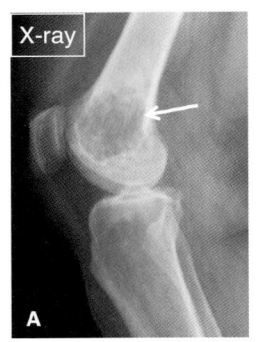
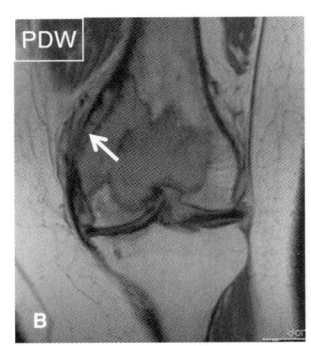
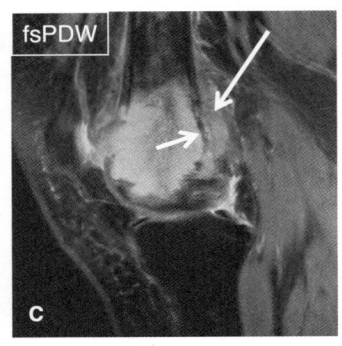

图 163 转移瘤。A：一名成人侧位 X 线片显示溶骨性病变（箭），伴有斑片状骨质硬化和较宽的移行带。B、C：MR 图像显示该恶性病变的内后侧骨皮质侵蚀（短箭）伴邻近的软组织肿块（C 中长箭）

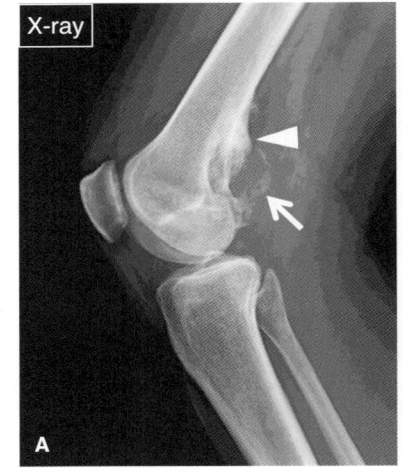
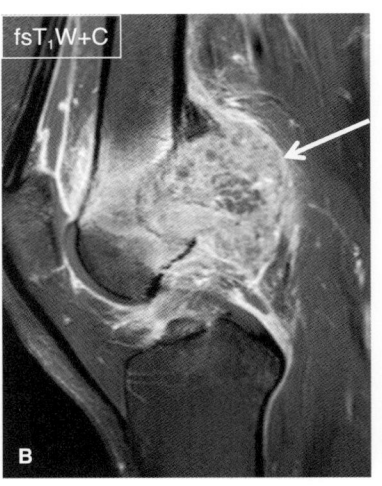

图 164 骨膜骨肉瘤。A：侧位 X 线片显示股骨干骺端广泛软组织病变，可见钙化（箭）和 Codman 三角（箭头）。B：矢状位 MR 图像显示侵袭性肿块呈不均匀强化（箭），累及髓内和髓外，邻近骨髓及软组织充血

或活检以确定下一步治疗（图 165）。感染可能类似全部三种类型（良性、不确定性和潜在恶性），因此结合临床表现至关重要。感染受累骨可表现为广泛的骨膜炎和皮质破坏。其他的辅助征象包括：与骨骺板相邻的多层病变，邻近的液体积聚或窦道，以及系统性毒血症的潜在表现（图 166）。

肌肉：[〈正常〉]

应评估膝关节周围肌肉是否有扭伤、感染、肌炎和肿瘤，以及去神经化的表现，包括水肿、脂肪浸润和萎缩。肌肉信号改变可以大致分为 3 类：①弥漫性肌肉信号改变伴筋膜水肿（肌肉扭伤，肌炎，感染），②弥漫性肌肉信号改变无筋膜水肿［去神经化（局限于神经分布），脊髓灰质炎，运动神经元病，庞贝氏症，糖尿病和一些肌炎（多部位双侧疾病）］，③斑片状肌肉信号改变（感染，挫伤，扭伤，肿瘤和肿瘤样病变，如血管瘤）。肌肉扭伤通常涉及到快缩肌和横跨两个关节的肌肉，这些损伤是

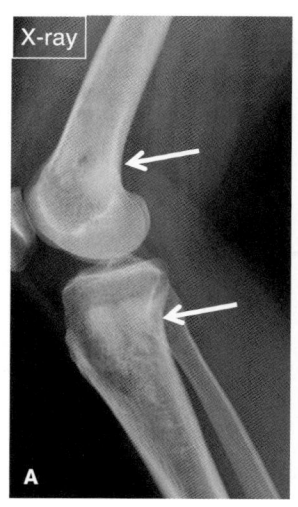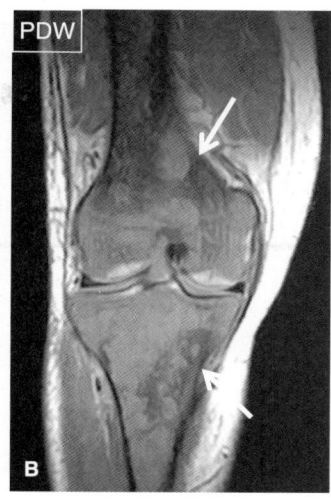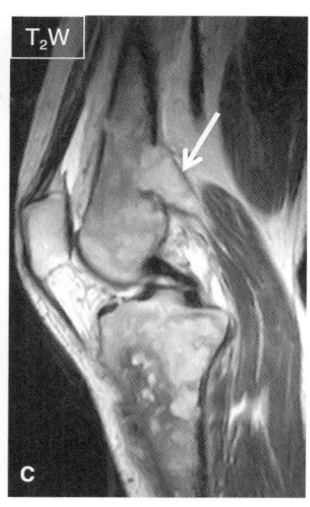

图165 A：膝关节侧位 X 线片显示股骨远端和胫骨近端的斑片状骨质硬化。冠状位（B）和矢状位（C）MR 图像显示广泛的骨髓替代（B 中箭）。注意后方骨皮质破坏伴软组织肿块（C 中箭）。病变不确定，可能是转移性疾病、淋巴组织增生性疾病或 Erdheim-Chester 病（本例诊断）

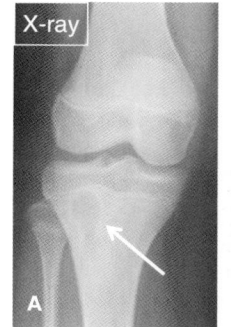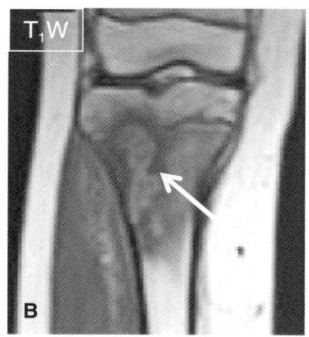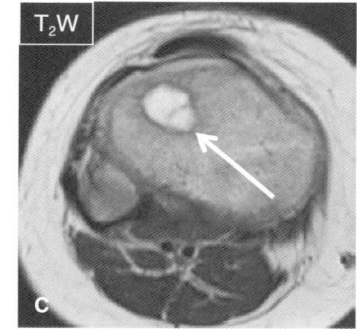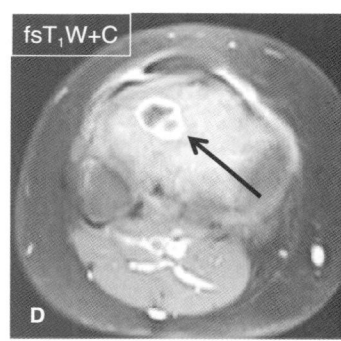

图166 Brodie 骨脓肿。正位 X 线片（A）和冠状位（B）与轴位（C、D）MR 图像显示邻近骨骺板的细长的病变（白长箭和黑长箭）。病变呈多层状且合并子病变（坏死区），在胫骨形成一个大的 Brodie 骨脓肿。病灶周围筋膜水肿和强化，常见于感染

由直接或间接（离心收缩对抗阻力）损伤引起的。扭伤的分级与韧带损伤相似，分为Ⅰ级（束状水肿）、Ⅱ级（部分撕裂，局灶性肌内积液或纤维不连续）和Ⅲ级（完全撕裂）（图167中 A）。Ⅱ级撕裂又可细分为低级别或高级别部分撕裂。通常较深的血肿吸收较慢或可能需要抽吸，而表浅的血肿可自行快速吸收。肌腱损伤通常需要康复治疗，而专业运动员或有＞2 cm 的回缩的肌腱撕裂可能需要手术重新连接。根据其位置，肌肉扭伤也可被描述为外周（肌筋膜）和中央（肌腱、腱、肌骨）扭伤。肌骨撕裂通常见于较小肌腱的骨附着端，如大收肌远端、三头肌内侧头和耻骨肌。中央扭伤比周围扭伤愈合的慢。除了考虑累及到中央或周围的位置之外，在高级别的运动员中，能否重返比赛还取决于肌肉受累的横截面积（CSA）（＜25%，1 周；25%～75%，1～3 周；＞75%，＞3 周），以及近端或远端肌腱受累情况（远端和中央的病变是更差的预后指标）。其他较差的预后指标与延迟重返比赛有关，例如，在腘绳肌损伤中，肌腱回缩的程度（＞2 cm）、肌腱受累的数量（＞1 个肌腱）以及神经血管束周围的筋膜积液。

肌肉扭伤的其他原因包括骨筋膜室综合征（通常是临床诊断，近期有极端或剧烈运动，如瑜伽、骑自行车等，筋膜隆起，内部筋膜室的压力增加，在疾病发展的后期出现肌坏死）和肌炎或肌病，可为特发性或由各种各样的基因、代谢和血管病因引起。与骨筋膜室综合征相关的肌肉水肿和肿胀仅限于患肢筋膜室，而肌炎通常累及多个筋膜室，可以是双侧的，并可能有筋膜水肿或强化。肌肉疾病在概念上通常分

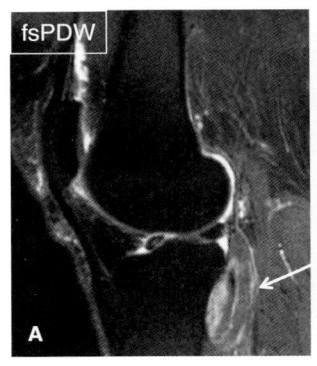 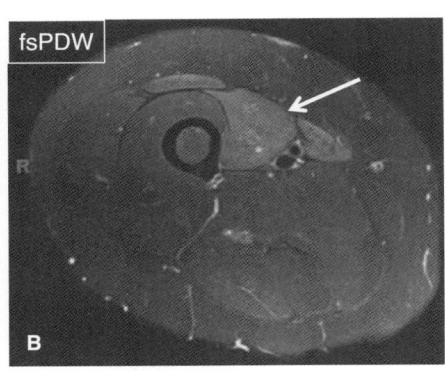

图167 Ⅰ级肌肉扭伤与去神经化水肿样信号对比。A：腘肌弥漫性网状水肿伴周围筋膜水肿（箭），符合Ⅰ级扭伤。B：股神经病变患者，弥漫性肌肉水肿样信号，无网状外观，无筋膜水肿（箭）

为4种不同类型：嗜酸性筋膜炎或皮肌炎，可能主要影响周围肌囊连接处；其他肌炎，表现为肌纤维斑片状受累；包涵体肌炎，表现为肌纤维中存在包涵体；血管炎，主要为小动脉受累，继发肌纤维炎症。在影像学上，应报告异常的肌肉或筋膜改变，这可能有助于临床医生选择活检部位，并与临床、组织学和血清学结果相结合，以做出特定的诊断。通常，肌肉去神经化的改变发生于局部神经的分布区域，呈弥漫性，表现为肌肉去神经部位近端的神经异常，与任何筋膜水肿改变无关（图167中B）。

血管：[〈正常〉]

膝关节周围常见的血管病变包括血管畸形、腘动脉瘤和静脉瘤、腘静脉血栓形成，以及腓肠肌和皮下脂肪常见的静脉曲张（图168、图169）。

神经：[〈正常〉]

胫神经（TN）和腓总神经（CPN）应根据大小、走行、信号强度和束状形态进行评估。正常的胫神经在所有序列上都是与肌肉等信号的，而腓总神经在斜行时可表现为T_2略高信号。当神经位于膝后深筋膜下方和腓骨通道附近时，恢复等信号。这两根

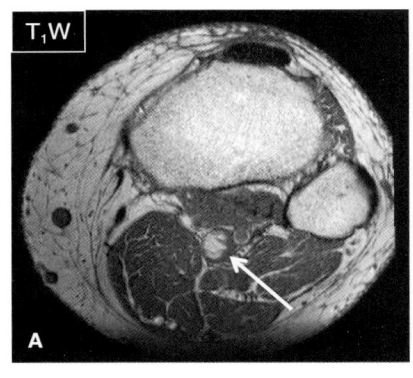 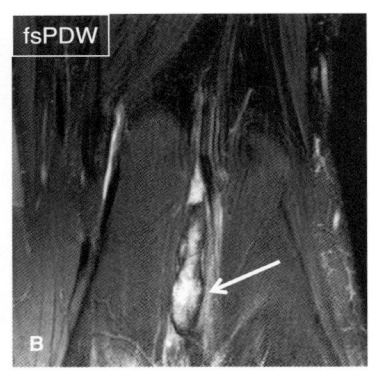

图168 腘静脉血栓形成。在轴位（A）和冠状位（B）图像上，腘静脉（箭）相对扩张，正常流空信号消失，提示急性-亚急性血栓形成

图169 静脉畸形。矢状位图像（A、B）显示腘窝较大病灶，呈多发分叶状T_2高信号（箭），无流空，与缓流（静脉）畸形相符

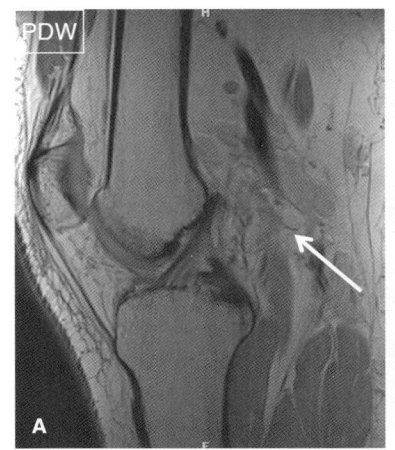 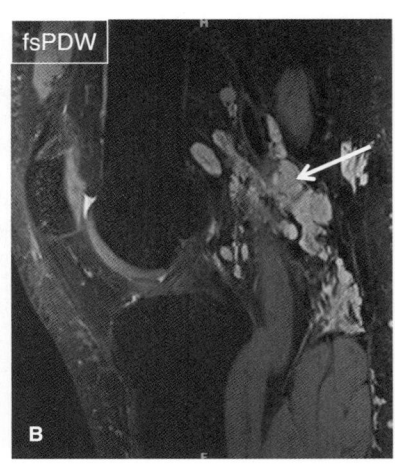

神经易发生直接或穿透性损伤，神经鞘瘤、腱鞘囊肿、Baker 囊肿、软组织肿瘤、骨软骨瘤和其他骨肿瘤、骨折不当连接、创伤后血肿、术后瘢痕和胫后动脉瘤等都可能累及这两根神经。腓总神经尤其容易在腓骨通道内被卡压。通常卡住的神经在压迫部位和紧邻压迫部位显示 T_2 高信号，同时在卡压部位变平，并可能出现局部肌肉去神经支配改变（图 170）。

与体内其他部位一样，外周神经鞘肿瘤表现为圆形或椭圆形边界清楚的 T_2 高信号病灶，呈均匀强化（图 171、图 172）。其他特征包括尾征、靶征、束状和脂肪分离信号也有助于这些病变的诊断。

其他

发生膝前接触性创伤时，液体通常会积聚在髌前和（或）髌下滑囊，这些滑囊与关节腔不相通。如果液体超出了滑囊的范围，应考虑脱套损伤（Morel-Lavallée）的可能性（图 173、图 174）。这些病变是由于皮下筋膜层的剪切损伤造成的，其主要并发症是长时间持续血 - 淋巴聚集而导致的非消退性肿胀或皮肤硬结/坏死。皮下脂肪疝入常见于此类性质的亚急性/慢性病变中，有助于该病与其他病变的鉴别。对比剂注射后无周边或间隔强化。腱鞘囊肿通常位于韧带、肌腱和关节囊附近，代表滑液通过球阀机制积聚。它们通常发生于腓肠肌腱下滑囊，特别是随着年龄的增长和内部紊乱严重程度的恶化而更常见（图 175）。发现病变时应报告其与邻近滑膜间隙相通的位置。腘窝区常见腘窝淋巴结，除非异常增大（短径＞1 cm），否则不需认为是病理性的（图 176）。膝周围的其他良性积液包括髌前滑囊炎、在髌腱远端两侧的浅层和深层的髌下滑囊炎、TCL 半膜肌滑囊炎（位于关节线的后内侧）、鹅足滑囊炎（位于膝关节缝匠肌、股薄肌和半腱肌下方的胫骨前内侧）以及腘腓滑囊炎（图 177～图 179）。应仔细观察其他类似于膝关节周围液体积聚的 T_2 高信号病变，可能需要增强检查来排除软组织肉瘤。后者在大多数病例中表现为中央或结节性强化。

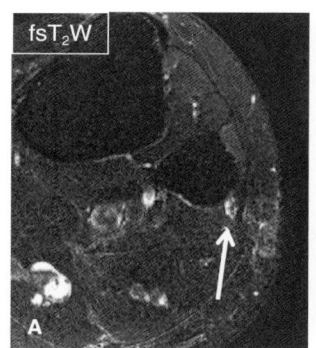
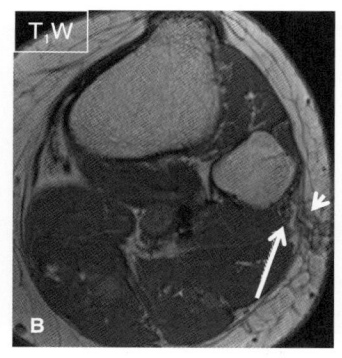
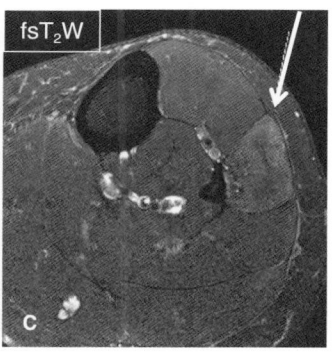

图 170 腓总神经卡压。轴位 MR 图像显示腓管卡压的近端腓总神经增粗（**A**、**B** 中长箭）伴有腓管的筋膜增厚（**B** 中短箭）。注意腓骨肌的去神经化改变（**C** 中箭）

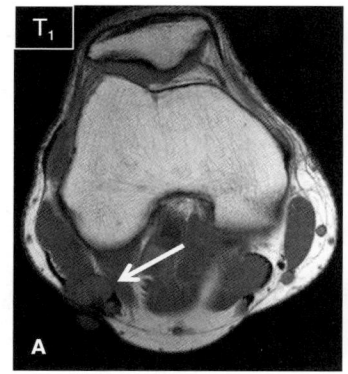
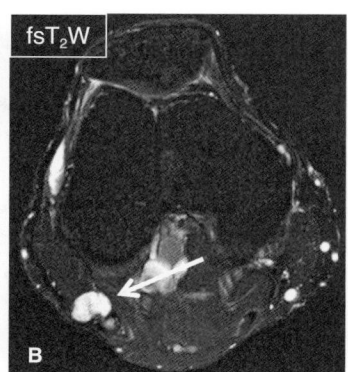
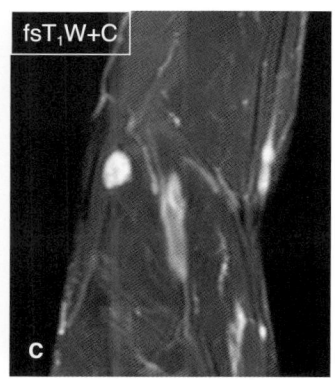

图 171 周围神经鞘瘤。**A**、**B**：轴位图像显示 T_1 等信号 T_2 高信号的椭圆形肿块，累及腓总神经，呈明显高信号。**C**：增强扫描矢状位图像上病灶呈均匀明显强化

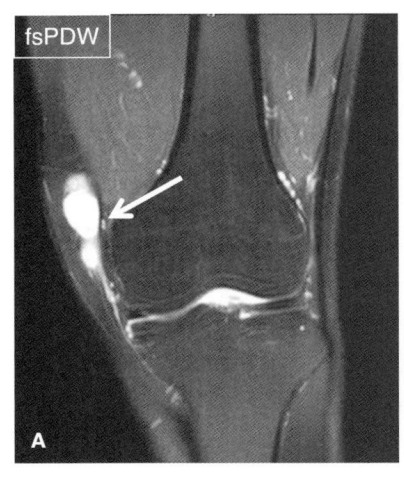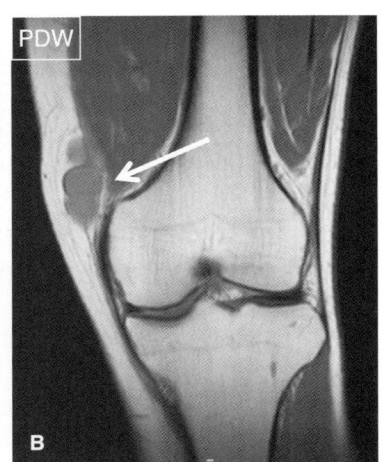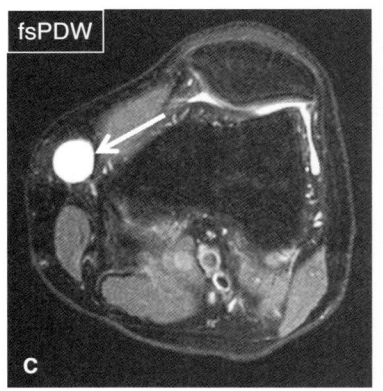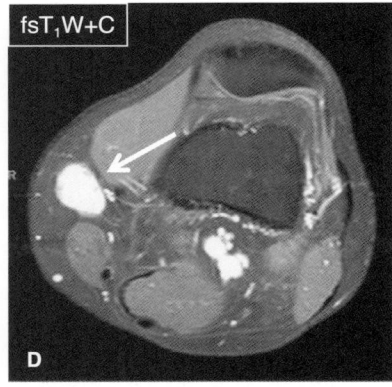

图172 周围神经鞘瘤。冠状位（A、B）和轴位（C）图像显示隐神经走行区椭圆形病变（箭），呈边界清楚的 T_2 高信号。D：增强扫描轴位图像上，病灶呈均匀明显强化

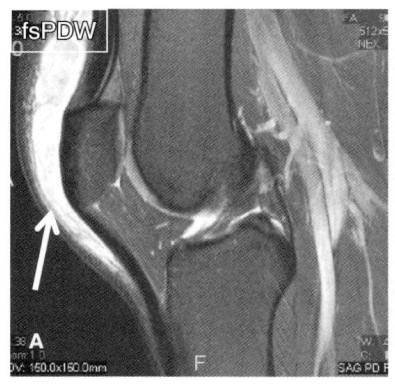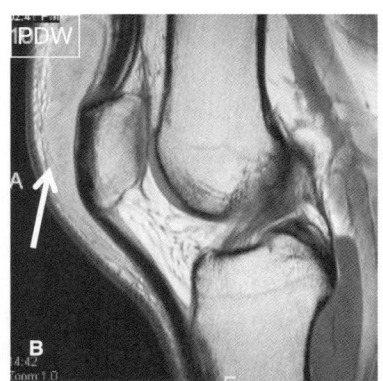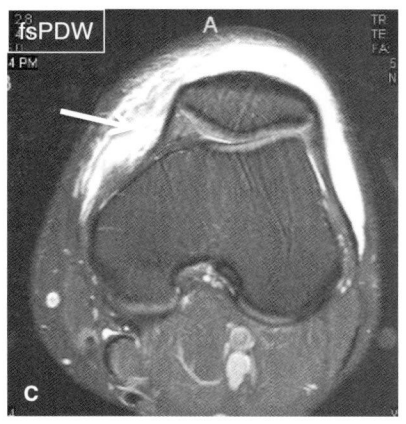

图173 急性-亚急性脱套损伤。矢状位（A、B）和轴位（B）MR 图像显示混杂的大量出血性积液（箭），超出了髌前滑囊的范围，伴有周围筋膜水肿

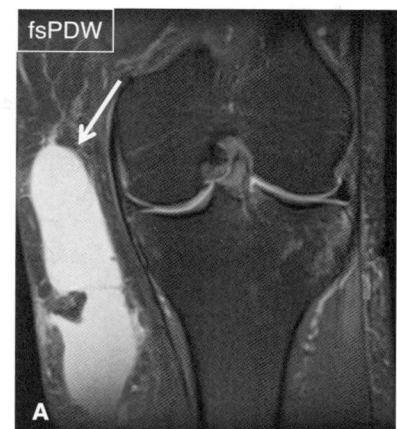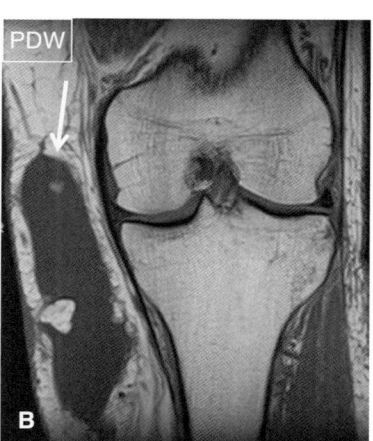

图174 冠状位图像上（A、B）亚急性-慢性脱套损伤。皮下软组织内可见明显的长条形积液（箭），边界清楚，边缘逐渐变细。注意病变中的脂肪疝入，在慢性病变中很常见

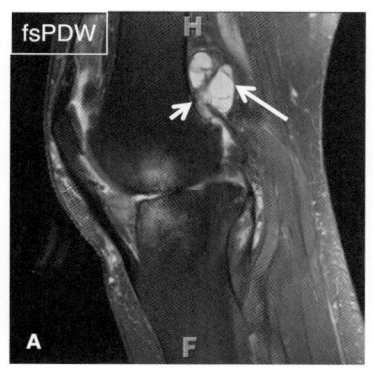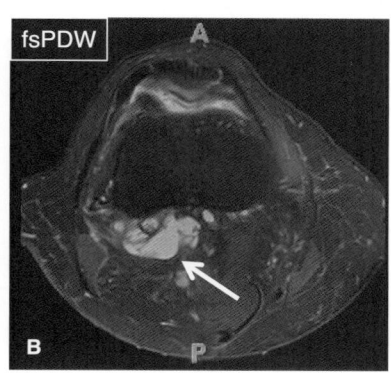

图175 腓肠肌腱下滑囊的腱鞘囊肿。矢状位（A）和轴位（B）图像显示多发囊性病变（长箭），累及关节内和关节外为特征，该病变跨越关节囊后上方凹陷处的小开口（短箭），靠近腓肠肌外侧头下滑囊

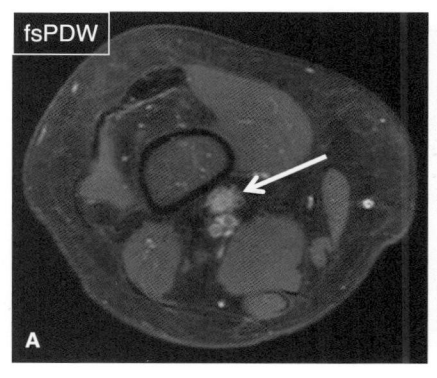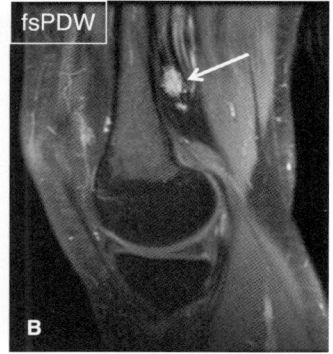

图176 腘窝淋巴结。轴位（A）和矢状位（B）图像显示腘窝区椭圆形病变（箭），边缘不规则，内部脂肪极少，提示小的反应性淋巴结

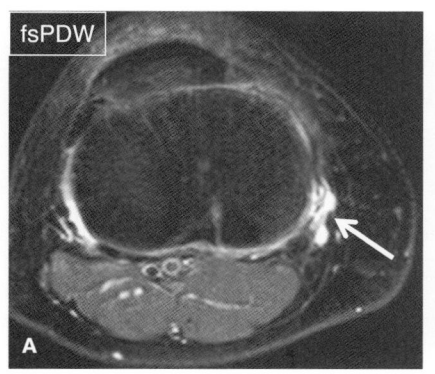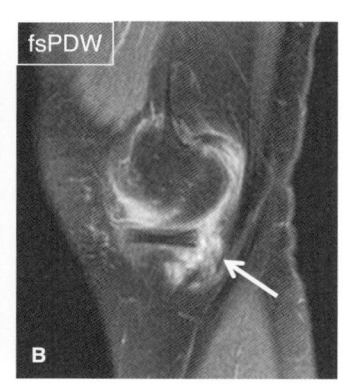

图177 TCL-半膜肌滑囊炎。轴位图像（A、B）显示半膜肌腱下方向后延伸的马蹄形积液，提示TCL-半膜肌滑囊炎

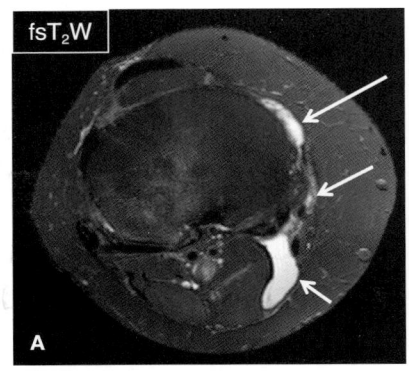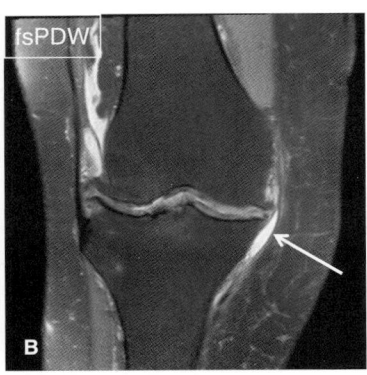

图 178　多发滑囊炎。轴位（A）和冠状位（B）图像显示多发积液，前部有少量积液（鹅足滑囊炎；长箭），TCL-半膜肌滑囊轻度扩张，小的 Baker 囊肿（短箭）。这种情况常见于半月板撕裂或慢性膝关节紊乱病变，膝关节相邻的多个滑囊可见半月板周围囊肿

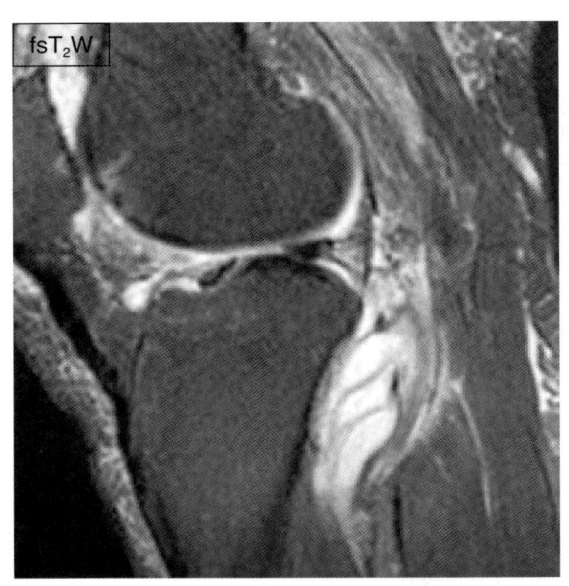

图 179　腘腓滑囊炎。矢状位 MR 图像显示腘腓滑囊中度扩张伴有少量渗出。应与胫腓近端关节积液以及相关腱鞘囊肿相鉴别

术后膝关节

关节镜术后的影像学表现包括：① Hoffa 脂肪垫的线性低信号区，为关节镜插管留下的痕迹；②髌腱两侧的圆形低信号，提示镜下瘢痕；③金属硬件或微小的金属碎片引起的关节内磁敏感性伪影。

半月板撕裂可以通过手术或非手术的方式治疗。如患者无明显症状，如上所述的较稳定的小撕裂，或伴有骨关节炎的退变性撕裂，如水平撕裂、游离缘磨损和截断，可以考虑非手术治疗。在有症状的患者中，切除或修复半月板时要清除游离缘病变。1 区和 2 区的损伤可以修复，如纵向撕裂或桶柄状撕裂。对于不稳定撕裂（大于 1 cm、扁平状、复杂撕裂、探查时不稳定区大于 3 mm）、不可修复撕裂、或有前交叉韧带病变的有膝关节症状者，可行半月板部分切除术。目的是清除不稳定的组织，平衡剩余的边缘，维持环向纤维，消除应力上升。有三种修复类型：由内向外、由外向内和全内部修复。垂直缝合的效果要好于水平缝合。由内向外修复是金标准，它适用于半月板后部撕裂，从侧副韧带的水平到腓肠肌起点。这种修复可能会对隐神经或腓总神经造成损伤。由外向内修复更适用于前中部撕裂，对于后部撕裂这种修复相对困难。虽然神经损伤的风险较小，但在修复过程中可能会有关节软骨损伤。全内部修复无需后部切口，也更安全。现在可用可吸收的生物半月板植入物；然而，也有植入物失败、破损、移位、软骨损伤和隐神经受累及的报道。稳定的膝关节半月板修复成功率为 80%，联合前交叉韧带重建成功率超过 90%。对于不稳定的膝关节，半月板修复成功率降至 30%～70%。

接受过手术修复的半月板在 MR 图像上显示截断（前提是切除部分超过 25%），并在之前撕裂区域显示轻度不规则边缘和（或）裂隙（图 180、图 181、图 182）。由于骨负荷过重，软骨下不全骨折可能在术后发生，表现类似于半月板撕裂。半月板再撕裂的诊断标准包括：高信号的关节液渗入到半月板中、半月板碎片移位、新撕裂出现在不同位置，以及半月板边缘新的不规则改变。目前，半月板清创术比修复术更常见，因为后者更复杂，可能导致更高的并发症发生率，并且符合修复条件的患者数量更少。患者可以进行 MR 关节造影（MRA），但 MRA 也可能出现假阴性，原因是存在部分愈合和散布的纤维组织，液体可能无法渗入到撕裂处。在大多数情况下，使用高分辨率成像的非 MRA 图像就能满足诊断要求。

图180 半月板部分切除术。在矢状位图像上（A、B），外侧半月板后角（箭）显示很小；保持三角形的形状，没有复发性撕裂的证据

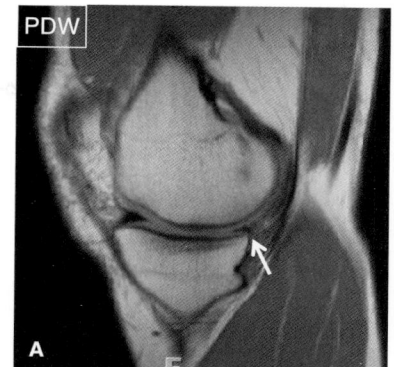
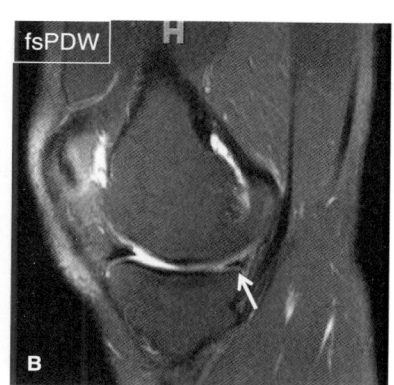

图181 半月板部分切除术。冠状位图像。A：内侧半月板体部不完全放射状撕裂（长箭），已进行清创。注意同侧胫骨髁的轻微应力反应（短箭）。B：在术后随访检查中，内侧半月板的体部切除术后（长箭）截断。还需注意同侧股骨髁因骨负荷过重引起的新的软骨下不全骨折（短箭）

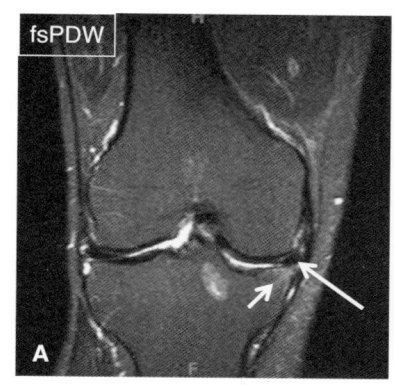
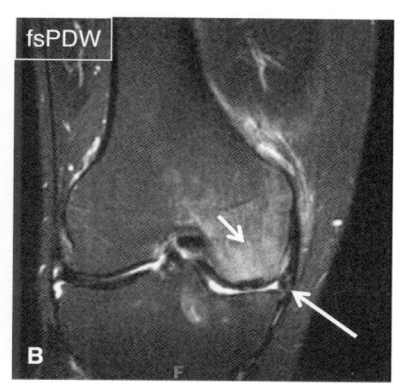

图182 外侧半月板术后评估。矢状位图像（A、B）显示外侧半月板后角下表面轻度不规则（箭），与先前修复有关。注意没有液体裂隙，提示没有再撕裂

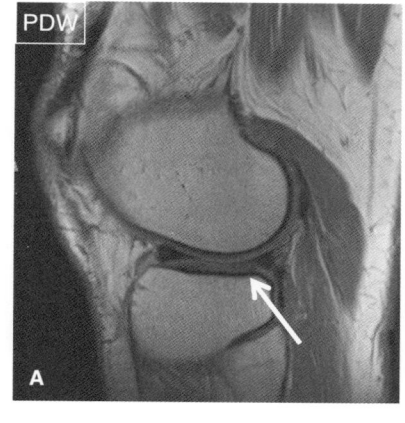
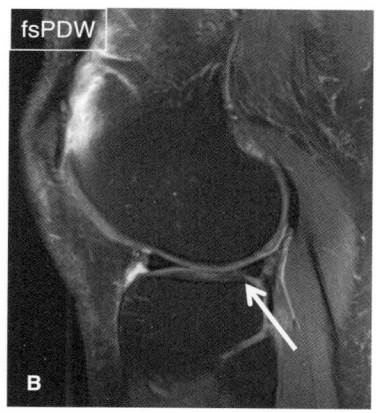

半月板同种异体移植也被使用；然而这种手术的失败率可能高达50%。适应证包括伴有疼痛的年轻人（＜50岁），s/p半月板全切除术，稳定、3级或更低的软骨损伤。禁忌证包括未矫正的肢体错位、不稳定、显著的软骨改变。在影像学上，应显示与本体半月板样相近的形态，包括前角、体部和后角。根据作者的经验，在这些同种异体移植物中也可见到上述各种类型的撕裂，包括扁平状撕裂和桶柄状撕裂（图183）。

前交叉韧带重建应在出血性滑膜炎缓解并恢复关节活动后2~4周进行，否则术后可能会出现僵硬，这是一个令人困扰的并发症。重建可采用同种异体移植、骨-髌骨-肌腱骨移植或腘绳肌移植。任何特定的移植都没有显示出优越性。然而，双束重建被认为是一种更好的稳定方法。在前交叉韧带重建的情况下，需要评估的影像学特征包括：

- 前交叉韧带移植物本身通常应该是连续的，在水敏感成像上表现为低或中等信号（图184、图

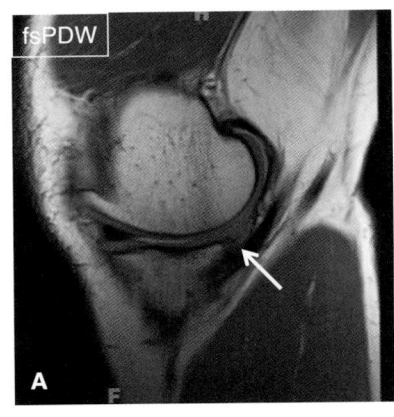 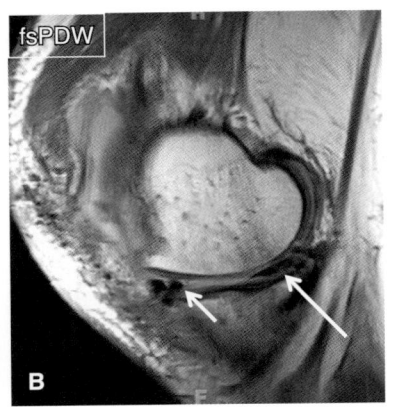

图183 半月板异体移植物再撕裂。矢状位图像。注意后角缺如（A中箭），半月板碎片向前移位（B中短箭），残留后角下表面撕裂（图中长箭），与桶柄状半月板撕裂类似

185）。腘绳肌移植物可能表现为较厚的层状外观，这是正常现象。完全撕裂时，缺乏完整的移植物纤维，信号强度增加，类似液体信号（图186）。移植物慢性损伤时，看不到纤维，且前交叉韧带窝充满脂肪（图187）。前交叉韧带移植物部分撕裂时，信号强度增加的区域会影响一部分移植物，其他情况下移植物会保留一些完整的纤维。

- 股骨隧道的位置，在矢状位图像上通常在股骨后方皮质和骨骺瘢痕的交汇处，在冠状位图像上分别在右膝11点钟和左膝1点钟位置。在矢状位图像上，沿干骺端邻近骨骺瘢痕的前后轴，如果将瘢痕分成4部分，股骨隧道应位于干骺端的后1/4处。股骨隧道定位对于保持假体等距很重要，如果股骨隧道太靠前，会出现屈曲受限并可能致移

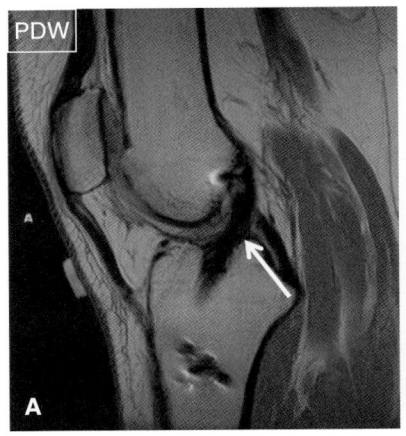 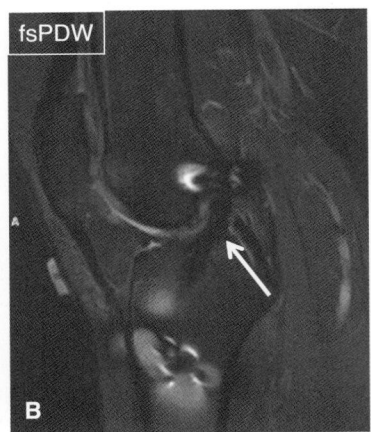

图184 前交叉韧带重建。矢状位图像（A、B）显示正常走行的完整的移植物（箭）

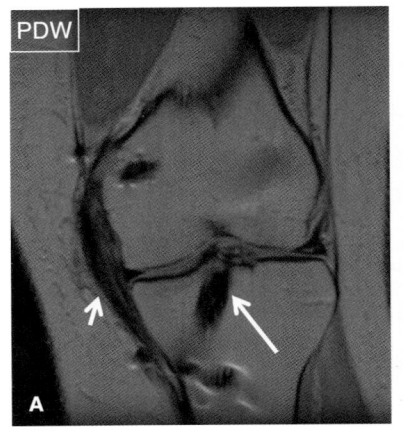 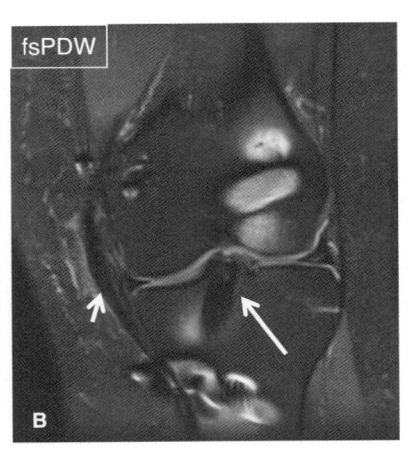

图185 前交叉韧带和内侧副韧带重建。冠状位图像（A、B）显示前交叉韧带（长箭）和内侧副韧带（短箭）的解剖连续性。只要韧带没有间隙，移植物轻至中度增粗是一种常见的无症状表现，不会造成任何后果。随着时间延长和移植物的成熟，前交叉韧带的信号改变也从中等信号演变为低信号。术后移植物可能需要1.6年才能恢复到均匀低信号

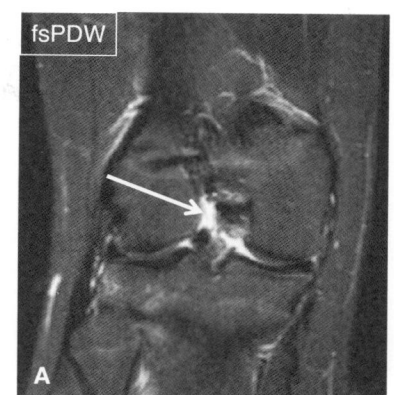
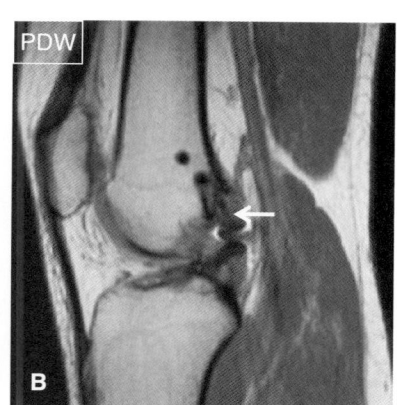

图186 前交叉韧带移植物断裂。矢状位（A）和冠状位（B）图像显示移植物完全不连续（A中箭），有液体积聚和向下方回缩的螺钉（B中箭）

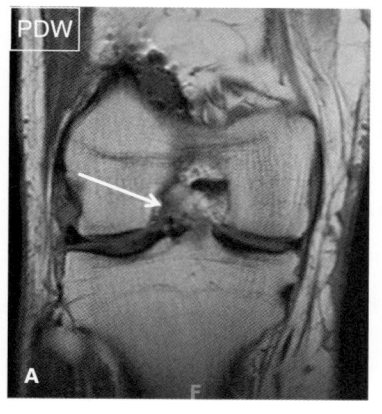
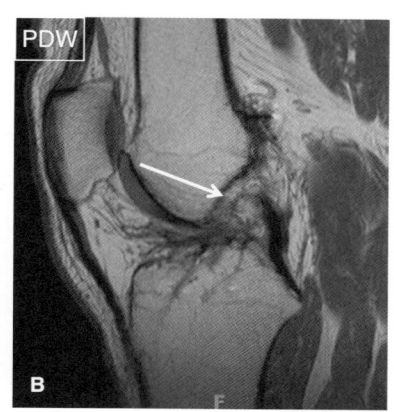

图187 慢性前交叉韧带移植物缺失。冠状位（A）和矢状位（B）图像显示移植物慢性缺失（箭），前交叉韧带窝空

植失败。

- 胫骨隧道的位置，在矢状位图像上应平行且位于髁间棘的斜坡后方，在冠状位MR图像上应通向髁间棘。类似于股骨隧道定位，如果将胫骨平台分成4部分，胫骨隧道应位于自胫骨前缘的第二部分。如果胫骨隧道在第一部分，它的位置就太靠前了，这可能导致撞击，即移植物接触髁间窝顶，会使伸展受限并可能导致黏液样变性，最终移植失败。在影像学上，移植物显示覆盖于髁间棘的前下边缘或向下弯曲（图188）。胫骨隧道位置太靠后，如在第四部分，可能导致移植物松弛和关节不稳定（图189）。因此，导致前交叉韧带移植失败的技术缺陷包括：非解剖胫骨隧道位置、移植物撞击、移植物张力不当和移植物在骨隧道内固定不足。当使用单切口内镜技术时，最常见的手术错误是股骨隧道位置太靠前。

- 关节前局限性纤维化，又称"独眼病变"，可见于前交叉韧带移植物的前部或附着于远端，T_1W图

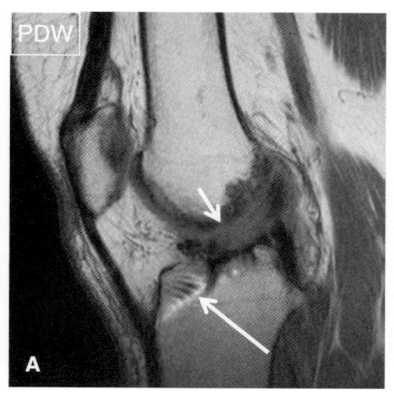
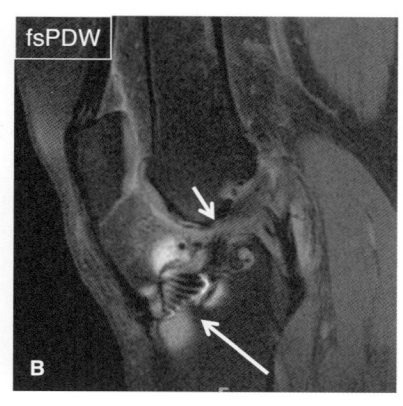

图188 前交叉韧带移植物顶板撞击。矢状位图像（A、B）显示胫骨隧道位置太靠前（长箭），移植物（短箭）覆盖在髁间棘的前下边缘。注意移植物中退行性黏液样信号

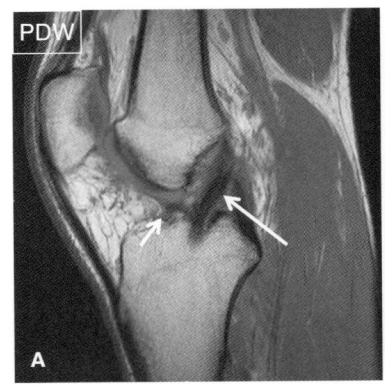 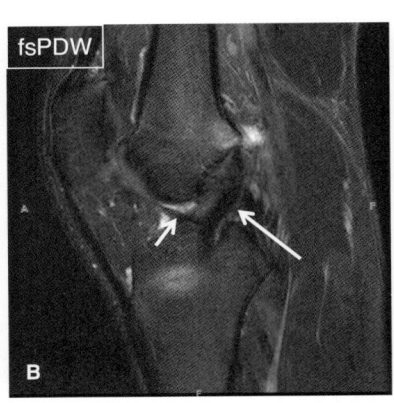

图189 前交叉韧带移植物松弛。矢状位图像（A、B）显示胫骨隧道位置太靠后，移植物呈波浪状（长箭），提示轻度松弛。移植物前方和周围的中等信号提示少量的关节纤维化（短箭）

像上表现为低信号局灶性结节样肿块，T_2W图像上表现为不均匀信号，伴/不伴滑膜炎和肉芽组织与纤维组织混杂的囊性改变（图190）。独眼病变可导致膝关节不能完全伸展（膝关节伸展末端锁定）或伸展时疼痛。移植物前方或周围小范围的关节纤维化并不少见，并且可能没有症状（图189）。也要注意，无前交叉韧带手术也可能发生独眼病变。

- 前交叉韧带移植物腱鞘囊肿，是指移植物实质内、隧道内或隧道外囊肿形成，可引起疼痛和机械症状（图191）。移植物走行区出现少量积液是正常的，特别是在胫骨隧道内；然而，有症状的移植物腱鞘囊肿通常较大，并可能导致骨隧道扩张、前交叉韧带移植物断裂，甚至骨破坏并伴有肿块，如皮下肿胀。这些可能伴随髁间窝骨质增生，提示不稳定和移植物撞击。

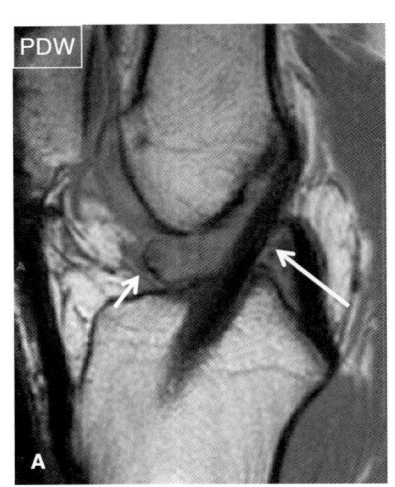 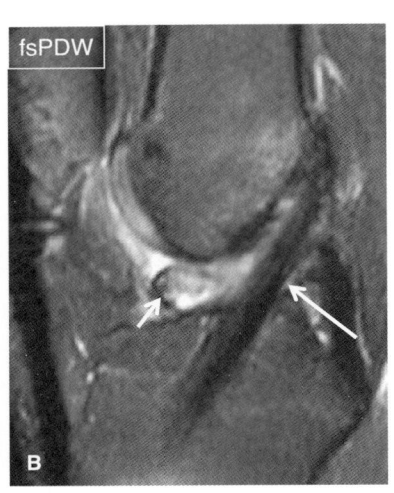

图190 独眼病变。矢状位图像（A、B）显示椭圆形病变（短箭），位于完整的前交叉韧带移植物前方（长箭），符合独眼病变

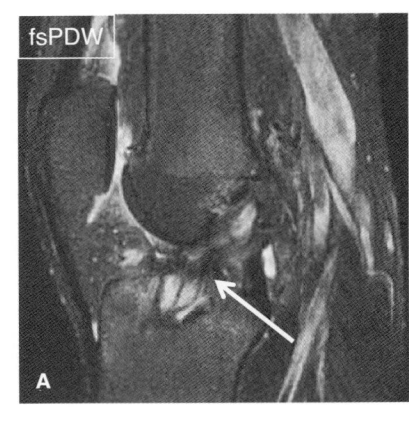 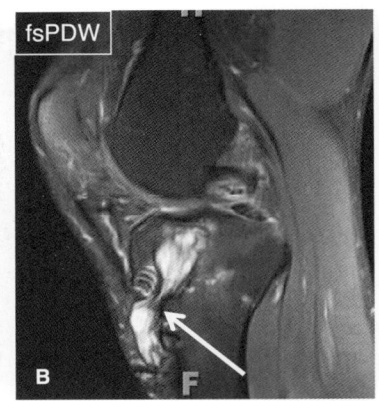

图191 前交叉韧带移植物腱鞘囊肿。两个不同病例的矢状位图像（A、B）显示前交叉韧带移植物的黏液样变性，伴有腱鞘囊肿形成（长箭）。注意软组织腱鞘囊肿突出于胫骨隧道，类似软组织肿块（B中箭）

- 内固定失败或移位，可导致机械症状、移植物供血不足或因内固定移位造成的其他膝关节结构损伤（图186）。
- 感染症状，如广泛的筋膜水肿、持续的骨髓水肿、窦道、管道破坏或侵蚀、复杂成分积液、毒血症的临床症状等（图192）。
- 颗粒病，在较老的Dacron移植中很常见，现在骨-肌腱-骨同种异体移植中不常见（图193）。

关于外翻不稳，前交叉韧带的手术重建和内侧副韧带的非手术愈合，与同时对前交叉韧带和内侧副韧带进行手术相比，两者效果相近。前交叉韧带的重建，可及时改善外翻稳定性，从而提高内侧副韧带的愈合质量。值得关注的是前交叉韧带修复的时机。损伤后2~4周进行前交叉韧带重建增加了术后僵硬的风险。等待关节可以完全的、无疼痛的运动时再手术，可以减少关节纤维化的风险，并能促进内侧副韧带的愈合。

孤立的后交叉韧带损伤采取股四头肌加强和4~6周休息的非手术治疗。在年轻运动员中，Ⅲ级损伤可以修复或重建。这种情况下，恢复股四头肌的力量是至关重要的；然而，经过一段时间的非手术治疗，内侧和髌股关节病的发病率会增加。对于保守治疗失败及伴有联合韧带损伤（后交叉韧带＋内侧副韧带、后交叉韧带＋侧副韧带、后交叉韧带＋后韧带角损伤、3个及以上韧带损伤，即膝关节脱位或多方位不稳定）的患者，应考虑手术干预。对于进行后交叉韧带重建的患者，应推迟加强腘绳肌力量，因为腘绳肌的牵拉也是在后部。因此，大多数外科医生术后让患者膝关节处于伸展位6周。

韧带修复的时机存在争议。如果遇到以下情况，包括前交叉韧带＋后交叉韧带＋侧副韧带断裂；后交叉韧带＋侧副韧带断裂；前交叉韧带＋后交叉韧带＋内侧副韧带断裂（Ⅲ级损伤／远端撕裂）；后交叉韧带＋内侧副韧带断裂（Ⅲ级损伤／远端撕裂），

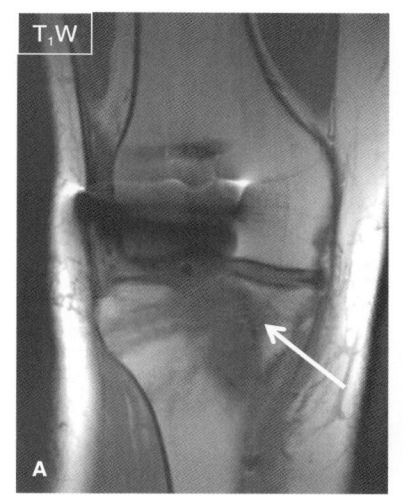
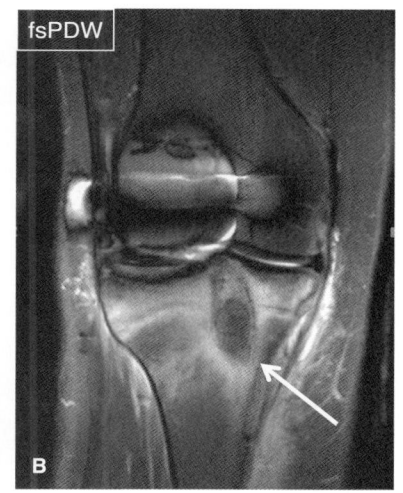

图192 前交叉韧带重建术后感染。冠状位图像（A、B）显示胫骨隧道周围胫骨骨骺和干骺端T_1低信号/T_2高信号区域，伴有胫骨隧道的下缘皮质受累（失去正常低信号；箭），与骨髓炎一致。注意周围明显的筋膜水肿

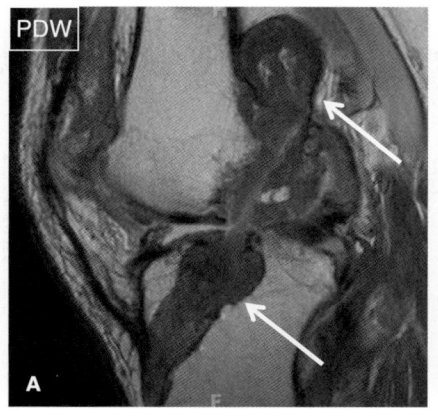
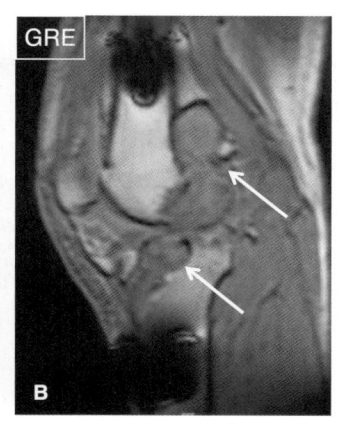

图193 颗粒病。矢状位图像显示，在放置Dacron为基础的ACL移植物（箭）走行区，有大量等信号组织，提示颗粒病。注意在梯度回波图像上没有明显的信号丢失，排除了PVNS的可能性，可用于鉴别诊断

大多数人主张应在2~3周内立即修复。如果出现前交叉韧带+后交叉韧带断裂（侧副韧带完整），或前交叉韧带+后交叉韧带+Ⅰ~Ⅱ级内侧副韧带断裂（后交叉韧带完整），通常会延迟手术。

如果受伤后不到3周，可以对后外侧角损伤进行修复，而如果伤后超过3周，最好选择重建治疗，否则由于瘢痕，很难辨别后外侧角的各种结构。在严重损伤和严重后外侧不稳定的情况下，使用同种异体移植物重建是一个更好的选择。在修复这些损伤时，应小心分离腓总神经。对于慢性后外侧角和外侧副韧带损伤，如果存在明显的内翻畸形，应首先通过截骨术和骨重建纠正内翻畸形，然后再尝试韧带重建。

对于髌骨错位，建议最初进行3~6个月的康复治疗。对于复发性不稳定的患者，保守治疗失败后，可以尝试通过LPR松解或胫骨结节松动来调整髌骨。在没有潜在的错位、高位髌骨或滑车发育不良的情况下，可尝试用半腱肌或股薄肌腱来进行内侧髌股关节重建。如果存在高位髌骨，可尝试髌骨远端结节移位手术。胫骨粗隆过度外侧化（TT-TG距离>2 cm，男性Q角>15°，女性Q角>18°），可进行Fulkerson前内侧化手术。在出现异常的股骨或胫骨扭转的情况下，可采取转位截骨术进行矫正。外侧支持带的局灶性缺损时常见于外侧支持带松弛，可能需要结合内侧支持带缝合。在重建病例中应注意支持带的再次撕裂，当韧带的松弛或局灶性不连续时常见这种情况。由于过度矫正也可能导致内侧髌骨半脱位或内侧胫股关节面退行性疾病。

根据缺损的大小、技术水平和涉及的费用，可采用多种技术来进行膝关节软骨修复。应使用MOCART分级来描述这些修复部位，在第5章中已详细讨论。一种被普遍接受的诊断治疗方案为，对于小于1 cm的病变，可选择观察、磨损软骨成形术、微骨折技术、自体骨软骨移植；对于1~2 cm的病变，可选择磨损软骨成形术、微骨折技术和自体骨软骨移植；对于2~3.5 cm的病变，可选择新鲜骨软骨同种异体移植和自体软骨细胞移植和ACI；但对于3.5~10 cm的病变或多发病变，ACI是目前唯一较好的选择。

- 骨髓刺激技术，如微骨折或磨损软骨成形术
  - 正常影像学表现
    - 在修复组织和固有软骨之间使用连续的衔接物完全填充缺损
    - 修复组织表面光滑。最初，修复组织可能比固有软骨略薄，但在接下来的2年里，修复组织会填充并与固有软骨表面齐平。由于使用这些技术预期的纤维软骨的形成，修复组织和固有软骨之间的信号差异被认为是在正常范围内。与相邻的骨相比，软骨下骨通常较薄且不规则，表现出反应性骨髓水肿并逐渐消退
  - 异常影像学表现
    - 术后2年以上，与邻近的固有软骨相比，修复组织持续变薄
    - 修复组织和邻近固有软骨之间的间隙缺损不完全填充
    - 修复组织显著变薄或表面不规则
    - 软骨瓣
    - 随访中修复组织逐渐变薄或最初软骨缺损逐渐变宽
    - 有软骨裸区骨赘形成、软骨下囊性变或骨髓水肿增加
- 自体骨软骨移植
  - 正常影像学表现
    - 修复区平滑一致的关节面（只要软骨面一致，即使有骨皮质弯曲也被认为是正常的）
    - 移植物信号，通常与固有软骨相同或略有差异
    - 供体和受体部位的骨髓水肿和强化，通常术后12个月消退，但也可能轻度持续2年
  - 异常影像学表现
    - 在固有软骨和移植物的交界面出现脱落
    - 软骨表面退变，表现为表面不规则、有裂缝和随时间变薄
    - 移植物下陷，表现为相对于固有软骨，移植物下陷，尽管移植物软骨本身可能保持其正常厚度和光滑表面
    - 移植物松动和融合失败，如果在术后9个月骨髓信号的变化没有降至最低，提示移植物松动和融合失败
- 自体软骨细胞移植
  - 正常影像学表现包括在固有软骨和修复组织之间的表面轮廓平滑过渡，缺损被完全填充。移植组织初期信号均匀，后期信号不均匀
  - 异常影像学表现包括缺损填充不完全，表面不规则或有裂隙，或相对于固有软骨表面不一

致，修复区轮廓突起，修复组织分层，表现为修复组织和软骨下骨之间有线状 T_2 高信号的液体样区，软骨骨赘或骨髓改变增加，与固有软骨在边界区融合失败。

总之，应使用结构化的报告系统来评估和描述膝关节的解剖和病理。

（Avneesh Chhabra, Vibhor Wadhwa, Ty K. Subhawong, Theodoros Soldatos 著

查云飞　牛金亮　于静红　赵　建译　陆　勇审校）

推荐文献

1. Fox MG. MR imaging of the meniscus: Review, current trends, and clinical implications. *Radiol Clin North Am.* 2007;45(6):1033–1053, vii.
2. Balcarek P, Jung K, Frosch KH, et al. Value of the tibial tuberosity-trochlear groove distance in patellar instability in the young athlete. *Am J Sports Med.* 2011;39(8):1756–1761.
3. Diederichs G, Issever AS, Scheffler S. MR imaging of patellar instability: Injury patterns and assessment of risk factors. *Radiographics.* 2010;30(4):961–981.
4. House C, Connell D, Saifuddin A. Posteromedial corner injuries of the knee. *Clin Radiol.* 2007;62(6):539–546.
5. Beaman FD, Peterson JJ. MR imaging of cysts, ganglia, and bursae about the knee. *Magn Reson Imaging Clin N Am.* 2007;15(1):39–52.
6. De Smet AA, Graf BK, del Rio AM. Association of parameniscal cysts with underlying meniscal tears as identified on MRI and arthroscopy. *AJR Am J Roentgenol.* 2011;196(2):180–186.
7. Kijowski R. Clinical cartilage imaging of the knee and hip joints. *AJR Am J Roentgenol.* 2010;195(3):618–628.
8. Vieira RL, Rosenberg ZS, Kiprovski K. MRI of the distal biceps femoris muscle: Normal anatomy, variants, and association with common peroneal entrapment neuropathy. *AJR Am J Roentgenol.* 2007;189(3):549–555.
9. Vinson EN, Major NM, Helms CA. The posterolateral corner of the knee. *AJR Am J Roentgenol.* 2008;190(2):449–458.
10. Hartley KG, Damon BM, Patterson GT, et al. MRI techniques: A review and update for the orthopaedic surgeon. *J Am Acad Orthop Surg.* 2012;20(12):775–787.
11. Saggin PR, Saggin JI, Dejour D. Imaging in patellofemoral instability: An abnormality-based approach. *Sports Med Arthrosc.* 2012;20(3):145–151.
12. Xu L, Hayashi D, Roemer FW, et al. Magnetic resonance imaging of subchondral bone marrow lesions in association with osteoarthritis. *Semin Arthritis Rheum.* 2012;42(2):105–118.
13. Thawait SK, Soldatos T, Thawait GK, et al. High resolution magnetic resonance imaging of the patellar retinaculum: Normal anatomy, common injury patterns, and pathologies. *Skeletal Radiol.* 2012;41(2):137–148.
14. De Maeseneer M, Shahabpour M, Pouders C. MRI spectrum of medial collateral ligament injuries and pitfalls in diagnosis. *JBR-BTR.* 2010;93(2):97–103.
15. Forster BB, Lee JS, Kelly S, et al. Proximal tibiofibular joint: An often-forgotten cause of lateral knee pain. *AJR Am J Roentgenol.* 2007;188(4):W359–W366.
16. Chhabra A, Subhawong TK, Carrino JA. A systematised MRI approach to evaluating the patellofemoral joint. *Skeletal Radiol.* 2011;40(4):375–387.
17. Subhawong TK, Eng J, Carrino JA, et al. Superolateral Hoffa's fat pad edema: Association with patellofemoral maltracking and impingement. *AJR Am J Roentgenol.* 2010;195(6):1367–1373.
18. Wangwinyuvirat M, Dirim B, Pastore D, et al. Prepatellar quadriceps continuation: MRI of cadavers with gross anatomic and histologic correlation. *AJR Am J Roentgenol.* 2009;192(3):W111–W116.
19. Roemer FW, Guermazi A, Zhang Y, et al. hoffa's fat pad: Evaluation on unenhanced MR images as a measure of patellofemoral synovitis in osteoarthritis. *AJR Am J Roentgenol.* 2009;192(6):1696–1700.
20. Guenoun D, Le Corroller T, Amous Z, et al. The contribution of MRI to the diagnosis of traumatic tears of the anterior cruciate ligament. *Diagn Interv Imaging.* 2012;93(5):331–341.
21. Abdelhamid MF, Sandler B, Awad RW. Ischaemic lumbosacral plexopathy following aorto-iliac bypass graft: Case report and review of literature. *Ann R Coll Surg Engl.* 2007;89(5):W12–W13.
22. Recht MP, Kramer J. MR imaging of the postoperative knee: A pictorial essay. *Radiographics.* 2002;22(4):765–774.
23. McCauley TR. MR imaging evaluation of the postoperative knee. *Radiology.* 2005;234(1):53–61.
24. Polster J, Recht M. Postoperative MR evaluation of chondral repair in the knee. *Eur J Radiol.* 2005;54(2):206–213.
25. Choi YS, Potter HG, Chun TJ. MR imaging of cartilage repair in the knee and ankle. *Radiographics.* 2008;28(4):1043–1059.

附录1：完整的结构化报告样本。膝关节：正常

检查项目：膝关节 MRI [〈加〉或〈不加〉] 增强扫描
病史：[ ]岁〈患者性别〉和〈检查的原因〉

技术：成像 [未静脉注射对比剂／静脉注射对比剂前／静脉注射对比剂后／关节内注射对比剂后]。在 [1.5 或 3.0] T 磁共振获取 [〈右侧／左侧〉] 膝关节的多平面、多序列 MR 图像

对比检查：[〈无〉]
影像学表现：
液体：[〈正常〉]
内侧间室：
　内侧半月板：[〈正常〉]
　内侧副韧带：[〈正常〉]
　股骨内侧髁软骨：[〈正常〉]
　胫骨平台内侧软骨：[〈正常〉]
后内侧角：
　半膜肌腱：[〈正常〉]
　后斜韧带：[〈正常〉]
外侧间室：
　外侧半月板：[〈正常〉]
　外侧副韧带：[〈正常〉]
　股骨外侧髁软骨：[〈正常〉]
　胫骨平台外侧软骨：[〈正常〉]
后外侧角：
　腘肌腱：[〈正常〉]
　腘腓韧带：[〈完好〉]
　弓状韧带：[〈完好〉]
　近端胫腓关节：[〈正常〉]
前间室：
　对位：[〈正常〉]
　股四头肌腱：[〈正常〉]
　髌韧带：[〈正常〉]
　髌软骨：[〈正常〉]
　滑车沟：[〈正常〉]
　滑车软骨：[〈正常〉]
　皱襞：[〈不增厚〉]
　Hoffa 脂肪垫：[〈正常〉]
　TT-TG 距离：[_] cm
髁间室：
　前交叉韧带：[〈正常〉]
　后交叉韧带：[〈正常〉]
骨骼：[〈其余正常〉]
肌肉：[〈正常〉]
血管：[〈正常〉]
神经：[〈正常〉]
其他：

诊断印象：

附录 2：完整的结构化报告样本。膝关节：异常

检查项目：膝关节 MRI，非增强扫描

病史：[〈25 岁男性，近期踢足球受伤，疼痛和肿胀〉]

技术：成像[〈未静脉注射对比剂〉]。在[〈3.0〉]T 磁共振获取[〈右侧〉]膝关节的多平面、多序列 MR 图像

对比检查：[〈11/11/2014 的 X 线平片〉]

影像学表现：
液体：[〈中度积液伴脂肪-液体-出血平面〉]
内侧间室：
内侧半月板：[〈后角复合撕裂，范围 5 mm×7mm，伴有相关的半月板关节囊缘扭伤和筋膜水肿〉]
内侧副韧带：[〈Ⅱ级扭伤〉]
股骨内侧髁软骨：[〈正常〉]
胫骨平台内侧软骨：[〈正常〉]
后内侧角：
半膜肌腱：[〈远侧部分撕裂伴筋膜水肿〉]
后斜韧带：[〈完好〉]
外侧间室：
外侧半月板：[〈在半月板关节囊交界处下表面不完全的垂直撕裂，范围 3 mm×3 mm。腘筋膜束上下缘撕裂〉]
外侧副韧带：[〈髂胫束和腓侧副韧带Ⅲ级扭伤〉]
股骨外侧髁软骨：[〈撞击引起的中部挫伤〉]
胫骨平台外侧软骨：[〈撞击引起的后部挫伤〉]
后外侧角：
腘肌腱：[〈附着点部分撕裂〉]
腘腓韧带：[〈撕裂伴筋膜水肿〉]
弓状韧带：[〈外侧束撕裂伴后外侧筋膜水肿〉]
近端胫腓关节：[〈正常〉]
前间室：
对位：[〈轻度高位髌骨。积液加重髌骨外侧倾斜程度〉]
股四头肌腱：[〈完好〉]
髌韧带：[〈完好〉]
髌软骨：[〈外侧关节面轻度软骨软化〉]
滑车沟：[〈变浅〉]
滑车软骨：[〈正常〉]
皱襞：[〈下皱襞撕裂〉]
Hoffa 脂肪垫：[〈弥漫性水肿〉]
TT-TG 距离：[〈1.8 cm〉]
髁间间室：
前交叉韧带：[〈全层撕裂，伴髁间窝出血和水肿〉]
后交叉韧带：[〈完好〉]
骨骼：[〈发生在股骨外侧髁中部和胫骨平台后外侧的皮质下非移位骨折和骨挫伤。另外，胫骨平台后内侧骨挫伤〉]
肌肉：[〈腘肌Ⅰ级扭伤〉]
血管：[〈正常〉]
神经：[〈正常〉]
其他：[〈股骨附着端内侧和外侧支持带Ⅱ级扭伤〉]

诊断印象：
1. 前交叉韧带Ⅲ级扭伤，外侧副韧带损伤，伴上述的后外侧角损伤。不稳定性请结合临床。
2. 内侧副韧带和髌骨支持带Ⅱ级扭伤。
3. 内侧和外侧半月板撕裂。
4. 近期外伤所致的中度关节积脂血症和骨损伤。

第11章 踝关节

踝关节由多条韧带和肌腱组成,这些韧带和肌腱可单独发生病变或合并其他结构病变。根据系统性图像分析和结构化报告,可将踝关节结构分为内侧、外侧、前部、后部。本章将讨论踝关节的成像评估方法,并讲述如何填写框1的结构化清单。相关MR物理学及成像方法的具体内容在磁共振成像方法优化章节中讨论。

图像评估

以下列出的方法步骤只作为实际操作指南,所有踝关节结构需在多平面图像上进行评估,才能达到最佳评估效果。下面的讨论将有助于读者了解哪些结构在哪个特定平面上能够得到最佳显示及评估。

1. 将脂肪抑制图像和非脂肪抑制图像的相同层面同步化以进行一系列评估。技术人员应先运用各向同性的三维(3D)图像在预先设定的平面进行重建,以节省阅片时间。
2. 从矢状位图像开始,评估是否存在胫距关节、距舟关节、距下关节积液,胫距关节囊和距舟背侧韧带是否完整。随后,评估是否存在距骨异常、扁平足/高弓足、Stiedat骨突、距后三角骨、跟腱(Achillestendon, AT)病变、跟骨后和(或)跟腱后滑囊炎以及Kager脂肪垫异常。然后,评估跗骨窦、Gissane角、距骨外侧突和跟骨前突,从内侧向外侧滚动图像评估分歧韧带。观察是否存在足底骨赘以及足底筋膜和足跟垫病变。最后,检查是否存在以下明显病变,如后足或中足骨软骨病变(osteochondral lesion, OCL)、骨关节炎、肿块或骨折。虽然矢状面评估韧带不是最佳层面,但在矢状面较外侧图像上可以看到距腓前、后韧带像胡须样结构从腓骨向跟骨延伸(图1)。
3. 在冠状位上,由前向后滚动图像,观察前内侧距舟骨表面未覆盖区域、踝榫不对称、距跟骨融合以及后足外翻。在内侧,评估内踝、三束弹簧韧带(上内侧束、内侧斜束、下束)以及三角韧带的浅层和深层。再次评估跗骨窦后,评估图像外侧,在单幅图像上可以从上到下评估胫距关节面上方的联合韧带(骨间韧带以下胫腓前、后

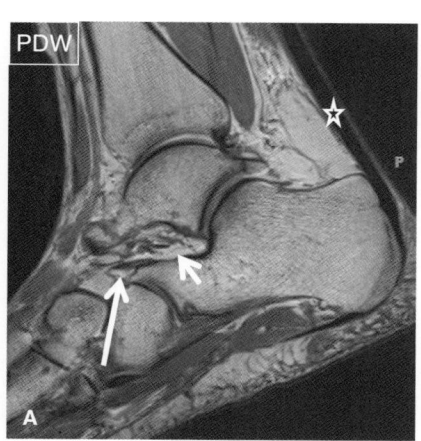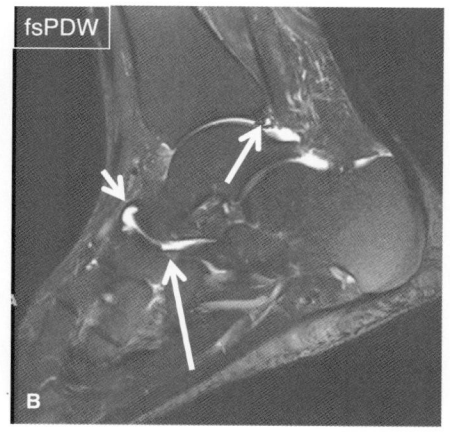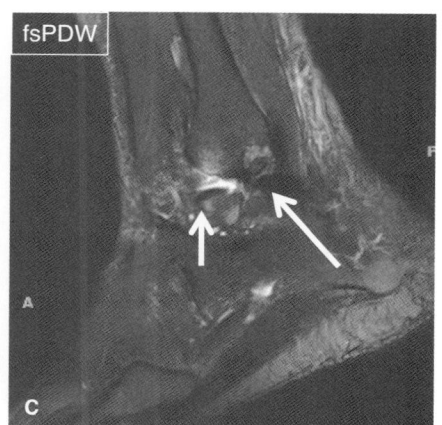

图1 矢状位图像上的正常踝关节解剖。**A**:长箭,分歧韧带;短箭,跗骨窦;星号,跟腱。**B**:长箭,分歧韧带;中箭,踝间后韧带;短箭,距舟背侧韧带。**C**:长箭,距腓后韧带;短箭,距腓前韧带

框 1：结构化报告：踝关节

踝关节磁共振成像结构化报告条目表。对于每个条目，默认值为正常，其余选项描述了图像评估过程中可能看到的各种病理情况。有关正常和异常检查结果的完整报告样本，参见本章末尾的附录 1 和附录 2。

检查：踝关节 MRI [〈平扫/增强〉]

影像学表现：

对位：[〈正常〉〈距舟骨未覆盖〉〈距骨异常〉〈后足外翻〉〈扁平足〉〈高弓足〉]

积液：

胫距关节：[〈正常〉〈少量积液〉〈中量积液〉〈大量积液〉]
后距下关节：[〈正常〉〈少量积液〉〈中量积液〉〈大量积液〉]
距舟关节：[〈正常〉〈少量积液〉〈中量积液〉〈大量积液〉]
跟舟关节：[〈正常〉〈少量积液〉〈中量积液〉〈大量积液〉]

内侧结构：

内踝：[〈正常〉〈附着点病〉〈挫伤〉]

肌腱：

胫骨后肌腱：[〈正常〉〈肌腱炎〉〈腱鞘炎〉〈剖层撕裂〉〈完全撕裂〉]
趾长屈肌腱：[〈正常〉〈肌腱炎〉〈腱鞘炎〉〈剖层撕裂〉〈完全撕裂〉]
踇长屈肌腱：[〈正常〉〈肌腱炎〉〈腱鞘炎〉〈剖层撕裂〉〈完全撕裂〉]

韧带：

三角韧带复合体 - 表层 [〈完整〉〈增粗〉〈急性扭伤〉]
三角韧带复合体 - 深层 [〈完整〉〈增粗〉〈急性扭伤〉]
弹簧 (跖跟舟) 韧带 - [〈完整〉〈增粗〉〈变细〉〈急性扭伤〉]

外侧结构：

外踝：[〈正常〉〈附着点病〉〈挫伤〉]
后踝沟：[〈凹陷〉〈扁平〉〈凸出〉]

肌腱：

腓骨长肌腱：[〈正常〉〈肌腱炎〉〈腱鞘炎〉〈剖层撕裂〉〈完全撕裂〉]
腓骨短肌腱：[〈正常〉〈肌腱炎〉〈腱鞘炎〉〈剖层撕裂〉〈完全撕裂〉]
腓骨上支持带：[〈完整〉〈增粗〉〈缺失〉]

韧带：

骨间韧带 (联合韧带)：[〈完整〉〈增粗〉〈急性扭伤〉]
下胫腓前韧带 (联合韧带)：[〈完整〉〈增粗〉〈急性扭伤〉]
下胫腓后韧带 (联合韧带)：[〈完整〉〈增粗〉〈急性扭伤〉]
距腓前韧带：[〈完整〉〈增粗〉〈变细〉〈急性扭伤〉]
跟腓韧带：[〈完整〉〈增粗〉〈变细〉〈急性扭伤〉]
距腓后韧带：[〈完整〉〈增粗〉〈黏液样变〉〈急性扭伤〉]
分歧韧带：[〈完整〉〈增粗〉〈急性扭伤〉]

后方结构：

距骨后部：[〈正常〉〈距后三角骨〉〈Stieda 突起〉]
后踝间韧带：[〈正常〉〈增厚〉]
跟腱：[〈正常〉〈肌腱炎〉〈撕裂〉〈Kager 脂肪垫水肿〉〈骨刺〉〈跟骨后滑囊炎〉〈跟腱后滑囊炎〉]
足底筋膜：[〈正常〉〈增厚〉〈撕裂〉〈筋膜周围水肿〉〈骨刺〉〈足跟垫水肿〉]

前方结构：

肌腱：

胫骨前肌腱：[〈正常〉〈肌腱病〉〈腱鞘炎〉〈纵行撕裂〉〈完全撕裂〉]
踇长伸肌腱：[〈正常〉〈肌腱病〉〈腱鞘炎〉〈纵行撕裂〉〈完全撕裂〉]
趾长伸肌腱：[〈正常〉〈肌腱病〉〈腱鞘炎〉〈纵行撕裂〉〈完全撕裂〉]

韧带：

距舟背侧韧带：[〈完整〉〈增厚〉〈附着点病〉]
胫距关节：[〈正常〉〈骨软骨病变〉〈骨性关节炎〉]
距下关节：[〈正常〉〈骨软骨病变〉〈骨性关节炎〉]
骨 (除外关节下骨髓和内外踝)：[〈正常〉〈中足附着点病〉〈中足骨性关节炎〉]
肌肉：[〈正常〉]
神经和跗骨管：[〈正常〉〈足底内侧神经高信号〉]
跗骨窦：[〈正常〉〈水肿〉〈跗骨窦综合征〉]
血管：[〈正常〉]
其他：[〈无〉]

结论：

[〈按重要性排序，首先是急性病变〉]

韧带）、踝间后韧带（在关节平面）、距腓后韧带（PFL）、跟腓韧带（CFL）（关节平面下方）。随后评估外踝，观察是否存在距骨或胫骨的 OCL，并检查与足底肌肉毗邻的3束（内侧、中央、外侧）足底筋膜。最后检查腓骨长肌腱（PL）在第一跖骨基底部的附着点，该肌腱在足弓下从外侧向内侧走行（图2、图3）。

4. 轴位最适合评估韧带和肌腱。关节平面上的骨间韧带、下胫腓前韧带、下胫腓后韧带需再次评估，关节平面上的踝间后韧带（PIML），以及关节平面下的三角韧带、弹簧韧带和距腓前韧带（ATFL）、距腓后韧带（PTFL）均需再次评估。所有肌腱都应该从踝关节以上追踪到其插入部位。血管、神经和跗骨管同样也在轴位上评估最佳。最后，轴位特别适合测量骨软骨病变和肿块（图4）。

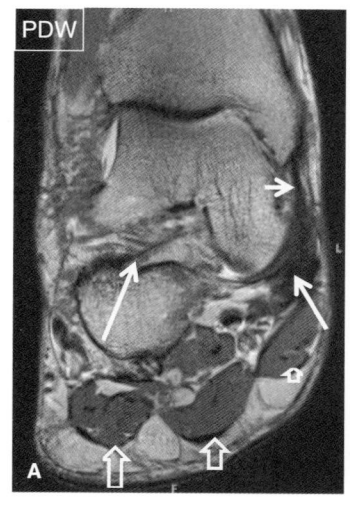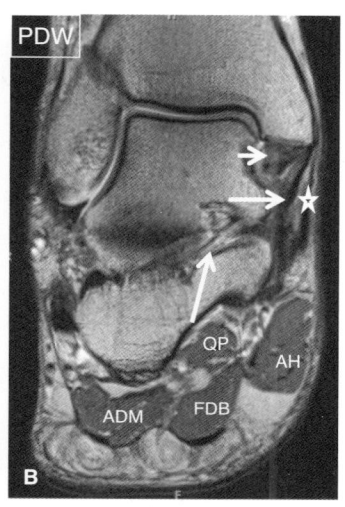

图2 冠状位图像上的正常踝关节解剖。**A**：长箭，颈韧带；中箭，弹簧韧带上内侧束；短箭，胫弹簧韧带；长空箭，足底筋膜外侧束；中空箭，足底筋膜中央束；短空箭，足底筋膜内侧束。**B**：长箭，距跟骨间韧带；中箭，胫跟韧带；短箭，胫距后深韧带；星号，屈肌支持带；AH，姆外展肌；FDB，姆短屈肌；ADM，小趾展肌；QP，足底方肌

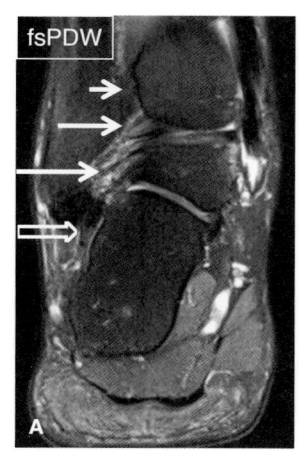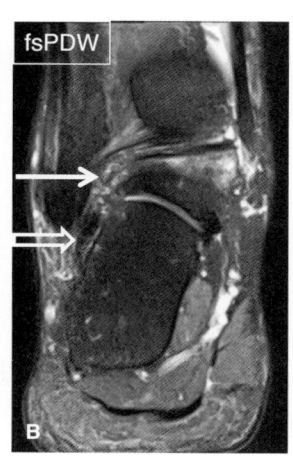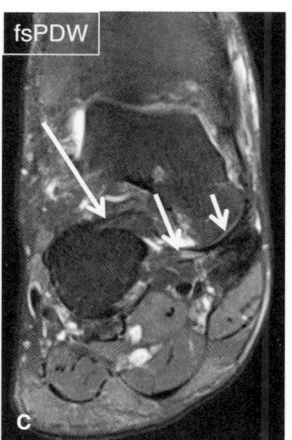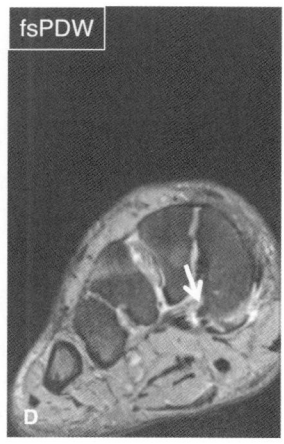

图3 冠状位图像上的正常踝关节解剖。**A**：空箭，跟腓韧带；长箭，距腓后韧带；中箭，踝间后韧带；短箭，下胫腓后韧带。**B**：空箭，跟腓韧带；长箭，距腓后韧带。**C**：长箭，弹簧韧带下束；中箭，弹簧韧带内侧斜束，短箭，弹簧韧带上内侧束。**D**：箭，腓骨长肌腱的正常插入点

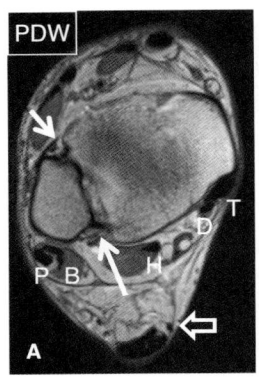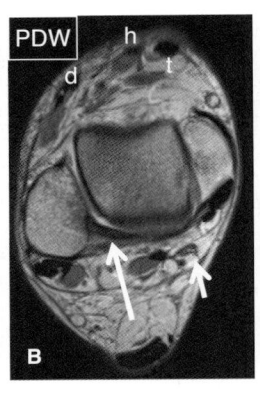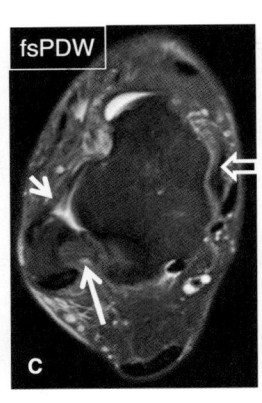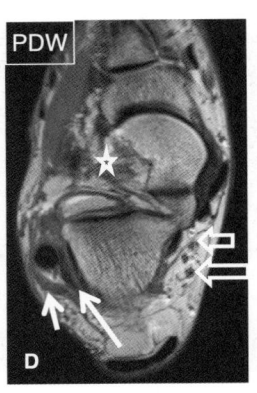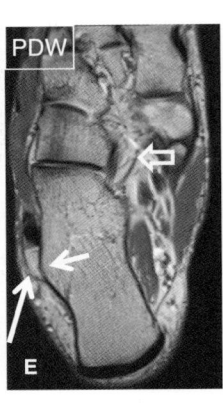

图 4 轴位图像上的正常踝关节解剖。A：长箭，下胫腓后韧带；短箭，下胫腓前韧带；空心箭，跖肌腱；T，胫骨后肌；D，趾长屈肌；H，踇长屈肌；P，腓骨长肌；B，腓骨短肌。B：长箭，踝后韧带；短箭，胫神经；t，胫骨前肌；h，踇伸肌；d，趾伸肌。C：长箭，距腓后韧带；短箭，距腓前韧带；空箭，弹簧韧带上内侧束。D：长空箭，足底外侧神经；短空箭，足底内侧神经；长箭，跟腓韧带；短箭，腓骨上支持带；星号，跗骨窦。E：长箭，腓骨下支持带；短箭，腓骨结节；空箭，胫骨后肌反复滑动走行区域

如何填写结构化报告

对位：[〈正常〉〈距舟骨未覆盖〉〈距骨异常〉〈后足外翻〉〈扁平足〉〈高弓足〉]

骨结构和骨排列的评估最好在非脂肪抑制图像上进行，这样可以清楚地看到骨髓脂肪、骨皮质和骨赘。正常对位指的是胫距、距下关节和距舟关节的骨关节解剖排列一致。2-4-6 的原则比较容易记住：内侧和外侧榫（胫距关节）间隙对称，两侧的差异小于 2 mm。内踝和距骨之间的内侧间隙（内侧沟）小于 4 mm，而联合间隙（胫骨顶板上 1 cm 处，胫骨远端和腓骨之间的间隙）小于 6 mm。距骨的中轴应与第一跖骨基底部和骨干相对应，而跟骨的中轴应与第四跖骨的基底部和骨干相对应。这两条线之间夹角为 20°~40°。该角小于 20° 为后足内翻，大于 40° 为后足外翻。距骨异常在矢状位图像上显示最佳，可看到距骨相对于第一跖骨轴线向下半脱位。距舟骨前内侧未覆盖区域在轴位或冠状位图像上显示最佳，当距舟关节对位不佳伴距骨头前内侧移位时即可诊断。后足外翻在后踝图像上评估最佳，可观察到胫骨和距骨轴线之间的夹角大于 6°~8°（图 5、图 6）。后足内翻和外翻也可以在显示跟骨的轴位图像上进行诊断，如果不存在内翻或外翻，那么胫骨轴应与跟骨轴匹配。或者也可以在矢状位图像上进行评估，沿距骨和跟骨轴画线（外翻：距跟外侧角 > 50°，内翻：距跟外侧角 < 35°）。

虽然负重位成像是检测对位不良的最佳方法，但在 MRI 上也可以看到提示各种踝关节不稳定（"打软腿"的感觉）的征象。这些不稳定可能是外侧（通常是内翻性扭伤）、内侧（通常是外翻性扭伤）、距下（与扁平足有关）或旋转（伴有多方位对位不良）。外侧不稳定主要是由两条或两条以上外侧副韧带（通常是 ATFL 和 CFL）损伤所致，并导致距骨前移和内翻倾斜。三角韧带损伤也是较为常见的损伤，在 40%~50% 的病例中可观察到三角韧带的损伤。内侧不稳定主要源于三角韧带的损伤，表现为内侧沟增宽和距骨外翻倾斜。联合韧带损伤可能与导致高踝扭伤的机制相似。距下不稳定是由 CFL 或跗骨窦韧带撕裂引起的，并与跟骨外侧移位伴外翻有关。另一个重要的测量指标是跟骨角（沿足跟的水平面与跟骨下表面之间的角度，正常为 20°~25°，高弓足 > 25°，扁平足 < 20°）。

积液：

胫距关节：[〈正常〉〈少量积液〉〈中量积液〉〈大量积液〉]

后距下关节：[〈正常〉〈少量积液〉〈中量积液〉〈大量积液〉]

距舟关节：[〈正常〉〈少量积液〉〈中量积液〉〈大量积液〉]

跟舟关节：[〈正常〉〈少量积液〉〈中量积液〉〈大量积液〉]

胫距关节、后距下关节、距舟关节和跟舟关节有薄的滑膜衬里和少量液体，这些液体起到营养和

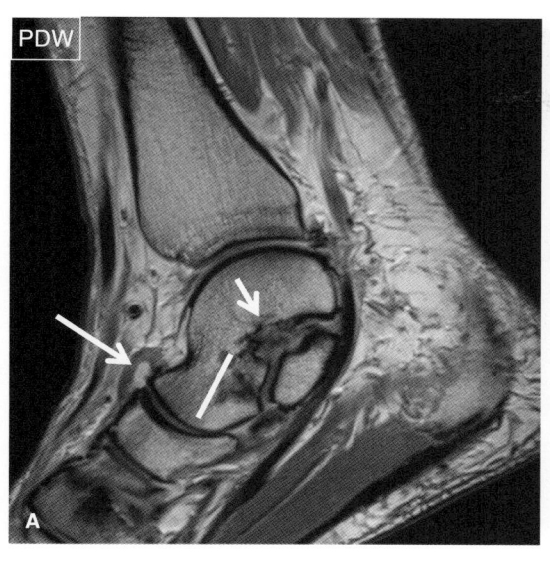 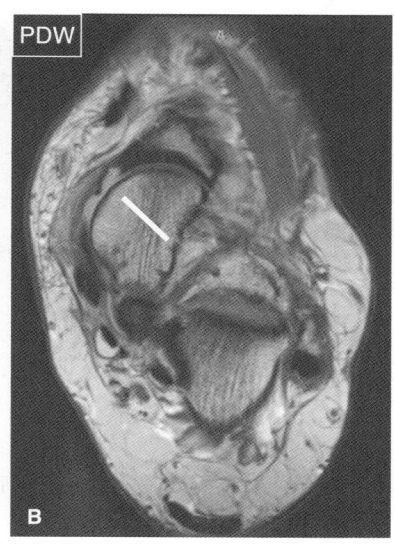 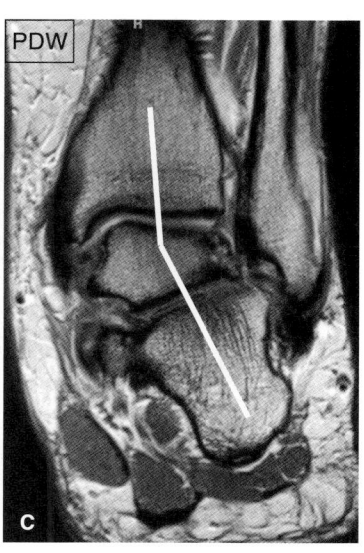

图5 踝关节对位不良。**A**：直线，轻度距骨排列异常；长箭，距舟背侧韧带增粗；短箭，跗骨窦韧带附着处皮质下囊肿。**B**：直线，距骨前内侧未覆盖。**C**：距跟角增大表明后足外翻

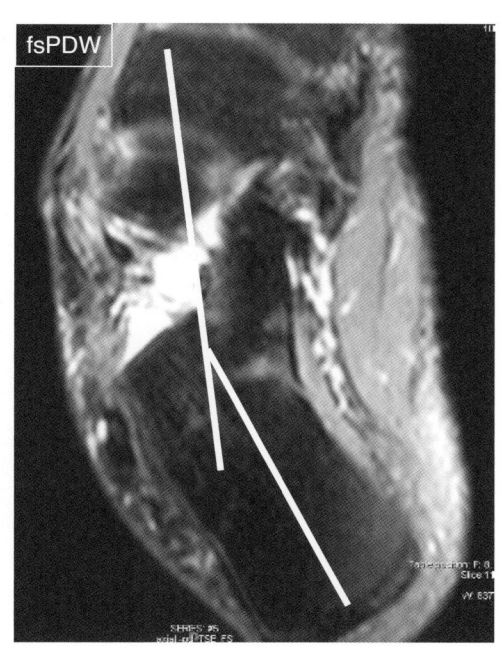

图6 轴位图像上显示后足内翻。跟骨中轴与第四跖骨干之间的角度小于 20°

润滑的作用，一般不会使关节囊膨胀（边缘凸出）。由于踝关节成像是俯卧位，因此胫距后部和距下凹内有少量液体是正常的。胫距关节和后距下关节之间有正常的交通。诊断关节积液，应查看关节囊是否膨胀（尤其是关节囊的前部，该部位不受体位影响），可将积液程度分级为少量（前部或后部膨胀）、中量（前部和后部膨胀）或大量（前部、后部及外侧膨胀）（图7）。伴随的滑膜增厚、碎片、关节内软骨游离体或骨软骨游离体、滑膜憩室和腱鞘囊肿需要报告，因为它们通常提示存在潜在的内部紊乱。关节囊损伤可能源于近期或以前的创伤，表现为关节囊不规则、变薄和（或）增厚（图8）。正常关节软骨表现为 1～2 mm 厚的光滑连续的线状结构。

内侧结构：

内踝：[〈正常〉〈附着点病〉〈挫伤〉]

肌腱：

胫骨后肌腱：[〈正常〉〈肌腱炎〉〈腱鞘炎〉〈剖层撕裂〉〈完全撕裂〉]

指长屈肌腱：[〈正常〉〈肌腱炎〉〈腱鞘炎〉〈剖层撕裂〉〈完全撕裂〉]

跨长屈肌腱：[〈正常〉〈肌腱炎〉〈腱鞘炎〉〈剖层撕裂〉〈完全撕裂〉]

韧带：

三角韧带复合体-浅层：[〈完整〉〈增粗〉〈急性扭伤〉]

三角韧带复合体-深层：[〈完整〉〈增粗〉〈急性扭伤〉]

弹簧（跟跟舟）韧带-[〈完整〉〈增粗〉〈变细〉〈急性扭伤〉]

骨轮廓结构在冠状位非脂肪抑制序列上显示最佳，可评估附着点病（图9）、陈旧性或新近骨折（不规则边缘/与骨折区域吻合的碎片/骨髓水肿/与骨折部位成锐角）或副骨（皮质未融合的圆形钝角碎片）。脂肪抑制图像有助于检测骨皮质下撕脱性囊性

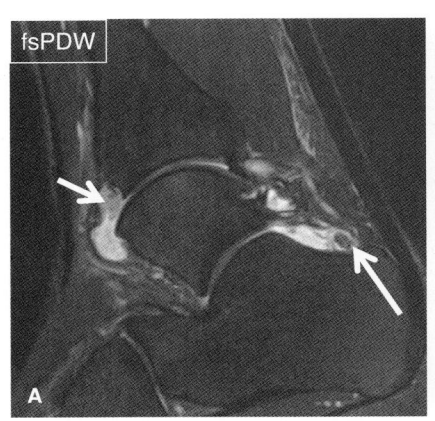 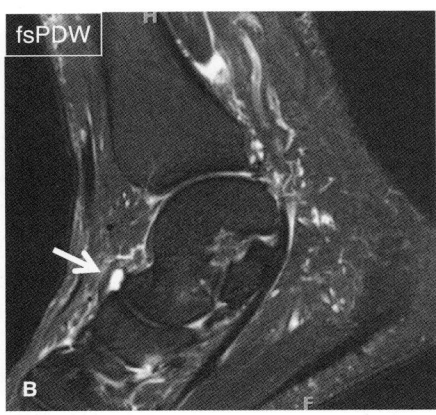 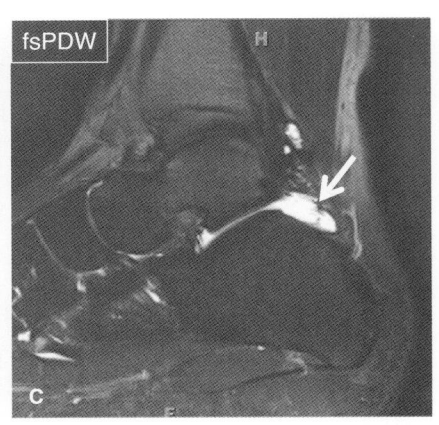

图7 矢状位图像上显示关节积液。**A**：中量胫距关节积液及少量后距下关节积液。长箭，游离体；短箭，滑膜增厚。**B**：少量距舟关节积液（箭）。**C**：后距下关节少量积液（箭）

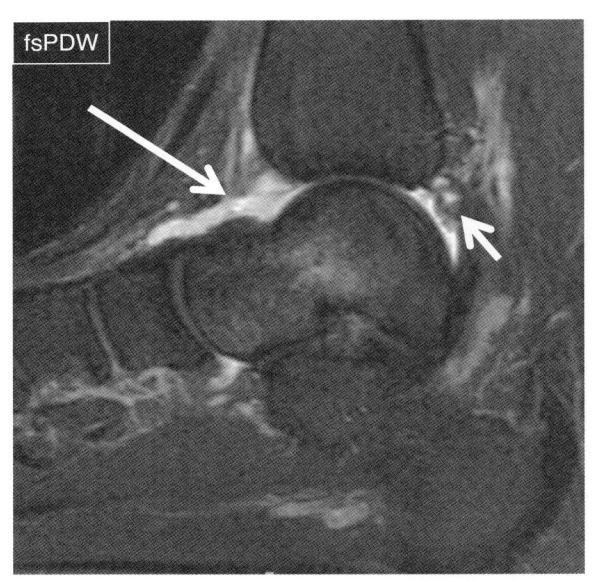

图8 关节囊撕裂。矢状位图像显示关节囊前部缺失（长箭）、关节囊后部不规则（短箭）以及关节囊旁边界不清的液体积聚（短箭）

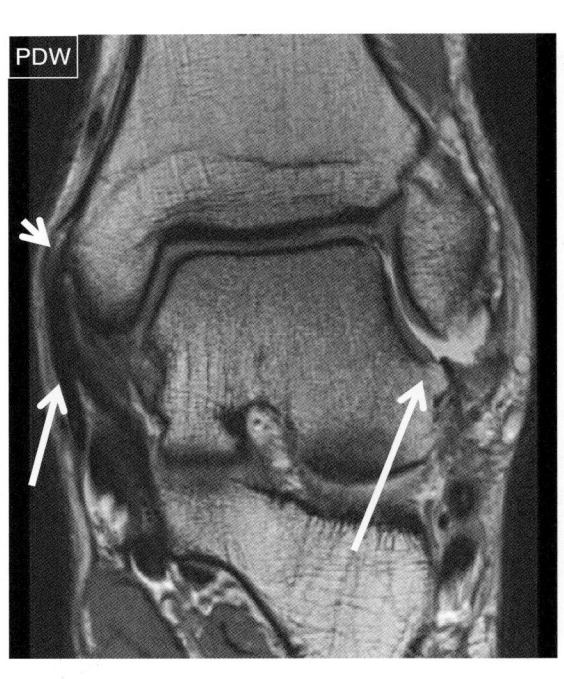

图9 附着点旁骨突。冠状位图像显示内踝内侧附着点旁骨突（短箭），伴陈旧性损伤引起的屈肌支持带增厚（中箭）。同时可以看到跟腓韧带损伤引起的距骨外侧突骨质突起（长箭）

改变、屈肌支持带或三角韧带撕脱时的骨髓水肿、骨挫伤或骨折。注意脂肪抑制不佳的图像，尤其是低场强MRI扫描仪或频率选择性fs图像，需避免对骨髓水肿的过度误判（图10）。对于低场强MRI扫描仪来说，反转恢复图像的压脂性能优于频率选择的fs图像。

内侧肌腱在轴位图像上进行评估最佳。从前到后排列依次是PTT、FDL和FHL肌腱，它们以曲肌支持带为界。FHL或FDL的肌肉有时可以看到，它们与各自的肌腱伴行。屈肌支持带附着于内踝，近端与小腿深筋膜相连，远端与足底腱膜和踇展肌（AH）筋膜相连。如果屈肌腱撕裂，断端回缩在矢状位图像上显示最佳。沿着肌腱走行的少量液体是正常的。肌腱鞘内还有1~2条残留的线状滑膜带，称为中腱。提示腱鞘炎的表现包括：肌腱周围的积液，或肌腱周围超过2 mm厚的液体，或与滑膜增厚/碎片有关的液体（图11）。虽然感染也会导致滑膜异常增厚、筋膜水肿和（或）周围组织反应，但通

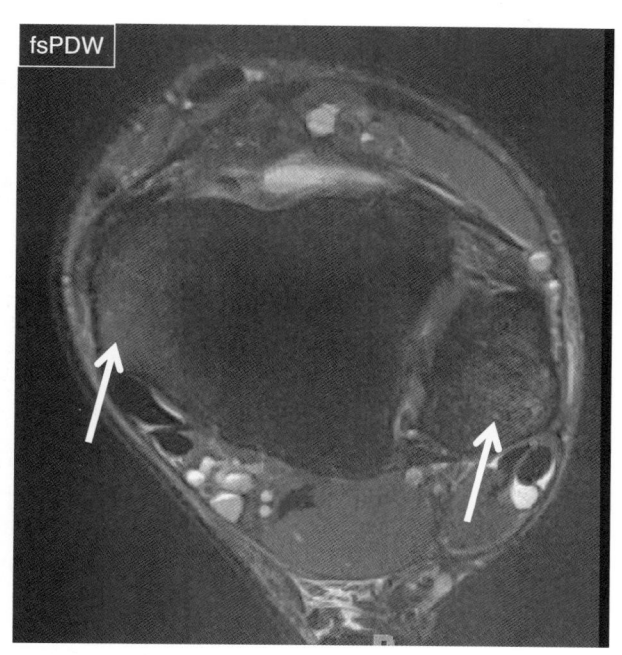

图10 频率选择性脂肪抑制轴位图像上脂肪饱和效果不佳。内踝和外踝的高信号（箭）是由于脂肪饱和度不佳造成的，不能错误地认为是骨髓水肿

常很难确定腱鞘炎的病因（机械性、感染性、炎性或创伤性）。如果临床怀疑感染，应把滑液抽吸出来。当发现有多发性间隔、不对称的积液和（或）腱鞘内部及沿着腱鞘存在积液时，可诊断为狭窄性腱鞘炎。FHL 狭窄性腱鞘炎与距后三角骨综合征有关。和身体其他部位一样，肌腱炎反映的是未完全愈合的微撕裂。在质子密度加权（PDW）图像上，轻度肌腱炎表现为肌腱内信号增高，但无液体样高亮信号。中度肌腱炎表现为信号增高及肌腱增粗。重度肌腱炎表现为接近液体的明亮信号及明显增粗的肌腱，

肌腱边缘不规则，通常很难与肌腱撕裂区分。肌腱撕裂表现为液体高亮信号（部分或完全撕裂），或纵向撕裂伴或不伴有远端重塑，或完全撕裂伴断端收缩。肌腱炎容易发生撕裂，而正常肌腱不会自发撕裂，除非是被穿透性损伤切断。因此，描述肌腱和撕裂的情况是很有意义的，可描述为轻度 / 中度 / 重度肌腱炎伴部分 / 完全撕裂。FHL 腱鞘炎常见于解剖压迫部位，如距后三角骨 /Stieda 突起、Henry 结节（FHL 和 FDL 交叉处）以及蹞趾籽骨水平（图 12）。需要注意的是，内侧屈肌腱的踝下部分容易出现魔角伪影，在低回波时间图像上通常可以看到轻度信号增高。

PTT 是生物力学上重要的内侧肌腱，也是最常损伤的肌腱。它是后踝沟前部最内侧的肌腱，与另外 2 根内侧肌腱伴行，并走行于屈肌支持带下方，以多层结构终止并插入舟骨结节、楔骨、距骨和载距突。它是足底的主要内翻结构，有助于跖屈，并在 FHL 和 FDL 的协助下支撑内侧纵弓。在轴位图像上，正常 PTT 截面大小约为 FDL 肌腱的 1.5～2 倍。PTT 覆盖于弹簧韧带上内侧束上，并通过结缔组织层（滑动区）与弹簧韧带上内侧束分离。PTT 插入端呈扇形展开，插入舟骨结节、楔骨、载距突及第二至第四跖骨基底部。其插入端常表现为轻度增厚和（或）信号增高，这是正常表现。然而由于该肌腱远端周围没有正常的滑膜鞘，因此其远端 1～2 cm 节段周围的液体和水肿（腱旁炎）为异常表现。

舟骨副骨化中心，也就是副舟骨，可通过沿 PTT 的插入纤维识别出。Ⅰ 型副舟骨（胫骨外侧骨）是位于 PTT 远端的一块小（几毫米）籽骨。Ⅱ 型（prehallux）是一块三角形或心形的小骨，大小可达

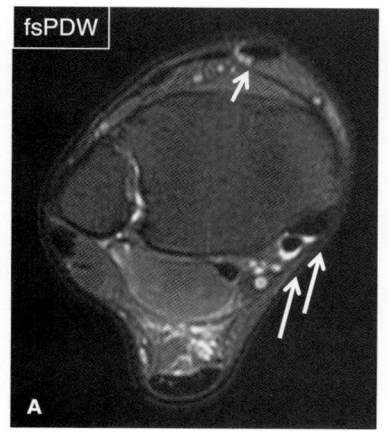 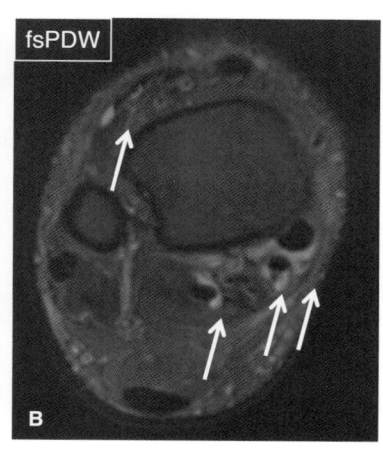

图11 轴位图像上显示生理性与病理性腱鞘积液。A：胫骨后肌腱和趾长屈肌腱周围正常的少量液体（长箭）。正常血管类似胫骨前肌腱周围的液体（短箭）。B：胫骨后肌、趾长屈肌、蹞长屈肌和趾伸肌腱（箭）周围环形积液，厚度大于 2 mm，提示腱鞘炎

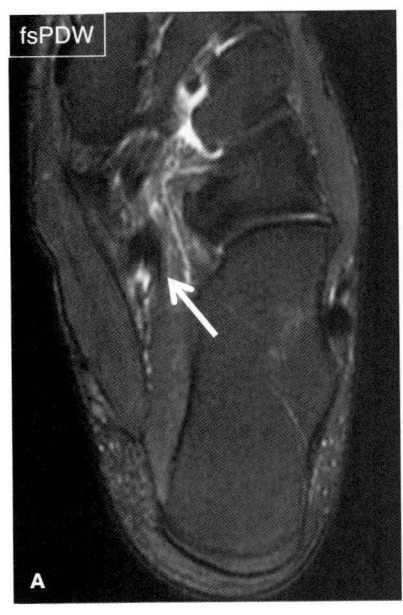
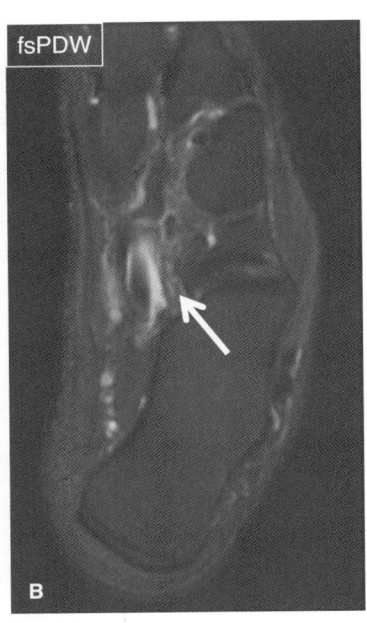

图12 轴位图像上显示Henry结节。A：在Henry结节（箭）常见少量液体，该结节位于趾长屈肌和姆长屈肌肌腱相互交叉处。B：Henry结节水平可见姆长屈肌腱周围环形液体（箭）不伴有踝关节积液，提示腱鞘炎

12 mm，通过纤维软骨或透明软骨（软骨联合）与舟骨结节相连。Ⅲ型（角状舟骨）是部分（内侧）与舟骨融合的小骨，通过内侧骨嵴与舟骨相连（图13）。Ⅱ型副舟骨多属于病理状态，副舟骨疼痛综合征包括以下一种或多种表现：副舟骨的存在（通常为Ⅱ型）；副舟骨及舟骨结节骨质肥大；骨髓水肿；软组织水肿；在骨突起上形成外膜囊；软骨联合断裂及扩大伴液体状裂隙；PTT肌腱炎和（或）撕裂（图14）。

插入性PTT肌腱炎在轴位和冠状位图像上显示最佳。表现为肌腱中度增厚和（或）信号改变（图15）。PTT撕裂通常发生在内踝水平或稍远端，而不是更远端，根据严重程度分为三种类型：

- **Ⅰ型撕裂**，肌腱梭形增大（大于2倍FDL肌腱大小）伴不同程度的信号增高，组织学上表现为慢性腱病改变，包括纵向撕裂的损伤区域。利用目前的成像技术，大多数病例可以很容易地发现纵向撕裂。

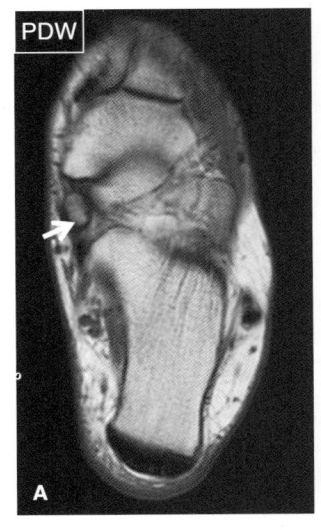
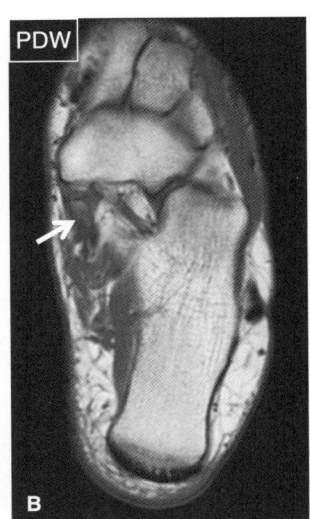
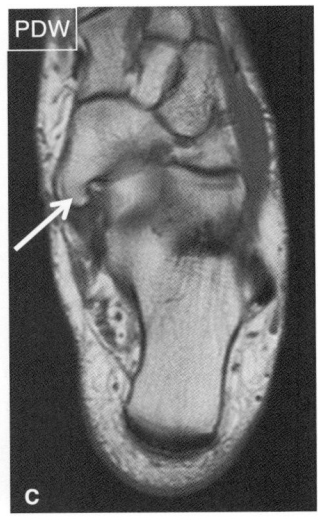

图13 轴位图像上副舟骨的类型。A：Ⅰ型副舟骨（胫骨外侧骨）：胫骨后肌腱远端内6 mm的籽骨（箭）。B：Ⅱ型副舟骨（prehallux）：三角形或心形小骨（箭），通过纤维软骨（软骨联合）与舟骨结节相连。C：Ⅲ型副舟骨（角状舟骨）：部分融合的小骨（箭），通过内侧骨嵴与舟骨相连

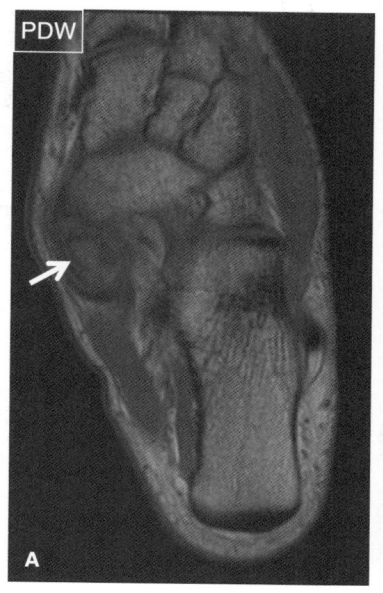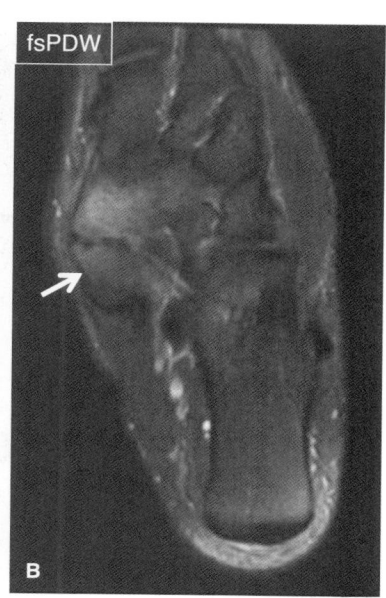

图 14 副舟骨疼痛。轴位图像（A、B）显示 II 型副舟骨（箭），伴软骨联合两侧的骨髓水肿

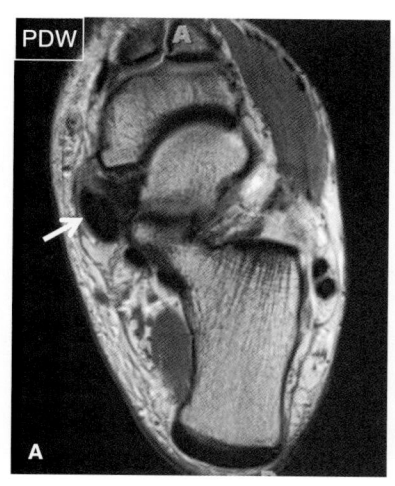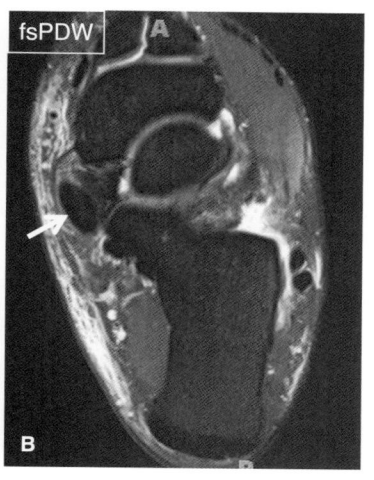

图 15 胫骨后肌腱炎。轴位图像（A、B）显示胫骨后肌腱远端中度增厚伴中等信号（箭）

- **II 型撕裂**，受累肌腱变薄（小于 1.5 倍 FDL 肌腱大小）、拉长，肌腱信号不同程度增高。有些病例可看到该肌腱被完全分裂为两个肌腱（图 16～图 18）。
- **III 型撕裂**，肌腱完全断裂，肌腱裂隙内可见液体信号（图 19）。

在这三种类型中，其他合并的异常包括腱鞘炎、屈肌支持带增厚或变细、弹簧韧带上内侧束部分撕裂、内踝边缘骨赘（后踝沟）和（或）距骨内侧骨髓水肿（图 20）。腱鞘膜增厚、腱鞘局灶性积液以及液体内不规则的分隔提示狭窄性腱鞘炎（图 21）。

PTT 很少发生内踝附近的前内侧半脱位或脱位。

PTT 脱位可能与覆盖其上的屈肌支持带的剥离或撕裂有关，类似内踝附近的小骨片或 PTT 附着处的附着点病。在临床上，单纯性弹簧韧带撕裂及屈肌支持带损伤的表现与 PTT 损伤相似。PTT 的退变可能与多根韧带、关节囊、筋膜、关节的继发性损伤，以及踝关节、后足、中足、前足骨性结构的继发性损伤有关，称为 PTT 功能障碍综合征（具体见下文）。

FHL 肌腱是踝关节最后面的肌腱。它位于踝关节内侧和外侧结节之间，在胫距关节水平显示为一条长的肌腹，比较具有特征性。其肌腱沿着载距突下表面（矢状面上是识别该肌腱的典型位置）及第一趾籽骨之间走行，插入踇趾远端趾骨基底部。它是

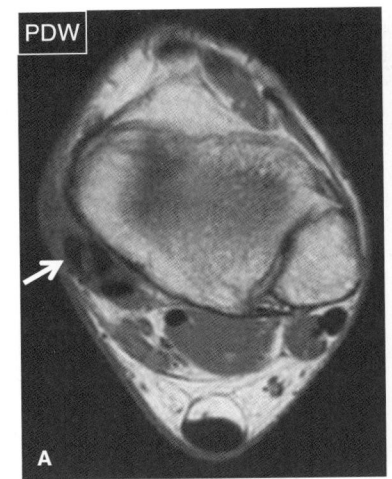
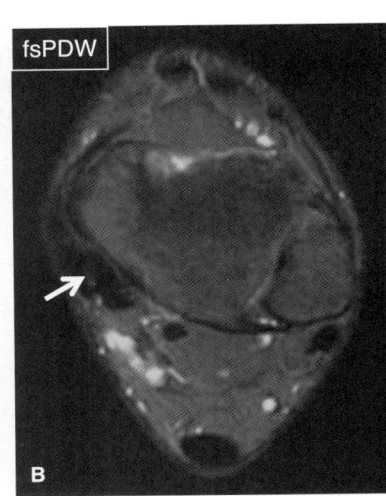

图 16 胫骨后肌腱纵向撕裂，形成"四腱征"。轴位图像（A、B）显示踝关节内侧有 4 根不同的肌腱（正常为 3 根）。最前内侧的 2 根肌腱结构（箭）是原胫骨后肌腱的纵向分离形成的

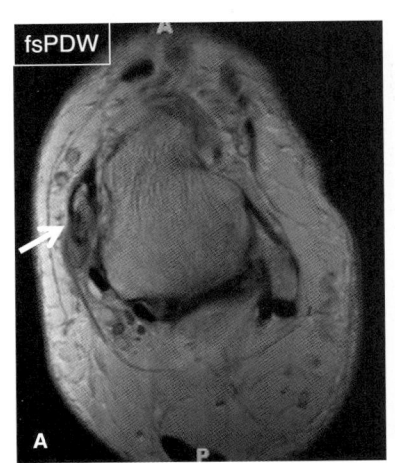
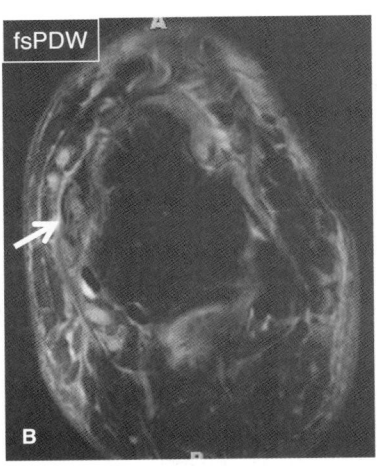

图 17 胫骨后肌腱多灶性撕裂。轴位图像（A、B）显示胫骨后肌腱远端内多条线状液体样信号（箭）

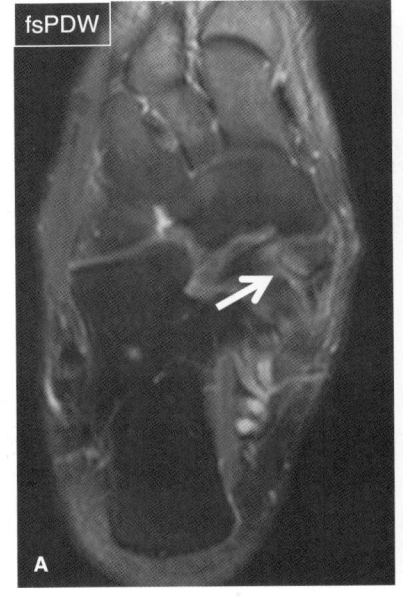
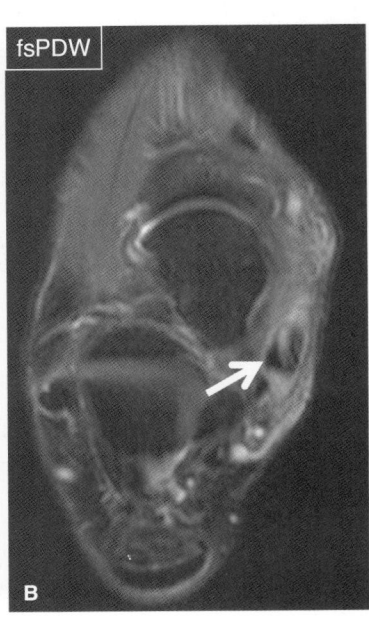

图 18 副舟骨引起的胫骨后肌腱撕裂。A：轴位图像显示 Ⅱ 型副舟骨（箭），胫骨后肌腱插入处轻度骨髓水肿。B：在胫骨后肌腱稍近端内，胫骨后肌腱显示纵向撕裂（箭）

第11章 踝关节 449

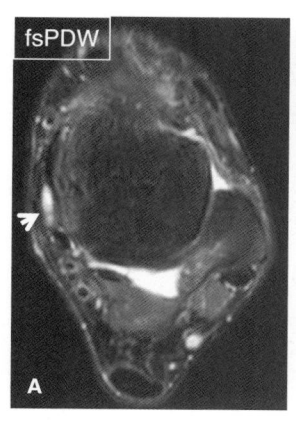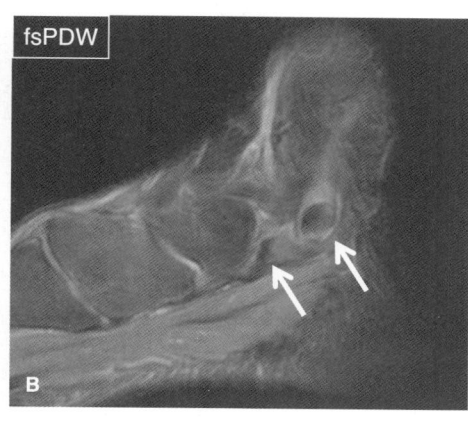

图19 胫骨后肌腱完全断裂。A：在横轴位图像上，原胫骨后肌腱处仅见液体信号（箭）。B：矢状位图像上显示胫骨后肌腱完全断裂，断端回缩（箭）

图20 胫骨后肌腱鞘炎。A：一例类风湿关节炎的患者，其胫骨后肌腱周围积液（长箭）提示腱鞘炎。注意并发腓骨长肌腱鞘炎（短箭）。B：在滑膜软骨瘤病和狭窄性腱鞘炎病例中，蹞屈肌腱鞘内出现大量积液和多个微小的低信号病灶（箭）

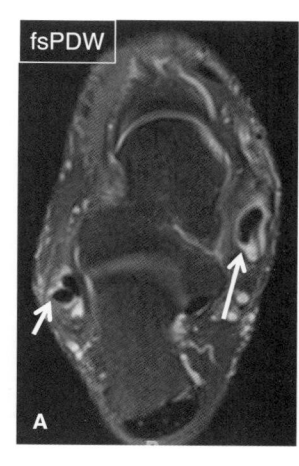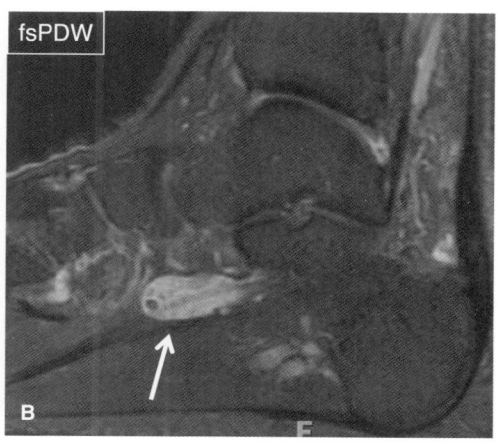

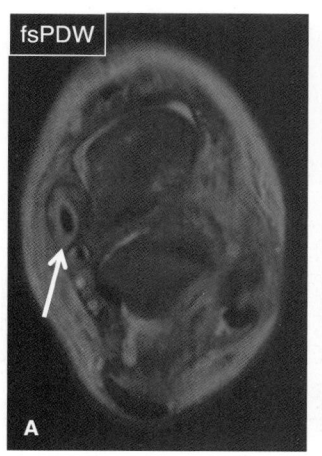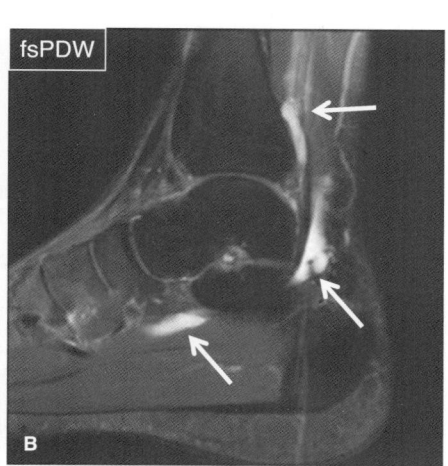

图21 创伤性滑膜炎和狭窄性腱鞘炎。A：踝关节损伤后扫描的轴位图像显示，胫骨后肌腱周围有环状液体信号（箭）及弥漫性软组织水肿，提示创伤性腱鞘炎。B：矢状位图像显示蹞长屈肌腱鞘内的局灶性液体聚集及分隔影，提示狭窄性腱鞘炎

踝关节的一条较为薄弱的足底屈肌，当足在地面上时，它能保持第一个足趾垫在地面上，当足离开地面时，它能使蹞趾趾骨跖屈。在20%～40%的个体中，FHL腱鞘与胫距关节相通，因此，阅片者不能过度诊断FHL腱鞘炎，除非腱鞘内液体与踝关节积液不成比例，以及其他更复杂情况。在大多数情况下，FHL肌腱显示出比PTT和FDL肌腱更多的液体。FDL和FHL肌腱在后足-中足交界处（Henry结节）相互交叉，在此处它们的腱鞘膜相沟通，因此在该部位形成液囊或腱鞘囊肿是很常见的。FHL腱鞘炎

/ 撕裂最常见于芭蕾舞演员，其他还可见：距后三角骨综合征、距骨后突骨折（内侧结节，Cedell 骨折；外侧结节，Shepherd 骨折）及副 FHL 肌。典型的病变部位包括踝关节后面、Henry 结节和籽骨间隙。后者通常与第一跖趾退行性改变和（或）踇趾外翻畸形有关。

FDL 肌腱位于屈肌支持带下方 PTT 的后方。然后，该肌腱走行于外侧，跨过足弓及 FHL 肌腱的表面，插入足趾远节趾骨跖侧基底部。它分出 4 个支，这 4 支参与了足跖屈的蚓状肌的起源。当足在地面上时，它支撑足垫，而当足离开地面时，它屈曲第二至第五趾骨。该肌腱受到较好的保护，很少出现病理改变。其最常见的病变是腱鞘炎，而撕裂则不常见。踝关节水平及 Henry 结节水平 FHL 少量腱鞘积液是正常表现，尤其是较近端的 FHL 腱鞘积液。

三角韧带是一组非常坚固的韧带，由浅层和深层构成。在横轴位和冠状位图像上显示浅层最佳，从前到后，包括以下结构：

- 胫舟韧带是一条薄而均匀的低信号束，宽 0.5～1 cm，从内踝延伸至舟骨结节。
- 胫弹簧韧带是最表浅的韧带，从内踝延伸到弹簧韧带的上缘（图 22）。
- 胫跟韧带厚度约为 2～3 mm，是最坚韧的浅层韧带。它起源于胫骨前下结节的内侧面，垂直下降，并插入载距突的内侧边缘。它与弹簧韧带的上内侧束交织（图 23）。

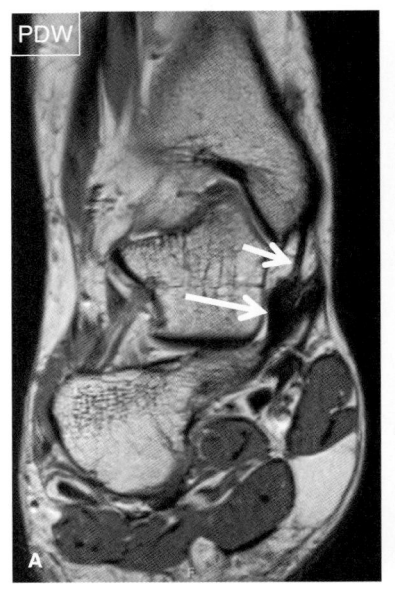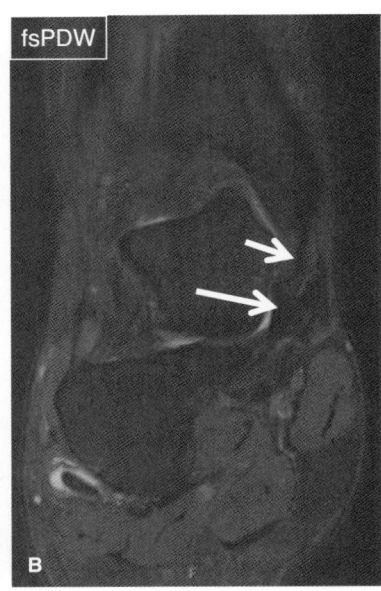

图 22 正常的弹簧韧带和胫弹簧韧带。冠状位图像（A、B）显示弹簧韧带的上内侧束（长箭），它连接载距突的内表面和舟骨，并在上方与胫弹簧韧带（短箭）融合，然后向上延伸至内踝

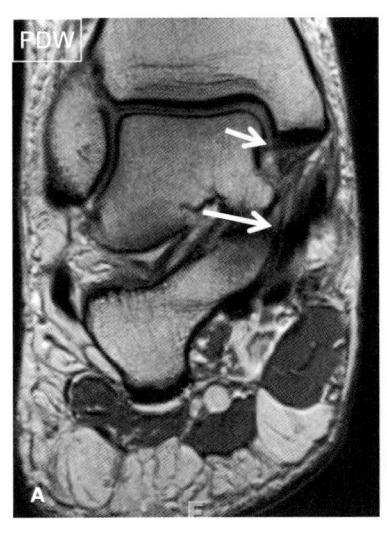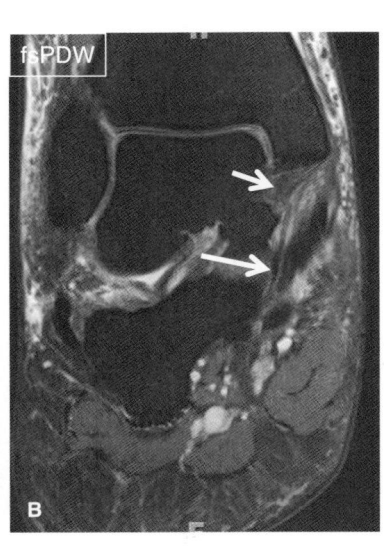

图 23 正常的胫跟韧带和胫距后深韧带。冠状位图像（A、B）显示胫跟韧带（长箭）从内踝延伸至载距突，胫距后深韧带厚且呈条纹状 [译者注：胫距后深韧带起自内踝外侧面向后附着于距骨内侧面的距骨后内侧结节（短箭）]

- 胫距后浅韧带是一条薄的低信号束，起源于胫骨前下结节内表面的后部，向后方、下方和侧方走行，附着于距骨后内侧面的距骨后内侧结节。

在这些构成韧带中，胫跟韧带最厚，胫弹簧韧带是唯一附着在弹簧韧带上的韧带；其他韧带连接相邻的骨质。三角韧带的深层包括：①胫距前深韧带，它是一条 2～3 mm 厚的条纹状韧带，从内踝前内侧部延伸并插入距骨颈（图24）；②胫距后深韧带，它是一条 5～15 mm 厚的条纹状韧带，宽基底附着于距骨内表面，向远向后至距骨结节后内侧（图23）。

旋转和移位是三角韧带最常见的损伤机制。三角韧带的急性撕裂多由严重的内翻/外翻损伤引起，可累及浅层和深层，常伴有外侧副韧带损伤。临床上，患者表现为踝关节内侧疼痛、压痛和不稳定。胫距后深部撕裂常伴内踝骨折及局部血肿。急性韧带扭伤可分为以下几类：

- Ⅰ级（韧带扭伤）：在 PDWI 或 T_1WI 图像上表现为韧带增粗和（或）脂肪条纹消失，伴韧带周围水肿。慢性损伤或反复扭伤可能会导致韧带重塑而呈弥漫性增粗（图25、图26）
- Ⅱ级（部分撕裂）：在脂肪抑制 PDWI 或 T_2WI 图像上显示韧带内信号增高（图27～图29）
- Ⅲ级（完全撕裂）：表现为韧带连续性中断，断端呈波浪状（图30、图31）

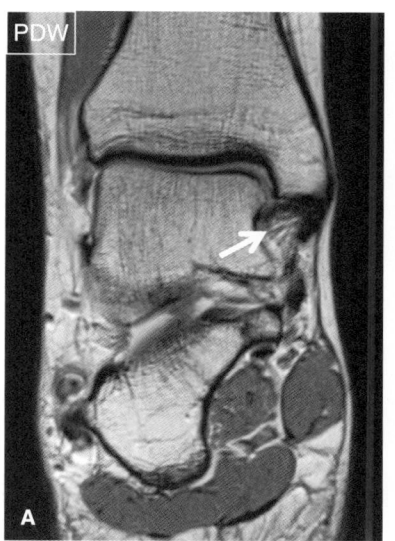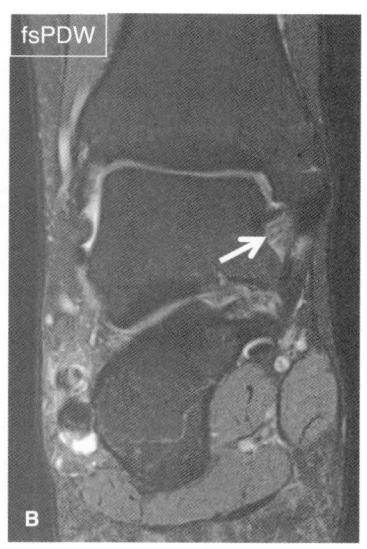

图24 正常胫距前深韧带。冠状位图像（A、B）显示胫距前深韧带为条纹状结构（箭），从内踝前内侧部分延伸至距骨颈

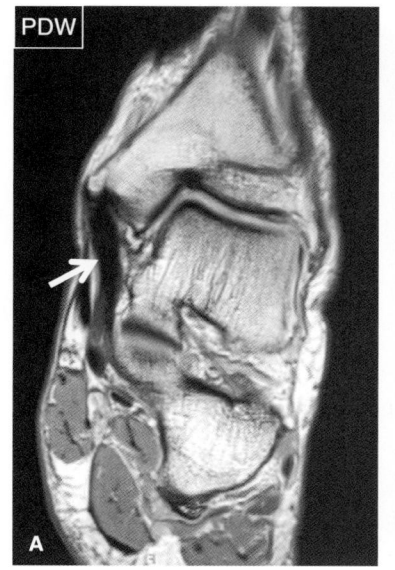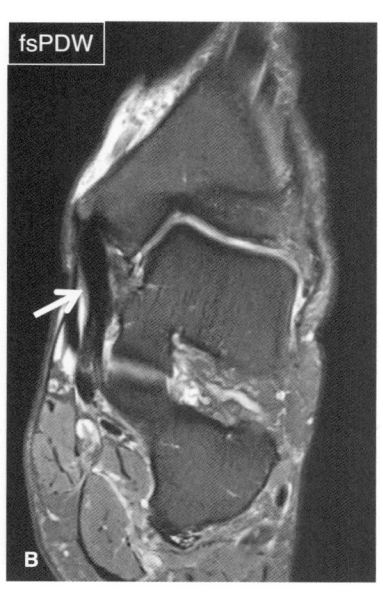

图25 胫弹簧韧带慢性扭伤。冠状位图像（A、B）显示胫弹簧韧带均匀增粗重塑，并伴有近端附着点病（箭）

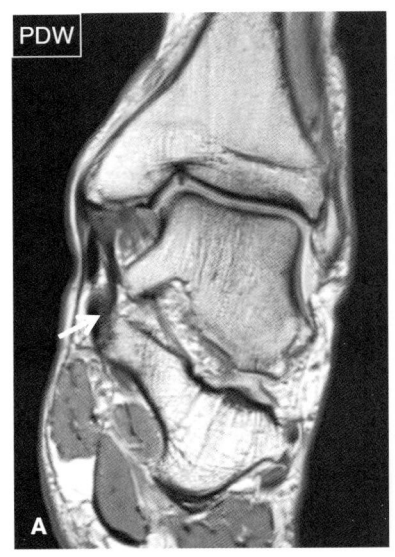
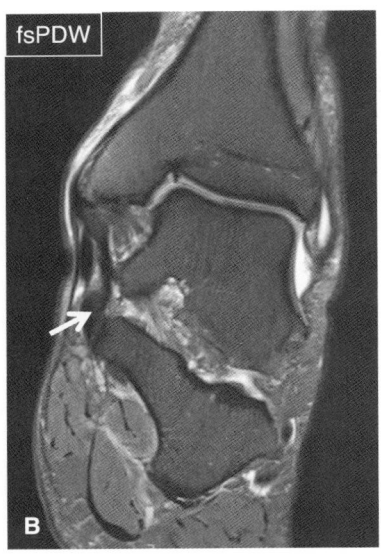

图26 慢性胫跟韧带扭伤。冠状位图像显示胫跟韧带轻度弥漫性增粗伴远端附着点病（箭）

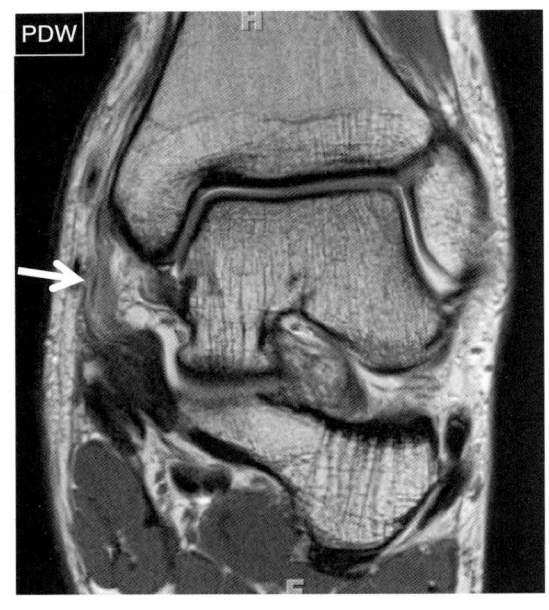
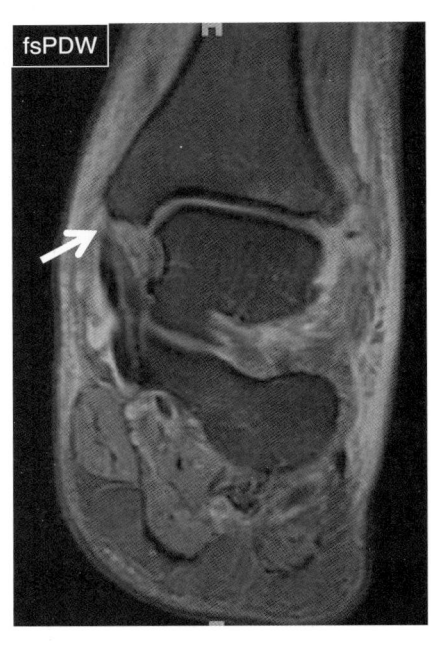

图27 胫弹簧韧带Ⅱ级扭伤。冠状位图像显示胫弹簧韧带增粗且边界不清，仅部分连续性（箭），提示部分撕裂

图28 胫跟韧带Ⅱ级扭伤。冠状位图像显示胫跟韧带几乎完全撕裂（箭）

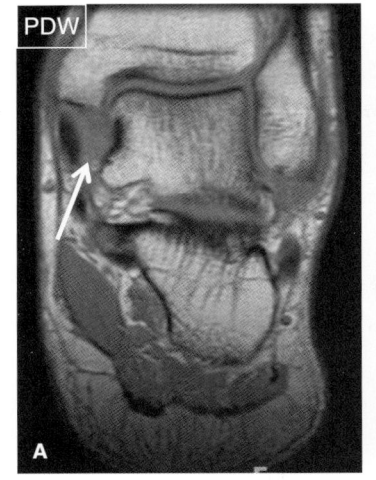
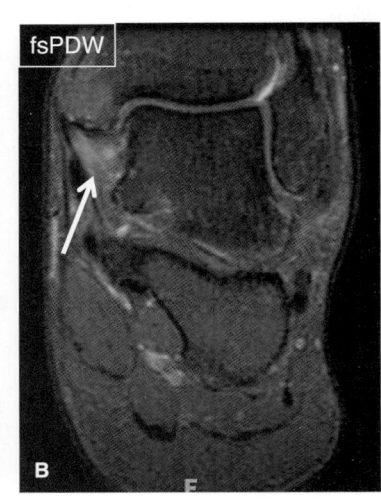

图29 三角韧带深层Ⅱ级扭伤。冠状图像（A、B）显示三角韧带深层边界不清，缺乏正常的条纹结构（箭）。注意内踝撕脱性水肿

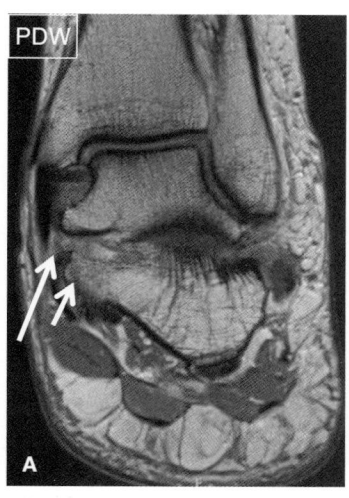
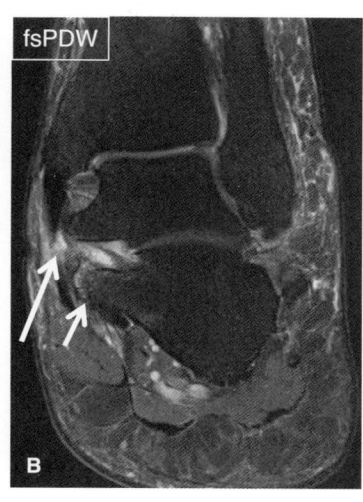

图30 胫跟三角韧带（浅层）Ⅲ级扭伤。冠状位图像（A、B）显示胫跟韧带（长箭）不连续。注意慢性附着点病及韧带跟骨附着部位的囊性改变（短箭）

图31 三角韧带Ⅲ级扭伤。在冠状位图像（A、B）上，踝关节周围广泛软组织水肿，尤其是踝关节内侧，胫弹簧韧带和胫距后深层韧带未见显示（短箭）。此外，需注意到外侧副韧带完全断裂（长箭）

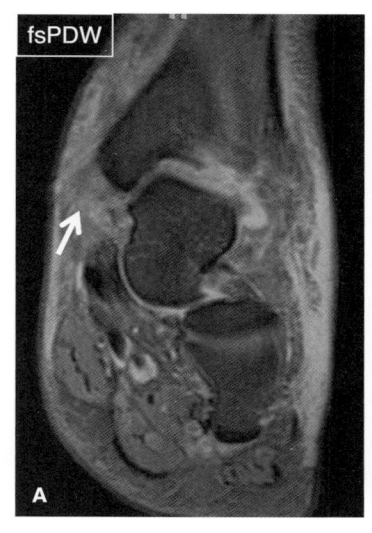
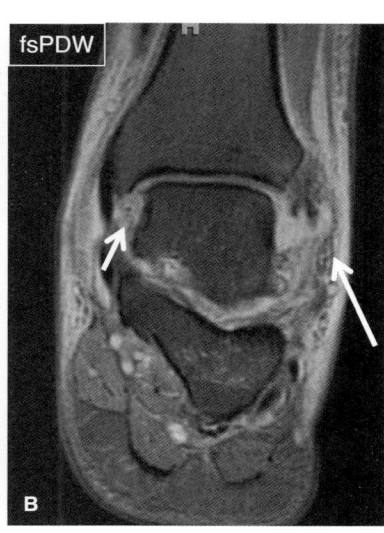

急性韧带扭伤也可引起联合韧带损伤（偶尔伴有后踝骨折）、屈肌支持带撕裂（偶尔伴有撕脱性骨折）、内侧间隙附着点病变（即内踝和距骨或跟骨内侧突）、PTT和（或）弹簧韧带损伤、外侧副韧带损伤和Weber A、B、C型（Maisonneuve）腓骨骨折，以及腱鞘囊肿形成（图32）。如果踝关节脱位伴有内侧损伤，如踝骨折，那么三角韧带必定发生撕裂。治疗方面，三角韧带浅层或伴弹簧韧带损伤可以修复；三角韧带深层损伤可采取固定等保守治疗；联合韧带损伤可用螺钉进行固定。

弹簧韧带（或足底跟舟韧带）从跟骨延伸到舟骨，由上内侧束、内侧斜束及下束组成。正常情况下该韧带厚约2~5 mm，在上内侧束和内侧斜束之间有一个小的滑膜隐窝，比较具有特征性。上内侧束在上方与胫弹簧韧带相连（图22）。韧带的纤维软骨部分位于距骨头的上表面。上内侧束将载距突的内表面连接至舟骨，并在上方与胫弹簧韧带融合。下束将跟骨体连接到舟骨，内侧斜束将载距突前缘连接到舟骨。

这三条分支在轴位和冠状位图像上评估最佳，但在矢状位图像上也可以评估内侧斜束和下束。弹簧韧带的急性损伤常累及上内侧束，通常与三角韧带扭伤有关。由于弹簧韧带与PTT接近，以及其能稳定足弓的整体功能，因此弹簧韧带损伤几乎总是与PTT功能障碍相关。弹簧韧带损伤的分类与三角韧带扭伤类似（图33~图35）。弹簧韧带的退变较急性扭伤更常见。与弹簧韧带相关的腱鞘囊肿通常出现在上内侧束和内侧斜束之间的足底隐窝，以及三角韧带的深层纤维之间（图36、图37）。

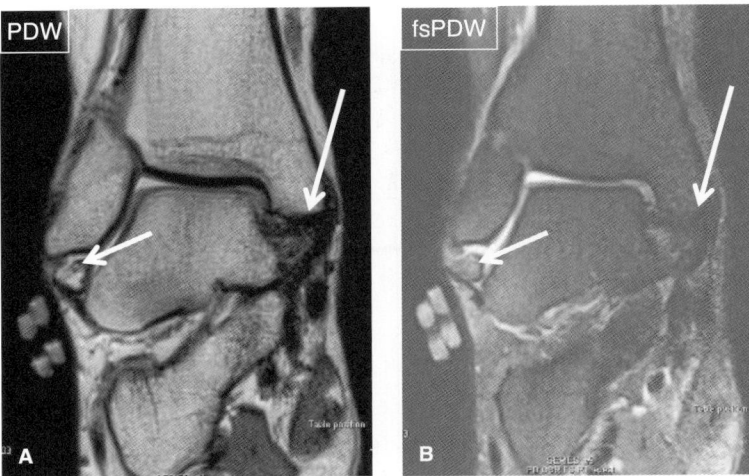

图 32 慢性 Weber A 型骨折。冠状位图像（A、B）显示外踝下方骨碎片，符合慢性 Weber A 型骨折（短箭）。注意胫距后深韧带上部轻度增厚（长箭）

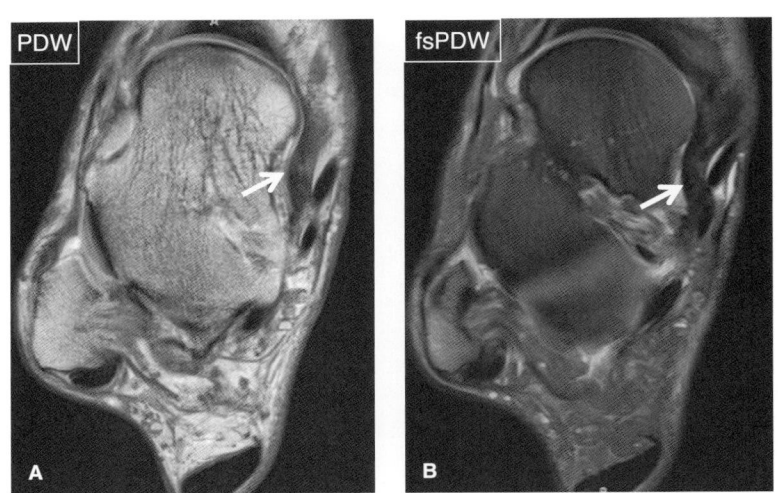

图 33 弹簧韧带慢性扭伤。轴位图像（A、B）显示弹簧韧带上内侧束均匀增厚（箭）

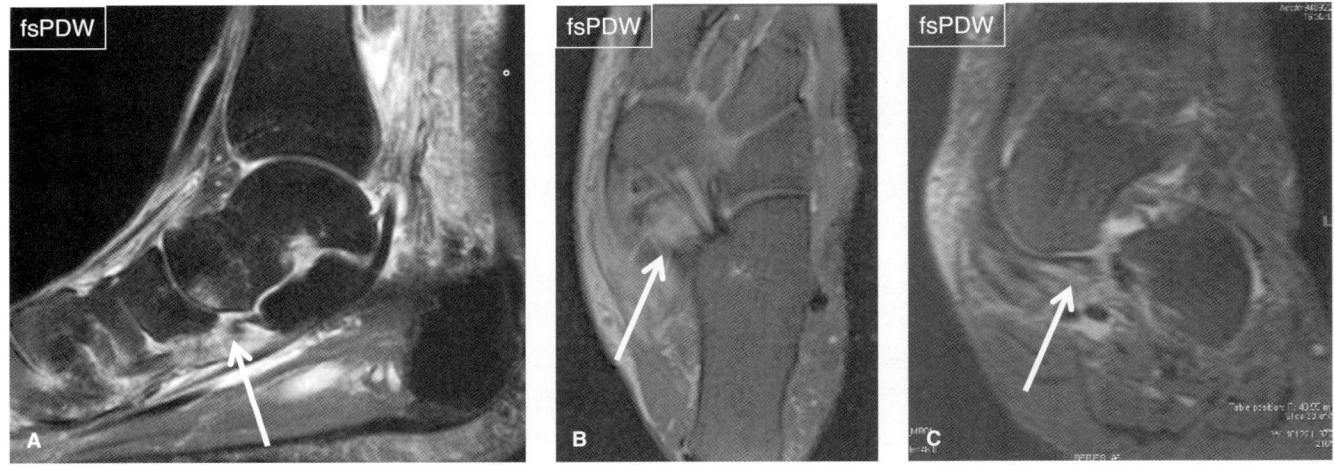

图 34 弹簧韧带 Ⅱ 级扭伤。矢状位（A）、轴位（B）和冠状位（C）图像显示，弹簧韧带的内侧斜束（箭）部分撕裂伴邻近筋膜水肿

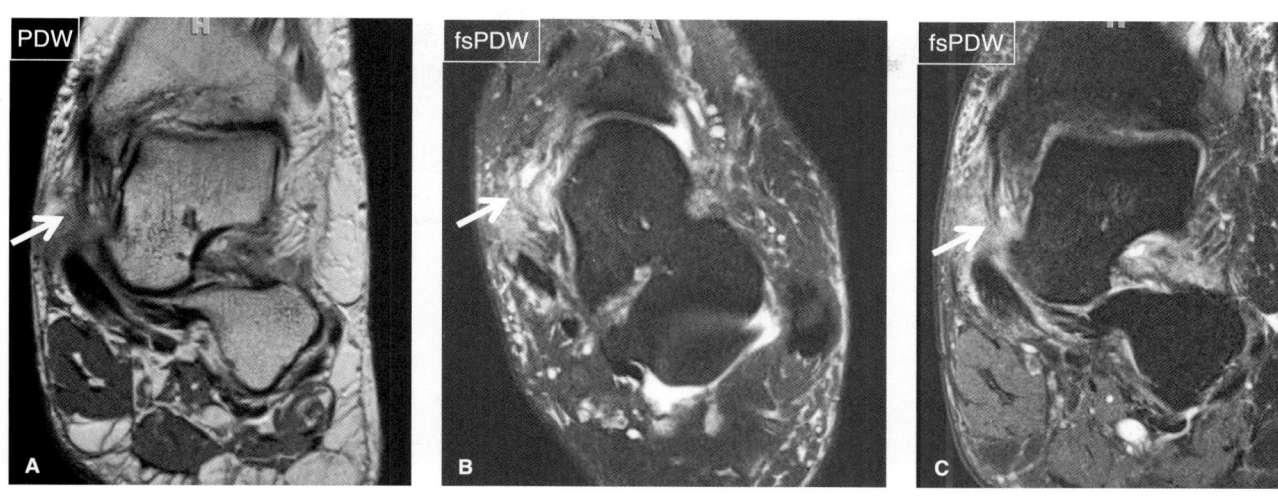

图 35 胫弹簧韧带和弹簧韧带上内侧束Ⅲ级扭伤。冠状位（**A**、**C**）和轴位（**B**）图像显示胫弹簧韧带和弹簧韧带上内侧束（箭）不连续，伴周围软组织水肿。注意水肿和瘢痕提示跗骨窦综合征

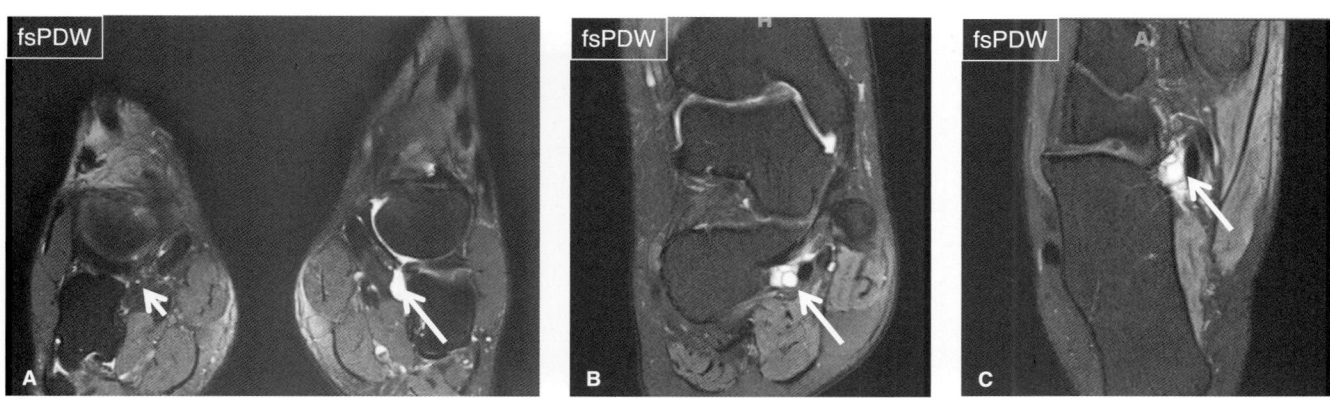

图 36 弹簧韧带的足底隐窝。双踝冠状位图像（**A**）显示正常的右踝弹簧韧带隐窝（短箭）位于上内侧束和内侧斜束之间，左踝见小滑膜憩室（长箭）。另一例患者的冠状位（**B**）和轴位图像（**C**）显示足底隐窝处多房性腱鞘囊肿（箭）

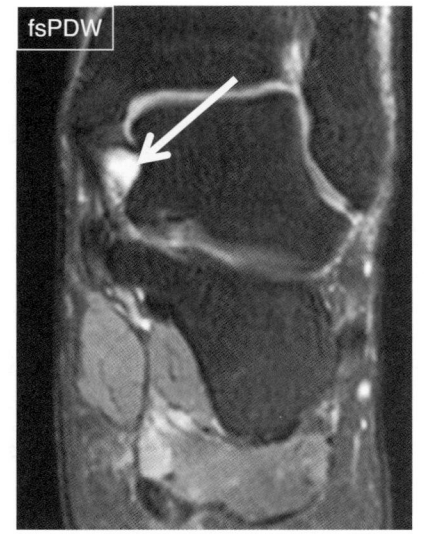

图 37 三角韧带腱鞘囊肿。冠状图像显示三角韧带内腱鞘囊肿（箭），与慢性韧带损伤、邻近滑膜损伤有关

外侧结构：

外踝：[〈正常〉〈附着点病〉〈挫伤〉]

后踝沟：[〈凹陷〉〈扁平〉〈凸出〉]

肌腱：

腓骨长肌：[〈正常〉〈肌腱炎〉〈腱鞘炎〉〈剖层撕裂〉〈完全撕裂〉]

腓骨短肌：[〈正常〉〈肌腱炎〉〈腱鞘炎〉〈剖层撕裂〉〈完全撕裂〉]

腓骨上支持带：[〈完整〉〈增粗〉〈缺失〉]

韧带：

骨间韧带（联合韧带）：[〈正常〉〈增粗〉〈急性扭伤〉]

下胫腓前韧带（联合韧带）：[〈正常〉〈增粗〉〈急性扭伤〉]

下胫腓后韧带（联合韧带）：[〈正常〉〈增粗〉〈急性扭伤〉]

距腓前韧带：[〈正常〉〈增粗〉〈变细〉〈急性损伤〉]

跟腓韧带：[〈正常〉〈增粗〉〈变细〉〈急性损伤〉]
距腓后韧带：[〈正常〉〈增粗〉〈黏液样变〉〈急性损伤〉]
分歧韧带：[〈正常〉〈增粗〉〈急性扭伤〉]

外踝也是在冠状位非 fs 图像上评估附着点病、陈旧/新近骨折或副骨的最佳平面。脂肪抑制图像有助于观察由伸肌/腓骨支持带或韧带撕裂、挫伤及骨折引起的皮质下撕脱性囊性变或骨髓水肿。需要注意在抑脂效果较差的脂肪抑制图像上，特别是在低场强 MRI 上的图像，应避免过度诊断骨髓水肿。反转恢复图像比低场 MRI 上的频率选择性脂肪饱和图像的压脂效果好。后踝沟在轴位图像上评估最佳，其距离腓骨尖约 1 cm。在 82% 的个体中，后踝沟是光滑、凹陷的，扁平或凸出的（伴或不伴不规则的轮廓）很少见。后者易引起腓骨肌腱半脱位或脱位以及机械磨损（图 38）。SPR 是深筋膜的增厚，从外踝延伸至足深筋膜或跟骨。腓骨下支持带（IPR）从外踝的后表面延伸到跟骨外侧的腓骨结节（滑车）、滑车后隆起的远端，也就是 CFL 插入点（图 39）。

与其他肌腱类似，腓骨肌腱在轴位图像上评估最佳。PL 肌腱位于 PB 肌腱的浅表，其肌腱的肌腹向下延伸至踝水平（图 40）。两根肌腱通过 SPR 包于后踝沟内，通过 IPR 与跟骨结节相邻。它们在 SPR 水平有一个共同的腱鞘，并在 IPR 水平腱鞘分离。PL 肌腱在足下弯曲，穿过骰骨沟，以多条纤维束形式插入第一跖骨和内侧楔骨基底部外侧。PB 肌腱插入第五跖骨基底部。PL 能跖屈踝关节、外翻足部，在行走时支撑足纵弓和横弓。PB 位于 PL 的深部，能外翻足部。副肌，如第 4 腓骨肌可能存在于约 20% 的个体中（图 41、图 42）。此肌起源于腓骨

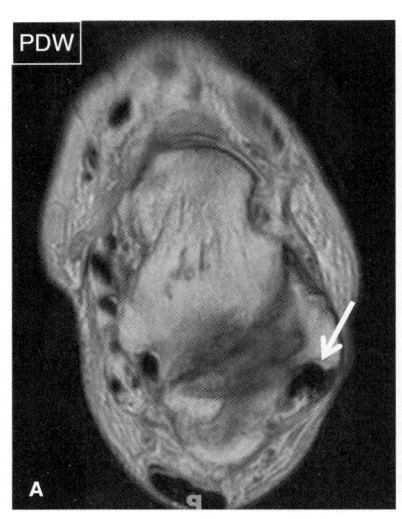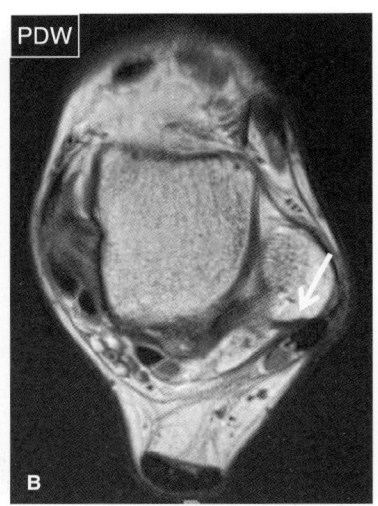

图 38 后踝沟的形态。轴位图像显示后踝沟呈凹陷状（A 中的箭）和扁平状（B 中的箭）

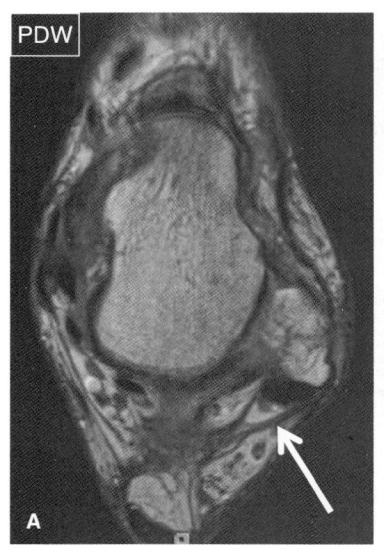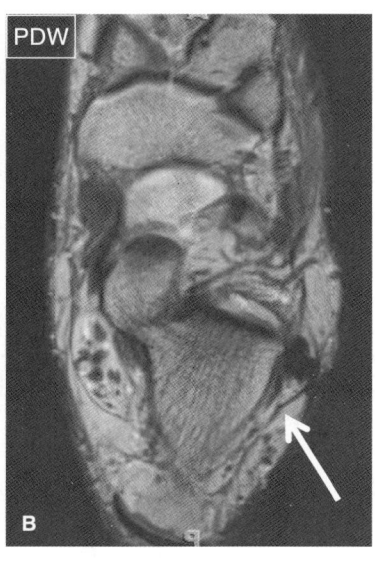

图 39 轴位图像（A、B）显示正常的 SPR（A 中的箭）和 IPR（B 中的箭）

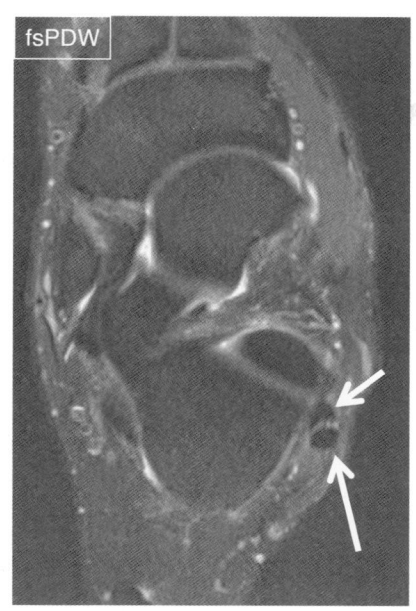

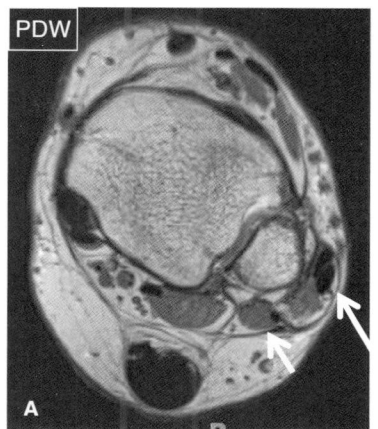

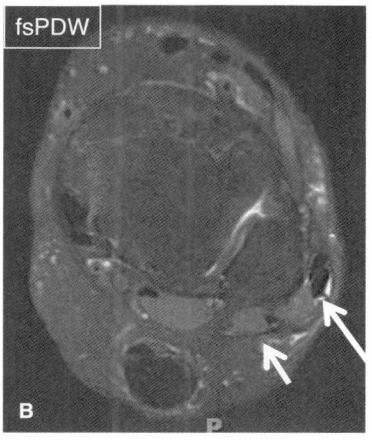

图40 正常的腓骨肌腱。轴位图像显示正常月牙形的腓骨短肌腱（短箭）和正常椭圆形的腓骨长肌腱（长箭）

远端、PL 或 PB，在外侧足骨上有不同的插入部位，包括腓骨支持带。

腓骨肌腱经常发生损伤，包括肌腱病、腱鞘炎、撕裂和脱位。在正常情况下，腓骨肌腱腱鞘内可能存在少量液体。当①积液与患者严重疼痛部位相关，或②积液围绕在肌腱周围，或肌腱边缘到滑膜鞘的

图41 轴位图像（A、B）显示第四腓骨肌（短箭）位于腓骨长短肌腱（长箭）的后方

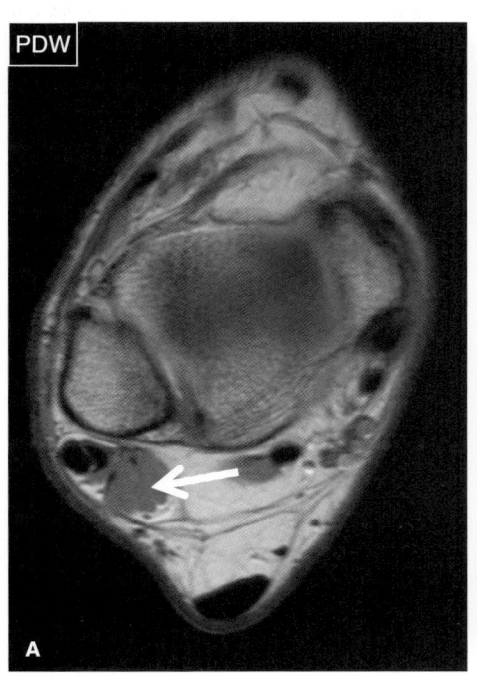

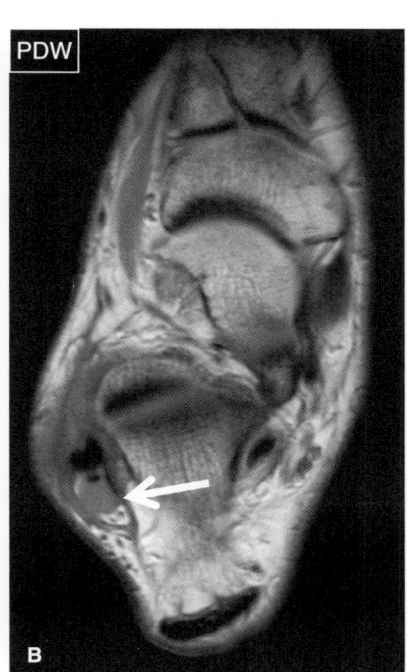

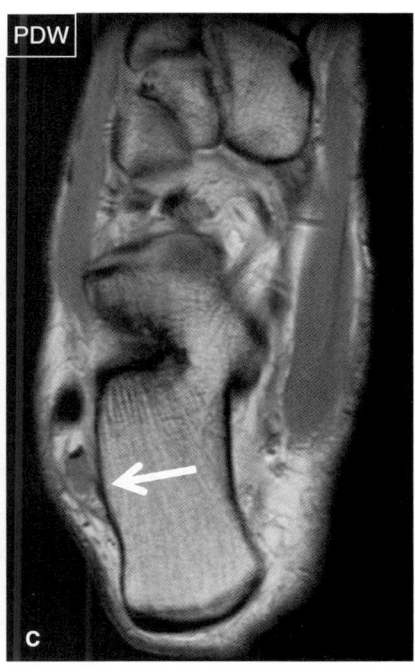

图42 第四腓骨肌。横轴位图像（A～C）。第四腓骨肌位于腓骨长肌和腓骨短肌后面的外侧肌间隔（箭）

积液厚度大于 2 mm 时，则被认为是病理性积液。除腱鞘炎外，当位于腓骨肌腱底部的跟腓韧带撕裂或跟骨骨折时，也会出现腓骨肌腱的腱鞘积液。腓骨肌腱病表现为肌腱内信号增高伴或不伴有肌腱增粗。腓骨长短肌腱的宽度等于或大于胫骨后肌腱的宽度时提示腓骨肌腱增粗。

  腓骨短肌（PB）腱比腓骨长肌（PL）腱更容易发生撕裂。腓骨短肌（PB）腱的纵向（劈裂）撕裂通常位于腓骨短肌（PB）腱和外踝之间的腓骨沟内。易发生纵向撕裂的情况包括腓骨肌上支持带（SPR）撕裂或松弛、外踝后侧浅平或凸出、腓骨短肌（PB）腱肌腹低位（延伸至外踝尖下方）、腓骨结节肥大和存在第四腓骨肌。发生撕裂时，腓骨短肌（PB）腱部分包裹腓骨长肌（PL）腱，撕裂碎片环绕在腓骨长肌（PL）腱两侧，长度 2.5 ~ 5 cm，并沿肌腱向远端和近端延伸（图 43、图 44）。这就形成了一种"米老鼠耳朵"结构，其面部由腓骨长肌（PL）腱构成，耳朵由腓骨短肌（PB）腱构成。MR 图像上外踝下方呈现 C 形结构是一种退行性改变，不应被认为是撕裂。急性病例中，在支持带附着部位的外侧跟骨可能出现骨髓水肿。二分的腓骨短肌（PB）腱或二分的第四腓骨肌腱是正常的变异，二分肌腱表现类似于腓骨短肌（PB）腱撕裂的子肌腱。避免误诊的关键是识别每个二分肌腱周围均有单独的肌腹（图45）。在儿童中，腓骨短肌（PB）腱可以从第五跖骨基底部撕脱。撕脱骨折的骨折线为横行，可与纵行

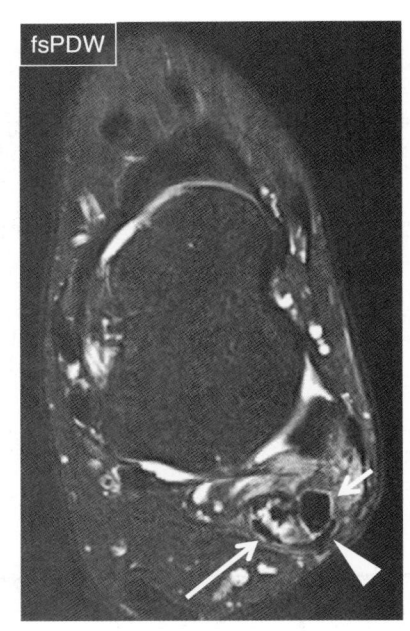

图 44　腓骨短肌腱的多处撕裂（肌腱断裂）。横轴位图像显示正常的腓骨长肌腱（短箭），以及腓骨短肌腱区域的多个子肌腱（长箭），符合多处撕裂。腓骨肌上支持带撕裂（箭头）

的正常骨化中心区分开来。

  腓骨长肌（PL）肌腱病比撕裂更常见，腓骨长肌（PL）肌腱病可出现在后踝沟或紧靠骰骨沟的正上方。还应该注意到魔角效应可能导致骰骨沟上方腓骨长肌腱信号强度的改变。腓骨长肌（PL）腱撕裂最常发生在腓骨结节或骰骨沟水平，并可能与外侧副韧带扭伤和骰骨或跟骨外侧的骨髓水肿有关（图

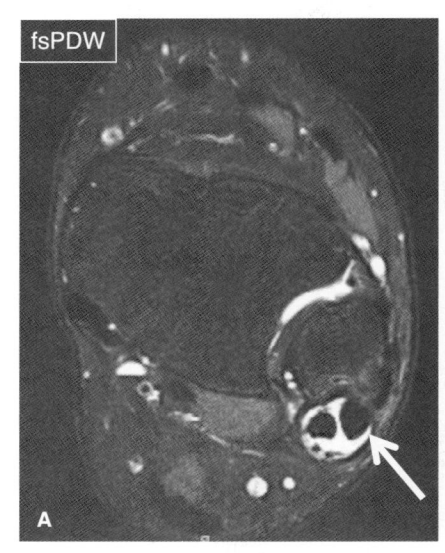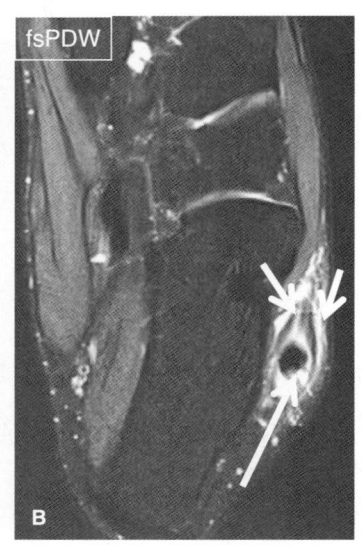

图 43　腓骨肌腱腱鞘炎和腓骨短肌腱纵向撕裂的横轴位图像。**A**：腓骨肌腱腱鞘（箭）内有明显的液体聚集，符合腱鞘炎表现。**B**：腓骨短肌腱被分为两个独立的子肌腱（短箭），部分包裹腓骨长肌腱（长箭），本病例为腓骨短肌腱纵向撕裂

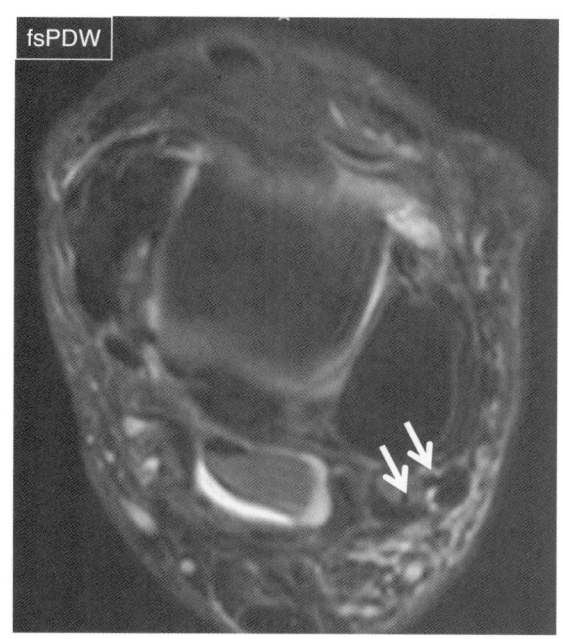

图 45 二分的腓骨短肌腱。横轴位图像显示两个腓骨短肌腱（箭），它们来源于不同的肌腹

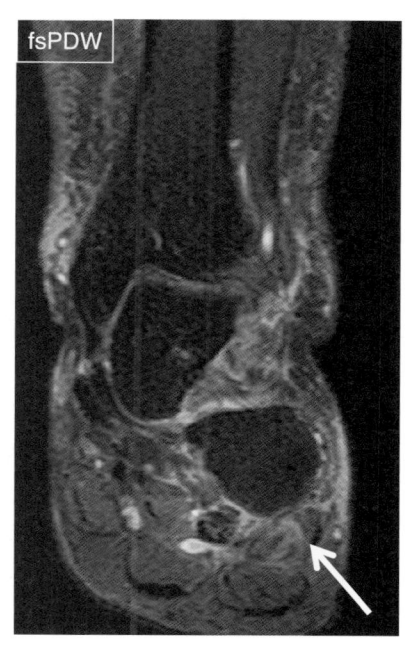

图 46 腓骨长肌腱撕裂。冠状位图像显示骰骨沟水平腓骨长肌腱（箭）重度撕裂

46、图 47）。在腓骨长肌（PL）腱完全断裂时，矢状位图像可以精确测量肌腱的挛缩。腓籽骨是一个小圆形或椭圆形的小骨，位于第五跖骨基底部附近，在腓骨长肌（PL）腱内，与跟骰关节相邻（图 48）。腓籽骨很常见，大约 26% 的足部可以看到，为单个或多个，不要误认为撕脱性骨折。当多发时，可表现为小于 2 mm 的软骨结节。疼痛性腓籽骨综合征（painful os peroneum syndrome, POPS）表现为急

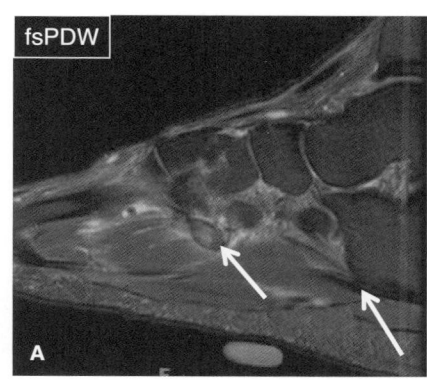

图 47 腓骨长肌腱撕裂。矢状位（A）和冠状位（B）图像显示足弓下腓骨长肌腱撕裂（箭）

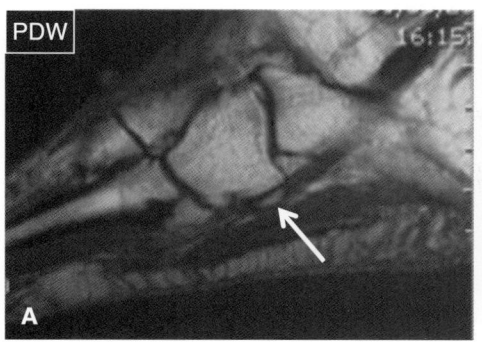
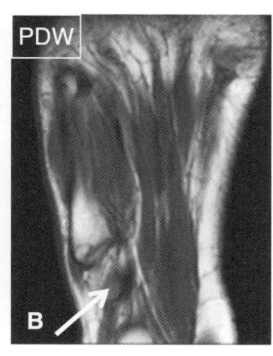

图 48 正常腓籽骨。矢状位（A）和轴位（B）图像显示正常的腓籽骨（箭）是一个椭圆形小骨，位于腓骨长肌腱内

性或慢性的一侧疼痛、压痛和腓骨长肌（PL）腱走行区的肿胀。它可由多种病因引起，包括腓籽骨骨折、腓籽骨骨折的肥厚性愈合、腓籽骨的大部分分离、籽骨近端或远端腓骨长肌（PL）腱磨损或撕裂，或腓骨结节增大、疼痛。常见的影像学表现为在增厚的部分撕裂的腓骨长肌（PL）腱内出现水肿和小骨碎片，并伴有近端碎片的分离、挛缩（图49、图50）。与腓骨短肌（PB）腱相似，当存在第四腓骨肌时，腓骨长肌（PL）腱更容易撕裂。腓骨长肌（PL）腱和腓骨短肌（PB）腱撕裂或完全撕裂也可以同时发生（图51）。鉴别诊断包括第五跖骨骨折、骰骨骨折或腓骨肌上支持带（SPR）损伤。

腓骨肌上支持带（SPR）断裂后腓骨肌腱可能从后踝沟发生脱位，伴或不伴有相应撕脱骨折或腓骨附着处骨膜剥离，有时伴有跟骨骨折。在横轴位图像上，腓骨肌腱位于腓骨远端的前侧和外侧，通常位于部分撕裂的腓骨肌上支持带（SPR）形成的"囊袋"内。相关的表现可以包括腓骨肌腱腱鞘炎或撕裂、腓骨后肌腱沟凸出、腓骨远端撕脱性骨折和外侧副韧带撕裂（图52）。腓骨肌上支持带（SPR）和腓骨肌下支持带（IPR）病变非常罕见，表现为异常增厚伴或不伴有潜在附着点病，常在既往损伤或反复发生踝关节不稳定的情况下出现（图53）。

下胫腓联合韧带复合体位于胫腓关节远端，包括骨间韧带、下胫腓前韧带（anterior distal tibiofibular ligament, ATFL）和下胫腓后韧带（posterior distal tibiofibular, PTFL）。骨间韧带是骨间膜的延续、增厚，形成于关节线上方约1.5 cm处，与胫距滑膜隐窝相邻。ATFL和PTFL厚3～5 mm，在关节面上方斜行走行。这些韧带在冠状位和轴位图像上显示最佳。在轴位图像上，由于ATFL和PTFL周围夹杂脂肪组织会发生部分容积效应，韧带常显示为条纹状结构，类似于三角韧带（图54～图57）。

下胫腓联合韧带损伤被称为"踝关节高位扭伤"，下胫腓联合韧带损伤或"踝关节高位扭伤"可以单

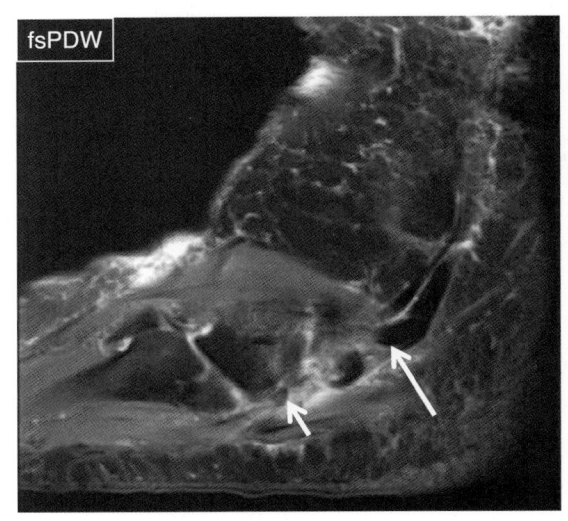

图50 疼痛性腓籽骨综合征。矢状位图像显示腓籽骨骨髓水肿（短箭）和腓骨长肌腱完全撕裂、挛缩（长箭）

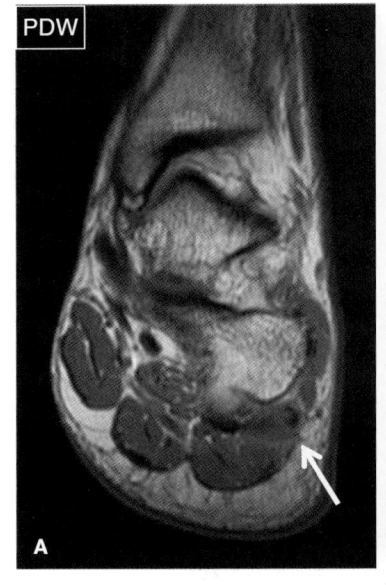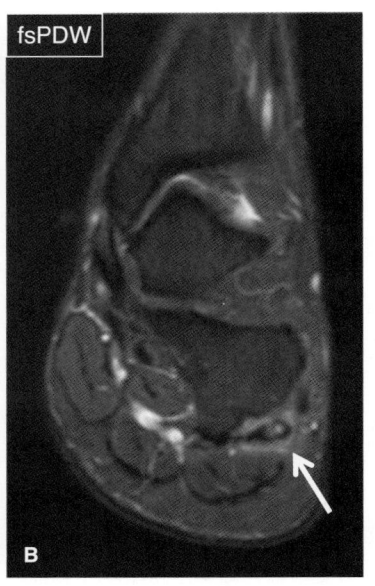

图49 疼痛性腓籽骨综合征。冠状位图像显示腓籽骨骨髓水肿，腓骨长肌腱远端部分撕裂（箭）

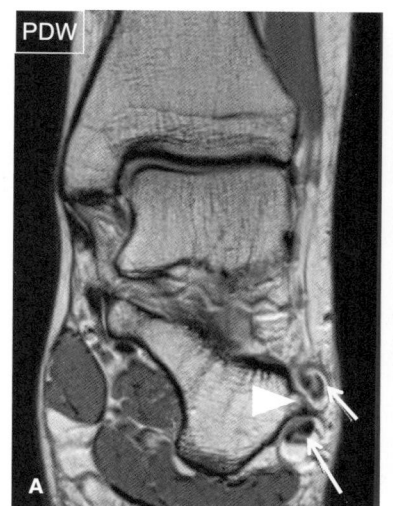
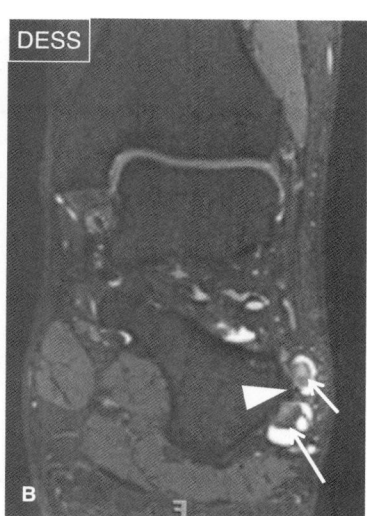

图 51 腓骨结节肥大伴腓骨长肌腱和腓骨短肌腱同时撕裂。冠状位图像（**A**、**B**）显示腱鞘炎和腓骨长肌腱（长箭）、腓骨短肌腱（短箭）撕裂。注意腓骨结节肥大（箭头），这容易导致腓骨肌腱损伤

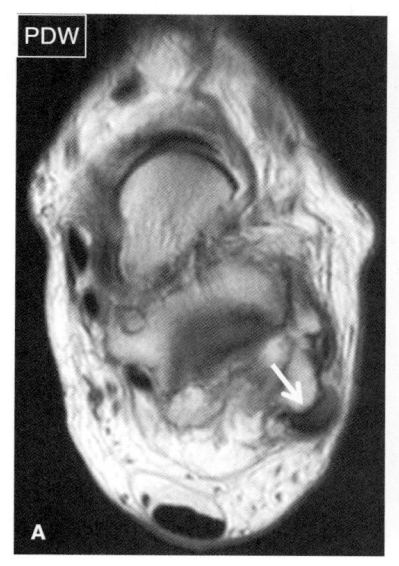
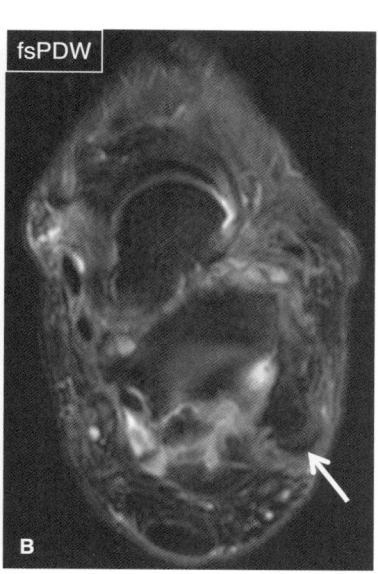

图 52 轴位图像上后踝沟凸出导致腓骨肌腱半脱位。**A**：后踝沟具有后凸的形态。**B**：腓骨肌腱（箭）在后踝沟上半脱位，信号不均匀，与肌腱炎相一致

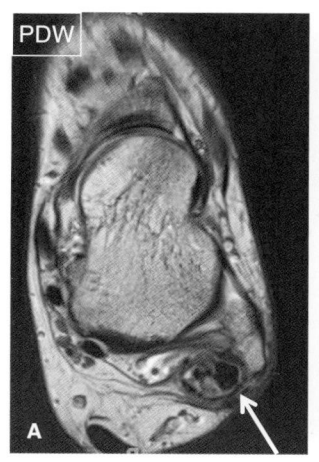
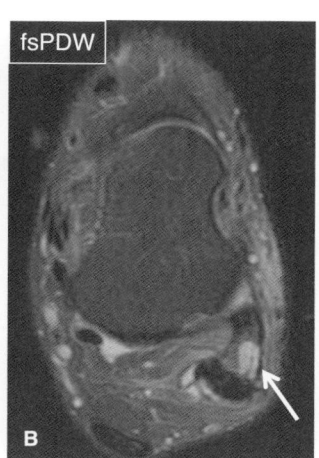
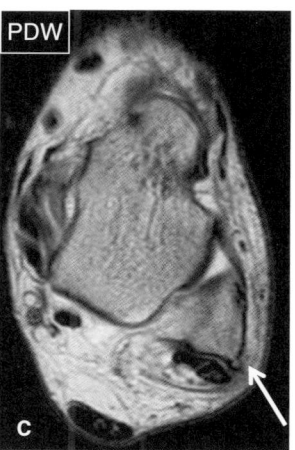

图 53 腓骨肌上支持带慢性损伤。**A**、**B**：一名患者的横轴位图像显示腓骨肌上支持带增厚（图 **A** 中箭）和外踝附着处的局灶性撕脱性囊性改变（图 **B** 中箭）。**C**：另一名患者的横轴位图像显示腓骨肌上支持带外踝附着处改变

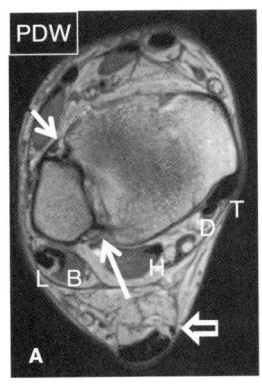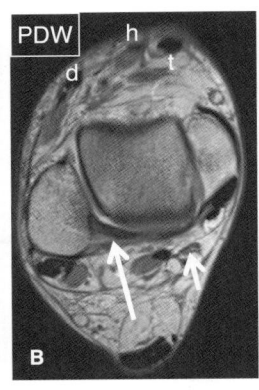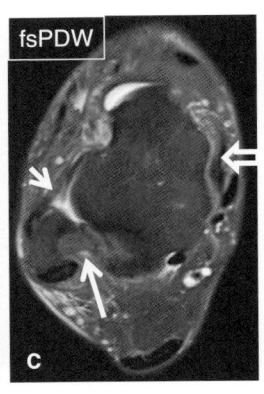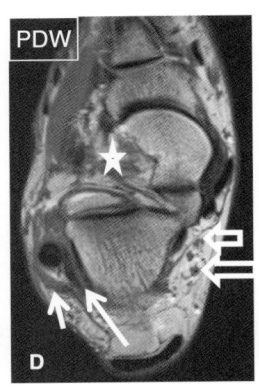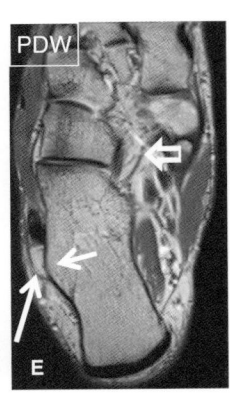

图 54 正常解剖。从踝关节水平到跟舟关节水平的连续横轴位图像。**A**：短箭，下胫腓前韧带；长箭，下胫腓后韧带；空箭，跖肌腱；**B**，腓骨短肌+腱；**L**，腓骨长肌腱；**T**，胫骨后肌腱；**D**，趾长屈肌腱；**H**，踇长屈肌腱。**B**：长箭，后踝间韧带；短箭，胫神经；d，趾长伸肌腱；h，踇长伸肌腱；t，胫骨前肌腱。**C**：长箭，距腓后韧带；短箭，距腓前韧带；空箭，胫骨后肌腱。**D**：长箭，跟腓韧带；短箭，腓骨下支持带；星号，跗骨窦；短空箭，足底内侧神经；长空箭，足底外侧神经。**E**：长箭，腓骨下支持带；短箭，跟骨的腓骨结节；空箭，反复滑移的胫骨后肌腱

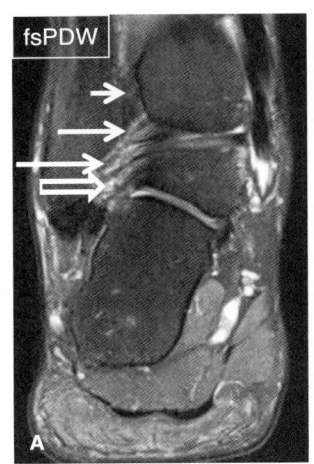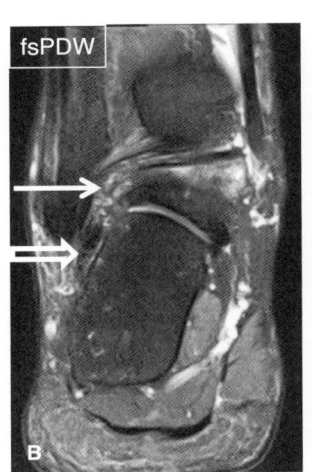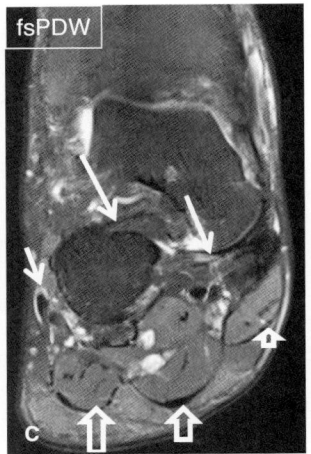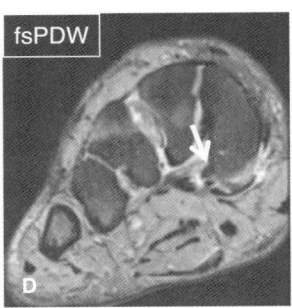

图 55 冠状位正常解剖。**A**：短箭，骨间韧带；中箭，下胫腓后韧带；长箭，后踝间韧带；空箭，距腓后韧带。**B**：长箭，后踝间韧带；空箭，跟腓韧带。**C**：长箭，颈韧带；中箭，跟舟足底韧带（弹簧韧带）；短箭，腓骨肌腱；长空箭，小趾外展肌；中空箭，趾短屈肌；短空箭，踇外展肌。**D**：腓骨长肌腱止点（箭）

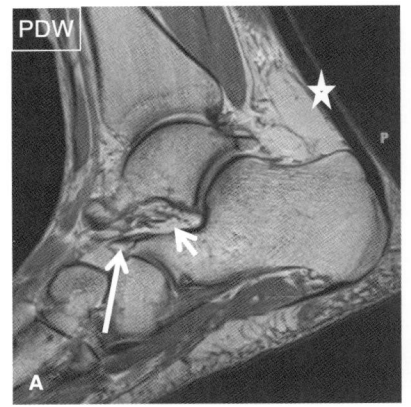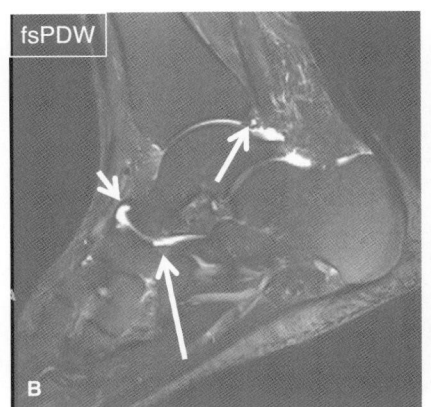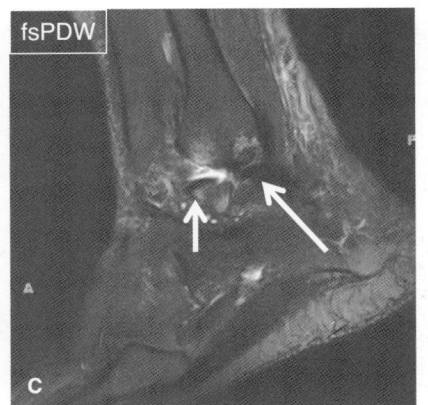

图 56 矢状位正常解剖。**A**：长箭，分歧韧带；短箭，跗骨窦；星号，跟腱。**B**：长箭，分歧韧带；中箭，后骨间韧带；短箭，背侧距舟韧带。**C**：长箭，距腓后韧带；短箭，距腓前韧带

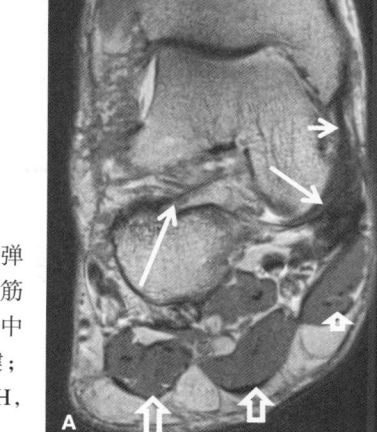
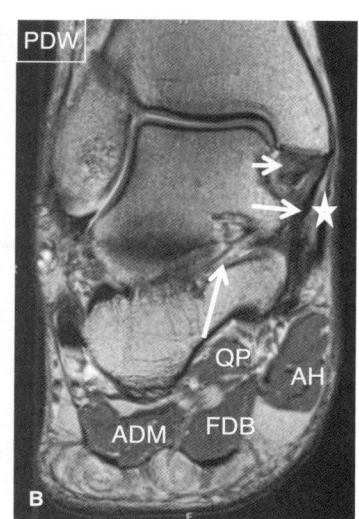

图 57 冠状位正常解剖。A：长箭，颈韧带；中箭，弹簧韧带；短箭，胫弹簧韧带；长 / 中 / 短空箭，足底筋膜外侧 / 中间 / 内侧束。B：长箭，跟距骨间韧带；中箭，胫跟韧带；短箭，胫距后深韧带；星号，胫后肌腱；QP，跖方肌；ADM，小趾展肌；FDB，趾短屈肌；AH，姆展肌

独发生，也可以合并其他韧带损伤，如 Weber B 或 Weber C 型踝关节骨折。急性韧带损伤与其他韧带损伤类似，可分为Ⅰ级、Ⅱ级和Ⅲ级损伤（图 58、图 59）。在 X 线片上，表现为下胫腓联合间隙增宽大于 6 mm。继发征象包括胫腓骨间隙内积液延伸至高于胫骨平台 1～1.5 cm 水平，伴或不伴胫腓骨间隙分离；可合并内踝或后踝骨折和距骨穹隆骨软骨损伤。在亚急性和慢性病例中，韧带增厚或信号明显减低伴有附着点病和（或）骨附着部位的皮质下囊性改变，有时伴有因异位骨化引起的骨间膜信号减低。相关骨折被称为 Volkmann 骨折（后踝外侧的 PTFL 撕脱）和 Tillaux 骨折（胫骨前外侧缘 ATFL 撕脱）。Tillaux 骨折是一种 Salter Ⅲ型损伤，与三踝骨折不同的是冠状面没有骨折。相关的滑膜损伤可导致滑膜憩室（单房）或囊肿（多房）的形成，临床上可表现为软组织病变（图 60）。

外侧韧带复合体由距腓前韧带（AFL）、跟腓韧带（CFL）和距腓后韧带（PFL）组成，横轴位和冠状位上显示清晰。AFL 和 PFL 低于关节面水平，几乎位于外踝的中间水平。AFL 与关节囊密切相关，同时 AFL 构成了关节隐窝的浅层，称为前外侧沟。AFL 可防止距骨前移、踝关节内翻和内旋。PFL 比 AFL 厚（4～6 mm），起自外踝窝，止于距骨后外侧突，在轴位图像上呈条纹状，类似于三角韧带深层或膝关节的前交叉韧带（图 54）。CFL 厚度与 AFL 相似，在冠状位和横轴位显示效果最好，位于腓骨肌腱下面。CFL 从外踝尖端延伸至跟骨外侧面，形成腓骨管的底部，将肌腱与踝关节积液分开。

CFL 在轴位图像上是一条平行于外侧跟骨壁的薄的低信号带，在冠状位上显示更为清晰，可观察

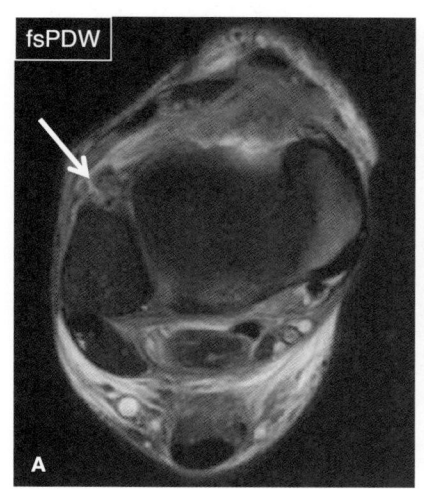
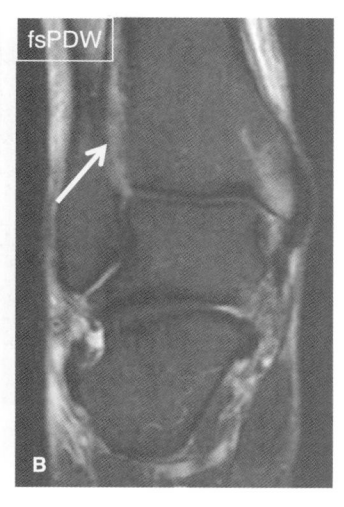

图 58 急性下胫腓联合韧带损伤。轴位（A）和冠状位（B）显示下胫腓前韧带部分撕裂（箭），符合Ⅱ级扭伤

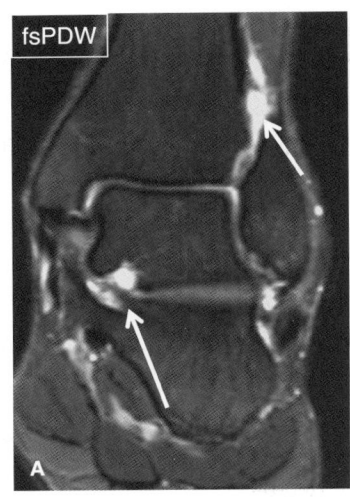
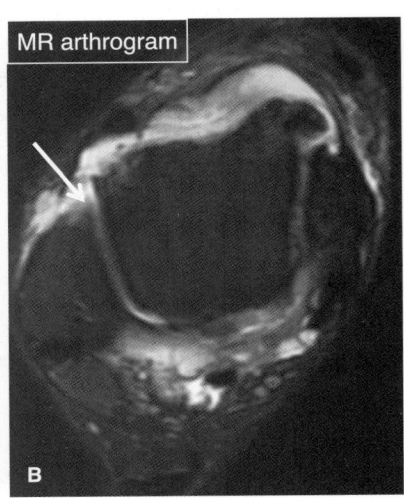

图59 下胫腓联合韧带损伤（"踝关节高位扭伤"）。冠状位（A）和轴位（B）MR图像显示下胫腓前韧带完全撕裂（Ⅲ级扭伤）（短箭）。注意与距跟骨间韧带（长箭）相关的小腱鞘囊肿

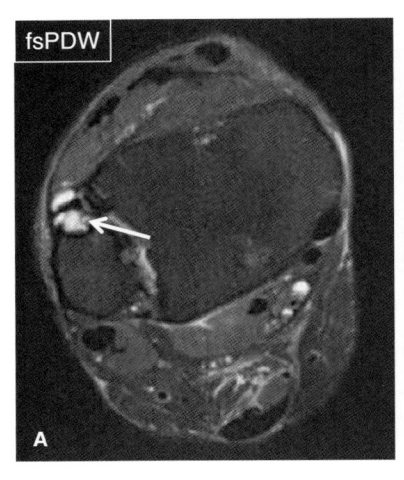
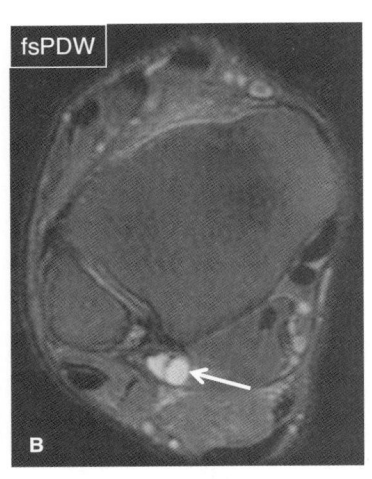

图60 慢性下胫腓联合韧带损伤伴囊肿形成。不同病例的轴位图像显示与慢性损伤相关的下胫腓前韧带囊肿（A）和下胫腓后韧带囊肿（B）

到从腓骨起点到跟骨止点连续走行的卵圆形、信号均匀的低信号结构（图61）。CFL是维持横向距下关节和踝关节稳定性的重要结构，并能防止踝关节内翻。

在踝关节内翻扭伤（最常见的踝关节损伤类型）中，韧带损伤的顺序通常首先是AFL（最薄弱的韧带，因此最容易撕裂），其次是CFL，随后是跗骨窦韧带，最后是PFL（很少撕裂）。急性韧带损伤分为Ⅰ级、Ⅱ级和Ⅲ级损伤，与其他韧带损伤类似（图62）。由于AFL是关节囊的增厚，急性完全性AFL断裂与关节液渗漏到前外侧软组织有关（图63）。在亚急性和慢性病例中，附着点病和（或）骨附着部位的囊性改变可导致韧带增厚或信号减弱。相关的滑膜损伤可导致滑膜憩室或腱鞘囊肿的形成，在临床上可表现为软组织病变（图64）。损伤时，CFL不均匀增厚，其他表现可能包括局限性水肿和（或）出血、腓骨支持带增厚、腓骨肌腱腱鞘炎和（或）半脱位（图65~图68）。完全的PFL撕裂是非常罕见的，

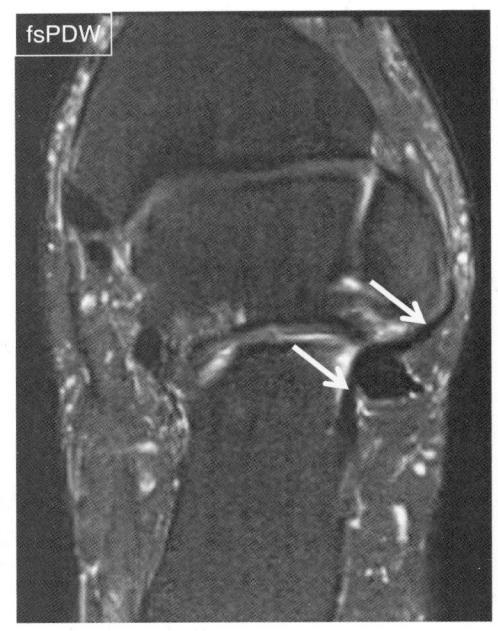

图61 正常跟腓韧带。横轴位图显示正常的跟腓韧带（箭），呈细带样低信号结构，从外踝尖端延伸至跟骨外侧面

最常见的表现是韧带增厚伴连续性消失和黏液样变性伴或不伴囊肿形成，提示反复的部分撕裂和相关的滑膜损伤（图 69）。AFL 完全断裂与距骨前移、CFL 进一步断裂、距骨内侧倾斜和外侧关节间隙逐渐扩大有关。前外侧隐窝（半月板样病变）中的组织透明化可由 AFL 慢性损伤引起，并可导致前外侧撞击（图 70）。

V 形分歧韧带（或 Chopart 韧带）附着在跟骨前突、骰骨背外侧和舟骨外侧，厚约 2~3 mm，在矢状位图像上显示最佳。单独的跟骨前突骨折通常与分歧韧带的牵拉有关（图 71）。急性韧带损伤分为 I 级、II 级和 III 级，与其他的韧带损伤分级类似。在亚急性和慢性损伤病例中，韧带的增厚或变薄与附着点病和（或）骨附着部位囊性变有关（图 72）。慢性损伤病例中不存在筋膜水肿和积液。跟骰韧带是关节囊外侧的增厚部分，与分歧韧带相比，其损伤较少。关节症状通常表现为骨关节炎和积液，而从跟骰关节侧面突出的滑膜憩室或腱鞘囊肿较罕见。

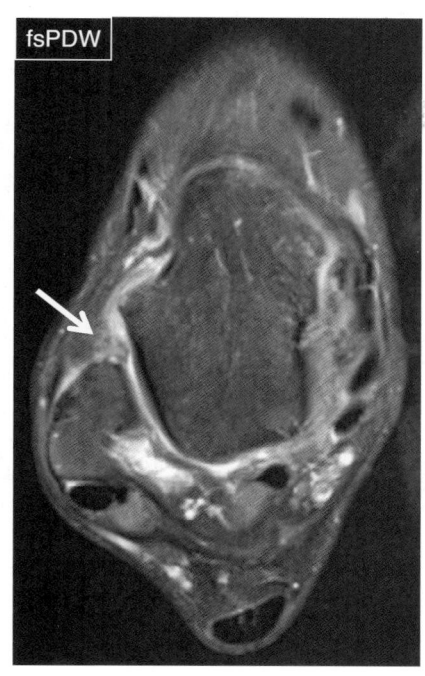

图 62 外侧韧带复合体 III 级扭伤。横轴位图像显示距腓前韧带完全撕裂（箭）

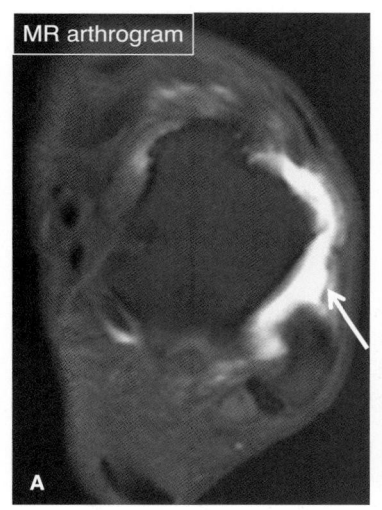 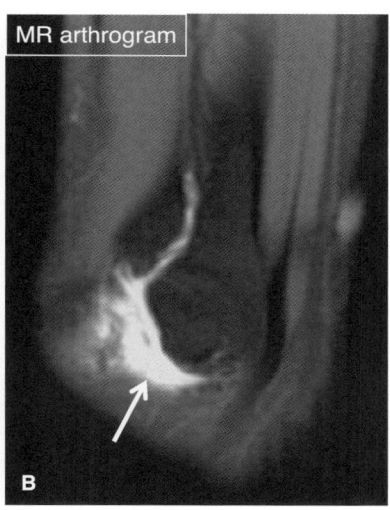

图 63 外侧韧带复合体 III 级损伤：轴位（A）和矢状位（B）踝关节 MR 图像显示距腓前韧带完全断裂，对比剂泄漏（箭）进入前外侧软组织

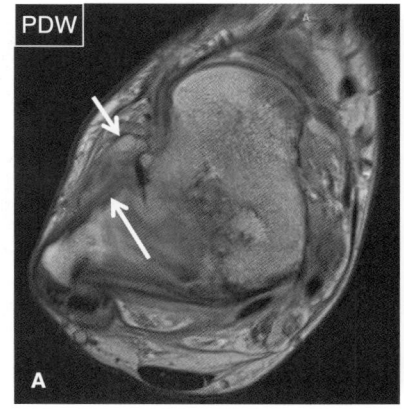 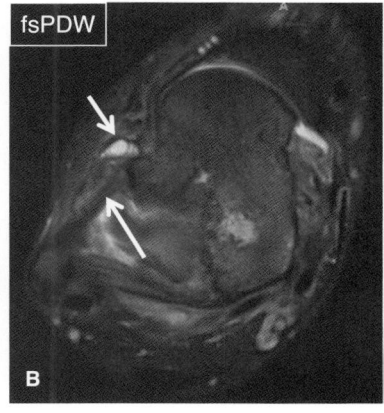

图 64 距腓前韧带慢性损伤。轴位图像（A、B）显示距腓前韧带增厚（长箭），以及邻近的小囊肿（短箭）

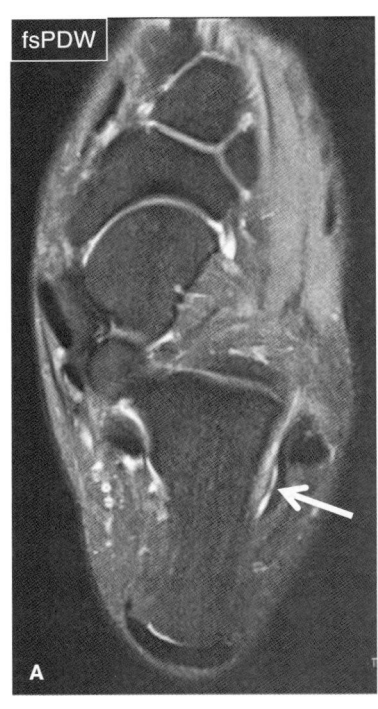
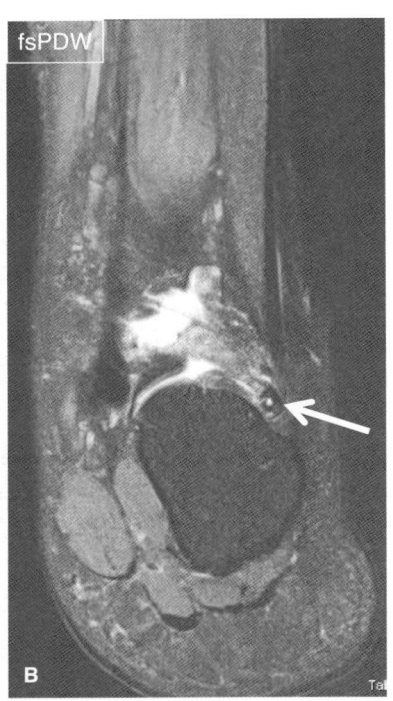

图65 跟腓韧带撕裂。轴位（A）和冠状位（B）显示跟腓韧带纵行撕裂（箭）

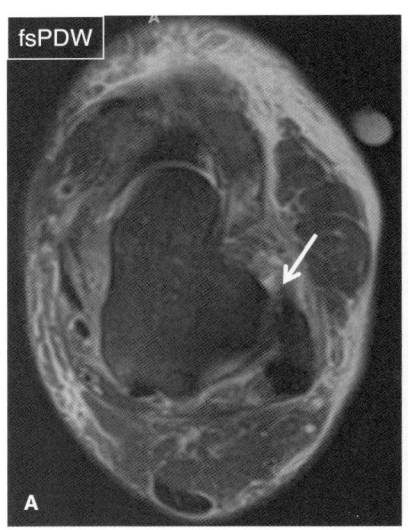
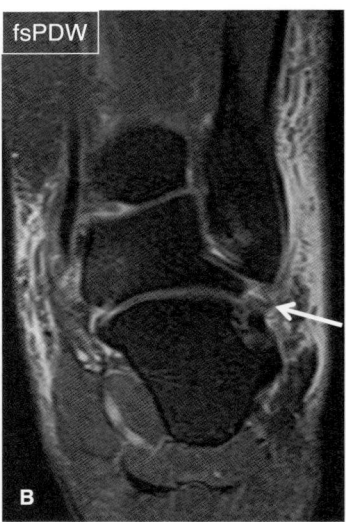

图66 外侧韧带复合体损伤。距腓前韧带（轴位图A箭）和跟腓韧带（冠状位图B箭）完全断裂并挛缩。附近软组织的水肿表明是近期损伤

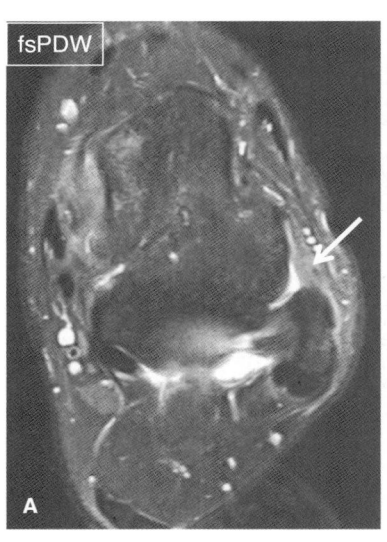
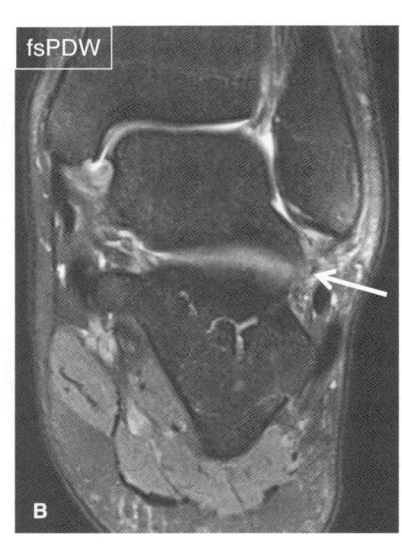

图67 外侧韧带复合体陈旧损伤。距腓前韧带（轴位图A箭）和跟腓韧带（冠状位图B箭）未见显示，提示完全断裂。邻近软组织无水肿提示陈旧损伤

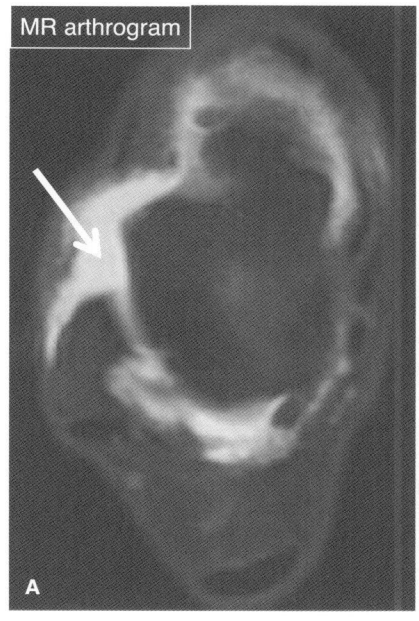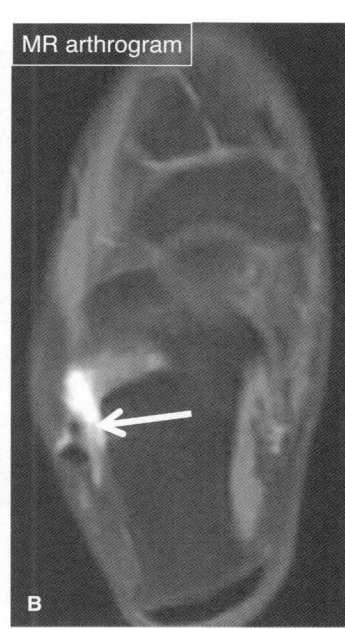

图 68 轴位 MR 关节造影图像显示的外侧韧带复合体损伤。A：距腓前韧带未见显示（箭）。前外侧软组织可见明显对比剂外漏。B：对比剂紧邻腓骨肌腱，提示跟腓韧带完全断裂

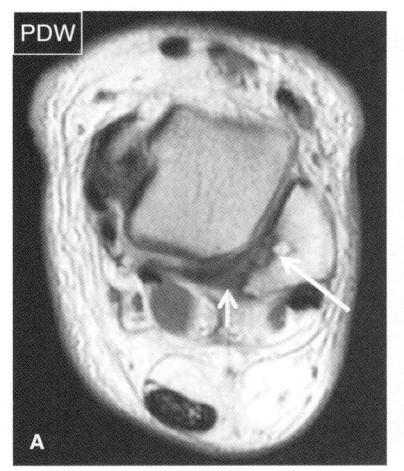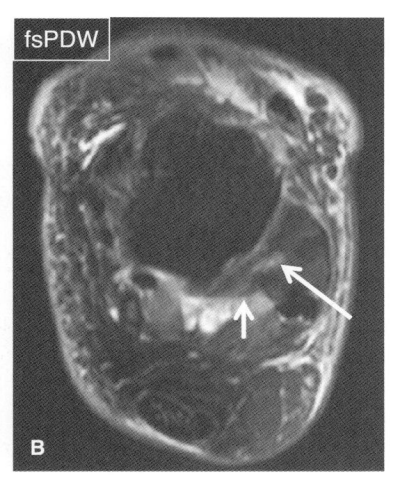

图 69 距腓后韧带黏液变性。轴位图像（A、B）显示距腓后韧带（短箭）的正常脂肪条纹状改变消失和腓骨附着部位的腱鞘囊肿形成（长箭）

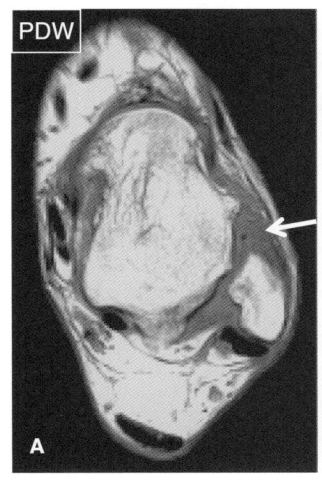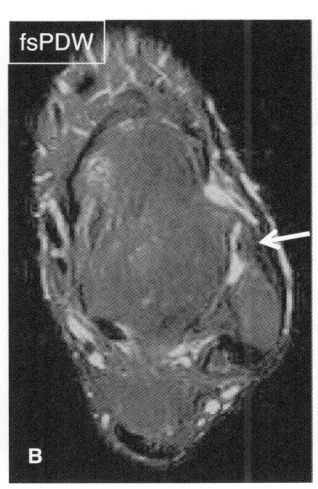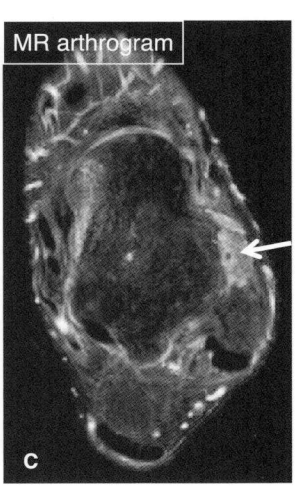

图 70 轴位图像显示前外侧撞击。前外侧沟见混杂软组织等信号影（箭，A、B），注射对比剂后信号增强（箭，C）

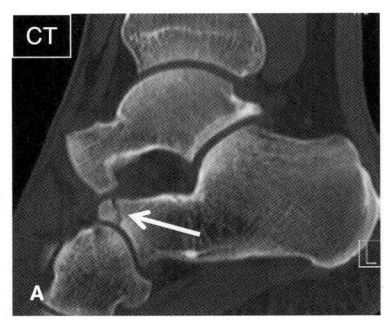

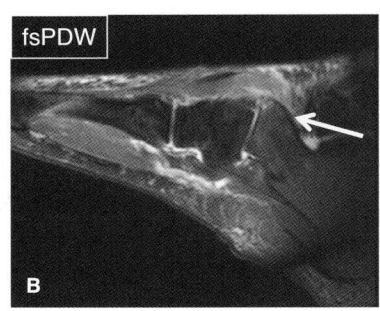

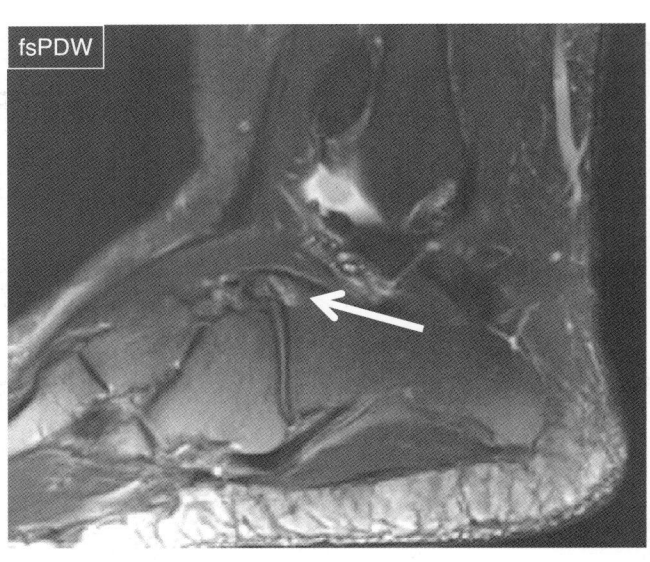

图72 分歧韧带的慢性损伤。撕脱性囊性改变（箭）在分歧韧带的跟骨附着处明显，提示慢性韧带损伤

图71 急性跟骨骨折。矢状位重建CT图像（A）和矢状位MR图像（B）显示跟骨前突急性骨折（箭），与分歧韧带的牵拉有关

后方结构：

距骨后部：[〈正常〉〈距后三角骨〉〈Stieda突起〉]
后踝间韧带：[〈完好〉〈增厚〉]
跟腱：[〈正常〉〈肌腱炎〉〈撕裂〉〈Kager脂肪垫水肿〉〈骨刺〉〈跟骨后滑囊炎〉〈跟腱后滑囊炎〉]
足底筋膜：[〈正常〉〈增厚〉〈撕裂〉〈筋膜周围水肿〉〈骨刺〉〈足跟垫水肿〉]

距骨后突有外侧和内侧结节，前者略大于后者。外侧结节形态细长或较尖（Stieda突起），也可以表现为与软骨相连的未融合的副骨（距后三角骨）（图73、图74）。在轴位和矢状位观察最佳。距骨后突和距后三角骨可能与𝆎长屈肌（FHL）腱撕裂或腱鞘炎（又称三角籽骨综合征）有关。后一种情况，也称为后踝撞击综合征，是由胫骨和跟骨之间的距骨后突或距后三角骨在跖屈过程中受压所致，伴或不伴软组织受压。也可以观察到胫骨后缘向下倾斜、胫骨远端后部出现骨赘、跟骨后突突出，或者较少见的软组织病变（后关节囊增厚、创伤后瘢痕组织或后关节囊钙化）和踝关节后部的游离体。在大多数情况下，该综合征的原因是距后三角骨的存在，常有一种或多种表现，包括三角骨肥大、骨髓水肿、囊性改变、筋膜或Kager脂肪垫水肿，明显变形以及软骨融合处间隙的扩大（图75）。距骨后突骨折是指距骨外侧结节的骨折，可由缺乏皮质边缘而与距后三角骨鉴别（图76）。

后踝间韧带（PIML）又称胫腓横韧带、踝关节后唇或半月板，是内、外踝之间2~4mm厚的韧带，

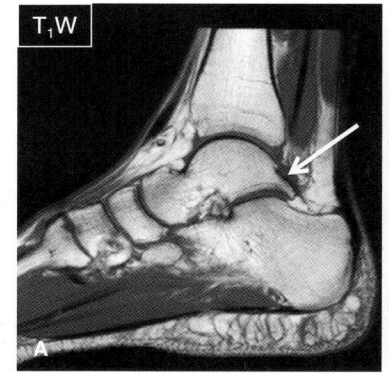
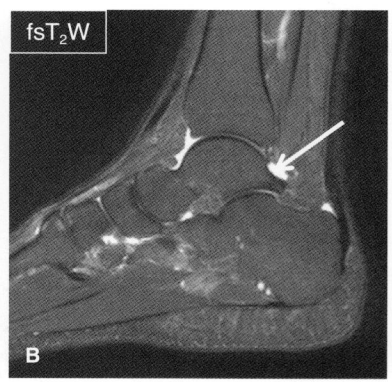

图73 矢状位图像上的Stieda突起（A、B）。距骨的外侧结节细长且尖（箭）

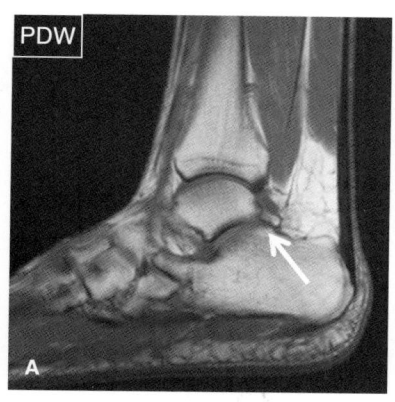 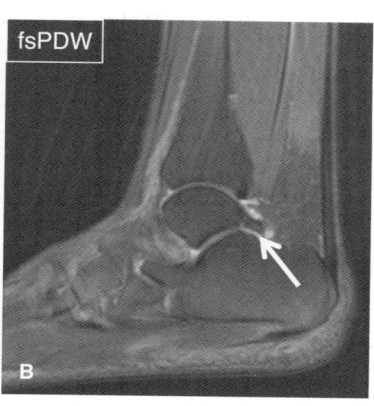

图74 正常三角骨。矢状位图像显示距骨外侧结节未融合的副骨(箭)

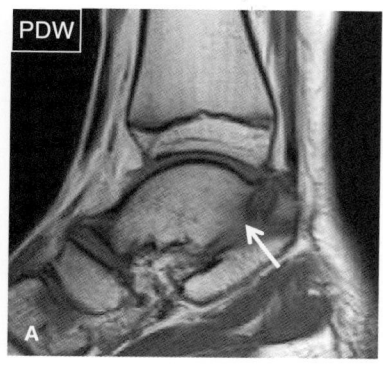 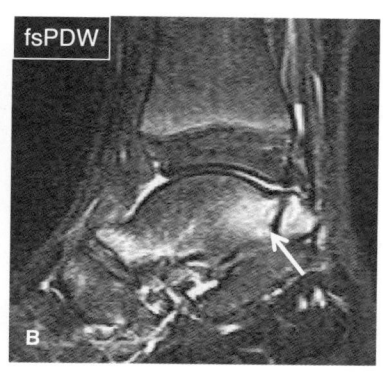

图75 三角籽骨综合征。矢状位图像(A、B),在距后三角骨和距骨外侧结节(箭)之间有明显的骨髓水肿,这种情况是后方骨骼撞击导致。还要注意最近外伤造成的距骨前部骨挫伤

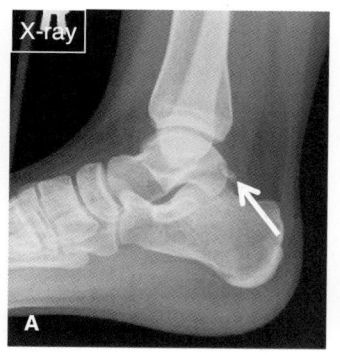 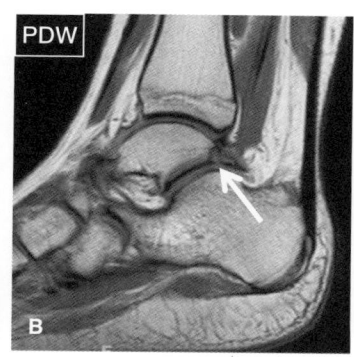 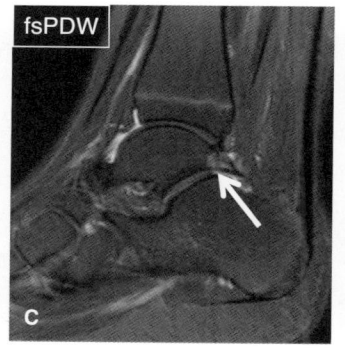 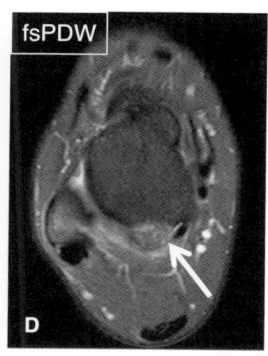

图76 距骨后突骨折。侧位 X 线片(A)和矢状位 MR 图像(B~D)显示距骨外侧结节骨折(箭),伴有轻微移位和筋膜水肿。整个骨折线没有累及皮质边缘

位于胫距关节水平。后踝间韧带(PIML)损伤通常见于亚急性或慢性期,表现为韧带增厚、后踝腱鞘囊肿或后部软组织撞击(图77、图78)。

跟腱(AT)是足部的主要跖屈肌腱,是踝关节周围最长的肌腱(长约 15 cm)。由腓肠肌和比目鱼肌的肌腱组成,附着于跟骨背侧的跟骨结节处。在矢状位图像上,它的前后缘几乎平行,而在冠状位图像上,其两侧相当平直,并且肌腱随着向远端延伸而变宽(图79)。在轴位图像上,肌腱通常厚达 5~8 mm,前缘平坦或凹陷。从近端肌腱外侧向远端肌腱内侧局灶性凸起是正常表现,不应视为异常增厚。此外,在比目鱼肌插入点的近端和正上方,肌腱通常是凸出的或局部呈球状。跟腱在所有成像序列上通常无信号(呈暗色),尽管其正常的束状解剖结构可以显示为线样,易与撕裂混淆。这种束状信号在 T_2 图像上通常不明显或减

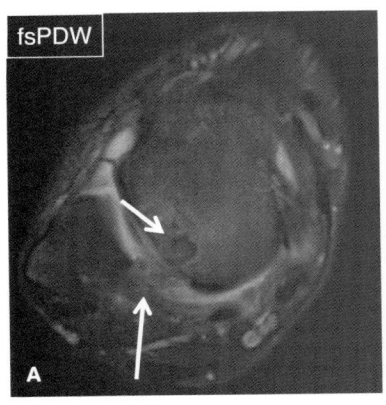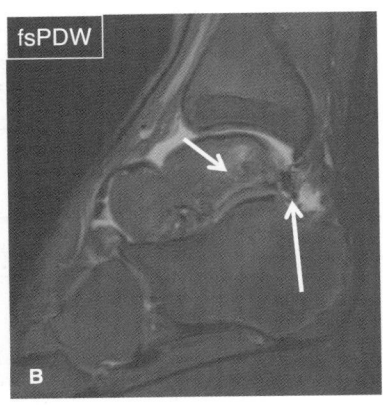

图 77 后踝间韧带慢性损伤。轴位（A）和矢状位（B）图像显示后踝间韧带增厚（长箭）。注意后距下关节的关节面下的改变（短箭）

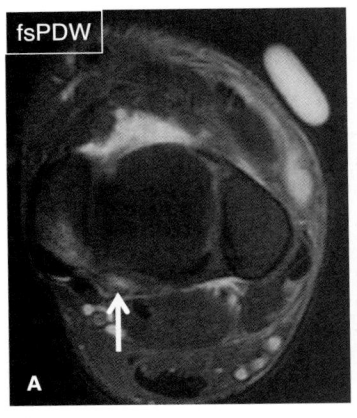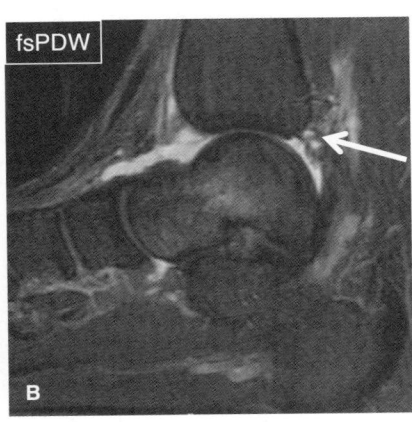

图 78 后踝间韧带 II 级损伤。轴位（A）和矢状位（B）图像显示胫骨附着处后踝间韧带（箭）部分撕裂

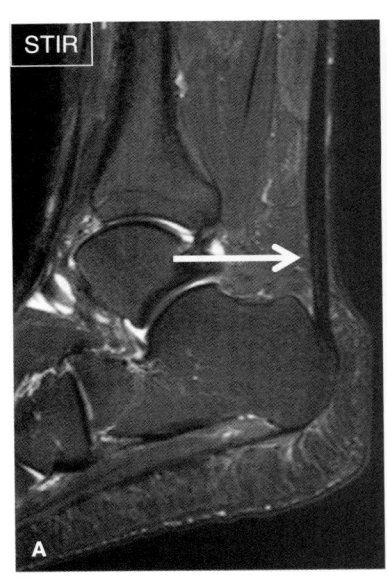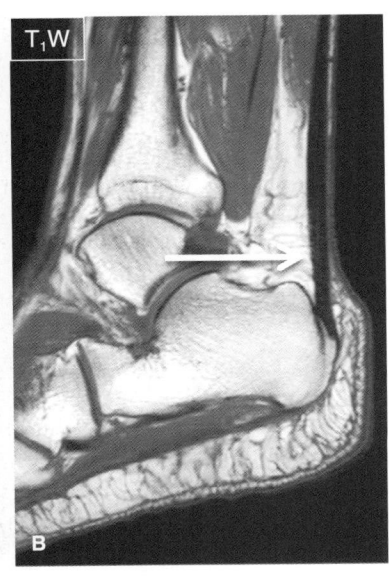

图 79 正常跟腱。在矢状位图像上，正常的跟腱（箭）前后缘几乎平行，并且为无信号。图 A 显示线样略高的信号提示为正常的束状解剖结构

弱。肌腱内的小点状高信号是正常表现，代表的是肌束间膜和穿通血管（图 80）。跟腱没有腱鞘，而是被腱旁组织包绕。在跟腱的下 1/3 处，跟腱没有肌腹，其前面有 Kager 脂肪垫包围。Kager 脂肪垫通常表现为均匀的脂肪信号，没有水肿、瘢痕组织或肿块，尽管它可能会被低位比目鱼肌腹或副比目鱼肌提高信号。跟骨后囊通常会出现少量积液，其上下径、横径和前后径分别小于 6 mm、3 mm 和 2 mm。后囊凸出边缘或显著膨胀表明跟骨后滑囊炎（图 81）。跟腱后囊中出现液体或水肿通常是异常表

第11章 踝关节

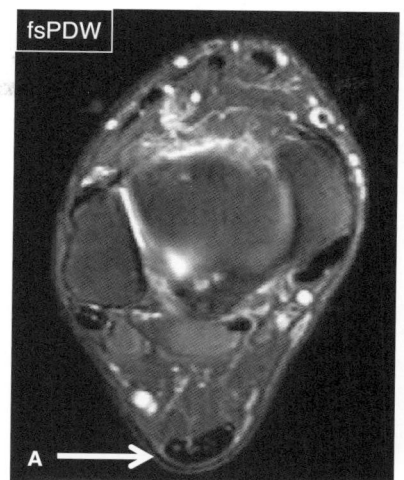
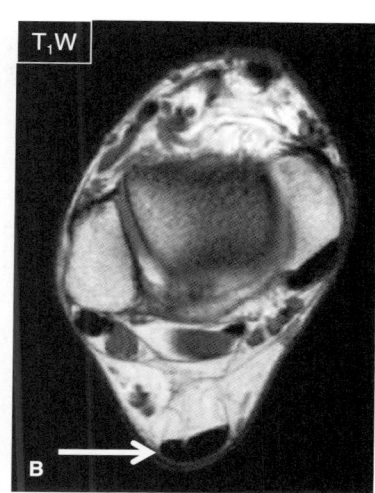

图80 正常跟腱。横轴位图像显示正常的跟腱，其特征是前缘凹陷（箭）。注意小的内部线样和点状高信号，对应肌束间膜和穿通血管

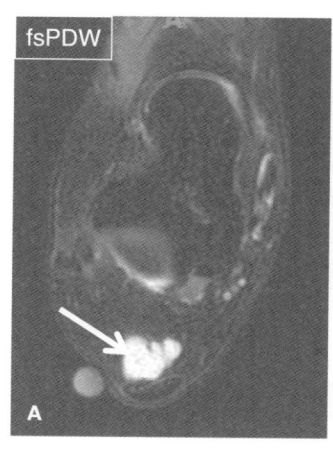
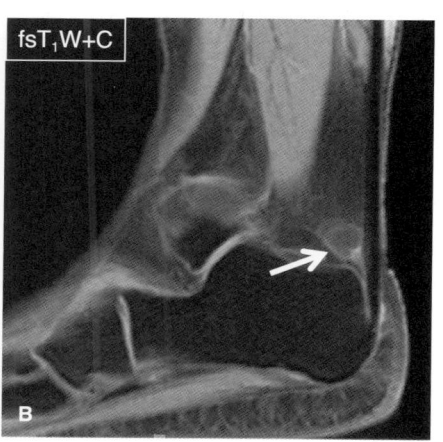

图81 跟骨后滑囊炎。**A**：横轴位图像显示跟骨后滑囊内积液（箭）。**B**：矢状面，增强扫描可见滑囊的薄壁（箭）强化

现（图82）。另一个细长的前内侧肌腱，即跖肌腱，附着于跟骨，易与跟腱撕裂混淆（图54）。

Kager脂肪垫内的炎症被称为腱鞘炎，表现为线状或不规则的异常信号，这提示水肿和（或）瘢痕。跟腱周围的结缔组织包膜的炎症称为腱鞘旁炎。后者可能与跟腱撕裂有关，也可能与脂肪营养不良有关（例如类固醇治疗），在这种情况下它可能是双侧发生的。

在跟腱病中，跟腱局部或弥漫性增厚超过8 mm，并表现为前缘前凸。跟腱变性可以有多种类型，例如缺氧性变性（PDW和脂肪抑制PDW图像上的低信号）、黏液样变性（PDW/T$_1$W上的信号轻度增高和脂肪抑制PDW图像上的混杂信号）、类脂性变性（PDW上条纹信号轻度增加，脂肪抑制PDW图像上混合低信号，通常与高胆固醇血症相关，尤其是Ⅱ型）和钙化变性（钙化导致的T$_1$W上的混杂信号，PDW和脂肪抑制PDW图像上的混杂、低

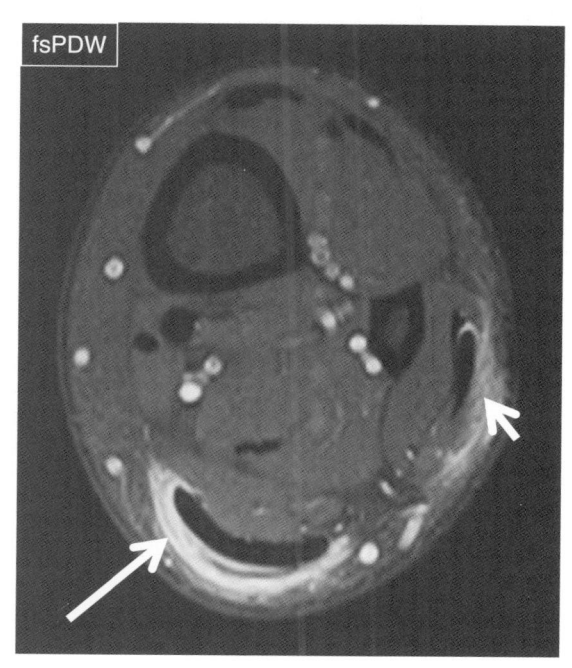

图82 跟腱炎。轴位图像显示跟腱周围软组织（长箭）水肿。另请注意腓骨长肌腱Ⅰ级损伤伴筋膜水肿（短箭）

信号)(图83~图85)。跟腱的慢性附着点病很常见，通常是无症状的。在矢状位 T_1W 或 PDW 图像上显示最佳。

跟腱肌腱病可以位于肌腱附着处，也可以位于非肌腱附着处。非肌腱附着处的肌腱病常见于中年人、年轻的跑步运动员或者舞蹈专业人员。肌腱附着处的肌腱病多见于老年不爱运动的人群或者炎症性关节病患者。附着点肌腱病常合并跟骨后滑囊或者跟腱后滑囊炎，以及跟骨后附着点增生的骨刺形成。特别是合并有 Haglund 畸形时多见。Haglund 畸形是指跟骨后上方骨性突起，与跟骨后部切线位平行走向。Haglund 综合征（比 Haglund 畸形少见）指同时伴有跟腱跟骨附着处肌腱病或者撕裂，伴有跟骨局部骨髓水肿、跟腱后滑囊炎（图86、图87）。Haglund 综合征女性多见，常与穿高跟鞋有关。临床表现为局部疼痛，位于跟腱跟骨附着处。除了 Haglund 畸形外，附着处肌腱病也可见于炎性关节病，如类风湿关节炎、强直性脊柱炎和痛风等。这些可同时合并滑膜炎及跟骨皮质骨侵蚀。其他一些位于 Kager 脂肪垫区域肿块样病变，包括色素沉积绒毛结节性滑膜炎、纤维瘤。两者在 PD 或者 PDFS 序列均显示为中等至低信号的特点。

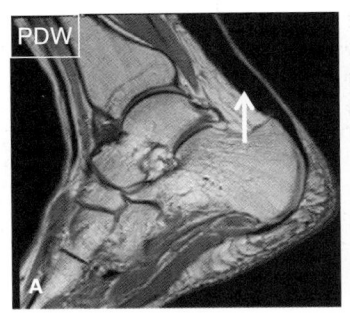
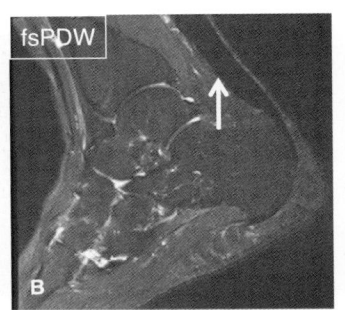
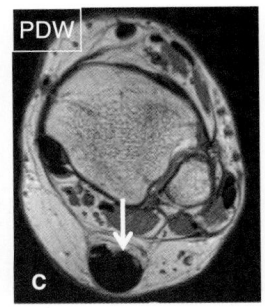

图83 与缺氧性变性有关的跟腱病。A、B：在矢状位图像上，跟腱中度增厚（箭）并表现均匀低信号。C：在相应的横断面图像上前缘明显前凸（箭）

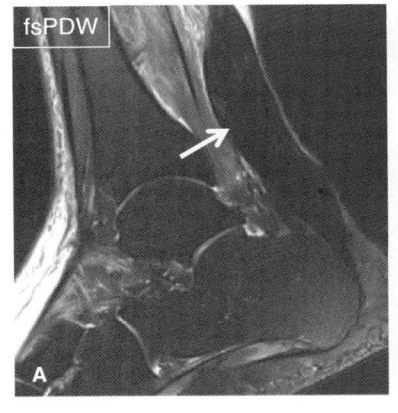
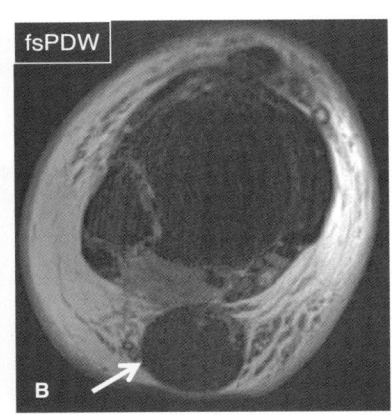

图84 所示跟腱因严重缺氧导致的退变，跟腱病。矢状位（A）和轴位（B）显示低信号的跟腱明显增粗（箭）

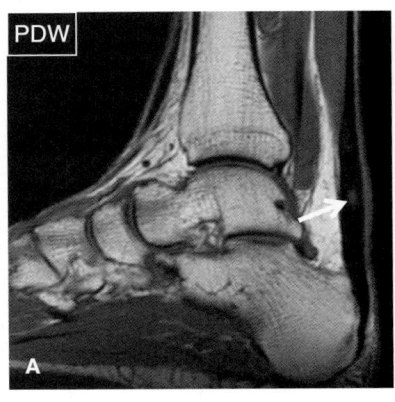
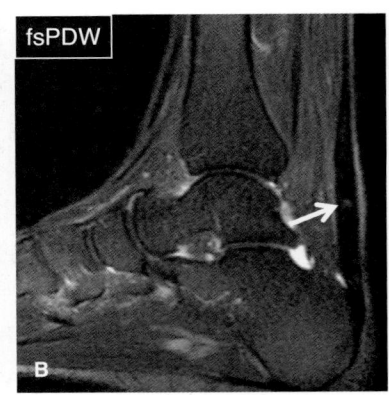

图85 跟腱缺氧和黏液样变性导致的跟腱病。矢状位（A、B）跟腱增粗，低信号区对应跟腱缺氧，局灶性中等度信号（箭）对应跟腱的黏液样变性

第11章 踝关节

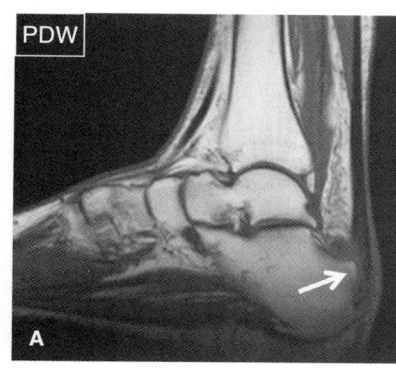
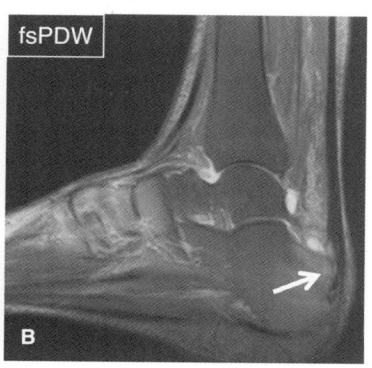

图86 Haglund 综合征。矢状位（**A**、**B**）显示跟骨后上方骨性突起，提示 Haglund 畸形。伴有跟骨后滑囊炎、Kager 脂肪垫水肿、跟腱跟骨附着处部分撕裂

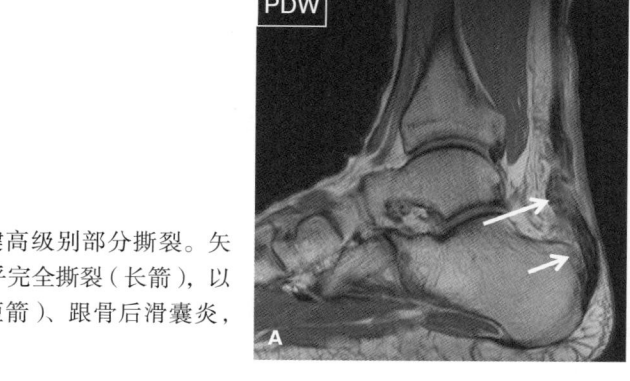
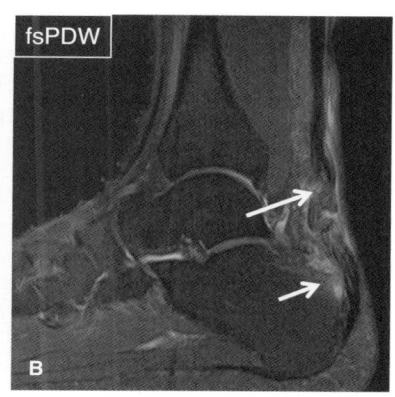

图87 Haglund 综合征跟腱高级别部分撕裂。矢状位（**A**、**B**）提示跟腱近乎完全撕裂（长箭），以及跟骨后上部骨性突起（短箭）、跟骨后滑囊炎，符合 Haglund 综合征表现

T_2WI 或 fsPDW 序列在跟腱内见到的任何液体信号提示跟腱内部有撕裂。跟腱部分撕裂时显示跟腱增粗、信号不均质、跟腱部分中断特点。常合并皮下水肿、Kager 脂肪垫出血以及腱内出血（图88、图89）。跟腱完全断裂则表现为跟腱不连续，回缩。急性期跟腱断裂处显示 T_1WI 中等度信号、T_2WI 高信号特点。反映出局部的出血和水肿。而慢性期，缺损处显示瘢痕或者脂肪信号。跟腱末端增大，呈

球状，跟腱分离（图90、图91）。通常，跟腱部分或完全撕裂时，残留跟腱部分常信号异常，原因是跟腱存在退变。

跟腱撕裂的描述特征包括跟腱撕裂处位置（附着处或者非附着处）、跟腱回缩的程度、撕裂跟腱末端是否磨损、横断面判断撕裂的程度（比如累及跟腱的内侧、外侧或者中间1/3）以及轴位判断跟腱前后方向累及的程度（前后不超过50%，称为低级别

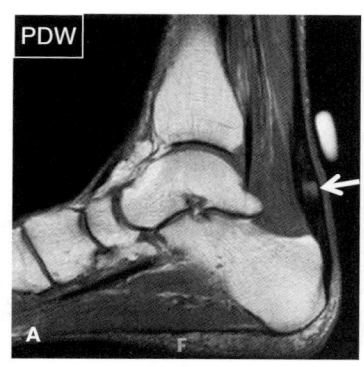
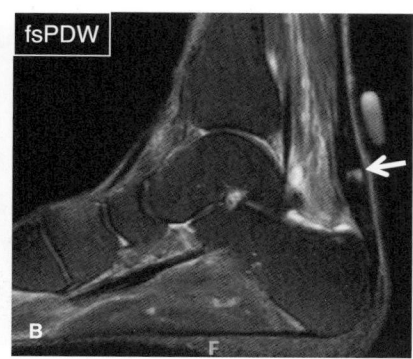
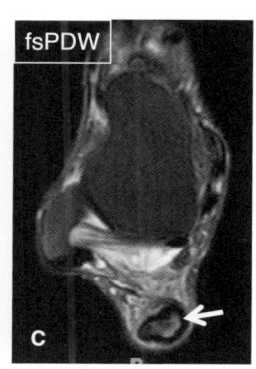

图88 跟腱病伴有表面部分撕裂，Kager 脂肪垫脂肪性营养不良。矢状位（**A**、**B**）和轴位（**C**）显示跟腱明显增粗，信号不均质，提示有黏液样变性。同时见局灶性高信号（箭），提示腱内部分撕裂。同时 Kager 脂肪垫明显水肿，提示脂肪垫营养不良。该患者在局部用激素治疗

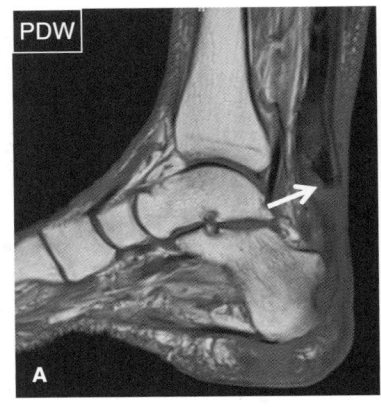
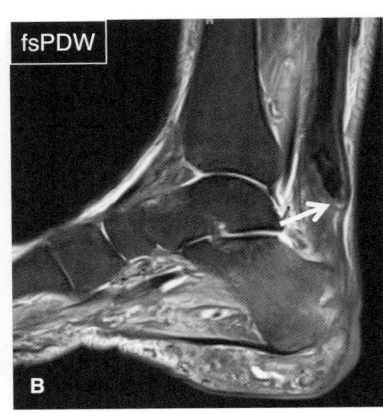

图89 接近完全的跟腱撕裂，同时跟骨有骨髓炎。图片（A、B）显示跟腱近乎完全撕裂，撕裂近端有回缩（箭）。同时跟骨有骨髓炎，显示跟骨骨髓弥漫性异常信号，同时伴有皮质破坏侵蚀

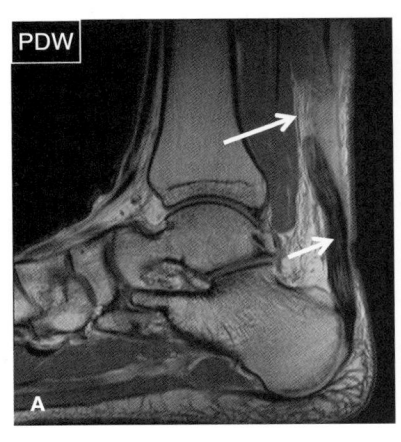
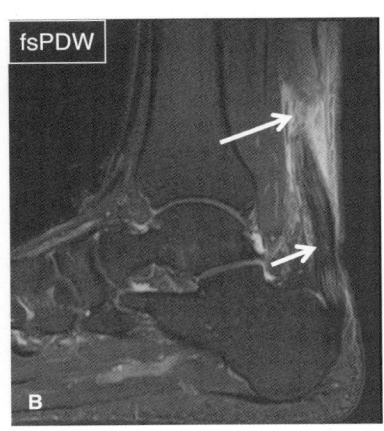

图90 跟腱完全撕裂。矢状位（A、B）显示跟腱不连续，断裂处有一个较大的缺口（长箭），因充满出血和水肿显示高信号。断裂远端跟腱信号不均质，提示有肌腱病

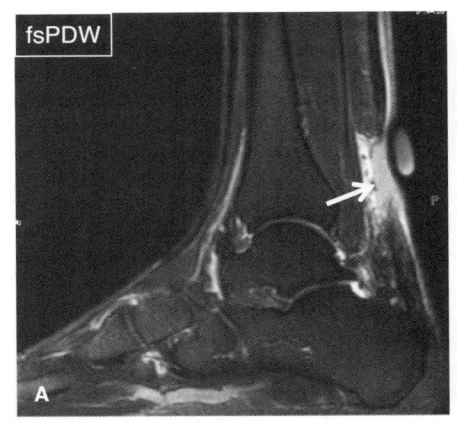
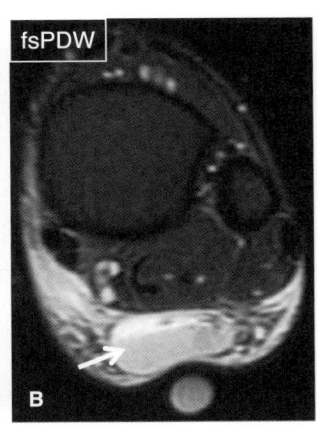

图91 跟腱完全撕裂。矢状位（A）和轴位（B）显示跟腱完全不连续（箭）伴随有缺口出血样的信号影，以及横断面显示出血后导致的液-液平形成

部分撕裂；51%～99%，称为高级别部分撕裂；以及完全撕裂），也有在3个不同方向评估跟腱损伤程度。合并其他的异常包括是否有肌腱病、附着点有无骨赘、腱旁炎、跟骨骨髓水肿、跟骨撕脱骨折、跟骨后滑囊及跟腱后滑囊是否有炎症（图92、图93）。跟骨应力性骨折常位于中央，从跟骨前方延伸至后方，不同于跟腱撕裂，尤其是患者为运动员时，需要对两者进行鉴别诊断。因为跟腱退变和撕裂更多见于跟腱跟骨附着处2～6 cm范围内，所以扫描FOV需要足够大以包括该区域。急性期观察出血和水肿，慢性期观察肌肉萎缩改变。矢状位扫描时至少包括比目鱼肌3 cm以上范围，从而观察肌肉有无萎缩或者损伤。

跟腱损伤愈合期时，往往跟腱增粗，内部信号中度不均质。由于正处于瘢痕化过程（图94），部分患者显示跟腱水肿、跟腱缺损或者跟腱周围炎性

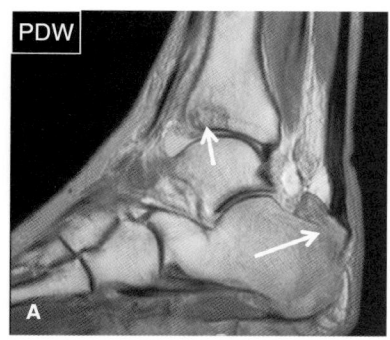
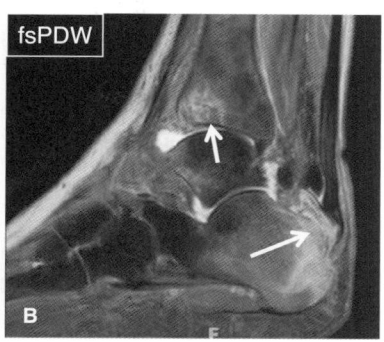

图92 跟骨后上方撕脱骨折。矢状位（A、B）显示跟骨结节撕脱骨折（长箭），原因是跟腱的急性扭伤所致。同时见胫骨前部骨软骨损伤（短箭）

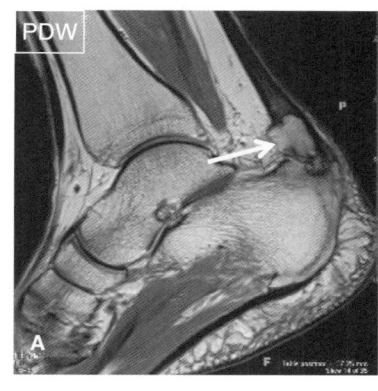
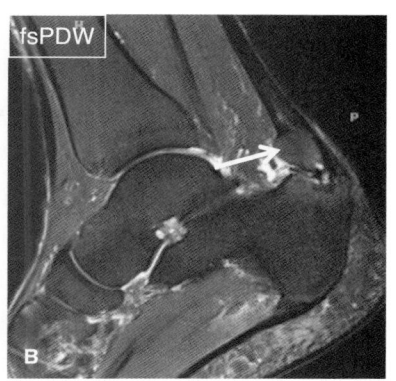

图93 跟骨结节慢性撕脱性骨折。矢状位（A、B）显示跟骨结节撕脱未愈合的骨片段位于跟腱附着处

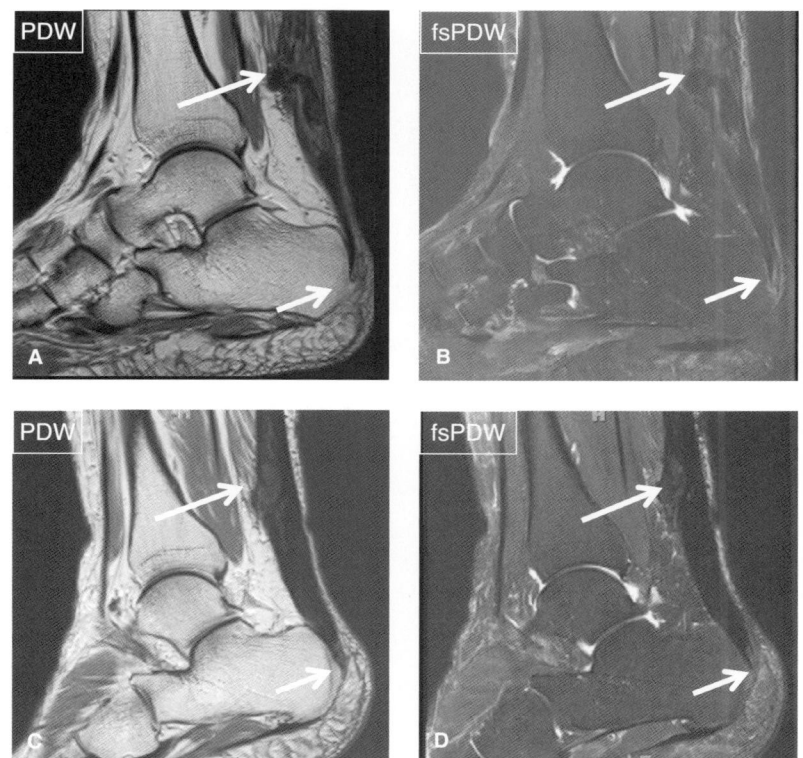

图94 跟腱撕裂愈合过程。高级别跟腱部分撕裂（A、B中长箭）。随访复查中，部分区域信号不均质（C、D中长箭），原因是局部瘢痕形成。同时在跟腱附着处见修复性的跟腱附着点炎性改变（短箭）

反应。但如果跟腱内水样信号或者跟腱不连续，需要高度怀疑跟腱再次撕裂。这和肌腱撕裂发生的年龄无关。这种征象在 fsPDWI 或者 T_2WI 序列显示最清晰。

附属比目鱼肌是比较罕见的解剖变异，尸检中发生率占 0.7%~5.6%。插入至跟腱和跟骨的内侧和外侧，常偶然发现。可导致后踝痛，原因是常合并跟腱肌腱病、撞击综合征、胫后神经卡压或骨筋膜综合征（图 95、图 96）。

足底筋膜是多层的皮下纤维结构。自跟骨后部向前延伸至前方的跖骨头，为厚、致密、强大的纵行组织。包含 3 部分内容：内侧、中部和外侧束，冠状位图像可很好地显示。增厚的足底筋膜分别位于跚展肌、跚短屈肌和小趾展肌的深部。通常，中间束较外侧束稍厚。足底筋膜在矢状位也可以很好地显示。正常厚度不超过 4 mm，在所有扫描序列呈均质低信号特点。异常改变可以是局限性足底筋膜撕裂、足底筋膜炎以及感染性足底筋膜炎，后者常累及跟骨附着处。高级别部分撕裂或者完全撕裂最常见于跟骨附着处 1~2 cm 处。足底筋膜纤维瘤病或者纤维瘤常位于中足平面。

足底筋膜炎最常累及中间束，少见内外侧束同时受累，而内侧束单独受累罕见。当筋膜炎症时，表现为足底筋膜梭形增厚（>4 mm），同时出现信号异常，PDWI 或者 T_1WI 显示中等度信号，T_2WI 呈现高信号改变，常由于部分撕裂所致（图 97）。合并有跟骨附着处骨赘形成（提示亚急性或者慢性期），以及各种各样的急性、亚急性异常，包括跟骨附着处水样信号、足底脂肪水肿、跟骨骨髓水肿以及筋膜周围或者跚短屈肌水肿。需要指出的是，足底骨赘与足底筋膜炎水肿不一定是同步的。

许多患者有骨赘或者足底骨刺，但没有足底筋膜炎。急性足底筋膜撕裂多见于运动相关的损伤，显示筋膜部分或者完全中断，筋膜撕裂处因出血水肿导致的 T_2WI 高信号改变，以及筋膜周围的液体积蓄（图 98~图 101）。可能合并跚短屈肌撕裂或者其他肌肉的扭伤。慢性撕裂显示筋膜的增厚和筋膜内瘢痕组织。显示筋膜所有序列为低信号改变，但缺乏筋膜周围的水肿改变。

足底筋膜纤维瘤显示足底筋膜局限性豌豆样增

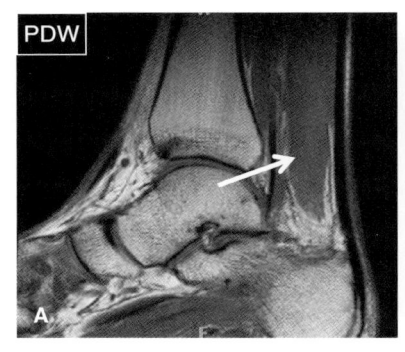
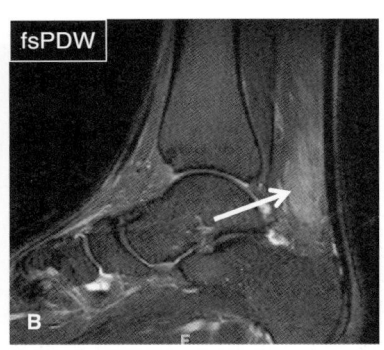

图 95 比目鱼肌低位。矢状位（A、B）在 Kager 脂肪垫区域被低位的比目鱼肌占据，同时显示肌肉轻度水肿，考虑比目鱼肌扭伤 I 级

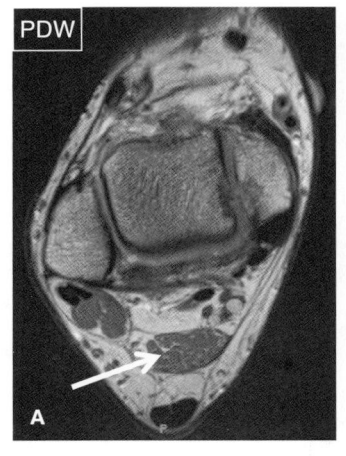
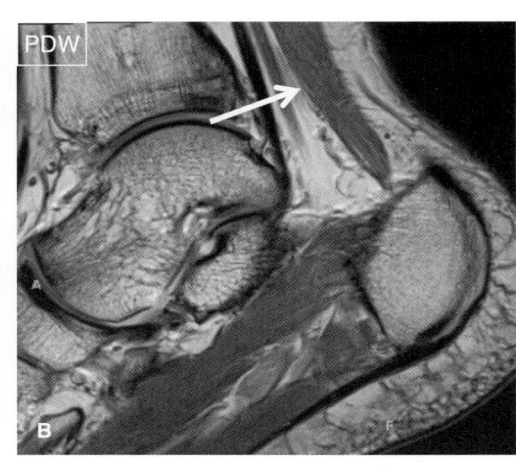

图 96 附属比目鱼肌。轴位（A）和矢状位（B）显示附属比目鱼肌（箭），插入至跟骨后部

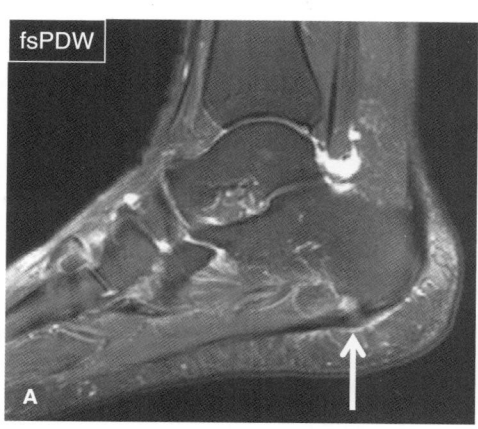
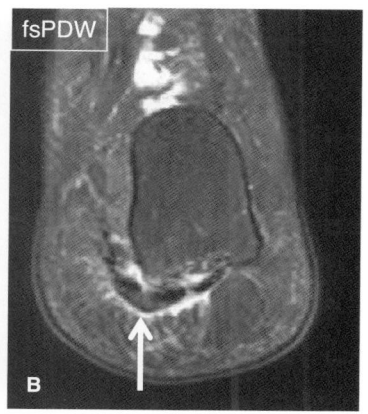

图97 足底筋膜炎。矢状位（A）和冠状位（B）显示足底筋膜中间束和内侧束增厚，信号中等增高（箭）。同时伴有邻近软组织水肿。注意三束在跟骨附着处均有低级别的部分撕裂

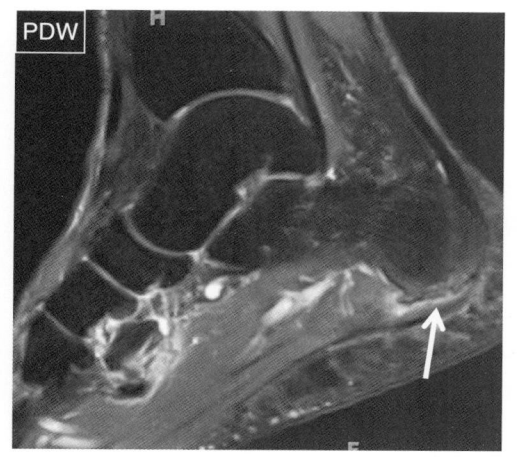

图98 足底筋膜部分撕裂。矢状位显示线样液体信号（箭）位于足底筋膜区域，提示筋膜部分撕裂。同时邻近见不规则的跟骨附着处骨赘形成

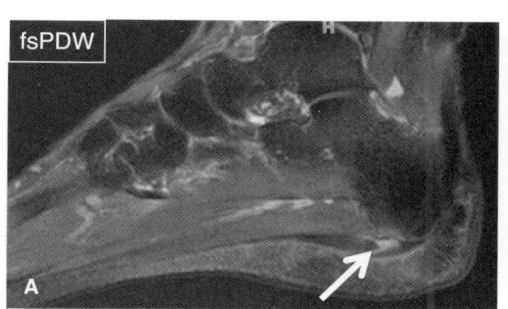
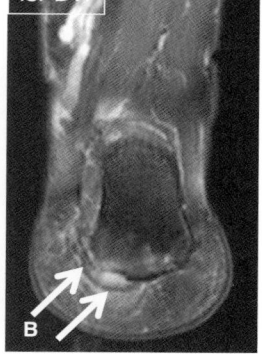

图99 足底筋膜部分撕裂。矢状位（A）和冠状位（B）显示厚的线样信号（箭）位于足底筋膜内侧束和中间束，提示筋膜高级别部分撕裂。邻近跟骨骨髓水肿，筋膜周围软组织水肿

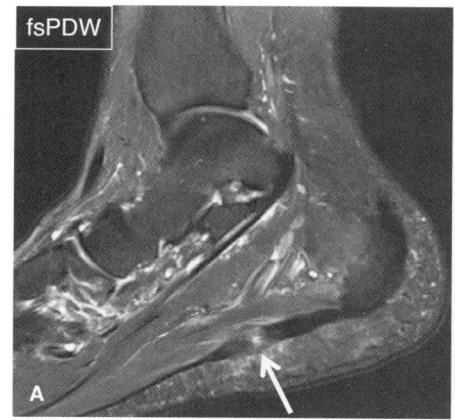
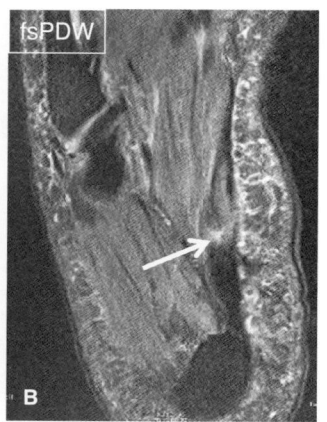

图100 足底筋膜部分撕裂。矢状位（A）和轴位（B）显示厚的线样信号位于足底筋膜中间束和内侧束的中部（箭），提示高级别部分撕裂

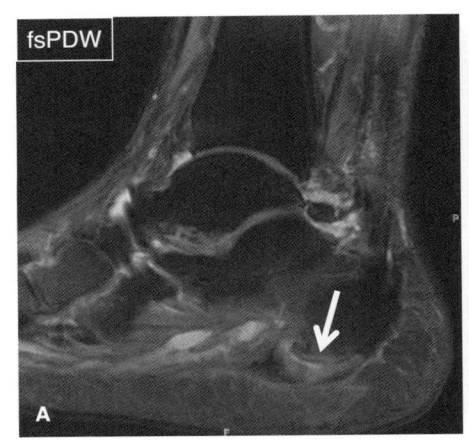
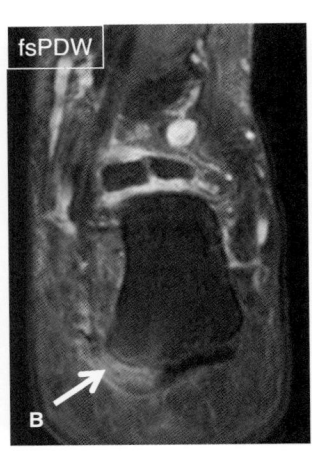

图 101　足底筋膜完全撕裂。矢状位（A）和冠状位（B）显示足底筋膜在内侧束和中间束起始点全层不连，筋膜水肿（箭）

厚，大小不超过 3 cm，T_1WI 常显示与足底肌肉等信号或稍低信号特点，T_2WI 中等度或者稍高信号。STIR 序列显示稍高信号。大多数病例增强扫描后呈明显强化（图 102）。患者主诉行走时疼痛，好像走在鹅卵石上的感觉。足底纤维瘤病（Ledderhose 病）指足底筋膜多发结节，常位于非负重部位。从表面生长，向深部浸润性侵犯足。足底皮下脂肪可很好勾画出病灶的轮廓。

前方结构：

肌腱：

胫骨前肌腱：[〈正常〉〈肌腱病〉〈腱鞘炎〉〈纵行劈裂〉〈完全撕裂〉]

姆长伸肌腱（EHL）：[〈正常〉〈肌腱病〉〈腱鞘炎〉〈纵行劈裂〉〈完全撕裂〉]

趾长伸肌腱（EDL）：[〈正常〉〈肌腱病〉〈腱鞘炎〉〈纵行劈裂〉〈完全撕裂〉]

韧带：

距舟背侧韧带：[〈完整〉〈增厚〉〈附着点病〉]

　　胫骨前肌腱、姆长伸肌腱及趾长伸肌腱在增厚的深筋膜即伸肌支持带下方走行。伸肌支持带上部位于踝关节平面上方数厘米处，从胫腓骨远端延伸至伸肌支持带下部，后者延伸至跗骨窦，紧邻跗骨窦韧带，覆盖足背动脉及腓深神经。

　　胫骨前肌腱帮助踝关节背屈，行走时保护足的内侧纵弓。肌腱附着于第一跖骨基底部及内侧楔骨。轴位时，胫骨前肌腱在踝关节平面呈圆形或卵圆形，远端呈扁平形。在远端附着处 5 cm 范围内厚度约 5 mm 或者更薄。比胫骨后肌腱细。姆长伸肌腱走行于姆趾的趾骨，帮助足背屈。远端附着于姆趾的远节趾骨基底部。趾长伸肌腱帮助踝关节背屈，沿着第 2~5 趾骨背侧走行，分为 4 束，每一束分为 3 部分，中间部分附着于中节趾骨基底部，另外两部分重新编织成一束分别附着于第 2~5 远节趾骨基底部。

　　踝关节前方的肌腱很少出现病变，肌腱周围的积液也不明显。因此，即使有少量的腱鞘积液，也提示出现腱鞘炎。胫骨前肌肌腱病和肌腱撕裂（劈裂或完全撕裂）常见于中老年女性，表现为肌腱增厚，信号增高，或者肌腱内水样信号影（图 103~图 105）。胫骨前肌腱完全撕裂通常见于伸肌支持带和肌腱附着点之间。由于有伸肌下支持带，所以肌腱常回缩到踝关节平面，这在矢状位观察最清晰

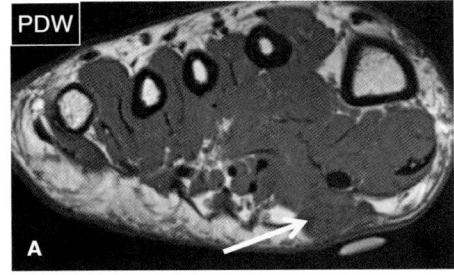
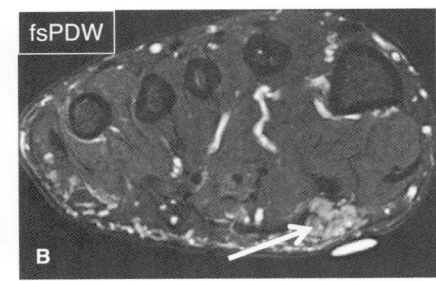
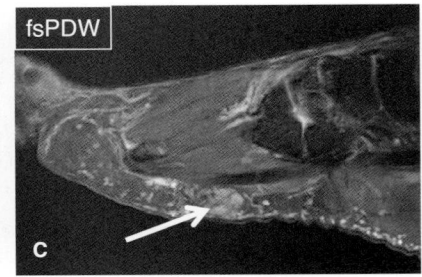

图 102　足底筋膜纤维瘤。冠状位（A、B）和矢状位（C）显示足底筋膜豌豆样结节病变（箭），病理证实足底筋膜纤维瘤

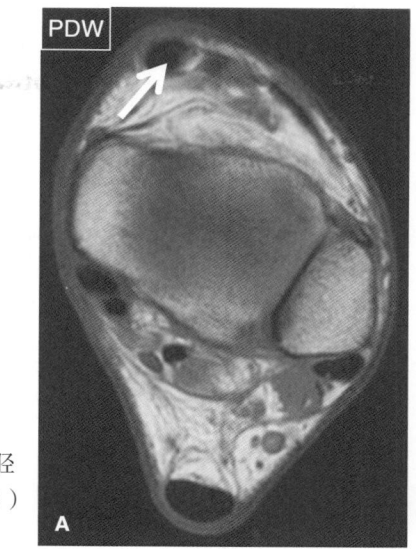
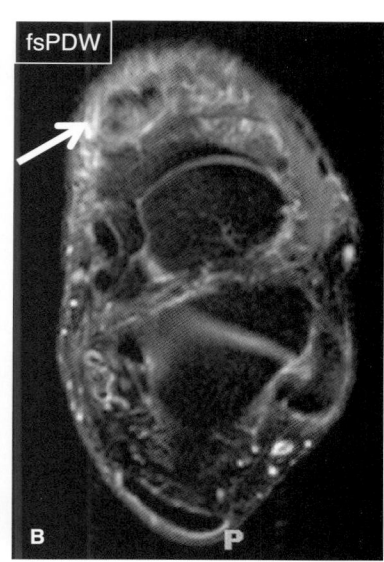

图 103 胫骨前肌腱肌腱病。轴位（**A**、**B**）显示胫骨前肌肌腱增粗，内部信号中等度增高（箭），（**B**）位于踝关节平面以下，符合胫骨前肌腱肌腱病

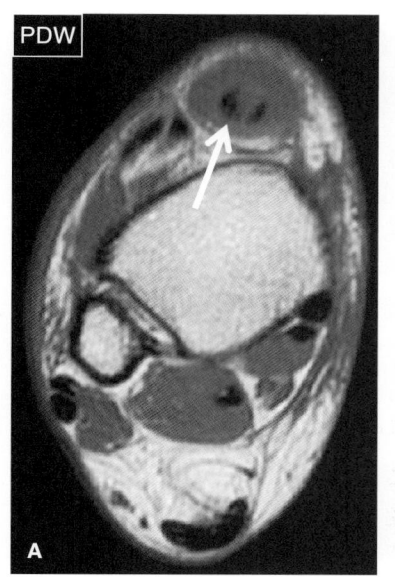
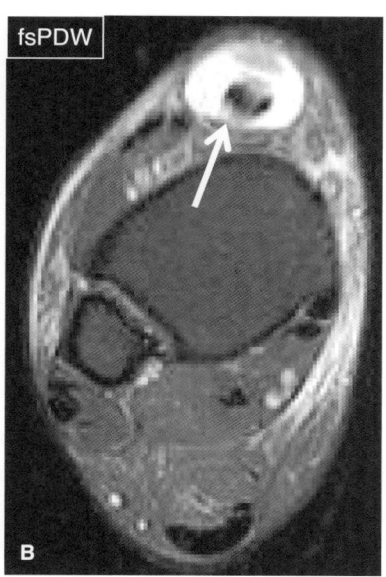

图 104 胫骨前肌肌腱纵行撕裂。轴位（**A**、**B**）显示胫骨前肌肌腱内多发裂隙，同时伴有肌腱增粗，周围腱鞘炎症

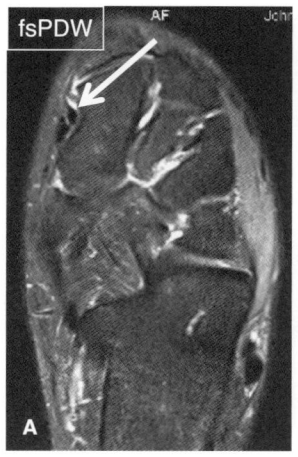
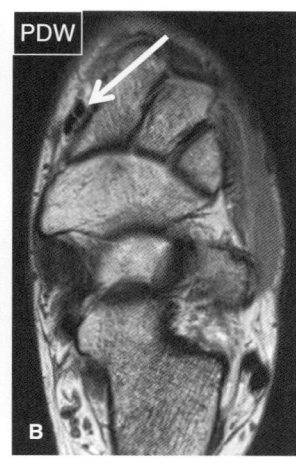
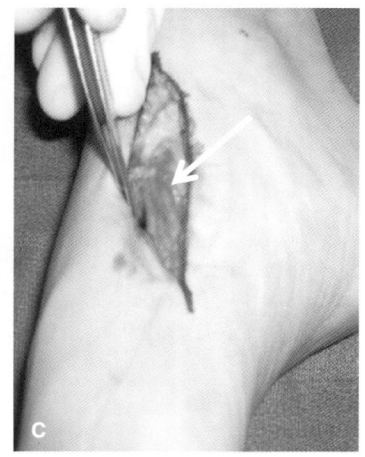

图 105 胫骨前肌肌腱纵行撕裂。轴位（**A**、**B**）显示胫骨前肌肌腱内纵行撕裂（箭）。经手术证实（**C** 图箭）

（图106）。影像改变包括肌腱断裂处水样信号、肌腱回缩、断端毛糙、肌腱远端增粗，位于伸肌上支持带和伸肌下支持带之间。可合并腱鞘炎、滑膜增厚、内侧跗跖关节背侧骨赘形成。与腓骨肌腱和内侧肌腱相似，胫骨前肌腱也存在魔角效应，尤其是在短TE序列时。趾长伸肌腱常见轻微的机械性腱鞘炎和部分撕裂。趾长伸肌腱和姆长伸肌腱可能在针灸治疗时损伤（图107、图108）。80%~90%的病例中，第四腓骨肌腱与趾长伸肌腱伴行，背侧走行，止于第五跖骨基底部。

距舟关节囊局部增厚形成足底侧、足背侧、内侧和外侧距舟韧带。其中，足背侧距舟韧带最容易损伤，表现为韧带增厚，信号增高，骨赘，足舟骨上方撕脱骨折或者撕脱性囊变。韧带附着处的骨髓水肿，形成滑膜囊肿或者腱鞘囊肿（图109~图112）。这些韧带的异常常合并距骨病变、扁平足、后足骨性联合体（伴有典型的距骨嘴）以及胫骨后肌腱功能不全。

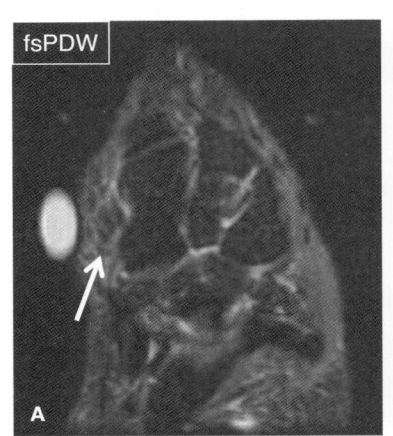 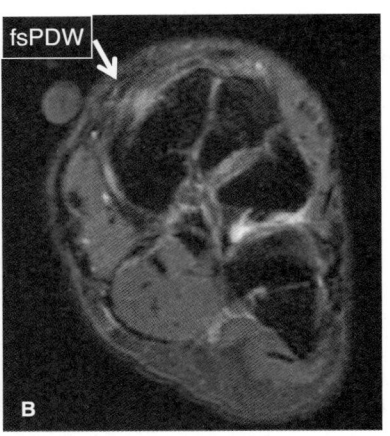

图106 胫骨前肌肌腱近乎完全撕裂。轴位（A）和冠状位（B）显示胫骨前肌肌腱近乎完全撕裂（箭），部分回缩至内侧楔骨近端平面

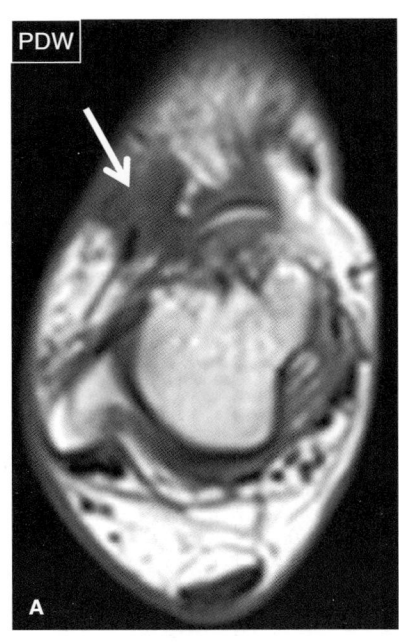 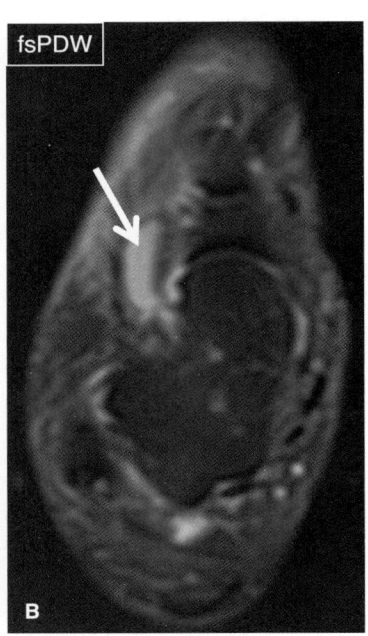

图107 趾长伸肌腱裂伤。轴位（A、B）显示趾长伸肌腱因为刀伤导致的肌腱近乎完全裂伤

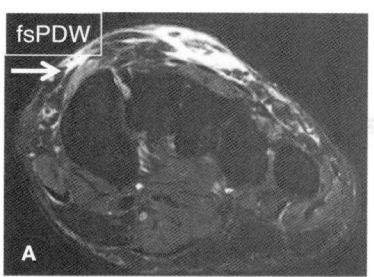
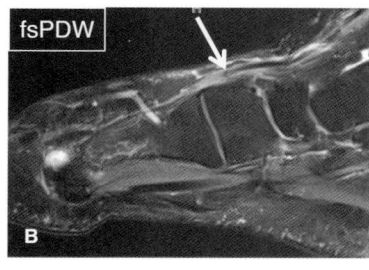
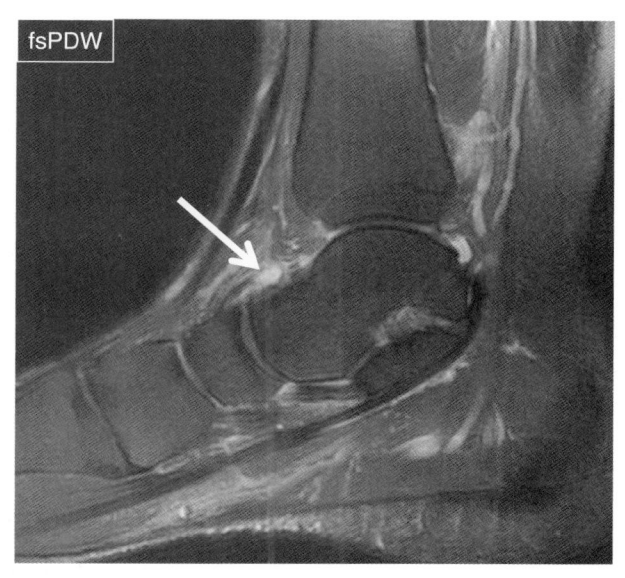

图 108　拇长伸肌腱裂伤。冠状位（A）和矢状位（B）显示拇长伸肌腱完全撕裂，肌腱回缩至跗跖关节平面（箭）

图 109　距舟韧带背侧部分撕裂。矢状位显示距舟韧带背侧部分不连续，诊断为Ⅱ度损伤（箭）

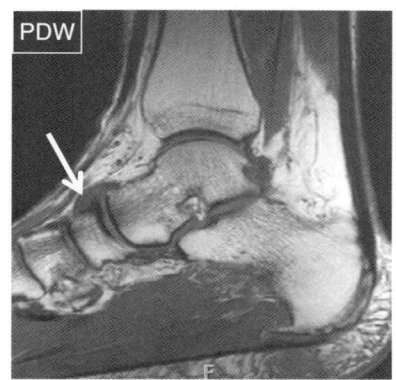
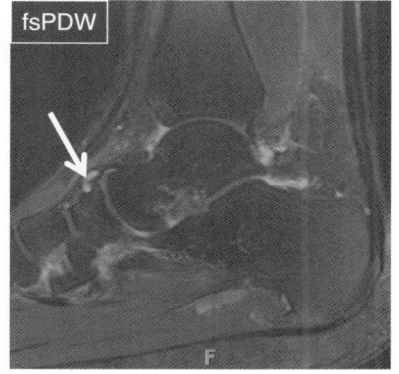

图 110　距舟韧带背侧腱鞘囊肿。矢状位显示距舟韧带内边界清晰的囊性病变（箭）

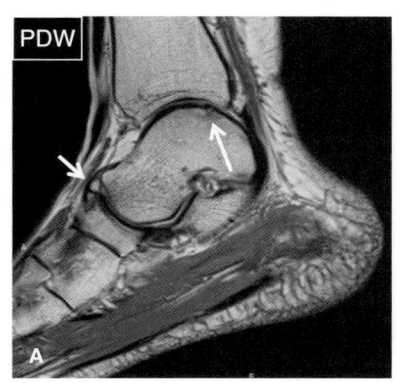
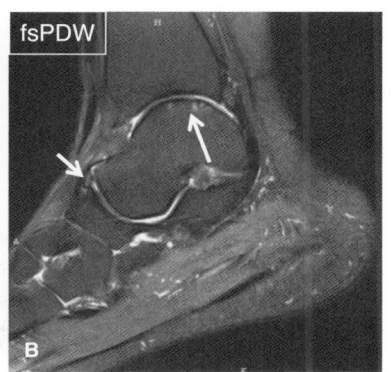

图 111　距骨前上部慢性撕脱骨折。矢状位（A、B）显示一个骨片（短箭），符合距骨慢性撕脱骨折特点。原因是距舟韧带背侧部牵拉损伤。距骨顶同时见骨软骨损伤（长箭）

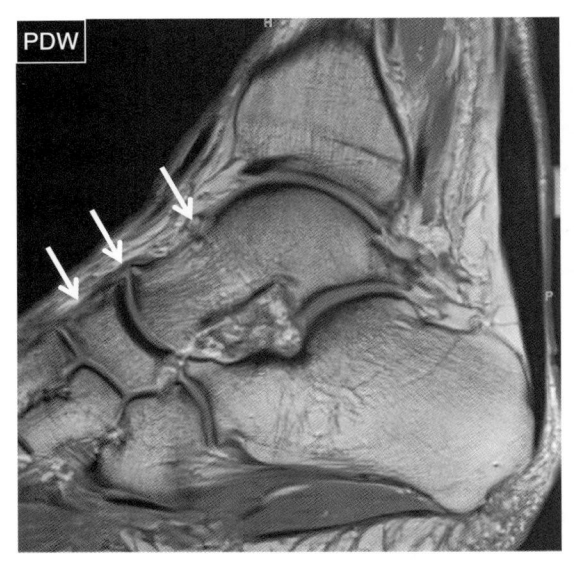

图 112　中足部背侧附着点病变。矢状位显示小的附着点骨性突起，提示胫距关节囊和距舟关节背侧韧带相关的慢性牵拉性损伤

以及神经性关节病（夏科氏关节）（显示为关节破坏，结构紊乱，骨碎片，关节脱位。所有序列显示为低信号，典型好发人群：神经病变或者糖尿病患者，累及双侧距下关节和中足）（图 114～图 116）。色素沉积绒毛结节性滑膜炎时，关节内肿块显示为多形性或结节样，因含铁血黄素沉积，在所有序列上表现低信号特点，在梯度回波序列上显示尤其明显。增强扫描后有强化。严重的病例可见关节面的骨侵蚀（图 117、图 118）。

术语 OCL 指骨软骨的一处或两处局限性病变。急性期，可以命名为骨软骨挫伤或者骨软骨骨折。青少年患者，则往往表现为骨软骨剥脱性炎症。很

胫距关节：[〈正常〉〈骨软骨病变〉〈骨关节炎〉]
距下关节：[〈正常〉〈骨软骨病变〉]

胫距关节和后部距下关节关节间隙和关节软骨基本相似，软骨厚约 1～2 mm，都可以发生骨性关节炎，表现为软骨缺失、关节间隙变窄、骨赘形成、软骨下骨硬化和软骨下骨囊变。可合并关节积液和关节滑膜增生（图 113）。胫距关节和距下关节也可发生类风湿关节炎（显示为关节构成骨的骨质疏松，多发、两侧对称性的关节间隙变窄或消失，骨侵蚀，滑膜渗出和滑膜血管翳形成）、痛风（关节间隙保持正常，晚期可出现间隙变窄，皮质清晰的外压性骨侵蚀——类似鼠咬状，偏心性的软组织肿块，好发部位包括第一跖趾关节、跗跖关节及跟腱附着处），

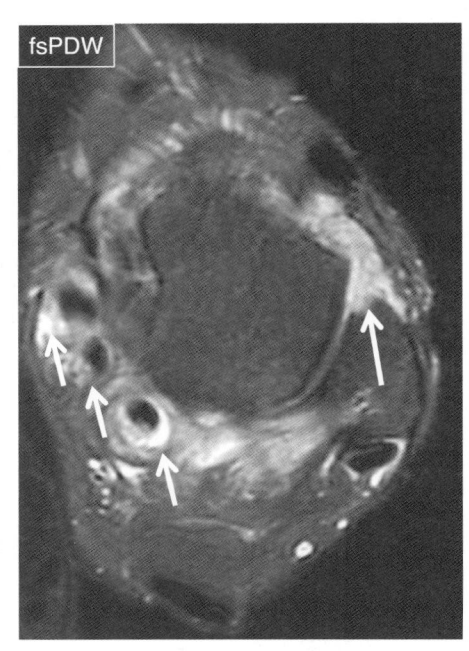

图 114　类风湿关节炎。轴位图像显示踝关节积液和滑膜增生（长箭），伴有屈肌腱腱鞘炎（短箭）

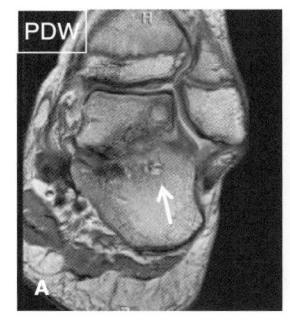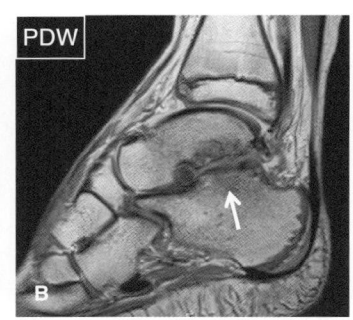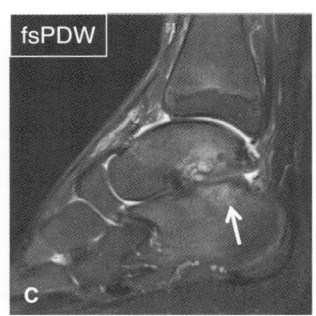

图 113　距下关节骨性关节炎。冠状位（A）和矢状位（B、C）显示关节面多发骨侵蚀，关节间隙消失，距下关节后部见软骨下骨髓水肿和囊变形成（箭）。诊断符合严重的继发性骨性关节炎。该病例有结缔组织病基础。炎性关节病基础上继发性骨性关节炎的特点是关节间隙均匀性狭窄

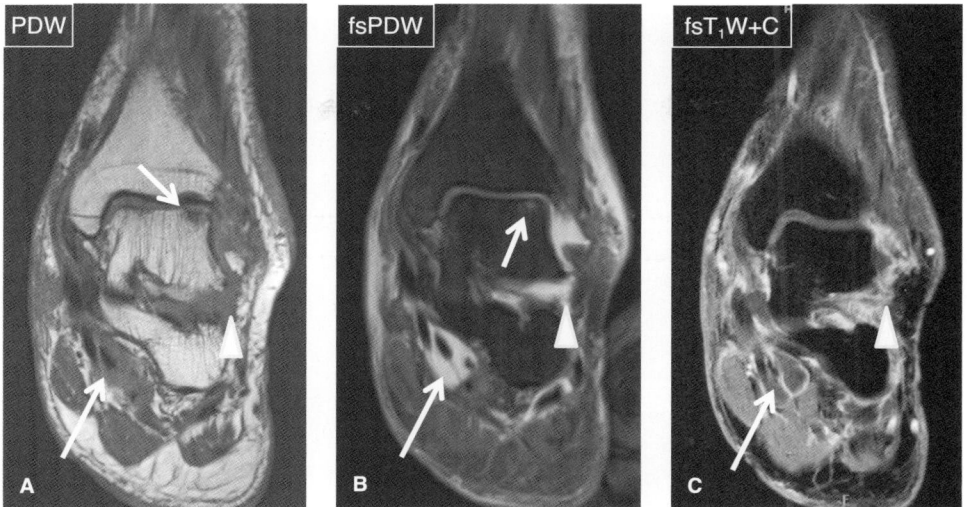

图 115　痛风。冠状位（A～C）显示距骨顶外侧面偏心性骨侵蚀（短箭），踝关节腔积液（箭头），跨长屈肌腱腱鞘积液（长箭）。关节穿刺提示痛风结晶沉积

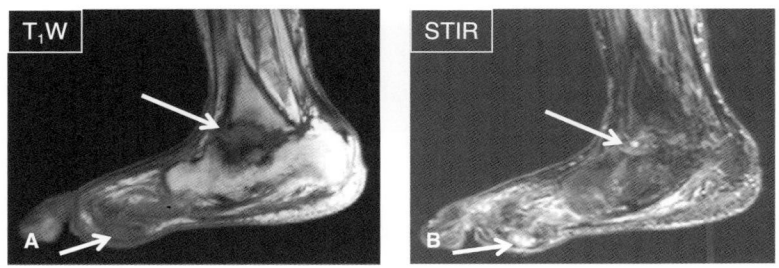

图 116　神经性（夏科氏）关节。矢状位（A、B）显示踝关节骨破坏（长箭），前足弥漫性水肿，以及边界清晰的卵圆形病变，提示脓肿形成（短箭）

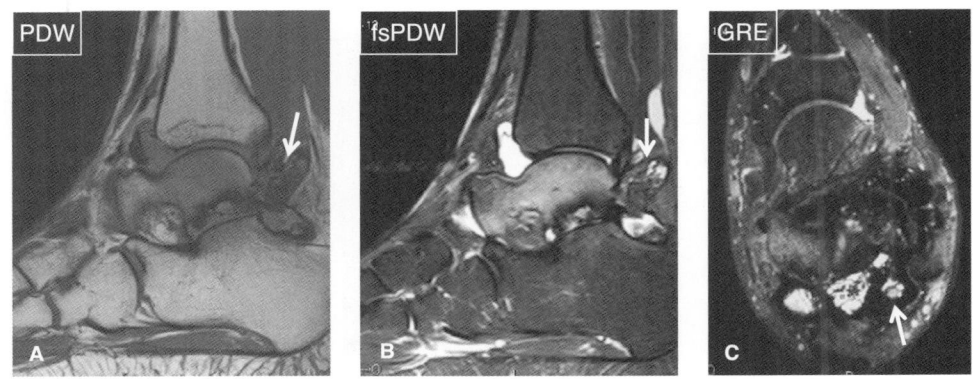

图 117　色素沉积绒毛结节性滑膜炎（PVNS）。矢状位（A、B）和轴位（C）图像显示踝关节腔积液，同时见不定形的低信号软组织肿块（箭），提示增厚的滑膜内含铁血黄素沉积。梯度回波序列显示更显著

明显，患者可以发展为多发的 OCL，弥漫性或者关节的两侧均可见病灶。后者常被称为骨性关节炎。踝关节扭伤会导致骨软骨损伤，出现踝关节活动性疼痛。描述病灶时需包括病灶的位置（内侧、中央、外侧、前方、后方、胫骨关节面或者距骨穹隆顶）；三维图像测量病灶的大小；病灶以及邻近软骨的状态（不均质信号，低、高或者全层软骨裂隙、缺损、磨损、游离片段）；骨性关节面不规则或者塌陷；邻近

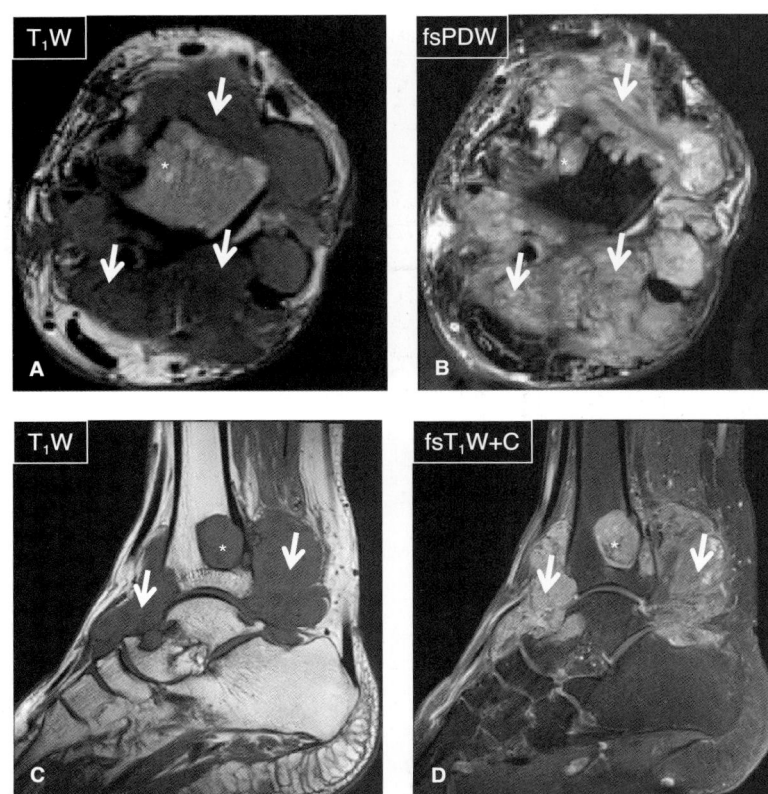

图 118 踝关节色素沉积绒毛结节性滑膜炎。轴位（A、B）和矢状位（C、D）图像显示踝关节腔内多发 T_1 低信号的软组织肿块（箭），增强扫描后有强化。病灶导致胫骨和距骨骨侵蚀，其中一个位于胫骨皮质下骨（星号）

骨髓改变（水肿、囊变、硬化）；以及任何潜在的不稳定征象，如病灶深部的水样裂隙征，骨软骨原位剥脱，游离体形成，关节腔造影显示病灶大小超过 1 cm 或者基底部大的囊变都提示不稳定。距骨顶外侧的 OCL 病灶常较小较浅，游离片段宽度超过深度。而距骨顶内侧病灶常较深，呈火山口样（图 119 ~ 图 124）。诊断中出现的一些误诊原因包括胫骨内侧关节面偏前内部的 Harty 凹陷处纤维或者滑膜束，或者踝关节后内、后外侧的滑膜皱襞可能误诊为 OCL。Berndt 和 Harty 将距骨顶 OCL 进行分级：1 级指病

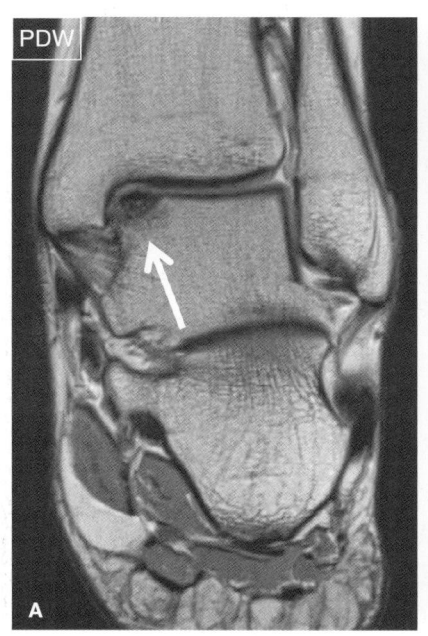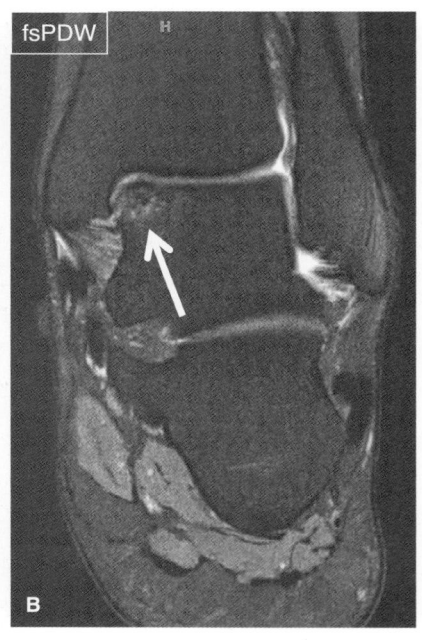

图 119 距骨顶骨软骨损伤。冠状位（A、B）图像显示距骨顶内侧骨软骨损伤（箭），深部明显的囊变，以及软骨的不规则提示是潜在不稳定的骨软骨损伤

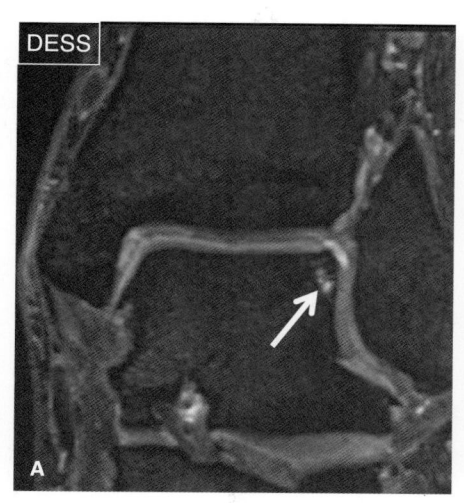
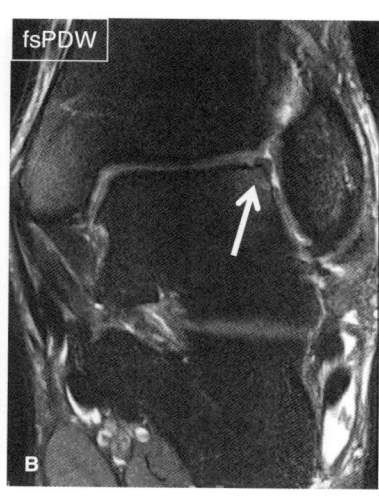

图120 冠状位图像显示距骨顶小的骨软骨损伤。两个不同病例。A：软骨下囊变（箭），位于距骨顶外侧面，合并表面软骨的不均质改变。B：距骨顶外侧面局灶性轻微的骨髓水肿（箭），表面软骨不规则

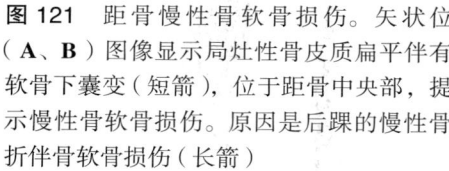
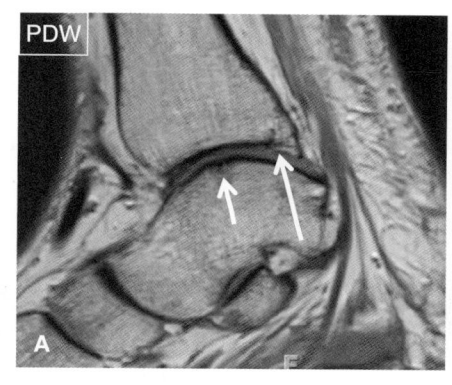

图121 距骨慢性骨软骨损伤。矢状位（A、B）图像显示局灶性骨皮质扁平伴有软骨下囊变（短箭），位于距骨中央部，提示慢性骨软骨损伤。原因是后踝的慢性骨折伴骨软骨损伤（长箭）

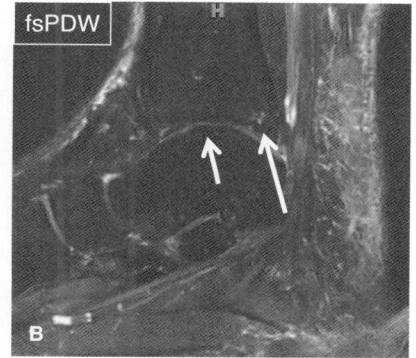
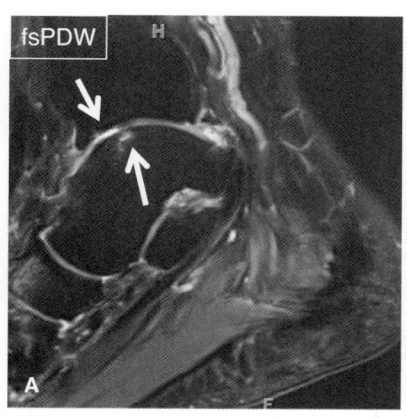
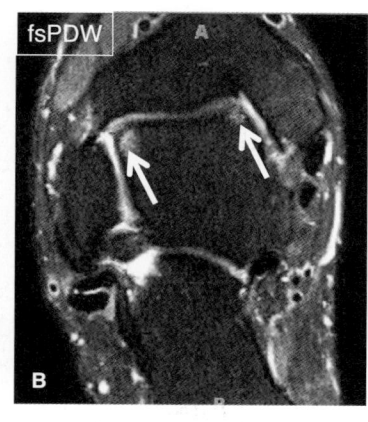

图122 距骨和胫骨的骨软骨损伤。矢状位（A）和冠状位（B）图像显示多发骨软骨损伤及软骨下囊变（箭）。位于距骨顶和胫骨关节面。胫骨前方一个大的软骨全层缺损

灶仅位于软骨下骨，关节软骨完整没有受累；2级指软骨及软骨下骨部分分离；3级指软骨及软骨下骨完全分离，但保持原位；4级指软骨及软骨下骨游离，且出现移位。另外对描述病灶有实际意义的包括：①病灶稳定（＜1 cm的软骨下囊变，水肿，硬化，软骨不规则）。②潜在不稳定（＞1 cm，明显的软骨下囊变，病灶基底部明显的骨髓水肿，骨软骨片段位于原位，大的软骨磨损、片段）。③不稳定（游离体形成，关节腔造影见造影剂进入缺损片段基底部）。

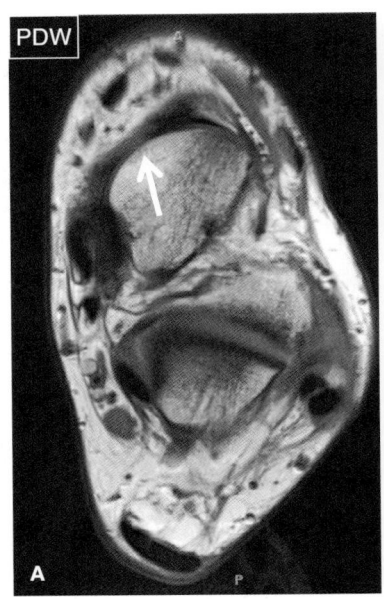
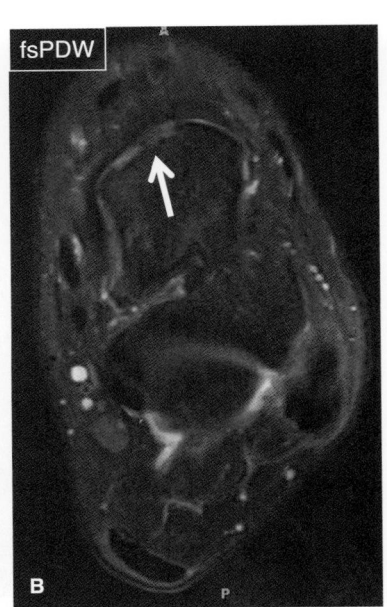

图 123 距骨骨软骨损伤。轴位（A、B）图像显示距骨前方一个大的软骨全层缺损（箭），无软骨下骨髓水肿，提示慢性骨软骨病变

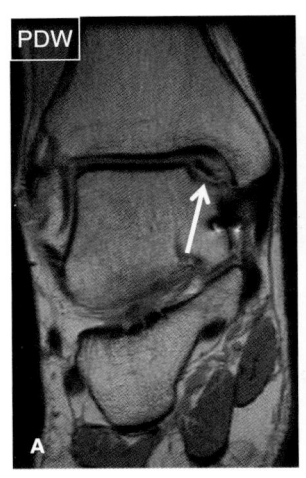
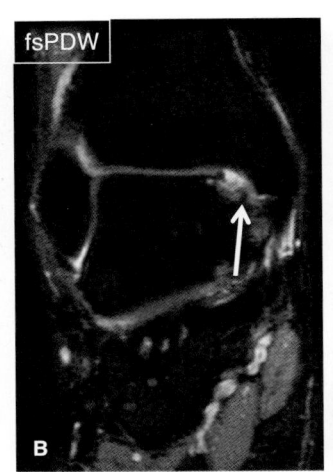
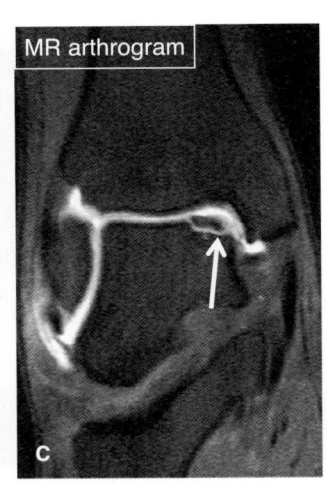

图 124 距骨骨软骨损伤。冠状位（A~C）图像显示距骨顶内侧全层的骨软骨撕脱，未见游离，关节腔造影后见线样造影剂进入缺损区，提示不稳定损伤

骨（除外关节下骨髓和内外踝）：[〈正常〉〈中足附着点病〉〈中足骨性关节炎〉]

重要的病变包括骨挫伤、骨折、骨髓炎、肿瘤或缺血坏死（图125）。fs序列显示骨髓水肿和囊变最佳，非fs序列显示骨结构异常和硬化最佳，非fsT_1WI和PDW序列对鉴别感染、软骨下囊变、骨梗死、骨折后反应性骨髓水肿有价值。反应性骨髓水肿在fs序列显示最佳。骨髓炎典型表现为T_1WI骨髓区域边界不清的低信号改变，增强扫描后有强化（图126、图127）。合并的异常包括连接至病变骨的窦道、蜂窝织炎、肌炎及脓肿形成。成年人如果没有溃疡形成，骨髓炎变化很轻微（图128、

图129）。

年轻患者伴有疼痛性扁平足（腓骨痉挛性），可能有跟舟或者距跟骨异常联合。可能是纤维性连接（在非压脂或者压脂PDW序列上显示为低信号）。也可能是软骨下连接（在非压脂PDW、压脂PDW及压脂T_2WI序列上显示中等信号）或者纤维软骨混合性连接（混杂信号）。或者单纯骨性连接（骨髓相延续）。连接处可能出现应力相关的软骨下囊肿、骨髓水肿、扁平足、后足外翻、继发距下关节后部骨性关节炎等。跟舟异常联合时，可能出现跟骨前部过度延长（"食蚁兽"征），以及邻近舟骨（"反食蚁兽"征）（图130~图134）。距跟骨异常联合时，出现

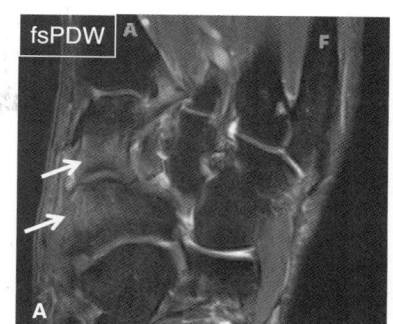
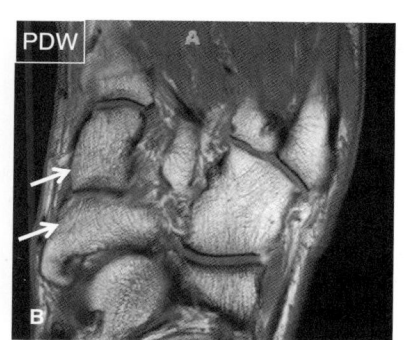

图 125 轴位图像显示骨挫伤。**A**：压脂序列上与正常骨髓信号相比显示轻微高信号。位于舟状骨和内侧楔状骨（箭）。**B**：非压脂序列（箭）没有显示相应的骨髓异常信号，提示无骨折存在

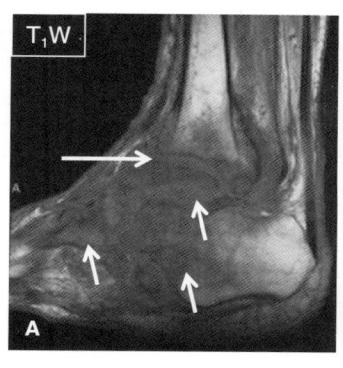
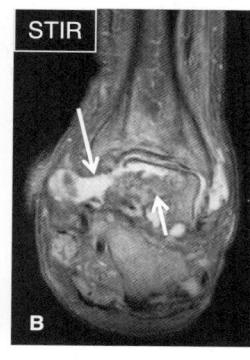
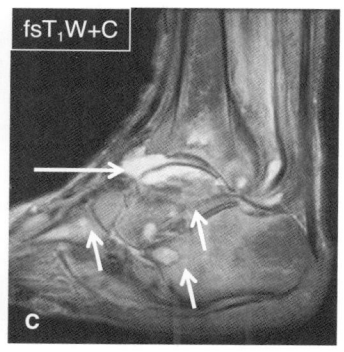

图 126 骨髓炎和化脓性关节炎。矢状位（**A**、**B**）和冠状位（**C**）图像显示明显的骨髓异常信号，位于中足和后足，T_1WI 呈低信号，水敏感序列（**B**）呈高信号改变。增强扫描后有明显的强化（短箭），支持骨髓炎诊断。胫距关节积液和变形（长箭）符合化脓性关节炎改变

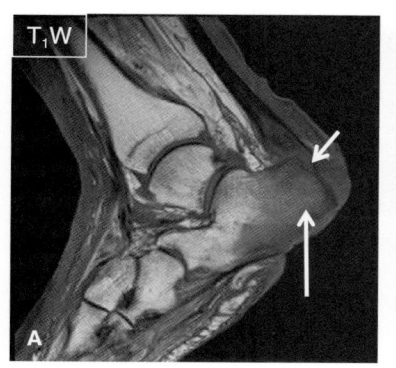
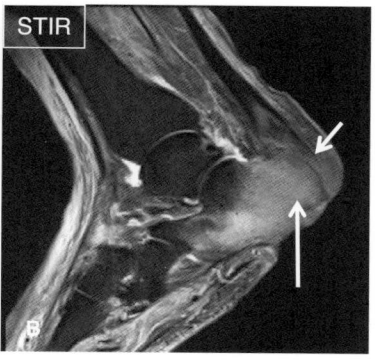

图 127 跟骨骨髓炎。矢状位图像显示跟骨后部（长箭）T_1WI 低信号，T_2WI 高信号骨髓，伴有骨皮质缺失，以及低信号的溃疡形成。跟腱增粗和信号增高，提示跟腱炎（短箭）

"drunken waiter"征，即发育不良的距下关节中部异常连接处内侧过度延长（图135）。总体来说，距舟关节异常连接较跟距关节异常连接在 MR 上更容易显示和诊断。背侧距舟韧带附着处距骨鸟嘴样改变，相比距跟关节异常连接（25%）在跟舟关节异常连接时更多出现（50%）。

骺线提前闭合常因为创伤（Salter-Harris损伤）或者未闭合的骺板感染所致。表现为生长板部位出现桥性连接，这种连接可以是纤维性、骨性或者肉芽组织性的。连接处信号可等同于正常骨髓信号，也可以因为纤维或者密质骨在所有序列上显示低信号特点。在急性和亚急性期，愈合处肉芽组织形成，T_1WI 显示低信号，水敏感序列显示高信号特点。慢性期转为都是低信号特点（图136）。

多灶性、斑片网状、星空样骨髓水肿改变多见于失用性骨质疏松或者复杂性区域疼痛综合征（CRPS），鉴别属于哪一种需要结合临床资料（图137）。比如，患者最近（数天或数周）有膝关节或者

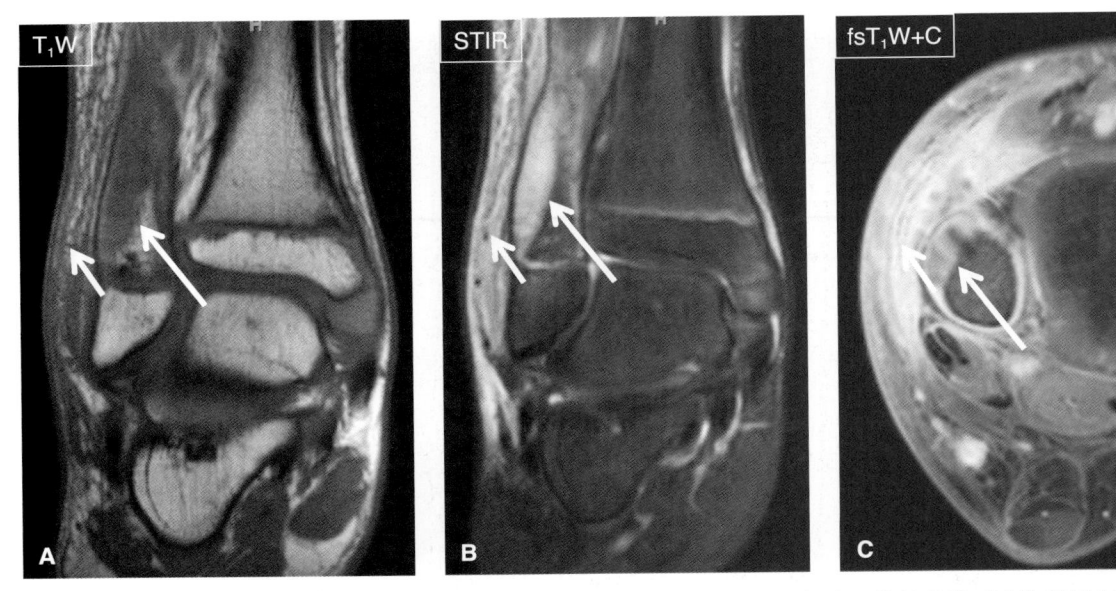

图128 骨膜下脓肿。冠状位（A、B）和轴位（C）图像显示边界清晰、部分强化的骨膜下液体积蓄（长箭），位于腓骨远端。合并有邻近筋膜和肌肉的水肿（短箭），支持筋膜炎和肌炎

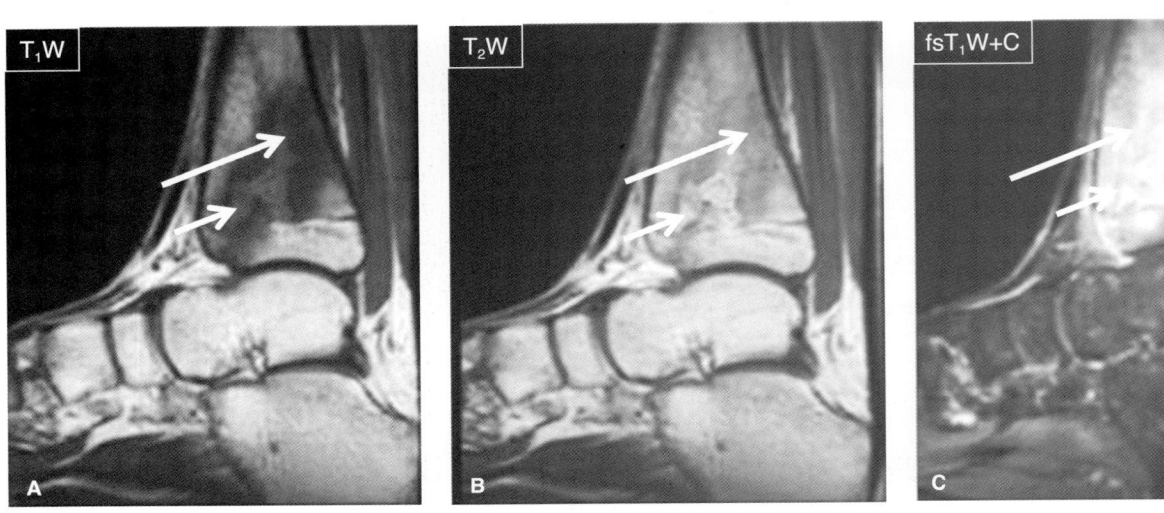

图129 Brodie 骨脓肿。矢状位（A～C）图像显示为胫骨干骺端边界相对清晰的病灶，内部水样信号，有地图样形强化（短箭）。周围包绕骨髓呈低信号（长箭），符合骨髓炎诊断

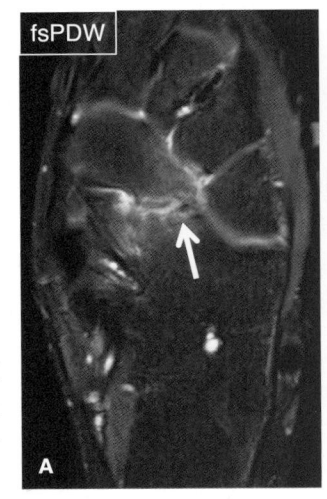
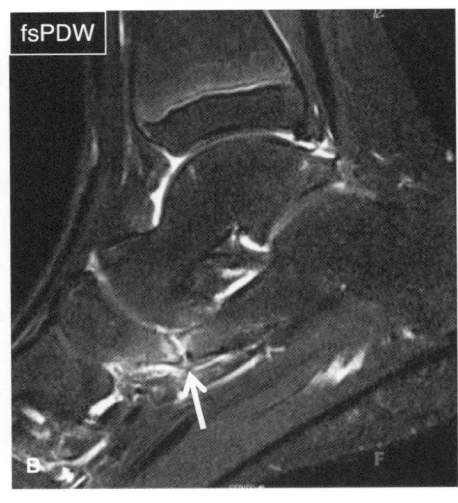

图130 跟舟关节异常连接。轴位（A）和矢状位（B）图像显示跟舟骨间异常软骨性连接，构成假关节。以及伴有关节面的骨髓水肿和异常连接处骨破坏（箭），见"食蚁兽"征和"反食蚁兽"征

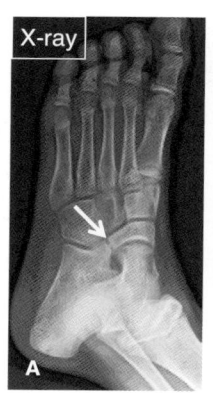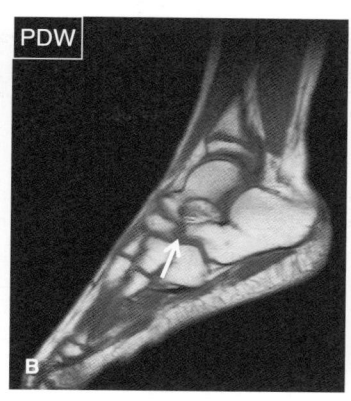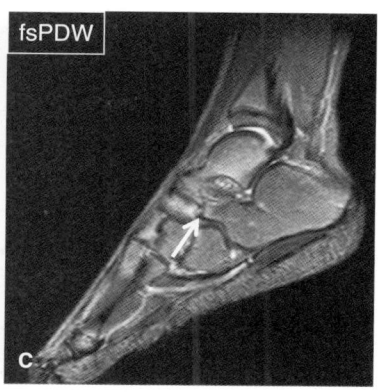

图 131　跟舟关节异常连接。**A**：侧位片显示足舟骨和跟骨前方突起，形成假关节（箭）。**B**、**C**：矢状位图像显示假关节面相连接处低信号穿过（箭），提示纤维性连接。异常连接处有少许应力相关性骨髓水肿

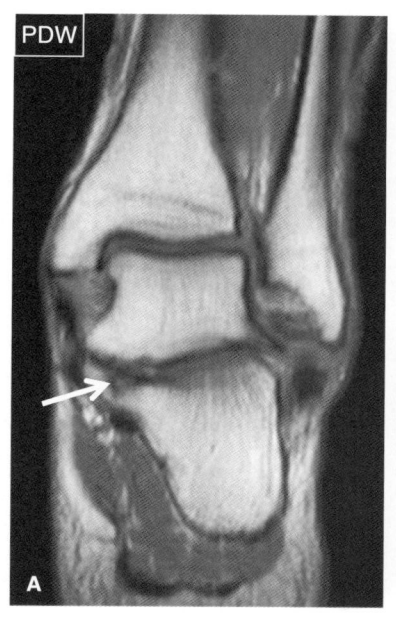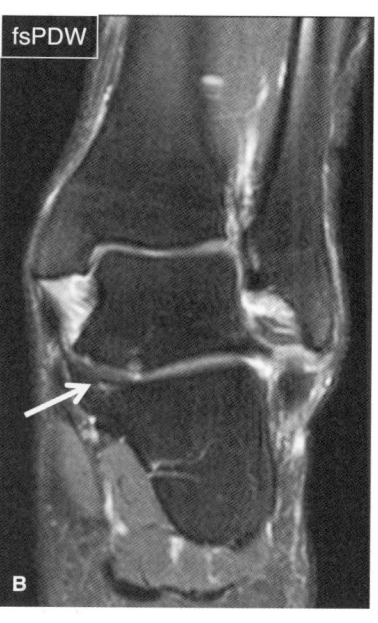

图 132　距下关节异常连接。冠状位（**A**、**B**）显示距下关节中部关节面纤维软骨性异常连接（箭），连接处中等至低信号特点

小腿的损伤，踝关节周围出现的水肿样信号与失用性骨质疏松有关。而因为近期外伤、手术或者类似相关事件导致的局部感觉过敏或者感觉迟钝，骨髓水肿可能是因 CRPS 所致。根据所处阶段不同，后者往往表现为不同的影像学特点，包括早期软组织水肿，然后骨髓水肿样改变，最后软组织萎缩（萎缩阶段）。骨髓信号的异常改变提示了一个从正常向异常的发展过程，骨髓异常信号也同时累及远端踝关节和足。增强扫描后，病变足显示低血供特点。三时相骨扫描也可以明确该病的诊断。无症状儿童，斑片结节样正常红骨髓可能误认为前面提到的病理性影像学特点。因此，对儿童，关于失用性骨质疏松和 CRPS 不要过度诊断。

应力反应、应力性骨折和不完全性骨折最常发生于跟骨、距骨和舟骨。应力反应相关的骨髓水肿在 T_2W/FS、PDW/FS、T_2W 图像上表现为高信号，而在 T_1W/PDW 非 FS 图像上没有明显低信号（图 138）。诊断骨折时，应注意在骨髓水肿区寻找低信号线状影或 T_1 低信号融合区，可能提示骨小梁的损伤（图 139、图 140）。以下情况中，踝关节 Pilon 骨折和三踝骨折需要进行手术固定：不稳定骨折、三角韧带严重损伤、关节面移位超过 2 mm、后踝骨折

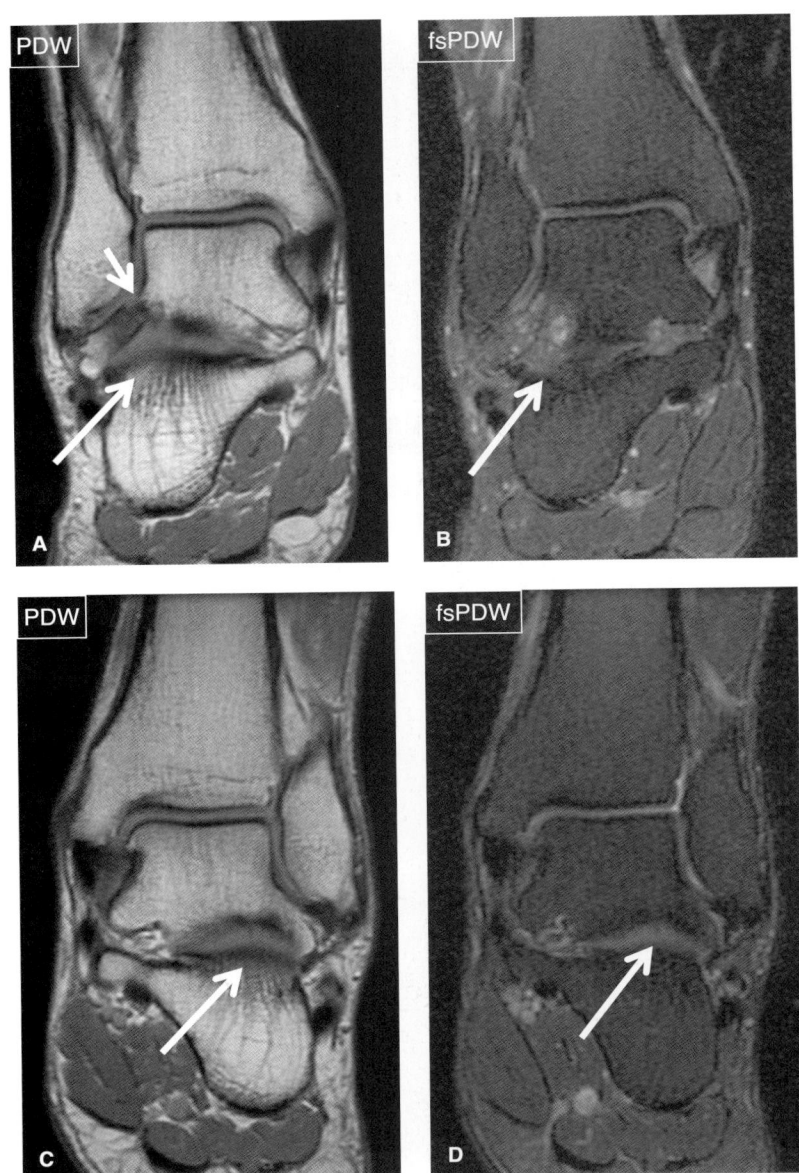

图 133 距下关节异常连接。冠状位（A、B）显示距下关节后部关节面软骨性异常连接（长箭），中间连接处中等信号特点。距骨外侧过度突起，伴有陈旧性未愈合骨折（短箭）。同一患者对侧踝关节（C、D）图像，示轻微的距下关节异常连接，距骨外侧异常突起

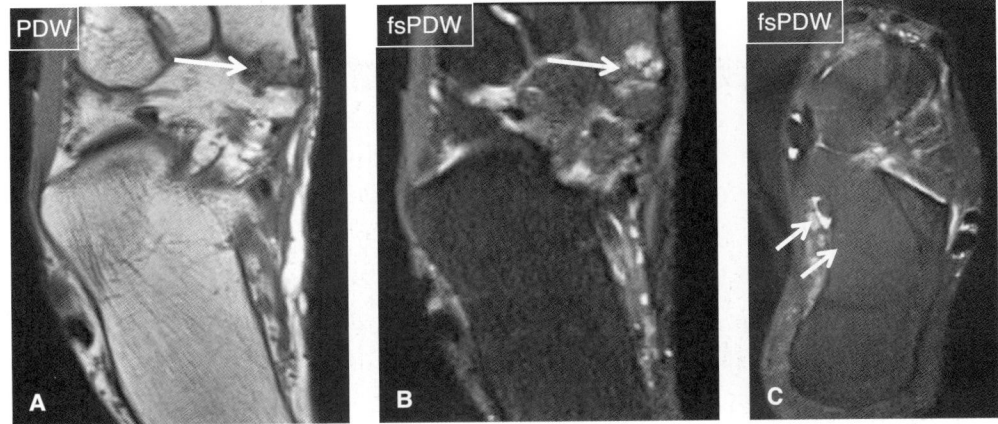

图 134 轴位图像显示舟楔骨异常连接。A、B：舟骨和内侧楔骨间纤维性连接（箭）伴有应力相关性关节面下囊变。C：更下层面，合并有足底外侧和内侧神经信号增高（箭），提示有牵拉性神经异常

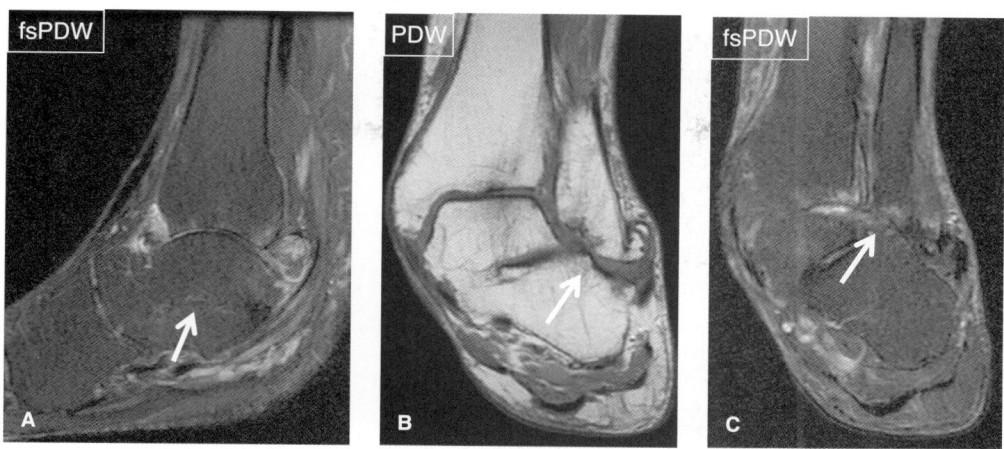

图 135 距跟骨异常连接。**A**：矢状位图像显示距跟关节间骨髓信号相连续（箭），提示骨性连接。**B**、**C**：冠状位图像显示后足外翻，伴有跟骨腓骨撞击综合征（箭），除了距下关节中部关节面的骨性连接，还有发育不良的载距突，称之为 "drunken waiter" 征

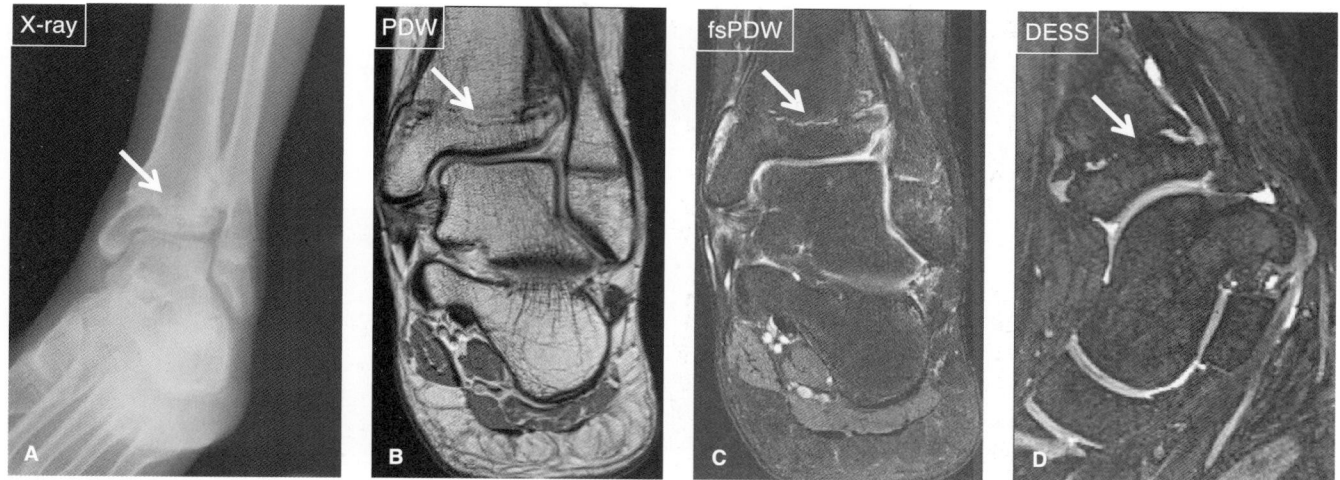

图 136 骨桥形成。前后位平片（**A**）显示胫骨远侧干骺端中部横行致密细线。冠状位（**B**、**C**）和矢状位（**D**）图像骨桥（箭）显示更清晰

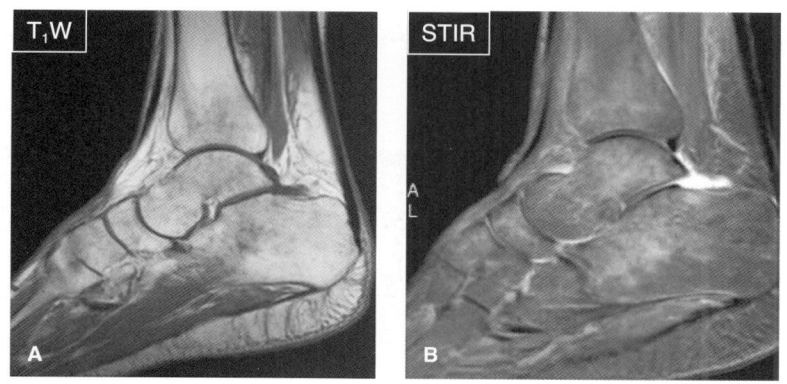

图 137 复杂性区域疼痛综合征。矢状位（**A**、**B**）图像示足后部和中部髓腔弥漫性斑片状、网状骨髓水肿

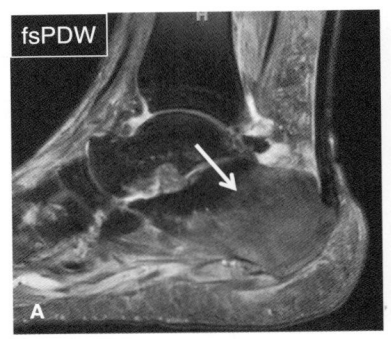
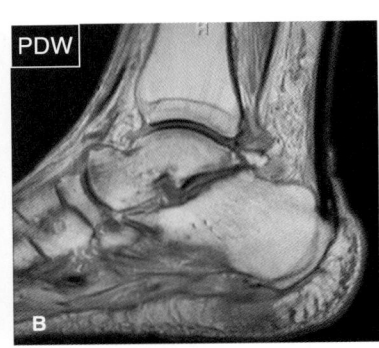

图138 跟骨的应力性反应。矢状位图像。**A**：跟骨中后部示明显的弥漫性高信号区域，代表与应力相关的骨髓水肿（箭），没有明显的骨折线。**B**：对应的非脂肪抑制图像未见骨折线

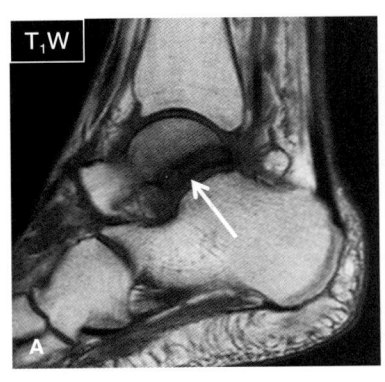
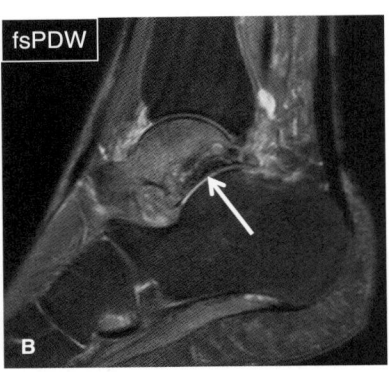

图139 距骨应力性骨折。矢状位图像（**A**、**B**）示距骨骨髓水肿，以及与后距下关节面平行的骨折线（箭）

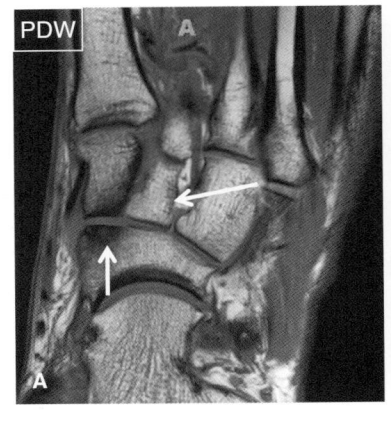
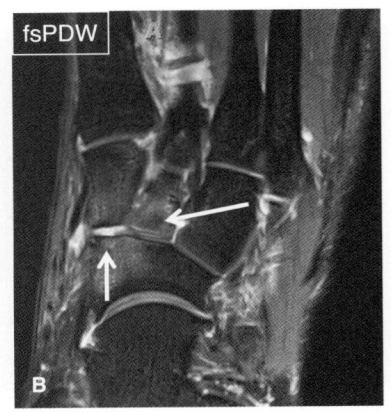

图140 足舟骨和中间楔骨（译者注：原书 medial cuneiform 与箭头所示不符，箭头所示位置错误）软骨下骨折。轴位图像（**A**、**B**）示舟骨和中间楔骨软骨下骨折伴软骨全层缺损（短箭）。注意中间楔骨内（长箭）的应力反应

累及胫骨平台关节面超过25%，以及距骨向后平移。

Pilon（胫骨平台）骨折见于高能量创伤和纵向轴负荷的年轻人。分为三型：①关节外，②部分关节内，③完全关节内或干骺端分离。通常骨折会形成3个主要的骨碎片：内侧、前外侧和后外侧碎片。内侧、前外侧（Chaput）和后外侧（Volkmann）骨碎片分别位于三角韧带附着处、前下胫腓韧带和后下胫腓韧带附着处。约75%的患者合并有腓骨骨折。如果移位超过2 mm，就需要进行手术治疗。Pilon 骨折的治疗包括用外固定器恢复患肢长度，减少腓骨缩短，然后在第二阶段进行内固定。行内固定时，重要的是先复位后外侧骨碎片，将完全关节内骨折转化为部分关节内骨折，再向前复位固定。应避免内翻畸形愈合和腓骨短缩。

典型的跟骨骨折表现为两个主要的骨折块，一个是外侧突骨块，另一个是内侧载距突骨块，并导致后足内翻。骨块的内侧移位程度以及骨折向胫距关节和跟骰关节的延伸情况需要在报告中描述。

Sanders 分类系统用于评估累及跟骨距后关节面的关节内骨折。这种分类基于关节内骨折线和碎片的数量，对预测预后很有价值。从1型损伤到4型损伤，预后会越来越差。1型包括所有移位小于

2 mm 的关节内骨折，无论骨折线/碎片的数量如何。2 型包括 1 条原发骨折线和 2 个骨折块；3 型包括 2 条原发骨折线和 3 个骨折块，常表现中央骨折块凹陷；4 型包括 3 条或 3 条以上的原发性骨折线，关节移位大于 2 mm，是严重的粉碎性骨折。当 Bohler 角小于 0° 时，唯一的选择是关节融合。

距骨骨折可累及其颈部、头部、体部或其内侧、外侧或后突。距骨颈骨折易发生缺血性坏死（avascular necrosis，AVN）。Hawkins 分型被用于预测距骨缺血性坏死的发生概率。Hawkins Ⅰ 型为非移位骨折（AVN 的概率：0%～13%）。Hawkins Ⅱ 型指合并距下关节脱位（AVN 的概率：20%～50%）。Hawkins Ⅲ 型为合并距下和胫距关节脱位（AVN 的概率：20%～100%）。Hawkins Ⅳ 型为合并距下、胫距和距舟关节脱位（AVN 的概率：70%～100%）。Hawkins Ⅳ 型还与后内侧脱位和三角韧带损伤有关。其他任何复杂性骨折也被归类为 Hawkins Ⅳ 型。距骨颈骨折主要的损伤机制是背屈，因此应该将踝关节置于马蹄位和跖屈位，并减少任何内翻或外翻畸形。当关节不协调或关节内有移位的碎骨块时，手术干预是必要的。早期手术干预和活动对于减少踝关节僵硬至关重要，其目的是避免内翻畸形。复位不良需要进行跟骨截骨术，因为复位不良会导致愈合畸形、后足内翻加重、内侧柱缩短和外侧足负荷过重。没有症状的 AVN 不需要手术治疗，然而，如果出现症状，则需要进行踝关节融合术。距骨头骨折的发生是由于足跖屈机制，也可能与足中部损伤和距舟关节脱位有关。距骨头骨折的治疗方法根据距骨头受累是否超过 50% 而不同。外侧突骨折是由撕脱（内翻和跖屈机制）或撞击（外翻和背屈机制）损伤引起的。外侧突骨折可以进行固定，也可以通过手术取出骨碎片。最后，距下关节脱位可以发生在内侧（常见，足部畸形改变），也可以发生在外侧（少见，高能损伤并扁平足外观）。在复位过程中，胫后肌腱（posterior tibial tendon，PTT）或距舟骨嵌塞可防止内侧脱位，而趾短伸肌腱或距舟骨嵌塞可防止外侧脱位。

踝关节的骨坏死（缺血性坏死）通常没有明确的病因，其最常累及距骨，通常是由距骨颈骨折和舟骨骨折引起（图 141）。在后一种情况下，该病变

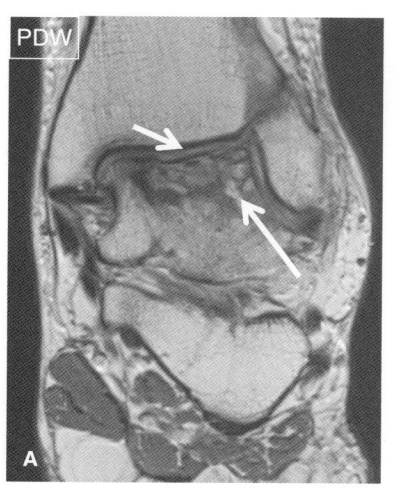
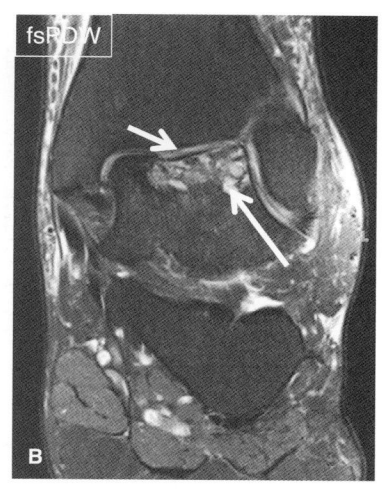
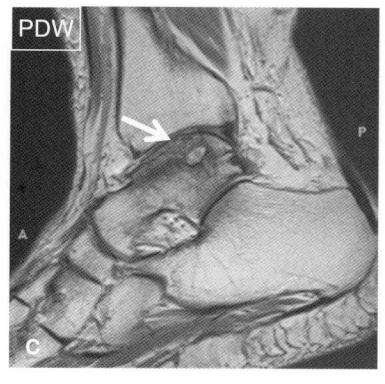
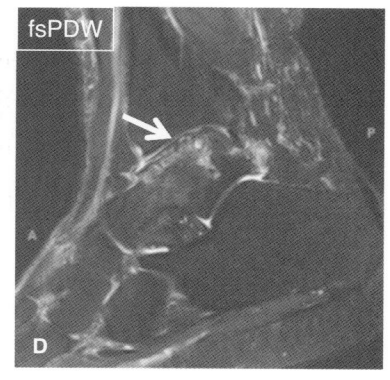

图 141 距骨缺血性坏死。冠状位（A、B）和矢状位（C、D）图像示距骨穹隆塌陷和扁平（短箭），为创伤后骨坏死的后遗表现，伴有软骨下多个囊肿形成（长箭）

（特指发生于儿童中的 Köhler 病和成人中的 Mueller-Weiss 综合征）与剧烈的疼痛、残疾和进行性足畸形有关。儿童舟骨经历硬化、不规则和碎裂三个过程，而成人舟骨的畸形和塌陷始于骨的侧面，使整个足舟骨呈逗号状，并伴有骨碎片（图 142、图 143）。与股骨头相似，骨坏死区信号不均匀，慢性期可出现脂肪沉积或硬化，增强后无强化，坏死区边界表现为低信号带，有时在 T₂W 图像上可见高信号带与其平行（双线征）。晚期以软骨下骨折、塌陷和继发性骨性关节炎为特征。对此应查找潜在病因史，如创伤、酗酒、类固醇摄入、镰状细胞病、戈谢病等（图 144）。

单纯性（单房性）骨囊肿、脂肪瘤（可表现为内部钙化）、动脉瘤样骨囊肿（液-液平面）、骨巨细胞瘤（T₂稍低信号灶，无硬化）和淋巴瘤（T₁呈等至轻中度高信号，软组织肿块，在 X 线片上表现为浸润性病变）在跟骨中段并不少见（图 145）。距骨和跟骨也是骨样骨瘤的常见部位，强化病灶可伴有骨膜反应，以及病灶周围骨髓水肿和软组织肿胀（图 146）。

肌肉：[〈正常〉]

需评估足背侧的趾短伸肌（EDB）以及四束足底肌包括 AH、FDB、ABDM 和足底方肌（QP）。虽然支配神经存在变异，但一般来说，EDB 受腓深神经支配，AH 及 FDB 受足底内侧神经（MPN）支配，ABDM 及 QP 受足底外侧神经（LPN）支配。

正常肌肉在 PDW 及脂肪抑制 PDW 图像上应呈均匀中等信号。肌肉脂肪浸润和萎缩在 PDW 及 T₁W 图像上显示最佳，而水肿样信号在脂肪抑制 PDW 图像上观察最佳。在肌肉劳损、肌病、肌炎的情况下，上述改变通常是局灶的，只发生于一束或多束肌肉（不在特定神经支配走行区域），并可伴有筋膜水肿。如若由于去神经支配或糖尿病性肌病，上述改变通常弥漫分布于特定的神经支配区域并直达神经病变远端，同时缺乏筋膜水肿表现（图 147）。

单独发生于 ABDM（尽管有时也累及 FDB 和 QP）的去神经支配提示 Baxter 神经的卡压/炎症/损伤。Baxter 神经是足底外侧神经第一分支（感觉和运动的混合神经）。该特征被称为 Baxter 神经病变，大多数病例在神经卡压慢性期才被发现，此时伴有 ABDM 脂肪化和（或）萎缩。肌内钆剂增强和水肿

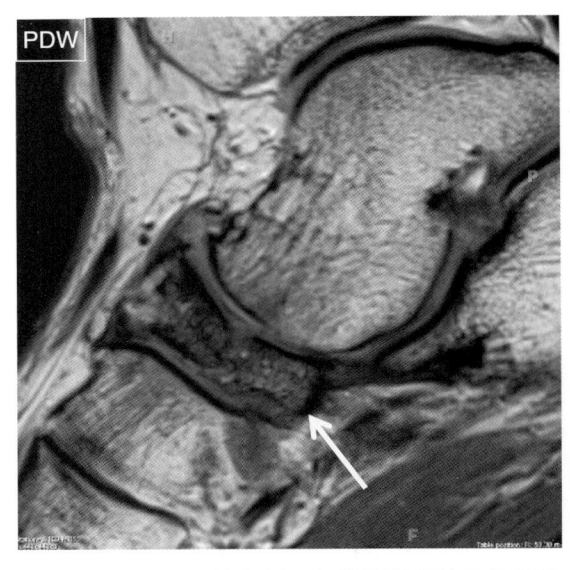

图 143 Mueller-Weiss 综合征。矢状位图像示舟骨畸形、塌陷和弥漫性骨髓低信号（箭），反映骨的慢性缺血性坏死

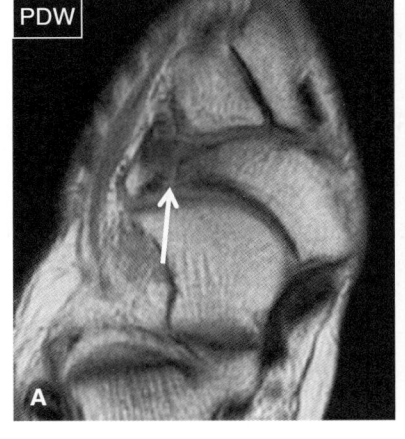 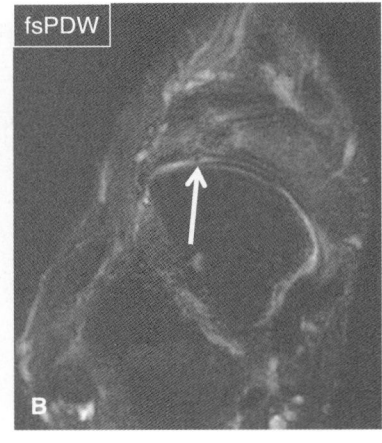

图 142 Mueller-Weiss 综合征。轴位图像示舟骨外侧份的低信号和自发性塌陷，其内可见明显的横向骨折线（箭）

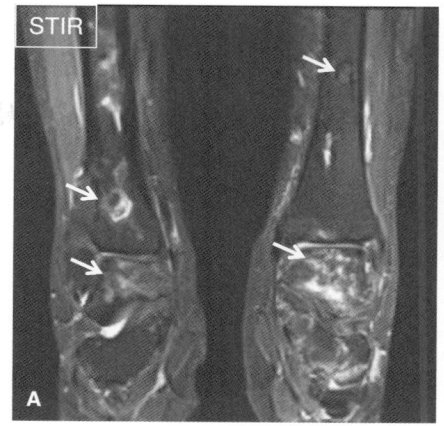
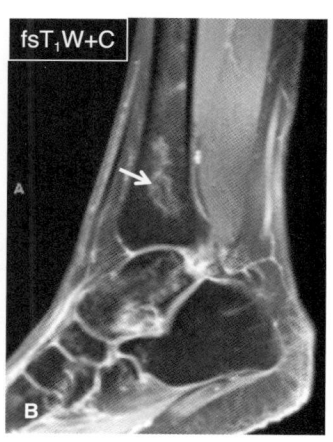

图 144 继发于镰状细胞病的骨梗死。冠状位（**A**）和矢状位（**B**）图像示胫骨和距骨内多发不规则迂曲的含脂高信号病变（箭），增强扫描呈特征性的"地图样"强化

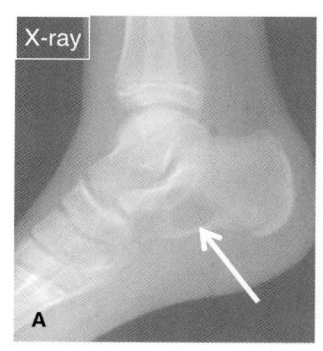
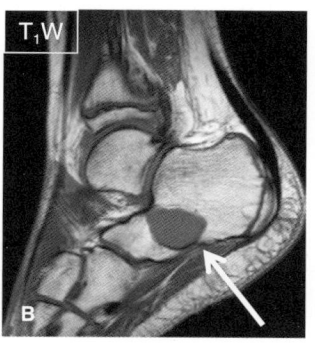
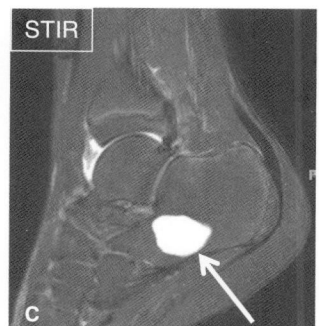
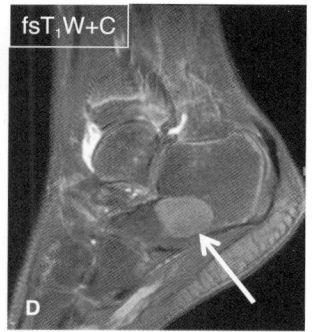

图 145 跟骨单房囊肿。X 线侧位片（**A**）和矢状位 MR 图像（**B～D**）示跟骨内边界清晰的无强化囊性病变（箭）

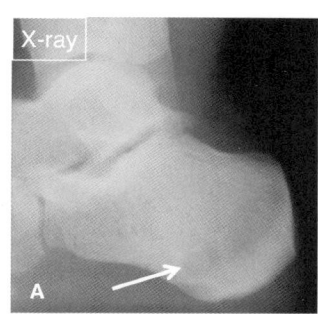
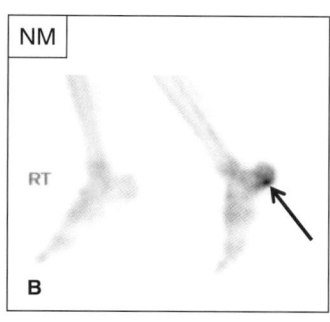
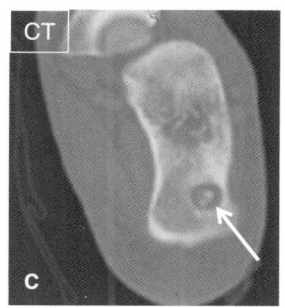
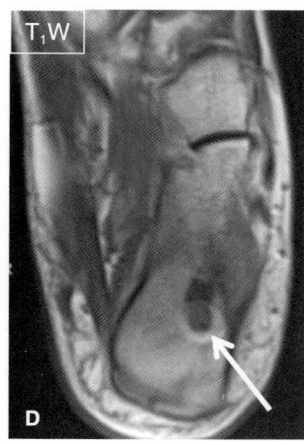
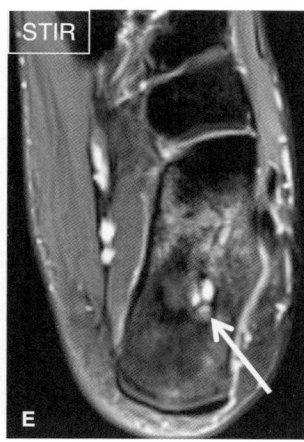
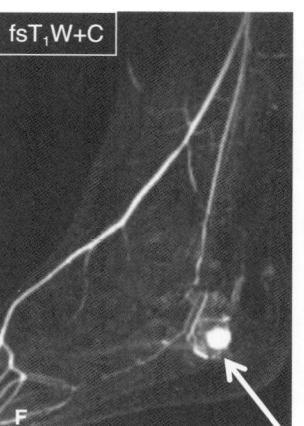
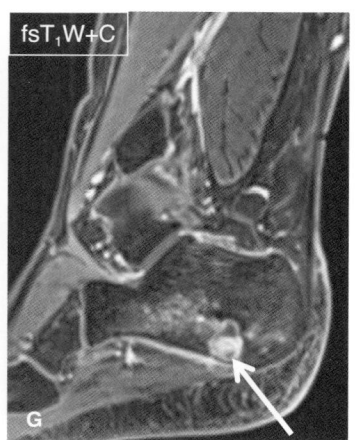

图 146 骨样骨瘤。**A**：X 线侧位片示跟骨内边界清晰的溶骨性病变（箭）。**B**：核素骨显像侧位扫描示病灶内放射性核素摄取（箭）。**C**：轴位 CT 扫描示皮质下边界清晰的病变（箭），病变中心为透亮区，周围绕以硬化边，以及位于透亮区中央钙化的瘤巢。在 T_1W（**D**）和 STIR（**E**）图像上，病变（箭）分别表现为低信号和高信号。在动态增强图像（**F**、**G**）上，病变（箭）示早期并持续强化，有轻微廓清

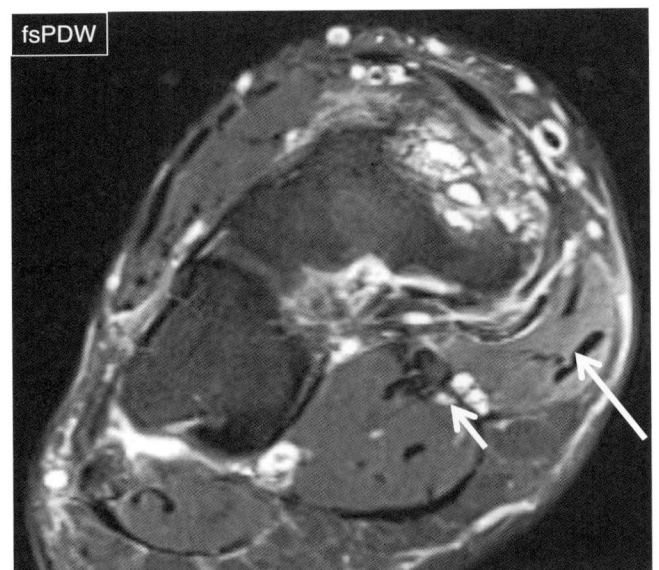

图147 姆外展肌去神经支配改变。本例足底内侧神经病变中，冠状位图像示姆外展肌轻度弥漫性水肿（长箭），伴足底内侧神经异常高信号改变（短箭）。舟楔关节纤维联合处退行性囊变

神经和跗骨管：[〈正常〉〈足底内侧神经高信号〉]

跗骨管是一条纤维骨性管道，位于内踝的后方和远端，由距骨的内侧、跟骨及上覆的屈肌支持带和姆展肌（abductor hallucis，AH）腱膜形成。跗骨管内充满脂肪，包含屈肌腱、胫神经及其分支，最好在轴位图像上进行评估（图149）。

在 PDW 和 fsPDW 图像上，正常胫神经始终与肌肉呈等信号。在大多数情况下，胫神经在跗骨管内分成3支为皮肤提供感觉神经支配，分别是跟骨内侧神经、MPN 及 LPN。由薄隔膜分开，MPN

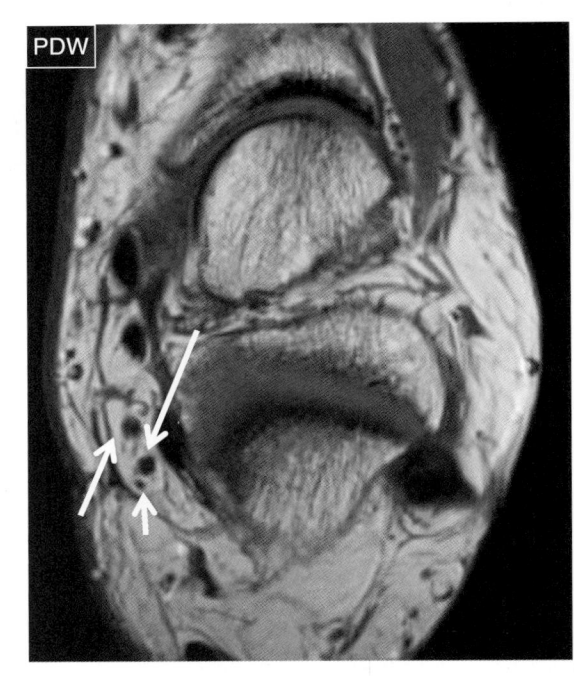

图149 正常跗骨管。轴位图像示正常跗骨管，无占位性病变，内部均匀填充脂肪，可见踝关节屈肌腱和各种神经（中箭，足底内侧神经；长箭，足底外侧神经；短箭，跟骨神经）

样 T_2 信号改变可见于去神经支配急性期至亚急性期。卡压部位可能发生于 AH 深筋膜和 QP 足底内侧缘之间，或更远处，沿着跟骨结节内侧的前部。在后一种情况中，足底筋膜炎和（或）跟骨足底骨赘也可能导致神经卡压和（或）损伤（图148）。另外，足底筋膜炎治疗无效的患者可能存在未诊断的 Baxter 神经病变，可与先天性或医源性因素有关。MRI 能够轻松诊断 Baxter 神经病变相关的肌肉去神经支配改变。

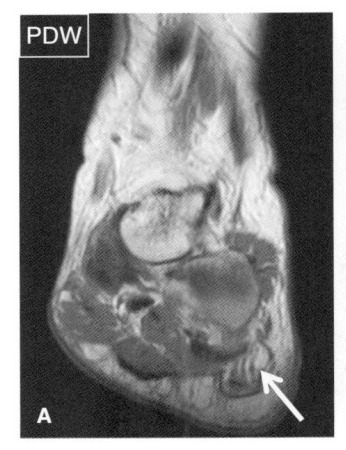
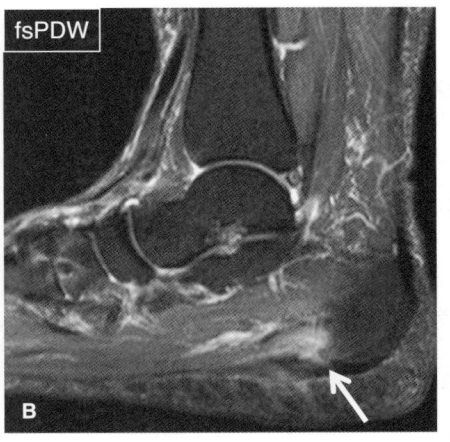

图148 巴克斯特（Baxter）神经病变。A：冠状位图像示小趾展肌局灶脂肪浸润（箭），提示 Baxter 神经（跟骨下神经）病变。B：矢状位图像示足底筋膜炎（箭），可能导致神经卡压和炎症

和 LPN 在各自的管道中走行，并为足部肌肉提供运动神经支配。MPN 和 LPN 的轻度高信号通常在 fsPDW 图像上清晰显示，并且可以反映亚临床神经病变或更常见的情况，这可能是由于魔角效应所致，因为它们是斜行分布的。

跗骨管综合征是指胫神经或其分支在屈肌支持带下方及内踝尾部的纤维骨性管道内卡压或受压所致的神经病变。在大多数情况下，其原因是先前受伤引起的局灶性纤维化；然而，其他病因也可以解释该综合征，例如紧绷或厚实的支持带或筋膜、明显的静脉曲张、骨性骨痂、神经内或神经外神经节、腱鞘炎、血肿、肿瘤性病变或异常肌肉（通常是辅助 FDL），有 50% 的病例为特发性（图 150）。该综合征临床上表现为灼热、放射到足趾的持续疼痛、感觉异常和（或）麻木，严重的病例可有深部足部肌肉组织萎缩并伴有步态异常。影像学检查应寻找病变的因果关系；神经变化，表现为中度至重度高信号（信号强度接近或超过相邻平面内静脉的信号强度）以及胫神经或包括其内侧和足底外侧神经在内的分支的扩大和（或）束状异常。去神经支配的肌肉可以变化很明显。

跗骨窦：[〈正常〉〈水肿〉〈跗骨窦综合征〉]

跗骨窦是位于距骨与跟骨之间的锥形腔隙，其特征是内侧狭窄而外侧开口较宽。窦内含脂肪，伸肌下支持带内侧、中间及外侧束，神经血管结构，以及提供距下稳定性的内侧骨间距跟韧带和外侧跗骨窦颈韧带。

跗骨窦综合征是由跗骨窦滑膜隐窝的血肿或炎症所引起，伴或不伴韧带撕裂。此病常发生在足内翻损伤之后（70%），多伴有外侧副韧带撕裂，但也可能与风湿性疾病或异常生物力学改变有关，如扁平足或继发于 PTT 功能不全。跗骨窦韧带轻微损伤常见于踝关节扭伤；因此，跗骨窦腔隙内水肿样信号和牵拉所导致的骨髓水肿以及于距骨和跟骨跗骨窦韧带附着处的囊变都较常见。骨髓水肿和跗骨窦水肿在 fsPDW 图像显示最佳，而腱鞘囊肿同样在 PDW 及 fsPDW 图像上显示最佳。有时跗骨窦腱鞘囊肿可能会伸入软组织中并表现为肿块样占位（图 151、图 152）。如果外伤后 1 个月或更长时间，水肿仍没有消退，特别是跗骨窦区脂肪部分或完全消失，并伴有 T_1W 和非 fsPDW 图像上韧带显示不清，则可诊断为跗骨窦综合征（图 153、图 154）。踝关节或距下后关节外侧隐窝大量积液延伸至跗骨窦时，不应被误诊为跗骨窦综合征。跗骨窦韧带断裂在严重的急性旋转损伤中很明显。进展期病例可发生韧带骨化、腱鞘囊肿形成以及距骨下关节骨关节炎。跗骨窦综合征临床表现为后足不稳及沿足外侧部的疼痛。当跗骨窦综合征在影像上明确显示时，应评估外侧副韧带及 PTT 是否异常。跗骨窦区疼痛的其他主要鉴别诊断包括分歧韧带撕裂和距骨颈应力性骨折。治疗跗骨窦综合征的方法是经距下关节镜检查和清创。

血管[〈正常〉]

正常前、后踝部的动脉应表现为流空信号。如果血管有显示，应报告明显静脉曲张和血管畸形（图 155）。下述的两部分包括踝关节术后改变、PTT 功能不全和各种踝撞击综合征中的系列表现，尽管它们不在结构性报告范围内。

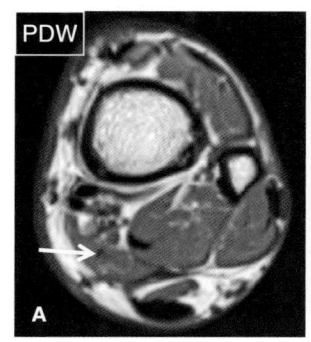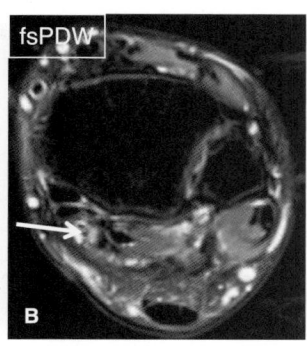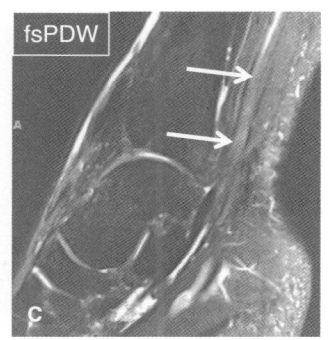

图 150 与副趾长屈肌相关的跗骨管综合征。轴位图像（A）显示跗骨管内的副趾长屈肌（箭）。轴位（B）和矢状位（C）图像显示胫神经异常高信号（箭），提示神经卡压性病变。与足底内侧神经（MPN）不同，胫神经（TN）通常不会出现高信号，也不会受到魔角效应的干扰

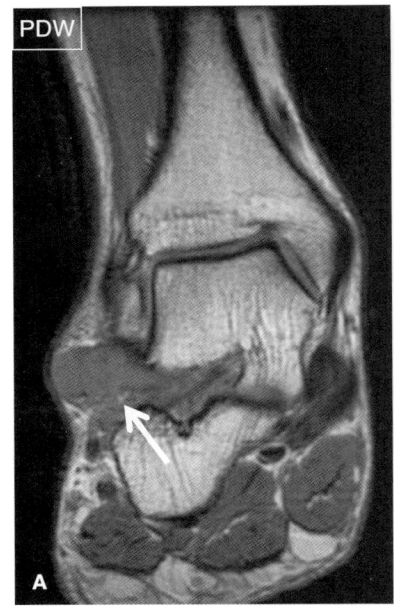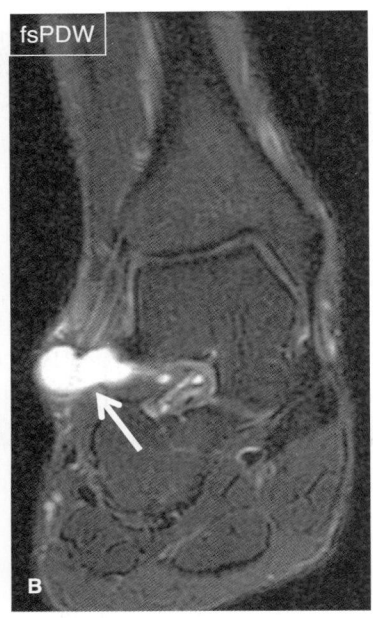

图 151 跗骨窦腱鞘囊肿。冠状位图像示源于跗骨窦的腱鞘囊肿（箭）并突出于皮下软组织

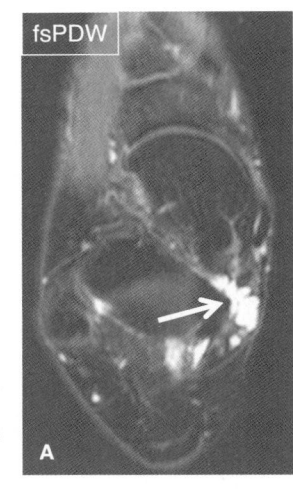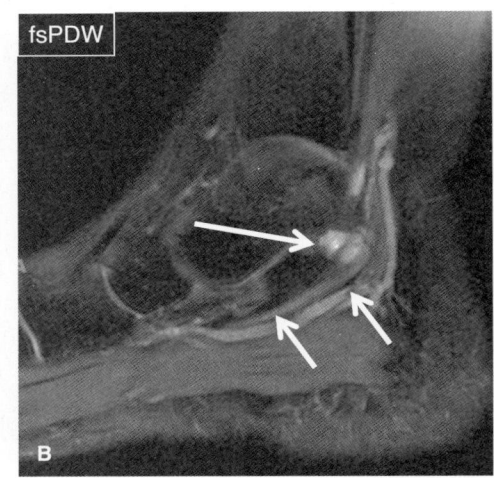

图 152 跗骨窦腱鞘囊肿导致足底内侧神经病变。轴位及矢状位图像示源自跗骨窦并走行于跗骨管的腱鞘囊肿（长箭），并与稍高信号的足底内侧神经（短箭）毗邻

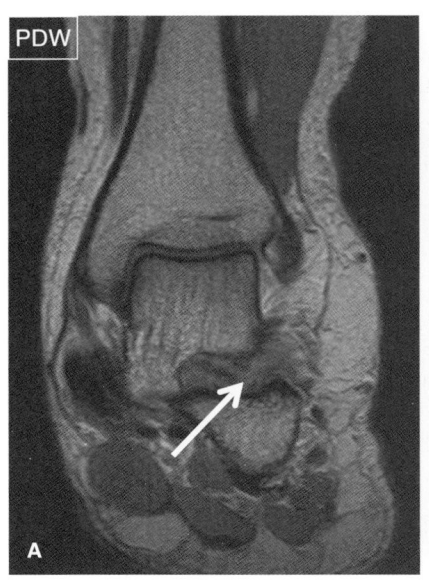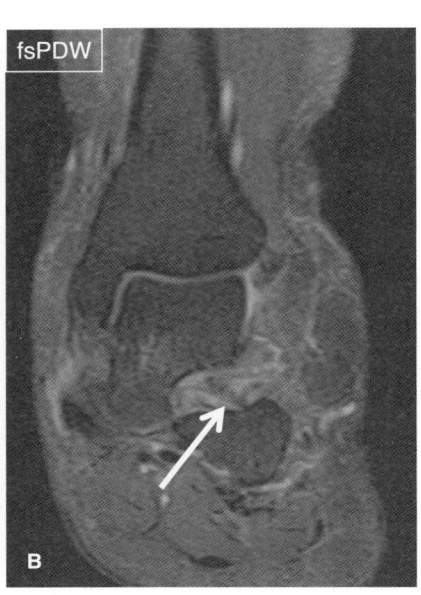

图 153 跗骨窦综合征。冠状位图像示正常跗骨窦脂肪信号消失（箭），跗骨窦内韧带显示不清，符合跗骨窦综合征的影像表现

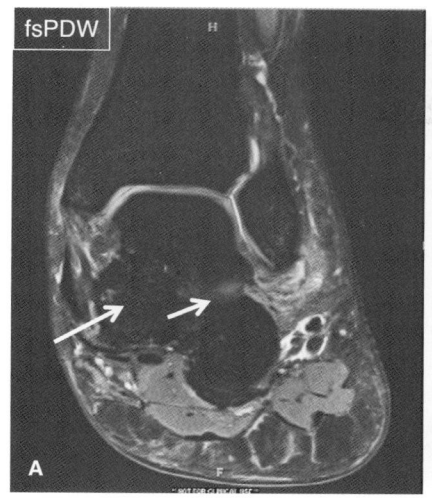
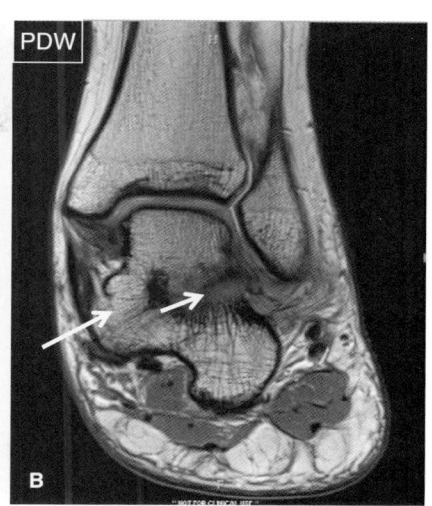

图154 跗骨窦综合征。冠状位图像示跗骨窦正常脂肪信号消失（短箭），符合跗骨窦综合征。应注意中距下关节（距跟关节）的骨性联合（长箭）

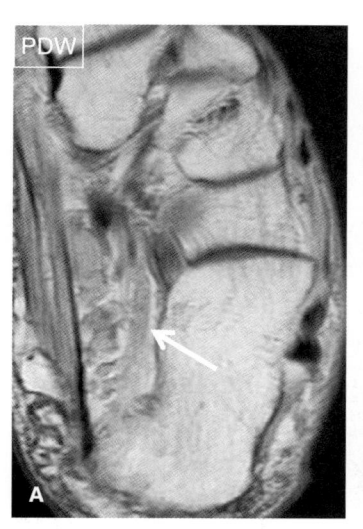
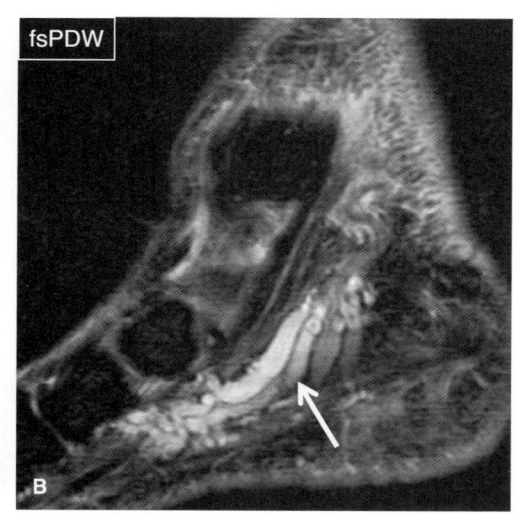

图155 跗骨管内静脉曲张。轴位和矢状位图像示跗骨管内增粗的曲张静脉（箭），引起足底内侧神经病变的临床症状

术后改变

肌骨专业的影像诊断医师应该了解踝关节不同区域不同结构对应的常见外科手术。一般来说，重建的肌腱和韧带应走行正常，具有解剖连续性，同时不应表现为液体样信号（图156）。重建的肌腱和韧带出现轻-中度的信号改变或增厚是常见的术后表现，随着肌腱/韧带的愈合，这些改变应该在术后数月内逐渐消失。但是在某些情况下，例如跟腱重建术后，即使跟腱恢复了正常信号强度，依然可增厚，类似慢性腱病（图157）。修复后的跟腱由于二次损伤或Haglund肿块未完全切除，可能会发生复发性撕裂（图158）。手术通过将FDL肌腱附着点转移到跟骨结节以治疗跟腱功能不全（图159）。足底筋膜松解术通过切除部分足底筋膜韧带以释放张力及缓解炎症（图160）。

骨软骨损伤

其治疗方法包括微骨折术或软骨下骨钻孔术、骨软骨移植（osteochondral implant placement, OCI）、马赛克成形术（自体多块骨软骨柱移植术）、自体软骨移植（autologous cartilage implantation, ACI）或未成熟软骨细胞移植（juvenile cartilage cell implantation, JCI）。一般情况下，建议对直径大于1 cm的不稳定或有症状的病灶进行治疗。在踝关节，

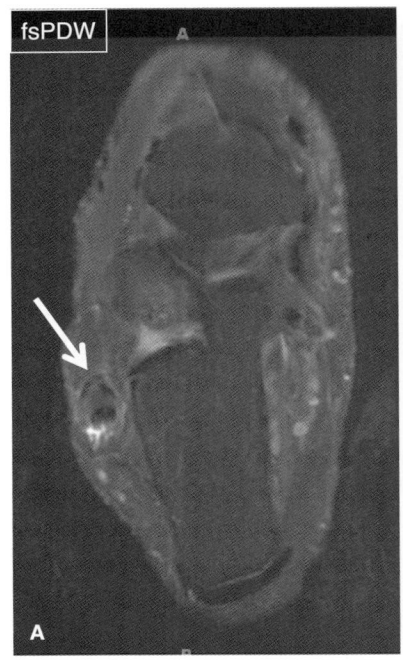
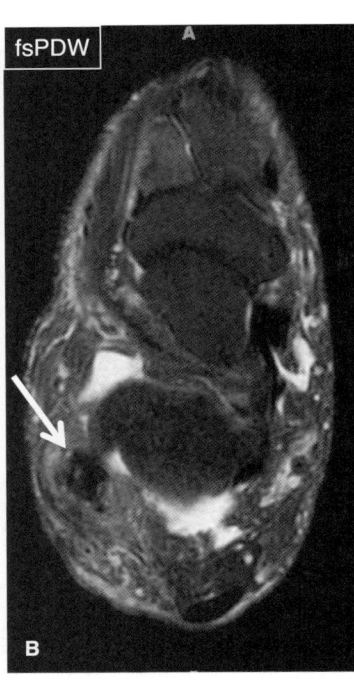

图156 腓骨短肌腱术后轴位图像变化。A：箭显示腓骨短肌腱重度纵向撕裂。B：术后图像显示手术修复后的撕裂处（箭），结构与正常肌腱基本相似

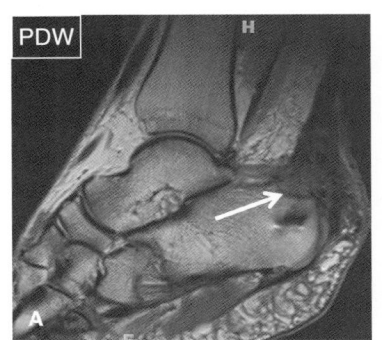
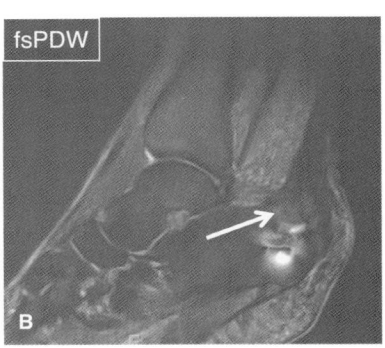

图157 跟腱断裂的手术修复。在矢状位图像（A、B）上，跟腱走行和解剖连续性正常，跟腱内无液体样高信号。附着处（箭）的中等信号改变和明显增厚为术后的正常表现

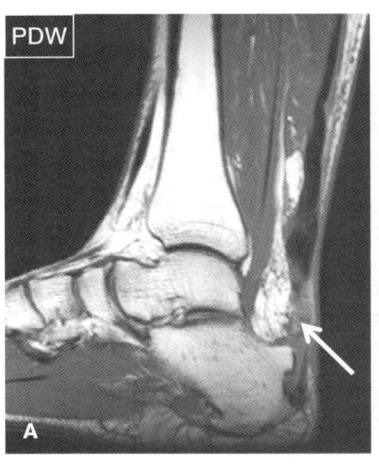
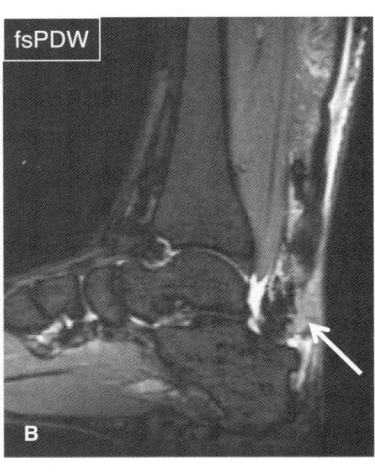

图158 复发跟腱断裂。矢状位图像（A、B）示跟腱远端连续性完全中断（箭），此病例曾进行过跟腱断裂重建术

图 159 趾长屈肌移植治疗跟腱功能不全。矢状位图像（A、B）显示局限性的跟骨截骨（长箭）。移植的趾长屈肌腱（短箭）附着于截骨部位，无二次撕裂

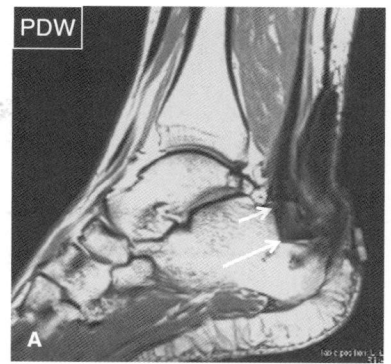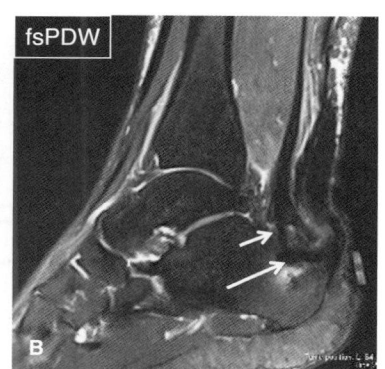

图 160 足底筋膜松解术。术后矢状位图像（A、B）示足底筋膜与跟骨部分分离（箭），以减少足底筋膜炎的影响

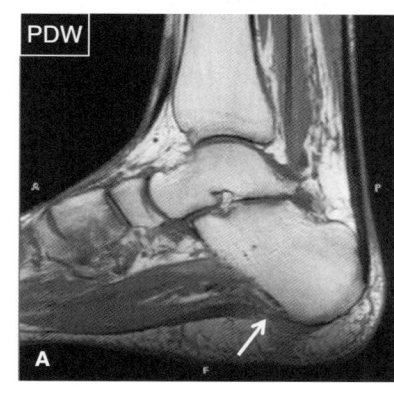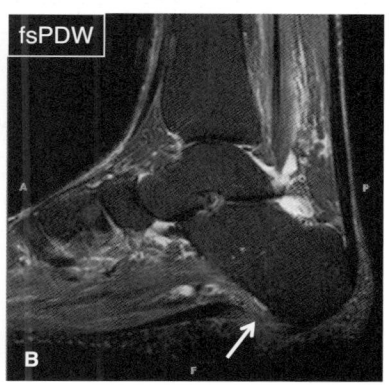

最常见的手术有微骨折术、骨软骨移植和未成熟软骨细胞移植。在骨软骨移植术中，从骨骼的非承重区取出骨软骨柱，将其植入在距骨或胫骨表面钻孔处。在未成熟软骨细胞移植术中，用未成熟软骨细胞（已知含有足够的葡萄糖胺糖原）和胶填充该孔，以使治疗部位透明软骨得以恢复。与膝关节相似，骨软骨损伤修复术后的影像学评估基于 MOCART 评分量表。在分析方面，需要评估的最重要特征是再生软骨的质量（透明/纤维软骨、萎缩、肥大或与原生软骨齐平）；交界区再生软骨与自体软骨的结合情况；再生软骨与软骨下板的结合（软骨下表面的暴露情况）；软骨下骨的反应性改变（水肿、囊肿或硬化）；以及是否存在关节积液和（或）滑膜炎（图 161）。

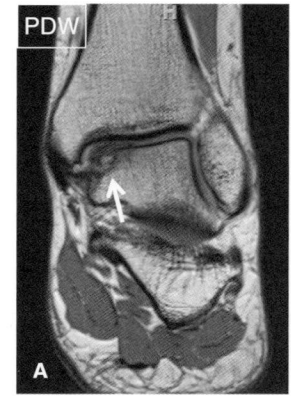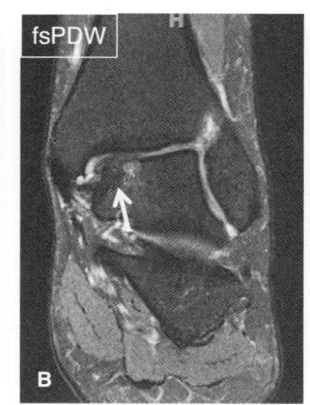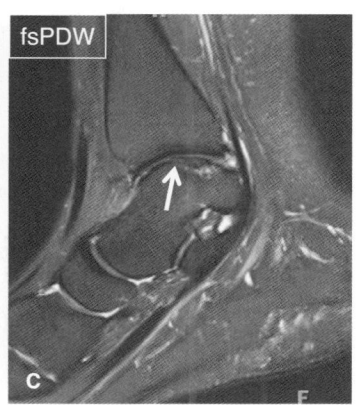

图 161 距骨骨软骨损伤的手术修复。A、B：冠状位图像示未成熟软骨植入物在距骨内侧穹隆的骨软骨损伤中起了明显的治疗作用（箭）。没有软骨下骨暴露。软骨轻度肿胀。C：矢状位图像示，种植体存在小的前瓣撕裂（箭）

胫后肌腱功能不全

胫后肌腱是足的主要动力稳定结构，其主要功能是内收跗横关节。它也可以辅助距下关节内翻，从而使内侧纵弓上抬。静态稳定结构包括三角韧带、跟舟韧带、跖腱膜、距跟骨间韧带以及距舟关节和舟楔关节的关节囊。胫后肌腱功能不全可由扁平足、类风湿关节炎、肥胖或足副舟骨引起，尤其是Ⅱ型的副舟骨。胫后肌腱功能不全的进展分为4期，这4期涉及到上述结构的各种组合：

- Ⅰ期（以胫后肌腱腱鞘炎和附着性肌腱病为特征。X线检查无畸形改变）
- Ⅱ期包括Ⅰ型（增厚和1~2个纵裂）或Ⅱ型（不均匀、变薄和较宽的纵裂）胫后肌腱损伤、肌腱病和（或）腱鞘炎、跟舟韧带异常，有时还包括距骨异常和（或）后足外翻。可见扁平足和前足外展（"多趾征"）。
- Ⅲ期包括Ⅱ型或Ⅲ型（完全或接近完全撕裂）损伤，合并严重的肌腱病和（或）腱鞘炎，距骨外露，僵硬性后足外翻，跟舟和胫骨韧带异常，由相邻骨引起的距跟骨和（或）跟腓骨撞击的早期征象有距骨外侧缘、跟骨（Gissane角）、与足旋前相关外踝的水肿和硬化、腓骨肌腱撕裂和距下关节骨关节炎。跗骨窦综合征通常与之相关。
- Ⅳ期的特点是Ⅲ期的表现加上慢性浅、深三角韧带损伤、严重的跗骨窦疼痛、踝关节的距骨倾斜、胫距和距下关节骨关节炎，以及距骨和跟腓骨撞击（图162）。

本病治疗方法多种多样，从保守治疗到舟骨手术切除（Kidner手术）、有限跟骨截骨术和趾长屈肌（Flexor Digitorum Longus, FDL）肌腱移植术、骨融合术（距下或三关节融合术），以及与跟骰关节平行的跟骨近端的前突横行截骨术（Evans截骨术；图163）。重建的肌腱应该是连续的，并附着在舟骨粗隆上，与预期的解剖结构相似（图164）。术后的早期并发症包括血肿和脓肿形成，而最常见的晚期并发症是趾长屈肌或拇长屈肌肌腱移植失败，重建的肌腱呈部分或完全不连续，并伴有纤维化或软组织增厚（图165、图166）。可能存在距骨外露和（或）后足外翻的继发征象。在一些病例中，组织对缝合

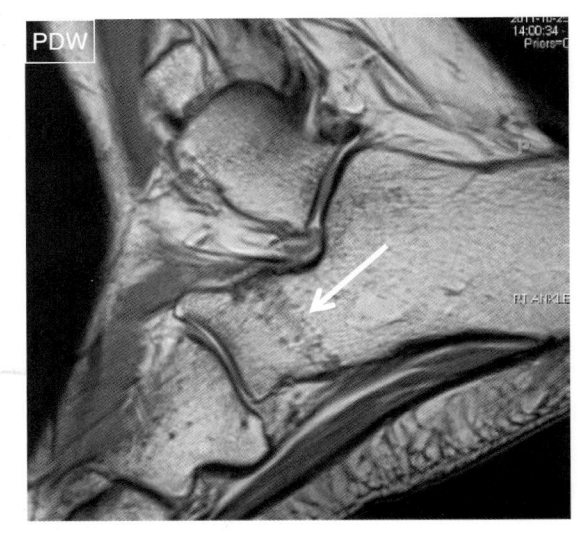

图163 Evans截骨术。术后矢状位图像示跟骨前突横行截骨的位置（箭），近端平行于跟骰关节

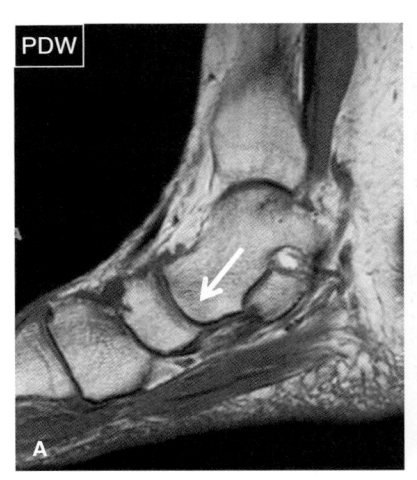 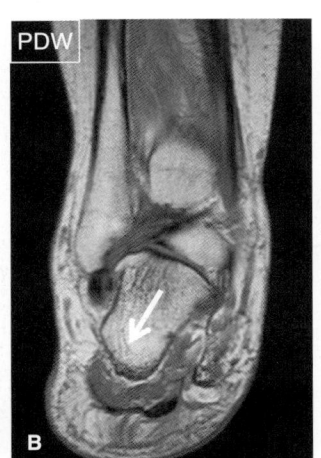 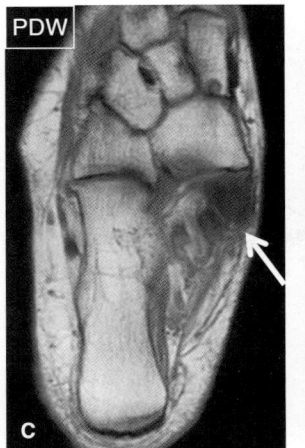 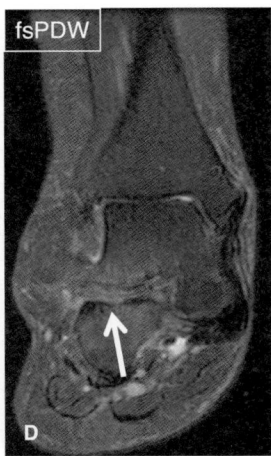

图162 胫后肌腱功能不全的影像学特征。A：矢状位图像示轻度距骨异常（箭）。B：冠状位图像示明显后足外翻（箭）。C：轴位图像示胫骨后方的附着性肌腱病（箭）。D：冠状位图像示跗骨窦及邻近骨髓水肿（箭）

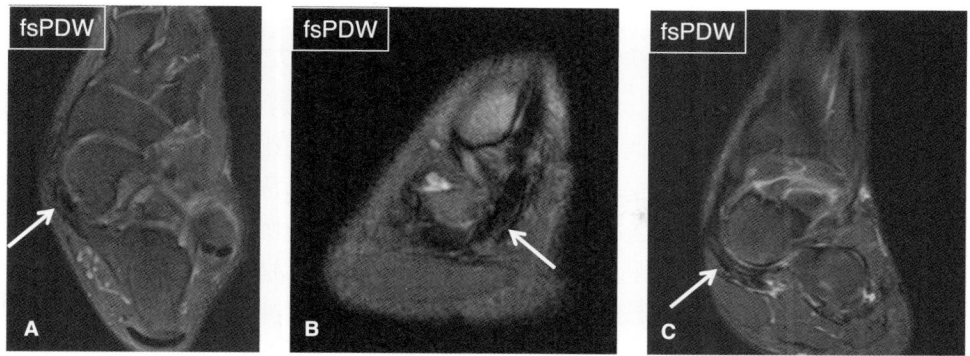

图 164 趾长屈肌移植术治疗胫后肌腱功能不全。轴位（A）、矢状位（B）和冠状位（C）图像显示姆长屈肌腱（箭），向前内侧移位并附着在舟骨上

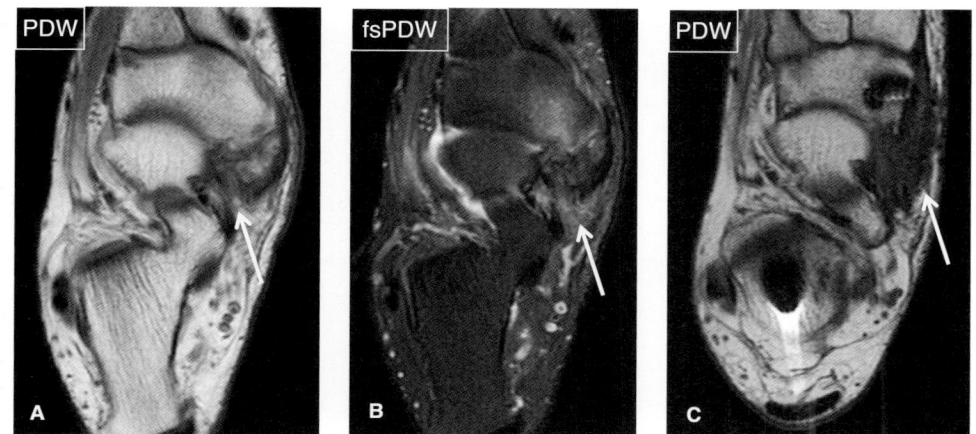

图 165 胫后肌腱功能不全行手术移植的趾长屈肌腱完全断裂。A、B：轴位图像显示Ⅱ型舟骨伴有慢性应力相关的骨质增生和水肿改变。注意胫骨后肌腱附着处重度撕裂（箭）。进行趾长屈肌移植术，但在1年内失败。C：术后轴位图像示纤维完全中断（箭）

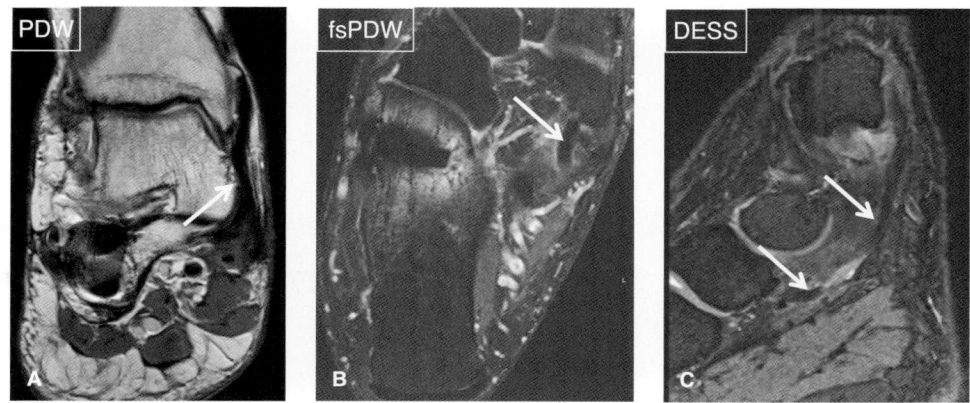

图 166 胫后肌腱功能不全行手术移植的趾长屈肌腱完全撕裂。冠状位（A）和轴位（B）图像示趾长屈肌腱（箭）向前内侧移位，附着在舟骨粗隆上。在矢状位图像上（C），肌腱连续性完全中断，断端没有对接（箭）

材料或植入的螺钉的反应可导致症状性肌腱炎，在多普勒超声成像上表现为异常的肌腱增厚和血管增多。

踝关节外侧韧带

每天，在每一万人中就有1人遭受踝关节外侧韧带损伤，其中90%的人能够自行康复，但10%的人会发展为慢性不稳定性病变并可能需要手术治疗。韧带损伤可以使用同种异体移植物或患者的腓骨或FDL肌腱进行修复或重建（Broström手术；图167）。再次强调，韧带的解剖连续性是最重要的结构评价特征，任何的信号改变、部分或完全不连续都应该描述（图168、图169）。

综合征

除上述跗骨窦综合征、POPS和舟骨疼痛性综合征外，踝关节还可以发生多种撞击综合征。踝关节撞击综合征通常涉及一个或多个部位对应韧带的亚急性或慢性损伤，反复损伤导致韧带失稳。相应的滑膜损伤或滑膜化生导致软组织增厚、肉芽组织增生、纤维化、神经节形成和骨质增生。由于软组织或骨撞击，患者表现为局部区域性疼痛、关节不稳定和活动受限。OCLs也可见于撞击综合征，尤其是后内侧撞击。表1概述了各种踝关节撞击综合征的病理生理学和影像学特点。应注意的是，所描述的影像学特点不具有特征性，这些也可能存在于无症

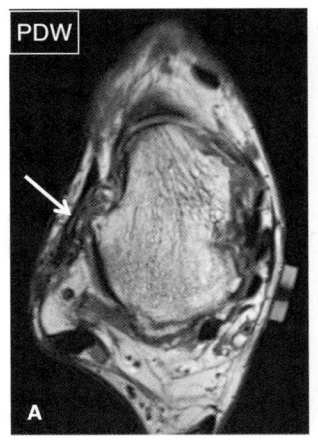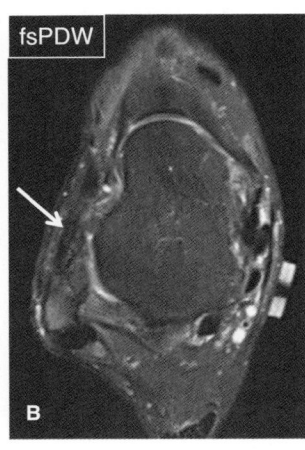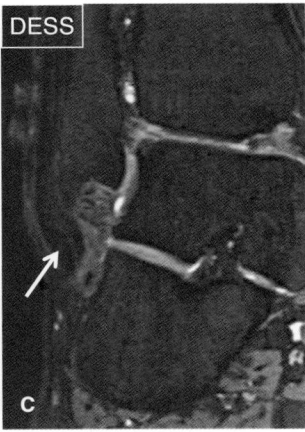

图167　Broström手术。轴位（A、B）和冠状位（C）图像示完好的同种异体移植物位于距腓前韧带解剖位置（箭）

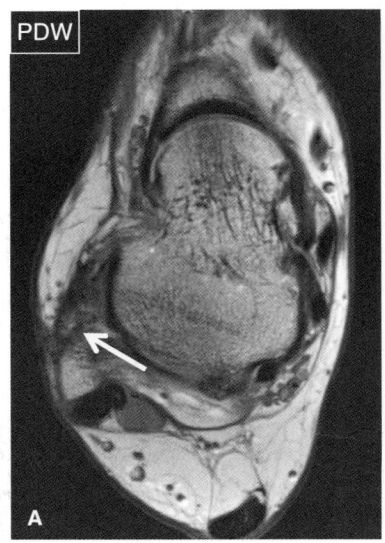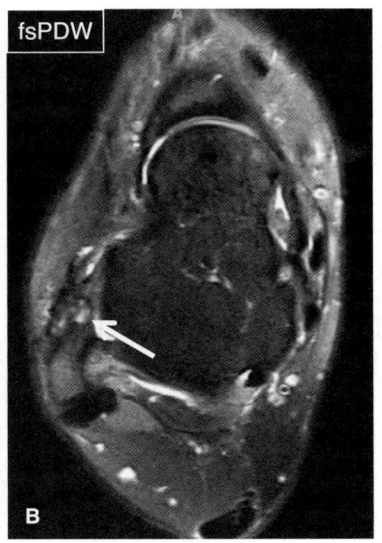

图168　Broström术后失败的同种异体移植物。轴位图像（A、B）示趾长屈肌腱（箭）的部分撕裂，该肌腱用作手术修复距腓骨前韧带的同种异体移植物

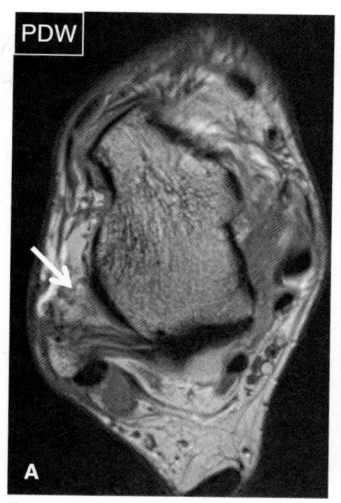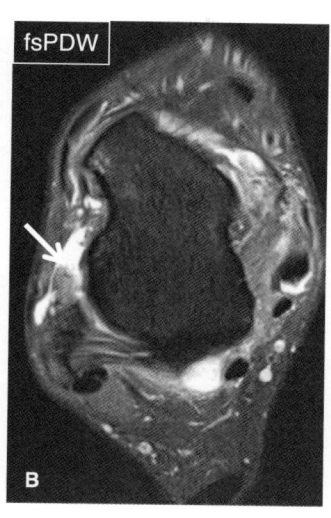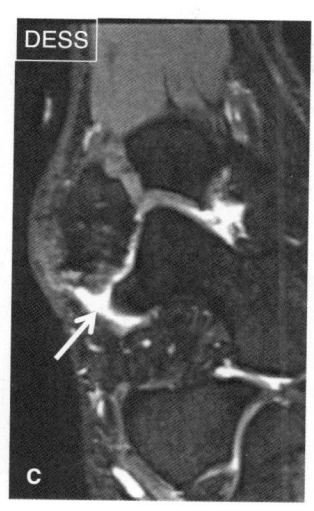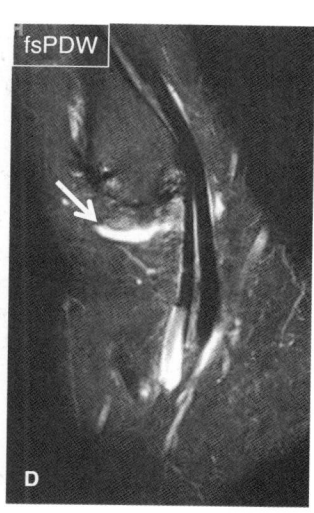

图 169 Broström 术后失败的同种异体移植物。在轴位（A~C）和矢状位（D）图像上，用于手术修复距腓前韧带的同种异体移植物没有显示，表明同种异体移植物完全撕裂

表 1　各种踝关节撞击综合征病理生理学及 MR 影像学特征

撞击综合征	病理生理学	临床表现	MR 影像学特征
前外侧撞击	前外侧沟的联合韧带和（或）外侧副韧带和关节囊的创伤性损伤，伴滑膜增厚、肉芽组织增生和纤维化	踝关节慢性疼痛，踝关节前外侧肿胀、背屈受限	T_1W/PDW 图像显示前外侧沟内中低信号的滑膜增厚和瘢痕（半月板样病变） 由滑膜炎或瘢痕组织引起的腓骨前方正常脂肪移位 AFL 和（或）ATFL 增厚/变薄/缺如 前外侧韧带附着处关节囊不规则和末端病
前方撞击	踝关节前方骨赘或增厚滑膜的撞击	踝关节前方疼痛，伴背屈活动受限和疼痛、软组织肿胀或踝关节前方可触及骨刺；常见于足球运动员	胫骨前缘和距骨颈骨刺形成，常伴有滑膜炎和关节前隐窝软组织增厚 关节囊不规则 胫骨前关节面骨软骨损伤
前内侧撞击	反复轻微外伤后前内侧关节囊增厚和胫距前部（深三角肌）纤维区域滑膜炎	慢性前内侧疼痛，背屈时加重，踝关节前内侧局部压痛、肿胀伴背屈和外旋受限	瘢痕，滑膜炎，关节囊和前方深三角肌增厚和（或）内侧沟骨化 三角韧带深层附着处的末端病
后内侧撞击	受压导致胫距关节囊后内侧和胫距后部深层（深三角肌）纤维的增生性改变和纤维化	踝关节后内侧压痛，距骨内侧壁和内踝后缘之间疼痛	后内侧关节囊和胫距后韧带深层信号增高 移位或 PTT 和 FDL 肌腱周围异常信号 胫骨后韧带深层断裂 伴距骨后内侧 OCL，内侧沟骨片 三角韧带深层附着处的末端病
后方撞击	反复跖屈后踝关节后方骨和（或）软组织受压	踝关节后方疼痛和压痛，跖屈或背屈时加重，踝关节后方压痛，偶尔可触及跟腱前方软组织增厚	相对的骨髓水肿、皮质下囊肿或三角区软骨联合的液体信号 后方关节囊增厚和（或）骨质增生 后韧带断裂 FHL 腱鞘炎 踝关节后方软组织水肿和滑膜炎 伴足底筋膜炎

状个体中；因此，明确诊断需要结合相关临床表现（图 170 ~ 图 173）。然而，读者应该要认识到相关韧带的亚急性/慢性损伤，这些损伤是韧带的缺损、变薄和（或）增厚、软组织增生及相邻筋膜缘成骨性改变，以及相关的胫骨或距骨 OCLs，这些变化发生在上述不同的踝关节撞击综合征中。

总之，结构化报告是记录踝关节骨与软组织结构并促进其系统影像学评估的关键。

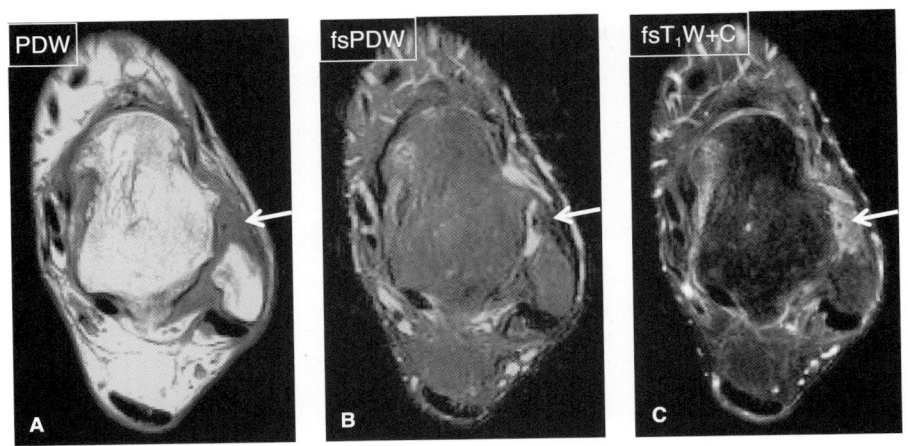

图 170 踝关节前外撞击。轴位图像。踝关节前外侧沟的正常脂肪被中等信号组织所替代（A、B 箭），增强扫描后强化（C 箭），代表着滑膜增生肥厚、肉芽组织和瘢痕形成

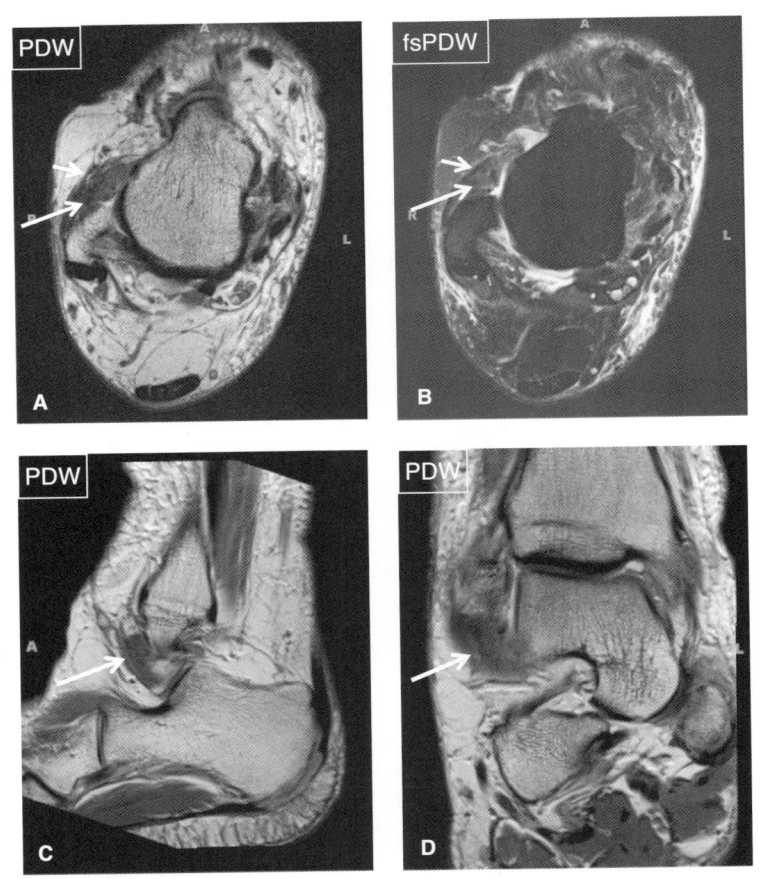

图 171 踝关节前外撞击。轴位（A、B）、矢状位（C）和冠状位（D）图像示踝关节前外侧沟内的正常脂肪被中等信号组织所替代（长箭）。注意距腓前韧带信号异常并模糊不清（A、B 短箭）

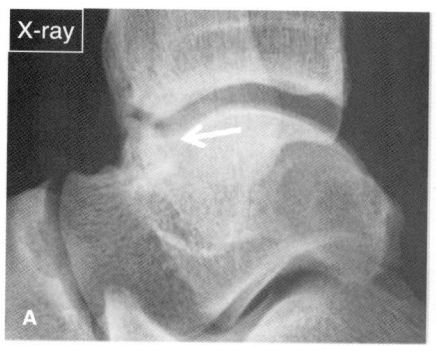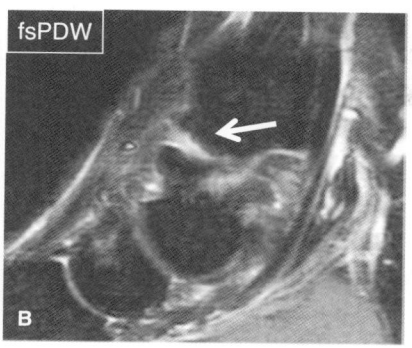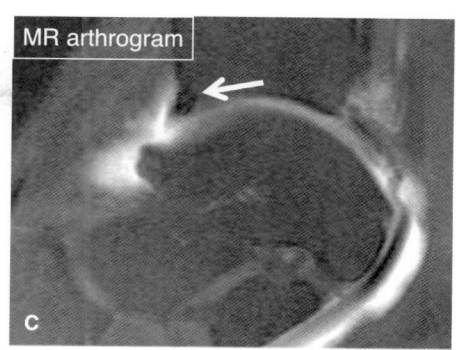

图172 踝关节前方撞击。X线侧位片（**A**）显示胫骨远端前缘和距骨前穹窿部骨质增生（箭）。矢状位MR图像（**B**）和MR关节造影（**C**）图像示前隐窝中的骨赘和软组织水肿（箭）

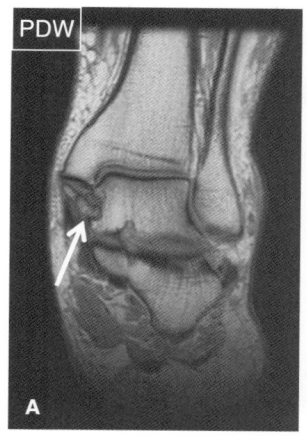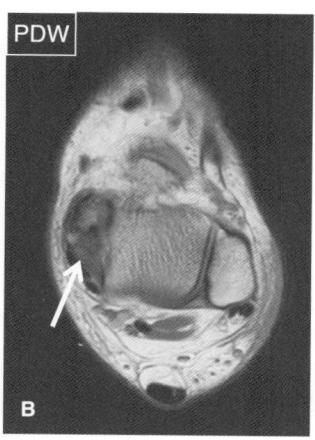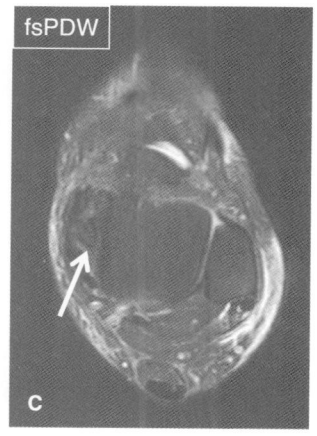

图173 踝关节前内撞击。冠状位（**A**）和轴位（**B**、**C**）图像显示异位骨化，内侧沟中的深层三角韧带失去正常条纹状外观，尤其是胫距前份三角韧带（箭）

（Avneesh Chhabra, Jared Kasper, Colby Engar, Theodoros Soldatos 著
陈　爽　丁建平　邹月芬　洪国斌 译　高振华 审校）

推荐文献

Campbell SE, Warner M. MR imaging of ankle inversion injuries. *Magn Reson Imag Clin North Am.* 2008;16(1):1-18.

Chhabra A, Soldatos T, Chalian M, et al. Current concepts review: 3 T magnetic resonance imaging of the ankle and foot. *Foot Ankle Int.* 2012;33(2):164-171.

Chhabra A, Soldatos T, Chalian M, et al. 3-Tesla magnetic resonance imaging evaluation of posterior tibial tendon dysfunction with relevance to clinical staging. *J Foot Ankle Surg.* 2011;50(3):320-328.

Collins MS, Felmlee JP. 3 T magnetic resonance imaging of ankle and hindfoot tendon pathology. *Top Magn Reson Imaging.* 2009; 20(3):175-188.

Donovan A, Rosenberg ZS. MRI of ankle and lateral hindfoot impingement syndromes. *AJR Am J Roentgenol.* 2010;195(3):595-604.

Helms CA, Major NM, Anderson MW, et al. *Foot and Ankle. Musculoskeletal MRI.* 2nd ed. Philadelphia, PA: Saunders Elsevier; 2009: 384-430.

Hintermann B. What the orthopaedic foot and ankle surgeon wants to know from MR Imaging. *Semin Musculoskelet Radiol.* 2005; 9(3):260-271.

Linklater J. Ligamentous, chondral, and osteochondral ankle injuries in athletes. *Semin Musculoskelet Radiol.* 2004;8(1):81-98.

Muhle C, Frank LR, Rand T, et al. Collateral ligaments of the ankle: High-resolution MR imaging with a local gradient coil and anatomic correlation in cadavers. *Radiographics.* 1999;19(3):673-683.

Narvaez JA, Cerezal L, Narvaez J. MRI of sports-related injuries of the foot and ankle: Part 1. *Curr Probl Diagn Radiol.* 2003;32(4):139-155.

Narvaez JA, Cerezal L, Narvaez J. MRI of sports-related injuries of the foot and ankle: Part 2. *Curr Probl Diagn Radiol.* 2003;32(5):177-193.

Perrich KD, Goodwin DW, Hecht PJ, et al. Ankle ligaments on MRI: Appearance of normal and injured ligaments. *AJR Am J Roentgenol.* 2009;193(3):687-695.

Petersen B, Fitzgerald J, Schreibman K. Musculotendinous magnetic resonance imaging of the ankle. *Semin Roentgenol.* 2010;45(4):250-276.

Riley GM. Magnetic resonance imaging in the evaluation of sports injuries of the foot and ankle: A pictorial essay. *J Am Podiatr Med Assoc.* 2007;97(1):59-67.

Rosenberg ZS, Beltran J, Bencardino JT. From the RSNA Refresher Courses. Radiological society of North America. MR imaging of the ankle and foot. *Radiographics.* 2000;(20 Spec No): S153-S179.

Sarrafian SK, Kelikian AS, eds. Syndesmology. *Sarrafian's Anatomy of the Foot and Ankle: Descriptive, Topographic, Functional.* 3rd ed. Philadelphia, PA: Lippincott Williams & Wilkins; 2011: 163-223.

Stoller DW. *The Ankle and Foot. Magnetic resonance imaging in orthopaedics and sports medicine.* 3rd ed. Baltimore, MD: Lippincott Williams & Wilkins; 2007:733-1051.

附录 1：完整的结构化报告样本。踝关节：正常

检查项目：踝关节 MRI [〈伴〉或〈不伴〉] 增强扫描

病史：[ ] 岁 [〈患者性别〉] 和 [〈检查的原因〉]

技术：成像 [〈无静脉注射对比剂〉〈静脉注射对比剂前和静脉注射对比剂后〉〈关节内注射对比剂后〉]。在 [〈1.5〉或〈3.0〉] T 磁共振获取
[〈右侧 / 左侧〉] 踝关节的多平面、多序列 MR 图像

对比检查：[〈无〉]

影像学表现：
对位：[〈正常〉]
关节积液：
胫距关节：[〈正常〉]
后距下关节：[〈正常〉]
距舟关节：[〈正常〉]
跟舟关节：[〈正常〉]
内侧结构：
内踝：[〈正常〉]
肌腱：
胫后肌腱：[〈正常〉]
趾长屈肌腱：[〈正常〉]
姆长屈肌腱：[〈正常〉]
韧带：
三角韧带复合体 - 浅层：[〈完好〉]
三角韧带复合体 - 深层：[〈完好〉]
弹簧（足底跟舟）韧带：[〈完好〉]
外侧结构：
外踝：[〈正常〉]
后踝沟：[〈凹陷〉]
肌腱：
腓骨长肌腱：[〈正常〉]
腓骨短肌腱：[〈正常〉]
腓骨上支持带：[〈完好〉]
韧带：
骨间（联合）韧带：[〈完好〉]
下胫腓前（联合）韧带：[〈完好〉]
下胫腓后（联合）韧带：[〈完好〉]
距腓前韧带：[〈完好〉]
跟腓韧带：[〈完好〉]
距腓后韧带：[〈完好〉]
分歧韧带：[〈完好〉]
后部结构：
距骨后部：[〈正常〉]
后踝间韧带：[〈完好〉]
跟腱：[〈完好〉]
足底筋膜：[〈完好〉]
前部结构：
肌腱：
胫前肌腱：[〈正常〉]
姆长伸肌腱：[〈正常〉]
趾长伸肌腱：[〈正常〉]
韧带：
距舟背侧韧带：[〈完好〉]
胫距关节：[〈正常〉]

附录1（续）

距下关节：[〈正常〉]
骨（除外关节下骨髓和内外踝）：[〈正常〉]
肌肉：[〈正常〉]
神经和跗骨管：[〈正常〉]
跗骨窦：[〈正常〉]
血管：[〈正常〉]
其他：[〈无〉]

诊断印象：
[〈按轻重缓急排列，急性影像学表现优先〉]

附录2：完整的结构化报告样本。踝关节：异常

检查项目：踝关节MRI不伴增强扫描

病史：[〈45岁男性，踝关节左内侧疼痛不稳〉]

技术：成像[〈无静脉注射对比剂〉]。在[〈3.0〉]T磁共振获取[〈左侧〉]踝关节的多平面、多序列MR图像

对比检查：[〈2014/11/11 X线平片〉]

影像学表现：
对位：[〈距骨错位及后足外翻〉]
关节积液：
胫距关节：[〈少量积液〉]
后距下关节：[〈正常〉]
距舟关节：[〈正常〉]
跟舟关节：[〈正常〉]
内侧结构：
内踝：[〈轻度肌腱附着点炎〉]
肌腱：
胫后肌腱：[〈后踝沟处纵行撕裂伴远端重建。中度肌腱变性可能。〉]
小趾屈肌腱：[〈正常〉]
跛长屈肌腱：[〈少量积液〉]
韧带：
三角韧带复合体-浅层：[〈胫跟韧带及胫弹簧韧带增粗〉]
三角韧带复合体-深层：[〈深层胫距后韧带增粗〉]
弹簧（足底跟舟）韧带：[〈内上束增粗〉]
外侧结构：
外踝：[〈正常〉]
后踝沟：[〈平坦〉]
肌腱：
腓骨长肌腱：[〈正常〉]
腓骨短肌腱：[〈正常〉]
腓骨上支持带：[〈完好〉]
韧带：
骨间（联合）韧带：[〈完好〉]
下胫腓前（联合）韧带：[〈完好〉]
下胫腓后（联合）韧带：[〈完好〉]
距腓前韧带：[〈变细〉]
跟腓韧带：[〈增粗〉]

附录 2（续）

距腓后韧带：[〈腓骨附着处黏液样变性及骨皮质下囊肿〉]
分歧韧带：[〈完好〉]
后部结构：
距骨后部：[〈三角籽骨显示〉]
后踝间韧带：[〈完好〉]
跟腱：[〈正常〉]
足底筋膜：[〈中央部增粗，足底骨刺形成。〉]
前部结构：
肌腱：
胫前肌腱：[〈正常〉]
蹞长伸肌腱：[〈正常〉]
趾长伸肌腱：[〈正常〉]
韧带：
距舟背侧韧带：[〈骨刺及小腱鞘囊肿〉]
胫距关节：[〈正常〉]
距下关节：[〈弥漫性轻度狭窄〉]
骨（除外关节下骨髓和内外踝）：[〈Gissane 角处皮下软组织硬化〉]
肌肉：[〈小趾展肌轻度脂肪变〉]
神经和跗骨管：[〈正常〉]
跗骨窦：[〈弥漫性软组织增厚，取代正常脂肪信号。跗骨窦韧带距骨及跟骨附着处牵拉形成的骨皮质下囊肿〉]
血管：[〈正常〉]
其他：[〈无〉]

诊断印象：
1. 踝关节紊乱，跗骨窦综合征，PTT 功能不全，伴慢性跟距骨桥。
2. 陈旧性轻度外侧副韧带损伤。
3. 轻度慢性足底筋膜炎。

第12章 磁共振神经成像

磁共振神经成像（MR neurography, MRN）通过改进 MR 成像技术，结合高分辨率和高对比度二维（2D）和三维（3D）成像技术，在多个不同平面上以更清晰的方式显示周围神经。MRN 被越来越多地用于周围神经病变的诊断，包括对神经损伤、卡压、感染和肿瘤病变的评估。MRN 在 2D 成像序列上可提供 0.5 mm 及以下的分辨率、在 3D 成像序列上可提供 1.5 mm 及以下的分辨率，可以很好地显示局部肌肉肌腱和关节的结构。MRN 主要适用于有神经症状的患者，如局部关节紊乱或炎症/自身免疫性肌病等引起的非特异性临床症状提示感觉神经病变；或出现非特异性疼痛症状，而区域内神经显示为正常时，也可以使用 MRN 检查。因此，读者应仔细评估扫描野中的各种结构异常，并使用结构化报告模板详细而精准地描述所有有助于指导患者治疗和处置的影像学异常。本章讨论图像评估方法，并描述如何在框 1~3 中填写结构化检查表。这三个检查表分别是关于臂丛、腰骶神经丛和通用于任何肢体区域的 MRN 评估模板。通用 MRN 模板可单独用于腕管、踝管、前臂神经等特定部位，如果肢体神经作为神经丛检查的一部分（如臂丛和右臂 MRN 检查），也可以联合使用臂丛和通用 MRN 模板。MR 物理和相关序列的概念细节在 MR 序列优化章节进行讨论。

图像评估

与任何其他 MR 检查类似，全面系统的图像评估至关重要。读者应尝试从各种临床或电生理检查结果中收集相关的有用信息，以便更好地进行评估和影像诊断。下述的逐步诊断法只是操作指南，所有区域内的软组织结构都应在多个平面上观察，以便得出最准确的评估。这也将有助于读者了解哪些结构最适合在哪个特定平面上进行显示/评估。

1. 在进行肢体神经成像评估时，首先应观察长轴位 2D 和 3D 图像，了解是否存在明显的骨或软组织损伤、肿瘤等病变，然后观察肌肉是否有局部失神经改变。良好且均匀的脂肪抑制技术非常重要，可用于检测失神经或肌病的肌肉中细微的水肿样信号变化。随后观察局部关节是否存在积液、腱鞘囊肿、明显的韧带损伤、盂唇和半月板撕裂等。应将液体敏感脂肪抑制序列与非脂肪抑制 T_1WI 序列的轴位图像进行层面关联，同步、同时观察（图 1）。仔细观察局部肌肉和神经的信号变化、走行、截面径、神经束和神经周围脂肪。如果偶然发现肿瘤病变，则应进一步确定其对神经周围、神经内和神经束的侵犯程度（图 2）。应从形态和信号改变两方面，比较受累的病变神经与成像区域内的其他神经。一旦检测到神经异常，应进一步观察神经支配的下游肌肉是否有细微的失神经改变。最后，结合相关的临床信息，对是否存在神经损伤（及分级）、肿瘤病变（定性）、卡压情况（分级）或多发性神经病变等作出最终诊断。对于多发性神经病变，可提示系统性疾病或多发性神经病变的原因，如遗传性神经病、神经皮肤综合征或炎症等。

2. 在臂丛或腰骶神经丛评估时，首先查看长轴位 3D 图像，了解是否存在明显的骨骼或软组织损伤或肿瘤病变。然后评估肌肉是否存在明显的区域性失神经变化。接着应对脊柱（颈椎或腰椎）和脊髓进行系统评估，因为脊柱疾病是引起神经丛病变的主要因素（图 3）。仔细观察有无脊髓或脊膜囊撞击、脊髓水肿或脊髓软化、椎间孔严重狭窄或其他可能解释患者症状或导致下游神经丛病变或神经卡压（神经双卡综合征，double crush syndrome, DCS）的病变。随后应评估局部关节是否存在积液、腱鞘囊肿、明显韧带损伤或提示盂唇撕裂的唇旁囊肿等。在腰骶丛评估时，应将液体敏感脂肪抑制序列与非脂肪抑制 T_1WI 序列

框 1：结构化报告：臂丛 MRN

臂丛 MRN 结构化报告检查表。每一条目的默认字段为"正常"，而其他字段描述了图像评价过程中可能遇到的各种病理改变。完整评价的样本见本章末尾的附录 1 和附录 2。

检查： 臂丛磁共振神经成像
影像学表现：
神经：
脊髓：[〈正常〉〈脊髓压迫〉〈脊髓水肿〉〈脊髓出血〉〈脊髓软化〉]
臂丛神经：节前：[〈正常〉〈神经根撕脱〉〈假性脊膜膨出〉]
臂丛神经：节后：[〈正常〉〈增粗〉〈不对称或异常高信号〉〈撕裂或破裂〉〈结节样改变〉〈肿瘤病变〉] [〈神经根〉〈神经干〉〈分支〉〈神经束〉〈近端周围神经〉]
肌肉/肌腱：
斜角肌：[〈正常〉〈不对称性肥大或萎缩〉]
肩袖构成肌肉：[〈正常〉〈水肿样信号〉〈脂肪替代〉〈萎缩〉]
其他肌肉：[〈正常〉〈椎旁肌〉〈斜方肌〉〈背阔肌〉〈前锯肌〉]
骨骼：
颈肋：[〈不存在〉〈存在〉〈与第一肋骨形成假关节〉]
C7 横突：[〈正常〉〈延长〉]
骨髓信号：[〈正常〉〈骨挫伤或骨折〉〈血管瘤〉〈肿瘤病变〉]
关节：
颈椎：
对位：[〈正常〉〈僵直〉〈明显前凸〉〈滑移〉]
椎管：发育性狭窄：[〈不存在〉〈存在于下颈椎或弥漫性短椎弓根〉]
寰枕（枕骨-C1）和寰枢椎关节（C1-C2）：[〈正常〉〈骨关节炎〉〈积液〉〈寰齿关节滑囊炎〉〈血管翳〉]
C2–C3：
- 中央椎管：[〈无狭窄〉〈轻度/中度/重度狭窄〉]
- 神经孔：右：[〈正常〉〈轻度/中度/重度狭窄〉]
            左：[〈正常〉〈轻度/中度/重度狭窄〉]
- 椎间盘：[〈正常〉〈变性〉〈高度减低〉〈膨隆〉〈突出〉〈椎间盘-骨赘复合体〉]
- 关节突关节：[〈正常〉〈轻度/中度/重度关节突肥大〉]
- 钩椎关节：[〈正常〉〈肥大〉]
- 黄韧带：[〈正常〉〈肥厚〉]

C3–C4：
- 中央椎管：[〈无狭窄〉〈轻度/中度/重度狭窄〉]
- 神经孔：右：[〈正常〉〈轻度/中度/重度狭窄〉]
            左：[〈正常〉〈轻度/中度/重度狭窄〉]
- 椎间盘：[〈正常〉〈变性〉〈高度减低〉〈膨隆〉〈突出〉〈椎间盘-骨赘复合体〉]
- 关节突关节：[〈正常〉〈轻度/中度/重度关节突肥大〉]
- 钩椎关节：[〈正常〉〈肥大〉]
- 黄韧带：[〈正常〉〈肥厚〉]

C4–C5：
- 中央椎管：[〈无狭窄〉〈轻度/中度/重度狭窄〉]
- 神经孔：右：[〈正常〉〈轻度/中度/重度狭窄〉]
            左：[〈正常〉〈轻度/中度/重度狭窄〉]
- 椎间盘：[〈正常〉〈变性〉〈高度降低〉〈隆起〉〈突出〉〈椎间盘-骨赘复合体〉]
- 关节突关节：[〈正常〉〈轻度/中度/重度关节突肥大〉]
- 钩椎关节：[〈正常〉〈肥大〉]
- 黄韧带：[〈正常〉〈肥厚〉]

C5–C6：
- 中央椎管：[〈无狭窄〉〈轻度/中度/重度狭窄〉]
- 神经孔：右：[〈正常〉〈轻度/中度/重度狭窄〉]
            左：[〈正常〉〈轻度/中度/重度狭窄〉]
- 椎间盘：[〈正常〉〈变性〉〈高度降低〉〈隆起〉〈突出〉〈椎间盘-骨赘复合体〉]
- 关节突关节：[〈正常〉〈轻度/中度/重度关节突肥大〉]
- 钩椎关节：[〈正常〉〈肥大〉]
- 黄韧带：[〈正常〉〈肥厚〉]

框1（续）

C6–C7：
- 中央椎管：[〈无狭窄〉〈轻度/中度/重度狭窄〉]
- 神经孔：右：[〈正常〉〈轻度/中度/重度狭窄〉]
  左：[〈正常〉〈轻度/中度/重度狭窄〉]
- 椎间盘：[〈正常〉〈变性〉〈高度降低〉〈隆起〉〈突出〉〈椎间盘-骨赘复合体〉]
- 关节突关节：[〈正常〉〈轻度/中度/重度关节突肥大〉]
- 钩椎关节：[〈正常〉〈肥大〉]
- 黄韧带：[〈正常〉〈肥厚〉]

C7–T$_1$：
- 中央椎管：[〈无狭窄〉〈轻度/中度/重度狭窄〉]
- 神经孔：右：[〈正常〉〈轻度/中度/重度狭窄〉]
  左：[〈正常〉〈轻度/中度/重度狭窄〉]
- 椎间盘：[〈正常〉〈变性〉〈高度降低〉〈隆起〉〈突出〉〈椎间盘-骨赘复合体〉]
- 关节突关节：[〈正常〉〈轻度/中度/重度关节突肥大〉]
- 钩椎关节：[〈正常〉〈肥大〉]
- 黄韧带：[〈正常〉〈肥厚〉]

胸锁关节：[〈正常〉〈骨关节炎〉〈积液〉]
肩锁关节：[〈正常〉〈骨关节炎〉〈积液〉]
盂肱关节：[〈正常〉〈骨关节炎〉〈积液〉]

胸廓出口/颈胸臂丛交界区/间隙：
斜角肌间隙：[〈正常〉〈狭窄〉〈肿块〉]
肋锁间隙：[〈正常〉〈狭窄〉〈肿块〉]
胸小肌后间隙：[〈正常〉〈狭窄〉〈肿块〉]

血管：
[〈在正常范围内〉〈血管扭结〉〈血管内血栓形成〉〈血管畸形〉]

肿块：
[〈无〉]

其他：
[〈无〉〈偶然发现的颅后窝脑病变〉〈颈部淋巴结病变〉〈甲状腺肿瘤〉〈椎前水肿〉]

钆剂增强后：[〈无异常强化〉]

诊断印象
1. [〈 〉]

框2：结构化报告：腰骶丛 MRN

腰骶丛磁共振神经成像结构化报告检查表。每一条目的默认字段为"正常"，而其他字段描述了图像评价过程中可能遇到的各种病理改变。完整评价的样本见本章末尾的附录3和附录4。

检查： 腰骶丛磁共振神经成像
影像学表现：
神经：
脊髓下段和圆锥：[〈正常〉〈脊髓低位或脊髓栓系〉〈脊髓水肿或压迫〉〈马尾增厚或成簇〉]
腰骶丛：
- 大小：[〈正常〉〈增大〉〈萎缩〉]
- 信号：[〈正常〉〈不对称或异常高信号〉〈不对称或异常低信号〉]
- 走行：[〈正常〉〈偏位〉〈撞击〉]

坐骨神经：
- 大小：[〈正常〉〈增大〉〈萎缩〉〈肿瘤〉]
- 信号：[〈正常〉〈不对称或异常高信号〉〈低信号〉]
- 走行：[〈正常〉〈变异的肌内走行〉〈偏位〉〈撞击〉]
- 神经束：[〈正常〉〈不对称增大或萎缩〉〈消失〉]

框 2（续）

股神经和闭孔神经：
- 大小：[〈正常〉〈增大〉〈萎缩〉〈肿瘤〉]
- 信号：[〈正常〉〈不对称或异常高信号〉〈低信号〉]
- 走行：[〈正常〉〈变异的肌内走行〉〈偏位〉〈撞击〉]
- 神经束：[〈正常〉〈不对称增大或萎缩〉〈消失〉]

股外侧皮神经：
- 大小：[〈正常〉]
- 信号：[〈正常〉]
- 走行：[〈正常〉]
- 其他特定神经：[〈会阴神经 / 生殖股神经〉]：[〈正常〉]

肌肉 / 肌腱：
腰大肌：
- 体积：[〈正常〉〈萎缩〉〈肥大〉]
- 肌内信号：[〈正常〉〈水肿样信号〉]
- 髂腰肌滑囊：[〈正常〉〈轻度 / 中度 / 重度滑囊炎〉]

梨状肌：
- 体积：[〈正常〉〈萎缩〉〈肥大〉]
- 肌内信号：[〈正常〉〈水肿样信号〉]
- 髂腰肌滑囊：[〈正常〉〈轻度 / 中度 / 重度滑囊炎〉]

臀肌：
- 体积：[〈正常〉〈萎缩〉〈肥大〉]
- 肌内信号：[〈正常〉〈水肿样信号〉]
- 转子间滑囊：[〈正常〉〈轻度 / 中度 / 重度滑囊炎〉]
- 臀肌腱：[〈正常〉〈肌腱炎〉〈撕裂〉]

腘绳肌腱：[〈正常〉〈肌腱炎〉〈撕裂〉]
内收肌：[〈正常〉〈萎缩〉〈水肿样信号〉〈撕裂〉]
其他：[〈股四头肌〉〈股方肌 / 坐骨股骨撞击〉〈椎旁肌，水肿样信号，萎缩〉]

骨骼：
坐骨结节：[〈正常〉〈肿瘤病变〉]
骨髓信号：[〈其余正常〉]

关节：
腰骶部脊柱：排列：[〈正常〉〈僵直〉〈明显前凸〉〈滑移〉〈存在移行椎〉]
椎管：发育性狭窄[〈不存在〉〈存在于下腰椎或弥漫性短椎弓根〉]

L1–L2：
- 中央椎管：[〈无狭窄〉〈轻度 / 中度 / 重度狭窄〉]
- 神经孔：右：[〈正常〉〈轻度 / 中度 / 重度狭窄〉]
  左：[〈正常〉〈轻度 / 中度 / 重度狭窄〉]
- 椎间盘：[〈正常〉〈变性〉〈高度减低〉〈膨隆〉〈突出〉〈椎间盘 - 骨赘复合体〉]
- 关节突关节：[〈正常〉〈轻度 / 中度 / 重度关节突肥大〉〈滑膜囊肿〉]
- 黄韧带：[〈正常〉〈肥厚〉]

L2–L3：
- 中央椎管：[〈无狭窄〉〈轻度 / 中度 / 重度狭窄〉]
- 神经孔：右：[〈正常〉〈轻度 / 中度 / 重度狭窄〉]
  左：[〈正常〉〈轻度 / 中度 / 重度狭窄〉]
- 椎间盘：[〈正常〉〈变性〉〈高度减低〉〈膨隆〉〈突出〉〈椎间盘 - 骨赘复合体〉]
- 关节突关节：[〈正常〉〈轻度 / 中度 / 重度关节突肥大〉〈滑膜囊肿〉]
- 黄韧带：[〈正常〉〈肥厚〉]

L3–L4：
- 中央椎管：[〈无狭窄〉〈轻度 / 中度 / 重度狭窄〉]
- 神经孔：右：[〈正常〉〈轻度 / 中度 / 重度狭窄〉]
  左：[〈正常〉〈轻度 / 中度 / 重度狭窄〉]
- 椎间盘：[〈正常〉〈变性〉〈高度减低〉〈膨隆〉〈突出〉〈椎间盘 - 骨赘复合体〉]
- 关节突关节：[〈正常〉〈轻度 / 中度 / 重度关节突肥大〉〈滑膜囊肿〉]
- 黄韧带：[〈正常〉〈肥厚〉]

框 2（续）

L4–L5：
- 中央椎管：[〈无狭窄〉〈轻度/中度/重度狭窄〉]
- 神经孔：右：[〈正常〉〈轻度/中度/重度狭窄〉]
         左：[〈正常〉〈轻度/中度/重度狭窄〉]
- 椎间盘：[〈正常〉〈变性〉〈高度减低〉〈膨隆〉〈突出〉〈椎间盘-骨赘复合体〉]
- 关节突关节：[〈正常〉〈轻度/中度/重度关节突肥大〉〈滑膜囊肿〉]
- 黄韧带：[〈正常〉〈肥厚〉]

L5–S1：
- 中央椎管：[〈无狭窄〉〈轻度/中度/重度狭窄〉]
- 神经孔：右：[〈正常〉〈轻度/中度/重度狭窄〉]
         左：[〈正常〉〈轻度/中度/重度狭窄〉]
- 椎间盘：[〈正常〉〈变性〉〈高度减低〉〈膨隆〉〈突出〉〈椎间盘-骨赘复合体〉]
- 关节突关节：[〈正常〉〈轻度/中度/重度关节突肥大〉〈滑膜囊肿〉]
- 黄韧带：[〈正常〉〈肥厚〉]

骶髂关节：[〈正常〉〈骨关节炎〉〈积液〉]
耻骨联合：[〈正常〉〈骨关节炎〉〈积液〉]
髋关节：[〈正常〉〈骨关节炎〉〈积液〉〈唇旁囊肿〉]
血管：[〈正常〉]
肿瘤：[〈无〉]
其他（盆腔脏器）：[〈无〈盆腔内生理性游离液体〉〉〈纤维瘤/前列腺肿大/附件肿瘤/淋巴结病〉]
钆剂增强后：[〈无异常强化〉]

诊断印象
1. [〈 〉]

框 3：结构化报告：通用 MRN（四肢/腕、肘或踝管）

四肢或腕、肘或踝管磁共振神经成像结构化报告检查表。每一条目的默认字段为"正常"，而其他字段描述了图像评价过程中可能遇到的各种病理改变。本章末尾的附录 5 和附录 6 有完整的正常和异常检查结果报告样本。

检查：肢体/腕、肘或踝管的磁共振神经成像
影像学表现：
神经：
大小：[〈正常〉〈增大〉〈萎缩〉〈肿瘤〉]
信号：[〈正常〉〈不对称或异常高信号〉〈不对称或异常低信号〉]
走行：[〈正常〉〈偏位〉〈撞击〉〈受伤〉]
神经束：[〈正常〉〈不对称增大或萎缩〉〈消失〉]
解剖学变异：[〈不存在〉〈存在〉]
神经周围脂肪：[〈正常〉〈消失〉]
肌肉/肌腱：[〈正常〉〈肌肉萎缩或肥大〉〈水肿样信号〉〈肌腱炎〉〈撕裂〉]
骨骼：[〈正常〉〈挫伤〉〈骨折〉〈肿瘤〉]
关节：[〈正常〉〈积液〉〈骨关节炎〉〈韧带扭伤〉〈半月板旁或唇旁囊肿〉]
血管：[〈正常〉〈静脉曲张〉〈血管畸形〉]
肿瘤：[〈无〉〈神经内肿瘤〉〈神经外肿瘤〉〈连续性的神经瘤〉〈末端神经瘤〉]
其他：[〈无〉〈神经节囊肿〉〈增厚的筋膜〉〈神经周围纤维化〉]
钆剂增强后：[〈无异常强化〉]

诊断印象
1. [〈 〉]

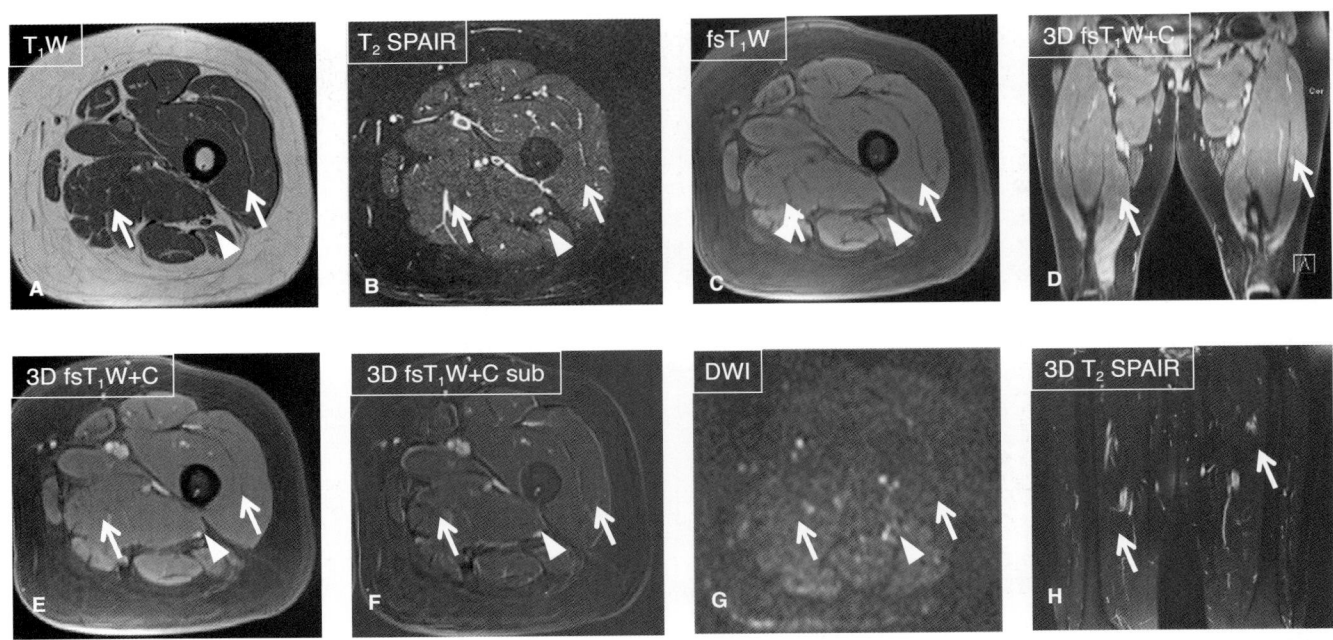

图1 周围神经和骨骼肌的正常MRN表现。轴位（A~C，E~G）和冠状位（D、H）图像显示正常均匀、等信号的骨骼肌（短箭）和坐骨神经（箭头）。肌肉和神经无异常强化或扩散异常

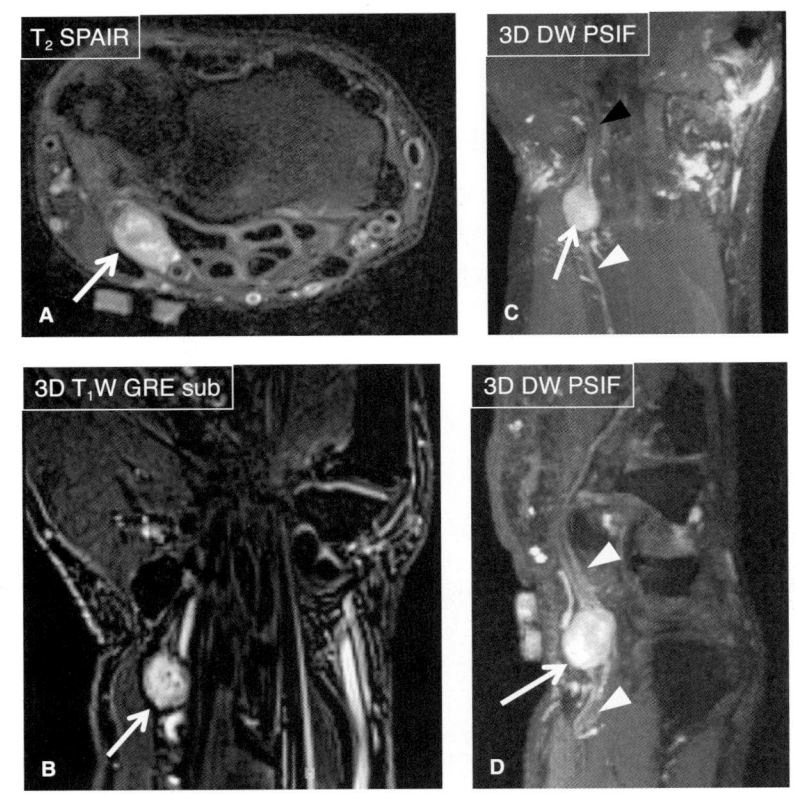

图2 尺神经神经鞘瘤。腕部轴位（A）、冠状位（B、C）和矢状位（D）图像清晰显示T_2WI高信号且均匀强化的肿瘤（箭），其特征是"尾征"（箭头）和尺神经偏心受累

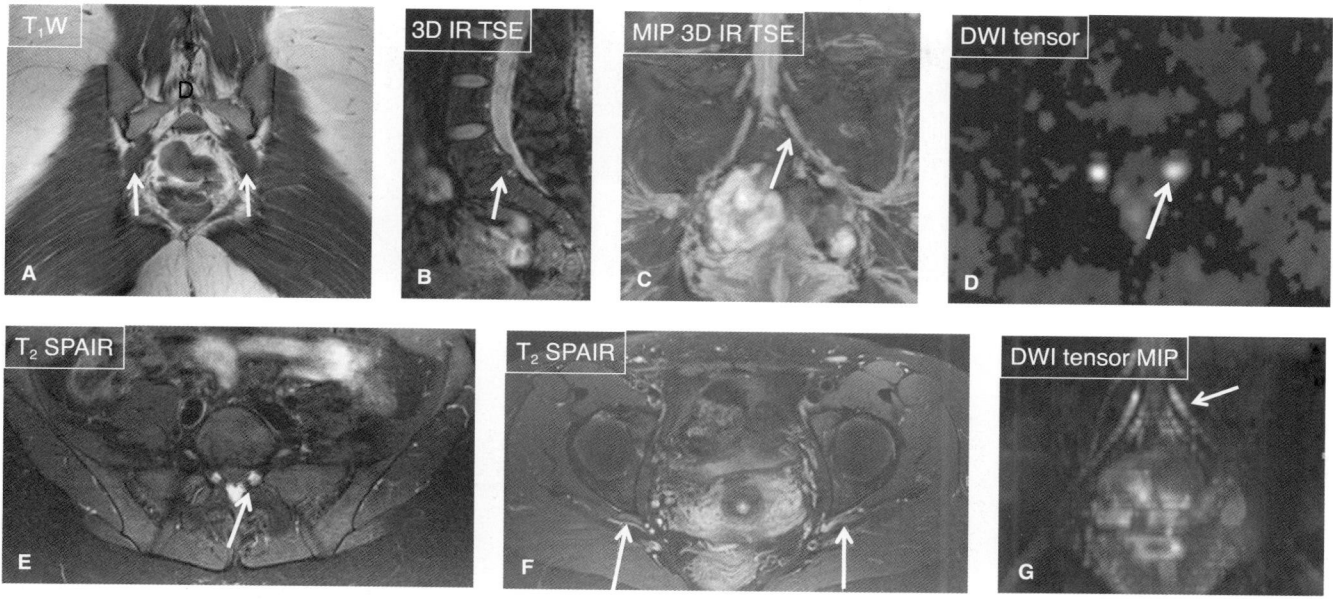

图3 脊柱疾病伴左侧坐骨神经痛。A：骨盆冠状位图像显示双侧梨状肌正常对称（箭）。B：3D 矢状位重建图像显示 L5-S1 水平椎间盘突出（箭）。C：3D 冠状位 MIP 重建图像显示左侧 S1 神经增粗（箭）。D、E：轴位图像也证实异常。F：轴位图像显示坐骨神经两侧对称（箭），排除了引起梨状肌综合征的病理基础。G：扩散张量图像的 MIP 重建显示沿长轴的细微神经增粗

的轴位图像进行层面关联，同步、同时观察。仔细检查局部肌肉和神经的信号强度、走行、截面径、神经束和神经周围脂肪的变化。如果检查区域内存在肿瘤病变，应进一步检查以确定其范围、神经内延伸范围和神经束受累情况等。比较受累的病变神经与区域内其他正常神经的信号和形态学改变，正常腰骶神经丛和臂丛的双侧对称性非常显著（图4）。一旦检测到神经异常，应进一步观察神经支配的下游肌肉是否有细微的失神经变化。在臂丛评估时，有必要评估矢状面反转恢复图像，通过两侧对照发现信号和大小的变化，并定位臂丛的不同节段（图5）。最后，结合相关的临床信息，对是否存在神经损伤（分级）、肿瘤病变（定性）、卡压（分级）或系统性/多发性神经病变，如遗传性神经病、神经皮肤综合征或炎症等做出最终诊断。

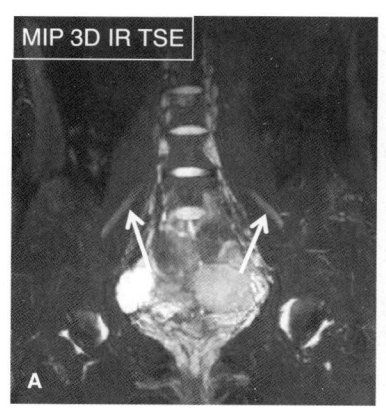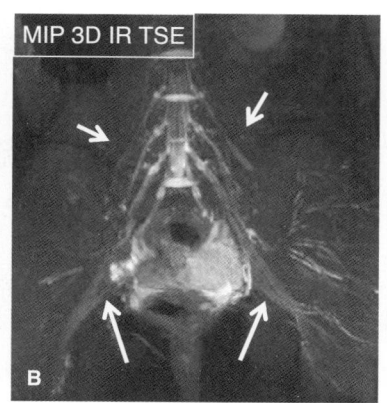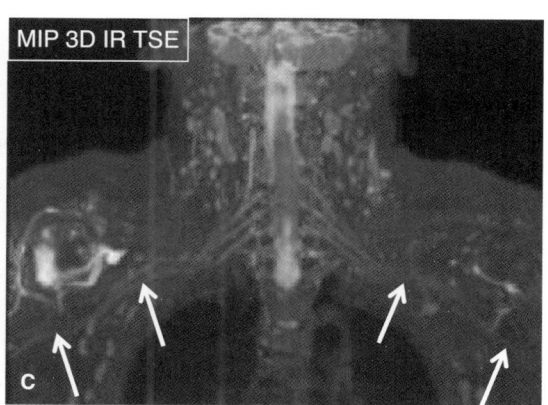

图4 对称与不对称的神经丛表现。腰骶神经丛冠状位图像（A、B）显示正常的股神经（A 中箭）、坐骨神经（B 中长箭）和股外侧皮神经（B 中短箭）。近期因机动车事故致同侧肱骨头骨折患者的冠状位图像（C），右侧臂丛及其分支显示为非对称 T_2WI 高信号（箭），提示臂丛牵拉损伤（Sunderland Ⅰ～Ⅱ级）

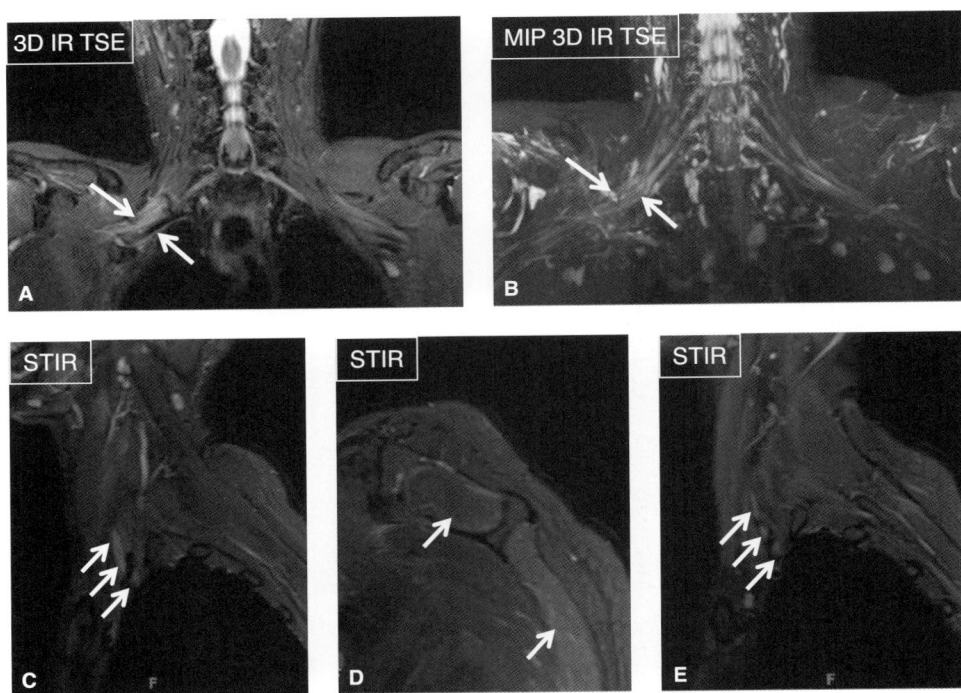

图5 臂丛评估中矢状位图像的重要性。臂丛医源性牵拉损伤（Sunderland Ⅱ/Ⅲ级损伤）。冠状位（A、B）和矢状位（C、D）图像显示右侧臂丛不对称高信号并增粗（箭），主要累及上干和中干，同侧冈下肌水肿（星号）。注意左侧正常的臂丛神经干（E中箭）

如何填写结构化报告

本章将专门介绍如何填写周围神经和局部肌肉异常的MRN报告。关于特定关节的评估已在本书的不同章节分别讨论了。

神经：

大小：[〈正常〉〈增大〉〈萎缩〉〈肿瘤〉]

信号：[〈正常〉〈不对称或异常高信号〉〈不对称或异常低信号〉]

走行：[〈正常〉〈偏位〉〈撞击〉〈受伤〉]

神经束：[〈正常〉〈不对称增大或萎缩〉〈消失〉]

解剖学变异：[〈不存在〉〈存在〉]

神经周围脂肪：[〈正常〉〈消失〉]

肌肉/肌腱：[〈正常〉〈肌肉萎缩或肥大〉〈水肿样信号〉〈肌腱炎〉〈撕裂〉]

正常的外周神经

外周神经通常是神经血管束的一部分，识别它们的位置很方便，但由于经常出现血管平面内流入现象和搏动伪影，在常规磁共振成像中很难将它们与相邻静脉区分开来。流入现象使静脉在液体敏感脂肪抑制图像上显示为高信号，与异常神经的信号改变相似。此外，脂肪抑制不良导致的伪影也会使局部神经的信号强度增高。因此，在开始诊断之前，应该使用最佳的技术来抑制这些伪影，并较好地掌握神经肌肉的解剖。本书第2章（技术注意事项）详细讨论了肢体和神经丛MRN的技术细节。正常的神经是由轴突和各种结缔组织鞘构成的组织良好的结构。轴突被施万细胞、神经内液和结缔组织层（称为神经内膜）覆盖。轴突束聚在一起形成神经束，神经束上覆盖另一层结缔组织，称为神经束膜。后者形成血管神经屏障，阻止静脉造影检查时正常神经的增强。多条神经束被另一层称为神经外膜的结缔组织覆盖（图6）。神经外膜与神经束膜之间充填了脂肪支持结构和供养神经的血管结构，称为神经血管（vasa nervosa）。大多数截面径大于3mm的神经，在MRN上可以看到铅笔尖样厚度的低信号神经外膜和束膜。神经束均匀排列、信号均匀，周围分布极少量的神经外膜内脂肪（图7）。神经通常沿四肢肢体直行，或沿神经丛斜行，不会突然增粗或扭结。神经的截面径一般等于或小于邻近的动脉，只是在神经绕关节走行时会有一些细微的变异。

第12章 磁共振神经成像

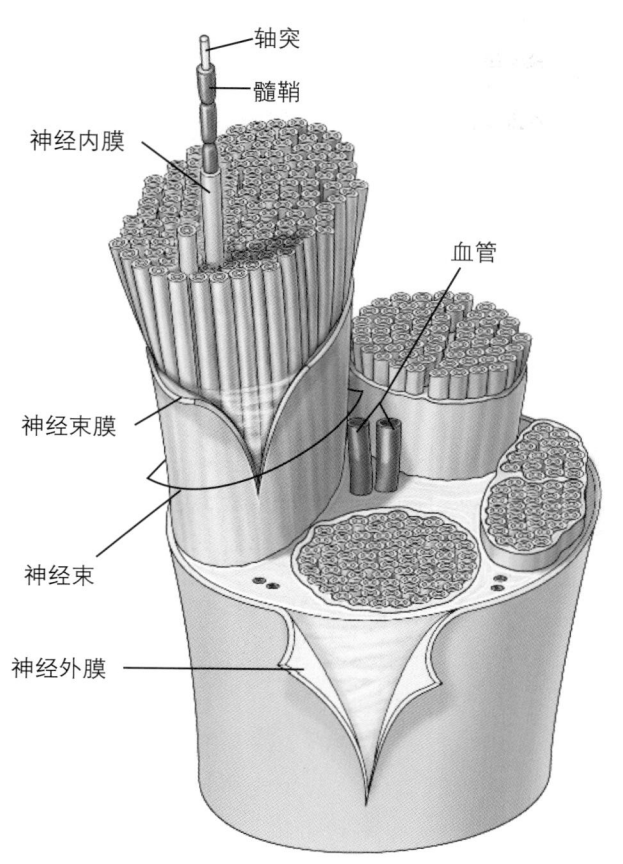

图 6 显示外周神经的轴突、神经内膜、神经束膜、神经外膜内外结构

神经成像异常和相关的诊断提示

神经增粗和强化

神经局灶性增粗或远端弥漫性增粗通常与神经病变相关（图 8）。它可能代表一种创伤后改变、神经内肿瘤，或神经周围肿瘤病变类似的神经增粗。应该仔细观察神经束移位或受累情况，以确定肿瘤病变是否位于神经内。如果多发性神经病变表现为多发神经异常和（或）弥漫性神经增粗，需考虑遗传原因（对称性神经异常）、系统性原因或自身免疫性／炎症性神经疾病（通常导致斑片状不对称，或不太常见情况下的对称性异常）（图 9）。如果没有明确的外伤史，或者神经增粗远离卡压部位，则有必要进行对比剂增强。正常神经不强化，强化特征可能有助于诊断［例如，恶性神经鞘瘤或神经鞘瘤变性呈不均匀强化；淀粉样变性呈斑片状强化；淋巴瘤呈致密结节性强化；放射性神经损伤呈弥漫性强化；亚急性慢性进行性皮质脱髓鞘脑病（chronic inflammatory demyelinating polyneuropathy, CIDP）、创伤后神经瘤或化疗毒性相关性神经病则无显著强化］，或提示肿瘤的潜在活性部位，通过活检获得明确诊断。如果发现结节性肿瘤病变或结节性强化，则考虑其他的诊断可能性，如淋巴瘤、神经皮肤综合征、子宫内膜异位症或淀粉样变性（图 10）。其他强化模式包括周围神经瘤的神经增粗和神经束膜均匀强化（蜂窝状强化模式）（图 11），神经纤维脂肪

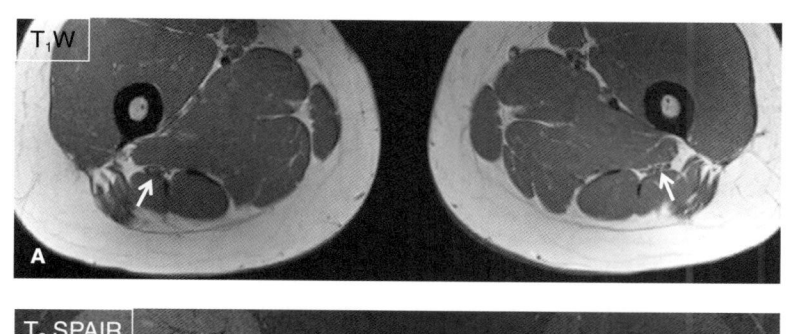
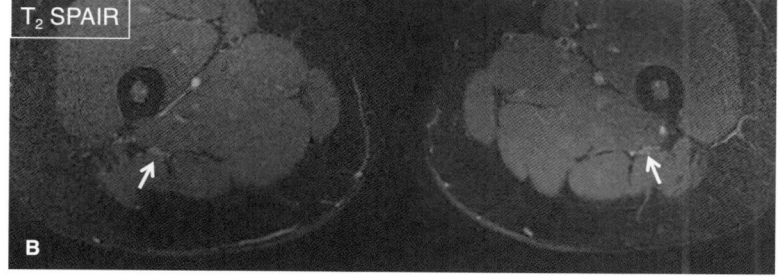

图 7 正常坐骨神经。通过大腿平面的轴位图像（A、B）显示双侧正常坐骨神经（箭），在 T_1WI 和 T_2WI 图像上，它们分别呈现与骨骼肌相等和稍高的信号强度

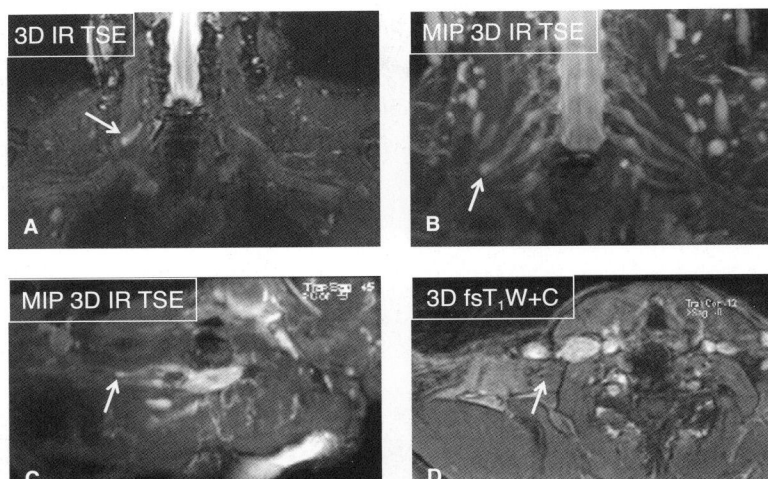

图8 创伤后神经瘤，神经连续性存在（Sunderland Ⅳ级损伤）。冠状位（A、B）和斜轴位（C、D）图像显示 C6 右侧神经根神经瘤，连续性存在（箭），增强图像（D）上无强化

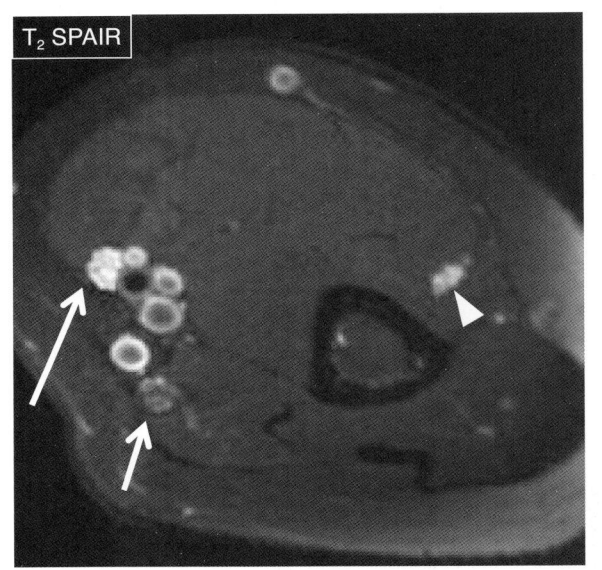

图9 多发性神经病。多灶性运动神经病。通过手臂的轴位图像显示周围神经增粗且呈异常高信号。与尺神经（短箭）和桡神经（箭头）相比，正中神经（长箭）受累最明显

瘤样肥大的丝状轻度强化（图12），以及周围神经鞘膜肿瘤（peripheral nerve sheath tumor, PNST）的靶样强化（图13）。

神经的磁共振信号

在非脂肪抑制 T_2WI 图像上，神经通常呈等信号，而在良好的液体敏感脂肪抑制图像上，神经通常呈轻微的高信号。信号改变反映了神经内液体增多（图7）。此外，魔角伪影的存在可使斜向走行的神经信号增高，但这种伪影通常发生在外周神经和神经丛的特定位置，例如，股神经、坐骨神经以及所有腰骶丛神经可在腹盆区出现对称性信号增高（图4），而这些周围神经的骨盆外部分沿四肢走行而呈现为与肌肉相等的信号。其他正常周围神经的某些短节段中也可以看到类似的信号改变，例如腕尺管处的尺神经、踝管处的足底内侧神经、进入坐骨小孔处的阴部神经和髂嵴处的股外侧皮神经（lateral femoral cutaneous nerve, LFCN）等。轻度、中度和重度高信号分别指神经信号改变高于骨骼肌或相邻神经但远低于区域平面内流入静脉的信号、接近区域平面内流入静脉信号、接近或高于静脉信号（图14、图15）。在臂丛或腰丛中，神经根可呈均匀高信号，但两侧信号和粗细对称。为了检测异常信号改变，可比较背神经根神经节（dorsal nerve root ganglion, DRG）和远端神经根的信号强度。正常情况下，DRG 是神经沿线信号最高的结构（大约是远端神经节后段信号的2倍），神经信号会随着其向远端走行逐渐减弱。神经病变时，神经节后段的 T_2WI 信号可接近 DRG（约<1.5倍），有时可能超过 DRG，导致 DRG 显示不明显。需要注意的是，轻微的神经信号改变在日常摩擦部位并不少见，如腕管的正中神经、肘管的尺神经、坐骨切迹处的坐骨神经和胸廓出口处的 C_8、T_1 神经。这种孤立的发现应报告为非特异性神经信号增高，其意义需要结合临床。随着病变程度的加重，周围神经信号会变得越来越高，但在慢性神经病变中，神经会因萎缩而失去高信号。有助于进一步描述神经内病变的其他信号特征包括脂肪（脂肪瘤、脂肪瘤性肥大、糖尿病引起的慢性萎缩性神经病）、纤维化（连续的神经瘤、Sunderland Ⅳ～Ⅵ级损伤）、出血（子宫内膜异位症、

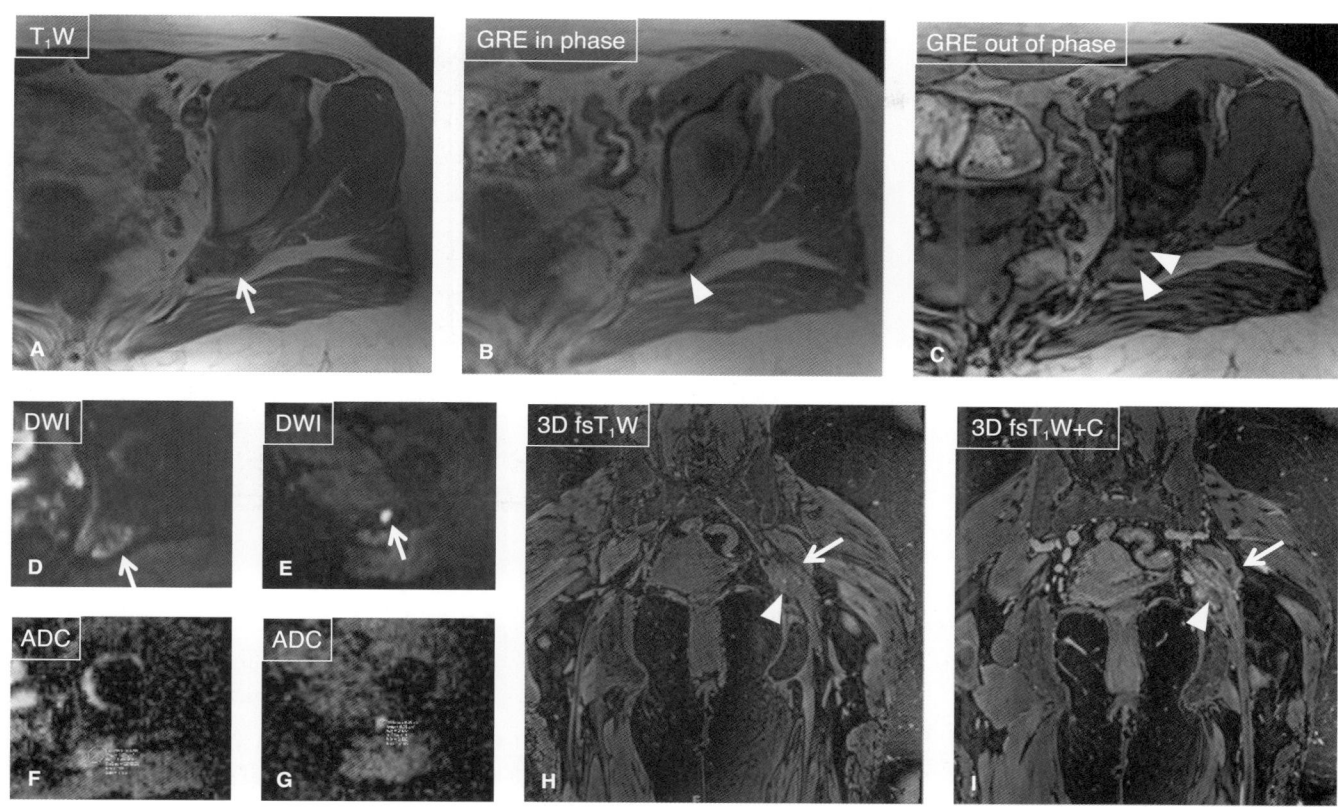

图 10 子宫内膜异位症引起的坐骨神经病变。轴位图像（A～C）显示左侧坐骨大孔处 T_1WI/T_2WI 等信号的肿瘤样病变（箭），在 GRE 图像上病灶内有特征性的点状低信号病灶（箭头），提示含血液代谢产物。病灶的 ADC 值（1.4～2）× 10^{-3} mm^2/s（D～G）。在相应的冠状位图像（H、I）上，病变（箭头）显示斑片状强化，表明局部充血/炎症，这是坐骨神经子宫内膜异位症引起周期性坐骨神经痛的典型表现

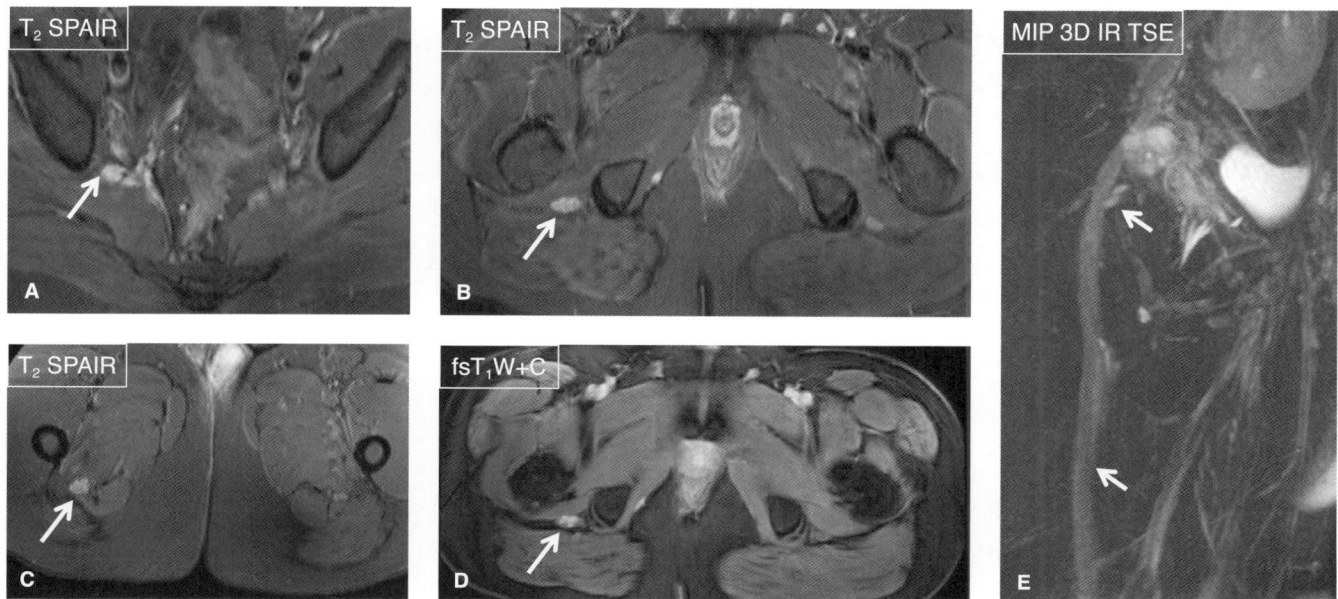

图 11 年轻女性坐骨神经周围神经瘤。轴位（A～D）和斜矢状位（E）图像显示右侧坐骨神经弥漫性增粗、T_2WI 异常高信号、均匀一致的"蜂窝状"神经束增粗和显著强化（箭）

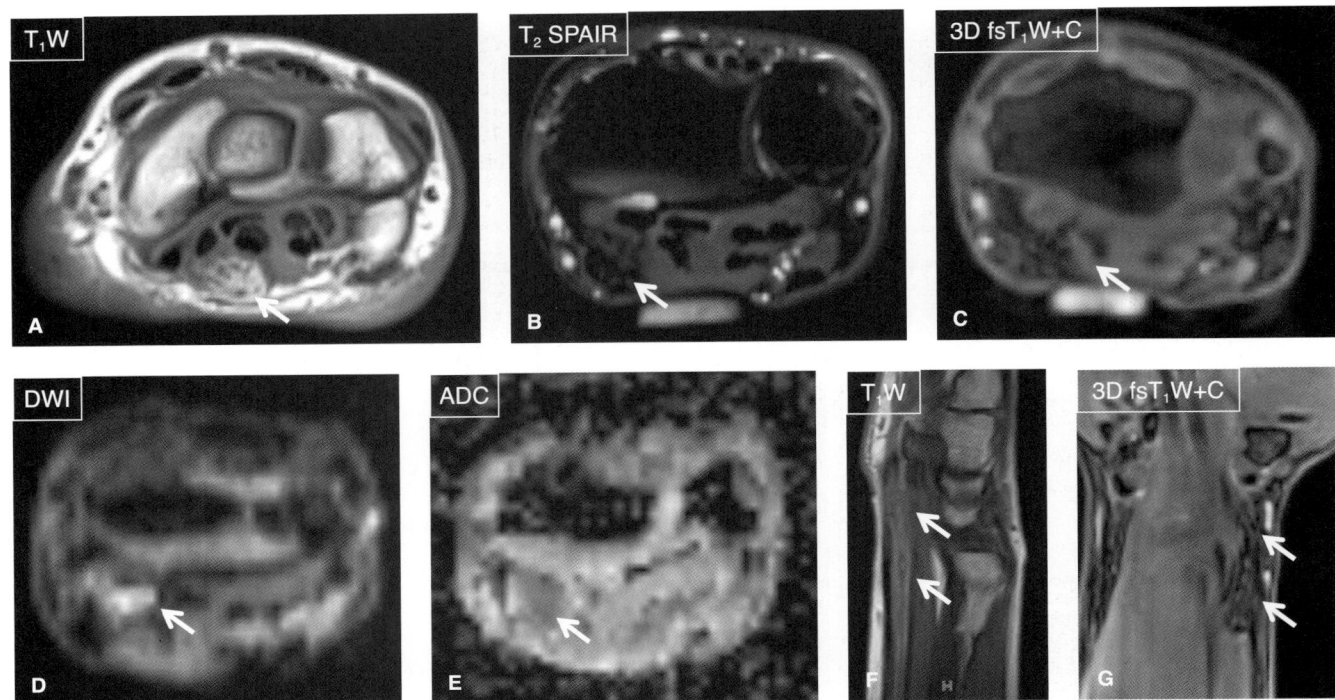

图12 正中神经纤维脂肪瘤性错构瘤。轴位（A~E）、矢状位（F）和冠状位（G）图像显示正中神经（箭）弥漫性增粗，其中包含的脂肪组织导致扩散限制。注意轴位图像（A）上的"同轴电缆"和长轴位图像（F）上的"意大利面"样表现

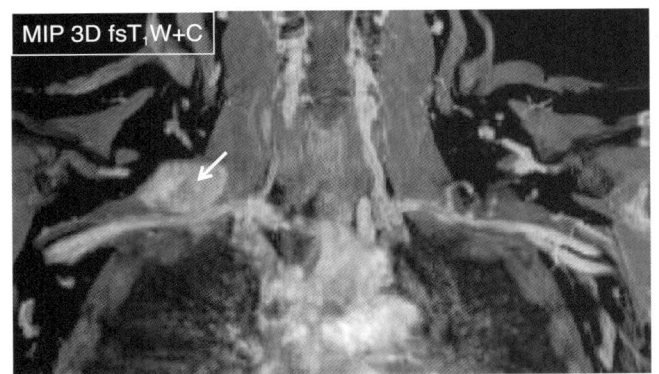

图13 神经纤维瘤。冠状位图像显示右臂丛神经干边缘清晰的病灶（箭），呈"靶样"强化

滑膜肉瘤）、钙化（麻风病）和高信号假肿瘤[遗传性脱髓鞘性神经病，Charcot–Marie–Tooth 病（CMT）1A 型]（图 16）。

神经走行：应注意占位性病变引起的神经走行改变，如局部肿瘤、骨折后形成的骨痂、腱鞘囊肿、副肌、损伤或手术造成的神经周围或神经内瘢痕、解剖变异等（图 17）。解剖变异并不罕见，例如，高达 20%~25% 的正常人存在分裂坐骨神经、副肘肌、伴永存正中动脉的叉状正中神经、尺神经穿斜角肌并肌内走行和半脱位等，据报道只有 3%~4% 的受试者因这些发育性解剖变异而出现症状（图 18 ~ 图 20）。报告这些异常很重要，因为它们可能与局部手

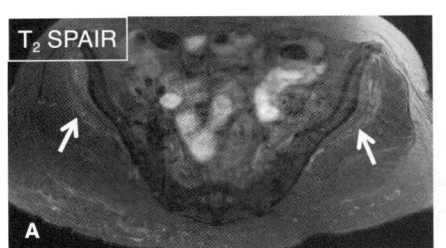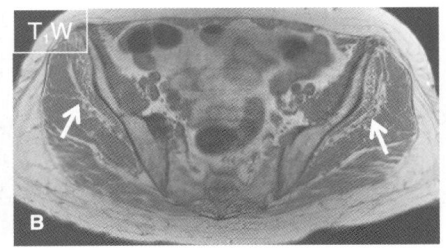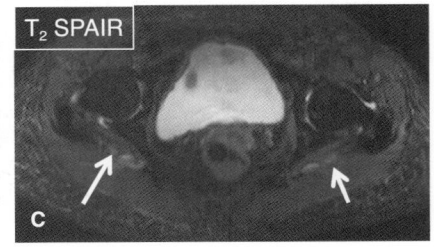

图14 糖尿病神经病变患者，轻度坐骨神经高信号。双侧臀小肌萎缩和双侧轻度坐骨神经病变。轴位图像（A~C）显示两侧对称的轻度水肿样信号（A 中箭），伴长期糖尿病导致的脂肪浸润和臀小肌萎缩（B 中箭）。本例患者近期出现双侧坐骨神经痛症状（左＞右），双侧坐骨神经（C 中箭）出现轻度 T_2WI 高信号。比较坐骨神经与邻近肌肉和血管的信号

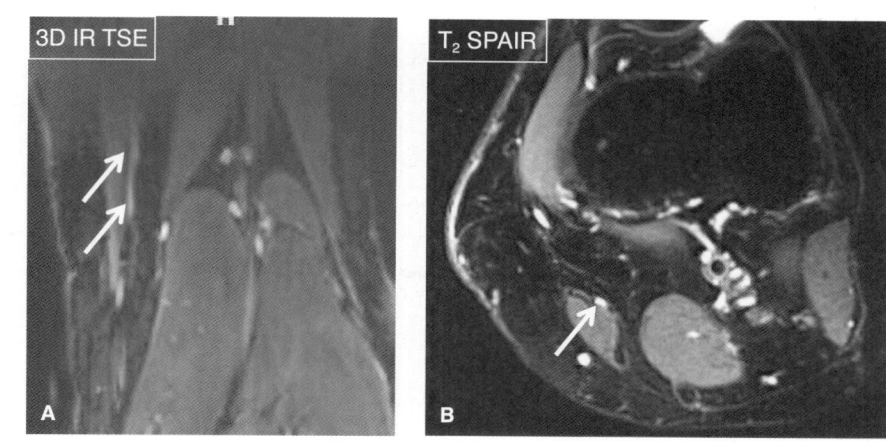
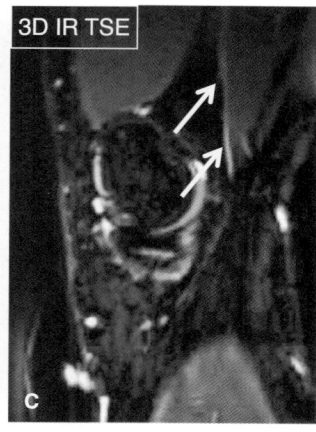

图 15　中度神经高信号。隐神经病变。通过膝关节的冠状位（**A**）、轴位（**B**）和斜矢状位（**C**）图像显示隐神经呈中度高信号（箭）。比较神经与相邻血管的信号

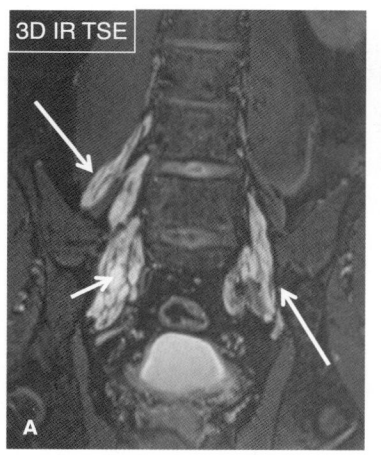
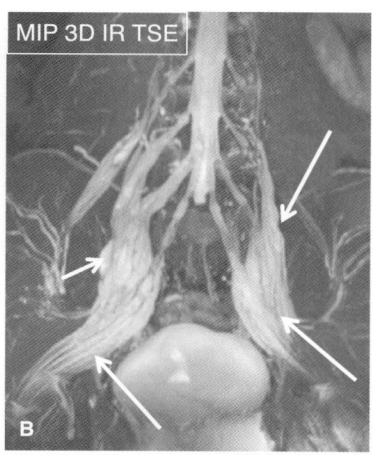

图 16　遗传性运动感觉周围神经病（Charcot-Marie-Tooth 病，CMT）1A 型假肿瘤。冠状位图像（**A**、**B**）显示腰骶丛神经弥漫性增粗（长箭）和信号增高（神经信号超过 DRG，使其显示不明显），以及散在分布的假肿瘤（短箭）

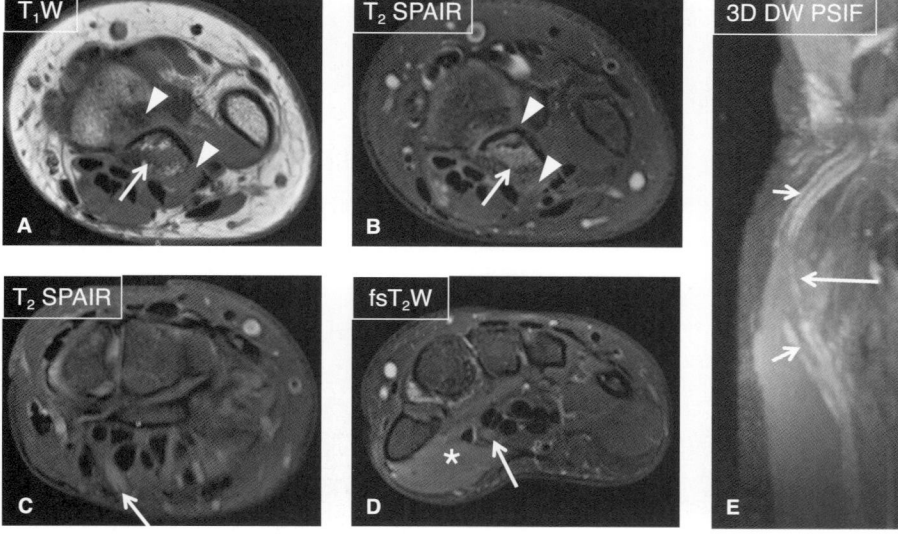
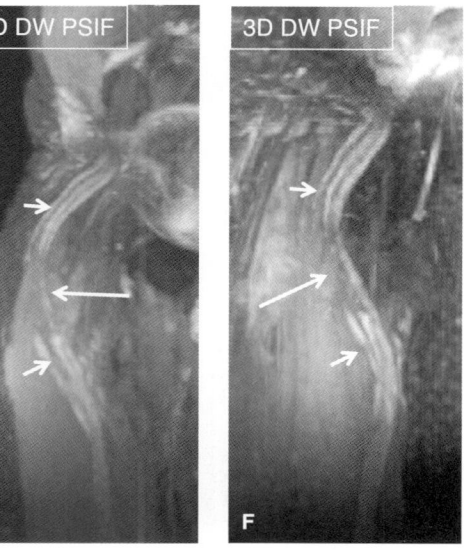

图 17　桡骨骨折致 Sunderland Ⅳ 级损伤：正中神经走行偏位。前臂远端水平的轴位图像（**A**、**B**）显示一条明显粗大且 T_2WI 呈中等高信号的正中神经（箭），以及显著的神经束特征。还要注意相邻桡骨骨折伴骨痂形成（箭头）。在更远端水平的轴位图像（**C**、**D**）上，神经的信号和形态（箭）恢复正常，尽管其走行存在弯曲。注意大鱼际肌的水肿样信号（星号），提示失神经支配。斜矢状面和冠状面重建图像（**E**、**F**）确认正中神经的走行偏位（短箭）和瘢痕形成（长箭）

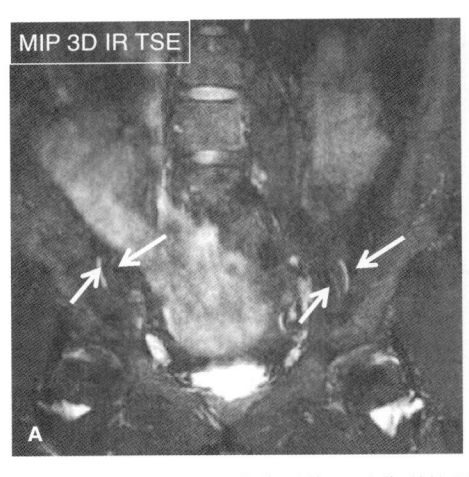
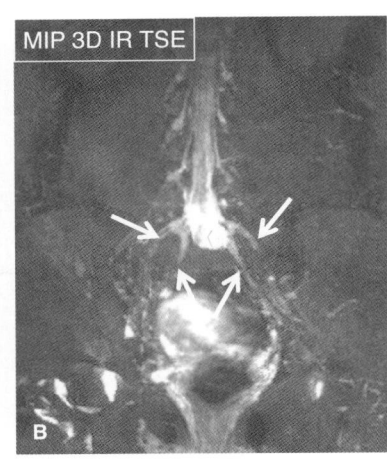
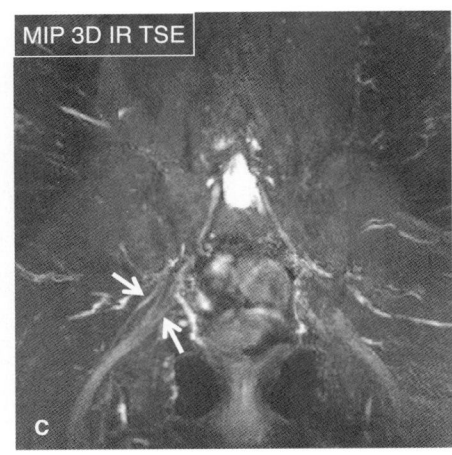

图 18 正常变异。冠状位图像显示分裂的股神经（A 中箭），右侧 L5 和 S1 神经根共干（B 中箭），右侧坐骨神经分裂（C 中箭）

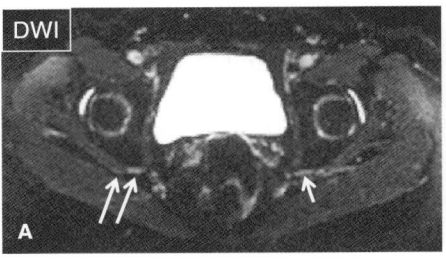
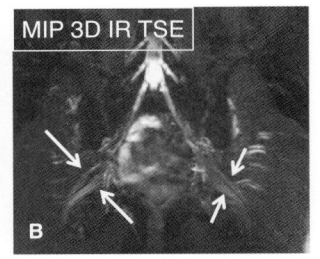

图 19 与发育性右坐骨神经分裂有关的梨状肌综合征。轴位（A）和冠状位（B）图像显示右侧坐骨神经分裂（长箭），与正常致密的左侧坐骨神经（短箭）相比，右侧信号异常增高，在 3D 图像上显示最佳

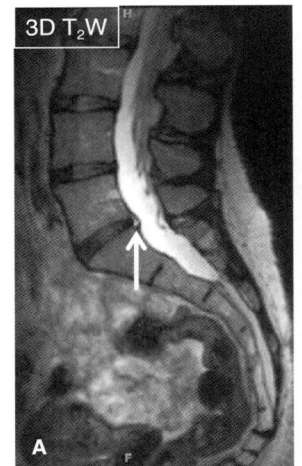
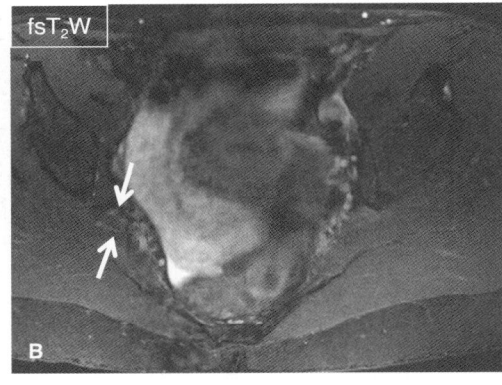
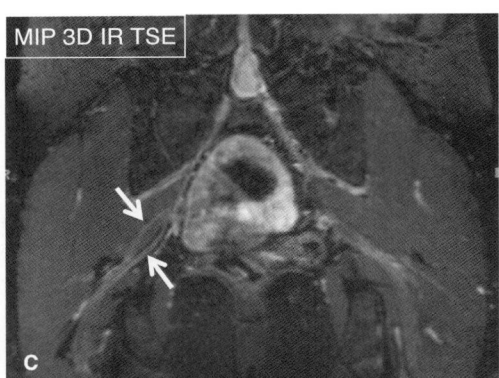
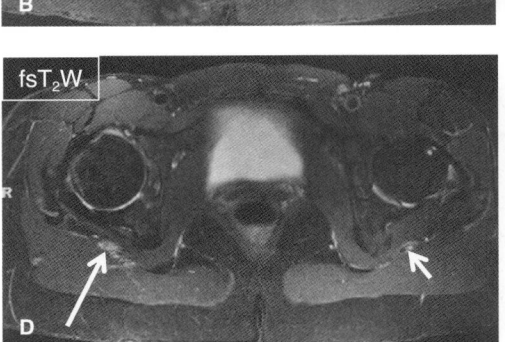
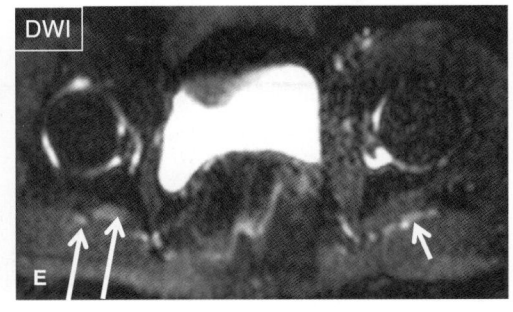

图 20 梨状肌综合征。52 岁女性，右腿无力并间歇性足下垂 2 年。肌电图提示右侧坐骨神经病变，而腰骶部脊柱、骨盆和右下肢的 MRI 检查未发现明确的病因。腰椎的矢状位（A）图像仅显示 L5–S1 水平椎间盘向右侧旁中央少许突出（箭）。轴位（B）和冠状位（C）MRN 图像显示右侧坐骨神经分裂（箭）。在更远端的轴位图像（D、E）上，右侧坐骨神经（长箭）与左侧（短箭）相比，显示为异常 T_2WI 高信号和异常粗大

术或神经周围注射有关。此外，这些解剖变异可能成为一种潜在的因素，当其他病因导致的神经疾病表现为穿过狭窄空间的神经肿胀时，叠加效应可能会导致运动和（或）感觉丧失等症状出现。在这种情况下，无症状的解剖变异可能具有了临床意义。在评估胸廓出口时，应注意神经血管扭结，尤其是在下斜角肌三角，表明可能存在纤维束带。C7 横突延长或充分发育的颈肋很容易被发现。许多机构包括我们中心在进行胸廓出口综合征（thoracic outlet syndrome, TOS）评估时也采用超人体位（双臂过顶评估，overhead arm evaluation）（图 21 ~ 图 23），在这种体位中可以检测到神经血管扭结，有助于胸廓出口综合征的诊断。

神经束

应仔细分辨神经束是否存在异常。如果神经因某种原因而增粗，如炎症、卡压或遗传性神经病，神经束会变得异常明显，除非它们因创伤而受损、或因神经内明显充血水肿而受损（图 24）。另一方面，慢性神经病变会导致神经束萎缩，神经内神经束膜周围的脂肪比神经束本身更加明显（图 25）。在神经鞘肿瘤，应观察神经束移位或受累。神经鞘瘤

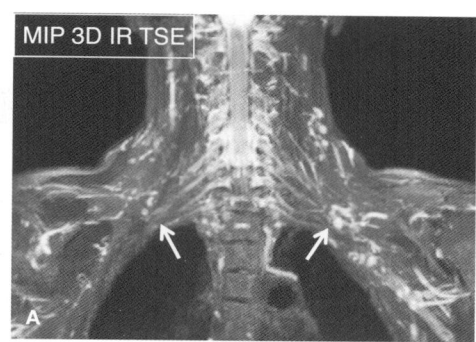
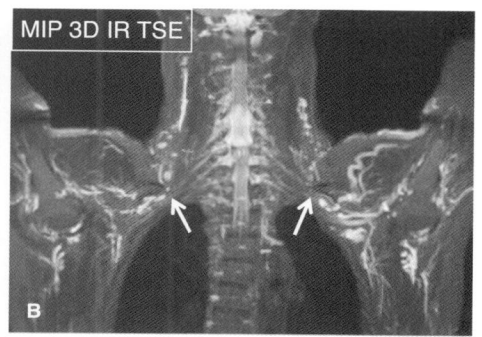

图 21 1.5T MR 的正常 MRN 成像。手臂处于向下（A）和向上（B）位置的冠状图像，1.5T MR 评估臂丛的对比度和空间分辨率（箭）有限。由于较低的信噪比和血管的影响，神经的 3D 成像不如 3T MR 可靠

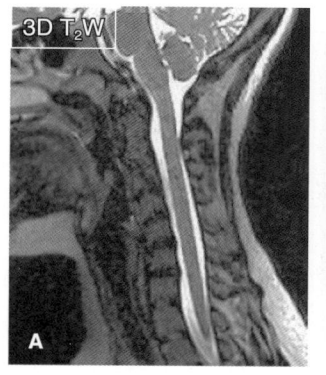
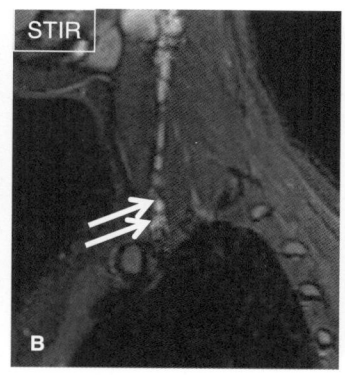
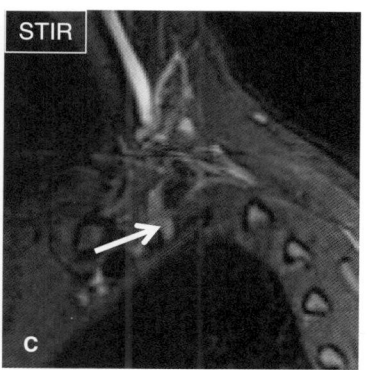
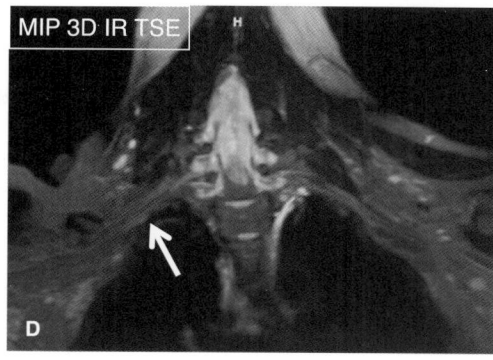
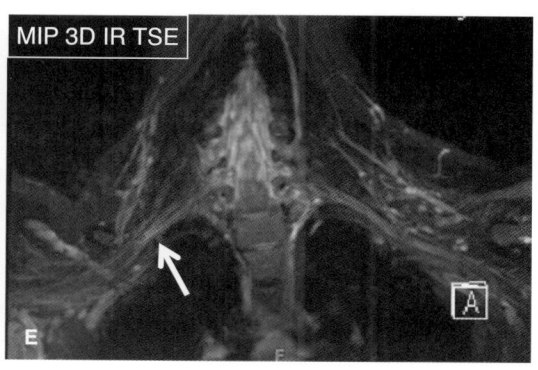

图 22 胸廓出口综合征（TOS）。颈椎矢状位图像（A）显示正常脊柱前凸消失，但无明显颈椎病表现。右臂丛矢状位 MRN 图像（B、C）显示 C8 和 T_1 神经根（B 中箭）和下干（C 中箭）呈不对称高信号。手臂向上（D）和向下（E）的冠状位图像显示下干连续的 T_2WI 高信号（箭），未发现神经扭结征象，可提示轻度 TOS

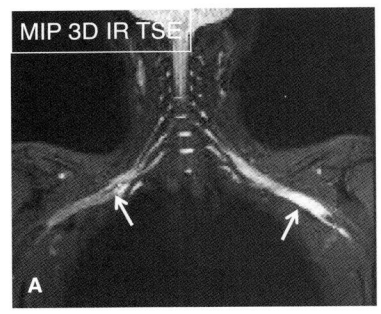
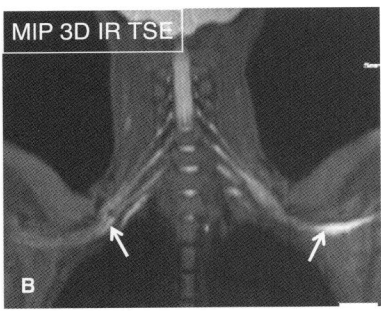

图 23 已知的炎性神经病变，左尺神经明显无力（多灶性运动神经病变），可疑胸廓出口综合征。手臂向下（A）和向上（B）位置的冠状位图像显示斑片状信号增高（神经信号接近 DRGs，使其显示不明显）和多节段臂丛增粗（左＞右）（箭）。没有发现神经扭结或可提示 TOS 的解剖结构异常

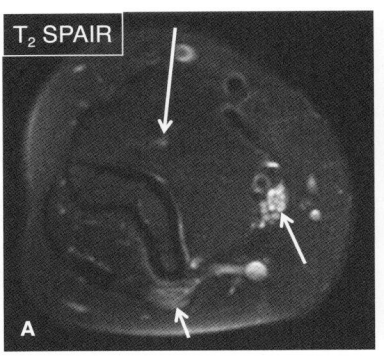
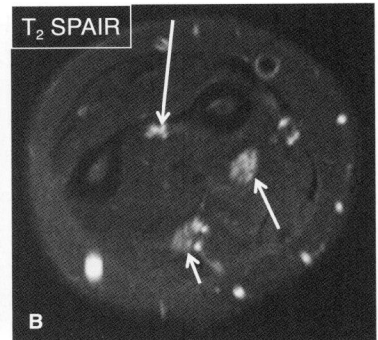

图 24 CMT 1A 型，周围神经增粗，神经束显示明显。肱骨远端水平轴位图像（A）显示尺神经（短箭）、正中神经（中箭）和桡神经（长箭）呈异常高信号并增粗。前臂水平远端轴位图像（B）显示尺神经（短箭）、正中神经（中箭）和骨间前神经（长箭）有类似异常表现

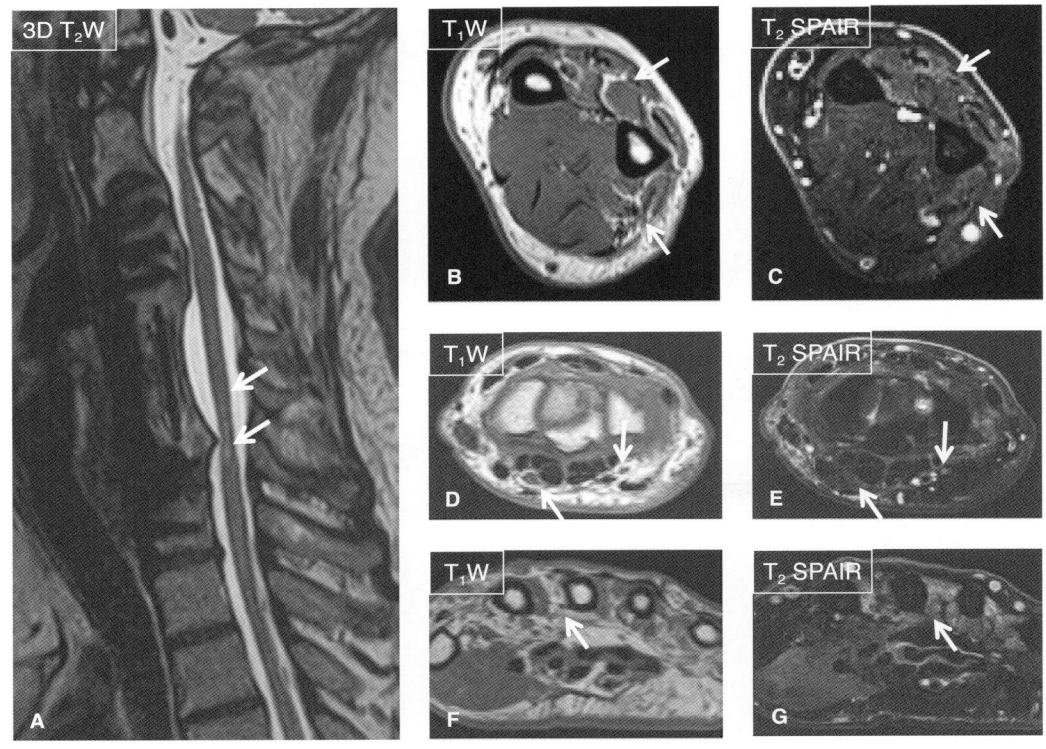

图 25 脊髓软化症引起的慢性萎缩性周围神经病变。矢状位图像（A）显示下颈髓的脊髓软化症病灶（箭）。连续轴位图像（B~G）显示伸肌和尺侧肌肉的慢性萎缩性改变，伴轻度水肿样 T_2WI 信号（B、C 中箭）、神经萎缩尺侧＞正中（D、E 中箭）和手内肌慢性失神经相关的肌肉萎缩和水肿样信号变化（F、G 中箭）

通常表现为偏心生长的肿瘤，神经内可存在单束或双束连续的神经束（图26）。多神经束受累在神经纤维瘤和周围神经瘤中很常见，这可能使受累神经段的肿瘤无法切除（图11、图27）。后者需要对切除的神经段进行自体或同种异体移植。

神经周围脂肪界面：神经周围的脂肪界面通常应当是清晰而均匀的，在 T_1WI 图像上显示最清晰（图7）。肿瘤性病变或神经周围纤维化/其他占位性病变可能消除神经周围脂肪界面或完全包裹神经（图28）。

总之，任何显著的神经信号改变（高信号或低信号）、局灶性或弥散性截面径改变（增粗或萎缩）、

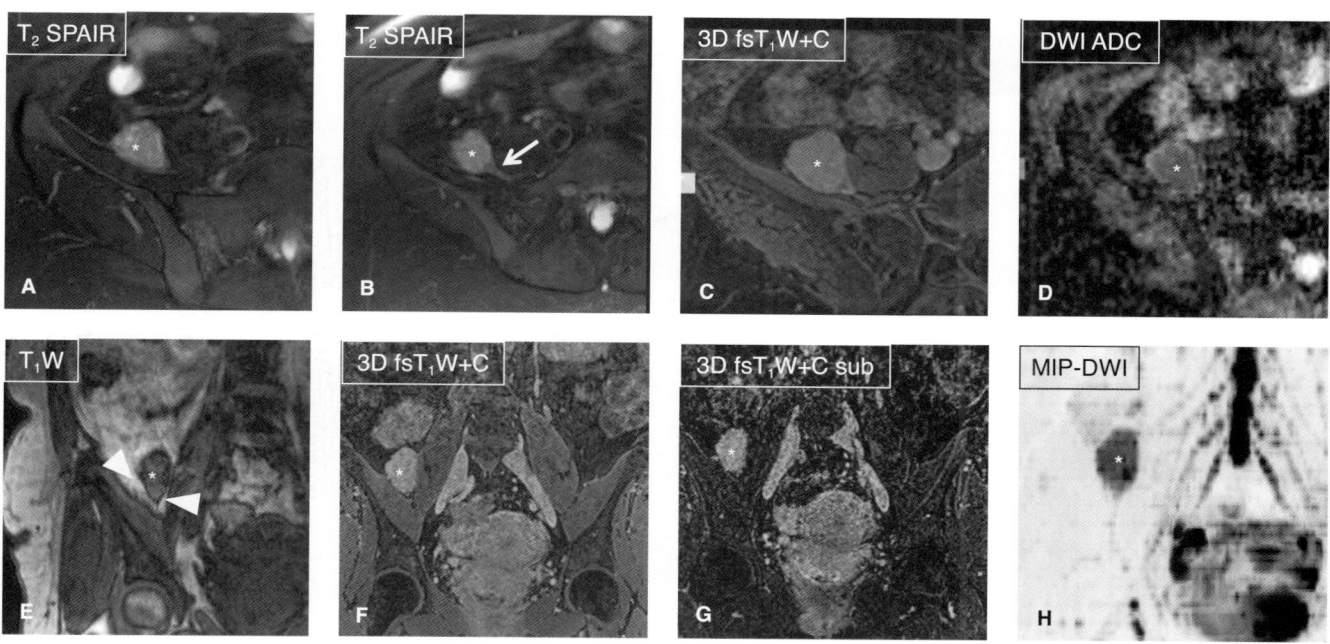

图26　中年女性，股神经神经鞘瘤。轴位（A~D）和冠状位（E~H）图像显示边缘清晰的卵形 T_2WI 高信号病变（星号），偏心生长并与右股神经相接触，显示"尾征"（箭）和脂肪分裂征（箭头）。病灶的 ADC 值为 $1.6 \times 10^{-3}\,mm^2/s$

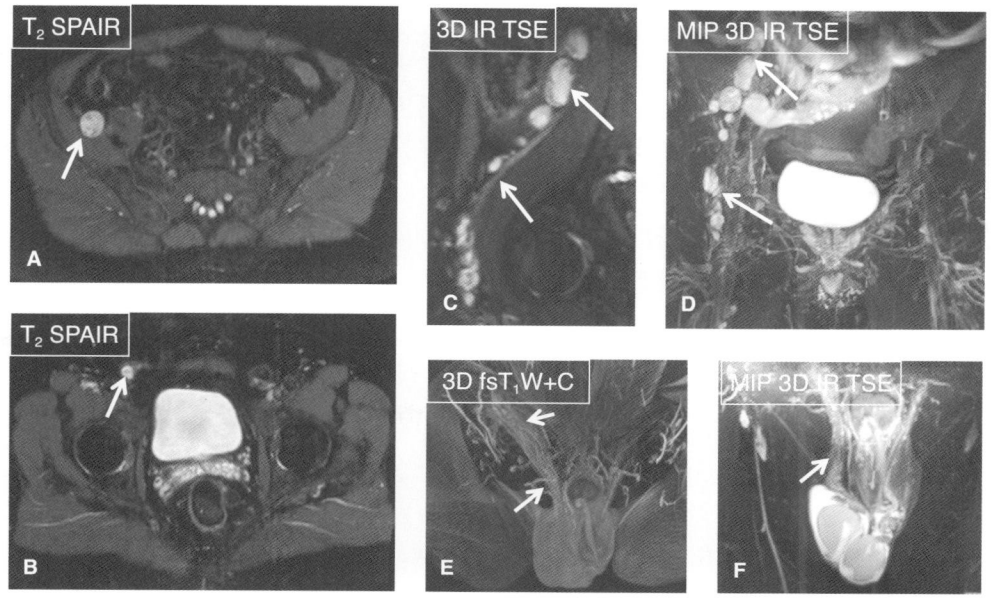

图27　右侧腹股沟慢性疼痛患者，1型神经纤维瘤病。注意右侧股神经（A 中箭）和生殖股神经（B）的神经鞘肿瘤。生殖股神经病灶手术切除，随后的斜矢状面（C）和冠状面（D）重建图像显示了股神经多发神经鞘肿瘤。此外，请注意右侧生殖股神经的丛状神经纤维瘤（E、F 中箭）

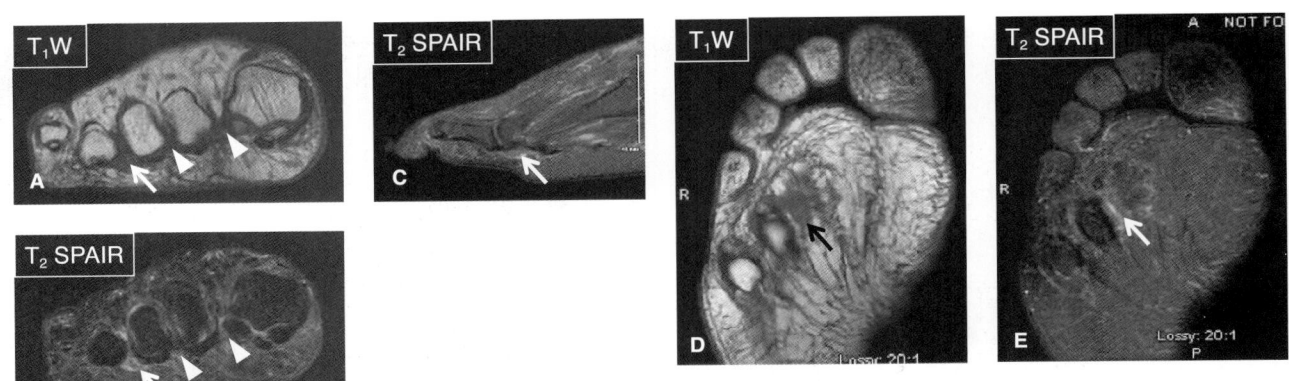

图 28 莫顿神经瘤（Morton neuroma）。轴位（A、B）、矢状位（C）和冠状位（D、E）图像显示第三和第四跖骨之间存在哑铃状等 T_1WI／高 T_2WI 信号病变（箭），病变延伸至足底软组织，符合莫顿神经瘤（神经周围纤维增生）。在第一和第二网状间隙（web spaces）也有轻微的神经周围纤维化（箭头）

走行偏位（局限性或弥散性）、神经束异常（增粗、移位或萎缩）、强化异常和神经周围结构异常（瘢痕或肿瘤病变）都应当仔细观察，这些单一或联合的改变可能对神经病变的诊断和（或）临床有重要的意义。

局部肌肉／肌腱评估

应仔细评估局部肌肉是否存在任何信号改变、脂肪替代、萎缩、肥大、副肌束或副肌肉。肌肉失神经改变在急性期影像表现为 T_2WI 图像上水肿样信号，逐步进展为脂肪替代和慢性萎缩（图 29）。据报道，水肿样 T_2WI 信号改变与灌注和肌肉间室内外液体的相对移动有关。因此，与肌肉扭伤或感染引起的水肿不同，它可能会持续很长时间，甚至在肌肉失神经的慢性阶段也表现如此。如果存在脂肪替代或肌肉萎缩，应仔细观察 T_1WI 图像，寻找慢性失神经的征象，而不要过度强调 T_2WI 水肿样信号（图 25）。随着神经卡压的解除或神经损伤的恢复，肌肉 T_2WI 水肿样高信号可恢复正常。虽然存在一定的挑战性，但大多数情况下，肌肉失神经改变能够与其他原因造成的肌肉信号改变区分开了，如肌病（自身免疫性或炎症性）、感染性肌炎和创伤性肌肉扭伤等。肌病通常是双侧的，它累及四肢多个肌肉间室，而支配神经的外观正常，且不对应于神经支配区域（图 30）。由创伤或感染引起的肌肉损伤通常呈斑片状分布，并可能伴有积液（图 31）。最后，除肌肉失神经改变外，上述所有疾病均可见到筋膜水肿。通常，失神经支配的肌肉异常局限于神经支配的区域，没有相关的筋膜水肿或积液，且通常在神经病变部位及其远端观察到。因此，如果肢体最先几层扫描图像中看到肌肉失神经改变，需要对肢体或神经丛的近端部位做进一步成像，以评估实际损伤的部位。出于多种原因需要对局部肌腱进行评估。肌腱撕裂的原因可能是肌肉扭伤或损伤，而不是失神经。肌腱损伤导致的不稳定可能会引起局部牵拉性神经病变，在这种情况下，修复或治疗肌腱损伤比试图解除可疑的神经卡压更重要。

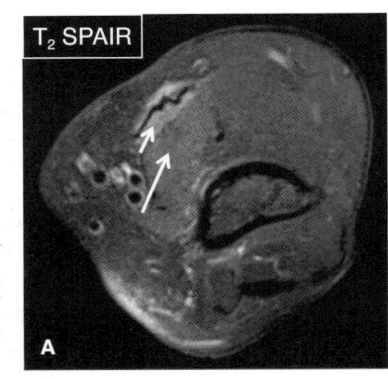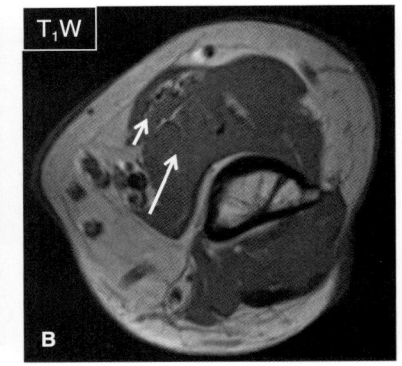

图 29 肌肉失神经支配。通过肱骨的轴位图像（A、B）显示肱二头肌（短箭）和肱肌（长箭）水肿样信号，没有明显的脂肪替代，表明近期出现的肌肉皮肤神经病变。其特征是肌肉水肿与各自神经支配区域一致，呈弥漫性分布，无相关的筋膜水肿

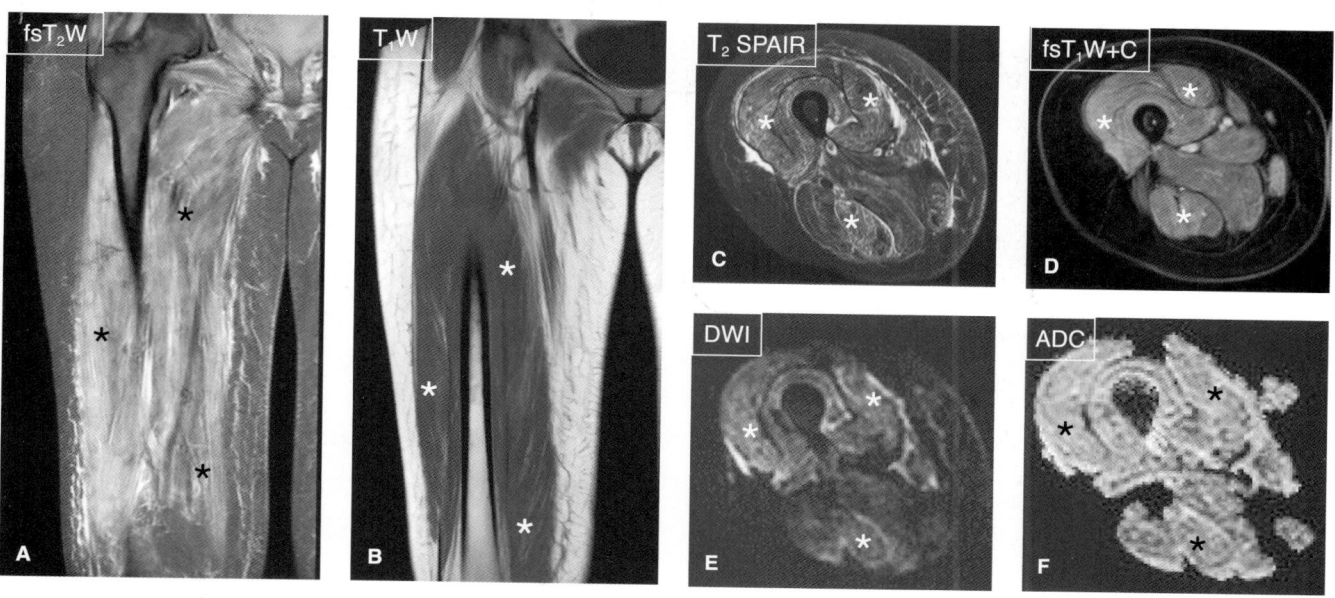

图30 皮肌炎。冠状位（**A**、**B**）和轴位（**C~F**）图像显示多个间室的肌肉弥漫性水肿样信号，以前间室表现最明显，邻近筋膜水肿，轻度强化，大腿肌肉无明显扩散受限（星号）

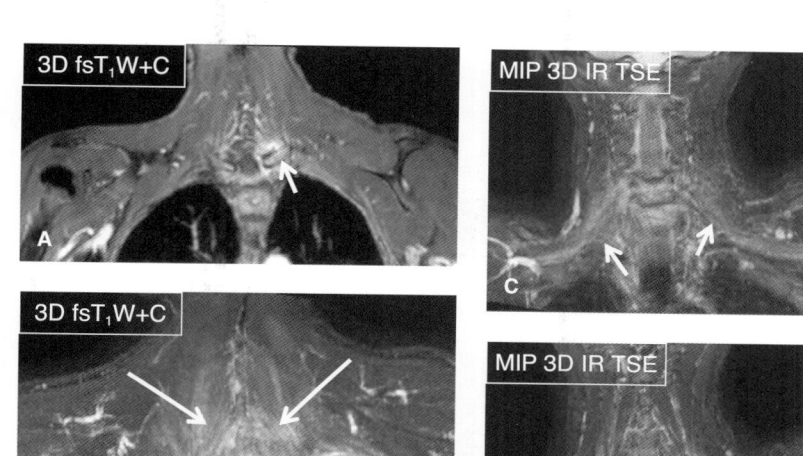

图31 椎小关节感染和脓毒症肺栓塞引起的臂丛神经炎症。冠状位图像（**A~D**）显示下椎小关节及其周围软组织水肿（**A**中箭）。**B**：弥漫性椎旁水肿（长箭）和上肺外带阴影（短箭），符合脓毒症肺栓塞。两侧臂丛神经（**C**、**D**中箭）界限不清，神经增粗并信号异常增高（神经信号超过DRG，使其不明显）

神经病变的系统性原因

许多系统性原因可导致神经病变，如吉兰-巴雷综合征（Guillain-Barré综合征，GBS）、急性臂丛神经炎（Parsonage Turner综合征，PTS）、慢性炎症性脱髓鞘神经病变（CIDP）、多灶性运动神经病（multifocal motor neuropathy，MMN）、平山病、药物诱发的神经病变、金属毒性、遗传性神经病变（CMT）、血管炎、糖尿病、甲状腺疾病、淀粉样变性、神经皮肤综合征、高脂血症等。临床表现结合电生理检查结果在这些疾病的诊断中起着重要作用。然而，在影像学检查时可能会偶然遇到这些疾病，或者在某些情况下，当临床表现不明确时，影像检查可用于排除或确认神经病变。最后，对于已知患有疾病（如CIDP或CMT）的患者，影像检查可用于评估是否叠加了卡压、潜在的神经病变基础（如多发性骨髓瘤病变）或叠加的并发症，如淋巴瘤（神经中的结节性肿瘤伴或不伴邻近淋巴结病变）。在影像学评估时，应利用所有可用的临床和电生理检查信息做出准确的判断，并提出最合适的诊断和鉴别诊断。在影像上有许多提示可以帮助读者将神经的异常归因于系统性病因，例如成像视野中多发神经受累或多灶性神经异常，在远离卡压的部位出现弥漫性的异常表现，遗传性脱髓鞘型神经病变中的假肿瘤（图16、图23、图24、图31、图32），以及结节性或局灶性/多灶性神经增粗进一步指向淋巴瘤、淀粉样物资沉积或神经皮肤综合征的诊断（图27）。还有其他有用的临床和影像学特征可能有助于系统性病因的诊断。这些特征包括GBS（单相急性发病，通常先是病毒性感染，随后因自身免疫反应导致四肢虚弱和刺痛，并可能发展为极度全身无力，但这些症状通常在发病后数周内消失；MRN显示弥漫性神经增粗，如马尾神经根增粗等）；CIDP（逐步进展的慢性衰弱、脑脊液蛋白升高、下肢受累较上肢重、轻度-中度弥漫斑片状神经增粗，潜在的多发性骨髓瘤可能是诱发因素，该疾病需要静脉注射免疫球蛋白、皮质类固醇或血浆置换治疗）（图33）；MMN（主要累及上肢、远端受累多于近端、运动功能丧失、轻-中度的正中神经、尺神经或桡神经增粗伴失神经改变）（图9、图23、图34、图35），临床上应与运动神经元疾病、局灶性运动神经元疾病（平山病）、脊髓灰质炎、CIDP或肌萎缩侧索硬化症等鉴别。MMN对免疫球蛋白治疗有显著效果，与CIDP相反，类固醇或血浆置换疗效不佳。电生理检查：MMN（表现为多灶性运动脱髓鞘，特异性的部分运动传导阻滞，实验室检查表现为血清抗GM1 IgM抗体较高）；CMT（因CMT的类型不同而有不同的表现，神经增粗大多见于脱髓鞘型，即CMT 1A型，它占CMT病例的2/3，有家族易感性、高足弓、足部畸形、早年发病，神经增粗通常是双侧对称性的。在CMT 1A型中，可以看到类似神经纤维瘤病的假肿瘤）（图9、图23、图24、图32、图36）；HNPP

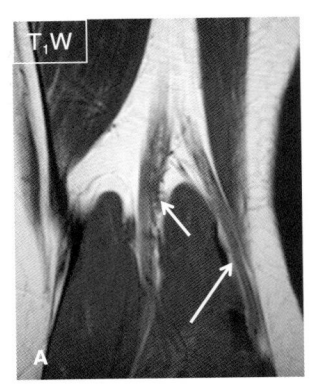
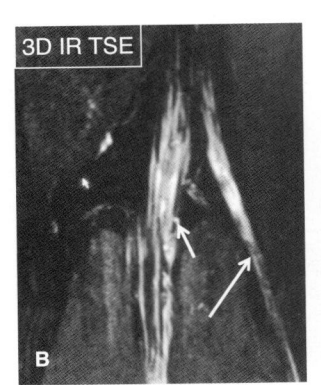
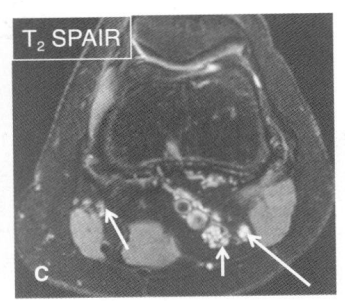

图32 遗传性神经病变（CMT）1A型。冠状位（A、B）和轴位（C）图像显示胫神经（短箭）、隐神经（中箭）和腓总神经（长箭）弥漫性增粗和T₂WI高信号

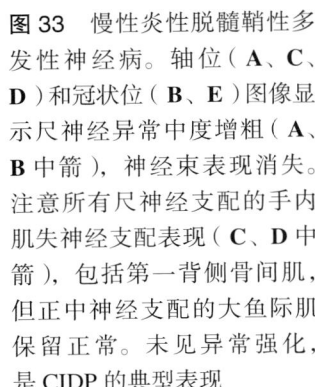

图33 慢性炎性脱髓鞘性多发性神经病。轴位（A、C、D）和冠状位（B、E）图像显示尺神经异常中度增粗（A、B中箭），神经束表现消失。注意所有尺神经支配的手内肌失神经支配表现（C、D中箭），包括第一背侧骨间肌，但正中神经支配的大鱼际肌保留正常。未见异常强化，是CIDP的典型表现

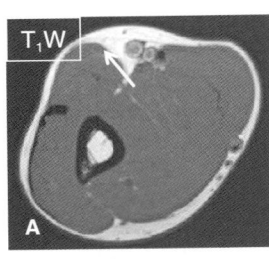
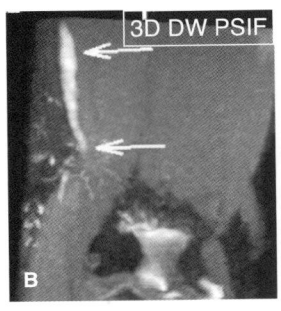
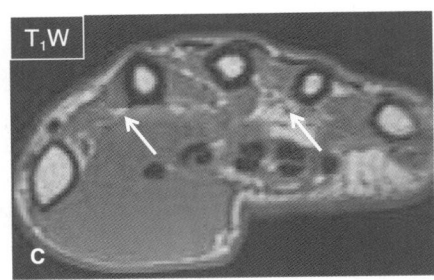
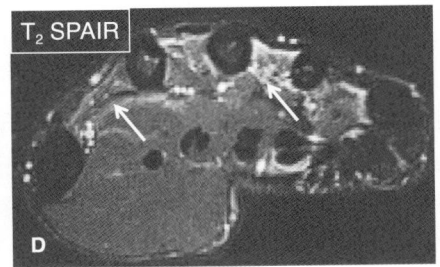
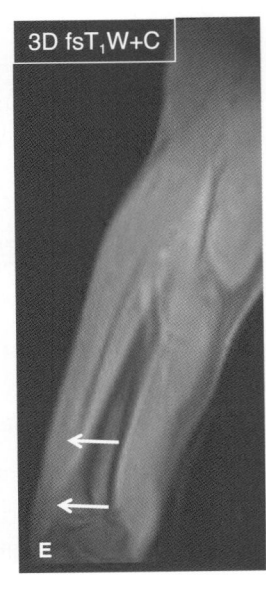

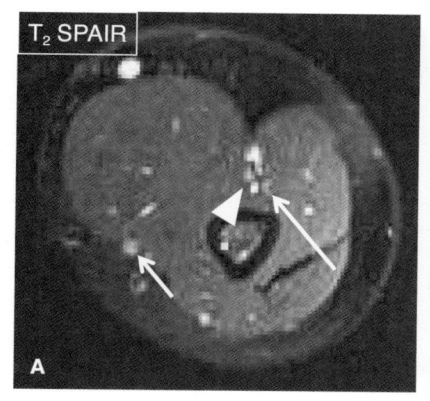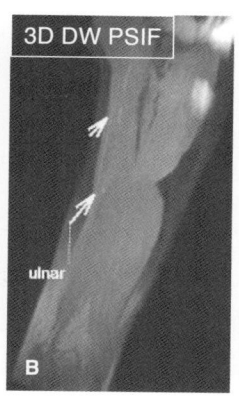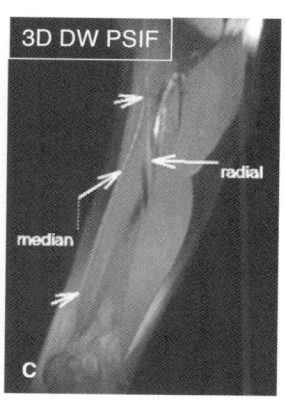

图34 多灶性运动神经病。轴位图像（A）显示尺神经（长箭）、桡神经（短箭）和正中神经（箭）轻中度信号增高。斜冠状位图像（B、C）上证实了轴位的发现，箭头标记了神经呈弥漫性高信号

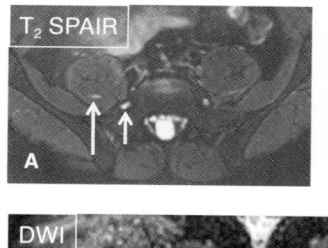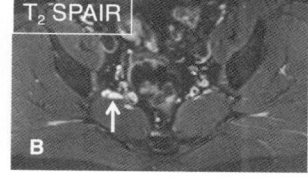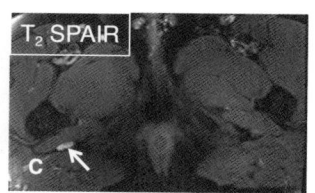
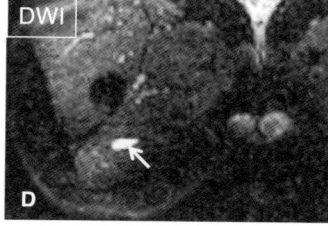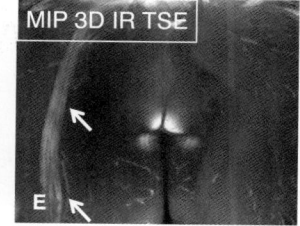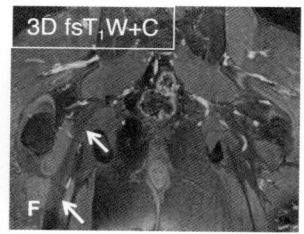

图35 多灶性运动神经病。骨盆和大腿近端轴位（A~D）和冠状位（E~F）图像显示L5右侧神经根（A中短箭）、同侧股神经（A中长箭）、坐骨神经丛（B中箭）、坐骨神经（C、E中箭）弥漫性T_2高信号并轻度增粗，DWI还显示了扩散受限（D中箭）。注意增强后无异常强化（F中箭）

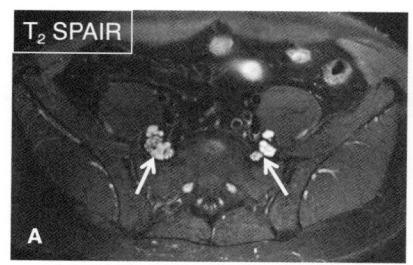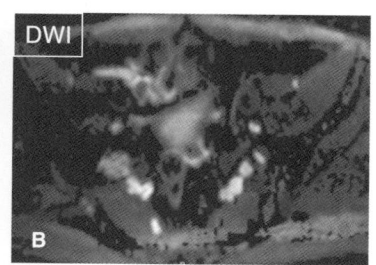
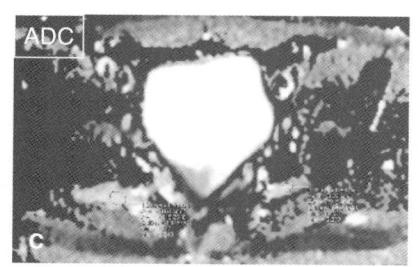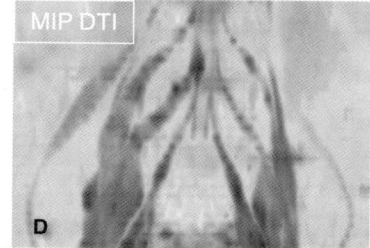

图36 CMT 1A型。轴位图像（A~C）显示双侧对称性神经增粗和异常高信号。注意高ADC值（2.1×10^{-3} mm^2/s）符合良性神经增粗。冠状位MIP张量反相图像（D）选择性地显示了双侧腰骶丛神经异常的全程

（另一种遗传性神经疾病，受累患者通常存在四肢不同管道卡压的疾病基础）（图37）；血管炎或化疗引起的神经病变（全身性血管病变或药物毒性引起双侧斑片状神经病变，通常位于坐骨神经）（图38）；糖尿病（下肢多于上肢受累，弥漫性神经增粗，信号增高，慢性神经外膜内脂肪沉积导致神经持续增粗，糖尿病腰骶神经丛疾病又名肌萎缩，可以与HBA1C水平轻度升高一起发生，股骨和前间室受累多于坐

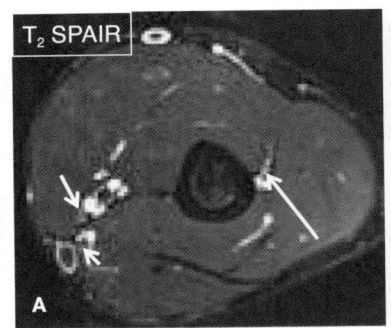
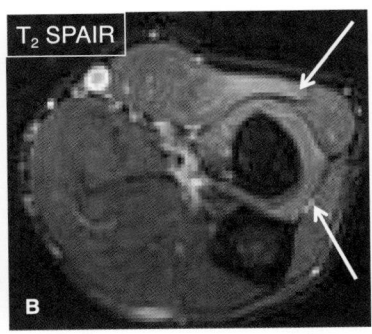
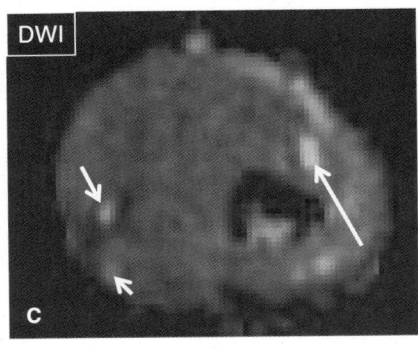
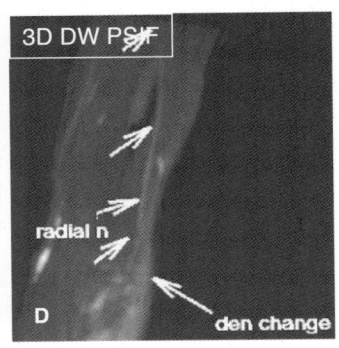

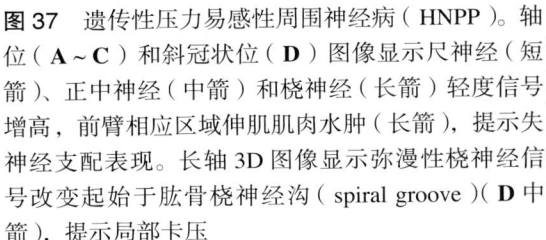

图37 遗传性压力易感性周围神经病（HNPP）。轴位（A~C）和斜冠状位（D）图像显示尺神经（短箭）、正中神经（中箭）和桡神经（长箭）轻度信号增高，前臂相应区域伸肌肌肉水肿（长箭），提示失神经支配表现。长轴3D图像显示弥漫性桡神经信号改变起始于肱骨桡神经沟（spiral groove）（D中箭），提示局部卡压

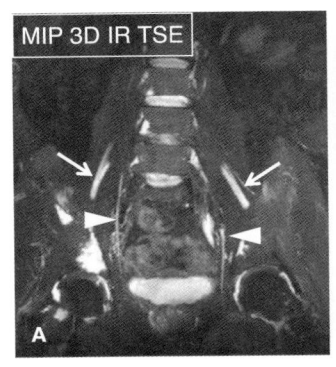
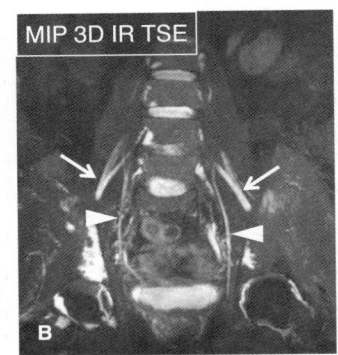
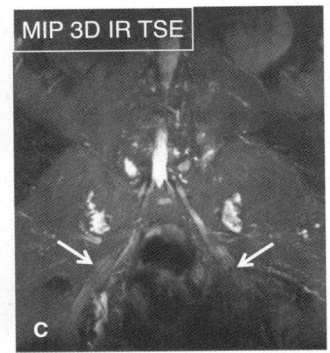

图38 多发性骨髓瘤患者化疗引起的神经病变，患者主诉腿部前缘和腹股沟疼痛。冠状位图像（A~C）显示股神经（A、B中箭）和闭孔神经（A、B中箭头）显著T_2WI高信号。坐骨神经（C中箭）信号正常，与临床症状有良好的相关性

骨或后间室）（图39）；淀粉样变性（通常是长期的慢性疾病，例如，多发性骨髓瘤，表现为双侧坐骨神经增粗伴有或不伴有结节转或斑片状强化）；神经皮肤综合征（有遗传易感性，弥漫性神经增粗或多灶性结节可见于神经纤维瘤病，而神经鞘瘤病表现为多发性局灶性肿瘤病变，伴囊性、出血或坏死改变）（图40、图41）。

神经卡压

神经卡压可能是一种动态过程中的暂时性损伤，也可由骨筋膜室综合征造成的肢体弥漫性肿胀引起。更常见的是由靠近神经的占位性病变或增厚的筋膜引起的。卡压可能发生在神经走行径路上的某一处特定的狭窄空间（如管道等解剖结构），或发生在神经走行附近可能存在占位性病变的区域。表1中列举了周围神经成像过程中常见的管道和卡压部位。一般在混合性神经中，感觉神经束排列于运动神经束的周围。因此在卡压造成的神经病变中，感觉症状比运动症状可能表现得更早、更强烈。目前常根据症状、临床检查结果和电生理检查结果对周围神经卡压进行分级。①轻度卡压：临床上有感觉异常，神经传导速度轻度降低反映早期脱髓鞘；②中度卡压：更明显的感觉异常，伴或不伴轻度运动异常，神经传导速度中度降低和振幅变化反映轴索变性；③严重卡压：更严重和持久的运动和（或）感觉缺失伴软组织萎缩、传导速度缺失或严重降低以及轴突变性改变。

MRN是一项解剖学检查，它与临床表现和电生

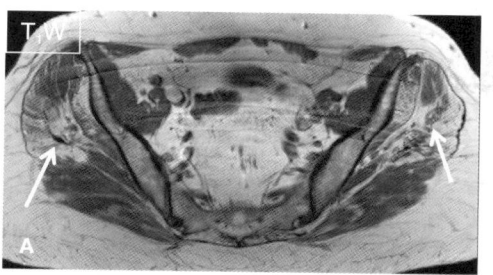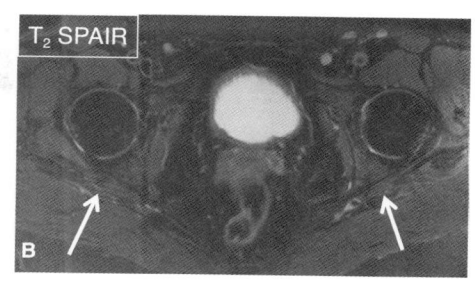

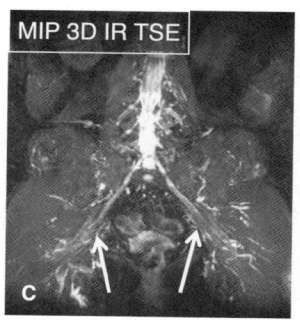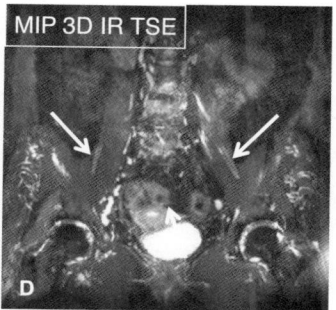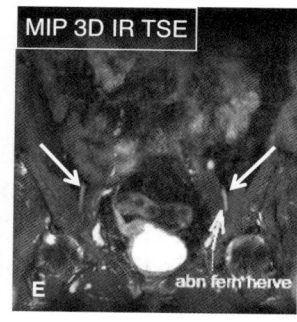

图39 糖尿病神经丛病变和神经病变。48岁男性，HBA1C水平略高，患有Ⅱ型糖尿病。主诉左腿前方严重针刺样疼痛，伴轻度足部无力和腿部交锁。骨盆轴位图像（A、B）显示双侧臀肌对称性萎缩（箭），提示慢性神经丛病变。冠状位图像（C~E）显示正常坐骨神经丛（C中箭），并保留了DRG与神经的信号比例。注意左股神经不对称性高信号和增粗（D、E中箭），符合糖尿病神经病变（肌萎缩）

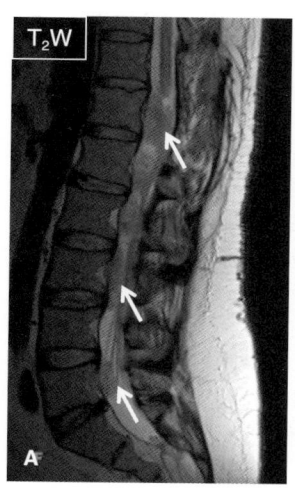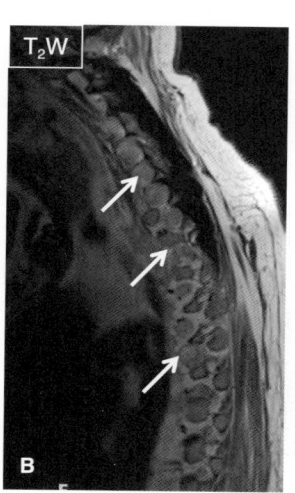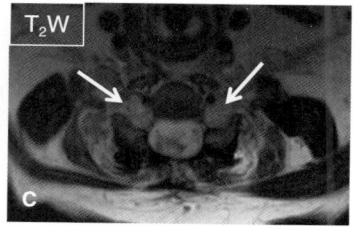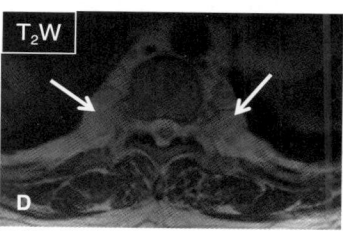

图40 神经鞘瘤病。多发胸腰椎周围神经鞘肿瘤。矢状位（A、B）和轴位（C、D）图像显示，在该已知神经鞘瘤病患者中，椎管和神经孔内存在大量T₂WI高信号病变（箭头），与神经鞘瘤相符

图41 Ⅰ型神经纤维瘤病。矢状位（A）、轴位（B~D）、冠状位（E、F）图像显示两个边界清晰的卵圆形T₂高信号病灶，呈靶样和中央强化（星号），累及股神经和坐骨神经。病变ADC值较高，符合良性肿瘤。相应的MIP DTI（F）图像显示盆腔多个类似病变（箭），这是神经皮肤综合征的典型表现

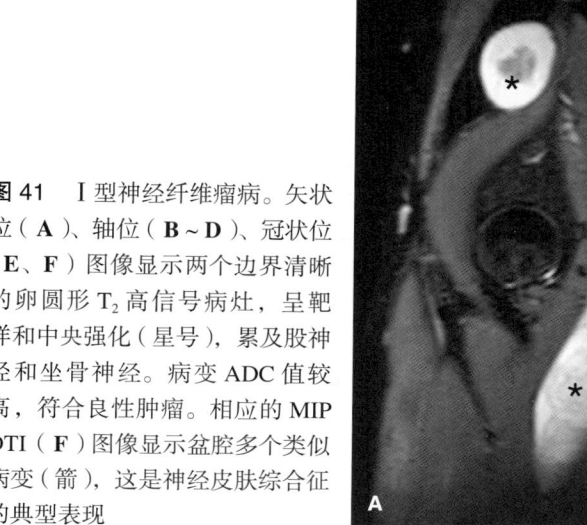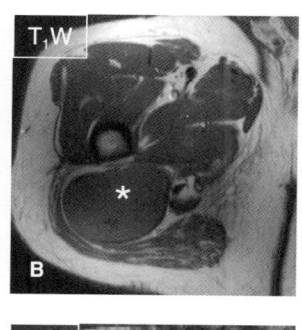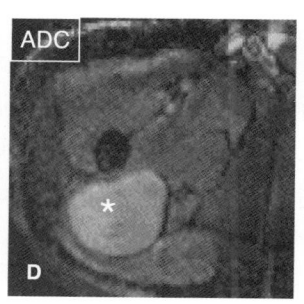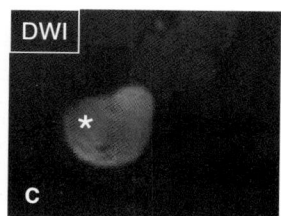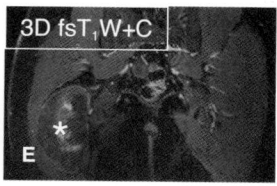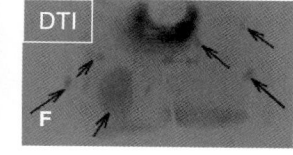

表 1　常见周围神经的行进路径和压迫部位

周围神经	解剖区域	压迫的结构及机制	其他症状
臂丛神经下干	胸部外上侧以及锁骨上区	颈肋，C7 的长横突或 C7 横突与第一胸肋之间的纤维联结；静态或动态压迫；如垂颈综合征（侧位脊柱 X 线片可见 T_2 椎体）	胸廓出口综合征
肩胛上神经	肩胛骨，肩	肩胛上切迹（肩胛横韧带）或冈盂切迹韧带顶部（肩胛旁囊肿）	卡压神经将导致局灶异常；发生炎症如"莱姆病"（Lyme disease）可导致弥漫性异常信号
尺神经	肘内侧，肘管	尺侧腕屈肌两个头之间三角韧带（Osborne 韧带）；半脱位引起动态压迫；肱三头肌内侧头低位插入；	肘管综合征
	腕	尺侧副韧带损伤 Guyon 管；腱鞘囊肿或尺动脉瘤的静态压迫	
正中神经	腕，腕管	屈肌支持带或腕横韧带；肌腱腱鞘炎、腱鞘囊肿所致静态压迫	腕管综合征；最常见卡压
	肘，肱骨远端	Struthers 韧带或肱骨髁上突；静态压迫	少见
	前臂近段	旋前圆肌或指浅屈肌腱（FDS）腱鞘；动态压迫	骨间前神经卡压可见于 FDS 腱鞘卡压或副肌（Ganuer）卡压
桡神经	腕	桡感觉神经；源自腱鞘囊肿或筋膜增厚的静态压迫外力挤压，常见于骑自行车的人（Wartenberg 综合征。桡神经浅支受压，译者著）	
	肱骨中段	螺旋沟：由于外侧肌间隔增厚或三头肌外侧头紧绷而抽搐	
	肘部和前臂近端	旋后肌筋膜边缘（Frohse 弓）压迫导致骨间后神经病	表现为单纯感觉异常的桡管综合征
坐骨神经	盆部	梨状肌：静态或动态压迫	20%~30% 的人群中常有坐骨神经及梨状肌分裂
股神经	盆部	腹股沟韧带	股神经主干或分支通过腰大肌属于正常变异
股外侧皮神经	髋，近髂前上棘	腹股沟韧带；静态卡压；动态卡压见于肥胖、腰带和妊娠的压迫	感觉异常性股痛（Meralgia paresthetica）；手术矫正可致疝气形成的风险
腓总神经	膝，腓骨近端	腓骨颈、腓骨长肌；静态或动态压迫	腓浅神经位于小腿上 2/3 和下 1/3 的交界处
胫后神经	足，踝管	内踝和跟骨之间的屈肌支持带；静态或动态压迫；比目鱼肌悬索水平的胫神经	踝管综合征；足底内侧或外侧神经卡在后踝骨纤维管
趾间神经	足	跖间隙	莫顿（Morton）神经瘤

理检查结果具有良好的相关性。有许多报道提出了神经卡压造成神经磁共振信号和（或）截面径改变的假说机制。这些机制包括阻断神经束膜内神经内液的正常往返轴浆流动（froaxoplasmic flow），因神经血管受压引起静脉充血，以及急性-亚急性期神经撞击导致充血等。神经卡压进展可导致局部脱髓鞘，随后发生轴突损伤，从而增加神经内的含水量和自由空间。慢性神经卡压导致神经束萎缩和（或）神经周围和神经内纤维化。在 MRN 上，因疾病的不同阶段而显示各种不同的影像表现，例如，初期由于含水量增加而导致高信号，而晚期因纤维化而呈低信号。在大多数情况下，轻度卡压表现为神经异常高强度（通常为轻度-中度）和卡压部位神经轻度扁平（图 42、图 43），一般不出现肌肉失神经改变。中度卡压可以看到神经近端增粗而远端扁平、神经束突出（外层感觉神经束较运动神经束突出）、中度至重度高信号和神经走行偏位（图 44、图 45），肌肉失神经改变可能变得很明显。对于轻度和中度卡压，卡压部位及其上游神经的信号异常最明显，神经远端信号逐渐趋于正常，但电生理检查显示整条神经

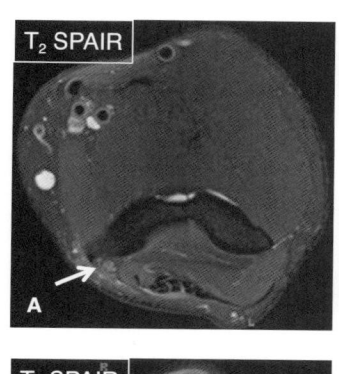
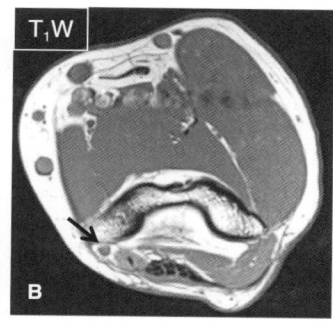
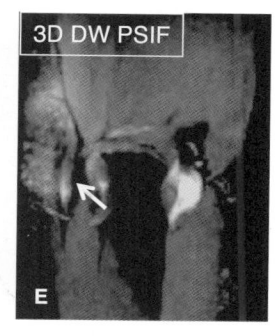
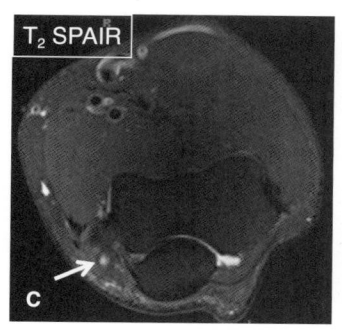
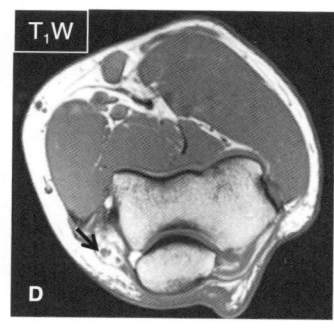
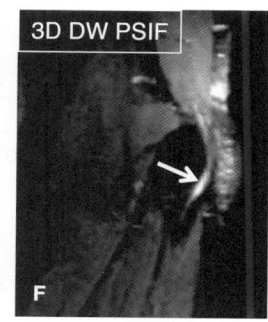

图42 轻度尺神经病变。肘管处的轴位图像（**A～D**）显示尺神经呈轻中度异常 T_2WI 高信号（箭）。在相应 3D 图像（**E**、**F** 中箭）的冠状位（**E**）和矢状位重建图像上，也显示了神经的信号异常和远端扁平化表现

图43 表现为左前外侧疼痛的患者，轻度左侧股外侧皮神经病变。连续冠状位图像（**A～C**）显示左侧股外侧皮神经（长箭）与正常右侧神经（短箭）相比，呈异常不对称高信号，后者的信号强度在腹股沟韧带处减弱。这种神经在 3D MIP 图像上最清晰可见

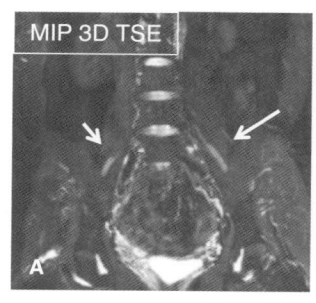
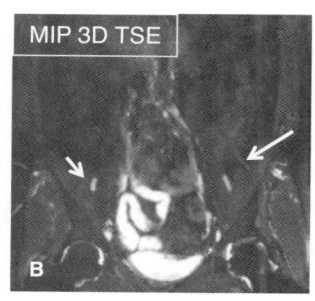
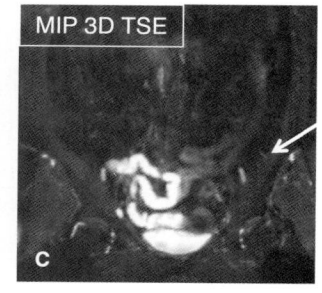

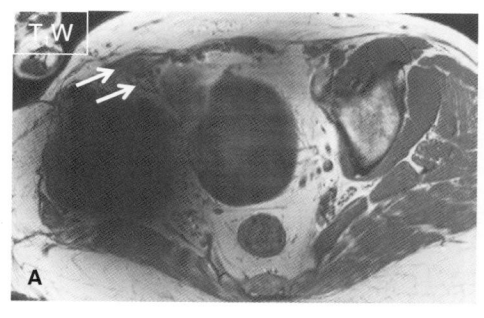
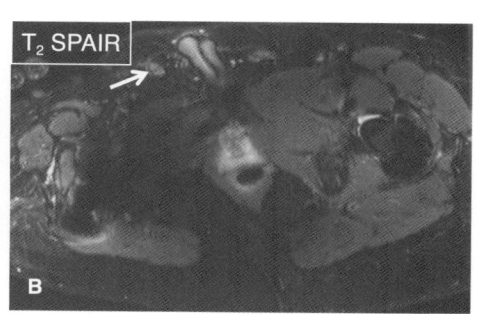

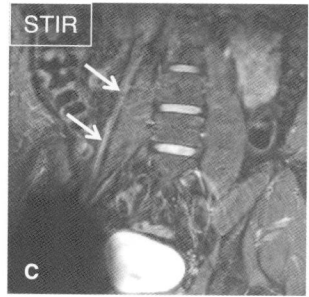
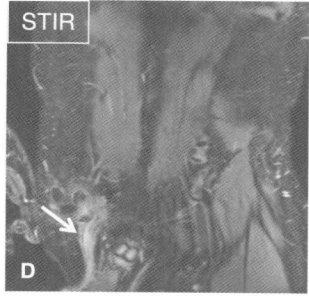
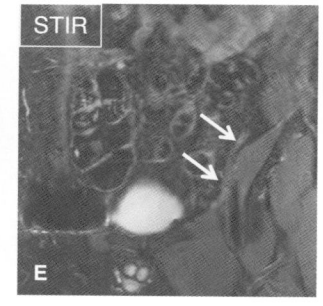

图44 既往行疝修补术和右髋关节置换术的患者，双侧生殖股神经中度卡压，临床症状右侧较左侧严重。轴位图像（**A**、**B**）显示右侧髋关节置换术后所致伪影、同侧腹股沟瘢痕（**A** 箭）以及右侧提睾肌水肿（**B** 中箭），提示去神经肌炎。冠状位 MRN 图像（**C～E**）显示异常的 T_2WI 高信号和生殖股神经增粗（**C**、**E** 中箭），右侧提睾肌表现为去神经支配水肿并瘢痕组织环绕（**D** 中箭）

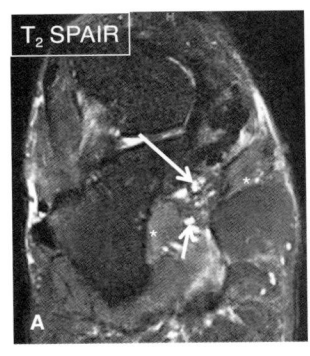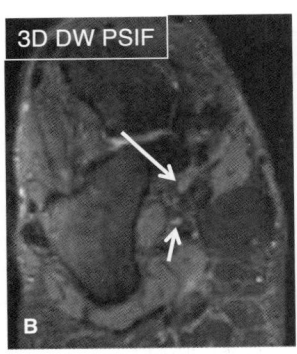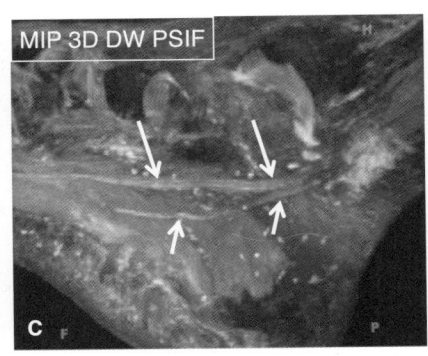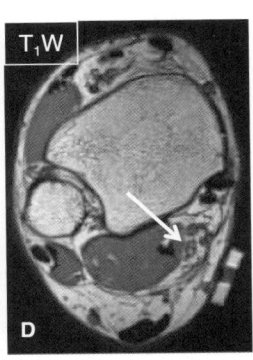

图 45 中度足底内、外侧神经病变——复发性踝管综合征。斜短轴位（**A**、**B**）和矢状位重建图像（**C**）显示由于反复卡压导致的内侧（长箭）和外侧（短箭）足底神经中度至重度高信号，及内侧足底神经增粗。注意姆外展肌和足底方肌的去神经性水肿（星号）。胫神经（**D** 中箭）表现为束状萎缩伴神经鞘内脂肪沉积。注意外侧皮下软组织内瘢痕

出现传导速度改变。因此，MRN 对神经卡压的定位是非常有价值的。严重神经卡压时，神经近端和远端增粗呈现"沙漏"样表现和信号异常，由于混合性水肿、缺血和纤维化，沿神经由近向远逐渐从高信号过渡到低信号（亮 - 黑 - 亮，bright-black-bright，3B 征）。神经束周围纤维化可引起神经束异常扭结（之字形畸形）（图 46、图 47）。最后，了解局部肌肉失神经支配对精准评估非常重要，因为肌肉失神经改变表明中重度混合感觉和运动神经的卡压（图 44、图 45）。

由于神经卡压的亚急性临床特性，一般不需要静脉注射对比剂评估卡压神经。尽管存在急性临床症状（即急性腕管综合征），在这种情况下作者也没有发现异常强化的神经，人们通常会看到去神经支配所致的异常肌肉强化。然而，去神经支配肌肉的水肿在 T₂WI 图像上明显、易见，因而不需要使用对比剂检测肌肉信号的改变。如果怀疑肿块或已知存在神经附近的占位性病变，则应使用对比剂以进一步判断其特征。常见的此类肿块包括神经节囊肿、血肿、脓肿或肿瘤（图 48）。

在评估和报告神经卡压病例时，必须记住一些陷阱和额外的线索。在受摩擦的部位常可见神经呈轻度的 T₂WI 高信号，可能是由于亚临床的牵引性神经病变，也可能是如上文所述由于神经转向导致特定位置出现的魔角伪影。读片者应增加窗宽使图像变灰，将神经信号变化与相应平面的静脉比较。如果异常信号程度接近于静脉信号，则可能意味着存在病变。若与静脉信号差别较大，并被视为一个孤

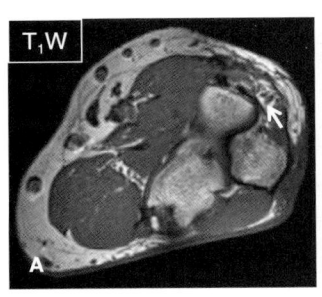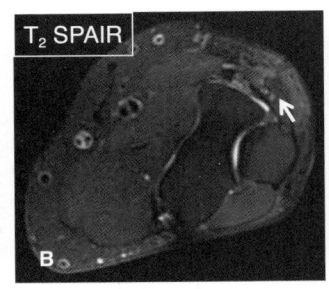

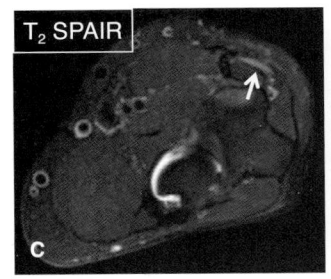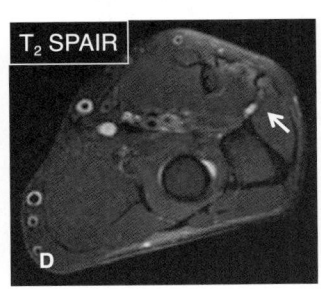

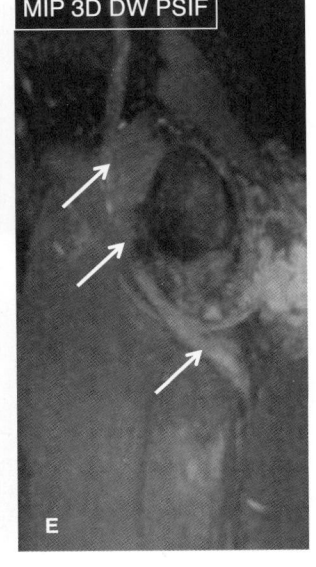

图 46 严重神经病变患者行肘管松解术后发生尺神经再卡压。肘关节水平的轴位图像（**A~D**）和斜轴位 3D 图像（**E**）显示前转位的尺神经呈中度至重度 T₂WI 高信号（箭），伴走行变化（**C** 中箭）。3D 图像可见明显的亮 - 黑 - 亮（3B 征）（**E** 中箭）信号改变，提示严重的再卡压神经病变

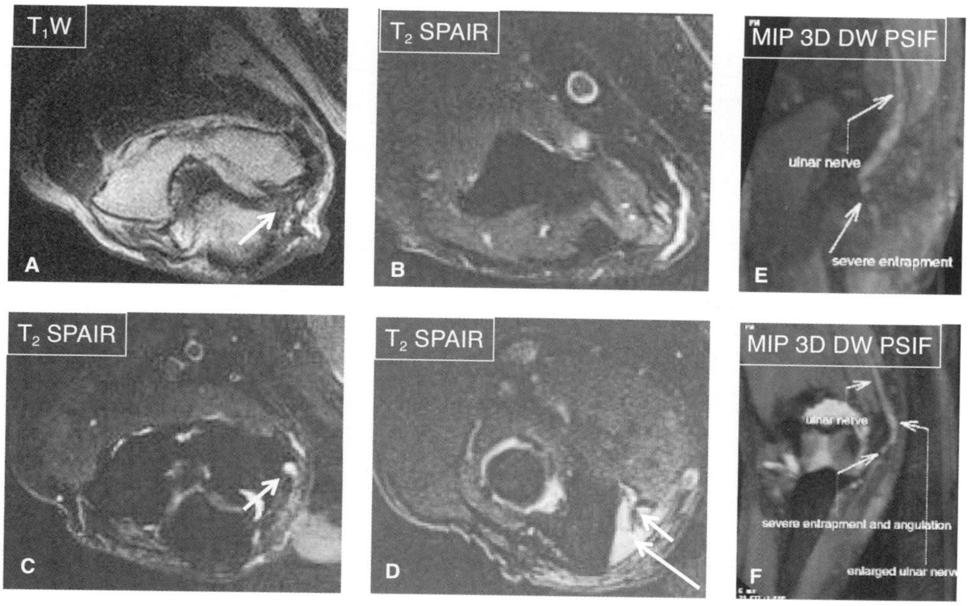

图 47 肘管松解术和前转位术后引起尺神经再卡压。轴位图像（A～D）显示肘管术后的瘢痕组织。注意呈中度到显著 T_2WI 高信号的尺神经（短箭）和去神经性水肿的尺侧腕屈肌（长箭）。重建的斜矢状面（E）和斜冠状面（F）图像显示严重卡压所致神经病变导致尺神经 3B 征和急性成角（之字形畸形）（E、F 中箭）

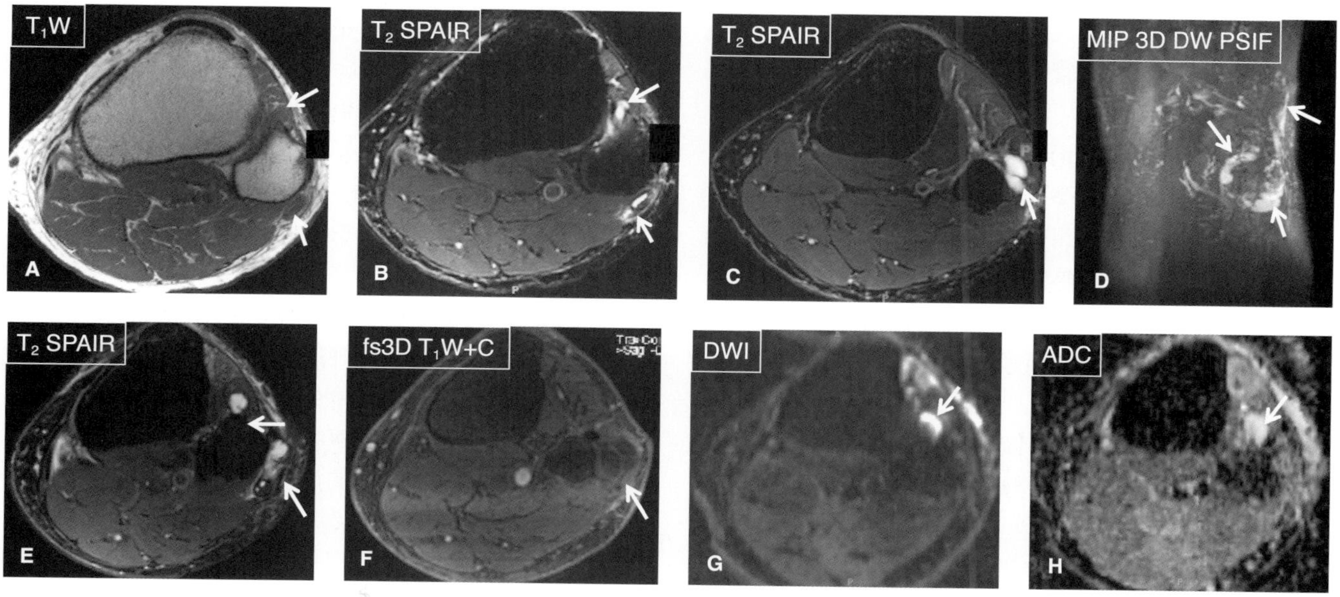

图 48 腓总神经神经内和神经外神经节囊肿。轴位（A～C）和冠状位（D）图像显示一个多分叶囊性病变（箭），起自近端胫腓关节，经腓总神经（CPN）的关节内支在神经内和神经周围沿最小阻力路径逆行延伸（D 中箭）。患者接受了神经节囊肿切除术和腓总神经关节分支结扎术。共存在两个分支，只结扎其中一支。基线检查后数月的随访扫描（E～H）轴位图像显示神经节囊肿复发（箭）伴边缘强化，以及由于 T_2 透过效应导致的明显扩散受限。冠状位 MRA 延迟对比增强减影（I、J）图像显示病变周围没有明显异常血管分布，只有周边强化

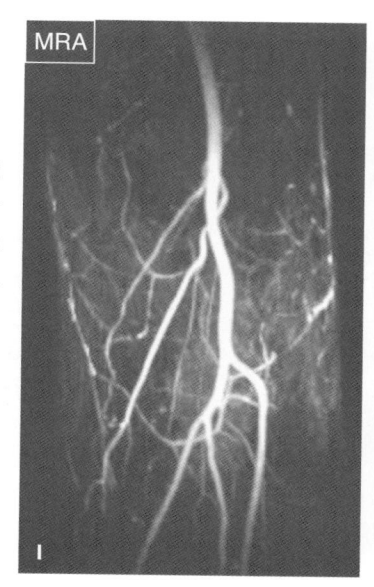
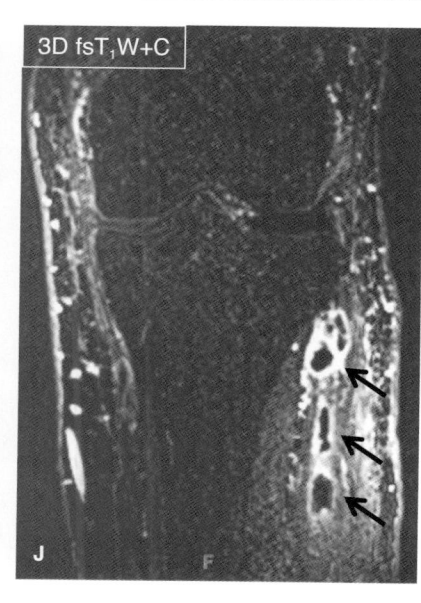

立的发现，应将这种轻微的信号改变报告为与临床相关的非特异性信号改变，因为它可能在临床上意义不大，或者它可能是解释患者症状的唯一原因。通常而言，与肌电图结果相关的临床症状性神经病变或影像异常改变表现为沿周围神经长轴的、较明显的信号改变。在后一种情况下，除局部或远端肌肉去神经支配性的改变外，还应寻找神经走行、管径和（或）神经束形态改变的其他征象。除神经信号改变之外，存在上述异常征象可增加神经性病变诊断的准确率。MRN 检查对坐骨神经和股神经等较粗大神经病变的诊断准确率在 90% 以上，对腓总神经等较纤细的神经病变的诊断准确率在 80%～90% 之间。神经病变的影像特征中，T_2WI 高信号最敏感，神经束异常、径线改变和肌肉去神经支配改变特异度最高。根据评估的不同的神经卡压部位，可能存在与神经病变相关的其他间接影像征象；例如，正中神经病变可出现腕管深部脂肪垫移位、屈肌腱鞘炎以及腕横韧带弯曲；阴部神经病变可出现坐骨棘及坐骨结节处的韧带增厚；坐骨神经及肩胛上神经病变可出现关节盂唇旁囊肿。局部肌肉改变，例如副肌肉或神经分叉，可能作为发育变异存在，只有小部分病例由于解剖变异出现神经卡压或临床症状。在这种情况下，由于信号的改变可能极为细微，读片者应当仔细寻找提示神经病变的影像征象（图 19、图 20）。在许多情况下，当穿过密闭空间的神经由于其他叠加原因肿胀而出现卡压时，就会表现出临床症状，例如腰骶丛神经病变或近端脊椎病变（又名双挤压综合征）。在慢性神经卡压时，神经可能会脱水，可能出现缺血，发展为纤维化以及神经束萎缩（图 45）。因此，在这种情况下，神经不会表现为明显的高信号，而表现为在卡压部位神经变平，管径变化超过 50%，和（或）近端增大。

最后，病变神经的信号和径线应在术后 4~8 周内减低，几个月后恢复到接近正常水平（图 49）。术后神经的轻度高信号可能持续很长时间。如果有术前检查，通过比较神经信号强度、大小以及神经束的改变，非常有助于术后反应的评估。如上文所示，再卡压或持续卡压可导致神经信号强度增加、持续性的神经束异常、神经周围纤维化、3B 征或之字形畸形（图 45～图 47），局部去神经支配肌肉也会发生进行性脂肪替代和萎缩。双挤压综合征是另一种存在形式，近端病变或神经卡压可能会导致远端的神经卡压，远端卡压部位可能有更明显的临床表现。影像学检查可以通过显示相关部位的卡压相关表现来帮助解决临床难题（图 50）。感觉性神经病变很难通过肌电图确诊，临床表现和影像学检查相结合有助于诊断，尤其是盆腔深部神经病变。MRN 检查可能显示与上文描述的影像学征象类似的神经异常，也可能仅显示病因，例如预期部位感觉神经的肿瘤或瘢痕压迫（图 51～图 54）。腰骶丛神经病变的影像表现也类似于周围神经卡压，最常见的原因是椎间盘突出，导致受压的背根神经节和节后神经节段异常高信号，远段神经信号降低。下游神经，如股神经、闭孔神经或坐骨神经，也可能随着挤压的严重程度的增加出现神经信号和（或）管径的改变（图 55、图 56）。因此，MRN 比常规腰椎检查更能展现存在多发椎间盘突出时的确切异常部位，提高放射科医生的诊断信心。神经炎症或神经牵拉性损伤的影像表现不同，异常表现更弥漫，与神经孔狭窄部位不一致（图 57）。

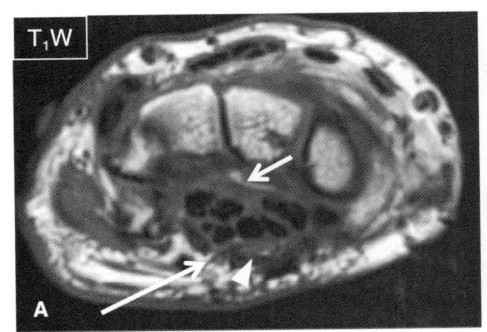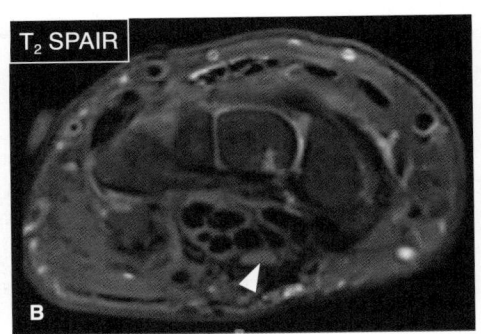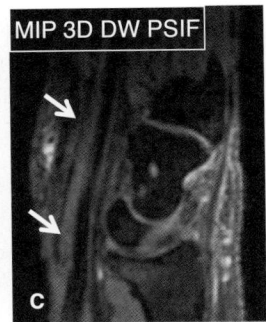

图 49 正常的术后表现。轴位（A、B）图像显示手术所致的屈肌支持带（长箭）不连续，复位的腕管内脂肪垫（短箭），以及正常的椭圆形等信号正中神经（A、B 中箭头，C 中箭）

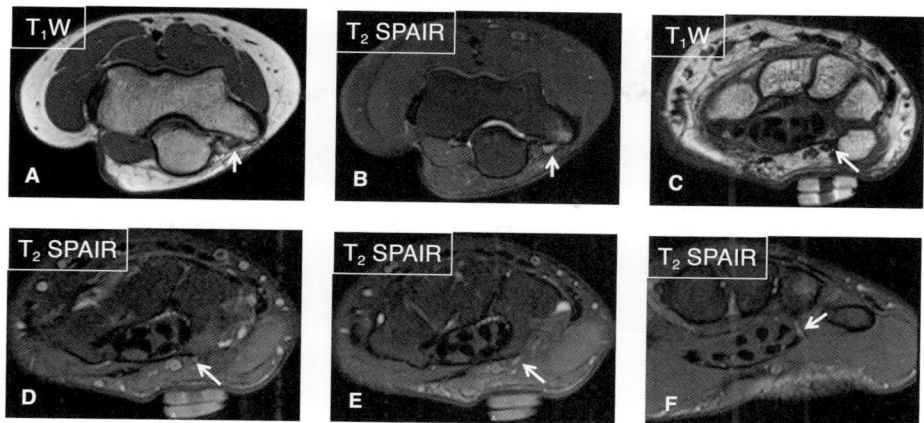

图50 双挤压综合征。肘关节水平轴位图像（A、B）显示肘管内尺神经呈中等 T_2WI 高信号以及轻度增粗（箭），提示卡压性神经病变。注意应力损伤导致的肱骨内上髁轻度骨髓水肿。在腕关节和手部水平轴位图像（C～F）上，另可见尺神经深支呈 T_2WI 高信号（箭）。患者表现为疼痛和腕尺管 Tinel 征阳性

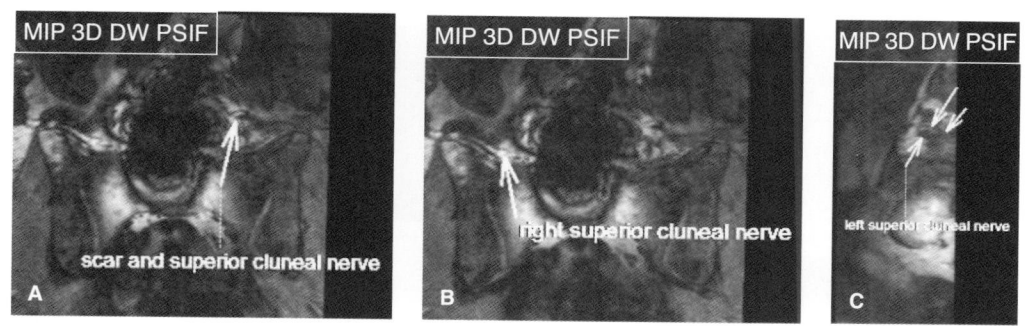

图51 腰椎融合术和右髂骨植骨取骨术后导致左侧后臀上神经瘢痕压迫，表现为左侧腰痛。血管抑制的 3D 采集序列图像冠状位（A、B）和矢状位（C）重建显示下部腰椎固定物所致伪影。注意左侧后臀上神经的瘢痕压迫（B、C 中箭）和右侧相应神经的正常走行

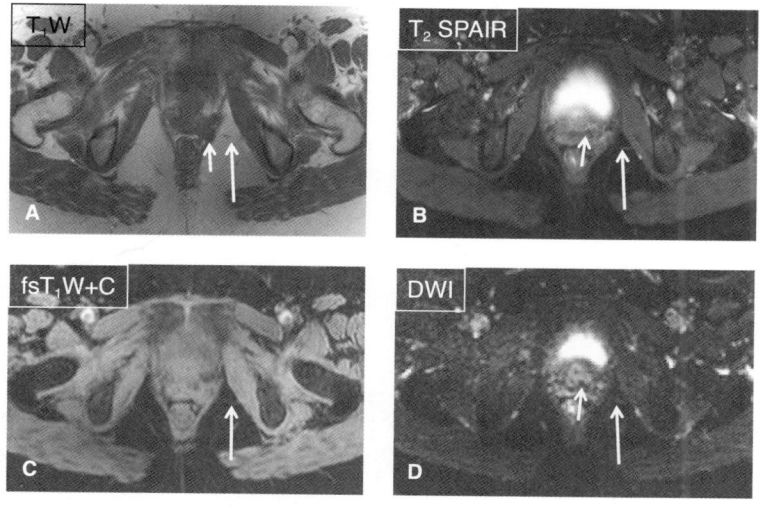

图52 左下痔神经病变，临床表现为直肠疼痛。既往行盆底手术并补片放置和取出。轴位图像（A～D）显示由于手术所致的左侧会阴瘢痕及会阴体变形（短箭）。注意残留的补片在图像上表现为扭曲的图线样低信号（B、D 中短箭）。左下痔神经轻度增粗（长箭）。在 CT 引导下行周围神经皮下注射以缓解疼痛，需仔细观察 DWI 图像和已有对比增强图像，以区分神经（DWI 上可见，增强图像上无强化）和血管（DWI 上不可见，增强图像上强化）

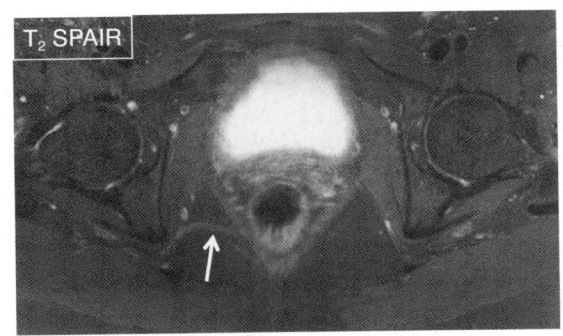

图 53　下痔神经病变。另一例直肠疼痛患者的轴位图像显示右侧下痔神经（箭）增大，呈轻度 T_2WI 高信号，其从右侧阴部神经发出穿行于坐骨直肠脂肪间隙

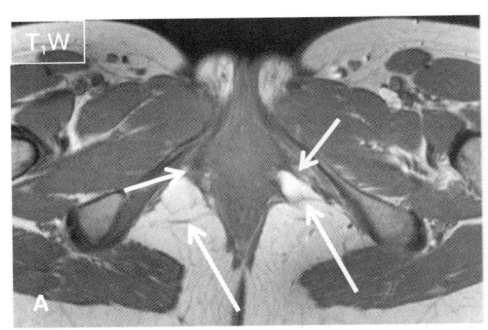
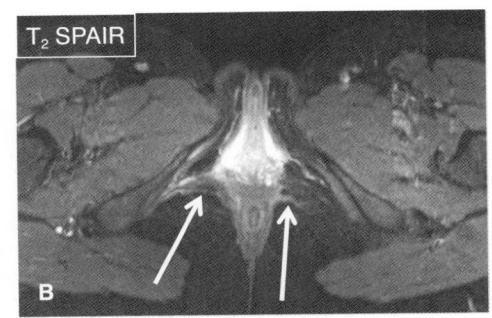
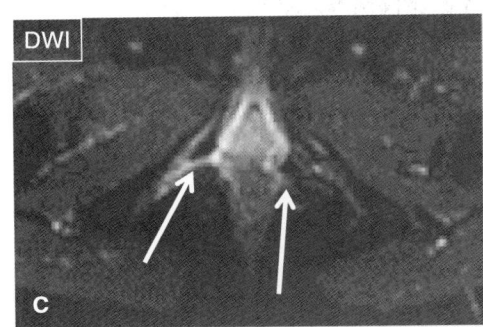

图 54　阴部神经会阴支神经病变患者，表现为阴道和会阴部疼痛。轴位图像显示双侧会阴瘢痕（短箭），左侧范围大于右侧，以及阴部神经会阴支明显增粗，呈 T_2WI 高信号（箭）

图 55　神经根病。腰骶丛 MRN 腰椎部分的矢状位（A）和轴位（B）图像显示 L4–L5（箭）水平的椎间盘向左侧中央旁疝出（突出），压迫同侧 L4 神经根（B 中箭头）。在轴位 MRN 图像（C~E）上，注意周围突出、强化的椎间盘（箭）。在冠状位 MRN 图像（F）上，可见由于挤压，突出的椎间盘（箭）致使硬膜囊三角形脂肪间隙消失，伴 L4 神经根（箭头）增粗并信号增高。同时需注意骨盆骨质由于骨髓瘤浸润导致的 T_2WI 高信号病变

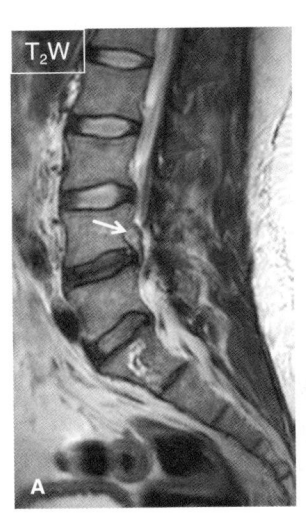
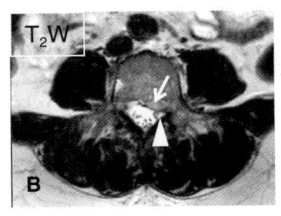
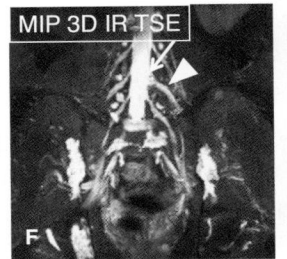
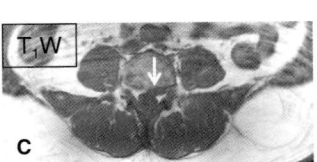
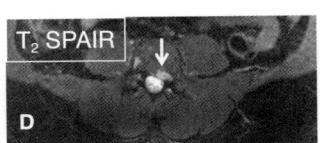
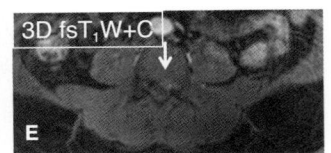

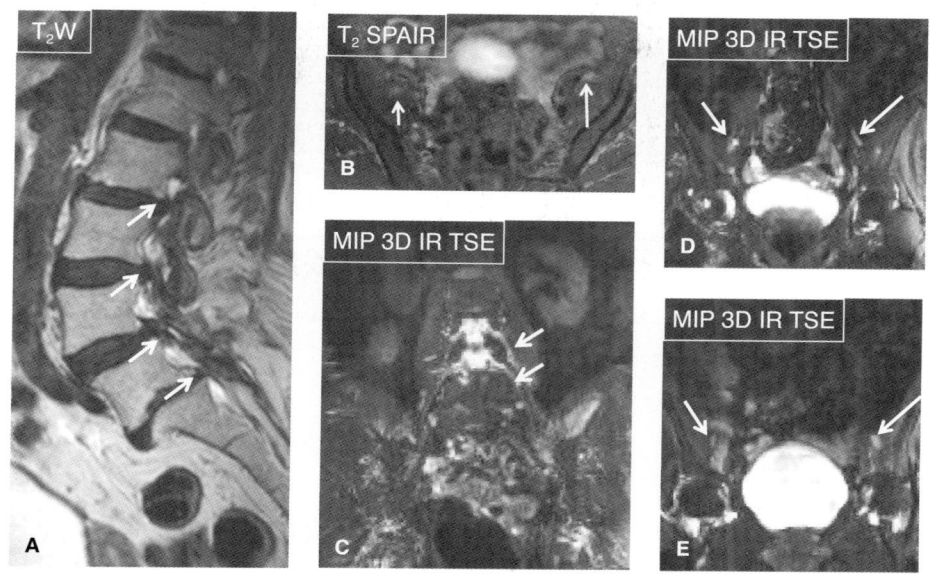

图56 神经根病和左侧股神经病。老年患者，既往多节段腰椎病，表现为左大腿前侧和膝关节疼痛。斜矢状位图像（A）显示多节段腰椎椎间孔狭窄（箭）。轴位（B）和冠状位（C~E）MRN图像显示左侧L3和L4神经根（C中箭）以及同侧股神经（D、E中箭）呈不对称T_2高信号并轻度增粗，符合神经根病和神经病。尽管多节段椎间孔狭窄，MRN仍能显示神经异常的部位

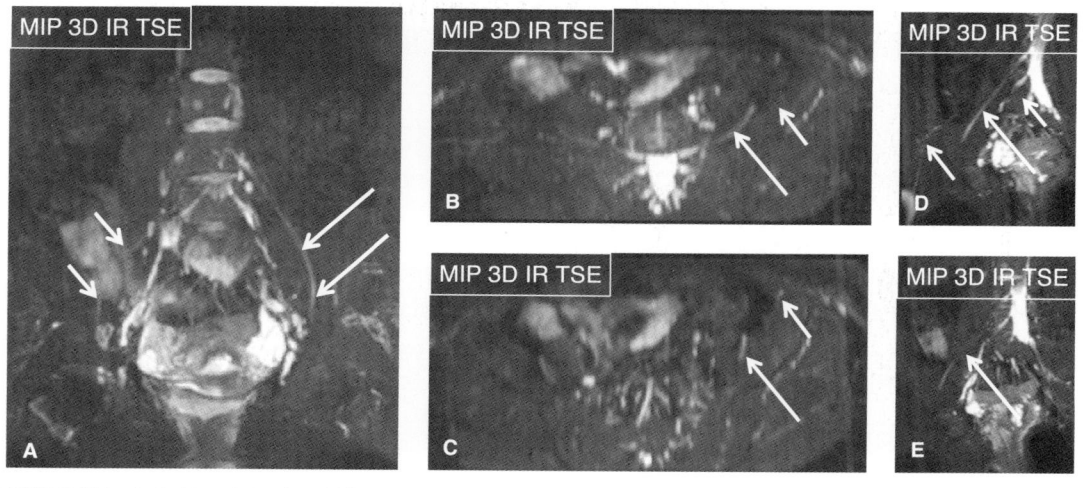

图57 炎性腰骶丛神经病患者，左腿前、外侧疼痛。冠状位（A）图像显示，与正常的右侧股神经（短箭）相比，左侧股神经轻度增粗（长箭），呈弥漫性、不对称T_2WI高信号。重建的轴位（B、C）图像显示异常的左侧股神经（长箭）和左侧股外侧皮神经（短箭）。斜矢状面图像（D、E）显示与正常的右侧股神经相比（E长箭），异常的左侧股神经以及左侧股外侧皮神经（D中箭）。右侧股外侧皮神经由于信号正常而不可见

神经损伤

周围神经损伤病因为间接或直接创伤。间接创伤如膝关节脱位导致腓总神经损伤，或机动车事故导致臂丛神经损伤。各种牵拉、剪切应力和缺血机制在神经损伤的病理生理过程中单独或共同发挥作用，根据神经充血、水肿、纤维化和轴突或大体神经中断的程度，可能有不同的影像学表现。Sunderland分级系统基于神经结构解剖，描述了一个典型的由内至外的神经损伤模型。最早、最简单的神经损伤分类由Seddon提出，他将神经损伤分为三个等级，从最轻到最严重，分别为神经失用、轴突断裂和神经断裂（表2）。Sunderland分类（表3）在其后提出，目前被广泛应用于临床。它包含5个

表 2　周围神经损伤的 Seddon 分类

分级	临床所见	临床所见	结局
神经失用	• 轻度损伤 • 轴突完整	主要是感觉缺陷 初始 EMG 阴性，NCV 可能会延长	通常会在几周到几个月内自愈
轴突断裂	• 轴突中断；轴突连续性丧失和脱髓鞘 • 神经外膜、神经束膜和神经内膜仍然完整	• 运动和感觉缺陷。NCV 和振幅变化提示更高级别的损伤和肌肉去神经变化。在损伤早期，轴突中断和神经中断由于症状相似在临床上较难鉴别 • 在所有病变中，初步电学检查显示损伤远端无电传导 • 3 周后，EMG 可显示损伤部位远端的纤维性颤动和去神经电位	• 可自愈，再生速率为 1 mm/d（约 1 英寸/月） • 通常是完整的
神经断裂	神经干完全中断	• 神经功能完全缺失 • 近端再生的没有到达靶组织的轴突可形成神经瘤 • EMG 可显示损伤部位远端的纤维性颤动和去神经电位	自愈的可能性很小，可发生 Wallerian 变性，尤其是有明显瘢痕组织的情况下

EMG：肌电图；NCV：神经传导速度

表 3　周围神经损伤的 Sunderland 分类

分级	病理表现	临床表现	预后
Ⅰ	• 轻度损伤 • 神经与终末器官之间轴突保持连续	麻痹，轻度或完全感觉丧失	数周至 4 个月间可完全自愈
Ⅱ	• 损伤部位轴突的连续性中断 • 轴突鞘、神经内膜或神经束膜未中断	损伤部位远端神经分布区感觉、运动及交感神经功能丧失	在再生过程中，轴突完整的近端部分以约 1 mm/d（约 1 英寸/月）的速度向远端生长
Ⅲ	• 神经内膜管损伤、轴突断裂 • 神经束膜和神经外膜保持完整	• 如果所有的神经束受累→自主神经分布区的运动、感觉和交感神经功能完全丧失 • 如果部分神经束损伤→损伤神经束的纤维组成决定功能缺陷的类型和程度	• 可用于再生的轴突更少 • 剩余的轴突在神经束内、神经内膜管外出芽和下降 • 通常需要医疗干预
Ⅳ	• 整个神经束及其周围的神经束膜中断、破坏 • 神经外膜完整 • 神经干保持连续	电学检查→损伤后 3～4 个月损伤处无电传导	• 严重的纤维化限制了轴突的再生 • 连续性神经瘤形成伴疼痛或功能障碍的神经瘤可能需手术治疗
Ⅴ	完全离断，包括神经外膜在内的整个神经干连续性中断	离断神经分布区的运动、感觉和交感神经功能完全丧失	• 需要手术修复恢复功能 • 恢复的质量取决于轴突中断和神经纤维破坏的程度

EMG：肌电图；NCV：神经传导速度

等级，第一、二级损伤与 Seddon 分类相似，而后三级对应神经断裂的严重程度进展，即基于由内至外的损伤模式，分别为神经内膜、神经束膜和神经外膜损伤。Dellon 和 MacKinnon 增加了第六级，以描述部分和混合性损伤。部分损伤为只有一部分神经纤维（外周）可能受损而其余的纤维完好无损，混合（联合）损伤为神经的所有部分都受到影响，某些区域比其他区域更严重。即使连续的神经束也可以含有神经失用或轴突断裂的神经纤维，甚至在同一束内同时存在两种类型的损伤。损伤恢复的持续时间、病程和质量取决于每个神经纤维或神经束损伤的严重程度、数量和类型。

表 4 将两种分级系统的精华与预期的 MRN 影像表现描述相结合。Ⅰ级损伤的特征是暂时性传导阻滞，急性表现，无相关的肌肉去神经支配性改变。Ⅱ级损伤包括轴突丧失，Ⅲ级损伤包括覆盖的神经内膜损伤。由于神经内膜在 MRN 上不可见，Ⅱ级和Ⅲ级损伤难以区分。尽管Ⅲ级损伤时神经束异常、

表4 周围神经损伤的 Seddon 和 Sunderland 分类的要点及 MRN 表现

Seddon 分类	Sunderland 分类	损伤	磁共振神经成像
神经失用	Ⅰ级	局灶性脱髓鞘	• 神经：信号增高和（或）范围增大 • 肌肉：正常
轴突断裂	Ⅱ级	轴突受损，神经内膜完整	• 神经：信号增高和（或）范围增大，神经束异常高信号和（或）增粗 • 肌肉：去神经性改变
	Ⅲ级	轴突和神经内膜受损，神经束膜完整	• 神经：信号增高和（或）范围增大，神经束异常高信号和（或）增粗 • 肌肉：去神经性改变 • 比Ⅱ级更为严重
	Ⅳ级	轴突、神经内膜和神经束膜受损，神经外膜完整	• 神经：连续性神经瘤伴神经束中断 • 肌肉：去神经性改变
神经断裂	Ⅴ级	神经干完全横断	• 神经：损伤处间隔，伴末端球状神经瘤 • 肌肉：去神经性改变
	Ⅵ级	神经全周混合不同程度损伤	• 混合影像表现，取决于损伤程度 • 纤维化，并神经信号突然改变

神经异常高信号和增大的影像表现比Ⅱ级损伤更明显，在临床上，Ⅱ级和Ⅲ级损伤均行医学治疗（图58～图60）。Ⅳ级损伤的特征是神经束膜损伤，可见连续性神经瘤，影像表现为神经的局灶性、不均质、无强化的增大，伴神经束不连续和（或）神经束膜增厚/中断。连续性神经瘤由再生的神经芽和干预相关的纤维组织聚集而成（图8、图61、图62）。在这种情况下，神经恢复通常不完全，存在神经瘤可能因疼痛导致功能障碍，这种病例可能需要手术切除神经瘤并神经移植。Ⅴ级损伤意味着神经完全离断，末端球状神经瘤形成（图63～图67）。在这种情况下，如果不进行神经移植或在切割或重建的神经末梢上放置神经管，神经恢复是不可能的。

影像检查的关键作用之一是测量不连续神经节段近端和远端之间的距离，以行手术处理。三维各向同性成像对于显示连续性神经瘤（Ⅳ级损伤）和神经离断（Ⅴ级损伤）非常有用，对于读片者和接诊医生都有利。放射科医生可在重要功能神经 Sunderland Ⅴ级损伤的准确诊断中发挥重要作用，并告知外科医生神经离断间隔的长度，以便在神经修复前准备合适尺寸的同种异体移植物或自体移植物。Ⅳ级损伤显示为混杂影像表现，周围受累程度和神经损伤的严重程度（Ⅰ～Ⅴ级，如上所述）决定了最终预后（图17、图68）。这类损伤的诊断线索包括直接损伤引起的神经外膜增厚、外伤史或损伤机制以及出血和（或）纤维化引起的神经内信号不均质。另一种基于影像和与临床处理相关的更简单的神经损伤分类方法，包括：拉伸或牵引损伤（Ⅰ～Ⅲ级）、连续性神经瘤（Ⅳ级）和神经不连续或撕脱损伤（Ⅴ级）。表5总结了不同级别神经损伤的相应影像表现及其预后。神经损伤诊断步骤如以下流程图所示。应牢记各种成像陷阱，魔角伪影可导致神经在特定

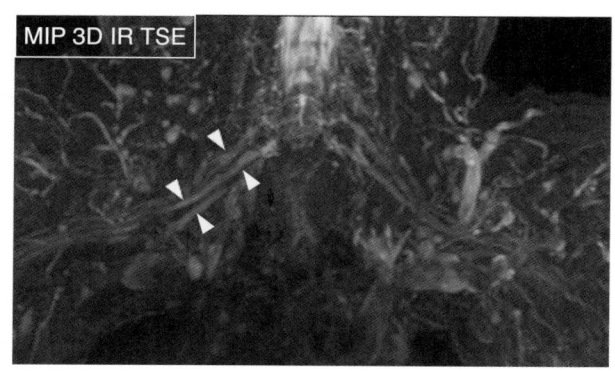

图58 发生近期机动车事故患者的臂丛神经拉伸损伤（Sunderland Ⅱ级）。冠状图像示斜角肌间隙内右侧臂丛神经根与神经根轻度增粗（箭头），T_2WI 呈高信号

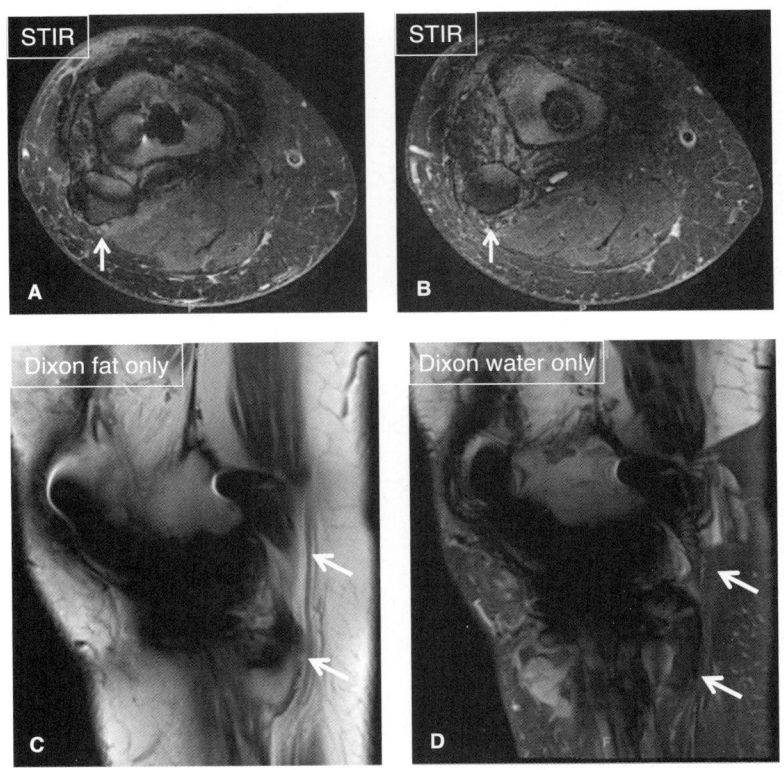

图 59 膝关节术后腓总神经的拉伸损伤（Sunderland Ⅱ级）。患者表现为腿前部疼痛和轻度足背屈无力。轴位（A、B）和矢状位（C、D）图像显示膝关节水平腓总神经呈轻度高信号（A、B 中箭）和其他连续神经

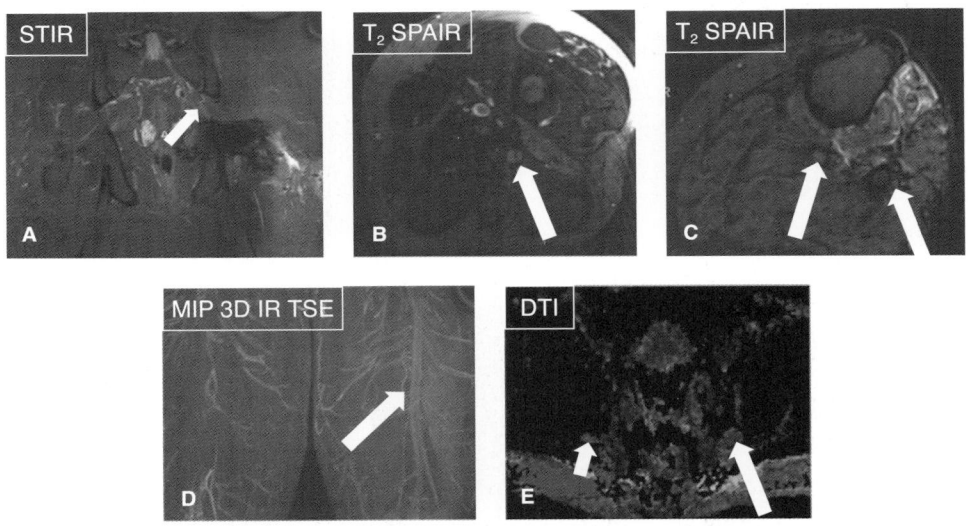

图 60 Sunderland Ⅲ级损伤。冠状位（A）图像显示左侧坐骨神经丛（箭）轻度高信号，部分被左髋关节假体的金属伪影所掩盖。轴位（B、C）和冠状位（D）图像显示左侧坐骨神经及其分支弥漫性增厚和 T₂WI 高信号，以及伸肌间室去神经支配改变。E：DTI 图像（各向异性分数伪彩图）显示左侧坐骨神经（长箭）增大，与右侧的正常神经 FA 值（0.4~0.5）相比，左侧坐骨神经 FA 值较低（0.1~0.2）（短箭头）。手术证实为 Sunderland Ⅲ级损伤

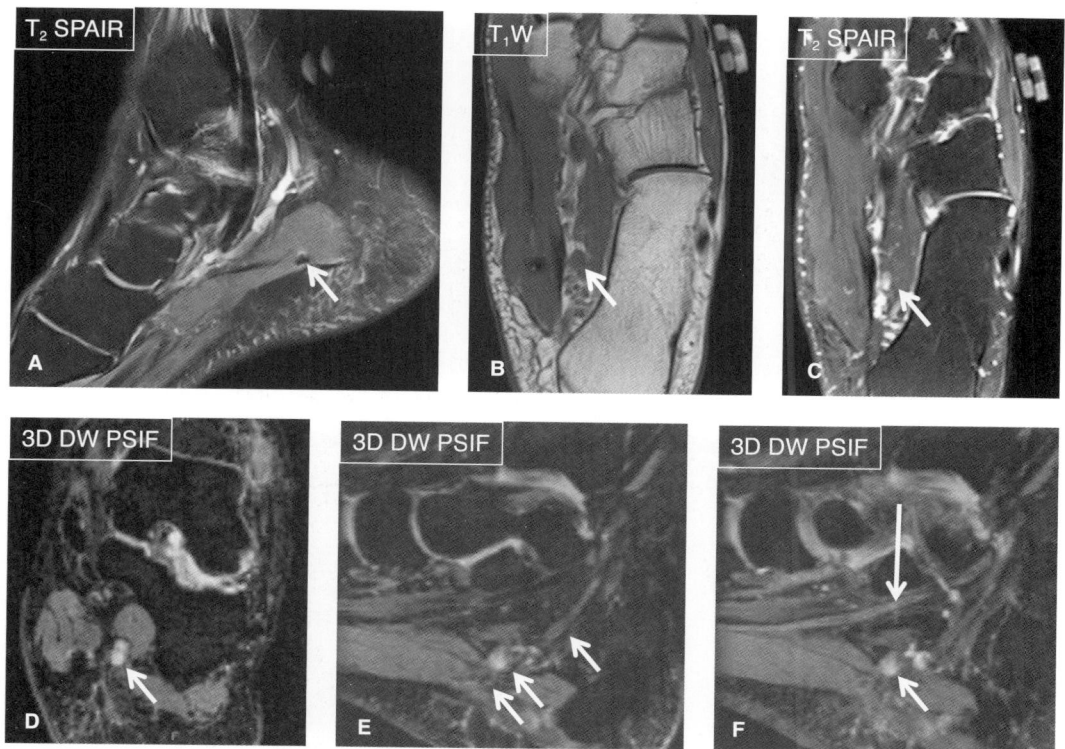

图 61　既往足底筋膜手术引起的足底外侧神经连续性神经瘤（Sunderland Ⅳ级损伤）。矢状位（A）图像显示手术所致的磁化率伪影（箭）。轴位（B、C）图像显示踇展肌和跖方肌之间的足底外侧神经走行区的神经瘤。冠状位（D）和矢状位（E、F）3D重建图像显示 T₂WI 高信号的足底外侧神经（短箭）局灶性球状增大（箭）和轻度高信号的正常的足底内侧神经（长箭）

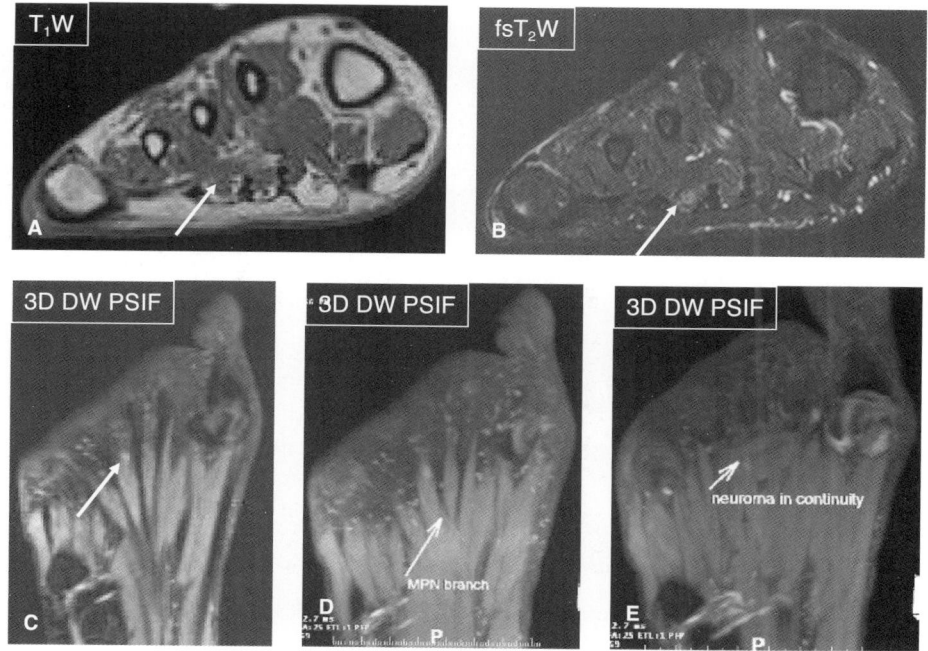

图 62　既往损伤引起的足底内侧神经连续性神经瘤（Sunderland Ⅳ级损伤）。轴位（A、B）和冠状位（C~E）图像显示沿足底内侧神经大部分外侧分支生长的神经瘤（箭）

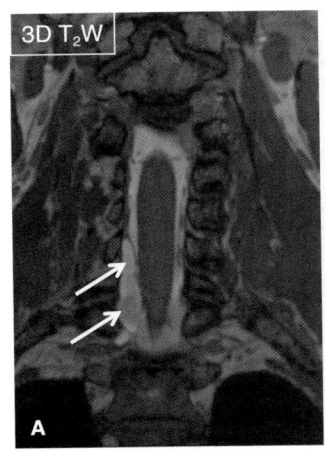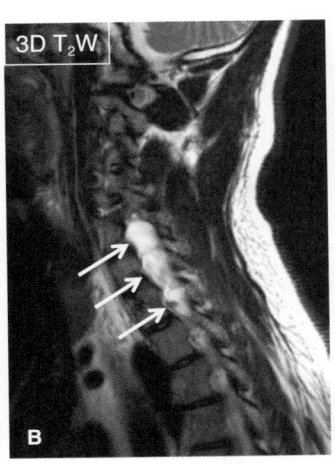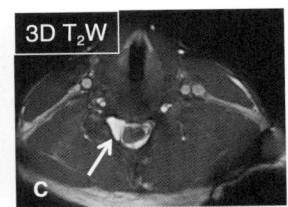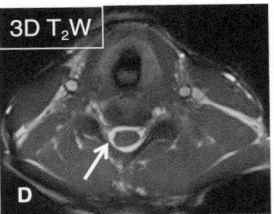

图63 近期机动车事故引起的Sunderland V级损伤伴多发神经根撕脱。冠状位（**A**）和矢状位（**B**）3D T₂WI TSE序列重建图像显示多发右侧下臂丛（C6-T₁）神经根撕脱伴假性脊膜膨出。轴位3D T₂W稳态图像证实了假性脊膜膨出（**C**中箭）和神经节前神经根缺失（**D**中箭）

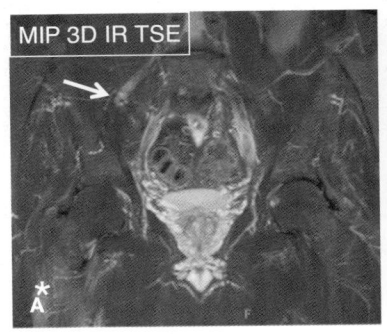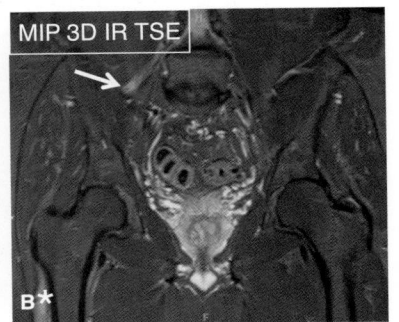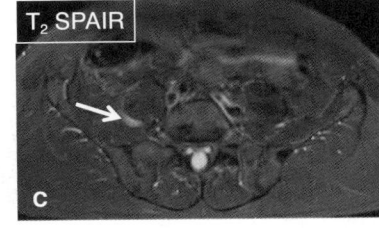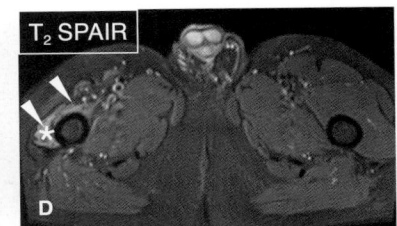

图64 股神经离断/Sunderland V级损伤。冠状位（**A**、**B**）和轴位（**C**、**D**）图像显示右侧股神经（箭）突然终止，大腿前侧肌群萎缩（箭）及股中间肌水肿（星号）提示亚急性去神经支配

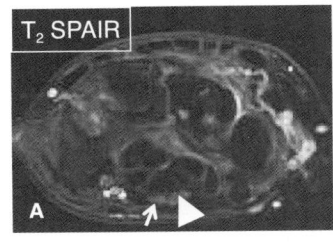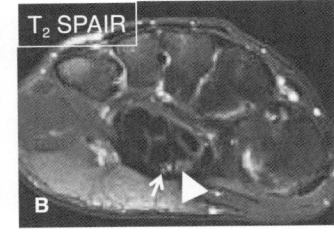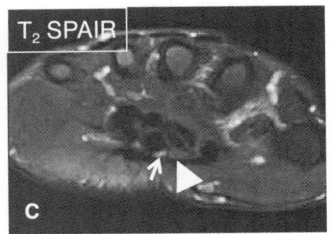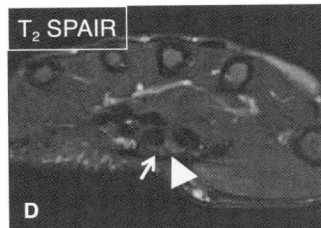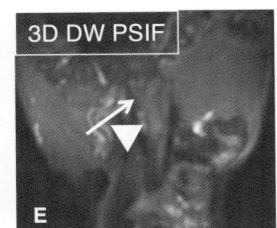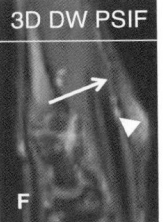

图65 Sunderland V级损伤/既往腕管松解术中正中神经离断。轴位（**A**）图像显示豌豆骨水平的正中神经劈裂（箭头：桡侧束；箭：尺侧束）。注意尺侧束末端的球状神经瘤（**B**中箭）和正常的桡侧束（**B**中箭头），远端间隙完全由液体填充（**C**中箭）。手部轴位（**D**）图像显示远端神经正常。冠状位和矢状位3D图像（**E**、**F**）显示神经末梢与近端神经瘤之间存在1 cm的间隔（箭头）

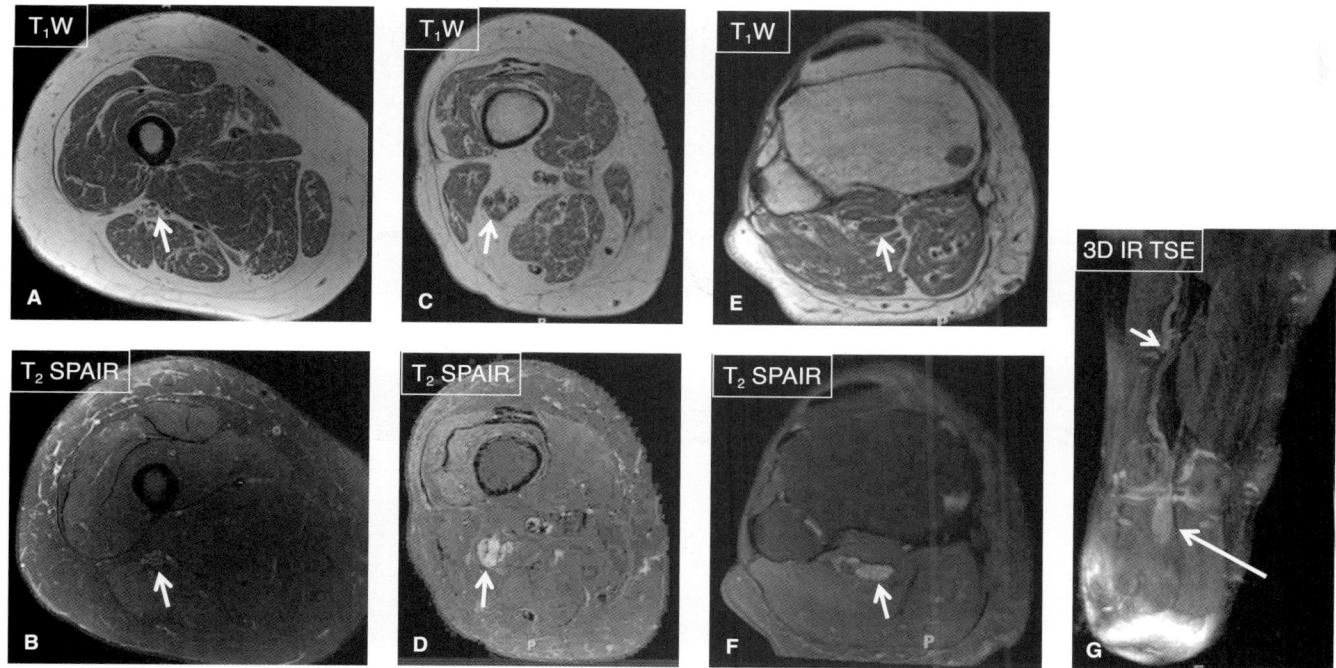

图 66 膝关节下方截肢导致坐骨神经末端痛性球状神经瘤形成。大腿近端轴位图像（A、B）显示右侧坐骨神经神经外膜内脂肪增加（箭）。大腿远端轴位图像（C、D）显示坐骨神经分支腓总神经的球状扩大（箭）。最后，近端胫腓关节水平的轴位图像（E、F）显示胫神经的末端球状扩张（箭）。冠状位图像（G）同时显示腓总神经（短箭）和胫神经（长箭）神经瘤

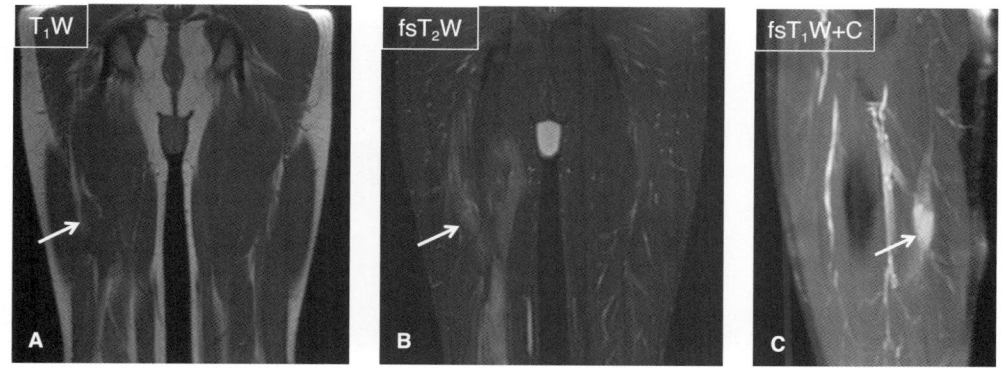

图 67 神经断裂（Sunderland V级损伤）。一名近期右下肢枪伤致右腿瘫痪的年轻人。冠状位（A、B）和矢状位（C）图像显示右侧坐骨神经呈梭状扩大（A、B 中箭），提示 Sunderland V级损伤引起的末端球状神经瘤。由于病变周围血-神经屏障破坏和反应性炎症性肉芽组织，瘤周可见强化（C 中箭）

位置的信号强度轻度升高，特别是神经走行急转弯的部位（图 69）。在液体翻转恢复序列上周围神经增厚、信号增高是一种非特异性异常，外伤史是牵引力损伤诊断的关键。多灶性神经信号和径线异常或弥漫性多神经异常提示其他周围神经病变的可能性，包括由于炎症造成的弥漫性神经病变，如自身免疫性神经病（Parsonage–Turner 综合征）、慢性炎性脱髓鞘性多发性神经根神经病（CIDP）和多灶性运动神经病（MMN）。因此，在这种情况下，临床相关性对于诊断是必不可少的。周围神经的肿块样增大可类似于周围神经鞘膜瘤（PNST），同样，既往创伤史对鉴别诊断至关重要。注意寻找 PNST 典型征象，如靶征、束状征、"蠕虫袋"样外观等。对比增强检查可用于两者鉴别，因为大多数 PNST 有强化，

诊断流程图

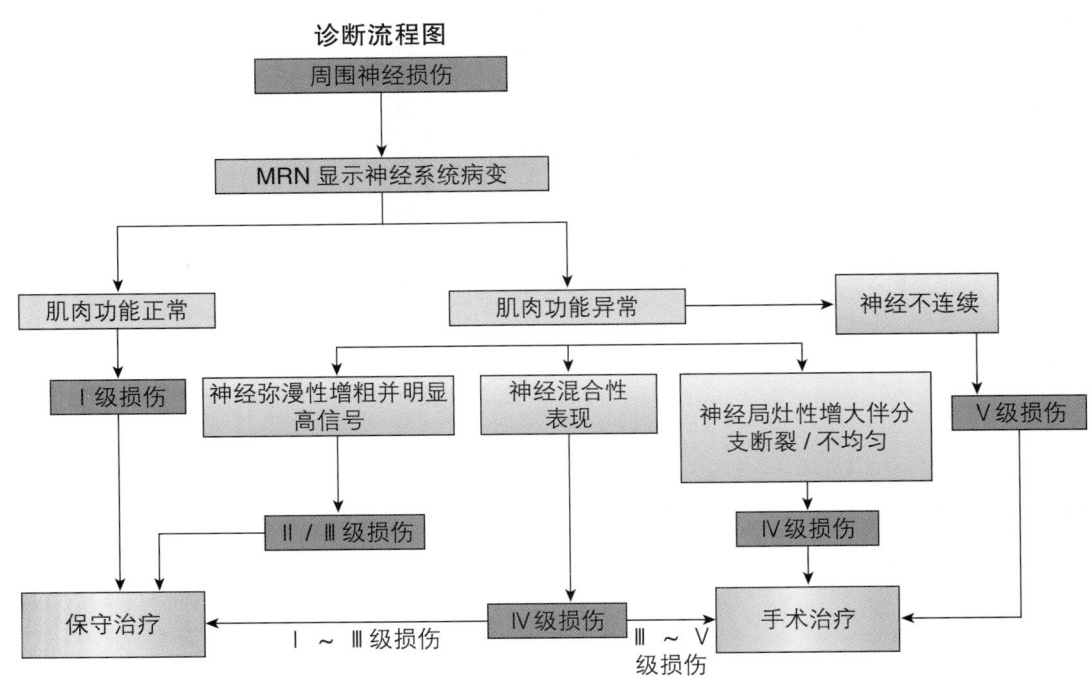

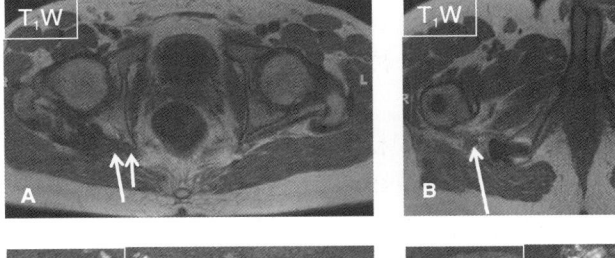

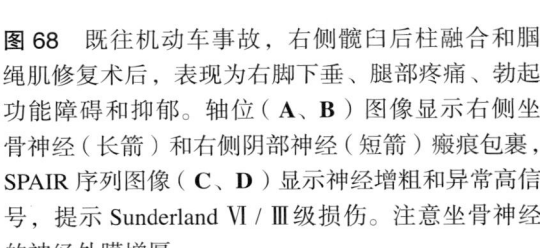

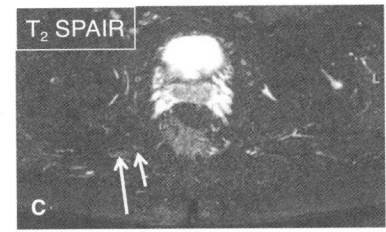
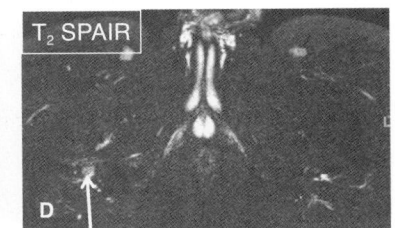

图 68　既往机动车事故，右侧髋臼后柱融合和腘绳肌修复术后，表现为右脚下垂、腿部疼痛、勃起功能障碍和抑郁。轴位（A、B）图像显示右侧坐骨神经（长箭）和右侧阴部神经（短箭）瘢痕包裹，SPAIR 序列图像（C、D）显示神经增粗和异常高信号，提示 Sunderland Ⅵ / Ⅲ 级损伤。注意坐骨神经的神经外膜增厚

表 5　周围神经不同程度损伤的 MRN 表现，以及治疗和预后

损伤（Sunderland 分级）	神经	神经束	局部肌肉	治疗	预后
轻度牵拉（Ⅰ级）	T_2 信号增高和（或）范围增大	正常	正常	保守治疗	好
中度牵拉（Ⅱ/Ⅲ级）	T_2 信号增高和（或）范围增大	异常	去神经性改变	保守治疗	好到一般
连续性的神经瘤（Ⅳ级）	局部神经梭形增粗并信号不均匀和（或）弥漫性节段性增大	异常/神经束的中断和（或）异常神经束周围可见增厚的神经束膜	去神经性改变	手术治疗	差
神经断裂（Ⅴ级）	神经断裂或内部出血和（或）损伤神经近端纤维化或球状神经瘤形成	异常且不连续	去神经性改变	通常手术治疗	若无外科手术干预则预后差
混合性损伤（Ⅵ级）	Ⅰ～Ⅴ级损伤表现的组合/神经外膜增厚/神经内部信号异质	异常	去神经性改变	通常手术治疗	差

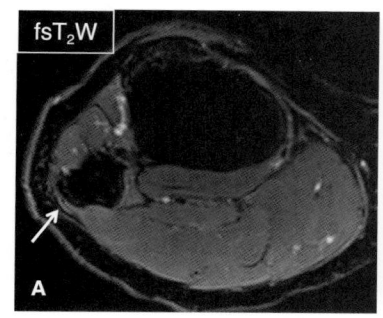 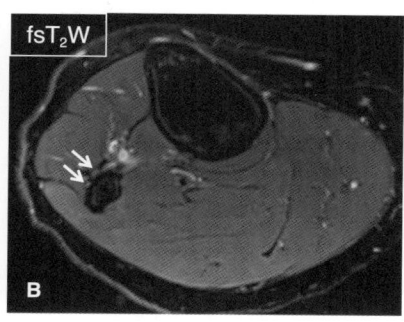

图69 魔角效应。由于魔角效应，腓总神经（**A** 箭）在绕过腓骨头时可表现为轻微的 T_2WI 高信号。注意在稍远端水平（**B**）腓总神经的两个分支的正常等信号（箭）

而大多数连续性神经瘤不强化，除非是近期损伤，连续性神经瘤周围的反应性肉芽组织可能强化。最后，如果不密切关注神经束的解剖和外观，可能会误诊Ⅲ级和Ⅳ级周围神经损伤。将来，弥散张量成像可能有助于进一步明确创伤后神经异常的诊断和量化。

修复受损神经之后评估神经再生一直是一项艰难的工作，在神经修复 / 重建部位可见磁敏感伪影，或在神经管周围可见光滑或锯齿状的低信号。如果神经再生情况良好，肌肉的去神经性改变将在几个月内复原，功能状态也会改善。神经的芽状再生很难在影像检查中显示，但在临床上，Tinel 征阳性有助于检测神经纤维再生和神经纤维的生长及进展情况。另一方面，MRN 检查对神经变性的检测相当有意义，可表现为以下情况中的一种或几种的组合：表现为神经高信号和（或）增大，随后在慢性阶段出现萎缩和纤维化，以及肌肉去神经支配性改变，持续时间超过预期的恢复时间，伴随着脂肪浸润和肌肉萎缩的恶化。最近，弥散张量成像作为一种非侵入性的评估方法，已被证明在对动物模型中神经再生或手术反应以及对正中神经的评估是有用的，已显示增加的序列分数各向异性值与神经髓鞘再生和轴突再生相关。

神经肿块

与神经连续的肿块性病变除了诊断为与损伤相关的连续性神经瘤外，最常见的是周围神经鞘膜瘤（PNST）（图 8）。此外，如果肿瘤附近出现局部肌肉去神经支配性改变，则应考虑 PNST 的可能性。然而，尽管不常见，任何侵犯神经的大的肿块或占位性病变都可导致这样的去神经性改变。因此，应寻找可能提示 PNST 的典型影像学征象，如尾征（肿块在神经进入及穿出的一端或两端锥状变细，图 2）、束状征（神经纤维增粗，在横断面图像显示为像同轴电缆的多发的小环状结构）、靶征（在液体敏感序列上，瘤体中央胶原纤维低信号及周围黏液变性的高信号，图 70）、脂肪劈裂征（脂肪组织将肿瘤与邻近肌肉分开，在肿瘤逐渐变细的边缘显示最佳，提示肿瘤生长缓慢，导致神经周围脂肪平面移位，图 26）。这些病变呈靶样（图 13、图 41）或弥漫性强化，与连续性神经瘤相比，其通常不表现为明显强化。神经鞘瘤较神经纤维瘤更常见，更易出现囊变、钙化和出血。古老型神经鞘瘤的 ADC 值可能较低（图 71），与恶性肿瘤相似。神经鞘瘤生长缓慢、随访或潜在病史的稳定性以及遗传性是良性诊断的有用指标。丛状神经纤维瘤表现为弥漫性、浸润性肿块和（或）相关的皮肤增厚（图 72）。丛状神经纤维瘤或神经鞘瘤还可为"蠕虫袋"样表现（图 27）。神经鞘瘤病的特征是多发神经鞘瘤，但无双侧听神经瘤（图 40），是与Ⅱ型神经纤维瘤病不同的一种疾病，表现为双侧听神经瘤和不同的基因畸变。恶性周围神经鞘膜瘤可以散发（发病年龄较大，肿瘤侵袭性较弱），也可以是Ⅰ型神经纤维瘤病的一部分（发病年龄更小，发病率更高，侵袭性更强）。它表现为一个或多个影像征象，如尺寸大（>4~5 cm）、外观异质性、内部出血和（或）坏死、局部组织侵犯或筋膜室外侵犯、周围水肿、不均匀强化、F18 FDG PET SUV 值大于 3~4，延迟成像上摄取增加。最后，在 DTI 上 ADC 值较低（<1.1 mm²/s），纤维束示踪可见破坏和杂乱无序的纤维束。应当记住的是，即使在周围神经鞘膜瘤成功切除术后，神经的高信号和（或）轻度增大通常持续存在（图 73）。对比增强检查对于这种神经反应性改变与复发的鉴别至关重要，后者会显示为结节状强化病变。

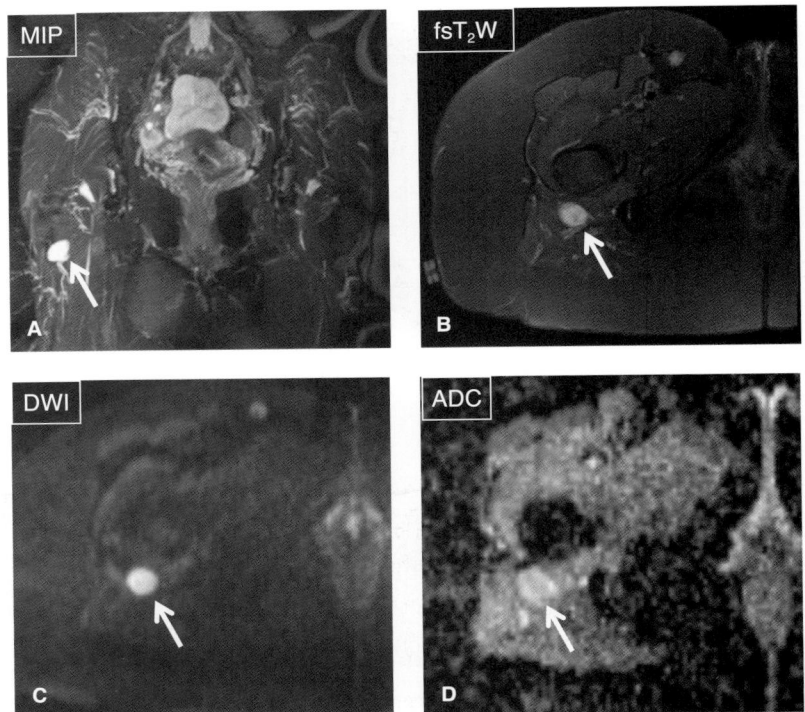

图 70 坐骨神经神经鞘瘤。冠状位（A）和轴位（B~D）图像可见坐骨神经偏心性、边界清楚的 T_2 高信号病变，可见靶征（箭）。表现为轻度扩散受限（ADC 值：2.1×10^{-3} mm²/s）

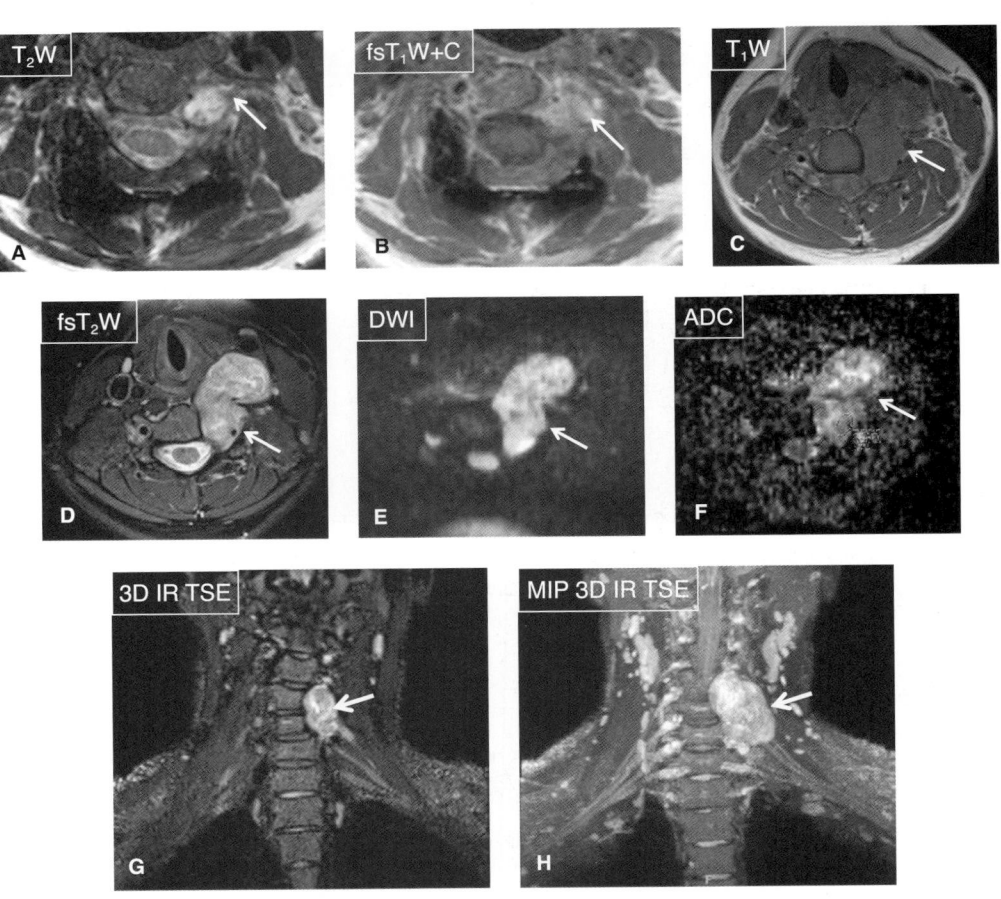

图 71 神经鞘瘤复发。A、B：轴位图像示左侧神经孔内可见一轻度不均匀信号的神经鞘瘤（箭），已被切除。C~J：4 年后复查，可见一更大的肿块性病变（箭），较前显著增大，并可见囊变和管内扩张。ADC 值为 1.2×10^{-3} mm²/s。由于内部信号混杂，古老型神经鞘瘤 ADC 值可能更低

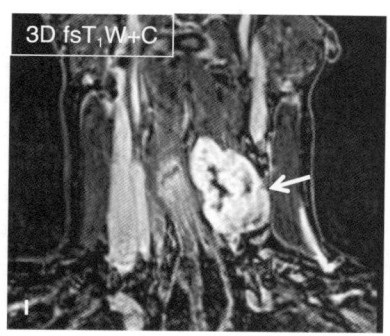
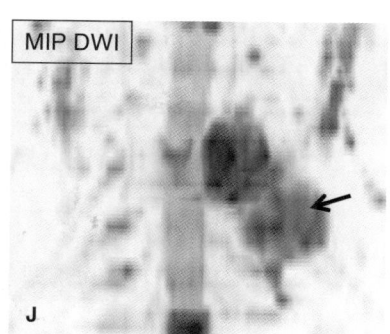

图 71 （续）

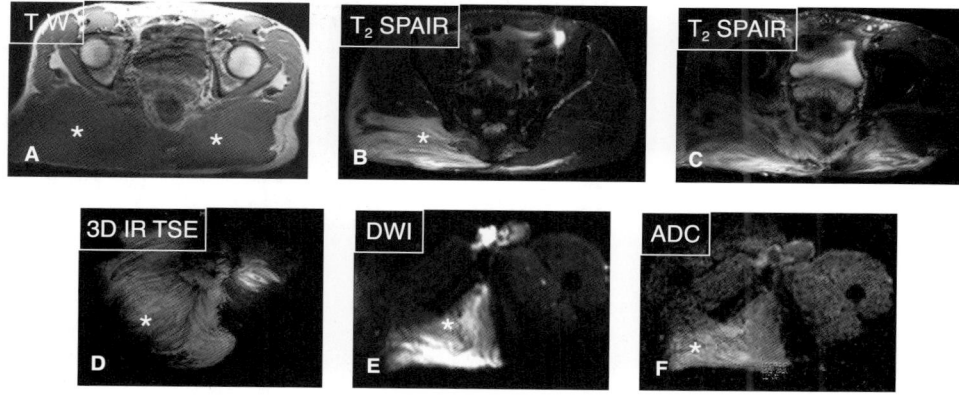

图 72 神经纤维瘤病 I 型患者的丛状神经纤维瘤，轴位图像（A～F）可见一个大的、浸润性、不均匀的皮下 T_2 高信号肿块（星号），轻微扩散受限（ADC 值：$2.0 \times 10^{-3}\,mm^2/s$），提示为良性丛状神经纤维瘤

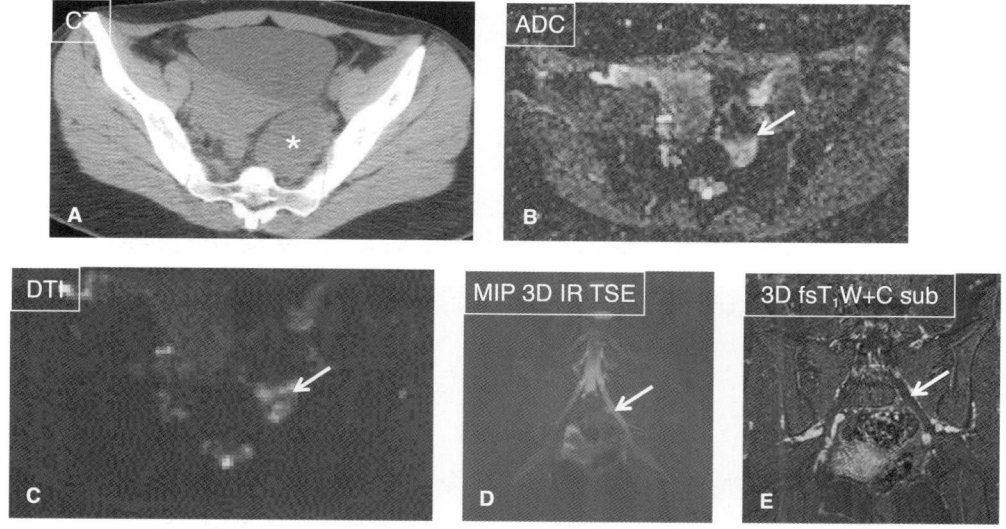

图 73 左侧 S1 神经神经鞘瘤切除术后。轴位 CT 图像（A）显示骶骨旁边界清晰的卵圆形软组织病变（星号），术后证实为神经鞘瘤。术后轴位（B、C）和冠状位（D、E）图像示未见明显弥散受限（B、C 中箭），但所见左侧 S1 神经根（D、E 中箭）增粗，T_2 信号不对称增高，增强图像上无复发迹象，可能是无症状的术后表现

其他具有典型影像学征象的病变包括神经内神经节囊肿（图48），表现为多房囊性病变并周边强化，在DWI上表现为T₂透过效应伪影，无明显扩散受限；脂肪瘤，特征是均匀脂肪信号，和纤维脂肪瘤样肥大，表现为神经纤维性肥大，呈明显的束状外观（轴位似"同轴电缆"，纵向似"意大利面"）；神经束膜瘤（神经梭形增大伴均匀、明显的束状排列）（图11）。神经纤维脂肪瘤性错构瘤（FLH）通常影响正中神经，可单独发生（图12）或伴脂瘤性营养异常性巨大发育。其他肿块样病变包括血肿（抗凝或创伤病史、血液产物在MRI上信号的改变、病变和周围强化的时间演变/分辨率）；莫顿神经瘤（神经周围纤维化导致足部跖间间隙出现豌豆状肿块；图74、图28）；血管扩张突起，特别是在Klippel-Trenaunay-Weber及类似综合征中，可能导致血管性坐骨神经痛（图75）；以及子宫内膜异位症（血液产物、周期性坐骨神经痛、斑片状强化、巧克力囊肿或盆腔内其他子宫内膜异位结节；图10）。

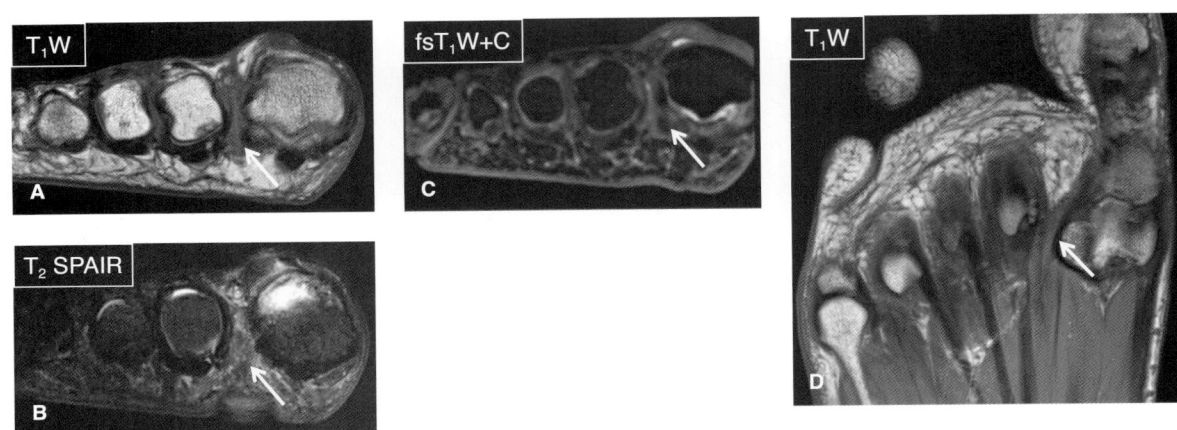

图74 莫顿神经瘤。轴位（A~C）和冠状位（D）图像示第一和第二跖骨之间可见一梨形中等信号病变（箭），延伸至足底软组织，并可见轻度强化

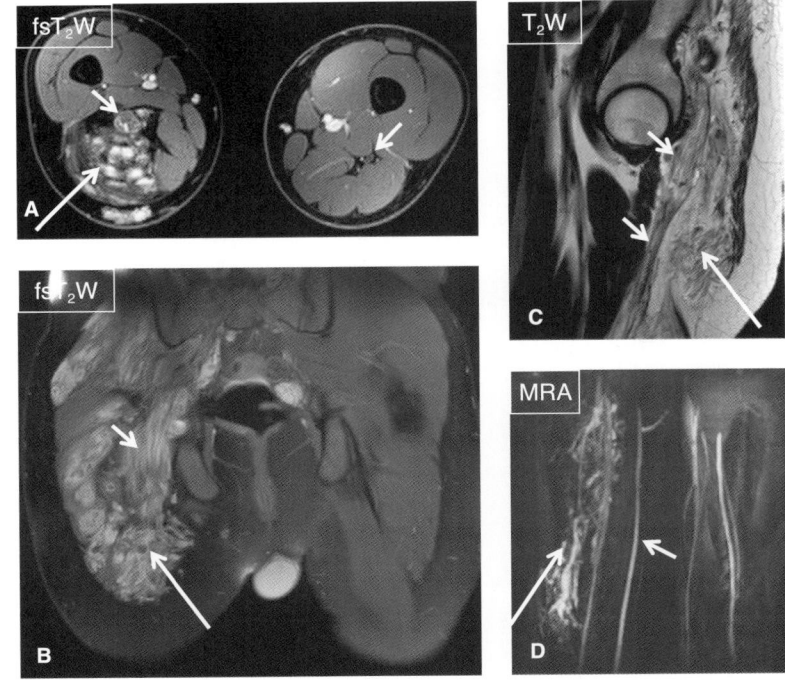

图75 血管源性坐骨神经痛。年轻男性，表现为严重的右腿疼痛和无力，仅能站立数分钟。轴位（A）、冠状位（B）和矢状位（C）图像可见一处巨大的、浸润性、多分叶的异常静脉（长箭），累及右侧大腿后部，同侧坐骨神经（短箭）受累，明显增大。MRA（D）图像示静脉畸形（长箭），主要沿大隐静脉（短箭）引流

总而言之，MRN 是一种优秀的、高分辨率和高对比度的成像技术，它不仅可以精细地显示周围神经，还可以显示神经周围的软组织结构，包括肌腱、韧带和肌肉。因此，在该领域中结构化的报告格式必不可少，以覆盖在系统解读这些多维度图像时可能会遇到的、广泛的神经及神经周围区域疾病病谱。

（Avneesh Chhabra, Theodoros Soldatos, John A. Carrino 著　龚向阳　林祥涛 译　邹月芬 审校）

推荐文献

Ahlawat S, Chhabra A, Blakely J. Magnetic resonance neurography of peripheral nerve tumors and tumorlike conditions. *Neuroimaging Clin N Am.* 2014;24(1):171-192.

Chhabra A. Magnetic resonance neurography-simple guide to performance and interpretation. *Semin Roentgenol.* 2013;48(2):111-125.

Chhabra A. MR neurography. *Neuroimaging Clin N Am.* 2014;24(1):xvii.

Chhabra A, Andreisek G, Soldatos T, et al. MR neurography: Past, present, and future. *AJR Am J Roentgenol.* 2011;197(3):583-591.

Chhabra A, Lee PP, Bizzell C, et al. High-resolution 3-Tesla magnetic resonance neurography of musculocutaneous neuropathy. *J Shoulder Elbow Surg.* 2012;21(2):e1-e6.

Chhabra A, Lee PP, Bizzell C, et al. 3 Tesla MR neurography-technique, interpretation, and pitfalls. *Skeletal Radiol.* 2011;40(10):1249-1260.

Chhabra A, Subhawong TK, Williams EH, et al. High-resolution MR neurography: Evaluation before repeat tarsal tunnel surgery. *AJR Am J Roentgenol.* 2011;197(1):175-183.

Chhabra A, Thakkar RS, Andreisek G, et al. Anatomic MR imaging and functional diffusion tensor imaging of peripheral nerve tumors and tumorlike conditions. *AJNR Am J Neuroradiol.* 2012. [Epub ahead of print]

Chhabra A, Williams EH, Wang KC, et al. MR neurography of neuromas related to nerve injury and entrapment with surgical correlation. *AJNR Am J Neuroradiol.* 2010;31(8):1363-1368.

Chhabra A, Zhao L, Carrino JA, et al. MR neurography: Advances. *Radiol Res Pract.* 2013;2013:809568.

Mackinnon S, Dellon AL. *Diagnosis of Nerve Injury. Surgery of the Peripheral Nerve.* New York: Thieme; 1988:74-78.

Seddon HJ. Three types of nerve injury. *Brain.* 1943;66:237-288.

Seddon HJ, Medawar PB, Smith H. Rate of regeneration of peripheral nerves in man. *J Physiol.* 1943;102(2):191-215.

Soldatos T, Andreisek G, Thawait GK, et al. High-resolution 3-T MR neurography of the lumbosacral plexus. *Radiographics.* 2013;33(4):967-987.

Stoll G, Wilder-Smith E, Bendszus M. Imaging of the peripheral nervous system. *Handb Clin Neurol.* 2013;115:137-153.

Subhawong TK, Wang KC, Thawait SK, et al. High resolution imaging of tunnels by magnetic resonance neurography. *Skeletal Radiol.* 2012;41(1):15-31.

Sunderland S. A classification of peripheral nerve injuries producing loss of function. *Brain.* 1951;74:491-516.

Thawait SK, Chaudhry V, Thawait GK, et al. High-resolution MR neurography of diffuse peripheral nerve lesions. *AJNR Am J Neuroradiol.* 2011;32(8):1365-1372.

Thawait SK, Wang K, Subhawong TK, et al. Peripheral nerve surgery: The role of high-resolution MR neurography. *AJNR Am J Neuroradiol.* 2012;33(2):203-210.

Vargas MI, Viallon M, Nguyen D, et al. New approaches in imaging of the brachial plexus. *Eur J Radiol.* 2010;74(2):403-410.

附录1：完整的结构化报告样本。臂丛神经MRN：正常

检查项目：[〈申请检查说明〉]

病史：[〈 〉]岁[〈患者性别〉]，[〈申请检查的原因〉]

技术：在[〈3.0或1.5〉]T系统上使用多平面3D解剖和液体敏感序列，采用磁共振神经成像技术对臂丛神经进行高分辨率MRI扫描。对比剂[使用/不使用]。[剂量]

比较：[〈 〉]

影像学表现：
神经：
脊髓：[〈正常〉]
臂丛神经：节前：[〈正常〉]
臂丛神经：节后：[〈正常〉]
肌肉/肌腱：
斜角肌：[〈正常〉]
肩袖肌群：[〈正常〉]
其他肌肉：[〈正常〉]
骨骼：
颈肋：[〈无〉]
C7横突：[〈正常〉]
骨髓信号：[〈正常〉]
关节：
颈椎：
对位：[〈正常〉]
椎管：发育性狭窄：[〈正常〉][〈无〉]
枕骨-C1和寰枢椎（C1-C2）关节：[〈显示〉]
C2-C3：中央椎管：[〈显示〉]
神经孔：右:[〈正常〉]左:[〈正常〉]
C3-C4：中央椎管：[〈显示〉]
神经孔：右:[〈正常〉]左:[〈正常〉]
C4-C5：中央椎管：[〈显示〉]
神经孔：右:[〈正常〉]左:[〈正常〉]
C5-C6：中央椎管：[〈显示〉]
神经孔：右:[〈正常〉]左:[〈正常〉]
C6-C7：中央椎管：[〈显示〉]
神经孔：右:[〈正常〉]左:[〈正常〉]
C7-T$_1$：中央椎管：[〈显示〉]
神经孔：右:[〈正常〉]左:[〈正常〉]
胸锁关节：[〈正常〉]
肩锁关节：[〈正常〉]
盂肱关节：[〈正常〉]
胸廓出口/颈胸臂丛交界区/间隙：
斜角肌间隙：[〈正常〉]
肋锁间隙：[〈正常〉]
胸小肌后间隙：[〈正常〉]
血管：
[〈在正常范围内〉]
肿块：
[〈无〉]
其他：
[〈无〉]
钆剂增强后表现：[〈无异常强化〉]

诊断印象：
1.[〈 〉][〈 〉]

附录 2：完整的结构化报告样本。臂丛神经 MRN：异常

检查项目：臂丛神经 MRN 成像

病史：34 岁男性，机动车事故后右臂无力

技术：在 3.0 T 系统上使用多平面 3D 解剖和液体敏感序列，采用磁共振神经成像技术对臂丛神经进行高分辨率 MRI 扫描。不使用对比剂

比较：[〈无〉]

影像学表现：

神经：

脊髓：[〈C5-C7 水平股薄束和楔束区域后柱可见轻度脊髓水肿样信号。由于脊膜损伤，C5-C8 水平脊髓前部见少许液体信号积聚〉]

臂丛神经：节前：[〈C5-C7 神经节段完全撕脱，C8 神经节段部分撕脱，C5-6 至 C7-T_1 右侧神经孔假性脊膜膨出〉]

臂丛神经：节后：[〈斜角肌间隙下方 C5-C7 神经根回缩，C5-C8 神经根、神经干、脊髓和可见外周分支较左侧轻度增大，信号弥漫增高。肩胛上神经部分可见，呈异常高信号〉]

肌肉 / 肌腱：

斜角肌：[〈轻度水肿〉]
肩袖肌群：[〈弥漫水肿样信号提示去神经性改变〉]
其他肌肉：[〈Ⅰ级肌肉扭伤，引起斜方肌和三角肌轻度水肿伴邻近筋膜水肿〉]

骨骼：

颈肋：[〈无〉]
C7 横突：[〈正常〉]
骨髓信号：[〈正常〉]

关节：

颈椎：

对位：[〈正常〉]
椎管：发育性狭窄：[〈无〉]
枕骨 -C1 和寰枢椎（C1-C2）关节：[〈正常〉]
C2-C3：中央椎管：[〈显示，椎间盘脱水〉]
神经孔：右:[〈正常〉]左:[〈正常〉]
C3-C4：中央椎管：[〈显示，椎间盘脱水〉]
神经孔：右:[〈正常〉]左:[〈正常〉]
C4-C5：中央椎管：[〈显示，椎间盘脱水，左侧关节突轻度肥大〉]
神经孔：右:[〈正常〉]左:[〈正常〉]
C5-C6：中央椎管：[〈轻度狭窄，椎间盘脱水，椎间盘轻度中央型突出，双侧钩椎关节、关节突骨关节病〉]
神经孔：右:[〈轻度狭窄〉]左:[〈轻度狭窄〉]
C6-C7：中央椎管：[〈轻度变窄，椎间盘脱水，椎间盘轻度中央型突出，双侧钩椎关节、关节突骨关节病〉]
神经孔：右:[〈轻度狭窄〉]左:[〈轻度狭窄〉]
C7-T_1：中央椎管：[〈显影.椎间盘脱水〉]
神经孔：右:[〈正常〉]左:[〈正常〉]
胸锁关节：[〈正常〉]
肩锁关节：[〈正常〉]
盂肱关节：[〈正常〉]

胸廓出口 / 颈胸臂丛交界区 / 间隙：

斜角肌间隙：[〈水肿，或正常〉]
肋锁间隙：[〈正常〉]
胸小肌后间隙：[〈正常〉]
血管：[〈正常范围内〉]
肿块：[〈无〉]
其他：[〈无〉]

诊断印象：

1. 如上所述，右侧臂丛 Sunderland Ⅴ级损伤，累及 C5-C8 神经根；
2. 脊髓前部少许硬膜外积液，脊髓后柱上行性沃勒变性；
3. 轻度颈椎病。

附录3：完整的结构化报告样例本。腰骶丛神经 MRN：正常

检查项目：[〈申请检查说明〉]

病史：[〈 〉]岁 [〈患者性别〉][〈申请检查的原因〉]

技术：在[〈3.0 或 1.5〉]T 系统上使用多平面 3D 解剖和液体敏感序列，采用磁共振神经成像技术对腰骶丛神经进行高分辨率 MRI 扫描。对比剂[使用/不使用]。[剂量]

比较：[〈 〉]
影像学表现：
神经：
脊髓下段和脊髓圆锥：[〈正常〉]
腰骶丛：大小：[〈正常〉]信号：[〈正常〉]走行：[〈正常〉]
坐骨神经：大小：[〈正常〉]信号：[〈正常〉]走行：[〈正常〉]神经束：[〈正常〉]
股神经和闭孔神经：大小：[〈正常〉]信号：[〈正常〉]走行：[〈正常〉]神经束：[〈正常〉]
股外侧皮神经：大小：[〈正常〉]信号：[〈正常〉]走行：[〈正常〉]
其他特定神经：阴部神经/生殖股神经：[〈正常〉]
肌肉/肌腱：
腰大肌：体积：[〈正常〉]肌肉信号：[〈正常〉]
髂腰肌滑囊：[〈正常〉]
梨状肌：体积：[〈正常〉]肌肉信号：[〈正常〉]
臀肌：体积：[〈正常〉]肌肉信号：[〈正常〉]
大转子滑囊：[〈正常〉]臀肌肌腱：[〈正常〉]
腘绳肌腱：[〈正常〉]
内收肌：[〈正常〉]
其他：[〈股四头肌〉][〈椎旁肌群〉]
骨骼：
坐骨结节：[〈正常〉]
骨髓信号：[〈正常〉]
关节：
腰骶椎：
对位：[〈正常〉]
椎管：发育性狭窄：[〈无〉]
L1–L2：中央椎管：[〈显示〉]
神经孔：右：[〈正常〉]左：[〈正常〉]
L2–L3：中央椎管：[〈显示〉]
神经孔：右：[〈正常〉]左：[〈正常〉]
L3–L4：中央椎管：[〈显示〉]
神经孔：右：[〈正常〉]左：[〈正常〉]
L4–L5：中央椎管：[〈显示〉]
神经孔：右：[〈正常〉]左：[〈正常〉]
L5–S1：中央椎管：[〈显示〉]
神经孔：右：[〈正常〉]左：[〈正常〉]
骶髂关节：[〈正常〉]
耻骨联合：[〈正常〉]
髋关节：[〈正常〉]
血管：[〈正常〉]
肿块：[〈无〉]
其他（盆腔脏器）：[〈无〉]
钆剂增强后表现：[〈无异常强化〉]

诊断印象：
1. [〈 〉]

附录4：完整的结构化报告样本。腰骶丛 MRN：异常

检查项目：腰骶神经丛的 MR 神经成像（有/无经静脉对比增强）

病史：30岁女性，双腿无力并多发性运动感觉症状。

技术：在[〈3.0 或 1.5〉]T 系统上使用多平面 3D 解剖和液体敏感序列，采用磁共振神经成像技术对腰骶丛神经进行高分辨率 MRI 扫描。对比剂注射（经静脉注射 12 ml 钆剂）

比较：[〈无〉]

影像学表现：

神经：
脊髓下段和脊髓圆锥：[〈正常〉]
腰骶丛：大小：[〈所有神经根弥漫性、对称性增大〉]信号：[〈双侧弥漫性异常中度高信号，伴背根神经节显影欠佳〉]走行：[〈正常〉]
坐骨神经：大小：[〈双侧中度增粗〉]信号：[〈弥漫性异常中度高信号〉]走行：[〈右侧坐骨神经发育性分裂〉]神经束：[〈双侧神经束增粗，伴小的高信号假性肿块〉]
股神经和闭孔神经：大小：[〈双侧中度增粗〉]信号：[〈弥漫性异常中度高信号〉]走行：[〈正常〉]神经束：[〈股神经神经束轻度增粗〉]
股外侧皮神经：大小：[〈双侧轻度增粗〉]信号：[〈双侧中度高信号〉]走行：[〈正常〉]
其他特定神经：阴部神经：[〈双侧轻度增大，呈轻度高信号〉]

肌肉/肌腱：
腰大肌：体积：[〈正常〉]肌肉信号：[〈正常〉]髂腰肌滑囊：[〈正常〉]
梨状肌：体积：[〈正常〉]肌肉信号：[〈正常〉]
臀肌：体积：[〈正常〉]肌肉信号：[〈正常〉]大转子滑囊：[〈正常〉]臀肌肌腱：[〈正常〉]
腘绳肌腱：[〈正常〉]
内收肌：[〈正常〉]
其他：[〈无〉]

骨骼：
坐骨切迹：[〈正常〉]
骨髓信号：其他[〈正常〉]

关节：
腰骶椎：
对位：[〈正常〉]
椎管：发育性狭窄：[〈可见，L4-L5 处先天性短椎弓根〉]
L1-L2：中央椎管：[〈显示〉]
神经孔：右：[〈正常〉]左：[〈正常〉]
L2-L3：中央椎管：[〈显示〉]
神经孔：右：[〈正常〉]左：[〈正常〉]
L3-L4：中央椎管：[〈显示〉]
神经孔：右：[〈正常〉]左：[〈正常〉]
L4-L5：中央椎管：[〈显示，双侧轻度椎小关节病〉]
神经孔：右：[〈正常〉]左：[〈正常〉]
L5-S1：中央椎管：[〈显示，轻度关节突关节病.轻度椎间盘脱水〉]
神经孔：右：[〈正常〉]左：[〈正常〉]
骶髂关节：[〈正常〉]
耻骨联合：[〈正常〉]
髋关节：[〈右股骨头、颈交界区纤维囊性变〉]

血管：[〈正常〉]
肿块：[〈无〉]
其他（盆腔脏器）：[〈盆腔少许生理性液体〉]
钆剂增强后表现：[〈无神经肌肉异常强化或强化的占位性病变〉]

诊断印象：
1. 弥漫性、对称性、多发性神经病变，考虑遗传性神经病变，如 CMT 1A 型。
2. 腰椎轻度退行性变。

附录 5：完整的结构化报告样本。肢体 MRN：正常

检查项目：[〈申请检查说明〉]

病史：[〈 〉]岁 [〈患者性别〉] 及 [〈申请检查的原因〉]

技术：在 [〈3.0 或 1.5〉]T 系统上使用多平面 3D 解剖和液体敏感序列，采用磁共振神经成像技术对 [〈 〉] 进行高分辨率 MRI 扫描。对比剂 [使用 / 不使用]。[剂量]

比较：[〈 〉]

影像学表现：

神经：大小：[〈正常〉] 信号：[〈正常〉] 走行：[〈正常〉] 神经束：[〈正常〉] 解剖变异：[〈无〉] 神经周围脂肪：[〈正常〉]

肌肉 / 肌腱：[〈正常〉]

骨骼：[〈正常〉]

关节：[〈正常〉]

血管：[〈正常〉]

肿块：[〈无〉]

其他：[〈无〉]

钆剂增强后表现：[〈无异常强化〉]

诊断印象：

1. [〈 〉]

附录6：完整的结构化报告样本。肢体MRN：异常

检查项目：右大腿MRN检查（有/无经静脉对比增强）

病史：30岁女性，右腿逐渐无力超过6个月，无明显感觉异常。

技术：在3.0T系统上使用多平面3D解剖和液体敏感序列，采用磁共振神经成像技术对右大腿进行高分辨率MRI扫描。不使用对比剂。

比较：[〈无〉]
影像学表现：
神经：
坐骨神经：
大小：[〈从坐骨切迹到分叉处上方呈弥漫性中度增大〉]
信号：[〈中度高信号〉]
走行：[〈正常〉]
神经束：[〈均匀增大〉]
解剖变异：[〈无〉] 神经周围脂肪：[〈正常〉]
[〈大隐神经、腓总神经、胫神经、腓肠内侧和外侧皮神经以及股神经分支的影像学表现正常〉]
肌肉/肌腱：[〈右腘绳肌轻度肌腱炎，腘绳肌和腓肠肌去神经性水肿样信号、Ⅱ级脂肪变性和轻度萎缩〉]
骨骼：[〈正常〉]
关节：[〈正常〉]
血管：[〈正常〉]
肿块：[〈无〉]
其他：[〈无〉]
钆剂增强后表现：[〈右侧坐骨神经病变呈弥漫、均匀强化，右腘绳肌和腓肠肌弥漫性强化，筋膜未见强化〉]

诊断印象：
1. 右侧坐骨神经长节段占位性病变，神经束膜瘤可能；
2. 轻度腘绳肌肌腱炎。